临床磁共振成像系列丛书

主　审　戴建平　祁　吉　郭启勇　冯晓源　徐　克
总主编　程敬亮　金征宇　刘士远

脊柱脊髓分册

主　编　龚向阳　许茂盛

副主编　何　东　曹志坚　蒋　飚　陈兴灿　虞晓菁

人民卫生出版社
·北京·

版权所有，侵权必究！

图书在版编目（CIP）数据

临床磁共振成像系列丛书 . 脊柱脊髓分册 / 龚向阳，许茂盛主编 . -- 北京 ：人民卫生出版社，2025. 1.
ISBN 978-7-117-37291-6

Ⅰ. R445. 2

中国国家版本馆 CIP 数据核字第 2025HB2007 号

人卫智网	www.ipmph.com	医学教育、学术、考试、健康，购书智慧智能综合服务平台
人卫官网	www.pmph.com	人卫官方资讯发布平台

临床磁共振成像系列丛书
脊柱脊髓分册
Linchuang Cigongzhen Chengxiang Xilie Congshu
Jizhu Jisui Fence

主　　编：龚向阳　许茂盛
出版发行：人民卫生出版社（中继线 010-59780011）
地　　址：北京市朝阳区潘家园南里 19 号
邮　　编：100021
E - mail：pmph @ pmph.com
购书热线：010-59787592　010-59787584　010-65264830
印　　刷：北京华联印刷有限公司
经　　销：新华书店
开　　本：889×1194　1/16　印张：33
字　　数：950 千字
版　　次：2025 年 1 月第 1 版
印　　次：2025 年 3 月第 1 次印刷
标准书号：ISBN 978-7-117-37291-6
定　　价：238.00 元

打击盗版举报电话：010-59787491　E-mail：WQ @ pmph.com
质量问题联系电话：010-59787234　E-mail：zhiliang @ pmph.com
数字融合服务电话：4001118166　E-mail：zengzhi @ pmph.com

编 者 (以姓氏笔画为序)

丁小南　浙江省人民医院
丁忠祥　杭州市第一人民医院
丁建平　杭州师范大学附属医院
于文静　浙江中医药大学附属第一医院
王 华　宁波市第六医院
王 会　浙江省立同德医院
王 佳　嘉兴市第一医院
王 超　浙江大学医学院附属第二医院
王大丽　中国人民武警部队浙江省总队杭州医院
王亚捷　浙江省人民医院
王宇军　浙江中医药大学附属第一医院
王明杰　丽水市人民医院
王和平　浙江省舟山医院
王俊丽　浙江大学医学院附属第四医院
王美豪　温州医科大学附属第二医院
王梦辰　金华市中心医院
王梦泽　浙江省肿瘤医院
王清波　浙江大学医学院附属第二医院
王超超　宁波市医疗中心李惠利医院
王露萍　绍兴市柯桥区妇幼保健院
毛德旺　浙江省人民医院
方 涛　衢州市人民医院
方 媛　宁波市第六医院
方军杰　宁波市第二医院
尹冰心　杭州市中医院
邓水堂　浙江省立同德医院
尢德云　中国人民武装警察部队海警总队医院
叶 琴　浙江省人民医院
叶再挺　丽水市人民医院
叶丽梅　金华市中心医院
叶国伟　丽水市人民医院
付凤丽　浙江医院
白光辉　温州医科大学附属第二医院
兰 俊　丽水市人民医院
吕海娟　温州医科大学附属第二医院

朱占英　中国人民解放军联勤保障部队第九〇三医院
朱芳梅　浙江省立同德医院
朱娉逸　温州医科大学附属第二医院
华建军　金华市中心医院
向雪莲　浙江省立同德医院
刘 杰　杭州师范大学附属医院
刘 淼　中国人民解放军联勤保障部队第九〇三医院
刘佳莹　浙江大学医学院附属第四医院
闫 昆　宁波市第二医院
闫春丽　中国人民解放军联勤保障部队第九〇三医院
闫侯廷　浙江省人民医院
祁 良　宁波市第二医院
许 多　浙江大学医学院附属第二医院
许茂盛　浙江中医药大学附属第一医院
许晶晶　浙江大学医学院附属第二医院
苏 娜　温州医科大学附属第一医院
杜美美　温州医科大学附属第二医院
李 宏　浙江大学医学院附属第二医院
李 明　宁波市医疗中心李惠利医院
李 娜　浙江省立同德医院
李 倩　浙江大学医学院附属第二医院
李玉清　杭州师范大学附属医院
李旭丹　丽水市人民医院
杨 岗　中国人民武装警察部队海警总队医院
杨 虹　浙江大学医学院附属第一医院
杨小军　衢州市人民医院
杨运俊　温州医科大学附属第一医院
吴 晓　湖州市中心医院
吴晓天　浙江大学医学院附属第一医院
吴梦苇　衢州市人民医院
吴寅波　浙江省人民医院
邱雷雨　浙江省诸暨市人民医院

3

何　东	浙江省人民医院	邵　园	浙江省人民医院
何家维	温州医科大学附属第二医院	邵晓彤	浙江大学医学院附属第二医院
余苔痕	浙江省人民医院	林江南	浙江中医药大学附属第一医院
余艳凤	中国人民武警部队浙江省总队杭州医院	林黎明	丽水市人民医院
余鑫锋	浙江大学医学院附属第二医院	金永明	浙江省人民医院
谷学智	聊城市人民医院	周　敏	中国人民解放军联勤保障部队第九〇三医院
邹建勋	丽水市人民医院		
闵　捷	浙江大学医学院附属第二医院	周　磊	浙江中医药大学附属第一医院
沈　超	中国人民武警部队浙江省总队杭州医院	周荣辉	温州医科大学附属第一医院
宋侨伟	浙江省人民医院	郑屹峰	湖州市中心医院
张　书	湖州市中心医院	郑金晶	宁波市医疗中心李惠利医院
张　阳	浙江省人民医院	赵才勇	杭州市中医院
张　悦	浙江医院	赵艺蕾	浙江大学医学院附属第一医院
张　翠	浙江省立同德医院	赵宏伟	嘉兴市第二医院
张明月	武汉市第四医院	胡　亮	金华市中心医院
张建军	浙江医院	胡明芳	湖州市中心医院
张晓茹	金华市中心医院	姜淑倩	浙江省立同德医院
张晓程	浙江大学医学院附属第二医院	贺文广	浙江大学医学院附属第一医院
张晏境	杭州师范大学附属医院	都继成	温州市中心医院
张联合	中国人民武警部队浙江省总队杭州医院	夏　晨	浙江省人民医院
张惠美	湖州市中心医院	夏秀梅	金华市中心医院
张景峰	宁波市第二医院	夏能志	温州医科大学附属第一医院
张婷婷	浙江大学医学院附属第一医院	顾全全	浙江大学医学院附属第二医院
陈　尧	浙江医院	倪耿欢	嘉兴市第二医院
陈　伟	温州医科大学附属第二医院	徐　霁	中国人民解放军联勤保障部队第九〇三医院
陈　宇	温州市中心医院		
陈　勇	杭州师范大学附属医院	徐万里	湖州市中心医院
陈　琪	浙江省人民医院	徐书峰	衢州市人民医院
陈少卿	温州医科大学附属第二医院	徐晓俊	浙江大学医学院附属第二医院
陈旭高	丽水市人民医院	徐浩力	温州医科大学附属第一医院
陈兴灿	中国人民解放军联勤保障部队第九〇三医院	高　超	中国人民武警部队浙江省总队杭州医院
		郭艺帆	浙江中医药大学附属第一医院
陈晓艳	宁波市第六医院	郭东闯	湖州市中心医院
陈晓珺	金华市中心医院	唐富强	金华市中心医院
陈雀芦	温州市中心医院	黄　杰	杭州师范大学附属医院
陈彩虹	温州医科大学附属第二医院	黄小燕	湖州市中心医院
陈雅青	浙江省舟山医院	黄红艳	金华市中心医院
陈懂燕	浙江医院	黄善强	浙江省台州医院
陈薪伊	浙江大学医学院附属第二医院	曹志坚	浙江中医药大学附属第一医院
陈霞敏	浙江中医药大学附属第二医院	龚向阳	浙江省人民医院

梁　峰　丽水市人民医院

葛祖峰　宁波市奉化区人民医院

董　飞　浙江大学医学院附属第二医院

董海波　宁波市医疗中心李惠利医院

蒋　飚　浙江大学医学院附属第二医院

蒋乐真　温州医科大学附属第二医院

蒋弘阳　浙江省人民医院

舒锦尔　金华市人民医院

舒震宇　浙江省人民医院

温学花　浙江省人民医院

温家华　浙江大学医学院附属第二医院

靳云云　浙江大学医学院附属第二医院

楼敏超　浙江大学医学院附属邵逸夫医院

虞晓菁　浙江大学医学院附属邵逸夫医院

满术千　丽水市人民医院

赫美玲　嘉兴市第二医院

管　政　浙江省人民医院

樊树峰　浙江中医药大学附属第二医院

黎良山　嘉兴市中医医院

颜　兵　杭州全景医学影像诊断中心

潘　豪　嘉兴市第二医院

潘国平　宁波市第六医院

薛黎明　浙江中医药大学附属第二医院

戴　琦　宁波市第二医院

主编简介

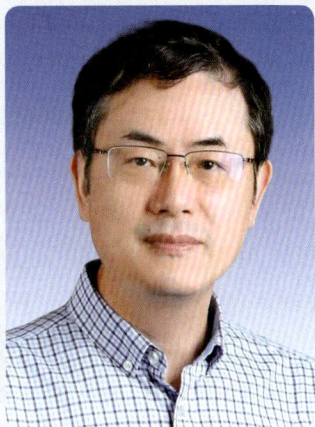

龚向阳，医学博士，主任医师，教授，专业技术二级，博士研究生导师。浙江省临床放射质控中心常务副主任，杭州医学院医学影像学院副院长，浙江省人民医院放射科主任，杭州医学院人工智能与远程影像研究所所长。现任中华医学会放射学分会骨关节专业组资深委员，中华医学会放射学分会质量控制工作组委员，中国医师协会放射医师分会委员，中国研究型医院学会磁共振专业委员会常务委员，中国医学影像技术研究会放射分会委员，浙江省医院协会放射管理专业委员会主任委员，浙江省医学会放射学分会副主任委员，浙江省医师协会放射医师分会副会长。

从事临床、科研和教学工作超过35年，在骨关节疾病影像诊断、神经系统疾病影像诊断和磁共振新技术应用方面具有较高的造诣。目前主要研究方向是影像人工智能的应用研究和新技术研发，包括骨关节智能测量、骨质疏松影像组学、影像智能质量控制与评价等。目前担任《临床放射学杂志》《中国医学影像学杂志》编委，*European Radiology*、*European Journal of Radiology*、*Neuroradiology*、*Clinical Radiology*、*Brain Research*、《中华放射学杂志》等杂志的审稿专家。承担科技部863项目子课题、国家自然科学基金面上项目、国家重点研发项目、浙江省重点研发项目等研究项目，在国内外专业杂志发表学术论文超过130余篇，获得浙江省科学技术奖2项。

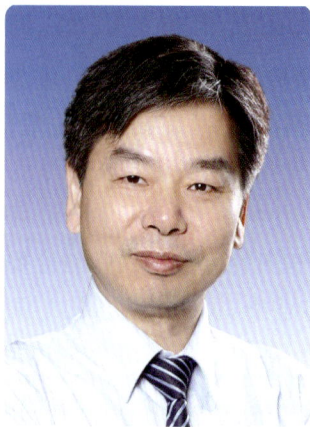

　　许茂盛,医学博士,博士研究生导师,教授,主任医师,浙江中医药大学医学影像中心主任,浙江省卫生领军人才培养对象,浙江省"十二五"重点学科医学影像学建设负责人,浙江省"十三五"一流学科建设医学影像方向负责人;曾任医院副院长、浙江省政协第十一届委员会委员。

　　北美放射学会(RSNA)会员,中华医学会放射学分会委员,中国中西医结合学会影像专业委员会主任委员,中国研究型医院学会磁共振专业委员会副主任委员,中国医师协会放射医师分会常务委员,浙江省医学会放射学分会主任委员,浙江省中西医结合学会影像专业委员会名誉主任委员。担任国际顶级学术期刊《柳叶刀呼吸医学》《放射学》等的审稿专家,《中华放射学杂志》编委,《中国中西医结合影像学杂志》总编辑和多个国内核心期刊的编委。主要研究方向:①肿瘤影像与人工智能研究;②神经影像;③中西医结合影像。

总　序

　　自 20 世纪 80 年代第一台磁共振成像（MRI）设备诞生和临床应用以来，历经 40 年的不断发展，MRI 已成为当今最重要的影像学检查手段之一。其超高的软组织分辨力以及无辐射、无创检查的优点，使 MRI 在医学领域的应用得到了广泛认可。随着 MRI 软件与硬件系统的不断进步，MRI 图像质量、成像速度取得了快速发展，新序列、新技术的问世，更使 MRI 从传统的结构成像，发展成为融结构成像、功能成像和分子成像诊断为一体的现代影像学成像技术，在全身各系统疾病的诊治中发挥着越来越重要的作用。如何更好地利用先进的 MRI 技术，为临床提供更多、更有价值的信息和服务，是影像科医务工作者应尽的责任和义务。为了对 MRI 在临床应用的成果进行全面系统总结，以程敬亮、金征宇和刘士远三位教授为总主编，联合国内 300 多位知名磁共振和影像学者编写了《临床磁共振成像系列丛书》。

　　本系列丛书共有 15 个分册，其结构设计合理、内容全面，兼具实用性、先进性和科学性，将传统的形态学与最新的 MRI 技术相结合，突出病理表现与影像表现对照，重点考虑疾病的磁共振诊断与鉴别诊断的同时，密切与临床信息相结合，还包含了疾病的治疗与预后，使影像科医师能够全面了解疾病的流行病学、临床、影像、病理及其之间的相关性，从而建立完整的知识体系。另外，该丛书也包含有 MRI 设备与技术、磁共振检查安全性以及 MRI 对比剂的相关分册，该系列丛书是目前国内外最全面、最系统介绍磁共振成像技术、临床应用的磁共振专业书籍。该系列丛书既可作为磁共振和影像工作者上好的参考工具书，也可作为临床医务工作者精读的专业书籍。

　　我相信本系列丛书的出版发行，将有力提升磁共振和影像专业工作者以及临床医务人员对 MRI 在全身各系统疾病中应用价值的认识，将为推动我国 MRI 技术的普及和临床应用做出重要贡献。在本系列丛书出版之际，我向丛书的总主编、各分册主编、副主编以及各位编委表示衷心的祝贺，同时，借此机会，也向为我国磁共振事业进步和发展做出贡献的同志们表示诚挚的感谢。

中华医学会放射学分会第十三届主任委员

复旦大学原副校长

冯晓源

2024 年 6 月于上海

总前言

　　磁共振成像（MRI）是继 X 线、DSA、CT、超声、核素显像等医学影像检查手段后又一新的断层成像方法，MRI 的临床应用具有划时代的意义，对全身各系统疾病的诊断和鉴别诊断发挥着愈益重要的作用。MRI 将基础医学与临床医学密切结合、相互促进，并且向诊断和治疗兼备的方向发展。如何适应 MRI 设备与技术进步带来的机遇，丰富和拓展 MRI 的临床应用，是磁共振和影像工作者面临的重要课题。目前，急需一套全面介绍各系统、各器官 MRI 技术和临床应用的专业书籍，以便普及磁共振成像知识，快速推进磁共振成像的临床应用，提升整体医疗水平，造福于广大患者。有鉴于此，我们联合 300 多位国内知名磁共振和影像学专家共同编写了这套《临床磁共振成像系列丛书》。

　　本系列丛书包括 15 个分册，内容涵盖脑、脊髓、骨关节、软组织、心血管、乳腺、头颈、肝胆胰脾、消化道、腹膜后腔、盆腔、精神疾病、胎儿等诸多系统及专业领域，同时涉及 MRI 设备与技术、MRI 对比剂、MRI 安全检查等内容，保证了本丛书的全面性、系统性、实用性以及先进性。本系列丛书突出了疾病病理学改变与 MRI 表现的相关性、磁共振新技术应用以及诊断和鉴别诊断问题，同时也涉猎了疾病的流行病学、临床表现、疾病的治疗与预后，使广大读者对某一疾病有一个全面了解，同时兼顾了通俗性和先进性。该系列丛书既适用于广大磁共振和影像工作者精读，也适合临床医师参考学习。

　　本丛书付印出版得益于各分册主编、副主编的精心组织、周密安排和各位编委的辛苦努力，多位专家为本系列丛书作序，人民卫生出版社各位责任编辑也付出了艰辛劳动，在此一并致谢。

　　由于本套丛书涉及面广，工作量巨大，错误或不当之处在所难免，恳请各位读者批评指正。

程敬亮　金征宇　刘士远
2024 年 6 月

序

　　脊柱和脊髓疾病是临床的常见病和多发病,涉及骨科、脊柱外科、运动医学科、神经内科、神经外科、疼痛医学科、风湿免疫科和康复医学科等多个学科领域,磁共振检查在脊柱和脊髓疾病诊疗中具有非常重要的价值,同时也对临床和影像科医生影像判读、诊疗规范、临床经验、诊断及鉴别诊断的知识面提出了很高的要求。在临床诊疗过程中,有一本内容丰富、覆盖全面的脊柱和脊髓病变专业书籍作参考,无疑会给临床和影像科医生带来极大的便利和帮助。龚向阳和许茂盛教授主编的《临床磁共振成像系列丛书——脊柱脊髓分册》正好能够满足这样的需求。

　　《临床磁共振成像系列丛书——脊柱脊髓分册》分脊柱篇和脊髓篇,共二十章。内容涵盖影像检查方法的选择,正常解剖和各种疾病的磁共振诊断与鉴别诊断,全书内容翔实,图文并茂,是一本关于脊柱和脊髓病变磁共振诊断很好的参考书。

　　龚向阳和许茂盛教授是磁共振领域的著名专家,龚向阳教授作为中华医学会放射学分会骨关节学组的资深委员,在骨关节疾病磁共振诊断方面有丰富的经验;而许茂盛教授在磁共振和神经影像方向有较深的研究和造诣。本次他们强强联合,组织了浙江省各大医院的专家共同编撰了本书,各位专家来自不同级别的医院,他们在临床一线从事脊柱、脊髓疾病的检查和诊断,具有丰富的临床经验,他们根据自己的经验,精心准备病例,结合文献,提出各种疾病的诊断思路和鉴别诊断,相信对广大读者会有所裨益。

北京积水潭医院

2024 年 5 月

前　言

脊柱和脊髓是各种疾病最常累及的解剖部位之一。在综合性医院中,脊柱、脊髓磁共振检查占日常检查量的 25% 以上。同时,各种磁共振设备、新技术也成为脊柱、脊髓疾病诊断和评估的有力武器。然而,国内关于脊柱、脊髓影像诊断的参考书并不多,针对脊柱、脊髓疾病磁共振诊断的专著更是凤毛麟角。编撰一本疾病谱完整、内容丰富、图文并茂,且能反映最新研究成果的《临床磁共振成像系列丛书——脊柱脊髓分册》,是一件非常有意义的工作。

考虑到国内大多数医院放射科的脊柱、脊髓分属于肌骨和神经两个不同的亚专业,我们将本书分为脊柱篇和脊髓篇两部分单独描述,既保持脊柱和脊髓相对的独立性,又前后呼应,形成有机的整体。脊柱篇分为磁共振检查技术和正常解剖、先天性疾病和发育异常、感染性疾病、创伤和运动损伤、退行性疾病和缺血坏死、肿瘤、炎症和代谢性疾病、骨髓病变、其他未分类病变和脊柱手术后改变十章。脊髓篇亦分为磁共振检查技术和正常解剖、先天性疾病、感染性疾病、脊髓损伤、脊髓变性、脊髓血管性病变、肿瘤、脊髓脱髓鞘病变、非感染性脊髓炎性疾病和脊髓未分类疾病十章。为了突出本书的系统性和全面性,本书既包含了常见病和多发病,也纳入了少见病和罕见病,配合详尽的文字阐述和典型影像图片,相信本书可成为影像专业医师、骨科医师、神经科医师及其他相关专业医师的实用参考书。

接到分册编撰任务后,我们组织了包括 34 名肌骨、神经影像专家和 134 名编者的团队,统一规划、分工合作。各位编者在查阅文献、搜图制图、撰稿修稿的过程中,投入了大量的时间和精力,他们严谨的学术态度和踏实的工作作风,使本分册得以按时完成、顺利出版。在分册的撰写过程中,得到了总主编程敬亮教授、金征宇教授和刘士远教授的悉心指导,得到了郑州大学第一附属医院同行的大力帮助,在此表示衷心感谢。

由于本分册内容多、体量大、编撰时间短,错误和不当之处在所难免,希望能够得到广大读者和同行的批评指正。

龚向阳　许茂盛

2024 年 5 月于浙江杭州

目 录

脊 柱 篇

脊　髓　篇

脊 柱 篇

第一章
磁共振检查技术和正常解剖

第一节　磁共振检查技术

一、磁共振常用扫描序列及应用

磁共振成像（magnetic resonance imaging，MRI）的实质就是一个通过脉冲序列（pulse sequence）获得所需的回波信号，并将其重建为图像的过程。临床上，脊柱检查常用的脉冲序列包括自旋回波序列（spin echo sequence，SE sequence）、反转恢复序列（inversion recovery sequence，IR sequence）、梯度回波序列（gradient echo sequence，GRE sequence）等。

（一）自旋回波序列和快速自旋回波序列

自旋回波序列（spin echo，SE）组成的基本单元是一个90°激发脉冲后随一个180°复相位脉冲，一次90°激发脉冲后随一个180°复相位脉冲，仅能产生一个MR自旋回波信号，SE是由一连串90°、180°脉冲构成的（图1-1-1）。90°激发脉冲后一定时间（Ti，为90°激发脉冲中点与180°复相位脉冲中点的时间间隔）给予180°复相位脉冲，再经过一个Ti后，将产生一个自旋回波，把90°激发脉冲中点与回波中点的时间间隔定义为回波时间（echo time，TE）。由于90°激发脉冲后随180°复相位脉冲需要反复进行，相邻两个90°激发脉冲中点的时间间隔定义为重复时间（repetition time，TR）。

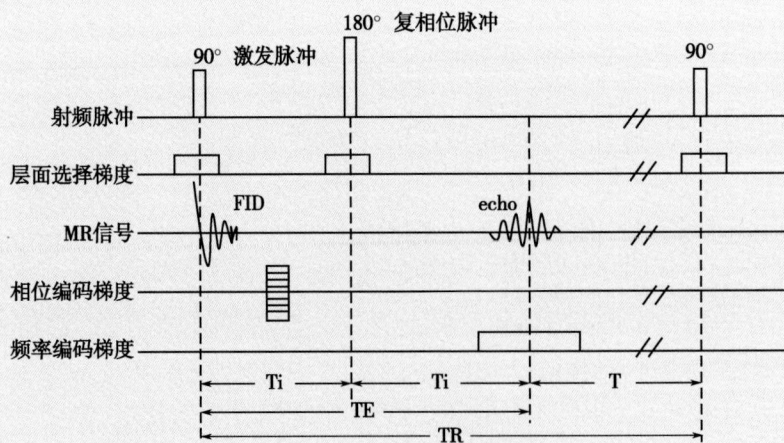

图1-1-1　自旋回波序列时序图

SE可以进行T_1加权成像（T_1-weighted imaging，T_1WI）、T_2加权成像（T_2-weighted imaging，T_2WI）及质子密度加权成像（proton density weighted imaging，PDWI）。SE中图像的T_1成分主要由TR决定，图像的

T_2 成分主要由 TE 决定。

1. T_1 加权成像（T_1WI）　选用一个很短的 TE 基本剔除了组织 T_2 成分对图像对比的影响，而选择一个合适的较短 TR，在每一次 90° 脉冲激发前，不同的组织由于纵向弛豫速度不同，已恢复的纵向磁化矢量存在差异，90° 脉冲后产生的横向磁化矢量不同，利用 180° 复相脉冲产生的 MRI 回波信号主要反映组织纵向弛豫的差别，即 T_1 值的不同。

SE T_1WI 应选用最短的 TE，一般为 8~20ms。根据所需要的 T_1 权重选用不同的 TR，TR 一般为 200~600ms。在一定的范围内，TR 越短 T_1 权重越重。

2. T_2 加权成像（T_2WI）　选用一个较长的 TR，保证每一次 90° 脉冲激发前各种组织的纵向磁化矢量都回到平衡状态，剔除了组织纵向弛豫成分对图像对比的影响。90° 脉冲激发后，各组织的横向磁化矢量将由于 T_2 弛豫而发生衰减，由于各组织的 T_2 弛豫速度不同，各组织在某同一时刻残留的宏观横向磁化矢量存在差别。利用 180° 脉冲在较长的 TE 时间产生自旋回波，采集的 MRI 信号主要反映各种组织残留横向磁化矢量的差别，也即 T_2 弛豫的不同。

SE T_2WI 应该选择很长的 TR，以尽量消除组织纵向弛豫成分产生的图像对比污染。延长 TR 将成比例地增加 MRI 信号的采样时间，因此 T_2WI 的 TR 不宜过长，一般在 0.5T 以下的低场磁共振仪，TR 应选择 1 500~2 000ms；在 1.0T 到 3.0T 的中高场磁共振仪，TR 选择 2 000~2 500ms。选择不同的 TE 可得到不同权重的 T_2WI 图像，TE 越长，T_2 权重越重，TE 一般选择 50~150ms。

3. 质子密度加权成像（PDWI）　SE 中，选择很长的 TR 基本剔除了组织纵向弛豫对图像对比的影响，每次 90° 脉冲前不同组织间的纵向磁化矢量差别即为质子密度差别。90° 脉冲后选择很短的 TE 进行 180° 复相位脉冲，可剔除组织横向弛豫对图像对比的影响。这种纵向磁化矢量的差别变成横向磁化矢量的差别，得到的 MRI 信号对比实际上反映了组织的质子密度差异。采用长 TR、短 TE 得到的是质子密度加权成像，TR 应该与 T_2WI 的 TR 相似，而 TE 应该与 T_1WI 的 TE 相似。

4. 快速自旋回波序列（FSE）　SE 是 MRI 最基本、最经典的序列，但采集时间较长，目前在临床上已较少使用。快速自旋回波序列是在 SE 的基础上开发出的快速成像序列，不同 MRI 设备有不同的名称，GE 公司称为 FSE（fast spin echo），西门子公司和飞利浦公司称为 TSE（turbo spin echo），本文中采用 FSE 的名称。

FSE 在一次 90° 射频脉冲激发后利用 2 个以上 180° 复相位脉冲产生多个自旋回波，每个回波的相位编码不同，填充在 K 空间的不同位置上（图 1-1-2）。两个相邻 90° 脉冲中点的时间间隔为 TR，相邻两个回波中点的时间间隔为回波间隙（echo space，ES），由于填充在 K 空间中央的回波决定图像的对比，因此将填充在 K 空间中央的回波时间称为有效 TE，把一次 90° 脉冲后所产生的自旋回波数目定义为 FSE 的回波链长度（echo train length，ETL），ETL 越长，90° 脉冲所需要的重复次数越少，采集时间越短，所以 ETL 也称为加速因子。

5. 频率选择预饱和脂肪抑制技术　由于化学位移效应，脂肪中质子的进动频率要比水分子中的质子慢，如果在成像序列的激发脉冲施加前，先连续施加一个或数个与脂肪中质子进动频率相同的饱和预脉冲，脂肪组织将被连续激发而发生饱和现象，当成像序列的激发脉冲施加时，脂肪组织因为饱和不能再接受能量，因而不产生信号，从而达到脂肪抑制的目的。

6. SE 和 FSE 的临床应用　这两个序列是脊柱 MRI 检查中最基础的检查序列，其成像特点包括：①成像速度快，检查效率高；②脂肪组织信号强度高，对比度好；③对磁场均匀性要求不高，图像伪影较少；④T_2WI 配合频率预饱和法脂肪抑制技术，对脊柱肿瘤、炎症和创伤病变灵敏度高；⑤FSE T_1WI 配合频率选择预饱和法脂肪抑制技术、对比剂增强，可敏感地反映病变的强化程度（图 1-1-3）。

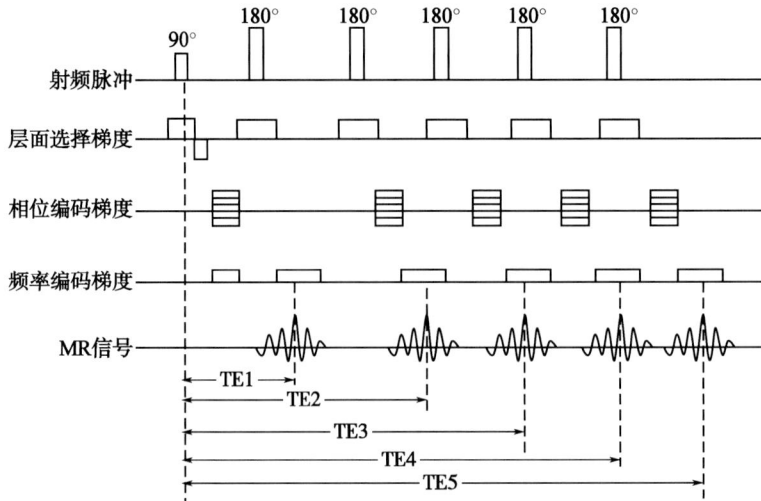

图 1-1-2　快速自旋回波序列时序图(ETL=5)

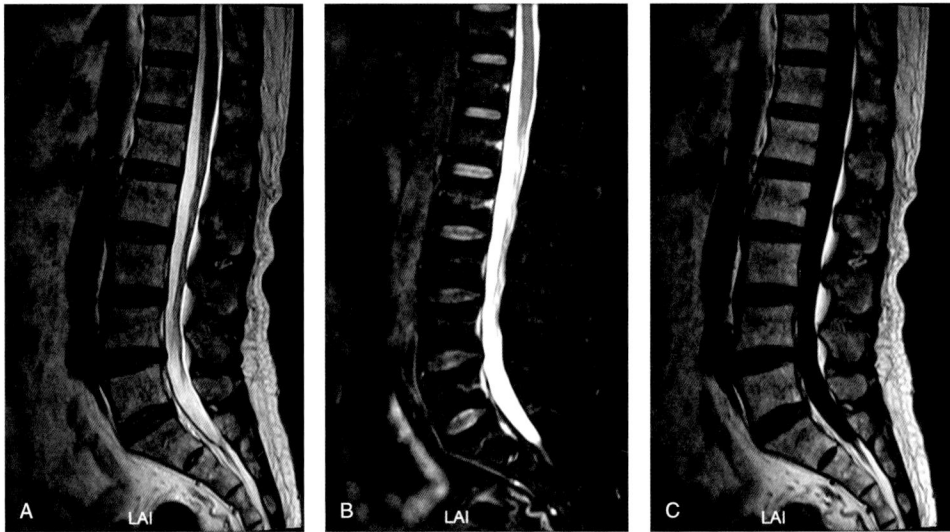

图 1-1-3　腰椎正常 MRI FSE 图像
A. 矢状位 T_2WI；B. 矢状位 T_2WI 脂肪抑制；C. 矢状位 T_1WI

（二）反转恢复序列

反转恢复序列（inversion recovery sequence，IR sequence）由一个 180° 反转脉冲、一个 90° 激励脉冲和一个 180° 复相脉冲组成。180° 反转脉冲使原来和静磁场方向一致的纵向磁化矢量 M_0 反转到与主磁场相反的方向；脉冲停止后，反转的纵向磁化矢量沿 z 轴逐渐恢复，经过一段时间间隔，再发射一个 90° 射频脉冲，使磁化矢量偏转到 xy 平面；90° 脉冲后再施加 180° 复相脉冲，采集自旋回波信号（图 1-1-4）。

IR 序列的成像参数包括 TI、TE、TR。该序列中，反转时间（inversion time，TI）是指 180° 反转脉冲中点到 90° 脉冲中点的时间间隔，TI 是图像对比的主要决定因素，尤其是 T_1 对比的决定因素。根据 TI 的不同，可派生出以下两种特殊的 MR 成像：

1. 短反转时间反转恢复序列（short TI inversion recovery sequence，STIR sequence）　主要用于脂肪抑制，当 TI 等于 0.69 倍脂肪 T_1 值时，脂肪的纵向磁化矢量为零，此时施加 90° 射频脉冲，脂肪组织不产生信号。由于组织的 T_1 值因不同的主磁场而不同，因此不同场强的 MR 设备要选用不同的 TI 值来抑制脂肪信号。1.5T 设备 TI 通常选择 150ms 左右，3.0T 设备 TI 通常选择 200ms 左右，TR 一般要长于 2 000ms（图 1-1-5A）。

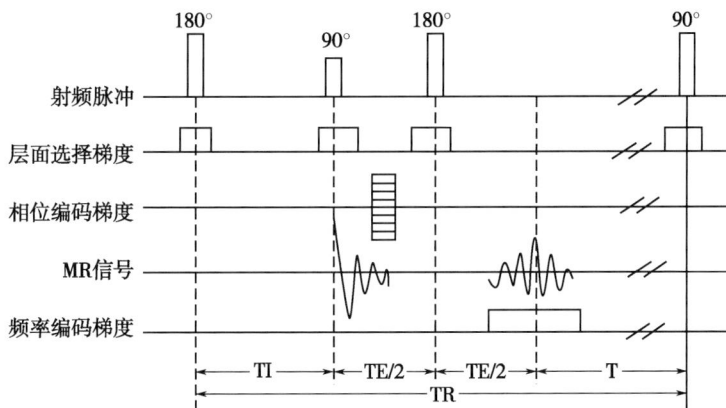

图 1-1-4 反转恢复序列时序图

2. 液体抑制反转恢复序列（fluid attenuated inversion recovery sequence,FLAIR sequence） 选择较长的 TI 时间,可选择性地抑制 T_1 较长的游离水,配合使用长 TR 和长 TE,可产生液体信号为零的 T_2WI 对比图像,是一种有效的水抑制成像方法,通俗称为"黑水序列"。FLAIR 序列中的 TI 大约为 2 000ms,而 TR 需要在 TI 的 3~4 倍以上,因此该序列的扫描时间较长。将 FLAIR 序列与 FSE 技术相结合,大大缩短了扫描时间(图 1-1-5B)。

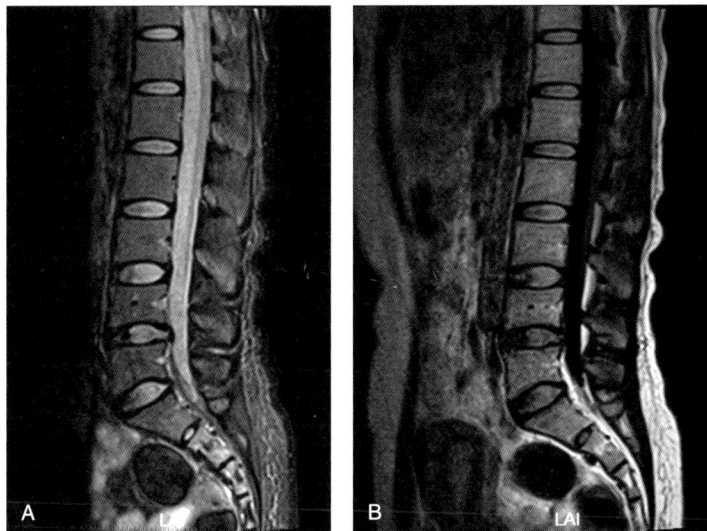

图 1-1-5 腰椎反转恢复序列图像
A. 正常腰椎矢状位 STIR 序列；B. FLAIR 序列

3. IR 序列的临床应用

(1)STIR 序列可用于抑制脂肪信号,更好地显示被脂肪信号覆盖的病变,或鉴别脂肪与非脂肪成分。在颈椎颈髓部位,由于解剖结构特点,频率选择饱和法脂肪抑制往往因磁场不均匀而脂肪抑制不均,STIR 序列可以达到较为理想的脂肪抑制效果。由于序列本身的特点,STIR 序列的信噪比较低,需要较长的扫描时间,才能得到较好的图像。STIR 序列也可用于脊神经(臂丛神经、腰丛神经)成像。需要注意的是,STIR 序列不能用于增强检查,因为顺磁性对比剂可缩短组织 T_1 效应,当组织 T_1 值缩短并与脂肪 T_1 值接近时,组织信号也可能被同时抑制,影响病变显示。

(2)FLAIR 序列的作用是抑制组织结构中的自由水,与常规序列相比,FLAIR 序列增加了病灶与周围组织的对比度。当脑脊液信号为零时,异常组织,特别是含水组织周围的病变信号在图像中就会变得很突出,因此提高了病变的识别能力,可用于脊髓多发性硬化、占位等疾病的鉴别诊断。

(3)IR 序列的组织 T_1 对比效果较好,且信噪比较高,IR 序列在高场 MRI 中一般用于代替 T_1WI 序列,用于增加脊髓灰白质之间的 T_1 对比。

(三) 梯度回波序列

梯度回波序列(gradient echo sequence,GRE sequence)序列是以小于 90° 的 RF 脉冲开始小角度激励,然后通过梯度场的翻转而产生的回波信号(图 1-1-6)。梯度回波又叫场回波。

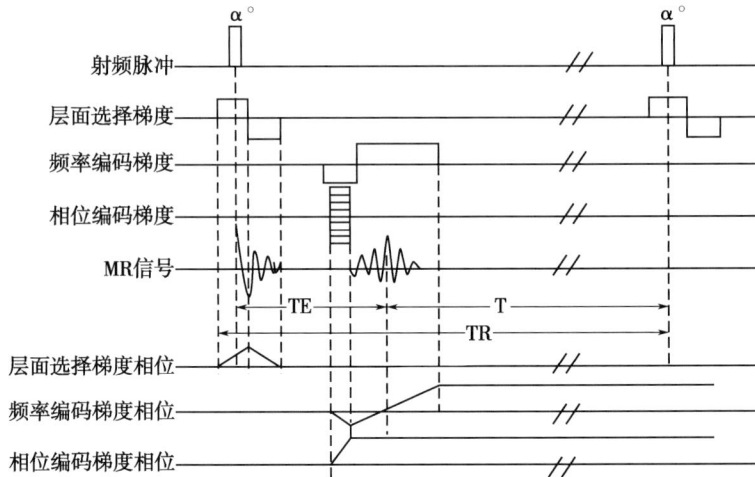

图 1-1-6　梯度回波序列时序图及相位图

GRE 信号的强度与 TE、TR、T_1 和 RF 脉冲翻转角等有关。调整这些参数能使 GRE 信号的强度发生变化,直接改变 MRI 图像的对比度,达到图像加权的目的。GRE 信号几乎不受 T_2 的影响,因此 GRE 序列只能获得类似 T_2WI 的 T_2^*WI 图像。在确定 T_1 和 TR 的情况下,GRE 信号主要由翻转角 α 决定。翻转角可在 10°~80° 之间选取。翻转角越小,TR 越短,有效信号越弱,造成图像 SNR 降低、图像质量下降。

GRE 序列中连续使用小角度 RF 脉冲进行激发,组织中残留横向磁化矢量(Mxy),按照对残余 Mxy 的不同处理方法,GRE 可分为两大类技术,即扰相 GRE 序列和采用相位重聚的稳态自由进动序列。

1. 扰相 GRE 序列　在信号读出后至下一个小角度 RF 脉冲来之前,从三个梯度方向同时加入扰相脉冲,消除残余信号的干扰。扰相 GRE 序列可在较短的 TR 下获得更大权重的 T_1 像。然而,由于扰相脉冲需要占用时间,扰相 GRE 序列不能采用太短 TR,每次扫描的层数受到限制。扰相 GRE 序列是目前临床上最常用的 GRE 序列之一。西门子公司称快速小角度激发(fast low angle shot,FLASH)序列;GE 公司称为 SPGR(spoiled gradient recalled echo);而飞利浦公司称该序列为 T_1-FFE(fast field echo)。

2. 相位重聚的稳态自由进动(steady-state free procession,SSFP)序列　将剩余横向磁化保留至下一个周期,让其对回波信号有益。信号读取结束后,施加适当的反向梯度脉冲,即相位重聚梯度。相位重聚梯度脉冲的作用是促使“零相位”的出现。稳态自由进动序列又分普通 SSFP 序列和平衡稳态自由进动序列(Balance-SSFP)。不同的厂家有不同的名称,西门子公司普通 SSFP 称 FISP(fast imaging with steady-state precession),平衡稳态自由进动序列称 True-FISP;GE 公司普通 SSFP 称为 GRASS(gradient recalled acquisition in steady-state),平衡稳态自由进动序列称 FIESTA(fast imaging employing steady-state acquisition);飞利浦公司普通 SSFP 称 FFE,平衡稳态自由进动序列称 Balance-FFE。

3. GRE 序列的临床应用

(1)三维扰相 GRE T_1WI 序列可以在数分钟内获得各向同性高空间分辨率超薄层的 T_1WI 图像,可通过一个方位的扫描,获得多个方位的高分辨重建图像;配合脂肪抑制序列可用于脊柱脊髓部位脂肪抑制,透明软骨呈高信号,而纤维软骨、韧带、肌腱、骨及骨髓均呈低信号,形成良好的对比;配合增强血管成像序列可用于脊髓微小血管成像(图 1-1-7A)。

(2)普通 SSFP 序列主要用于 T_2^*WI 成像。

(3)Balance-SSFP 序列 TR 短,成像速度快,运动伪影不明显,可用于脊髓水成像、椎间盘突出横轴位扫描,清晰显示突出的椎间盘压迫椎管硬膜囊程度(图 1-1-7B)。

(4)双激发 Balance-SSFP 序列采用 3D 采集模式,可用于脊神经根成像。

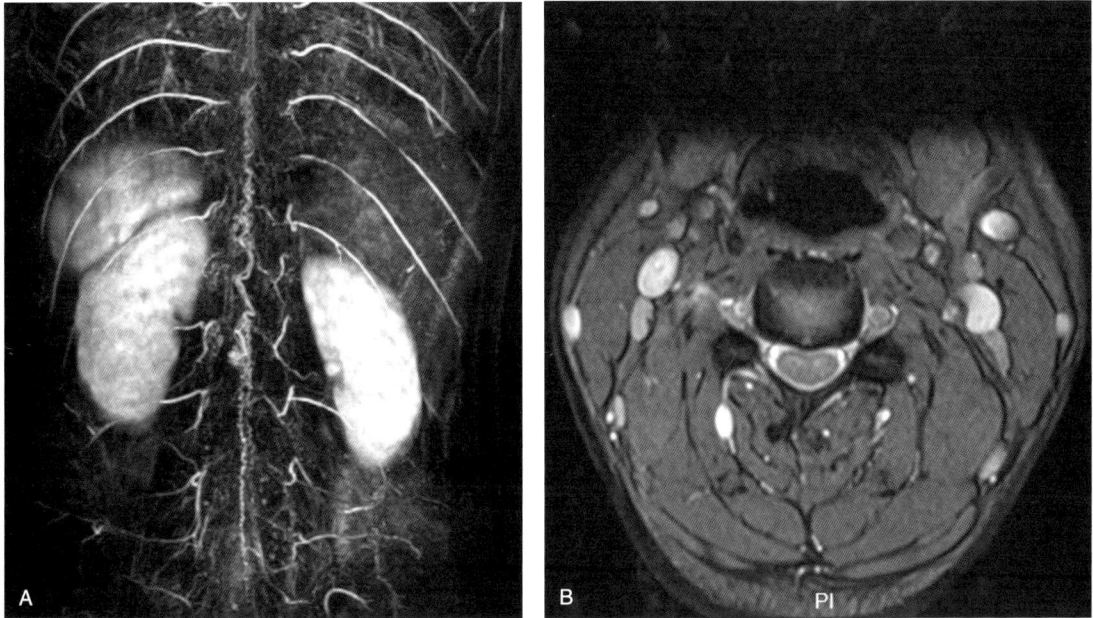

图 1-1-7 三维扰相 GRE 序列图像

A. T_1WI 序列;B. Balance-SSFP 序列

(四)平面回波成像

平面回波成像(echo planar imaging,EPI)技术是目前最快的 MR 成像技术之一。EPI 是在一次或多次射频脉冲激发后,利用读出梯度场的连续正反向切换,产生多个梯度回波(图 1-1-8)。

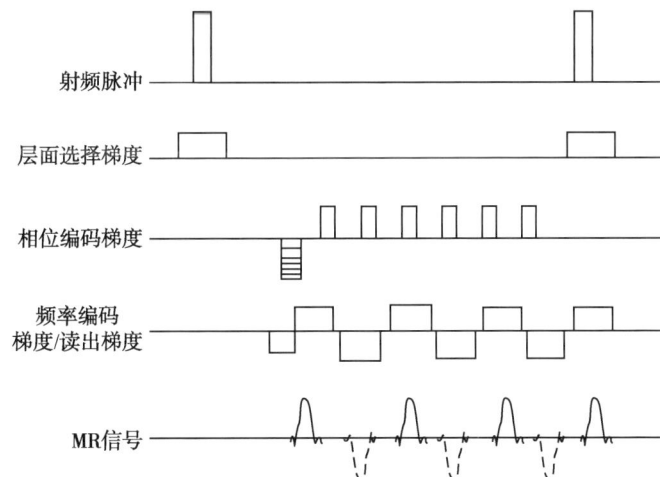

图 1-1-8 平面回波成像时序图

　　基于 EPI 的 DWI 序列在早期脑缺血诊断中已得到广泛应用。但它在肌肉骨骼系统中的应用还没有得到很好的定义,但许多研究已经明确,它是常规 MRI 序列成像的有益补充,特别是椎体骨折诊断、良性和恶性椎体骨折的鉴别等。

　　(五) 脊柱 MRI 检查方法和推荐扫描参数

　　1. 颈椎 MRI 平扫　推荐使用相控阵线圈;成像范围从颅底至胸₂椎体水平;检查序列包括:矢状位 T_1WI、T_2WI 及 T_2WI 脂肪抑制、STIR 或水脂分离序列,平行于颈髓纵轴,范围应包括双侧椎间孔。横轴位 T_2WI,扫描角度平行于椎间盘,每个椎间盘需三层以上,层厚 ≤3mm。根据需要增加冠状位成像,平行于兴趣区脊髓或椎体纵轴,层厚 ≤3mm。图像质量要求脊椎椎体、椎管内结构、椎间盘和软组织显示良好;无明显伪影或伪影不影响结构观察。

　　2. 胸椎 MRI 平扫　推荐使用脊柱专用相控阵线圈;成像范围从颈₇上缘至腰₁椎体下缘水平;或根据临床需求确定扫描范围,但至少有一端的长定位像包括邻近的颈椎或腰椎矢状位图像。检查序列包括:定位像应包含颈₇椎体,以便胸椎定位;矢状位 T_1WI、T_2WI 及 T_2WI 脂肪抑制、STIR 或水脂分离序列,平行于脊柱解剖正中矢状位,范围应包括双侧椎间孔,层厚 ≤3mm。横轴位 T_2WI,扫描角度平行于椎体解剖横轴位,或参考矢状位图像选择病变节段进行针对性扫描,每个节段需三层以上,层厚 ≤4mm;如无明确病变节段,应大范围扫描,层厚 ≤4mm。根据需要增加冠状位成像、脂肪抑制或 STIR 序列。图像质量要求脊椎椎体、椎管内结构、椎间盘和软组织显示良好;无明显伪影或伪影不影响结构观察。

　　3. 腰椎 MRI 平扫　推荐使用脊柱专用相控阵线圈;成像范围从胸₁₁至尾椎水平;检查序列包括:矢状位 T_1WI、T_2WI 及 T_2WI 脂肪抑制、STIR 或水脂分离序列,平行于脊柱解剖正中矢状位,范围应包括双侧椎间孔,层厚 ≤4mm。横轴位 T_2WI 扫描角度平行于靶区椎间盘,检查椎体时平行于椎体横轴位,每个节段需三层以上,层厚 ≤4mm;根据需要增加冠状位成像、脂肪抑制或 STIR 序列。图像质量要求脊椎椎体、椎管内结构、椎间盘和软组织显示良好;无明显伪影或伪影不影响结构观察。

　　4. 骶尾椎 MRI 平扫　推荐使用脊柱专用相控阵线圈;成像范围从腰₅至臀部下缘皮肤;检查序列包括:矢状位 T_1WI、T_2WI 及 T_2WI 脂肪抑制、STIR 序列,平行于骶管正中矢状位,层厚 ≤5mm。横轴位 T_2WI,扫描角度平行于骶管解剖横轴位,层厚 ≤5mm;根据需要增加平行于骶髂关节的斜冠状位 T_1WI、T_2WI 或 T_2WI 脂肪抑制。图像质量要求骶骨、骶管及扫描范围内软组织显示良好;无明显伪影或伪影不影响结构观察。

　　5. 脊柱增强扫描　各节段脊柱增强扫描前至少有一个方位的 T_1WI 脂肪抑制图像;注射对比剂后进行横轴位、矢状位 T_1WI 脂肪抑制扫描,保证至少有一个序列与平扫 T_1WI 方位、参数相同;可根据需要和设备条件选择 3D GRE T_1WI 脂肪抑制序列。

　　6. 脊柱 MRI 检查　各序列推荐参数见表 1-1-1。

二、磁共振特殊序列及方法在脊柱疾病中的应用

　　在过去的 30 年中,MRI 的广泛使用已经改变了诊断脊柱疾病的方法,脊柱 MRI 常规扫描序列包括矢状位和横轴位中 T_2 和 T_1 加权序列的组合。尽管这样的成像方案适合于检查绝大多数患者的脊柱病理过程,但仍涌现出了许多特殊序列和先进技术用于诊断脊柱疾病。本部分重点介绍一些非常规 MRI 序列和技术方法,包括其在脊柱疾病诊断中的潜在价值。

　　(一) 短反转时间反转恢复序列

　　是临床实践中常用的抑制脂肪信号的特殊序列。在常规的 SE T_1WI 和 T_2WI 上,脂肪具有高信号强度,而在短反转时间反转恢复序列(short TI inversion recovery sequence,STIR sequence)上,脂肪呈现低信

号。STIR 序列的优点是水肿显示更加突出。在成人脊柱中常见脂肪组织(如黄骨髓),标准的 T_1WI 上水肿和黄骨髓均表现为明亮的高信号,难以区分这两种组织。通过抑制脂肪信号,可以非常有效地显示水肿组织。因此,对于形成水肿的病理过程,STIR 序列特别有价值,包括炎性和感染性疾病,例如骨髓炎、椎间盘炎或炎性脊椎病等。STIR 序列还有助于识别转移性肿瘤、外伤性水肿等。但需要关注的是,STIR 序列的特异性较低,应结合其他序列检查进行综合评估。

表 1-1-1　脊柱 MRI 检查推荐参数表

序列名	TR/ms	TE/ms	TI/ms	FOV/mm	矩阵	层厚/mm	层间距/mm	平均次数	翻转角	脂肪抑制
颈椎										
矢状位 T_1WI	622	14		230×230	320×224	3	0.3	3	150	
矢状位 T_2WI	2 590	83		230×230	320×224	3	0.3	2	150	
矢状位 T_2WI	4 000	80		230×230	320×224	3	0.3	2	150	是
轴位 T_2WI	3 500	96		210×210	320×256	3	0.3	2	150	
胸椎										
矢状位 T_1WI	581	11		340×340	320×256	3	0.3	2	150	
矢状位 T_2WI	4 000	98		340×340	384×269	3	0.3	2	150	
矢状位 T_2WI	3 400	85		340×340	256×205	3	0.3	2	150	是
轴位 T_2WI	4 000	94		250×200	384×269	3	0.3	2	150	
腰椎										
矢状位 T_1WI	540	10		300×300	384×267	3	0.3	2	150	
矢状位 T_2WI	2 350	99		300×300	384×267	3	0.3	2	150	
矢状位 T_2WI	4 500	75		300×300	320×240	3	0.3	2	150	是
轴位 T_2WI	2 990	90		250×183	384×288	3	0.3	2	150	
骶尾椎										
矢状位 T_1WI	571	11		260×260	384×269	5	0.5	2	150	
矢状位 T_2WI	4 160	101		260×260	384×269	5	0.5	2	150	
矢状位 T_2WI	4 560	101		260×260	384×269	5	0.5	2	150	是
轴位 T_2WI	4 442	105		250×164	384×288	5	0.5	2	150	
其他										
矢状位 STIR	2 500	30	150	300×300	256×256	3	0.3	2	150	
矢状位 FLAIR	9 000	88	2 400	300×300	256×256	3	0.3	1	150	
FLASH	3.01	1.04		450×450	384×346	1	0	1	25	
FISP	368	21		200×200	320×224	3	0.3	1	30	
EPI DWI	4 200	116		280×280	168×168	3	0.3	4		是

（二）化学位移成像

化学位移成像（chemical shift imaging，CSI）也称为同反相位成像，是一种在腹部 MRI 检查中被广泛使用的技术。在 MRI 检查期间受到磁场作用时，脂肪和水中氢质子的进动频率略有不同，获取的 MRI 信号在同相位时为高信号，而在反相位时则是低信号，这意味着与同相位相比，包含水和脂肪的区域在反相位时由于水和脂肪信号相互抵消导致信号强度降低。与仅含水的区域相比，如恶性肿瘤，由于脂肪含量很少，水和脂肪抵消的信号强度较弱，因此，反相位图像上的信号强度下降最小（图 1-1-9）。

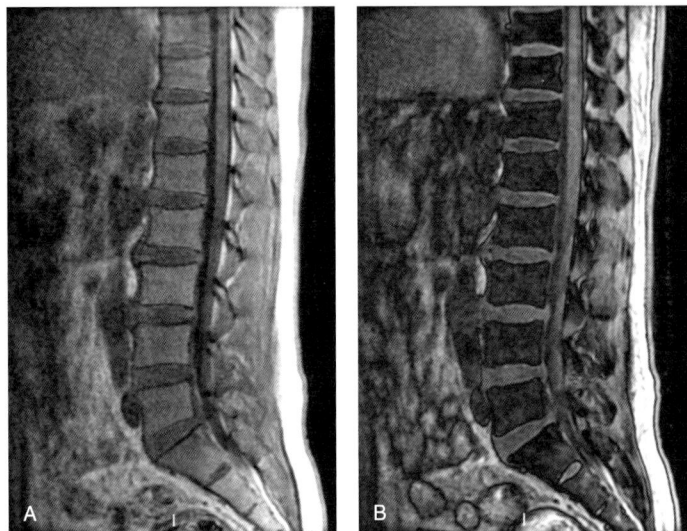

图 1-1-9　腰椎 MRI 同反相位图像
A. 腰椎矢状位同相位图，椎体呈稍高信号；B. 腰椎矢状位反相位图，椎体呈低信号

基于上述原理，CSI 可用于区分良性和恶性病理性椎体骨折。良性和恶性病理性骨折在 SE T_1WI 中均显示低信号，使得区分两者具有一定的挑战性。文献报告运用 CSI 技术，如反相位成像的信号与同相位成像相比，下降超过 20%，提示良性骨折的可能性较大，不足 20% 则提示恶性病理性骨折的可能性较大。

（三）磁共振水脂分离成像技术

常规脊柱 MRI 检查中脂肪抑制可以用来改善骨与软组织异常的显示。现阶段应用最广泛的是频率预饱和脂肪抑制技术、短 TI 反转恢复（STIR）序列技术和化学位移脂肪抑制技术（CSI），由于这些技术高度依赖磁场强度均匀性，经常会造成图像信噪比降低及解剖细节显示不清。有些患者检查中可能还需要同时得到非脂肪抑制图像，通常需要分别进行两次图像采集才能得到脂肪抑制和非脂肪抑制的图像。Dixon 技术利用了脂肪和水中氢质子共振频率的固有差异，将脂肪和水的信号分解为单独的两幅图像，之后对两幅图像的相加和相减产生了纯水图像和纯脂肪图像，相比 CSI 或者 STIR 技术，Dixon 技术依赖分离出的水和脂肪信号，而不是抑制脂肪信号。新近出现的采用非对称回波的最小二程估算法迭代水脂分离（iterative dixon water-fat separation with echo asymmetry and least squares estimation，IDEAL）技术为一种全新的 Dixon 法水脂分离成像技术，它能够有效克服磁场不均匀性的影响，彻底地将水和脂肪分离开，使脂肪抑制均匀可靠，实现脊柱病变的清晰显示。

基于以上特点，Dixon 技术也可以用于定量分析。Dixon 可以通过量化椎骨脂肪含量，对多发性骨髓瘤和骨质疏松症进行诊断评估，其诊断效能与单体素 MRS 相当。单个矢状位 T_2WI Dixon 序列也提供了与常规序列组合相近的诊断性能，可以替代传统的 T_1WI、T_2WI 和 T_2WI 脂肪抑制序列组合，对腰椎退行性病变和脊柱骨转移进行诊断。此外，在非特异性下腰痛和腰椎神经根疾病检查中，也可以使用 Dixon 技术提供更丰富的疾病信息（图 1-1-10）。

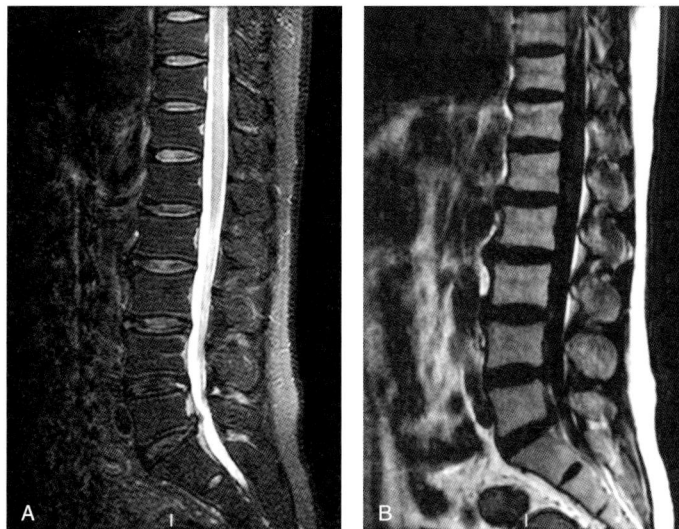

图 1-1-10　基于 IDEAL 技术的腰椎 MRI 水脂分离图像
A. 腰椎水相位图，椎间盘呈稍高信号，脊髓呈高信号；
B. 腰椎脂肪相位图，椎间盘和脊髓均呈低信号

（四）软骨成像技术

退行性椎间盘疾病是下腰疼痛的常见原因。疾病早期表现为蛋白多糖分解、髓核水合作用丧失和髓核渗透压降低。随着疾病进展，逐渐出现典型特征，包括纤维环撕裂、椎间盘突出、关节间隙狭窄和疼痛。常规 MRI 序列可以非常精确地检测退行性椎间盘疾病，然而，它无法检测到早期的椎间盘变性或软骨变化。

T_1 rho 成像又称旋转坐标系下的自旋晶格弛豫时间，是一种先进的 MRI 技术。它主要评估自由水中氢质子和大分子之间的低频流动，在分子水平上检测含水组织的代谢和生化信息的改变，可以对组织发生形态学改变之前的早期病变、轻度病损提供筛查和预警信息，为疾病早期发现、早期治疗提供可靠依据。它对蛋白多糖的早期消耗和软骨早期变性后细胞外基质中水含量的相对增加较敏感，因此，椎间盘和关节软骨 T_1 rho 弛豫时间的差异反映了细胞外基质和蛋白多糖组成的差异。T_1 rho 成像可为退行性椎间盘疾病早发现、早诊断、早干预提供有价值的信息。虽然 T_1 rho 是一种先进的磁共振成像序列，但受限于复杂的扫描参数及繁琐的后处理，现今在临床实践中较难普及。

近年来，已有文献报道利用 MRI T_2 标测（T_2 mapping）和 MRI $T_1\rho$ 标测（$T_1\rho$ mapping）来量化腰椎间盘退变。MRI T_2 mapping 将每个部位的水分含量、蛋白多糖含量和胶原的弛豫时间（T_2 值）进行数字化，数字化的数值被用来创建一个地图，用于定量评估椎间盘组织内的代谢物浓度。$T_1\rho$ mapping 将水分子在软骨基质中的分布情况数字化，以评估软骨退变的程度。磁共振波谱是一种提供生化信息的无创检查方法。超短 TE 技术最近被用于研究腰椎软骨终板，有望在椎间盘的影像诊断中发挥重要作用。

（五）扩散加权成像

早期椎体转移瘤可引起骨髓代谢的改变，形成骨髓替代征。后期才可引起骨质形态的改变，因此早期发现骨髓的改变对脊柱转移瘤的早期治疗及病情控制至关重要。使用传统 MRI 序列诊断脊柱转移瘤并不难，转移瘤病灶内含水量较高，通常在 T_2WI 图像上呈现高信号，但因正常椎体内脂肪也呈现高信号，微小的转移灶通常被掩盖。

扩散加权成像（diffusion weighted imaging，DWI）的体素内不相干运动（intravoxel incoherent motion，IVIM），运用双指数模型多 b 值扫描，使水分子扩散和微循环灌注分离并量化，从而得出 D、D^* 及 f 值，其中 D 值为纯水分子扩散系数（缓慢扩散运动系数），表示组织中水分子扩散的最真实状态；D^* 值为灌注相关

扩散系数(代表快速扩散运动系数),表示微循环血流灌注情况;f值为灌注分数,表示感兴趣区内微循环灌注占总体扩散容积的百分比,大小介于 0~1 之间。低 b 值时反映微循环的灌注,高 b 值时基本反映纯水分子的扩散,因此,IVIM 序列可提供更准确的纯水分子扩散信息及灌注信息。脊柱转移瘤病灶内肿瘤细胞的增多,使细胞外间隙减少,限制了水分子的自由扩散,而 IVIM 成像基于以上原理可以在分子水平对病变进行量化分析,并可以通过 D^* 值来量化纯水分子扩散及灌注相关水分子扩散信息,从而为转移性肿瘤的诊断提供客观依据(图 1-1-11)。

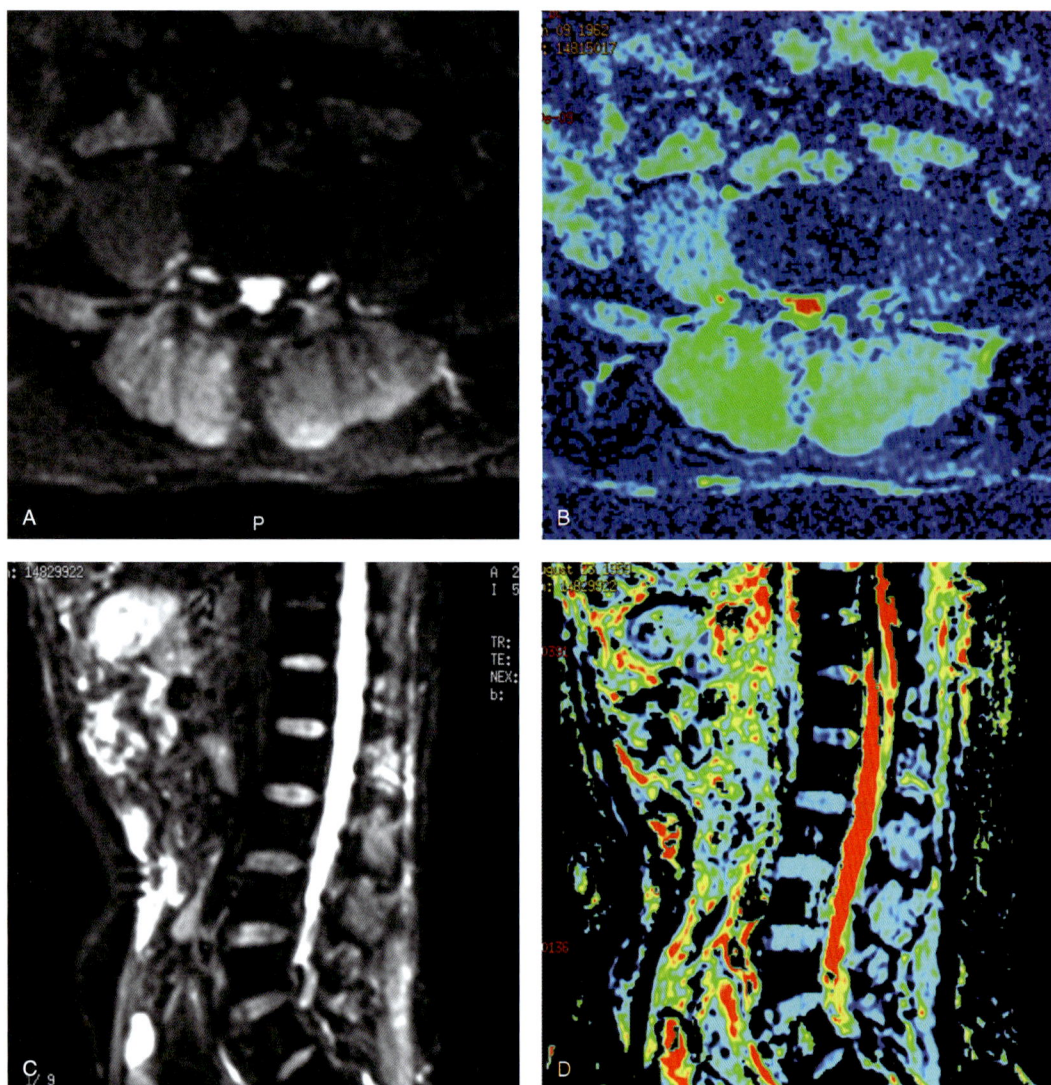

图 1-1-11　腰椎扩散加权成像
A. 腰椎横轴位扩散加权成像图;B. ADC 伪彩图;C. 腰椎矢状位 IVIM 扩散图像;D.FA 伪彩图

(六)弥散张量成像

弥散张量成像(diffusion tensor imaging,DTI)是一种新的磁共振成像技术,可以在活体内评估水分子扩散的各向异性。建立 DTI 图像所需的信息来源于细胞水平,该方法对微观结构的改变非常敏感,可显示轻微或早期的脊髓组织损伤。

脊髓型颈椎病(cervical spondylotic myelopathy,CSM)是最常见的颈椎疾患之一,当常规 T_2WI 清楚显示受压脊髓形态及信号改变时,脊髓受压损伤常发展到了较严重的程度,延误了脊髓疾病的诊疗。DTI 可提供病变早期组织空间组成和各组织成分之间水交换的功能信息,并能显示神经纤维束的走行方向,反映脊髓束功能的完整性,对 CSM 脊髓损伤的早期诊治有较大意义。

对于椎间盘退行性病变的诊断,DTI 的纤维束示踪(fiber track,FT)技术可以直观地呈现纤维环的形态和完整性,可以在椎间盘退变的早期阶段进行诊断和评估。另外,应用 DTI-FT 技术可以直观地显示腰骶神经根的走行,较为准确地判断腰椎间盘突出引起的神经根受压区域和神经束受损情况,提高诊断的准确性。

尽管大量的科学报告揭示了 DTI 在检测脊髓组织细微损伤方面的价值,但由于缺乏统一的扫描协议标准和复杂的后处理技术,这种方法在临床上还没有得到广泛应用(图 1-1-12)。

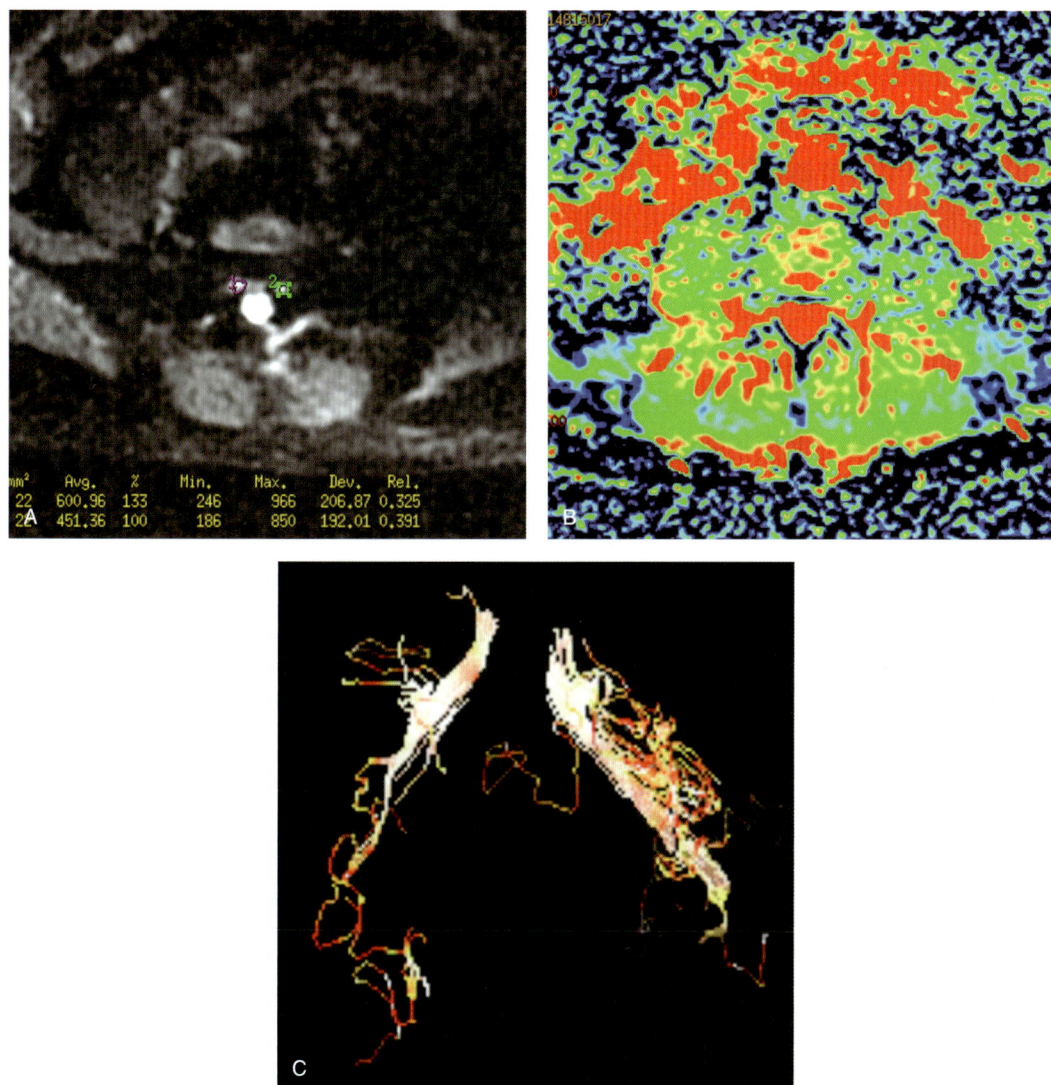

图 1-1-12　腰椎 DTI 纤维束成像
A. 腰椎的 DTI 原始图像,在原始图像上进行椎间孔 ROI 范围选取;B. DTI 定量分析的伪彩图;
C. 纤维示踪成像重建了椎间孔神经根可视化显像

(七)灌注加权成像

灌注加权成像在脊柱中的早期应用主要是评估肿瘤和炎性病变。MR 图像上的骨髓信号强度在很大程度上取决于黄骨髓和红骨髓的分布模式。红骨髓和黄骨髓之间存在组织结构上的差异,尤其是在血管供应方面。黄骨髓主要由脂肪细胞组成,其中有分支稀少的毛细管状薄壁小静脉血管网,因此在对比剂给药后信号强度仅轻微和逐渐增加。相反,红骨髓富含树枝状静脉窦系统血管网,在给药后显示明显强化。

在增强图像上,由于骨髓具有很高的固有信号强度,在 T_1 加权图像上常掩盖了对比剂产生的增强信号,而这可以通过灌注成像定量分析来检测。

现阶段,多种灌注成像技术已经应用于临床实践,包括 PWI(perfusion weighted imaging)、DCE(dynamic contrast enhancement)和 ASL(arterial spin labeling),相对来说,在脊柱领域中 DCE 的临床应用更加成熟。DCE 的灌注指数可以帮助区分正常骨髓和恶性肿瘤浸润,有助于无创监测治疗的效果。这些定量指数还用于研究骨髓瘤化疗的预后,因为细胞毒性药物的作用会影响血管生成,导致骨髓对比剂吸收量减少。DCE 的定量分析也被用于研究骨髓瘤诱导的血管生成和血管通透性改变,并被建议作为进行性多发性骨髓瘤无事件生存的预后变量。现有研究也显示骨质密度降低与灌注减少和脂肪含量增加有关,基于此相关性,DCE 也被用于骨质疏松症的评价。最近,对脊柱进行 DCE 灌注成像也成为一种评价脊柱转移瘤血管形成和放射治疗早期反应有前途的无创方法,有可能减少或避免不必要的血管造影术。

ASL 是一种使用人体自身血液作为内源性示踪剂,无须注射对比剂就可以反映组织血流灌注的技术。ASL 已证实可被用于监测脊髓骨髓血流,ASL 与 DCE 的定量参数具有相关性。现阶段 ASL 在脊髓中的运用还处于初步阶段,但 ASL 是评估脊髓骨髓灌注的一种有前途的方法。

(八) 磁共振脊髓造影成像

基于水成像原理的磁共振脊髓造影成像(magnetic resonance myelography,MRM)序列主要显示椎管与神经根鞘内的脑脊液形态,对于椎管梗阻范围、硬膜囊受压程度和脊髓膨出均有一定的诊断价值,MRM 作为一种无创的成像技术,在自发性低颅压患者的诊断中起着重要作用。脑脊液从鞘内漏出到硬膜外腔,是引起低颅压的主要原因,这是由于钙化的椎间盘突出或脊椎体穿透硬脑膜造成的,也有较少概率由脊神经根憩室破裂引起。在硬脑膜撕裂或神经鞘周围渗漏的情况下,MRM 检查可显示脑脊液异常积聚有助于定位硬脑膜缺损。以往 CT 脊髓造影被认为是脑脊液漏点检测的"金标准",然而,CT 的辐射损伤和腰椎穿刺可能带来的脑脊液漏加重的风险限制了其临床应用普及,MRM 作为一种无创的成像技术可作为 CT 脊髓造影的替代技术,尤其是对于 CT 脊髓造影失败或硬膜外血贴治疗患者的复查和随访,MRM 可作为首选影像检查技术(图 1-1-13)。

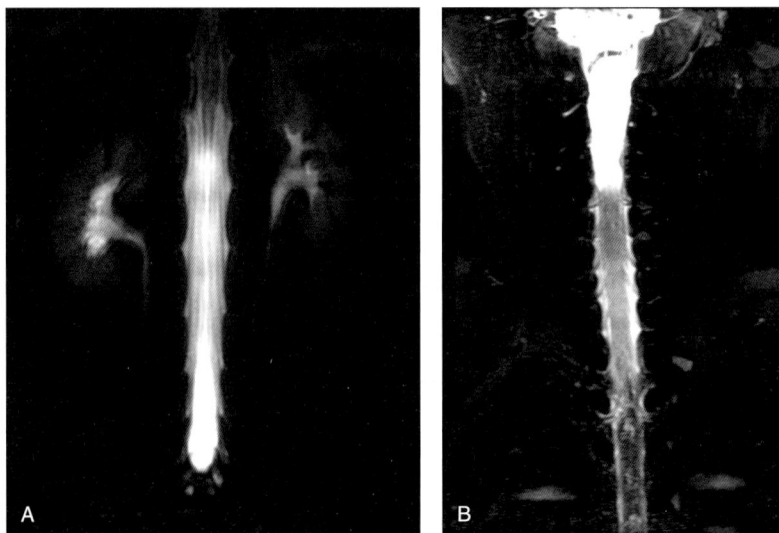

图 1-1-13　磁共振脊髓造影
A. 未使用对比剂的腰椎 MRM 图像; B. 使用对比剂的颈椎 MRM 图像

(九) 磁共振神经成像

磁共振神经成像(magnetic resonance neurography,MRN)是一种无创显示神经的技术,可以对腰骶周围神经和颈部神经丛进行可视化成像,从而描绘出神经轮廓和神经内的异常信号(图 1-1-14)。MRN 可用于肿瘤、创伤、神经病变和神经压迫综合征的诊断。肿瘤常显示为发自神经的肿块或神经轮廓的改变,MRN 可以三维立体、直观地显示肿瘤与周围神经的位置关系;神经病变表现为神经轮廓或信号异常,并伴有相应的神经水肿、脂肪浸润或萎缩;臂丛神经成像不但用于明确是否存在臂丛神经损伤,对鉴别根性和干性臂丛损伤有重要的价值;神经卡压综合征引起神经内水肿,是神经狭窄的一种迹象,腰骶神经节成像可用于判断神经节卡压的位置和程度,是微创手术重要的术前辅助手段;MRN 也可鉴别非椎间盘来源的背痛,如远端神经卡压、梨状肌综合征、血管压迫或肿瘤等。

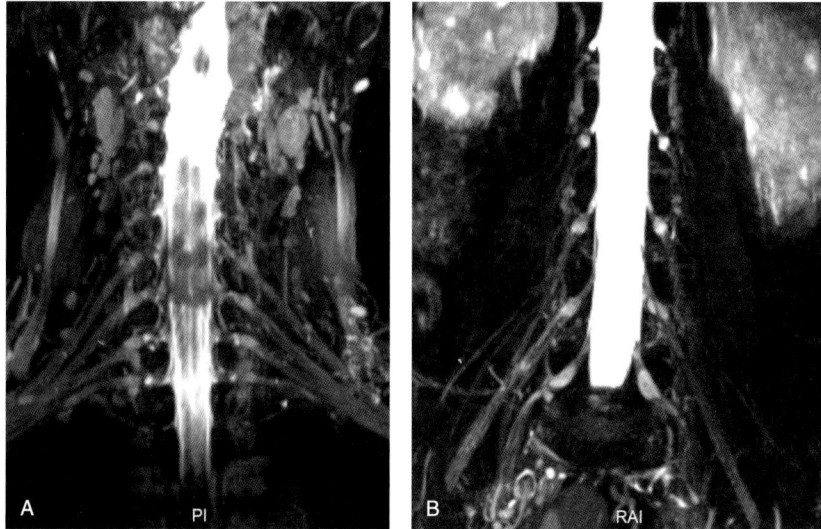

图 1-1-14 臂丛和腰丛神经根成像

A. 臂丛神经根图像最大信号投影(MIP)重建后显示了臂丛神经根解剖结构;B. 腰丛神经根 MIP 重建图像

(十)屈曲磁共振成像

屈曲磁共振成像(flexion MRI,FleMRI)应用最多的部位是颈椎,包括脊髓狭窄、脊髓损伤和平山病。平山病是少年肌肉萎缩的一种形式,致病机制被认为是个体的脊柱和椎管内容物之间不平衡生长,导致脊髓紧靠脊柱并和后硬脑膜脱离,导致微循环障碍和缺血性改变。平山病的诊断除了临床表现和肌电图检查外,颈椎 FleMRI 是广泛采用的针对性的影像学检查。在颈椎屈曲位时,可见硬膜囊后壁前移、硬膜外间隙增宽及不对称脊髓压扁,增强后显示硬膜外间隙明显强化,这些影像特征在非屈曲位时均不显示。在颈椎屈曲角度为 20° 时,上述征象的出现率约为 70%,颈椎屈曲角度大于 25° 时,出现率可达 100%,最佳角度是 35°(图 1-1-15)。

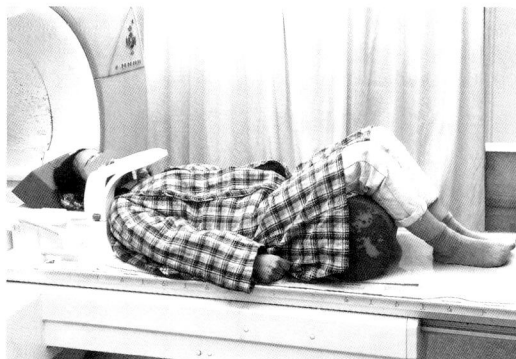

图 1-1-15 屈颈位 MRI 检查摆位示意图

（十一）动态磁共振成像

动态磁共振成像（kinetic MRI，kMRI）可以显示患者的负重姿势（站着或坐着）、弯曲和伸展姿势下的影像，从而揭示传统 MRI 容易遗漏的异常情况，更好地了解疾病的病理生理改变。

脊柱在日常活动中承受很大的压力，脊柱的机械负荷（由轴向压缩和动态运动引起）将机械应力施加在椎间盘上，是椎间盘退变发展的重要因素。kMRI 可用于对机械负荷下的脊柱疾病患者进行评估。文献报道，kMRI 在脊柱退行性病变的诊断中比常规 MRI 更具特异度和灵敏度，能将患者的症状与病理学和生物力学的客观影像学表现联系起来。kMRI 使椎间盘突出的检出率提高了 5.78%~19.46%，为退行性脊柱生物力学机制的研究提供了新的手段。

虽然常规 MRI 可作为评估椎间盘退变和椎间盘突出的有力工具，但常规 MRI 的局限性在于只能评估处于水平位置非负重姿势的患者，它仅提供静态图像和非负重状态下的病因。kMRI 技术则可以检查和分析脊椎处理屈曲、伸展和负重位置下的机械不稳定，具体来说，kMRI 有助于量化颈椎和腰椎活动范围减少、椎间盘高度变化的程度，对于怀疑有腰椎节段不稳的患者是一种有价值的辅助手段，特别是当症状是由特定姿势引起时。也有研究显示，在动态 MRI 图像上发现异常节段运动与椎间盘退变、小关节骨关节炎，以及棘突间韧带、黄韧带和椎旁肌的病理特征密切相关。对机械性背痛患者实施 kMRI 检查可能会提供有关功能性脊柱单元稳定性有价值的信息。

kMRI 存在一些局限性，对于一些具有严重神经系统症状的患者，可能无法忍受 kMRI 过长的检查时间，总之，kMRI 为研究变性脊柱单元中的生物力学机制提供了新的方法。

（十二）负重磁共振成像

MRI 常规脊柱检查通常采用仰卧位，但脊椎不稳通常发生在直立位而非仰卧位，因此，常规 MRI 检查可能会导致假阴性。另外，脊柱疾病诊断的准确性尤其是颈椎和腰椎椎管狭窄症的诊断取决于检查姿势，当仰卧位时，膝盖和臀部生理曲度的改变导致椎管宽度增加，很容易造成假阴性结果。在评估脊柱退行性病变方面，常规仰卧位 MRI 检查结果往往与临床症状之间存在明显差异，这可能与患者在负重位时临床症状加重有关。负重装置应用于常规仰卧位 MRI 成像中，以模拟脊柱直立位时的状态。负重装置包括一个放置在患者胸部和肩膀周围的背心，并通过尼龙带连接到一个固定的脚板上，为了产生负重，肩带将患者的上半身拉向脚板，膝盖伸展以模拟直立姿势。与传统的仰卧位 MRI 检查相比，负重MRI 检查对椎管狭窄、小关节不稳定和椎体滑脱的诊断提供了更多的信息。

除了负重装置外，现阶段也开发了多种负重 MRI 扫描仪，表 1-1-2 列举了这些扫描仪的具体细节参数。这些扫描仪可以在患者负重姿势（站着或坐着），以及弯曲和伸展姿势下成像，从而揭示了传统 MRI 容易遗漏的异常情况，更好地了解真实状态下的病理生理改变。已有研究显示，负重磁共振成像（weight-bearing MRI，WBMRI）在脊柱退行性病变的诊断中比常规 MRI 更具特异度和灵敏度，能将患者的症状、病理学和生物力学的客观影像学表现联系起来。此外，对处于负重位置的脊柱进行伸展和弯曲成像，或将脊柱置于疼痛位置，可提高脊柱疾病的诊断准确性。在临床实用性方面，WBMRI 也可以替代常规的 X 线摄影用于监测青春期特发性脊柱侧凸，从而减少辐射损伤的风险。

WBMRI 也有一定的局限性，由于自身的低磁场，导致图像信噪比低。此外，与传统仰卧位 MRI 检查相比，其扫描时间较长，会导致长时间直立，使疼痛加剧，从而增加运动伪影的风险。尽管存在局限性，负重 MRI 扫描仍是脊柱疾病诊断中一种有前途的技术，并具有较高的诊断准确性和全面的评估性能。

表 1-1-2　不同负重磁共振扫描仪型号细节

设备型号（开发商）	FDA批准时间	场强	磁场方向	磁体类型	腰椎检查体位	磁体重量	扫描仪总重量	额定电压	检查孔径	受检者体重上限	视野范围	层厚（扫描模式）	标配线圈部位
Upright Multi-Position（Fonar）	2000 年	0.6T	水平	常导磁体	仰卧、站立、坐姿、伸展、屈曲（20~90°）	111 130kg	NA	480V	46cm	226kg	6cm	2mm（二维）0.8mm（三维）	1个头部线圈；1个颈部软体线圈；3个脊柱及体部线圈（45、55 和 65 英寸）；1个手腕线圈；1个膝关节线圈
G-scan Brio（Esaote）	2012 年	0.25T	水平/垂直	永磁体	仰卧、站立、坐姿	6 050kg	7 455kg	200~210/220~240V	37.5cm	200kg	10~27cm	2mm（二维）0.6mm（三维）	1个颈椎线圈；1个肩关节线圈；1个大腰椎线圈；1个小腰椎线圈；1个腕/手线圈；1个膝关节线圈；1个脚踝/足线圈
MrOpen（Paramed）	2008 年	0.5T	水平	超导磁体	仰卧、站立、坐姿、伸展、屈曲（0~90°）	19 958kg	22 680kg	400~480V	58cm	200kg	6~50cm	2mm（二维）0.5mm（三维）	1个头线圈；1个颈椎线圈；1个肩关节线圈；1个体线圈；1个腕/手线圈；1个膝关节线圈

三、磁共振对比增强在脊柱疾病中的应用

在 MRI 图像上,不同组织间的对比度越强,越容易显示其组织学特征。但如果两种不同组织的物理特性差别不大,成像时难以获得足够的信号差别,会给组织分辨带来困难,此时可采用对比增强技术来获取必要的图像对比度。

MRI 对比剂的种类很多,应用最广泛的是顺磁性对比增强剂,后者因具有 1 个或数个不成对的电子,从而具有很大的磁矩,在其周围形成一个小磁场,使局部质子的 T_1 和 T_2 弛豫时间明显缩短,出现 MRI 信号的变化。在 T_1WI,对比剂浓集之处信号明显增强,而在 T_2WI,相应部位的信号却有下降。因评估信号的增强相对容易,所以,在注射对比剂后,T_1WI 为主要的成像序列。

二亚乙基三胺五乙酸钆(gadolinium diethylene-triamine pentaacetic acid,Gd-DTPA)是最常用的顺磁性 MRI 对比剂,它是由具有 7 个不成对电子的强顺磁性离子钆(Gd^{3+})与 DTPA 螯合后的产物。游离状态的钆离子对肝脏、脾脏和骨髓具有毒性,经过与 DTPA 螯合以后,毒性明显减弱,同时又保持了较大的磁矩,仍然具有较强的弛豫性,使 T_1 时间明显缩短。Gd-DTPA 只限于在血浆中运输,注射剂量与组织浓度之间存在线性关系,在分布上没有特殊的靶器官。一般来说,一个器官组织的增强效果取决于其血供多少、有无毛细血管内皮细胞间隙和血管外间隙大小等因素。显然,组织的血流量越大、毛细血管通透性越好、血管外间隙的容量越大,组织的增强效果越明显。病变组织因拥有较多的血供,常有不同程度的增强效应,有助于病变的检出和定性诊断。

MRI 对比增强的应用非常广泛,在脊柱疾病的应用方面,应用 MRI 对比增强可以反映病变的血供情况,帮助诊断与鉴别诊断。脊柱疾病 MRI 对比增强可分为常规 MRI 增强检查、动态 MRI 增强检查和 MRI 对比增强血管造影等。

(一)常规磁共振增强检查

临床上常使用 SE T_1WI 序列联合预饱和脂肪抑制技术,对比剂(Gd-DTPA)的标准用量为 0.1mmol/kg,对注射速率无特殊要求。常规 MRI 增强检查在脊柱疾病中应用广泛,对于脊柱病变的定性诊断和鉴别诊断、分级、治疗效果监测、复发评价等均有重要的价值。

MRI 增强检查可以帮助确定脊柱病变的实性成分和囊性、坏死区域,脊柱炎症、结核在未出现坏死之前可有强化,病变出现坏死时,坏死、液化区无强化,形成脓肿后则脓肿壁可有强化(图 1-1-16);强直性脊

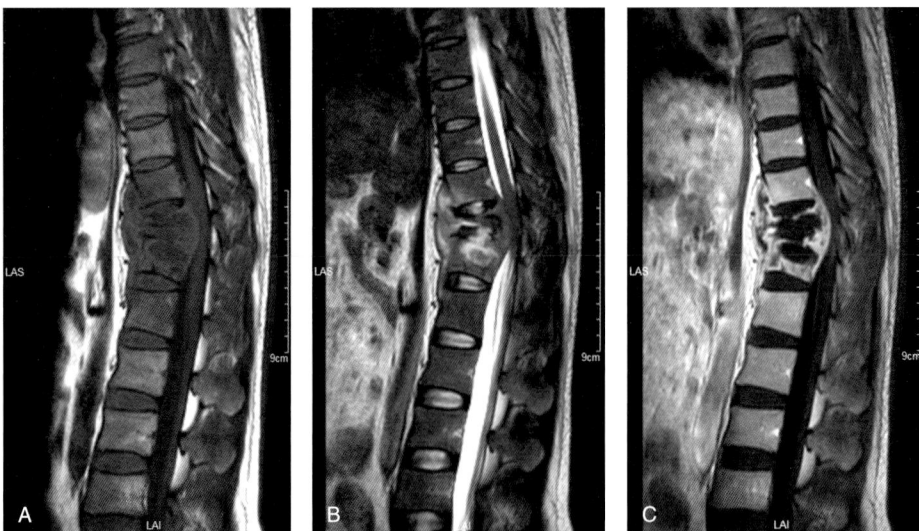

图 1-1-16 　胸椎椎体结核
A. 矢状位 T_1WI; B. 矢状位 T_2WI; C. 矢状位增强 T_1WI,病灶中央区无强化,周围强化区提示结核性肉芽肿

柱炎患者可显示骶髂关节、椎小关节滑膜和血管翳强化,并可根据强化的程度来判断病变的活动性;脊柱椎间盘脱出患者可借助 MRI 增强检查来区分髓核游离与硬膜外肿瘤(图 1-1-17)、术后纤维(瘢痕)与脱出的椎间盘碎片;MRI 增强检查可以反映各种病理类型肿瘤的血供,并依此进行定性诊断(图 1-1-18);增强检查还有助于区别肿瘤实体和瘤周水肿,有利于明确活检位置;增强检查可用于明确术后或放疗后有无复发,从而避免不必要的活检等。

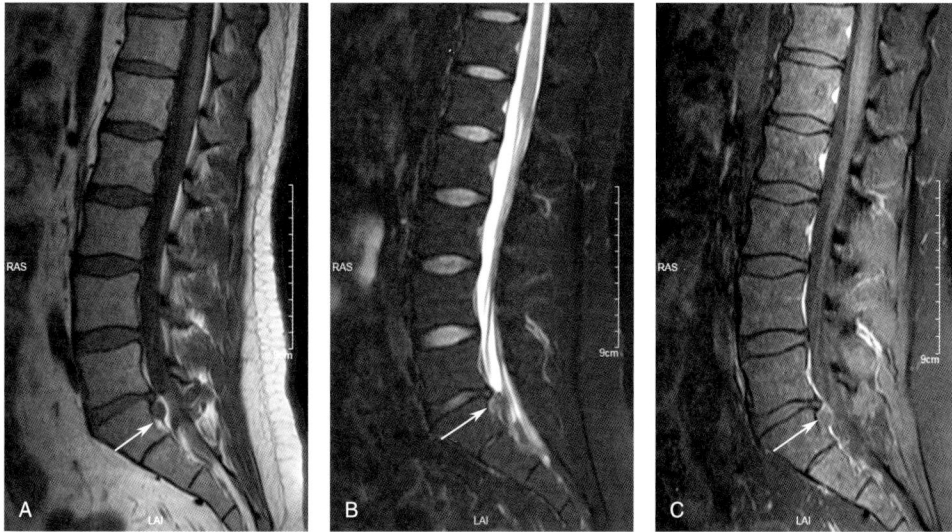

图 1-1-17　腰 $_{4/5}$ 椎间盘突出、髓核游离
A. 矢状位 T_1WI;B. 矢状位 T_2WI;C. 矢状位增强 T_1WI 见游离髓核不强化,周围环形强化(白箭)

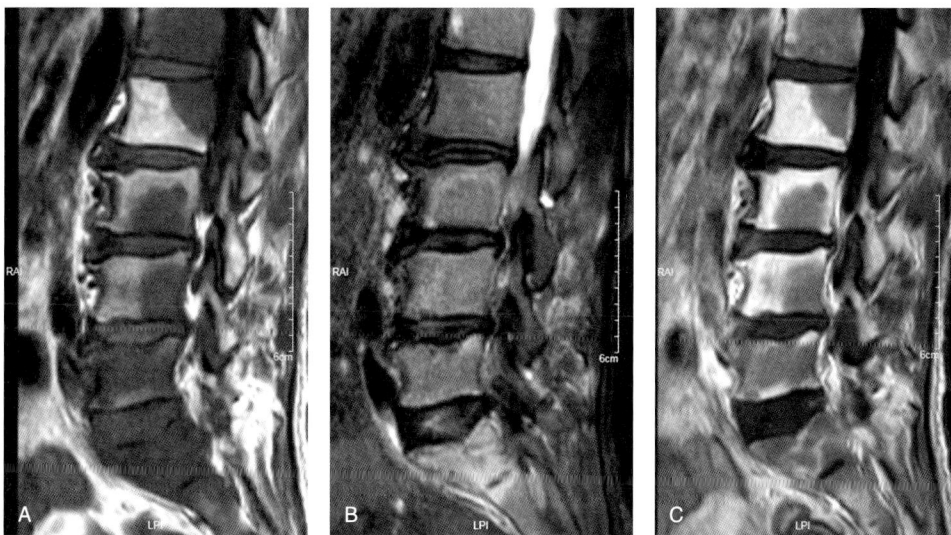

图 1-1-18　腰椎转移瘤
A. 矢状位 T_1WI 见腰、骶椎椎体多发低信号影;B. 矢状位 T_2WI 脂肪抑制病灶呈等信号;
C. 矢状位增强 T_1WI 示病灶呈轻度均匀强化

(二)动态磁共振增强检查

常使用 EPI 序列,主要用于了解组织、器官或病变的血液灌注情况。动态增强磁共振成像(dynamic contrast enhancement MRI,DCE-MRI)是在注射对比剂的前、中、后进行快速连续扫描,可以描述对比剂进入和排出靶区域的血流动力学过程,即同时描述生理改变和形态学改变,通过一系列的计算分析,得到基

于每个体素的、毫米级的半定量或定量参数。DCE-MRI 是一种以病变、组织中微血管系统为生理基础,评估病变、组织生理性质的功能性成像技术。

当顺磁性低分子量对比剂注入静脉进入病变、组织的血管时,部分对比剂泄漏到血管外细胞外空间(extravascular extracellular space,EES)。在肿瘤,通常首过时有 12%~45% 的对比剂泄漏。对比剂从血管中泄漏后,在间质空间内自由扩散。通过全身分布和肾脏排泄,血管内对比剂的浓度低于细胞外空间的浓度时,对比剂可回传到血管内。在注射后的最初几分钟内,决定低分子量对比剂在组织中的行为有三个主要因素:血液灌注(对比剂输送)、对比剂跨血管壁的转运和对比剂在细胞外空间的扩散。如果与细胞外腔相比,向组织输送对比剂不足以维持较高的血管内浓度,那么血液灌注将是决定对比剂动力学的主要因素,这在肿瘤中较常见。如果组织灌注足够,并且从血管系统向外跨血管壁转运不会耗尽血管内对比剂浓度,那么跨血管壁的转运是决定对比剂动力学的主要因素,这种情况在纤维化或萎缩组织中常见。由于低分子量对比剂不穿过细胞膜,其分布体积实际上反映了间质或细胞外空间(图 1-1-19)。

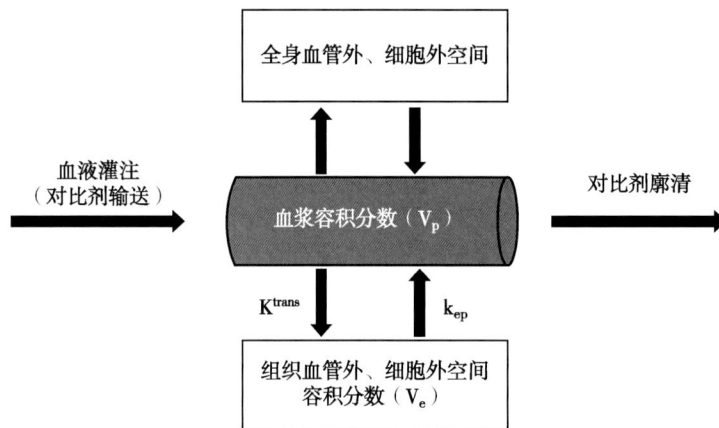

图 1-1-19 DCE-MRI 原理图

低分子量对比剂静脉注射后的腔室分布,转移常数(K^{trans})描述对比剂从血浆(V_p)向细胞外血管外腔(V_e)的传递,由于全身分布和廓清,当血浆浓度降低时,对比剂以速率常数(k_{ep})流回血浆

DCE-MRI 一般在 1.5T 或更高场强的 MRI 设备上进行,序列通常使用对细胞外间隙中存在的对比剂敏感的 T_1 加权梯度回波序列,如多平面梯度回波 T_1WI、快速小角度激发梯度回波(FLASH)等。对比剂用量采用临床推荐剂量,一般 Gd-DTPA 0.1~0.3mmol/kg,通过高压注射器 2.5~3.0mL/s 匀速静脉注射对比剂,再以生理盐水 20~40mL 冲管,同时连续、重复采集影像 8~10 分钟。

DCE-MRI 分析参数主要有半定量和定量参数两种,两种参数获得的方法不同,实际应用中也有不同的特点。

1. 半定量参数   主要描述感兴趣区内组织信号强度 - 时间曲线的形状和结构特点,直接来源于对信号强度 - 时间曲线,不需要测量动脉输入函数(arterial input function,AIF),也不需要借助与组织匹配的药代动力学模型,简单易行。常用的半定量参数包括:达峰时间、最大信号强度、最大斜率、廓清速率等。半定量参数受对比剂使用剂量、不同检查序列的影响较大,可重复性较差;半定量参数无法直接反映血管通透性及组织的灌注情况。

2. 定量参数   定量参数来自钆浓度 - 时间曲线,需要选择与组织血供状态相匹配的药代动力学模型,最常用的药代动力学模型是二室模型。主要动力学参数包括:转移常数(K^{trans})、血管外细胞外空间容积分数(V_e)、速率常数(k_{ep})和血浆容积分数(V_p)。K^{trans}(min^{-1})是对比剂从血管腔经内皮转运到肿瘤间质的过程。$k_{ep}(min^{-1})$ 反映了对比剂逆向转运回血管腔。K^{trans} 和 V_e 与组织的基本生理学有关,而速率常数(k_{ep})是 K^{trans} 与 EES 的比值($k_{ep}=K^{trans}/V_e$)。k_{ep} 可以从钆浓度与时间的关系结果得出,而 K^{trans} 和 V_e 则需要了解钆浓度的绝对值。为了获得准确的定量参数,需要测量主要血管腔内的信号强度 - 时间曲线,获得动脉输入函数,将药代动力学模型与 AIF 结合后,可以减小对比剂用量、注射速率及检查序列等条件对参数的影响,提高定量参数的可重复性。定量参数可以描述组织的微循环状态,推断组织的通透性和血液灌注情况。

虽然大量文献报道了 DCE-MRI 在大脑、乳腺、前列腺等解剖部位的应用,但在脊柱成像中的应用目前仍然有限。文献报告了 DCE-MRI 用于脊柱多发性骨髓瘤、转移瘤的评估,多发性骨髓瘤和转移瘤的鉴别、脊柱结核与转移瘤的鉴别、压缩性骨折、骨质疏松症、白血病和佩吉特病(Paget disease)的诊断和评估。DCE-MRI 可客观评估强直性脊柱炎骶髂关节炎的活动性,强直性脊柱炎活动期 K^{trans}、k_{ep}、V_e 明显高于炎性静止期。

（三）磁共振对比增强血管造影

经静脉团注对比剂,配合 3D 快速梯度回波序列,构成三维增强磁共振血管成像(3D contrast-enhanced MR angiography,3D CE MRA),用于显示和评价脊柱脊髓血管。

目前主要使用两种数据采集方法:稳态 3D CE MRA 和快速 3D CE MRA 技术。稳态 3D CE MRA 使用传统的三维飞行时间 MRA 脉冲序列,TR 值为 20~50 毫秒,扫描时间为每三维体积 10 分钟。血管对比主要是由血管内 Gd-DTPA 对血流的相对 T_1 缩短引起的,该技术扫描时间较长,可以清楚地检测到较大的脊柱脊髓血管,尤其是静脉。快速 3D CE MRA 使用更高性能的梯度线圈和快速梯度回波脉冲序列,以实现每三维体积小于 10 毫秒的 TR 值和小于 1 分钟的扫描时间,结合各种 k 空间采样方法,实现"快速""动态""高时间分辨"或"首过"的效果。稳态 3D CE MRA 和快速 3D CE MRA 技术都能显示正常的硬膜内血管,用于脊柱或脊髓血管病变的研究。

四、磁共振常见伪影及解决方案

MRI 伪影是指在 MRI 检查或数据、图像处理的过程中,出现与相应的断层组织实际解剖结构不相对应的信号强度,通常由生理和技术因素引起,可以表现为图像模糊、变形、重叠及缺失等,使 MRI 影像不能正确反映解剖形态和组织特性,影响疾病诊断。脊柱 MRI 检查过程中常见的伪影有运动伪影、金属伪影、卷褶伪影、交叉激励伪影、化学位移伪影、白噪声伪影等。

（一）运动伪影

在成像过程中,运动器官在每一次激发、编码及信号采集时所处的位置或形态发生了改变,出现相位偏移,傅里叶转换时会把这种相位偏移误当成相位编码方向的位置信息,将信号配置到一个错误的位置上(空间错配),造成伪影,称为"运动伪影"。其可以分为自主运动伪影和生理性运动伪影,前者是指 MRI 检查过程中患者配合较差,因自主或不自主运动,如躁动、咳嗽或身体活动等产生的运动伪影;后者是指因扫描野器官的生理性运动,如血管搏动、呼吸、吞咽、脑脊液流动等产生的伪影。

1. 自主运动伪影　受检者可自主控制,伪影主要出现在相位编码方向,造成图像模糊,出现有间隔的条状或是半弧形影(图 1-1-20)。解决方案包括:①检查前进行沟通安抚,让受检者尽量配合检查,还可利用海绵垫缓冲患者躁动和不自主的轻微运动,如患者为无

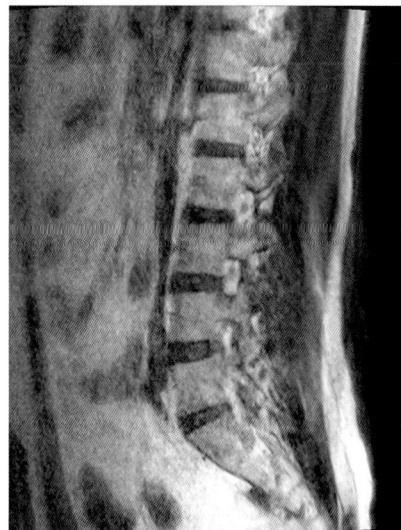

图 1-1-20　自主运动伪影
扫描过程中患者身体活动,造成图像模糊

意识躁动,则应注射镇静剂等药物;②缩短扫描时间,降低运动伪影发生的概率;③可采用导航技术、Propeller 技术(螺旋桨技术)或 Blade 刀锋技术,矢状位上可减少脑脊液流动伪影,横轴位上无明显差异;④采用运动不敏感序列,如单脉冲和平面回波成像技术,可快速获取图像,但会牺牲图像分辨率和信噪比。

2. 生理性运动伪影

(1)血管搏动伪影:具有很强的周期性,主要沿相位编码方向分布,常表现为一串等间距的血管影,血管信号越高,搏动伪影越明显(图 1-1-21A)。解决方案:①在成像区域血流的上游施加预饱和带。②使用流动补偿技术(梯度力矩消除技术):利用特殊设计的梯度场组合来减少或消除流动伪影的技术,该技术能够减少或消除主要沿着施加了流动补偿技术梯度场方向上的流动液体造成的伪影。③施加心电门控。④切换相位编码方向,这并不能消除搏动伪影,但可使搏动伪影的方向发生改变。

(2)呼吸运动伪影:主要出现在胸腹部 MR 图像上,具有一定的节律性和可控制性,造成图像模糊,伪影主要出现在相位编码方向上,受检者可以在一定程度上控制(图 1-1-21B)。解决方案:①呼吸补偿技术,采集整个呼吸周期中的数据,对呼吸周期中相似时间点的 MRI 信号采用相似相位编码的呼吸门控技术;②采用快速成像序列屏气扫描;③施加腹带等减小呼吸运动的幅度;④增加激励次数。

(3)吞咽伪影:主要出现在颈部 MRI 扫描时,吞咽是一种复杂的反射动作,吞咽时软腭上升,咽后壁向前突出,同时声带内收,喉头升高,并向前紧贴会厌软骨。如果扫描过程中,受检者做出吞咽动作,就会出现吞咽伪影,特点与自主运动伪影相似。解决方案:①与受检者沟通,尽可能减少检查期间吞咽动作的次数;②在颈前部添加饱和带。

(4)脑脊液流动伪影:该伪影与血液流动伪影产生的机制相同,常见于颈、胸段脊髓检查,表现为脑脊液处模糊的条状伪影,易造成误诊。解决方案同血管搏动伪影。

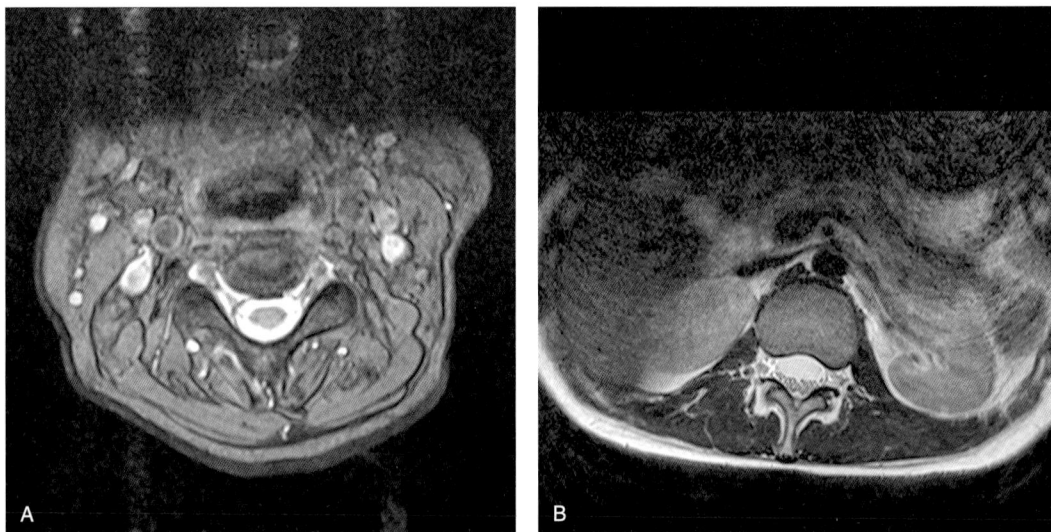

图 1-1-21　生理性运动伪影
A. 血管搏动伪影;B. 呼吸运动伪影

(二)金属伪影

由患者在检查时所携带的内衣扣、牙齿矫正器等体外金属物和术后体内存留金属所引起的伪影。金属的存在会产生涡流,严重扰乱周围的磁场信号,金属周围一圈旋进质子很快失相位,信号呈现低盲区,而边缘磁场信号较强,图像出现空间错位而严重失真,主要表现为周围组织器官发生变形(图 1-1-22)。解决方案:①在患者接受检查前,对其携带金属严格把控;②患者体内有不明金属时,要进行仔细排查,若情况不明,放弃进行扫描,以免带来伤害;③采用螺旋桨技术,减轻或消除金属伪影,提高图像质量;④采用矫正层间扭曲变形的SEMAC(层面编码金属伪影校正)技术及层内选择梯度相位重聚的可视角度倾斜(VAT)技术,可有效减少金属伪影。

(三)卷褶伪影

当受检物体的大小超出视野的大小,视野以外部分的组织信号将折叠到影像的另一侧(图1-1-23)。卷褶伪影在频率编码方向、相位编码方向及层面选择方向上都可以发生。频率编码方向上发生的卷褶伪影也被称为高频混叠或频率卷折,施加频率过采样是减少频率编码方向卷褶伪影最为常用的方法。大多数MRI系统会自动应用此选项,就我国目前MRI检查方法来看,频率编码上几乎不会出现卷褶伪影;受后处理、矩阵大小、像素大小和采集时间的限制,相位编码方向的卷褶伪影最为常见。解决方案:①增大扫描视野FOV,使之大于受检部位,是最为有效的消除相位卷褶伪影的方法,但将降低空间分辨率,造成靶部位清晰度下降;②采用相位过采样、无相位卷褶或卷褶抑制技术,但将增加扫描时间;③相位编码方向超范围编码,指对相位编码方向上超出FOV范围的组织也进行相位编码;④重新调整相位编码和频率编码方向,相位编码方向通常沿被成像区域的短轴方向;⑤添加FOV之外的饱和带,但该方法会增加每层的重复时间和RF脉冲特定吸收率(SAR)。卷褶伪影也可出现在3D成像中的层面选择方向上,通常表现为3D容积末端的层面之间发生图像卷褶,消除这种伪影的方法与2D相似。

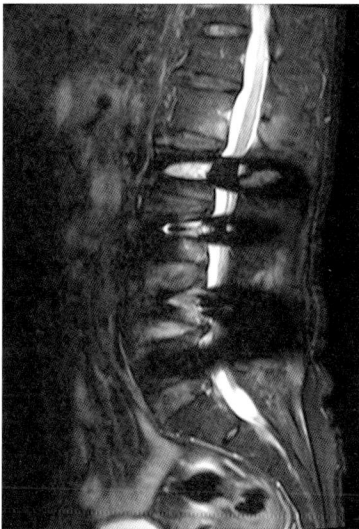

图1-1-22 金属伪影
患者体内有金属内固定,图像变形失真

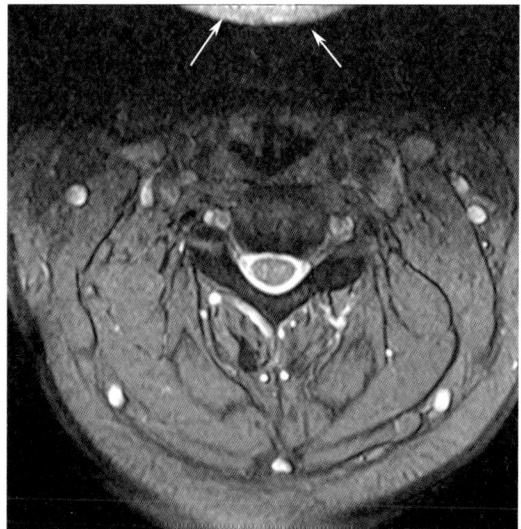

图1-1-23 卷褶伪影
颈椎椎间盘扫描时FOV小于受检部位,
导致颈后软组织被卷褶到颈前(白箭)

(四)交叉激励伪影

这类伪影都是在互为斜位且层面交叉扫描时出现,如果交叉点出现在FOV内,处在两个层面内的交叉区域在上个层面刚刚完成信号采集后弛豫还不充分,下个层面的射频信号就无法激发产生信号,因此就会出现一条信号空带,在图像上显示为一条黑影,如果多组扫描相互交叉,则会出现一系列黑影,有时预饱和带也会造成同样的伪影,临床上常见于椎间盘横轴成像(图1-1-24)。解决方案:①定位时注意层面交叉处避开兴趣区或设置在视野以外;②适当延长TR时间。

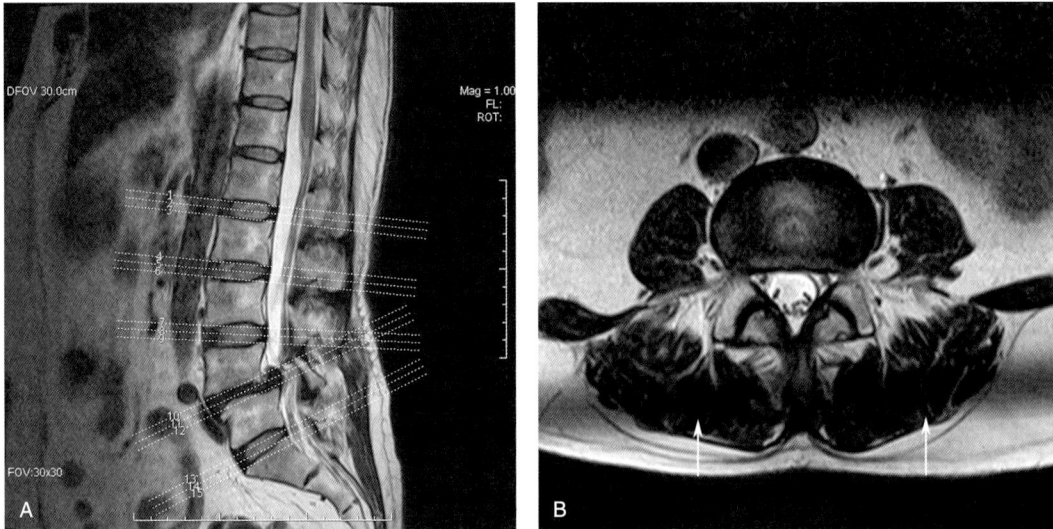

图 1-1-24　交叉激励伪影

A. 腰椎椎间盘扫描时, 不同组椎间盘定位线在患者背侧相交叉; B. 横轴位图像出现黑影(白箭)

(五) 化学位移伪影

水和脂肪中的氢质子以稍微不同的共振频率进动, 在梯度场内, 所有的氢质子被激励后, 脂肪氢质子信号来源的位置将会被错误记录。水内的质子相对向更高频率编码方向运动, 而脂肪则相反。化学位移导致在较低频率发生重叠, 而较高频率处信号衰减, 最典型的是在含水组织和脂肪组织界面处(如椎间盘和椎骨交界处、椎体边缘)出现黑色和白色条状或月牙状影, 往往在器官的一侧形成黑色暗带, 另一侧形成白色亮带, 伪影主要出现在频率编码方向, 场强越高, 化学位移伪影越明显(图 1-1-25)。解决方案: ①增加接收带宽, 以 1.0T MRI 为例, 脂肪和水的化学位移为 147Hz, 如果矩阵为 256×256, 频率编码带宽为 25KHz(约 100Hz/ 像素), 那化学位移 150Hz 相当于 1.5 个像素, 如果把频率编码带宽改为 50KHz(约 200Hz/ 像素), 则化学位移相当于 0.75 个像素, 伪影会明显减轻; ②使用脂肪抑制技术去除脂肪信号, 脂肪信号被抑制后, 其化学位移伪影也会同时被抑制; ③水脂分离成像技术; ④改变频率编码方向, 化学位移伪影主要发生在与频率编码方向垂直的水脂界面上, 改变频率编码方向, 使脂肪组织与其他组织的界面与频率编码方向平行, 可消除或减轻化学位移伪影。

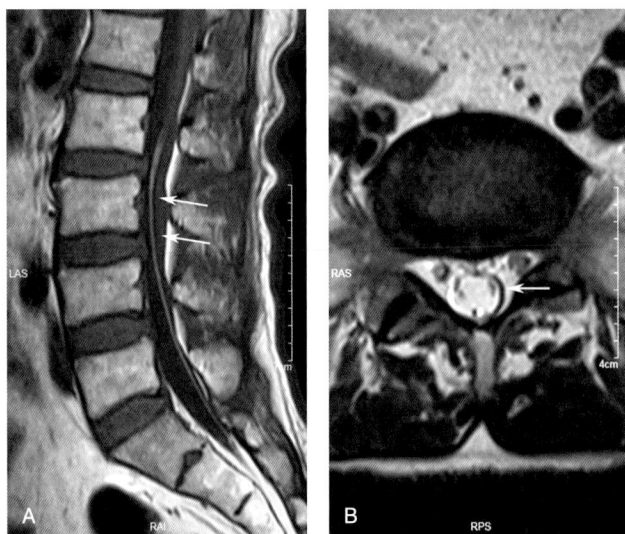

图 1-1-25　化学位移伪影

A. 腰椎矢状位 T_1WI 终丝脂肪瘤边缘低信号带(白箭); B. 腰椎横轴位 T_2WI 显示硬膜囊高低信号带(白箭)

（六）白噪声伪影

因外界干扰或成像系统某个环节自身问题出现暂时性或永久性的一个或一组数据点错误而产生了伪影，其在原始数据中表现为在不正确的地方出现单点或多点异常亮度的数据点（即坏的数据点），而在重建图像中可表现出单向或多向的条纹状伪影或拉链伪影，其方向可任意取向、间距任意、背景均匀（图1-1-26）。这些条纹强度可能很严重，或几乎不引人注意，取决于原始数据中这些异常点分布的位置及错误的程度。产生白噪声伪影常见的原因有射频屏蔽问题或外在射频干扰源、系统内部故障或参数漂移，造成信号通信系统受干扰、外部磁介质残留于扫描系统。解决方案：①提高MRI检查室的射频屏蔽性能，尽量移走电子设备，减少周围外界环境中的射频源；②闭好磁体室的门，扫描过程中，在未发生特殊情况时，不要进出磁体间；③排除外在干扰因素后，白噪声伪影依旧存在，则进行设备报修检测。

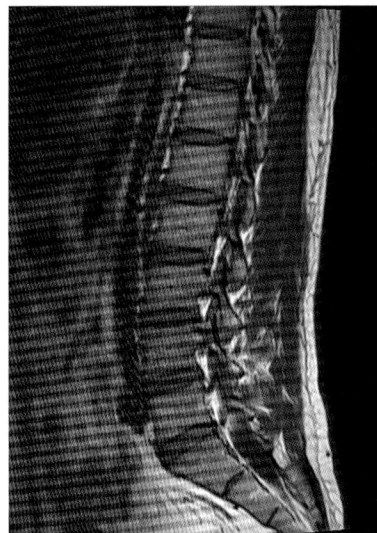

图1-1-26 白噪声伪影
磁体室的门未关好，图像中出现
条纹状伪影

MRI图像伪影表现多样，有时图像中会同时出现几种不同类型的伪影，有些伪影可通过调整扫描参数消除，而有些伪影则难以避免。应正确认识和辨别各种伪影，循证分析MRI图像伪影产生的原因及机制，有针对性地采取合理科学的质量控制方法克服伪影，对于提高MRI图像质量，满足诊断及临床需求具有重要的意义。

（毛德旺　舒震宇　丁小南　宋侨伟　龚向阳）

第二节　正常解剖

一、脊柱正常解剖

脊柱由椎骨与椎骨间的连接构成。功能上，脊柱可分为"三柱"：前柱包括前纵韧带、纤维环前部及椎体的前2/3部；中柱包括椎体的后1/3部、纤维环后部及后纵韧带；后柱包括椎弓根、椎小关节、椎板、棘突和后方的韧带群（图1-2-1）。脊柱的稳定有赖于中柱的稳定性，后方韧带复合结构亦有重要作用。

（一）椎骨

幼年时椎骨有32或33块，包括7块颈椎骨、12块胸椎骨、5块腰椎骨、5块骶椎、3~4块尾椎。成年后5块骶椎融合成骶骨，3~4块尾椎融合成尾骨。

椎骨由前方圆柱形的椎体（vertebral body）与后方板状的椎弓组成。椎体是脊椎负重的主要部分，相邻椎体通过椎间盘互相连接，后缘与椎弓围成椎孔，椎孔上下贯通组成椎管（vertebral canal）。椎弓（vertebral arch）为弓形骨板，与椎体相连的缩窄部分为椎弓根（pedicle of vertebral arch），椎弓根的上下缘分别称为椎上、下切迹。相邻椎弓的上、下切迹构成椎间孔（intervertebral foramen），内有脊神经和血管通过。椎弓根向后部分变宽，称为椎弓板（lamina of vertebral arch），两侧椎弓板后缘于中线处汇合。由椎弓发出7个突起，分别为：1个棘突（spinous process）、2个横突（transverse process）、各2个上、下关节突（articular process）。相邻上、下关节突构成关节突关节，或称椎小关节。

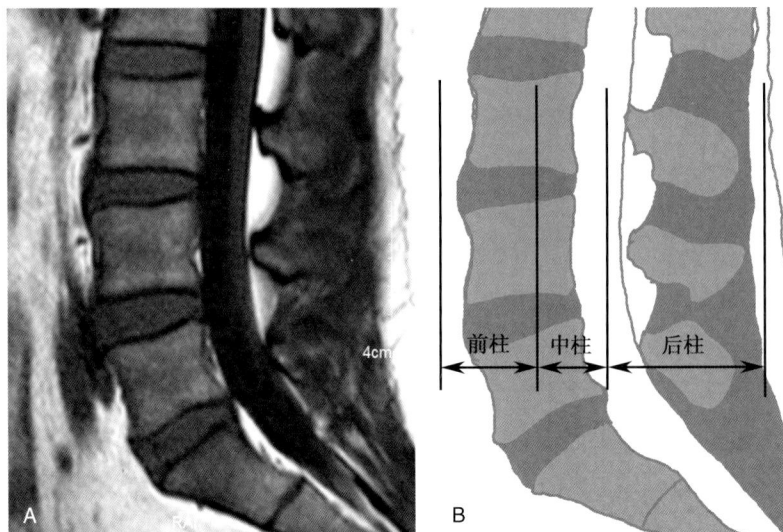

图 1-2-1　脊柱三柱分类示意图
A. 腰椎矢状位 T_1WI 图；B. 脊柱三柱分类示意图

　　第 3~7 颈椎（cervical vertebrae）椎体上面两侧缘突起称椎体钩突（uncus corporis vertebrae），椎体钩突与上位椎体下缘两侧面构成钩椎关节，又称 Luschka 关节。颈椎横突有孔，称横突孔（transverse foramen），内有椎动脉和椎静脉通过。第 1 颈椎又名寰椎（atlas），无椎体、棘突和关节突等结构，由前弓、后弓及侧块组成。前弓较短，后面正中有齿状凹，与枢椎的齿突相关节。侧块连接前后弓，上缘各有一椭圆形关节面与枕骨髁相关节；下面有圆形关节面与枢椎上关节突相关节。第 2 颈椎又名枢椎（axis），椎体向上伸出圆锥状齿突，与寰椎齿状凹相关节，枢椎上关节突和寰椎下关节凹构成寰枢外侧关节（lateral atlantoaxial joint）。

　　胸椎（thoracic vertebra）椎体从上至下逐渐增大，在椎体两侧面后缘有与肋骨相连的关节面，与肋骨构成肋椎关节（costovertebral joint），棘突较狭长向后下走行。

　　腰椎（lumbar vertebra）椎体较大，棘突呈平板状，走行较水平。

　　骶骨（sacrum）由 5 块骶椎融合而成，呈倒三角形，前面与后面分别有 4 对骶前孔与骶后孔。

　　尾骨（coccyx）由 3~4 块退化的尾椎融合而成。

（二）椎骨间的连接

　　各椎骨之间借韧带、软骨和滑膜关节相连接，包括椎体间连接和椎弓间连接。

　　1. 椎体间的连接　各椎体之间通过椎间盘和前纵韧带、后纵韧带相连接。

　　（1）椎间盘（intervertebral disc）：是连接相邻 2 个椎体的纤维软骨盘，但第 1 及第 2 颈椎之间的连接除外。椎间盘由髓核（nucleus pulposus）和纤维环（annulus fibrosus）两部分构成，中央的髓核是柔软而富有弹性的胶状物质，为胚胎时脊索的残留物，主要成分为水、多糖蛋白和疏松的胶原纤维，随着年龄增长，水的含量逐渐下降。外周的纤维环由坚韧的多层纤维软骨按同心圆排列而成，外层为 Sharpey 纤维（贯通纤维，perforating fiber），牢固连接前后纵韧带与椎体上下面，保护髓核并限制髓核向周围膨出。

　　椎体与椎间盘之间通过终板相连接，虽然多数学者认为终板是椎间盘的组成部分，但是其从属依然存在争议，终板可分为骨性终板与软骨终板，即钙化层与非钙化层，主要作用是保护椎体和椎间盘、营养椎间盘。软骨终板由若干层透明软骨构成，厚度为 0.1~2.0mm，边缘较厚而中间较薄，并且在力学负载较小的节段薄于负载较大的节段。骨性终板是椎体上下的皮质外层，但并非真正意义上的骨皮质，而是融合骨小梁组成的多孔层状结构。

椎间盘的营养一部分来自外侧纤维环附近的血管向椎间盘内部扩散,另一部分来自椎体终板附近血管,通过软骨终板向椎间盘内部扩散。在正常情况下,由于终板钙化的部分含有丰富的毛细血管网络,其密度大大高于纤维环,而终板中央与髓核直接接触的有效接触面积较大,因此终板往往被认为是椎间盘营养供应的主要区域。随着终板的退变,终板微骨折、钙化和破坏的发生,椎间盘的营养通路就会被破坏,将对椎间盘的物质运输造成不可逆的影响。

(2)前纵韧带(anterior longitudinal ligament):是椎体前面延伸的一束宽而坚韧的纤维束,上自枕骨大孔前缘,下至第1或2骶椎体,牢固地附着于椎体与椎间盘前缘,防止脊柱过度后伸和椎间盘向前突出。

(3)后纵韧带(posterior longitudinal ligament):是位于椎管内椎体的后缘,窄而坚韧的纤维束,起自枢椎,并与枢椎椎体的覆膜相延续,下达骶骨。与椎间盘纤维环及椎体上下缘紧密相连,而与椎体结合较疏松,有限制脊柱过度前屈的作用。

2. 椎弓间的连接　包括椎弓板、棘突、横突之间的韧带连结和上下关节突之间的滑膜关节连结。

(1)黄韧带(ligamenta flava):是位于椎管内,连结相邻两椎弓板之间的韧带,由黄色的弹性纤维构成。

(2)棘突间韧带(interspinal ligament):是连结相邻棘突之间的薄层纤维,附着于棘突根部到棘突尖,向前与黄韧带、向后与棘上韧带相移行。

(3)棘上韧带(supraspinal ligament):是连结胸、腰、骶椎各棘突尖的纵行韧带,前方与棘突间韧带相融合。在颈部,从颈椎棘突尖向后扩展成三角形板状的弹性膜层,称为项韧带(ligamentum nuchae),向上附着于枕外隆凸及枕外嵴,向下达第7颈椎棘突尖并与棘上韧带相延续。

(4)横突间韧带(intertransverse ligament):位于相邻椎骨横突间的纤维索,部分与横突间肌混合。

(5)关节突关节(zygapophysial joint):由相邻椎骨上下关节突的关节面构成。

3. 寰椎与枕骨及枢椎的连结

(1)寰枕关节(atlantooccipital joint):为两侧枕骨髁与寰椎侧块的上关节凹构成的联合关节,关节囊和寰枕前后膜连结。寰枕前膜是前纵韧带的最上部分,位于枕骨大孔前缘和寰椎前弓上缘之间;寰枕后膜位于枕骨大孔后缘与寰椎后弓上缘之间。

(2)寰枢关节(atlantoaxial joint):包括3个滑膜关节,2个在寰椎侧块,1个在正中复合体,分别称为寰枢外侧关节和寰枢正中关节。寰枢外侧关节,由寰椎侧块的下关节面与枢椎上关节面构成,关节囊的后部及内侧均有韧带加强。寰枢正中关节,由齿突与寰椎前弓后缘关节面和寰椎横韧带构成。

寰枢关节还有下述韧带加强:①齿突尖韧带:由齿突尖延伸至枕骨人孔前缘。②翼状韧带:由齿突尖向外上延伸至枕骨髁内侧。③寰椎横韧带:连结寰椎左、右侧块,防止齿突后移,从韧带中部向上有纤维束附着于枕骨大孔前缘,向下有纤维束附着于枢椎体后面。因此,寰椎横韧带与上、下纵行纤维束构成寰椎十字韧带。④覆膜:是坚韧的薄膜,从枕骨斜坡下降,覆盖于上述韧带的后面,向下移行于后纵韧带。

(三)椎旁肌群

颈部椎旁深肌群可分为内外侧两群,外侧群位于脊柱颈段两侧,有前、中、后斜角肌。各肌均起自颈椎横突,其中前、中斜角肌止于第1肋,后斜角肌止于第2肋。内侧群位于脊柱颈段前面、正中线的两侧,每侧有头长肌、颈长肌、头前直肌和头外侧直肌。

背浅肌分为两层,均起自脊柱的不同部位,止于上肢带骨或肱骨。浅层有斜方肌和背阔肌,其深面有肩胛提肌和菱形肌。背深肌在脊柱两侧排列,长肌位置较浅,主要有竖脊肌和夹肌等,短肌位于深部。腰方肌(quadratus lumborum)位于腹后壁,在脊柱两侧,其内侧有腰大肌(psoas major muscle),其后方有竖脊肌(erector spinae)。多裂肌(multifidi)是位于骶骨到第2颈椎之间的肌肉,较短,起自骶骨背面、腰椎、胸椎横突和第 4~7 颈椎的关节突,肌束跨越 2~4 个椎骨后,止于除寰椎外的全部椎骨棘突。

二、脊柱解剖与磁共振影像对照

(一) 脊柱不同组织的磁共振信号

1. 椎骨 椎体的信号取决于骨髓的类型和红、黄骨髓的比例,骨髓会随着年龄、免疫状态、氧合作用、矿物质沉积和机体结构需要而动态变化。随着年龄的增长,骨髓中造血细胞和骨小梁数量逐渐减少、脂肪含量逐渐增加,婴儿期,红骨髓内含大约 60% 的造血细胞和 40% 的脂肪细胞,到 70 岁时,脂肪细胞的比例可达 60%,黄骨髓中大约含有 80% 的脂肪及 15% 的水分。正常儿童椎体内以红骨髓为主,因此在自旋回波或快速自旋回波 T_1WI 序列上呈低信号,在 T_2WI 序列上呈稍高信号;25 岁时骨髓分布达到成人水平,成人椎体中黄骨髓的比例高于红骨髓,因此在自旋回波或快速自旋回波 T_1WI 序列上呈中等或高信号,在 T_2WI 序列上呈中等或稍高信号。由于红骨髓中含有血管,所以注射钆对比剂后骨髓可以轻度强化,随着年龄增长及黄骨髓比例增高,骨髓强化程度逐渐降低。椎体信号的均匀与否和黄骨髓及纤维组织的分布有关。自旋回波 T_1WI 可以提供黄骨髓与病变之间最佳信号对比,而水相图上,由于红骨髓与病变骨髓往往都含有一定比例的水分,导致对比不佳。放疗后的骨髓常被脂肪组织代替,在 T_1WI 上表现为高信号。当血氧水平下降时,如贫血、吸烟、高原、紫绀性先天性心脏病、运动员,以及营养性疾病等,都可以导致红骨髓含量重新增加,出现骨髓逆转换。

正常终板与椎体骨皮质无法区分,在 T_1WI、T_2WI 与 GRE 序列上均为低信号。关节突关节面的软骨在 T_1WI、T_2WI 上亦均呈低信号,无法同骨皮质区分,但在 GRE 序列上,关节软骨可呈高信号。在椎体的后缘有椎静脉,在 T_1WI 上呈低信号,T_2WI 上呈高信号。

2. 椎间盘 椎间盘的信号与其含水量有关,正常青年人椎间盘的髓核含有 85%~90% 的水分,最内侧的纤维环含水量为 70%~80%,靠外侧的纤维环含水量最低。因此,椎间盘在 T_1WI 上为低信号,髓核与最内侧纤维环在 T_2WI 与 GRE 序列上为高信号,最外侧纤维环在 T_2WI 与 GRE 序列上为低信号,不易与前纵韧带、后纵韧带与椎体终板区分。随着年龄增长,髓核水分逐步丢失,胶冻状物质逐步排列紊乱,在 T_2WI 上信号逐步降低,直至完全低信号,与纤维环无法区分。

3. 韧带 除黄韧带外,组成脊柱的韧带含有大量胶原成分,故在 MRI 各序列上均表现为低信号,这些韧带与骨皮质、纤维环的外周及硬膜紧密结合,区分困难。黄韧带由 20% 的胶原成分与 80% 的弹性硬蛋白组成,在 T_1WI 与 T_2WI 上均呈中等信号,GRE 序列上呈高信号。

4. 肌肉 腰椎核心稳定肌群主要包括腰大肌、腰方肌、竖脊肌、多裂肌,这些肌肉收缩时产生张力保护脊柱,同时产生压力作用于脊柱,如坐位时肌肉产生的张力作用于椎间盘。因此,当脊柱受到损伤出现结构性改变时,肌肉系统往往先于其他结构发生变化,早期可出现两侧肌肉之间信号强度与脂肪浸润比例的不一致。

(二) 脊柱磁共振影像图谱

脊柱磁共振影像图谱见图 1-2-2~ 图 1-2-11。

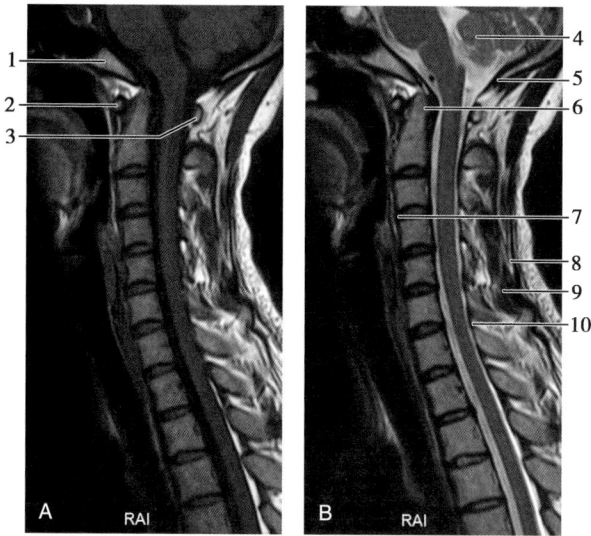

1. 斜坡尖,2. 寰椎前弓,3. 寰椎后弓,4. 小脑扁桃体,5. 枕骨大孔后缘,6. 齿突,7. 前纵韧带,8. 项韧带,9. 棘突间韧带,10. 黄韧带

图 1-2-2　颈椎中线矢状位像
A. T_1WI; B. T_2WI

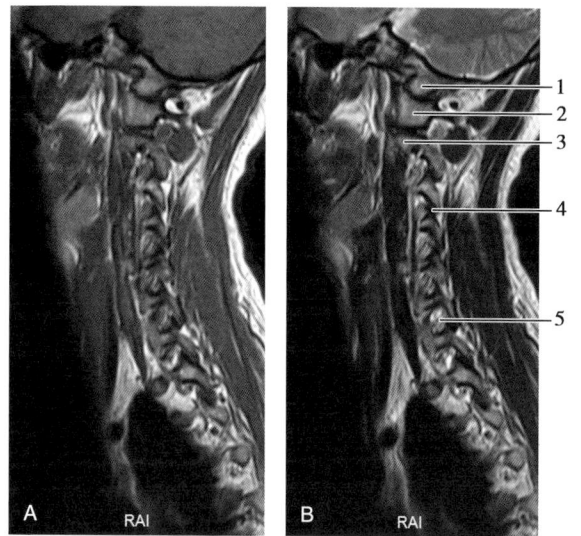

1. 枕骨髁,2. 寰椎侧块,3. 枢椎,4. 椎间小关节,
5. 椎间孔

图 1-2-3　颈椎矢状位像
A. T_1WI; B. T_2WI

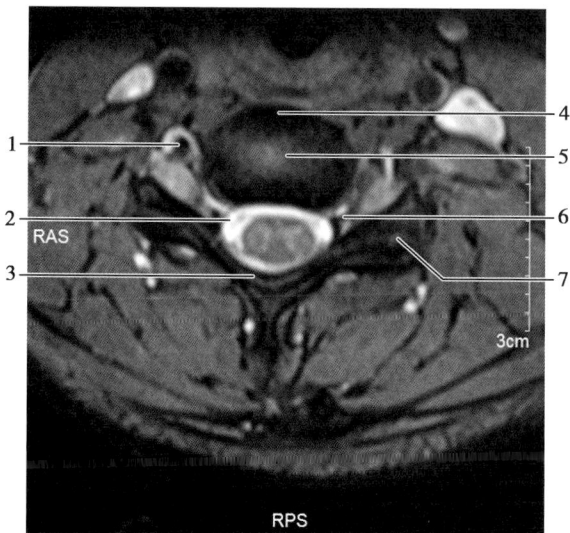

1. 椎动脉,2. 蛛网膜下腔与脑脊液,3. 黄韧带,
4. 纤维环,5. 髓核,6. 椎间孔,7. 椎间小关节

图 1-2-4　颈椎轴位 T_2^*WI

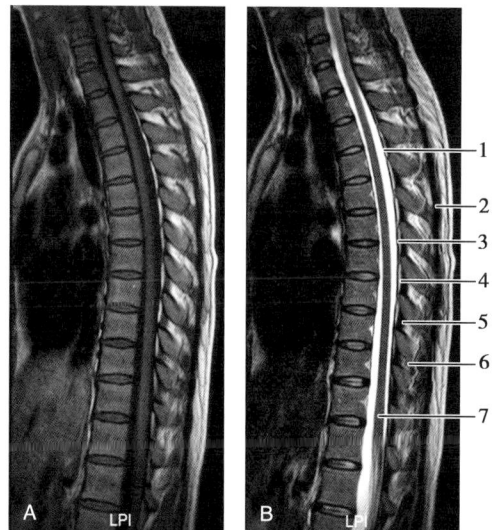

1. 蛛网膜下腔与脑脊液,2. 棘上韧带,3. 硬脊膜,
4. 硬膜外脂肪,5. 黄韧带,6. 棘突间韧带,7. 脊髓圆锥

图 1-2-5　胸椎中线矢状位像
A. T_1WI; B. T_2WI

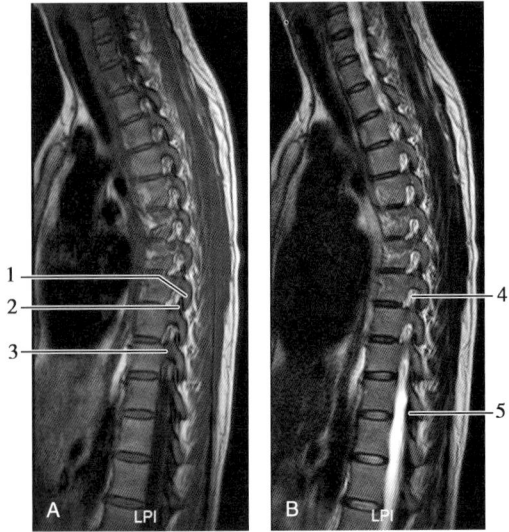

1.下关节突,2.上关节突,3.椎弓根,4.椎间孔,5.黄韧带

图 1-2-6　胸椎矢状位像

A. T₁WI；B. T₂WI

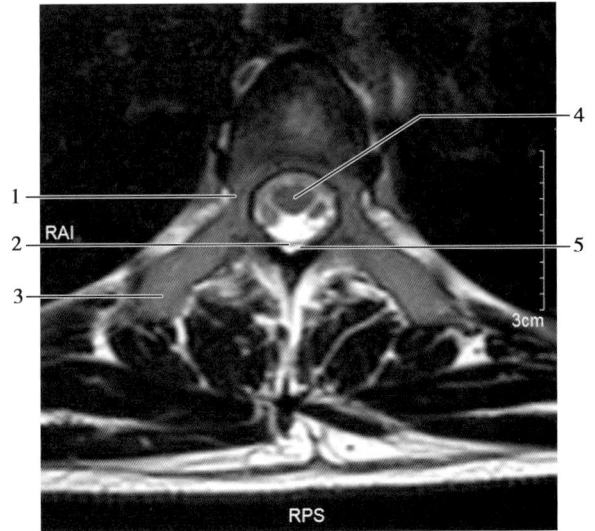

1.椎弓根,2.硬脊膜,3.横突,4.脊髓,5.硬膜外脂肪

图 1-2-7　胸椎轴位 T₂WI

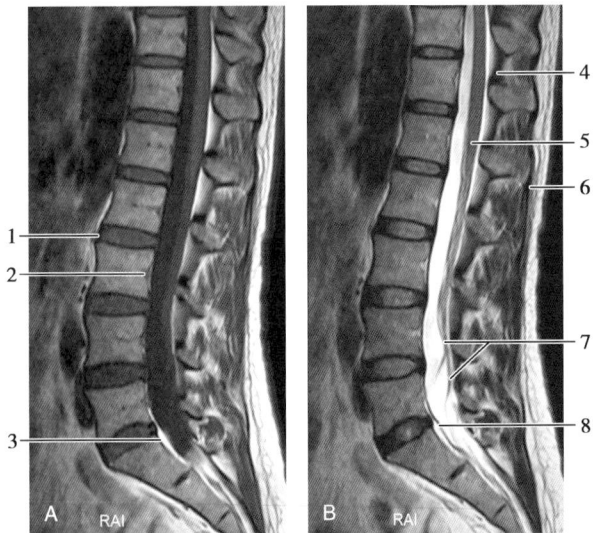

1.前纵韧带,2.椎基底静脉,3.硬膜外脂肪,4.黄韧带,

5.脊髓圆锥,6.棘突间韧带,7.终丝与马尾,8.腹侧硬脊膜

图 1-2-8　腰椎中线矢状位像

A. T₁WI；B. T₂WI

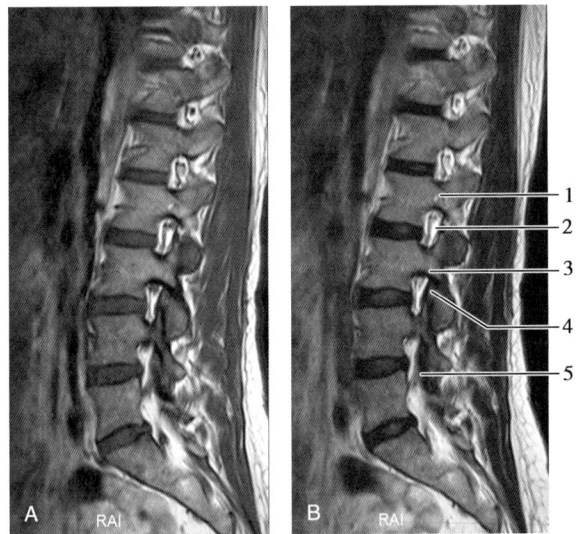

1.椎弓根,2.椎间孔,3.下关节突,

4.上关节突,5.黄韧带

图 1-2-9　腰椎矢状位像

A. T₁WI；B. T₂WI

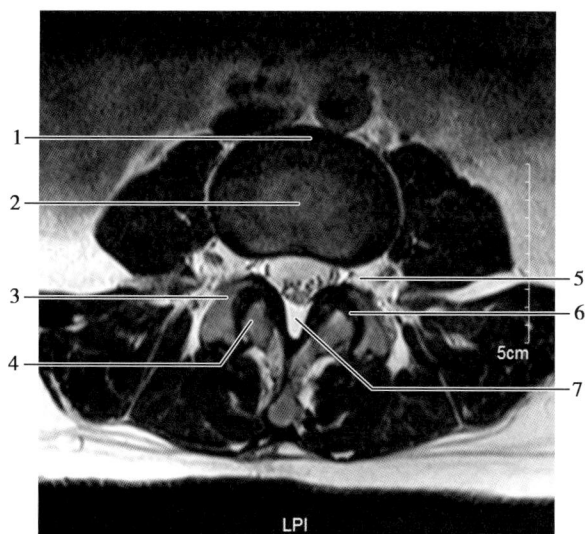

1. 纤维环,2. 髓核,3. 下关节突,4. 上关节突,5. 椎间孔,
6. 椎间小关节,7. 硬膜外脂肪

图 1-2-10 腰椎轴位 T_2WI

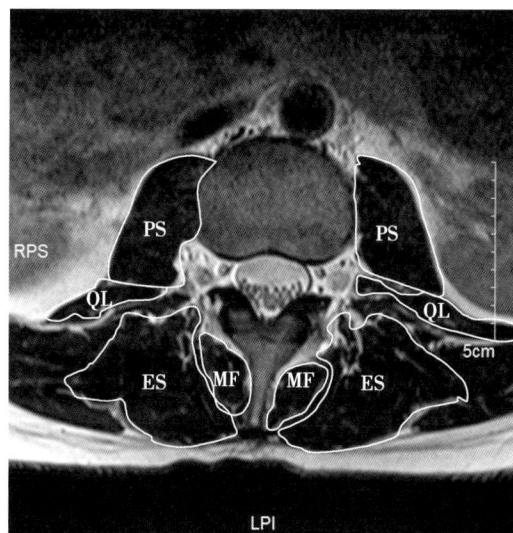

PS:腰大肌;QL:腰方肌;ES:竖脊肌;
MF:多裂肌

图 1-2-11 腰椎轴位 T_2WI

(葛祖峰 龚向阳)

第三节 常见变异

一、颅颈交界区和颈椎

颅颈交界区及颈椎相关区域解剖结构复杂、变异繁多,因涉及头颈部各种复杂运动,相关解剖变异可能引起局部的病理变化与功能异常,极少部分变异存在较大危险性,对其认识不足,容易导致误诊或漏诊。

本节主要基于胚胎学的成因,分类介绍相对常见、有特征的颅颈交界区和颈椎变异,所列举的解剖变异孤立存在时可无临床症状或表现轻微,但也可见于特定的疾病中,成为脊柱畸形的一部分。

(一) 发育不良

因脊椎骨化中心发育缺陷或融合障碍,导致脊椎形态改变及裂隙的形成,可以发生在脊椎的任何一个部分。

1. 齿突发育不良(hypoplastic odontoid process) 齿突由胚胎时期第 1 颈生骨节发育而来,3~6 岁时与由第 2 颈生骨节发育形成的枢椎椎体融合,约 1/3 的成人仍未完全愈合而残留一骺板或软骨岛;齿突尖部源于胚胎时期的前寰椎(proatlas),3~6 岁时此处出现次级骨化中心,约 12 岁融合。在发育过程中,由于先天性因素的影响,可造成齿突不发育或发育不良,或因为齿突与枢椎椎体之间的间叶组织持续存在,不发生软骨化及骨化,引起融合障碍,形成游离齿突。

齿突完全缺如或严重的发育不良(上缘不超过寰椎前弓)少见,这种情况下,因十字韧带及翼状韧带无法附着,无法维持寰枢关节的稳定性,导致颅颈交界区关节不稳和中轴神经受压。齿突尖部发育不良相对多见,对寰枢关节稳定性影响小。齿突发育不良可存在于脊椎骨骺发育不全、脊椎干骺端发育不全、黏多糖贮积症、间向性侏儒等疾病中。

　　游离齿突（os odontoideum）表现为齿突基底部上方骨皮质完整的游离骨块，导致潜在的颅颈交界区关节不稳定，严重时引起神经症状（图1-3-1）。游离齿突可分为正位（orthotopic）和错位（dystopic）两种情况，其中正位的游离齿突维持正常解剖位置，作为原有齿突的一部分，随寰椎前弓运动；错位性游离齿突位置靠近枕骨基底，并与斜坡（而非齿突基底）相连，随斜坡运动，这种变异常伴随寰椎后弓发育不全和前弓肥大。6%的齿突游离见于唐氏综合征患儿，也可见于黏多糖贮积症Ⅳ型、脊椎骨骺发育不良、Klippel-Feil综合征、Laron综合征等。游离齿突需与Ⅱ型齿突骨折鉴别。此外，齿突基底部发育不良可导致寰枢关节不对称，寰椎侧块的相应发育畸形。

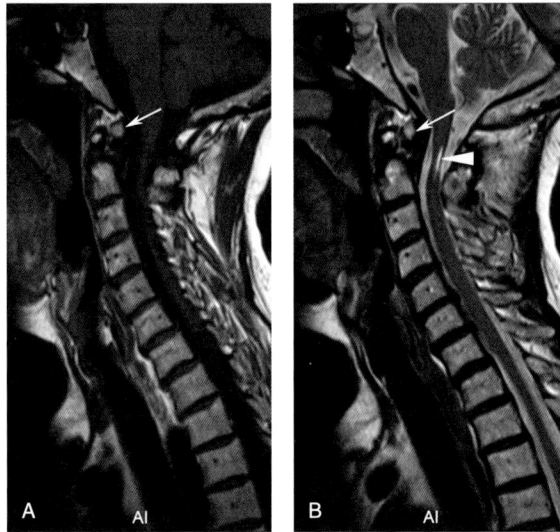

图1-3-1　游离齿突
A. 矢状位 T_1WI 图像；B. 矢状位 T_2WI，枢椎齿突游离骨块（白箭），
导致枕骨大孔区域狭窄，颈髓受压变性（白箭头）

　　2. 寰椎前弓、后弓发育不良　寰椎由两侧骨化中心及后续出现的前部骨化中心发育、融合而来，部分不发育或发育不良、融合障碍可表现为局部骨质缺如、裂隙形成。裂隙边缘光整，皮质完整，可与骨折进行鉴别，寰椎前弓发育不良可伴枢椎齿突前移。寰椎后弓发育不良可伴枢椎棘突肥大。

　　3. 半椎体（hemivertebrae）和楔形椎（wedge vertebrae）　椎体由胚胎时期两个对称的软骨化中心融合发育而成，若一侧软骨化中心完全性发育障碍，则导致半椎体形成，影像学表现为偏侧三角形或卵圆形骨块，引起脊柱侧凸。一种特殊类型的嵌入型半椎体（incarcerated hemivertebrae）可不影响脊柱曲度。

　　楔形椎则由于椎体一侧软骨化中心部分性发育障碍所致，由楔形椎导致的脊柱侧凸程度通常较半椎体轻。

　　半椎体及楔形椎常见于胸腰段，为同一谱系的发育异常，常伴发脊椎分节不全及其他畸形。与邻近椎体融合的半椎体易与楔形椎混淆，如观察到一侧多余的椎弓根，则可作为分节不全的半椎体的诊断依据。

　　4. 蝴蝶椎（butterfly vertebrae）　椎体两侧软骨化中心融合失败导致中央矢状位分裂，形似蝴蝶，称为蝴蝶椎，表现为椎体中央部较短或缺如（蝴蝶体），两侧体积较大（蝴蝶翅）（图1-3-2），通常伴随邻近椎体轻微的形态异常。蝴蝶椎以下胸段及上腰段常见，可单独存在，也可合并其他畸形。有时蝴蝶椎易与永存脊索（见后文）混淆。

　　5. 隐性脊柱裂（spina bifida occulta）　隐性脊柱裂由椎弓发育不全或融合障碍所致，脊髓及脊膜无异常，人群中的发生率为10%~24%。一般无症状。影像学表现为两侧椎弓未愈合，椎板部分或完全缺如，棘突也可缺如。

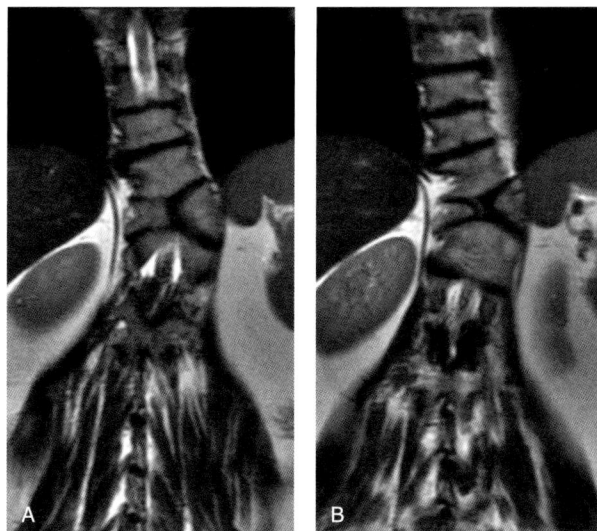

图 1-3-2 蝴蝶椎

A、B.胸椎冠状位。T_1WI 序列示胸 $_{11}$ 椎体中央部缺如,两侧体积较大,呈"蝴蝶状",脊柱侧弯凸

(二) 分节不全

在胚胎发育的过程中,邻近两个体节未能正确分裂,最终导致椎体分节不全。完全性的分节不全造成阻滞椎,部分性的分节不全形成单侧骨桥,从而影响脊柱正常生长发育,引起曲度异常。

1. 寰枕融合(atlantooccipital fusion) 寰枕融合为寰椎与枕骨分节不良,发生率不足 0.75%,常伴其他颅颈交界区变异或畸形,寰椎与枕骨可以是完全融合,也可以是部分融合,融合也可能包括枢椎齿突。这种变异会改变椎动脉的走行位置,引起椎动脉、第 1 颈神经压迫,并有可能造成枕骨大孔狭窄,从而导致脊髓受压。

由于枕 - 寰 - 枢结构承担头部的大部分运动功能,而寰椎位于枕骨髁和枢椎之间,缓冲运动时各关节所承受的负荷,是颅颈交界区复杂运动功能的枢纽。寰枕融合,同时引起周围骨性几何结构变异,将导致寰枢椎之间静力学和动力学特征变化,加重颅颈交界区其他各关节和韧带所承受的应力,易发生韧带拉伸形变和关节脱位。约 70% 的寰枕融合患者同时存在第 2~3 颈椎融合和寰枢关节不稳。

2. 先天性颈椎融合(congenital fusion of cervical vertebrae) 融合可为完全性或部分性,可仅累及椎体或附件。

椎体完全融合者称为阻滞椎(block vertebrae),因椎间盘形成障碍所致,由于相邻椎体相对缘的生长板缺失,使得阻滞椎的纵向生长潜能降低。该变异以颈 $_2$、颈 $_3$ 节段发生率较高。影像学上可见两个或两个以上的椎体互相融合,但总高度不变,椎体前后径缩小(图 1-3-3)。患者可能合并 Klippel-Feil 综合征所伴随的其他临床表现。颈椎融合导致相应节段活动范围受限,以多节段和全节段融合活动受限更为明显。由于局部生物力学的改变,颈椎遭受轻微外伤后更易损伤,可能出现较明显的神经症状,亦可加速颈椎退行性病变。

(三) 永存骨骺

未融合的次级骨化中心,表现为游离小骨,一般不引起临床症状,但在外伤中需与骨折相鉴别。

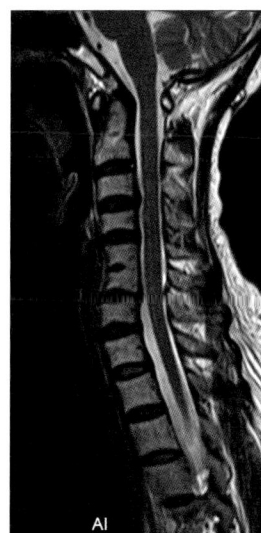

图 1-3-3 阻滞椎

矢状位 T_2WI 示颈 $_5$~ 颈 $_6$ 椎体融合,椎体高度基本维持不变,前后径缩小

1. 永存齿突终末骨（persistent ossiculum terminale）　若齿突尖部次级骨化中心 12 岁后始终未与齿突融合，形成独立小骨，称为永存齿突终末骨，又称 Bergman 永存小骨，这种变异不影响寰枢关节的稳定性，需与Ⅰ型齿突骨折相鉴别。X 线平片及 CT 上看到光滑完整的皮质，以及 MRI 上缺乏骨髓水肿与新鲜骨折不同，但与陈旧骨折难以鉴别。

2. 椎缘骨（limbus vertebrae）　出生后椎体上下缘分别出现一个次级骨化中心，即骺环（apophyseal ring）。早期椎间盘内容物疝入椎体骺环下方，导致骺环无法与椎体融合，从而形成游离骨块，称为椎缘骨，多见于腰椎前缘。

3. 关节突、横突、棘突未闭合骨化中心，勿误认为骨折。

（四）结构变异

1. 扁平颅底（platybasia）　颅底角（由鼻点、蝶鞍中心和枕骨大孔前唇之间的连线形成的角度），正常值为 135°±10°，大于 145° 为扁平颅底，颅底扁平的程度取决于斜坡的形态，斜坡发育不全通常伴随扁平颅底的存在。通常情况下颅底扁平无临床意义，但需注意是否存在颅底凹陷、Chiari 畸形等先天畸形。

2. 颅底凹陷（basilar impression）　指先天性枕骨发育不良，枕大孔边缘向颅内凹入，枢椎齿突上移，进入颅底，其诊断主要为枢椎齿突尖部超过 Chamberlain 线（硬腭后缘与枕骨大孔后缘连线）>3mm（图 1-3-4）。颅底凹陷可导致枕骨大孔狭窄，颅后窝变小，除骨质改变外，枕骨大孔附近的筋膜韧带、硬脑膜、蛛网膜粘连、增厚呈束带状，亦可加重狭窄程度，压迫小脑、延髓、脑神经、上颈髓、颈神经和椎动脉等，从而产生相应的神经血管症状。颅底凹陷常合并其他畸形如寰枕融合。此外，骨软化疾病也可造成类似表现，亦称为继发型颅底凹陷症。

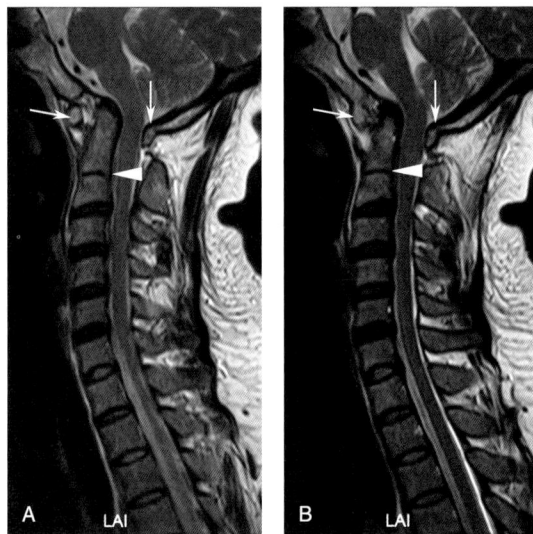

图 1-3-4　颅底凹陷
A、B. T₂WI 矢状位图像显示颅底凹陷，颈髓受压，伴有寰枕融合（白箭），枢椎及颈₃椎体和附件融合（白箭头）

（五）其他变异

1. 枕椎（occipital vertebra）　枕骨与寰椎之间类似脊椎的多余骨块，可有多种形态，伴完整或不完整的椎弓，也可没有椎弓，无横突，或有类似横突的骨性突起但无横突孔，骨块可能引起枕骨大孔狭窄。若骨块与枕骨基底部融合，则形成枕骨第三髁。

2. 枕骨第三髁（condylus tertius）　枕骨大孔前缘附近出现的骨突，位置不同，形态各异，大多数没有关节面，一般无意义。按照出现位置分为三类：①枕前棘（spina preoccipitalis），齿突尖韧带附着之处，位于枕骨大孔前缘中央，单独存在，多呈棘状；②髁前结节（tuberculum precondyloideum），位于枕骨大孔前缘之前，咽结节之后，枕骨髁前内侧，中线两旁，多呈结节状或粗糙隆起，可单侧或双侧，尖端倾向中线；③斜坡后棘（spina postcliva），位于斜坡后部，多呈棘状突起，尖端向下倾斜，数目及位置变化较大（图 1-3-5）。

3. 寰椎椎动脉沟环（retro-articular ring of atlas）　正常寰椎侧块和后弓连接处上缘有一弧形的凹面，有椎动脉及枕下神经通过，称为椎动脉沟。当椎动脉沟呈现完整或不完整的骨环结构时，称为椎动脉沟环，上方多余的骨桥称为寰椎后桥。沟环的形成限制了头颈部活动时该结构内的血管、神经的自由滑动，使其受到牵拉和挤压，可能与眩晕等临床症状有关。该变异较常见，部分学者认为是寰枕后膜骨化或寰枕斜韧带钙化形成骨桥，也有学者认为该骨小桥是人类形态学退化和消失的痕迹。

寰椎椎动脉沟环根据形态可分为四型：Ⅰ型为完整型沟环，表现为椎动脉沟上方有完整的弧形环状骨结构；Ⅱ型为前半环型，表现为从寰椎上关节面后方向后下弯曲呈鸟嘴状骨性突起，尖端可较锐利；Ⅲ型为后半环型，表现为后弓的前方向前上方形成的骨性突起，形似鸟嘴；Ⅳ型为断环型，两侧可对称或不对称。

4. 横突孔变异 横突孔变异常见，可表现为两侧横突孔大小不对称和数目的改变，目前解剖学研究已在尸检中发现副横突孔（accessory foramen transversarium）、横突双孔、横突三孔等多种变异，由于正常横突孔中容纳椎动脉（除第 7 颈椎以外）、静脉和交感神经丛，横突孔的变异可能改变血管神经的走行，故在颈椎后路外科手术中需引起重视（图 1-3-6）。

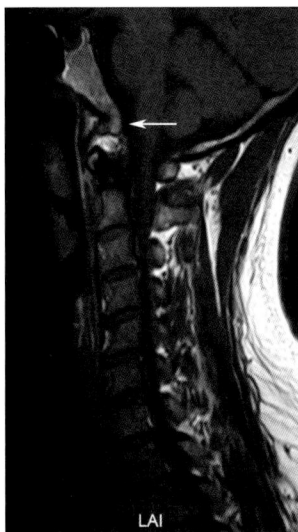

图 1-3-5　枕骨第三髁
MRI 矢状位 T_1WI 示枕骨
大孔前缘骨性小突起（白箭）

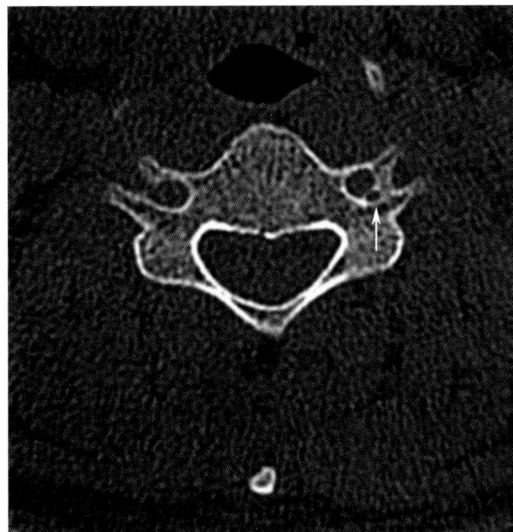

图 1-3-6　副横突孔
颈 $_3$ 椎体左侧副横突孔（白箭）

5. 横突间假关节 颈椎横突末端前、后方分别有一骨性隆起，称为横突前、后结节，通常情况下第 6 颈椎横突前结节发育较大，解剖学上亦称为颈动脉结节，当相邻横突前结节过度发育时，会相互贴近形成横突间假关节，一般不引起重要结构的压迫。

6. 永存脊索（persistent notochord） 永存脊索指椎体内束状脊索组织残留，通常累及多个节段，以腰椎最为常见。在胚胎发育的过程中，脊索的主要作用是构建间叶组织形成体节，进而发育成椎体和椎间盘的支架，最终脊索成分将完全被替代。少见情况下，椎间部分的脊索残留至成人期，这部分永存脊索组织影响邻近椎体软骨细胞的骨化进程，各节段髓核间遗留连续性或在椎体内中断的纵行软骨带，MRI 表现为 T_1WI 低信号、T_2WI 高信号，因异常的软骨组织充分血管化，增强扫描可见强化。

7. 施莫尔结节（Schmorl nodules） 施莫尔结节由椎间盘疝入椎体终板中间部分所致，人群发生率约 30%，好发于下胸段及上腰段。

8. 移行椎（transitional vertebrae） 移行椎指脊柱各段交界处的两个脊椎出现部分或全部具有邻近脊椎骨的形态结构，腰骶段最为多见。颈胸交界段颅侧移行的特点是颈肋和第 7 颈椎横突过长，尾侧移行的特点是第 7 颈椎横突短。

9. 第 7 颈椎横突过长（transverse process of seventh cervical vertebrae） 指第 7 颈椎的横突超过正常长度，形态粗大，可通过一纤维束带与第一肋连接。

10. 颈肋（cervical rib） 附着于颈 $_7$ 椎体和横突，发生率为 0.5%~0.7%，女性多于男性，比例约 2∶1，多数双侧发生，可不对称，根据形态分为 4 类：①短小，长度刚超过横突；②长度超过横突较多，末端游离或与第 1 胸肋相连接;③几乎完整,以纤维带与第 1 胸肋软骨相连接;④完整,以软骨与第 1 胸肋软骨相连接。

颈肋及第 7 颈椎横突过长,均有可能因改变胸廓出口解剖结构或外伤骨折从而导致臂丛下干或锁骨下动脉受压,成为胸廓出口综合征的少见病因。

二、胸腰椎

胸腰椎常见变异如椎体融合、半椎体、蝴蝶椎、脊柱裂、椎缘骨和移行椎等均与颈椎相仿,在前文已作描述,本部分仅对胸腰椎中有一定特点的变异进行补充。

1. 腰椎脊柱裂　腰骶部脊柱裂较为常见,根据椎管内容物有无突出,脊柱裂分为隐性和显性两类。隐性脊柱裂常见,椎板缺损较小,缺口由软骨或纤维组织填充,一般无临床症状,有时伴有遗尿症、便秘等。正位 X 线平片及 CT 显示较清楚,而 MRI 因为填充的软骨及纤维组织与骨质或周围肌肉信号类似,故诊断敏感度欠佳。显性脊柱裂常并发脊膜膨出、脂肪瘤及脊髓栓系,或累及多个腰椎节段,临床症状常较明显,但与对应脊髓和神经根缺如程度相关。在 MRI 上可明显地观察到椎体后方结构缺如,矢状位 T_1WI、T_2WI 表现为混杂信号的肿块从椎管内突向背部,其中高信号强度与脂肪信号一致,与皮下脂肪有或无分界;水样信号的脑脊液伴硬脊膜和 / 或脊髓神经自缺损区向背侧突出,脊髓神经紧贴脂肪组织腹侧,椎管内脂肪容量相对较多或椎管内伴发脂肪瘤,部分合并脊髓低位、脊髓栓系、皮毛窦道形成等(图 1-3-7)。

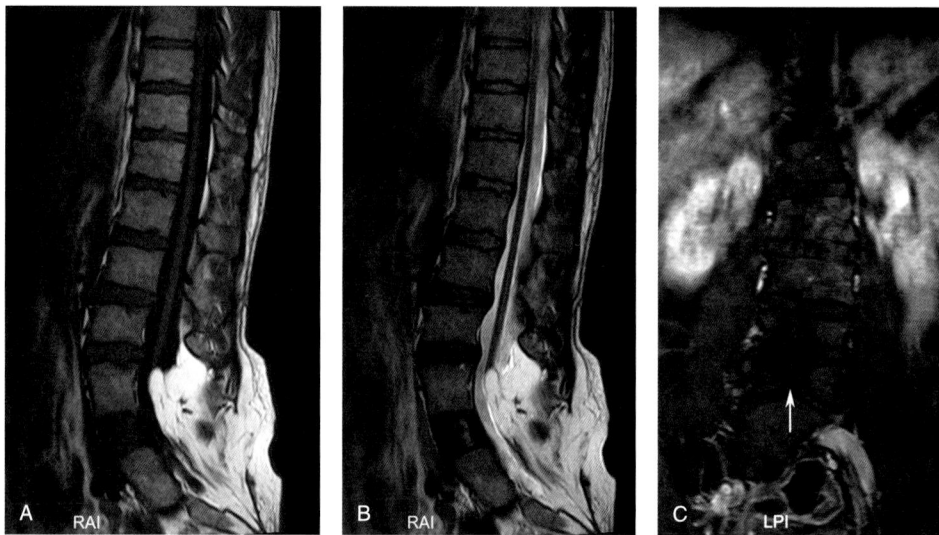

图 1-3-7　脊柱裂伴脊膜膨出伴蝴蝶椎
A. 矢状位 T_1WI; B. 矢状位 T_2WI,腰骶椎脊柱裂伴脊膜膨出,可见脊髓栓系及脂肪瘤;
C. 同一患者冠状位 T_1WI 脂肪抑制增强,显示腰 4 椎体为蝴蝶椎(白箭)

2. 椎体后缘软骨结节(lumbar posterior marginal intraosseous node,LPMN)　发病机制类似椎缘骨,青少年时期存在先天解剖缺陷,骨突环与椎体连接间的薄弱区域存在骨化障碍是发病的主要原因,脊柱在较长时间内承受应力作用,使椎间盘组织疝入椎体与骨突间的薄弱区域,逐渐形成软骨结节,骨突环后段被挤压进入椎管内骨化形成软骨结节后壁。LPMN 可单发,亦可多发,X 线侧位片可发现椎体后缘的骨质缺损及骨块影;软骨结节的 CT 特征为腰椎后缘类圆形或不规则形的骨缺损,密度与椎间盘相近,周围可见硬化带,软骨结节后壁骨块及相邻椎间盘突向椎管,椎间盘可向正后方突出,亦可偏侧突出,压迫硬膜囊或神经根。LMPN 的 MRI 表现主要为病变椎体或后上缘或后下缘终板局限性凹陷,凹陷区内为椎间盘组织充填,椎间盘后纤维环向后膨隆及后移。T_2WI 能显示椎体终板呈线状低信号,介于高信号的椎间盘组织及等信号的椎体松质骨之间,凹陷的终板清楚地勾画出软骨结节的矢状位形态,凹陷的终板异常增厚提示软骨结节周围反应性骨质硬化(图 1-3-8)。

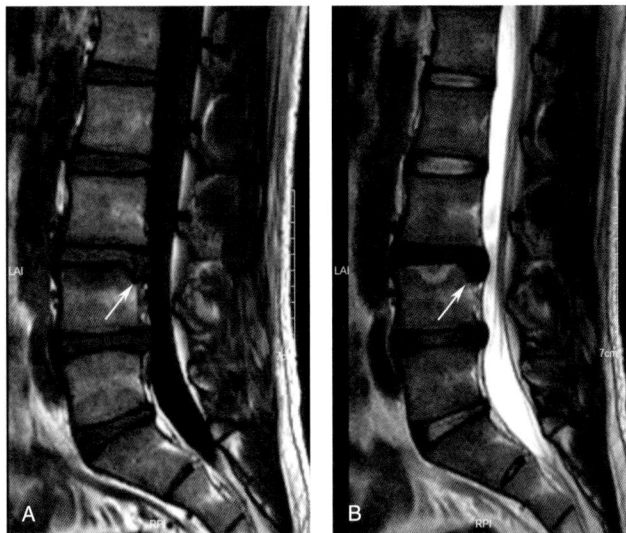

图 1-3-8　椎体后缘软骨结节
A. 矢状位 T_1WI;B. 矢状位 T_2WI,腰 $_4$ 椎体后上缘局限性凹陷,椎间盘组织疝入其中(白箭)

3. 移行椎　胸腰段移行椎包括胸椎腰化和腰椎胸化。胸椎腰化,即胸 $_{12}$ 椎体表现出腰 $_1$ 椎体的特征,双侧或一侧肋骨缺如或短小,横突增宽;腰椎胸化,即腰 $_1$ 椎体出现腰肋,有时双侧发育不对称,一侧为横突,一侧为肋骨。

腰骶段移行椎包括腰 $_5$ 骶化和骶 $_1$ 腰化。腰 $_5$ 骶化,即腰 $_5$ 椎体一侧或两侧横突增大,并与骶骨形成不完全或完全骨性融合,部分可见横突与髂翼形成假关节。一些研究表明,这种假关节的形成是腰痛发生的一种诱因。MRI 上可见移行腰骶椎间的椎间盘形态变小、高度减低,少部分骨性融合致使椎间盘消失;骶 $_1$ 腰化,即骶 $_1$ 椎体出现横突,与其余骶骨分离,MRI 可观察到椎间盘的形成。

通常较难区分腰 $_5$ 骶化还是骶 $_1$ 腰化,因为常并存胸腰段移行椎,在没有全脊柱影像的前提下,单纯通过发育不良的肋骨与粗大的横突影像确定腰椎有时不准确。所以一般使用腰骶移行椎的概念,而避免直接使用腰 $_5$ 骶化或骶 $_1$ 腰化的描述。有些研究认为可以通过髂腰韧带来确定椎体节段,髂腰韧带一般起自腰 $_5$ 横突,MRI 上可清楚显示。如果髂腰韧带在移行椎水平之上则为骶椎腰化,在移行椎水平,且有假关节形成,则为腰椎骶化。为避免错误,实践中应结合多项检查综合分析并做标志,以便手术时参考。

4. 胸腰椎楔形改变　第 12 胸椎和第 1 腰椎有时可见轻度楔形变,MRI 表现为 T_1WI、T_2WI 较均匀的稍高信号,骨结构连续完整,第 5 腰椎椎体前部有时可较后缘高,上述均系正常变异,不要误认为压缩骨折。

5. 双侧横突不对称　腰椎一侧横突缺如、横突未与椎体融合、横突起自椎弓、横突上翘、横突下垂、横突间假关节或发育性骨桥形成等变异表现,易被误认为骨折。

6. 腰椎茎突　在腰椎上关节突底部,有一骨突斜向外下方,有时长达 3~5mm,在 X 线正位片上,从上关节突处斜向外下,与横突底部重叠,称为腰椎茎突。

三、骶尾椎

1. 骶尾骨数量变异　骶骨由 5 块骶椎融合而成,尾骨由 3~5 块组成。但文献报告,骶椎节数可出现 4~10 块,尾椎数目在 2~6 块之间,也可部分或全部缺如。

2. 骶尾椎成角 在人类的退化进程中骶尾骨变异较大,特别是侧位的弯曲形态。按不同的弯曲形态分为4型:均匀弯曲型、骶骨成角型、尾骨成角型、尾骨脱位型,其中以均匀弯曲型最多见,其次为尾骨成角型。骶骨成角一般发生在骶$_3$、骶$_4$~骶$_5$或骶$_5$部位,成角最大可达70°;尾骨成角常发生在尾$_1$~尾$_2$或尾$_2$~尾$_3$部位,成角最大可达80°。骶骨成角型、尾骨成角型和尾骨脱位型在外伤患者的 X 线平片常被误认为骨折或脱位,尾骨正常前屈、漂浮尾骨,易被误诊为尾骨脱位,MRI 检查可通过是否存在骨髓、软组织水肿明确诊断(图 1-3-9)。

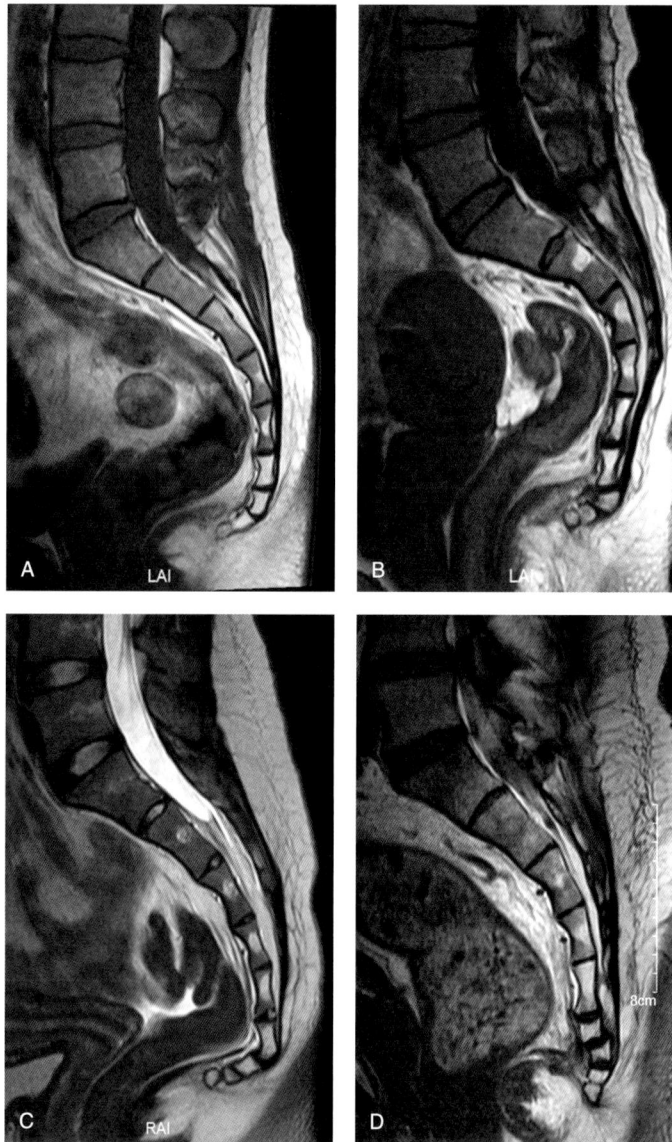

图 1-3-9 骶尾椎弯曲形态变异
A. 均匀弯曲型;B. 骶骨成角型;C. 尾骨成角型;D. 尾骨脱位型

3. 骶骨歪斜 骶骨在发生过程中会出现骶骨骨盆面矢状正中线向左或向右偏歪,使左右两侧骶椎发育不对称,称为骶骨歪斜。骶骨变异歪斜可以导致两侧骶髂关节不对称,造成骨盆倾斜和不对称。骶骨歪斜较常见,有独特的形态学特征,骶骨变异可以引起两侧髂后上棘和/或髂前上棘不等高,不应诊断为骶髂关节半脱位。

4. 骶髂关节变异 骶髂关节骨性解剖的大小、形态、轮廓在不同个体间存在较大差异,而且骶髂关节在发育过程中,存在多种结构变异,其中有些会引发症状。认识这些变异至为重要,有时它们很容易与骶髂关节炎的结构异常相混淆。

常见的变异有副骶髂关节,即额外的关节,是最常见的骶髂关节变异,多位于骶髂关节的后方,具有典型的关节软骨和关节间隙。骶髂复合体,即髂骨面有一投射状突起,插入到骶骨面对应位置的凹陷处;髂骨板开叉,位于骶髂关节的后侧下部,表现为髂骨后缘有两层髂骨板;半规管缺陷,可发生在骶骨面或髂骨面,位于骶髂关节的后半部;髂骨面新月形缺陷,骶髂关节的髂骨面呈新月形,骶骨面侧相应地突出;骶骨翼骨化中心,位于骶髂关节的前部、平第一骶孔水平(图 1-3-10)。

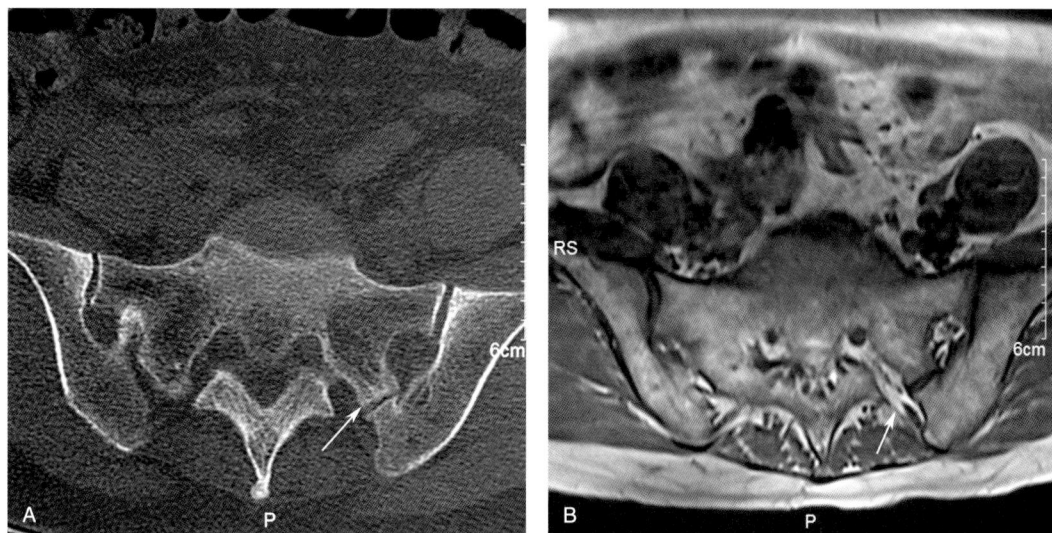

图 1-3-10　骶髂关节变异
A. 骶髂关节轴位 CT; B. 骶髂关节轴位 T_1WI,左侧副骶髂关节形成(白箭)

(吴寅波　王亚捷　龚向阳)

第四节　脊柱常用测量指标

脊柱是保持人体运动协调的重要因素,其测量指标对脊柱疾病的诊断、分类、分型、治疗方案选择及预后起到十分重要的作用。本节针对颅颈交界处、颈椎、胸椎、腰椎和骶椎 - 骨盆五个部分的常用测量指标进行介绍。

一、颅颈交界处测量指标

(一)寰椎齿突间距

1. 寰齿前间距　寰椎前弓后缘到齿突前缘之间的最短距离,正常为 0.7~3.0mm,若寰齿前间距超过 3mm 为可疑,超过 5mm 则提示寰齿关节脱位。颈部的前屈后伸可对儿童寰齿关节间隙产生影响,前屈较后伸能增加 0.5~1.0mm,但对成人无影响。

2. 寰齿后间距　齿突后缘到寰椎后弓前缘之间的最短距离。若寰齿后间距小于 10mm,提示脊髓实际空间缩小。

3. 寰齿侧间距 分别测量齿突左右侧内缘到寰椎左右侧块之间的最短距离（A1、A2），正常两侧寰齿侧间距差距（A1-A2）<2mm（图 1-4-1）。

4. 寰椎侧块移位 分别测量枢椎椎体关节面外侧缘到寰椎椎体外侧缘切线的最短距离（B1、B2），若两者之和（B1+B2）超过7mm，则提示合并横韧带断裂的 Jefferson 骨折（图 1-4-1）。

（二）颅底凹陷症

1. Chamberlain 线 是硬腭后缘与枕骨大孔后上缘之间的连线（A）。正常情况下，枢椎齿突位于该线以下，若超过 3mm，则提示颅底凹陷（图 1-4-2）。

2. McGregor 线 是硬腭后缘与枕骨鳞部最低点之间的连线（B）。正常情况下，枢椎齿突不能超过 4.5mm，若超过 6mm 提示颅底凹陷（1-4-2B）。

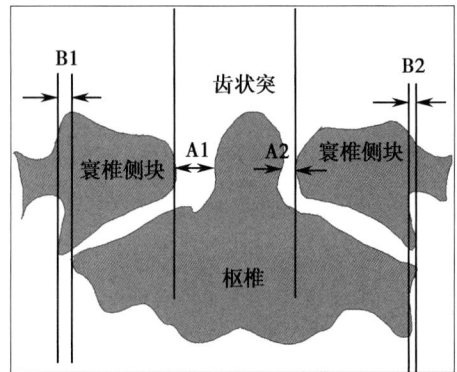

图 1-4-1 寰齿侧间距和寰椎侧块移位测量方法示意图

3. McRae 线 是枕骨大孔前后缘的连线（C）。正常情况下，齿突顶端不超过此线，若齿突顶端与该线的垂直距离超过 6.6mm，则提示颅底凹陷症（图 1-4-2B）。

4. Redlund-Johnell 法 枢椎下缘中点至 McGregor 线的垂线（D），正常情况下，成人男性大于 34mm，成人女性大于 29mm，齿突上移，该值减小（图 1-4-2B）。

5. 斜坡延长线 是斜坡的延长线（E），正常情况下，齿突位于此线下方或相切（图 1-4-2B）。

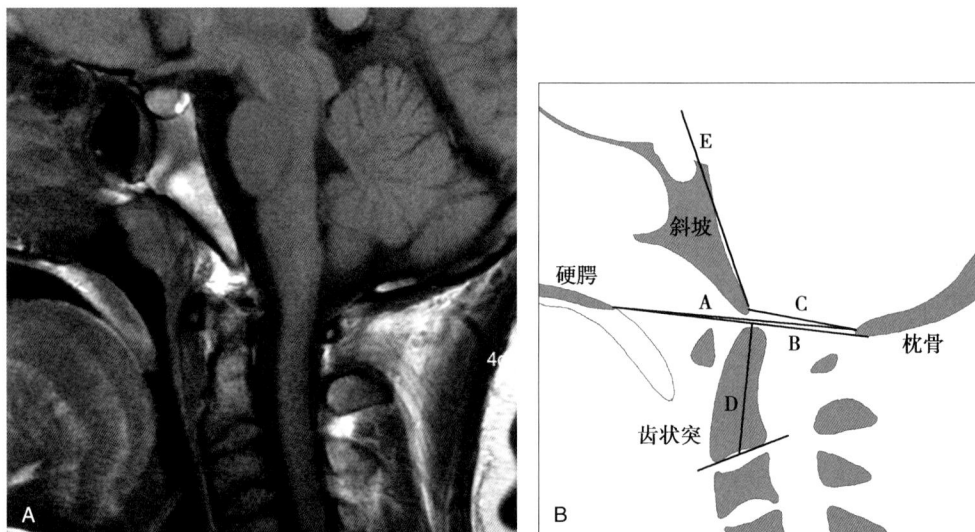

图 1-4-2 颅底凹陷常用测量方法
A. 正中矢状位 T_1WI；B. 常用测量方法示意图

6. 二腹肌沟间线（Metazger 线） 正位 X 线平片上，两侧乳突根部内侧的连线，若齿突至此线的距离小于 10mm 可提示颅底凹陷。

7. 双乳突连线（Fishgold 线） 正位 X 线平片上，两侧乳突尖连线，正常情况下，此线通过寰枕关节，若齿突超过此线 2mm 可提示颅底凹陷。

8. Bull 角 是硬腭延长线与寰椎前后缘连线延长线椎间的夹角，正常情况下，此角<13°，若>13° 可提示颅底凹陷（图 1-4-3）。

9. 基底角 是鼻根部至蝶鞍中心与蝶鞍中心至枕骨大孔前缘两线形成的夹角。正常情况下，此角范围为 120°~148°，此角增大可提示颅底凹陷（图 1-4-3）。

10. Boogard 角　枕骨大孔前后缘连线与枕骨斜坡所形成的夹角,正常情况下,此角为120°~136°,此角增大时可提示颅底凹陷(图1-4-3)。

11. 克劳指数(Klaus's index)　齿突顶点到鞍结节与枕内隆凸连线的垂直距离。正常情况下,此距离为44~45mm,若小于30mm可提示颅底凹陷(图1-4-4)。

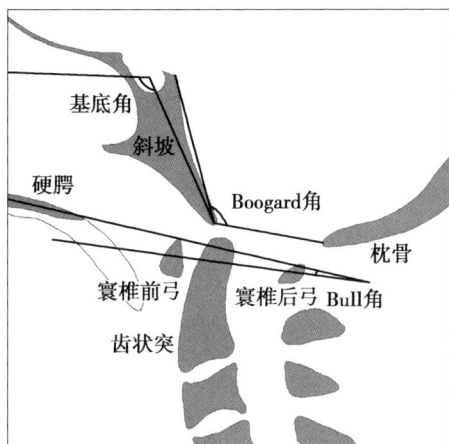

图1-4-3　颅底凹陷常用测量方法示意图

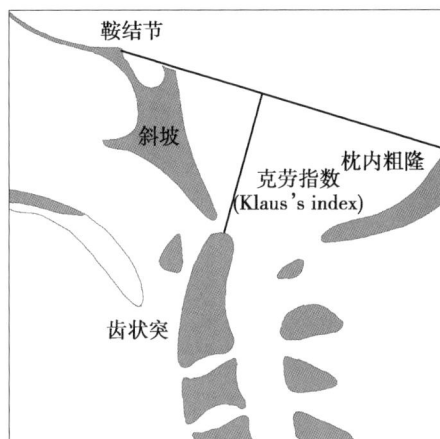

图1-4-4　克劳指数(Klaus's index)
测量方法示意图

12. 外耳孔高度指数　外耳孔中点至枕骨大孔前后缘连线的垂直距离。正常情况下,此距离为13~25mm,若小于13mm可提示颅底凹陷。

13. 延髓-颈髓角　在颅颈结合部正中矢状位MRI上,延髓腹侧面与上颈髓腹侧面形成的夹角。正常情况下,此角范围为138°~180°(图1-4-5)。

二、颈椎测量指标

(一) 颈椎曲度

1. 基于距离的曲度测量方法

(1)Borden 氏法:是最先用来测量颈椎曲度的方法,自枢椎齿突后上缘到C_7椎体后下缘做一直线a,沿颈椎各椎体后缘做一弧线为b,在a、b线间最宽处做垂直横交线c,即为颈椎生理曲线的弧弦距,正常值为12mm±5mm。颈椎曲度异常分为轻、中、重度,1mm≤弧弦距<7mm为轻度,-4mm<弧弦距<1mm为中度,弧弦距≤-4mm为重度(图1-4-6A、B)。

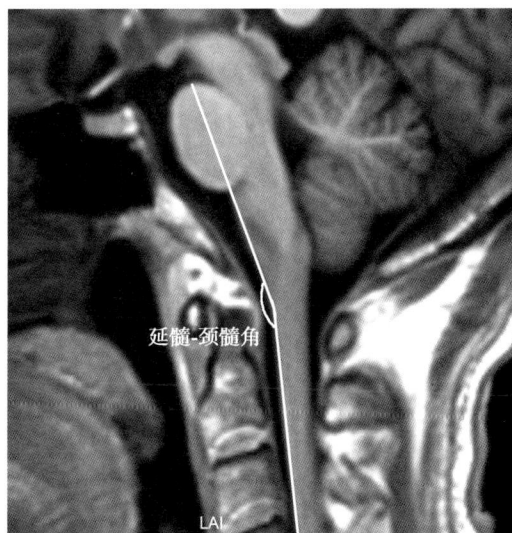

图1-4-5　延髓-颈髓角测量方法示意图

(2)Ishihara 颈椎曲度指数(cervical curvature index,CCI):自C_2和C_7椎体后下缘做一直线为L线,然后依次做C_3~C_6各椎体后下缘到L线的垂线分别为a、b、c、d,若其中任意一条垂线位于L线背侧,其测量值为负,CCI的计算方法为[(a+b+c+d)×100]/L,正常值为10.94±15.3(图1-4-6C)。

(3)颈椎椎体质心测量法(cervical vertebral centroid line,CCL):自C_2椎体下缘中点A做与C_3椎体质心(椎体对角线交点)的连线a,自C_7椎体质心做与C_6椎体质心的连线b,a、b两线相交所成的锐角为CCL角,当a与b在背侧相交时,所成的角为负值。根据C_3~C_7各椎体质心与C_7上缘中点B与C_2下缘中点 A 连线间的位置关系将颈椎曲度分为 4 种类型：①正常型是所有质点均位于连线腹侧，至少有一个椎体质点与 AB 线的距离≥2mm；②变直型是所有质心与连线的距离<2mm；③S 型是椎体质心分布于连线两侧，至少有一个椎体质心与连线的距离≥2mm；④反张型是所有椎体质心均位于连线背侧，至少有一个椎体质心与连线的距离≥2mm（图 1-4-6D）。

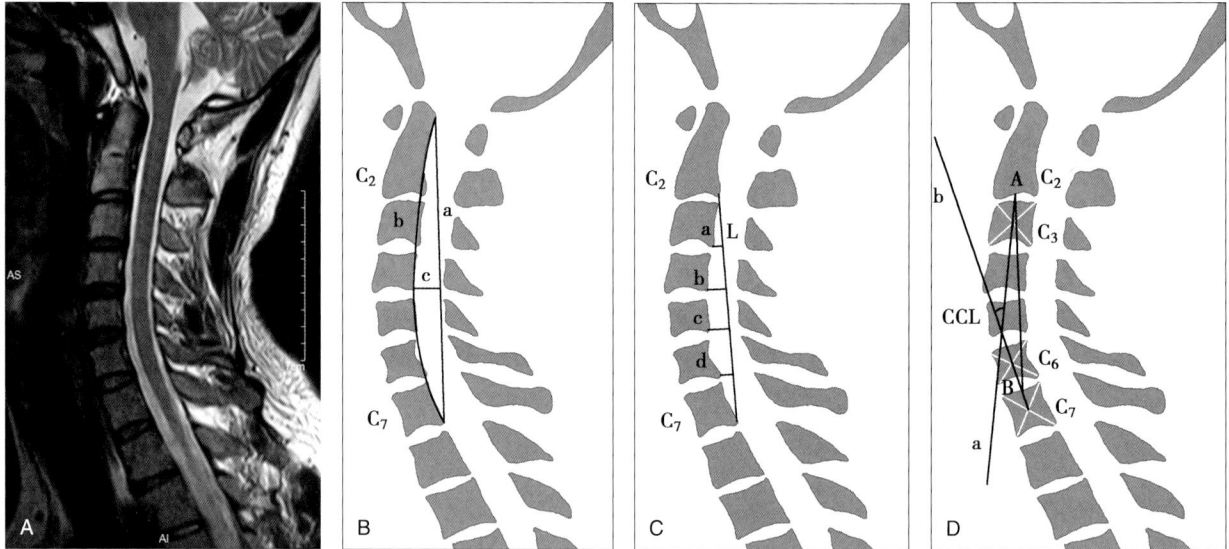

图 1-4-6　基于距离的曲度测量方法示意图

A. 颈椎 MRI 矢状位 T_2WI；B. Borden 氏弧弦距测量方法；C. Ishihara 颈椎曲度指数测量方法；D. 颈椎椎体质心测量方法

2. 基于角度的曲度测量方法

（1）Cobb 法：分为"两线法"和"四线法"。两线法的测量方法为直接做 C_2 和 C_7 椎体下终板的延长线，两线相交所成的锐角即 C_2~C_7 的 Cobb 角。四线法的测量方法为做 C_1 椎体前结节中心点与后弓最窄处连线或 C_2 椎体下终板的延长线及 C_7 下终板的延长线，再做这两条已知线的垂线，其相交所成的锐角为 C_1~C_7 或 C_2~C_7 的 Cobb 角，两垂线相交于颈椎背侧则角度为正，为前凸；若相交于腹侧则角度为负，为反曲。C_2~C_7 的 Cobb 角在≤55 岁男性平均为 22.74°±4.23°，女性平均为 21.39°±5.28°；≥56 岁男性平均为 20.16°±3.51°，女性平均为 20.16°±4.13°。

（2）Jackson 应力线法：自 C_2 及 C_7 椎体后缘做平行线相交所成的锐角为颈椎角（CSA），以此反应颈椎曲度。正常 CSA 值是 21.3°（图 1-4-7A）。

（3）Harrison 椎体后缘切线法：以每个椎体后缘的平行切线相交所成的锐角作为相对旋转角（relative rotation angle，RRA），所有 RRA 之和则为绝对旋转角（absolute rotation angle，ARA），以此评价各椎体间的曲度变化及椎体整体曲度，颈椎曲度范围是 16.5°~66°；平均颈椎曲度 ARA 为 34°±9°（图 1-4-7B）。

（二）颈椎移位

1. C_2~C_7 矢状垂直轴（C_2~C_7 SVA）　经 C_2 椎体中心做铅垂线 a，经 C_7 椎体后上角做铅垂线 b，两线之间的垂直距离作为评价颈椎矢状位移位的指标，正常范围 7.87~37.36mm，平均值 15.48mm，大于 40mm，视为异常（图 1-4-8）。

2. 头颅重心线（CG-C_7 SVA）　经外耳道前缘做铅垂线 c，经 C_7 后上角做铅垂线 b，两线之间的垂直距离作为辅助颈椎矢状位移位的指标，正常范围 9.4~26.7mm（图 1-4-8）。

（三）颈椎椎管与脊髓受压

1. Murone 法　椎体后缘中点与椎板棘突结合部之间的最小距离。

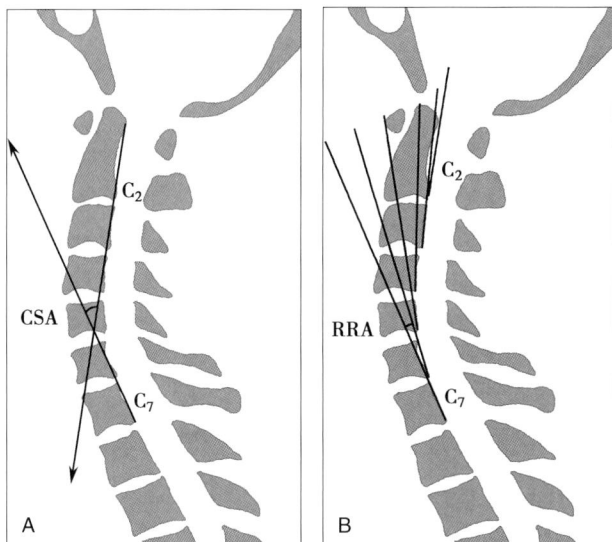

图 1-4-7 基于角度的颈椎曲度测量方法示意图
A. Jackson 应力线法；B. Harrison 椎体后缘切线法

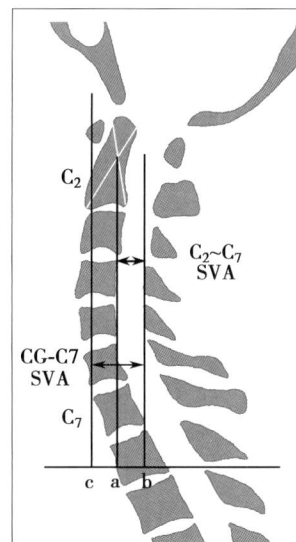

图 1-4-8 颈椎移位测量方法示意图

2. Pavlov 比值法 分别测量椎体矢状径(椎体前缘中点至后缘中点连线 b)和椎管矢状径(椎体后缘中点至椎板棘突结合部内侧皮质的最短连线 a),计算 Pavlov 比值 = b/a,比值<0.82 即可判断为颈椎椎管狭窄。有研究以 Pavlov 比值 0.75 为标准,连续 3 个节段以上 Pavlov 比值<0.75 时诊断为发育性椎管狭窄;有研究应用此法对正常人各颈椎节段进行测量得出,Pavlov 比值 95% 可信区间 C_3 0.70~0.75,C_4 0.67~0.73,C_5 0.70~0.76,C_6 0.71~0.76,C_7 0.68~0.72,取正常值的 90% 作为下限来判断椎管狭窄。

3. 基于 MRI 的颈椎椎管评估法 脊髓 / 椎管矢状径比值测量,测量方法为椎间盘前后缘连线延长线与硬膜囊前后缘所截长度为椎管矢状径(AB),被脊髓前后缘所截的长度为脊髓矢状径(CD),计算 CD/AB 比值。亦有椎管容积及脊髓体积测量法和脊髓矢状径 / 延髓 - 脑桥交界矢状径法。

4. 颈椎椎管狭窄分级 Muhle 等将颈椎椎管狭窄在 MRI 上改变分为 4 级:0 级,蛛网膜下腔前后缘均无压迫;1 级,蛛网膜下腔前和 / 或后间隙轻度狭窄;2 级,蛛网膜下腔前和 / 或后间隙完全消失;3 级,蛛网膜下腔前和 / 或后间隙完全消失且脊髓前和 / 或后方受压,提示功能性脊髓撞击。

(四) 动力位矢状序列测量

1. 颈椎失稳评估 通过颈椎椎体间的水平移位和角位移来衡量颈椎的稳定性。测量方法为在颈椎矢状位上测量椎体后缘相对于邻近椎体的移位距离和相邻两椎体下缘延长线之间的夹角,椎间水平移位>3.5mm,角位移>11° 提示颈椎失稳。

2. 颈椎活动度评估 包括颈椎整体活动度(ROM)和脊柱功能单位(FSU)活动度的评估。颈椎整体活动度的测量方法为分别在颈椎过伸和过屈侧位 X 线平片测量 C_2 椎体下缘延长线与 C_7 椎体下缘延长线之间的夹角,夹角之和是颈椎整体活动度。脊柱功能单位活动度的测量方法为将脊柱功能单位上位椎体上缘的平行线与下位椎体下缘平行线的延长线夹角在过屈过伸位的改变范围作为衡量脊柱功能单位活动度的指标,从而评价单个阶段颈椎的活动情况。

(五) 颈胸交界处

1. 胸廓入口角 测量方法为胸₁椎体上终板中点 A 与胸骨上缘最高点 B 的连线 b 与经胸₁椎体上终板垂线 a 之间的夹角(图 1-4-9A)。

2. 胸₁椎体倾斜角 测量方法为胸₁椎体上终板延长线 c 与水平线间的夹角(图 1-4-9B)。

3. 颈倾斜角 测量方法为胸₁椎体上终板中点 A 与胸骨上缘最高点 B 的连线 b 与经 B 点垂直线 d

之间的夹角(图 1-4-9C)。

4. 颈椎倾斜角 测量方法为胸₁椎体上终板中点 A 和齿突尖最高点 C 之间的连线 e 与经胸₁椎体上终板垂线 a 之间的锐角(图 1-4-9D)。

5. 颅倾斜角 测量方法为胸₁椎体上终板中点 A 和齿突尖最高点 C 之间的连线与过胸₁椎体上终板中线的铅垂线 f 之间的夹角(图 1-4-9E)。

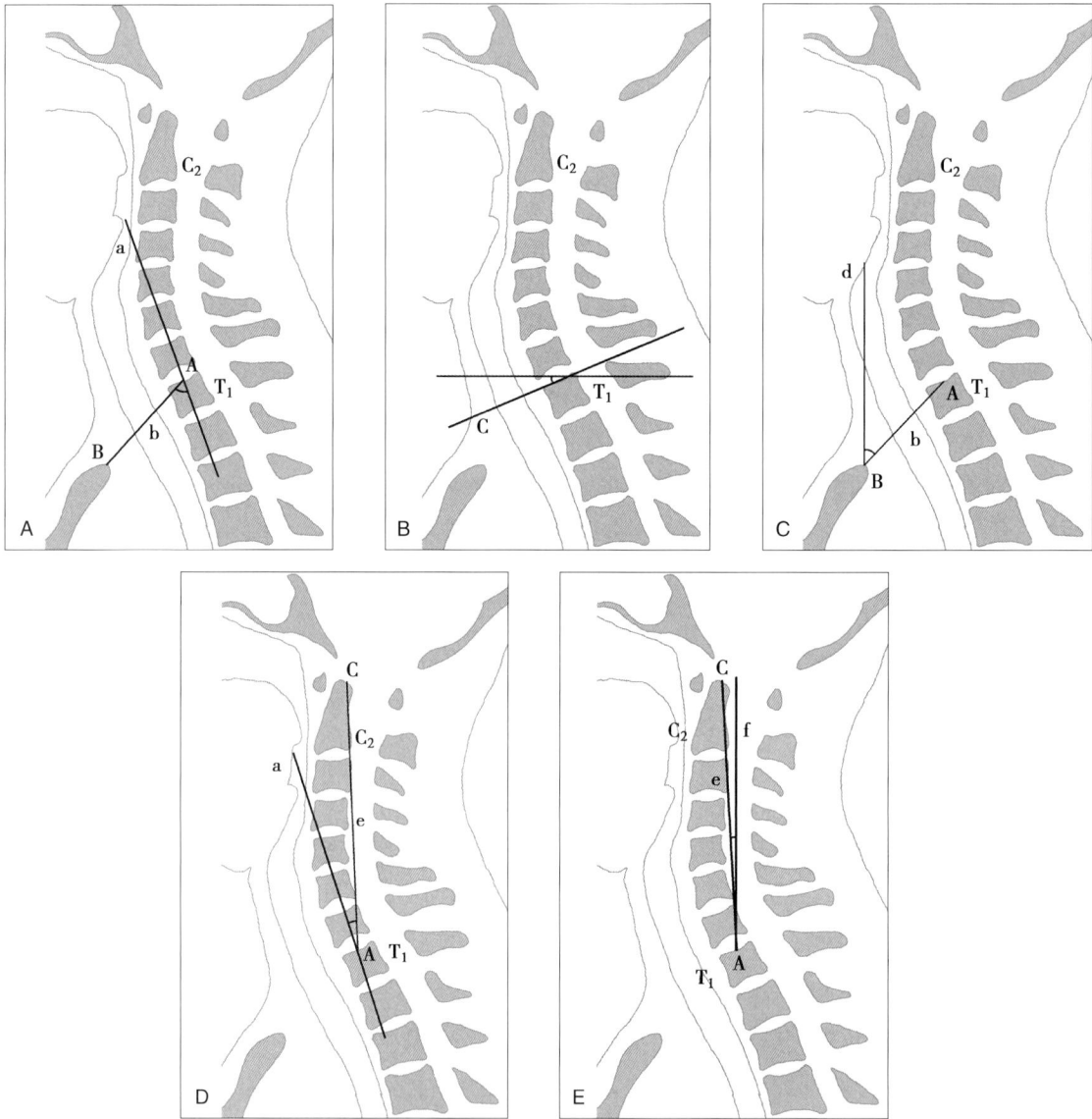

图 1-4-9 颈胸交界处常用测量方法示意图
A. 胸廓入口角；B. 胸₁椎体倾斜角；C. 颈倾斜角；D. 颈椎倾斜角；E. 颅倾斜角

三、胸椎测量指标

(一)胸椎曲度

1. 基于距离的曲度测量方法 胸椎曲线指数,首先沿颈₇椎体前下缘至胸₁₂椎体前上缘做一条线,然后测量胸椎各椎体后缘弧线到该线的最大垂直距离(图 1-4-10A、B)。

2. 基于角度的曲度测量方法

(1)Cobb 法:总胸椎后凸角的测量方法为胸₄或胸₅椎体上终板切线与胸₁₂椎体下终板切线所成的夹

角。正常值范围为 20°~50°。

（2）质心法：测量方法为上端两个椎体质心的连线与下端两个椎体质心的连线相交所构成的锐角（图 1-4-10C）。

（3）切线法：后切线法的测量方法为上、下端椎体的椎体后壁分别做切线，两条切线所构成的锐角（图 1-4-10D）。前切线法的测量方法与后切线法相似，不同的是在椎体前壁做切线。

（4）TRALL 角：测量方法为首先确定上端椎的后上角和下端椎的后下角分别为 A 点和 B 点，从脊柱到直线 AB 的最大垂直距离点为 C 点，然后在直线 AC 和 BC 相交所构成的锐角，就是 TRALL 角（图 1-4-10E）。

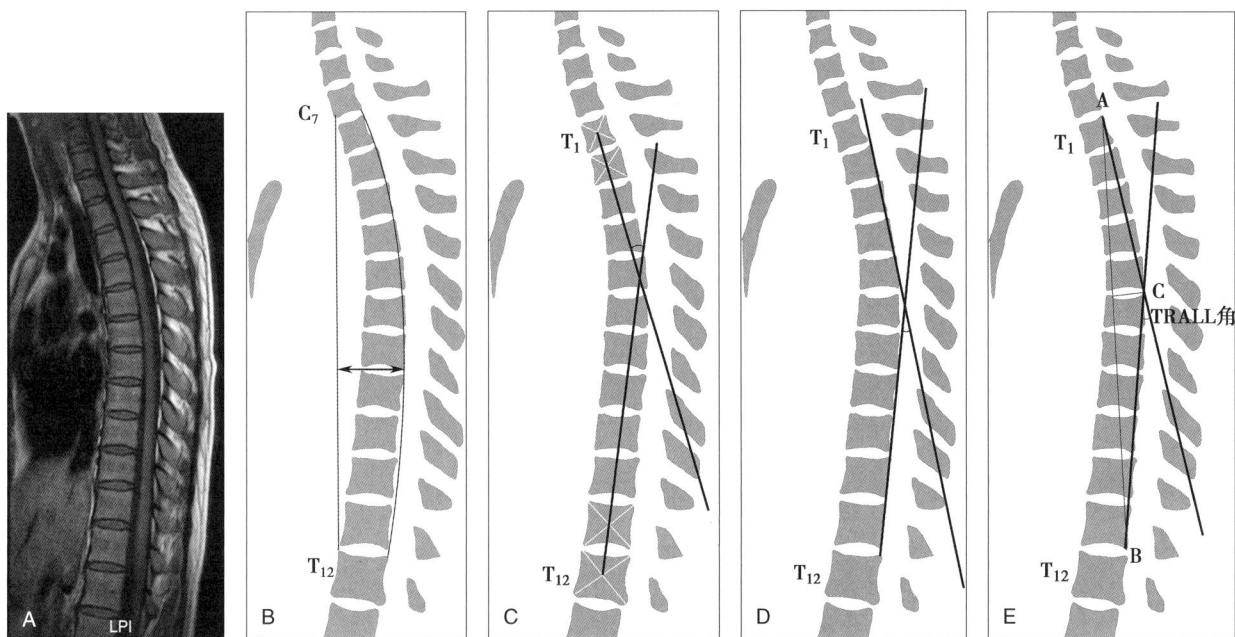

图 1-4-10　胸椎曲度常用测量方法示意图
A. 胸椎 MRI 矢状位 T₁WI；B. 胸椎曲线指数；C. 质心法；D. 切线法；E. TRALL 角

（二）脊柱侧凸

1. Cobb 角　脊柱侧凸程度多采用 Cobb 角进行评估。测量方法为首先确定侧凸的上、下端椎，即脊柱侧凸两端倾斜度最大的椎体，然后对上端椎的椎体上缘线和下端椎的椎体下缘线分别做一垂直线，两条垂直线的交角就是 Cobb 角。正常 Cobb 角小于 10°，若 Cobb 角<25°，建议康复治疗及动态观察，无须手术治疗；若 Cobb 角>25°，建议手术治疗（图 1-4-11A）。

2. Ferguson 角　是 Cobb 角的替代方法，测量方法为首先确定侧凸的上、下端椎和顶椎。顶椎是指脊柱侧凸旋转角度和畸形最大、倾斜度最小的椎体。然后通过顶椎中心分别向上、下端椎中心画连接线，这两条线之间的夹角就是 Ferguson 角（图 1-4-11B）。

3. 改进 Ferguson 角　由于存在 Cobb 角要比实际空间角大而 Ferguson 角要比实际空间角小的情况，因此改进 Ferguson 角的测量方法是首先确定上、下端椎和顶椎上、下端板连线中点，然后将上下端椎的中心与顶椎的中心画连接线，这两条线的夹角就是需要的角（图 1-4-11C）。

4. Greenspan 指数　适用于评估短节段或者小角度脊柱侧凸畸形。测量方法为首先将上、下端椎的椎体中心点相连形成脊柱线 L，然后由每个椎体的中心点做垂直于脊柱线的辅助线，辅助线长度之和除以脊柱线的长度代表脊柱侧凸指数，正常脊柱指数为 0（图 1-4-11D）。

5. 质心法　椎体的对角线交点称为椎体质心，最初应用于评估矢状位脊柱曲线，可作为评估脊柱侧凸的一种替代方法,测量方法为上端两个椎体的质心连接线与下端两个椎体的质心连接线相交所构成的锐角(图 1-4-11E)。

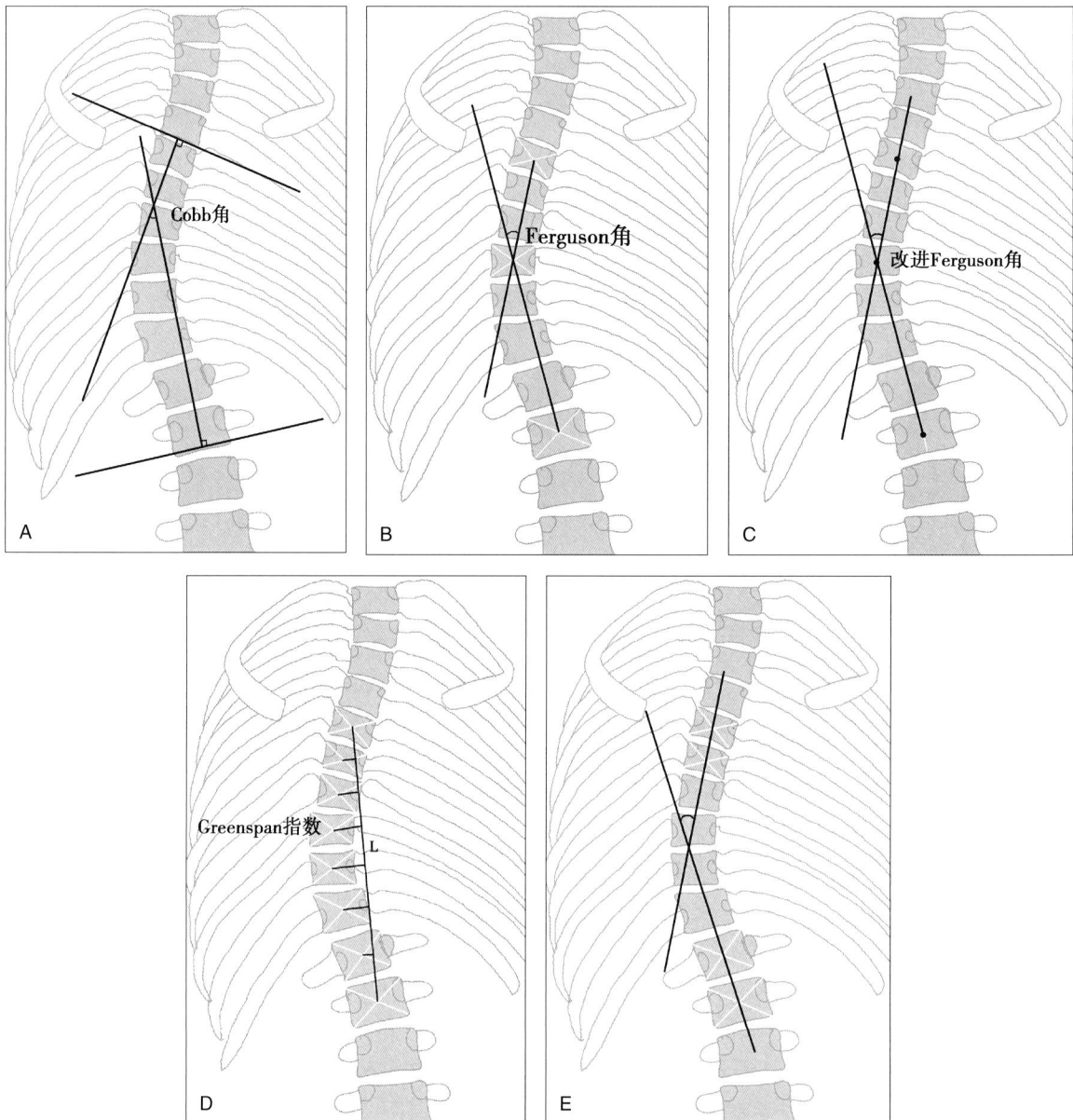

图 1-4-11 胸椎侧凸常用测量方法示意图
A. Cobb 角;B. Ferguson 角;C. 改进 Ferguson 角;D. Greenspan 指数;E. 质心法

(三)脊柱旋转

1. Nash-Moe 法   通常在脊柱正位 X 线平片上观察椎弓根和椎体侧壁的关系来评价椎体旋转程度的方法。将椎体中线每侧均分为 3 等份,即 3 个象限,由外向内分别为第 1、第 2、第 3 象限。根据椎弓根在旋转过程中所处的象限位置和椎弓根形态,将其分为五度,0 度:双侧椎弓根对称,均位于第 1 象限,记为 0;Ⅰ 度:凸侧椎弓根移向中线,但仍在第 1 象限内,凹侧椎弓根移向椎体边缘,变小,但仍可看见,记为 +;Ⅱ 度:凸侧椎弓根移到第 2 象限内,凹侧椎弓根已消失,记为 ++;Ⅲ 度:凸侧椎弓根移到第 3 象限内,凹侧椎弓根消失,记为 +++;Ⅳ 度:凸侧椎弓根超过中线,进入凹侧,记为 ++++(图 1-4-12A)。

2. Perdriolle 法   椎体旋转可直接在全脊柱正位片上通过 Perdriolle 量度尺读出。测量方法为首先确定脊柱侧凸的凸侧椎弓根中心线,然后将扭力计的边缘与椎体两侧最凹点对齐,通过凸侧椎弓根中线的参考线表示椎体旋转的程度。

3. 剃刀背值(rib hump,RH) RH 作为一种评价椎体旋转的指标,其原理是基于脊柱侧凸导致的胸廓不对称。测量方法为在侧位片上通过测量顶椎左、右后肋突出顶点之间的线性距离评估肋骨突出。而手术后由于胸廓外形的改善,RH 会随之发生相应改变,因此 RH 矫正率也可以用于评价手术的疗效(图 1-4-12B)。

4. 顶椎旁肋骨弥散间距(apical rib spread difference,ARSD) ARSD 的原理是由于脊柱侧凸在冠状位的改变导致两侧肋骨间距不对称,从而推测椎体旋转度。测量方法为在后前位 X 线平片上横向测量的 5 个顶椎周围节段左、右间距离总和的差值[(A+B+C+D+E)-(a+b+c+d+e)]。ARSD 及 ARSD 矫正率都是评价椎体旋转和手术效果的可靠方法,具有临床应用价值(图 1-4-12C)。

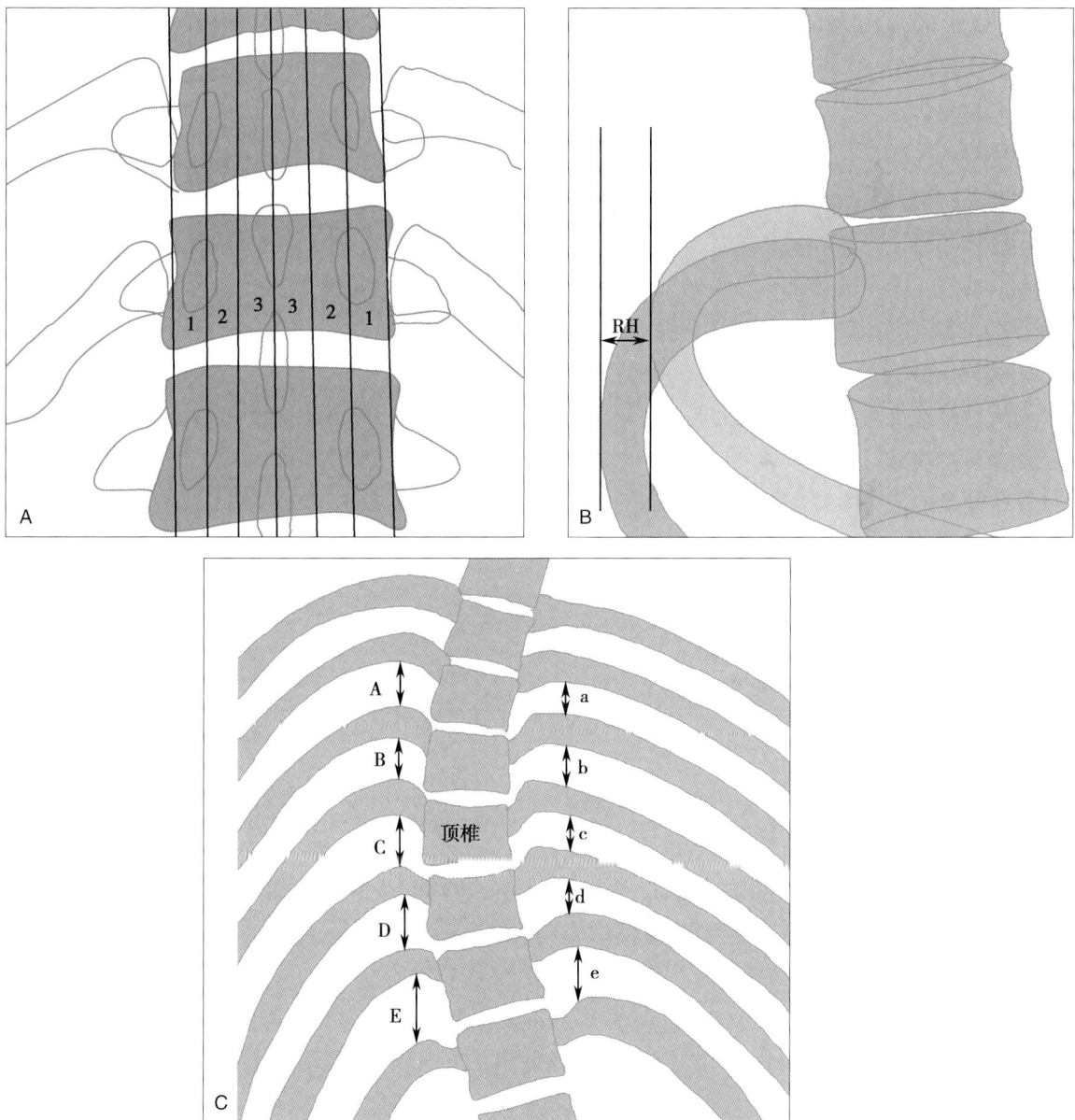

图 1-4-12 胸椎旋转常用测量方法示意图
A. Nash-Moe 法;B. RH;C. ARSD

四、腰椎测量指标

（一）腰椎曲度

1. 基于距离的曲度测量方法   腰椎曲线指数，首先沿胸 $_{12}$ 椎体后下缘至骶 $_1$ 椎体后上缘做一条线，然后测量腰椎各椎体后缘弧线到该线的最大垂直距离，正常值范围为 18~25mm。

2. 基于角度的曲度测量方法

（1）Cobb 法：总腰椎前凸角的测量方法为腰 $_1$ 椎体上终板切线与腰 $_5$ 椎体下终板切线或骶 $_1$ 椎体上缘的切线所成的夹角。

（2）质心法：测量方法为上端两个椎体质心的连线与下端两个椎体质心的连线相交所构成的锐角。

（3）切线法：后切线法的测量方法为上下端椎体的椎体后壁分别做切线，两条切线所构成的锐角。前切线法的测量方法与后切线法相似，不同的是在椎体前壁做切线。

（4）TRALL 角：测量方法为首先确定上端椎的后上角和下端椎的后下角分别为 A 点和 B 点，从脊柱到直线 AB 的最大垂直距离点为 C 点，直线 AC 和 BC 相交所构成的锐角，就是 TRALL 角。

（二）腰椎椎管

腰椎椎管的矢状径是指椎间盘后缘中点与对应黄韧带前缘间的距离；横径是指两侧椎弓根内缘之间的最大距离。

（三）腰椎不稳

1. 椎体成角   相邻上椎体的下终板与下椎体的上终板线之间的夹角，此角大于 10° 提示腰椎不稳。

2. 椎体前后移位   测量相邻椎体后缘的相对前后平行移位距离，若大于 4mm 提示腰椎不稳。

（四）腰椎指数

分别测量腰椎椎体前缘及后缘的高度，一般椎体后缘比前缘高 5~8mm，若相差 10mm 则提示楔形变。

（五）椎间盘指数

计算椎间盘的最小距离与相邻椎体的最大距离之间的比值。

（六）脊柱滑脱

1. Meyerding 法   是最常用的分度方法。将下位椎体上矢状位平均分为 4 等份，然后根据上位椎体后下缘滑脱至等分的位置数为滑脱的度数，此法将脊柱滑脱分为 4 度。

2. Taillard 指数   用上位椎体后下缘在下位椎体上矢状位向前移位的距离与下位椎体前后径相除后乘以 100%，此方法在滑脱的定量上更为精确，并根据其百分比分为 5 级：0~25%、26%~50%、51%~75%、76%~100%、>100%。

3. Garland 法   以下位椎体前上缘做此椎体上矢状位的垂线，称为 Ulman 线，上位椎体前下缘正常位于此线之后，在此线前 1mm 者考虑有腰椎滑脱（图 1-4-13A）。

4. MIP 测量法   做相邻椎间隙中分线，然后通过下位椎体后上缘做椎间隙中分线的垂直线，以上位椎体后下缘与此垂线的位置关系做判定，上位椎体在此线之前为前滑脱，在此线之后为后位移位或错位，在此线之上为无滑脱（图 1-4-13B）。

5. Newman 评分系统   针对 Meyerding 法和 Tailard 指数没有考虑到滑椎的旋转问题，Newman 评分系统把骶骨的上表面和前表面分为 10 等份，滑脱程度用 2 个数相加表示，第 1 个数表示腰 $_5$ 椎体沿骶骨终板向前滑脱的数量，第 2 个数表示腰 $_5$ 由骶骨顶部向下滑脱的程度。

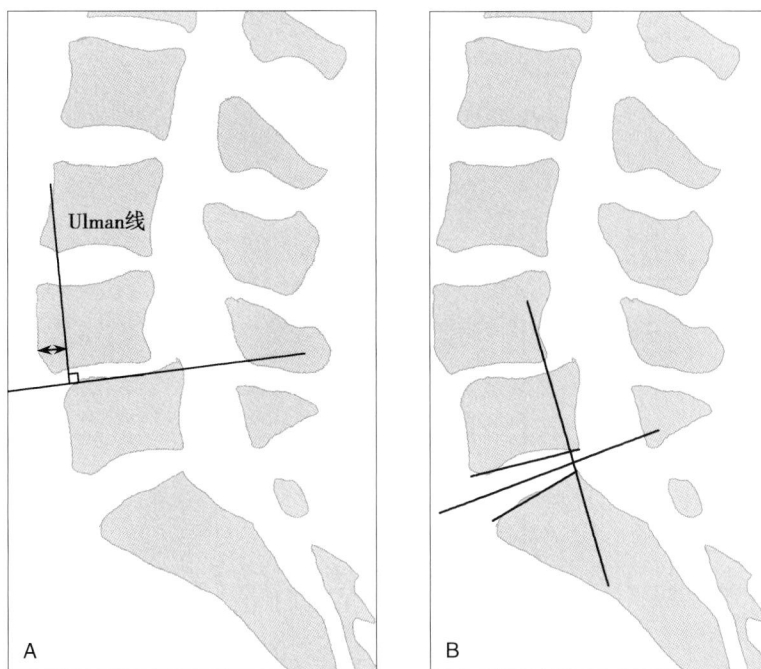

图 1-4-13　腰椎滑脱常用测量方法示意图
A. Garland 法；B. MIP 测量法

五、骶椎 - 骨盆测量指标

1. 骨盆入射角（pelvic incidence，PI）　经骶$_1$椎体上终板中点（A）做垂直于上终板的直线 a，该线与骶$_1$椎体上终板中点与股骨头中心点（B）连线 b 所成的夹角。正常范围是 35°~85°（图 1-4-14A）。

2. 骶骨倾斜角（sacral slope，SS）　骶$_1$椎体上终板延长线 c 与水平线相交所成的夹角。SS＜35° 时腰椎前凸变得"平而短"；SS＞45° 时腰椎前凸相对"长而弯"（图 1-4-14B）。

3. 骨盆倾斜角（pelvic tilt，PT）　骶$_1$椎体上终板中点及股骨头中心点连线 b 与铅垂线所成的夹角，正常范围是 ≤30°（图 1-4-14C）。

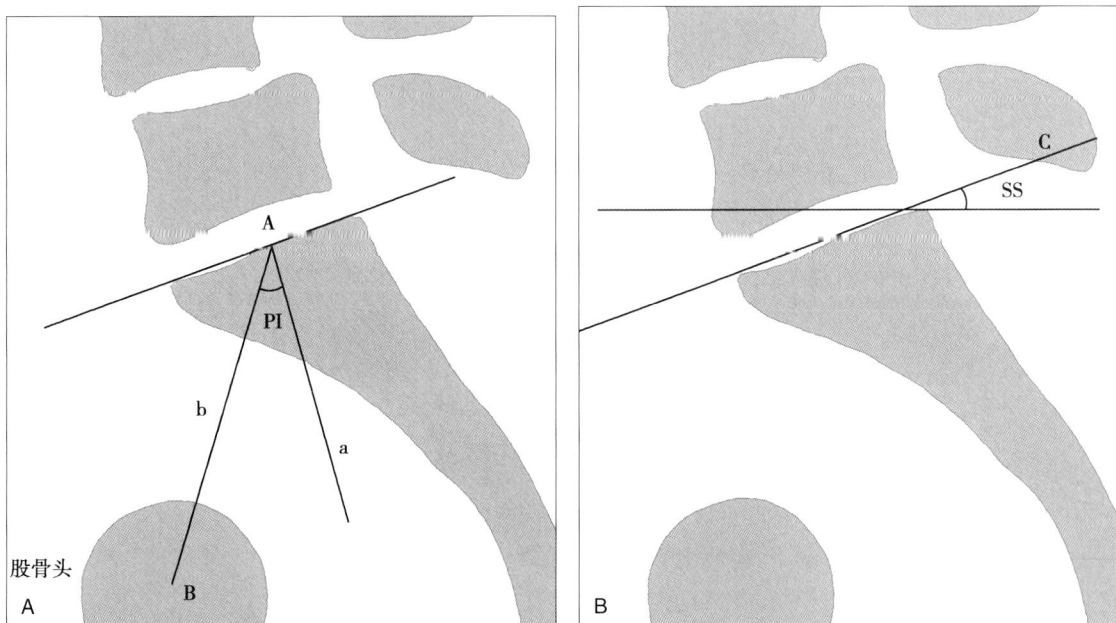

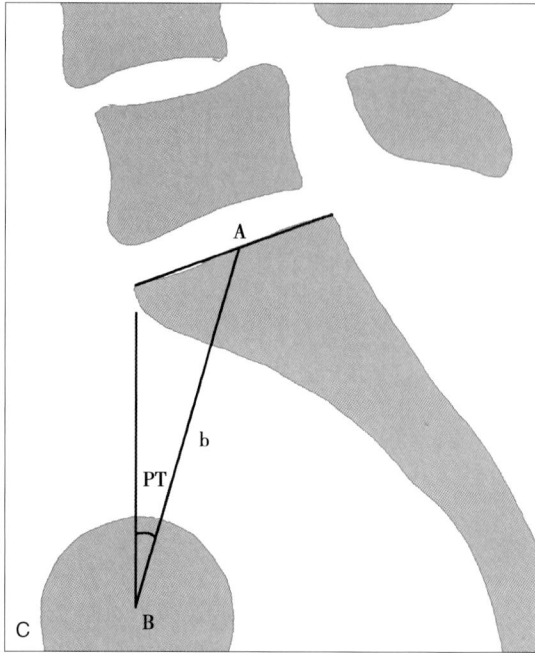

图 1-4-14   骶椎 - 骨盆常用测量方法示意图
A. 骨盆入射角；B. 骶骨倾斜角；C. 骨盆倾斜角

4. 骨盆半径（pelvic radius，PR）   骶$_1$椎体上终板后上角与股骨头中心点之间的距离，用来描述骨盆与骶骨的相对位置关系。

5. 骶骨骨盆角（sacral pelvic angle，SPA）   为骶$_1$椎体上终板后上角与股骨头中心点之间连线（PR 线）延长线与骶$_1$椎体上终板垂线 e 的夹角，用来描述骨盆前凸的程度，正常范围是 30°~70°（图 1-4-15A）。

6. 总腰 - 骨盆前凸角（PR-T$_{12}$）   为 PR 线延长线与胸$_{12}$椎体下终板延长线 d 的夹角，用来描述腰椎前凸程度与骨盆前凸程度之和。正常范围是 70°~110°（图 1-4-15B）。

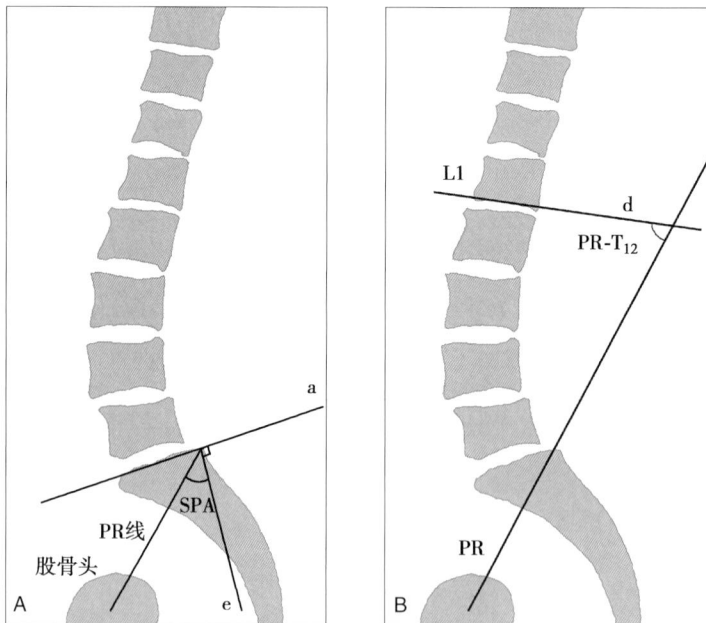

图 1-4-15   骶椎 - 骨盆常用测量方法示意图
A. 骶骨骨盆角；B. 总腰 - 骨盆前凸角

（叶 琴   闫俣廷   龚向阳）

第二章
先天性疾病和发育异常

第一节 脊柱胚胎学

一、概述

当附属肌肉运动时,由按序排列的椎体节段形成的链条结构受肌肉牵拉,使整个脊柱做各个方向的弯曲动作。脊柱各椎体、椎间盘和脊神经感觉纤维的层条状分布是体节的主要表现形式之一。原始体节的发育开始于受精后第 17 天,它为骨骼和肌肉的发生提供了胚胎细胞群:在头尾轴上体节部分重组,重组后的椎体位于原上下两个体节之间的位置,相应早期椎体肌肉附着于邻近椎体骨质,并骑跨椎间盘,使该部位肌肉具有了使脊柱运动的能力;中轴骨骼、脊柱和附属肌肉都由位于胚胎早期脊索和神经管旁的中胚层细胞分化而形成;椎间盘由相同的生发中心发育而来的外侧致密纤维组织环,以及相应平面脊索发育而来的内部柔软中心——髓核共同构成。脊柱胚胎的发育过程包括:轴旁中胚层的形成、体节的形成、生骨节的发生、椎间盘及椎体的发生、皮肌节的发育。

二、轴旁中胚层的形成

从受精后的第 15 天至 56 天为胚期,历时 6 周。通过此期的分化发育,胚胎已初具人形,各种组织和器官结构从无到有,明显可见。这一时期的胚胎发育最复杂,对环境有害因素的影响也最敏感,受到致畸因素的作用而发生先天畸形的概率也最大(图 2-1-1)。

受精后第 15 天,上胚层(epiblast)细胞增生并向胚盘尾端中线迁移、凹陷,分化形成内胚层(endoderm)、外胚层(ectoderm)及中胚层(mesoderm),其头端膨大,称为 Hensen 结或原结(primitive node)。受精第 16 天,中胚层细胞通过原结的外侧面和原条的嘴端向内迁移,并在迁移过程中保持与内胚层及外胚层基膜的接触,且在到达轴旁位置后存留一段时间。这些细胞在脊索及神经管的每一侧形成轴旁中胚层(paraxial mesoderm),胚盘边缘较薄的中胚层称为侧中胚层(lateral mesoderm)。轴旁中胚层与侧中胚层并不相混合,其间存在间介中胚层(intermediate mesoderm)。

三、体节的形成和分化

轴旁中胚层形成之后,一旦其边界确定下来,其内的中胚层细胞就会形成体节,此过程由五个步骤组成:密集期;球形上皮体节形成;生骨节形成;脊索鞘的形成;体节上皮板(生皮肌节)的形成。

(一) 密集期

神经胚形成开始后,耳囊(耳泡)尾侧的轴旁中胚层细胞增生,并围绕中心放射状排列呈涡轮状,形成体节球（somitomere），这一过程称为密集，代表了体节（somite）形成的开始（图 2-1-2A）。

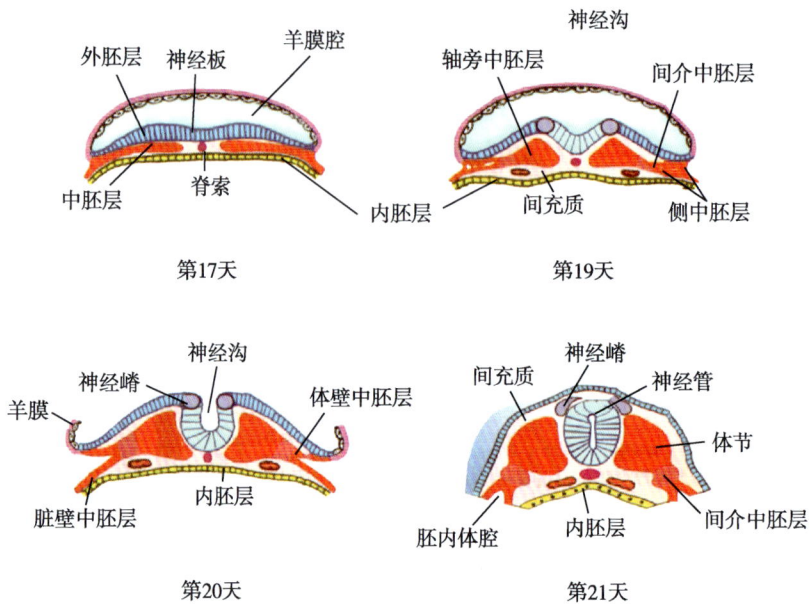

图 2-1-1 胚体横轴位模式图

胚体横轴位模式图，显示神经管形成与中胚层早期分化

（二）球形上皮体节的形成

体节球首先出现于头区并形成 7 对头节（也有学者认为头部的轴旁中胚层不分节），然后向尾端延续，并沿头尾方向分开，衍化形成体节。第一对体节于受精第 20 天出现于颈区，直至第 5 周末，先后共出现 42~44 对体节，包括 4 对枕节、8 对颈节、12 对胸节、5 对腰节、5 对骶节和 8~10 对尾节。

轴旁中胚层沿着头尾轴发生一系列变化。人类以每天 3 对的速度向尾端进展，在部分脊椎动物胚胎，每 90 分钟就可以形成一对体节，直到获得完整的体节数量。这种同步化的体节发生的分子途径被称为体节的生物钟。这已被视为从鱼到哺乳动物这些脊椎动物所蕴含的高度保守的过程。

（三）生骨节形成

体节快速发育，其腹内侧壁为生骨节（sclerotome）或巩节，其内的细胞经历上皮 / 间充质转化和分裂，在胚胎第 4 周末，生骨节细胞的形态呈现多样性并形成蜂窝状组织（图 2-1-2B），新形成的细胞统称为生骨节间充质（osteogenic mesenchyme）或胚胎性结缔组织（embryonic connective tissue）。间充质细胞的特点是可以迁移并分化成多种细胞，包括成纤维细胞、成软骨细胞和成骨细胞等。除生骨节间充质细胞外，侧中胚层的细胞也具有成骨能力，它们将参与骨盆、肩带和四肢长骨的形成。头部的神经嵴细胞也可分化为间充质细胞，它们与头节、枕节共同参与头部、面部骨骼的发生。

（四）脊索鞘和生皮肌节的形成

生骨节间充质在内侧增殖并向脊索迁延，最后包绕脊索及神经管（图 2-1-2C、D）。生骨节初始提供轴细胞群（即脊索鞘），随后提供侧生骨节群，产生脊柱的骨、关节和韧带。体节的背外侧壁称为皮肌节（dermomyotome）（图 2-1-2C），随即又分化成为外侧的生皮节（dermatome）和内侧的生肌节（myotome）（图 2-1-2D），由此产生了真皮、皮下结缔组织和几乎所有的横纹肌。

体节形成的规律为胚胎发育分期提供了准则：在胚胎发育过程中相继发生的体节基本以同等的速度出现。第一对上皮性体节的出现定义为第 Ⅰ 期，第二对上皮性体节的出现定义为第 Ⅱ 期，以此类推，胚胎每增加一个新体节,前面形成的体节的胚胎期数就增加一个罗马数字。在这种分期概念中,第一对体节的体节密集发生于第Ⅰ期,上皮化生继而发生于第Ⅱ~Ⅲ期(也就是第一对体节的上皮化生发生于第 2~3 对体节形成期),间充质生骨节形成于第Ⅴ期(也就是第一对体节的生骨节发生于第 5 对体节形成期),生肌节形成于第Ⅵ期(也就是第一对体节的生肌节发生于第 6 对体节形成期),生肌节细胞的产生在第Ⅹ期仍能看到。

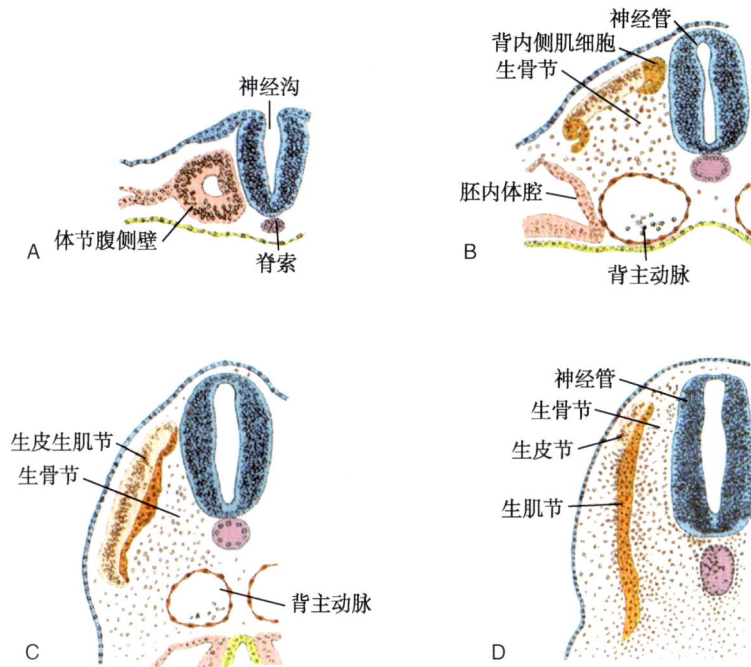

图 2-1-2　体节形成和演变模式图

A. 显示轴旁间充质增殖、密集形成体节球;B. 显示生骨节的形成;C. 显示皮肌节的形成及生骨节间充质的迁移;D. 显示生骨节间充质的迁移及生皮节、生肌节的形成

四、椎骨的发生

生骨节形成于体节的腹内侧缘,每个生骨节节段(sclerotome segment)被含有节间动脉的节间间充质(intersegmental mesenchyme)所分割。每个生骨节内存在一个节内界线即生骨节裂缝或生骨节裂隙(von Ebner 缝隙),将生骨节分为疏松的头半和紧密的尾半(图 2-1-3),尾侧半通过细胞增殖向尾侧扩展,并穿越节间间充质与下一个生骨节节段的头侧半融合(图 2-1-4A)。生骨节细胞除上下延续外,也横向迁移并环绕脊索,并在脊索基质介导的相互作用下,向形成软骨的方向分化,形成椎体的软骨前体(前软骨椎体,precartilaginous vertebral body);迁移到神经管周围的生骨节细胞将形成椎弓原基;向外侧迁移的细胞形成肋突。生皮节和生肌节跨过两侧的半个生骨节。每个椎骨均由左右一对生骨节的尾侧半,与其尾方的左右一对生骨节的头侧半结合而成。生骨节裂隙内的间充质密度逐步增高,形成一个轮廓明显的索周盘,介于两个连续的椎体之间,将成为未来椎间联合,即椎间盘的纤维环。

一个典型椎骨的基本发生模式从这种尾侧半和头侧半生骨节的重新组合开始,随后是包围脊索和神经管的生骨节间充质的不同生长和塑形。脊椎的节段性椎骨的发育需要周围结构(包括脊索、神经管和表面外胚层)的诱导。脊索诱导脊椎的腹侧部并抑制背部结构,如棘突,在胚胎早期切除脊索会造成椎体的融合和神经管腹侧软骨板的形成;背侧的分节受到脊神经节的影响,实验中去除脊神经节将造成神经弓的融合和神经管背侧均匀软骨板的形成;神经管发育缺陷可导致脊柱裂。由于神经管闭合是由胸段分别向头侧及尾侧进行,因此,神经管闭合不全发生在颈段及骶尾段多见,胸段少见。

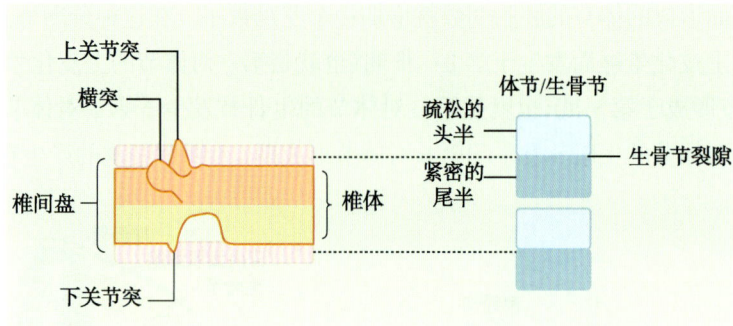

图 2-1-3　脊柱椎体、椎间盘与体节的对应关系模式图

五、椎间盘的发生

椎体来源于尾侧和头侧的各半个生骨节,而椎间盘则是由来自生骨节裂隙内的间充质发育而成的纤维环,以及相应脊索节段发育而来的髓核共同构成。当形成椎骨体的生骨节间充质取代它所包绕的脊索组织时,发育中的椎体之间(生骨节裂隙平面)的脊索膨大,成为局限的细胞和基质,并形成了椎间盘的髓核(图 2-1-4B)。其周围由生骨节裂隙间充质发育而来的索周盘形成纤维环,并分化为外面分层的纤维带和里面的套,围绕髓核。胎龄 6 个月后,髓核中的脊索细胞开始退化并延续到 20 多岁(图 2-1-4C)。由此,成年人体内脊索残迹有限,最多是非细胞的基质。

需要强调的是,早期的生骨节与后期的体节同时伸长,每个生骨节的裂隙、索周盘及最后成熟中的椎间盘,其位置对着每一个基础体节的中心。由此,椎间盘所在的水平、椎间孔的位置、上下关节突关节及其他有联系的结构是节段性的,而椎体则是节间结构。

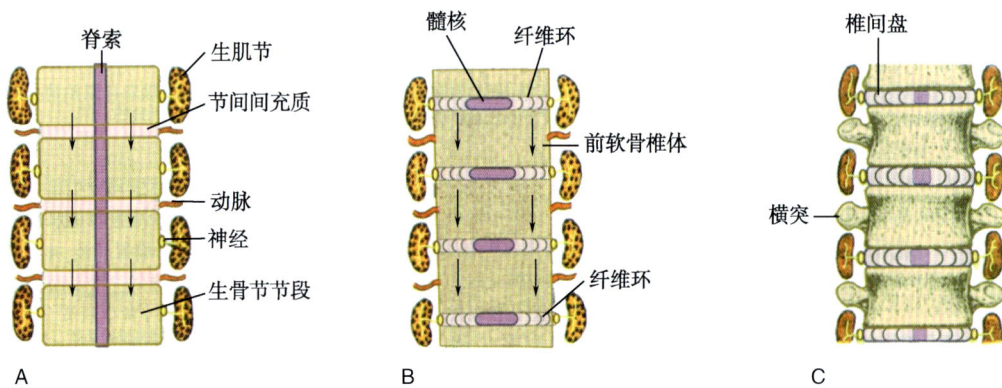

图 2-1-4　脊柱及椎间盘形成模式图

A. 脊索贯穿体节的生骨节及节间间充质,上一生骨节尾侧半通过细胞增殖向尾侧扩展,并穿越节间间充质与下一个生骨节节段的头侧半融合(黑箭); B. 当形成椎骨体的生骨节间充质取代它所包绕的脊索组织时,在发育中的椎体之间(生骨节裂隙平面)的脊索膨大,成为局限的细胞和基质,并形成了椎间盘的髓核,其周围由生骨节裂隙间充质发育而来的索周盘形成纤维环围绕髓核; C. 胎龄 6 个月后,髓核中的脊索细胞开始退化

六、椎骨的软骨化和骨化

围绕在神经管周围的生骨节细胞的起始运动和 Ⅱ 型胶原纤维的表达标志着椎骨发生的胚芽时期。

软骨化在第 17 期(胚期)开始,从此开始了软骨期(图 2-1-5A)。每个椎体的软骨化来自一个软骨原基。每半个神经弓有一个软骨化中心,在第 23 期时,已有 33~34 个软骨性椎骨,但棘突融合直到胚胎第 4

个月才发生。横突和关节突软骨化的发生与神经弓软骨化的发生一致。

典型的椎骨骨化来自 3 个初级骨化中心(第 8~9 孕周产生),其中 2 个在每半个椎弓内,1 个在椎体内(图 2-1-5B)。椎弓的骨化中心位于横突根部,向后延续形成椎弓板和棘突,向前形成椎弓根和椎体的后外侧部,向两侧形成横突,向上下形成关节突。

椎体的初级骨化中心位于脊索背侧,偶尔也可以由两侧不能融合在一起的初级骨化中心发生骨化。出生后 1 年,椎弓在后方相互融合,首先发生在腰椎,向上扩展到胸椎和颈椎。在颈椎,3 岁时椎体与椎弓相互融合;下部腰椎,直到 6 岁时,才完成椎体与椎弓的相互融合(图 2-1-5C)。椎体的上下面、横突的尖端和棘突可以维持软骨化直到青春期。

椎骨的类型在发育很早期就已经注定,如果将一组胸区体节移植到颈区,该移植体节依旧发生肋骨;虽然生骨节受到约束,但是生肌节却能产生所在新部位的特有肌肉。在椎骨发育的过程中,抑制其中任何一个因素都可以造成椎体畸形的发生,如椎体一侧骨化中心未形成可导致半椎体畸形,椎体双侧骨化中心未融合可导致蝴蝶椎畸形,椎弓骨化中心缺失或未融合可导致脊柱裂畸形。

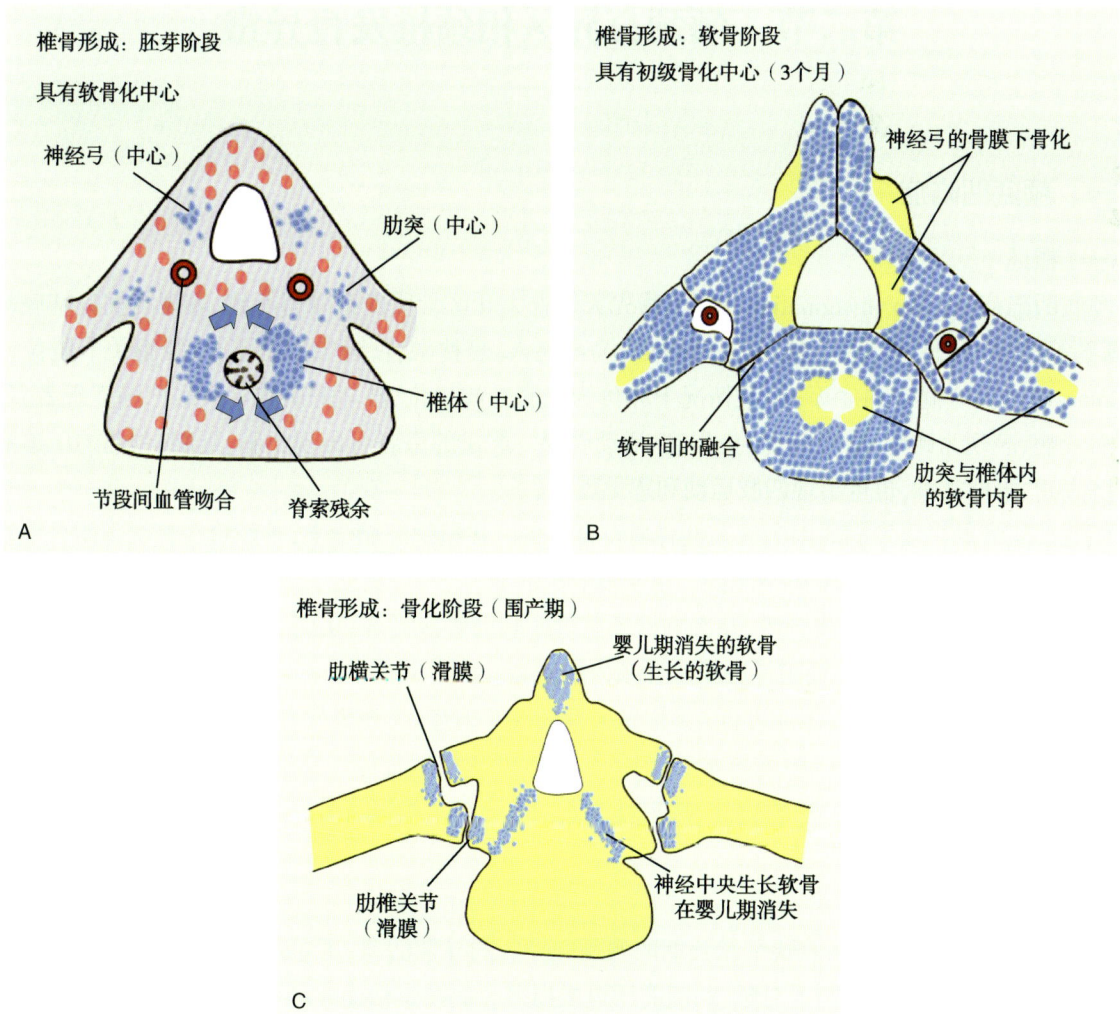

图 2-1-5　脊柱椎骨的软骨化和骨化模式图
A. 软骨化中心出现;B. 软骨椎骨内出现骨化中心;C. 围产期椎骨残留的软骨

七、皮肌节的发育

由体节背外侧半发育而来的皮肌节,继而分化形成的位于内侧的生肌节,形成所有躯干的骨骼肌。生肌节内侧部形成体轴上肌,生肌节外侧部形成舌肌、四肢肌和腹外侧体壁的肌肉。头部的肌肉来源于枕部体节的部分节轴旁间充质细胞。

胎儿出生前,脊柱仅形成两个初级弯曲(primary curve),即胸曲(thoracic curvature)和骶曲(sacral curvature)。出生后,脊柱的两个次级弯曲(secondary curve)才相继出现:小儿能抬头时出现颈曲(cervical curvature),学走路时出现腰曲(lumbar curvature)。

(闫 昆 张景峰)

第二节 颅颈交界区和颈椎发育异常

一、颅底凹陷症

(一) 概述

颅底凹陷症(basilar invagination,BI)多为先天性枕大孔区骨质发育障碍所致,表现为枕骨基底部、鳞部、髁部等向颅内凹陷畸形,常伴第1、2颈椎升高与突入,寰枕融合,齿突发育不全,寰枢关节脱位,脊柱裂,Chiari畸形及脊髓空洞症等;少数情况下亦可为颅底骨质软化、破坏等所致。颅底凹陷症患者多数于成年后发病,表现为颈短、后发际低、头颈痛、活动受限。严重的患者可出现小脑、延髓、颈髓的压迫症状,如共济失调、眼球震颤,也可出现四肢运动和感觉障碍。

颅底凹陷症的主要发病原因为先天性骨质发育不良。在组织胚胎学上,神经管在寰枕部闭合最晚,所以存活胎儿的先天性畸形多聚集于此区。由于枕骨大孔狭窄、颅后窝变小,导致延髓、小脑、高位颈髓、后组脑神经和颈神经根受压迫或刺激,并影响椎动脉供血和脑脊液循环,从而表现出多种神经症状和体征。晚期可出现脑脊液循环障碍、梗阻性脑积水和颅内压增高。

颅底凹陷症可分为两类:①原发性:又称先天性颅底凹陷症,为先天发育异常所致,多合并其他畸形,如小脑扁桃体下疝、扁平颅底、中脑导水管闭锁、脑积水及寰枕融合等。②继发性:又称获得性颅底凹陷症,较少见,常继发于佝偻病、骨软化症、畸形性骨炎(Paget病)、类风湿性关节炎及甲状旁腺功能亢进等疾病。

(二) 病理学表现

枕大孔区骨结构内陷、颅腔狭窄及长期的颅颈交界区的异常活动,可导致此区的软组织结构如覆膜、蛛网膜等增厚、粘连,进而加剧了对延、颈髓的压迫或损害。蛛网膜粘连亦可导致脑脊液循环障碍,进而出现脑积水、蛛网膜囊肿及脊髓空洞症等并发症。

(三) MRI表现

MRI矢状位可清楚显示寰枕、寰枢椎及颅底结构。以寰椎为中心可以做Chamberlain线、McGregor线、McRae线等测量线(图2-2-1)。

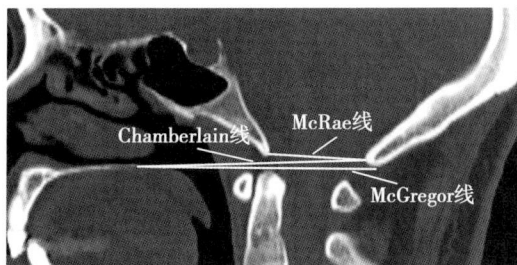

图 2-2-1　颅底测量径线

Chamberlain 线（钱氏线）：由枕骨大孔后缘至硬腭后端的
上缘连线。齿突尖位于此线上方超过 3mm 为异常。有时
枕大孔后缘在 X 线平片上显示不清，也可因颅底凹陷后缘
也随之内陷，影响测量结果。McGregor 线（麦氏线）：枕骨
大孔后缘的最低点至硬腭后端的连线。正常时齿突尖位
于此线之上，但小于 4.5mm。大于此值则说明颅底凹陷，
此线避免了钱氏线的缺点。McRae 线：枕骨大孔后缘至斜
坡最低点的连线。此线无助于疾病诊断，而用以表明齿突
突入枕大孔的程度。齿突位于此线之下时很少出现症状，
反之则多有症状

此外，正常情况下，斜坡延长线应位于齿突尖上方（图 2-2-2）。如此线相交于齿突基底部或枢椎，则表明枕颈区脱位，如齿突脱位。

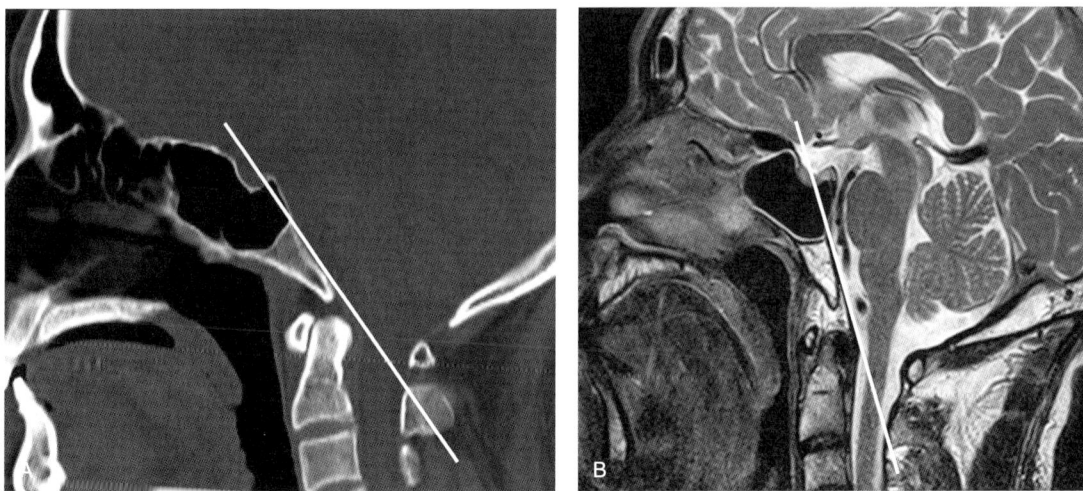

图 2-2-2　斜坡延长线

A. 寰枢关节 CT 矢状位重建图像，B. 颅脑矢状位 FSE T$_2$WI 序列；显示正常斜坡延长线在齿突后上方

McGregor 线与寰椎前弓与寰椎后弓上缘的连线所形成的夹角称为 Bull 角（波氏角）（图 2-2-3）。

由鞍结节向枕内隆凸作一连线，齿突顶点向此线所作垂线的长度是颅后窝高度指数，即为 Klaus 高度指数（图 2-2-4）。

MRI 是目前显示颅底凹陷最简便、直观和可靠的方法。枢椎齿突上升超钱氏线，向上突入枕大孔，压迫推移颈延髓向后移位，枕大孔变窄，可伴 Chiari 畸形（图 2-2-5）。此外，MRI 具有多方位成像、软组织分辨力及骨髓成像能力强等特点，不仅可清晰显示骨性结构，更重要的是，它对延髓及颈髓具有极高的组织分辨能力，能清晰显示其形态及信号是否正常（图 2-2-6）。

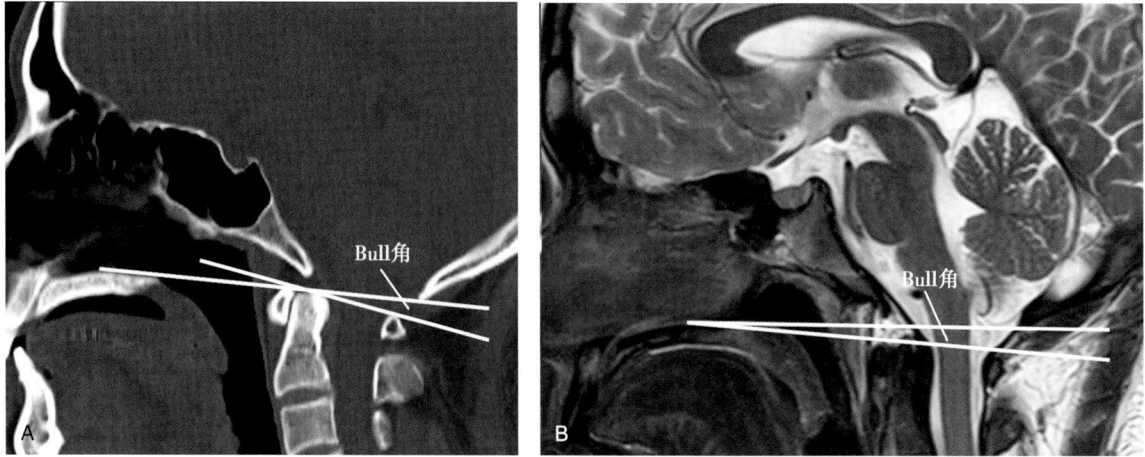

图 2-2-3　Bull 角
A. 寰枢关节 CT 矢状位重建图像，B. 颅脑矢状位 FSE T_2WI 序列；显示正常 Bull 角小于 13°

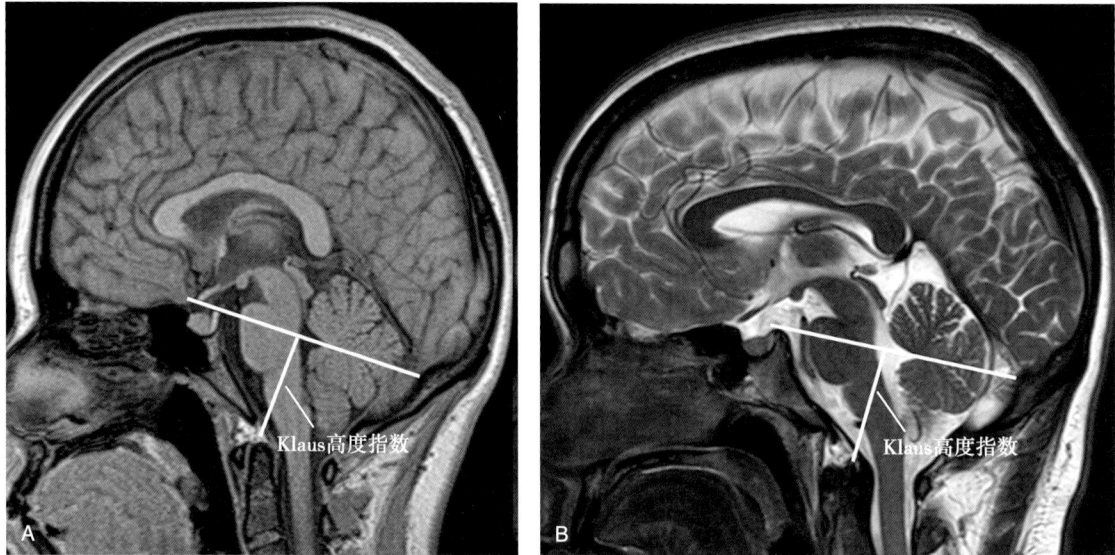

图 2-2-4　Klaus 高度指数
A. 颅脑矢状位 FSE T_1WI 序列，B. 颅脑矢状位 FSE T_2WI 序列；显示 Klaus 高度指数测量；
Klaus 高度指数正常为 40~41mm，36~40mm 为颅底扁平，小于 30mm 为颅底凹陷

（四）诊断要点与鉴别诊断

1. 诊断要点

（1）如果齿突尖超过钱氏线 3mm，表明颅底凹陷。

（2）临床症状包括后部头痛，旋转运动或头部活动也可引起视觉症状。

（3）神经系统症状通常是渐进的，并可有局部体征。

2. 鉴别诊断

（1）其他颅颈交界区发育异常：颅底凹陷症常合并其他畸形，如小脑扁桃体下疝、扁平颅底、寰枕融合等，或为复杂畸形的部分表现；因此，全面细致的图像观察是作出全面诊断的必要条件。

（2）炎性或退行性关节炎：有类似临床症状，通过影像检查进行 Chamberlain 线、McGregor 线、McRae 线等测量可鉴别。

（3）获得性颅底压缩：较少见，如佝偻病、骨软化症、类风湿性关节炎及甲状旁腺功能亢进等，常有相关疾病病史及实验室检查异常。

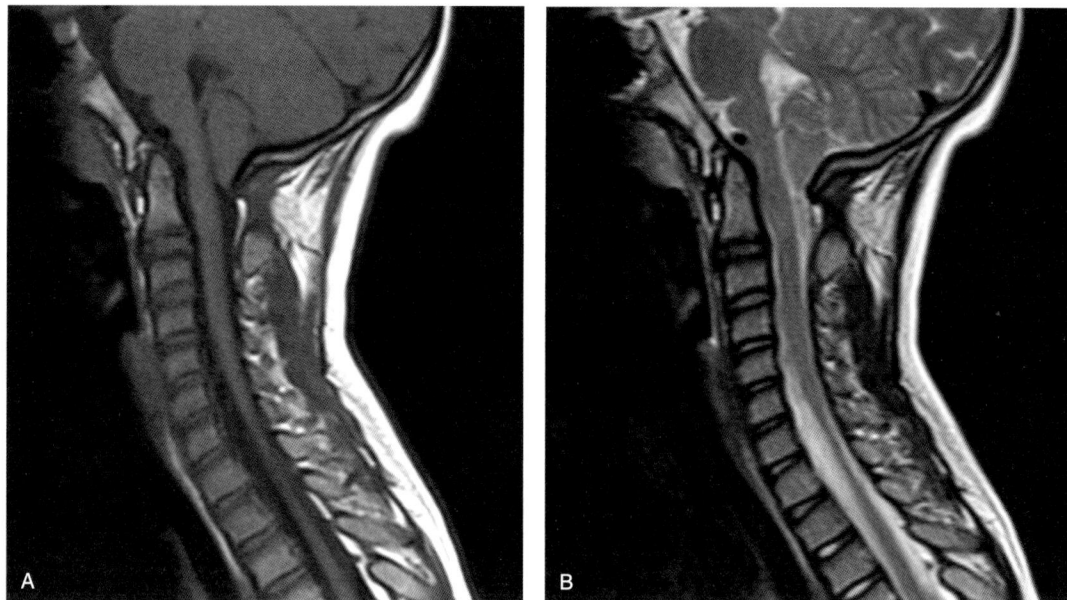

图 2-2-5 颅底凹陷症伴 Chiari 畸形
A. 颈椎矢状位 FSE T₁WI 序列，B. 颈椎矢状位 FSE T₂WI 序列；显示枢椎齿突上移，
使颈延髓轻度受压上移，小脑扁桃体下移，突入枕骨大孔

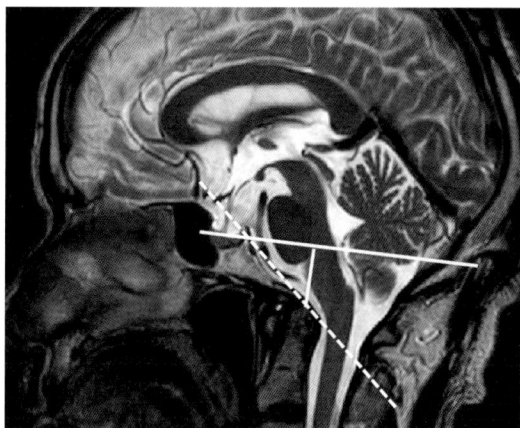

图 2-2-6 颅底凹陷症
颅脑矢状位 FSE T₂WI 序列，显示斜坡平直，斜坡延
长线（虚线）与枢椎齿突尖端相交，Klaus 高度指数
（实线）为 23mm（小于 30mm），诊断为颅底凹陷症

（4）创伤：有明确外伤史，如寰枢关节脱位、齿突骨折等，急性期 MRI 有骨髓或周围软组织创伤性改变，随访观察可有一系列动态变化过程。

（五）治疗和预后

存在明显的功能障碍则需治疗，包括齿突切除术。微创技术尤其是内镜技术在颅底凹陷症的治疗中的普及与应用，使颅底凹陷症的治疗逐渐向微创、精准、安全的手术观念转变，术后恢复较快。

二、寰枕联合畸形

（一）概述

寰枕联合畸形是枕骨大孔区、寰枢椎骨质发育异常，常同时伴神经系统、椎动脉及周围软组织发育异常的一种先天性畸形疾病，也可继发于畸形性骨炎、软骨病、佝偻病等。寰枕联合畸形通常包括：扁平颅底、颅底凹陷、寰枕融合、颈椎分节不全、寰枢椎脱位及 Chiari 畸形等。其中，寰枕融合又称寰椎枕骨化，是颅底颈椎交界区最常见的先天性畸形。

寰枕联合畸形多见于脖子粗短的人,因为此类患者在转头活动的过程中,关节的活动度比较大,磨损的程度也更高,因而更容易发病。早期的临床表现常为颈短、头颈痛、活动受限等。不同畸形类型的临床表现也各有不同,通常可见四肢乏力、麻木、头晕目眩、共济失调、眼球震颤、步态蹒跚、瘫痪及二便失禁等。脊髓空洞症通常与寰枕畸形同时存在,其临床表现主要有颈胸段的痛温觉分离,手部肌肉多有萎缩和畸形。

（二）病理学表现

由于寰枕融合导致寰枕关节的活动丧失,寰枢关节应力增大,寰椎横韧带和翼状韧带的紧张度增加,韧带拉长松弛,导致寰枢关节不稳定性增加,进而造成寰枢关节半脱位或全脱位,以及邻近脊椎的代偿性过度活动。

（三）MRI 表现

寰枕融合多伴发颅底凹陷症,X 线正位片上受颌骨牙槽重叠的影响,寰枢椎显示不清;侧位片可显示 C_1 后弓和枕骨基底部之间的间隙狭窄或消失,C_1 棘突与枕骨融合;过伸过屈位片有助于诊断,C_1 后弓与枕骨下缘之间的间隙在各个体位上均无变化。当寰椎侧块与枕骨融合时,X 线体层摄片可显示寰椎侧块与枕骨髁完全连成一片。CT 扫描及冠状位和矢状位重建是显示寰椎枕骨化细节的最佳方法(图 2-2-7)。MRI 检查可观察延髓和上颈髓有无受压、变性。

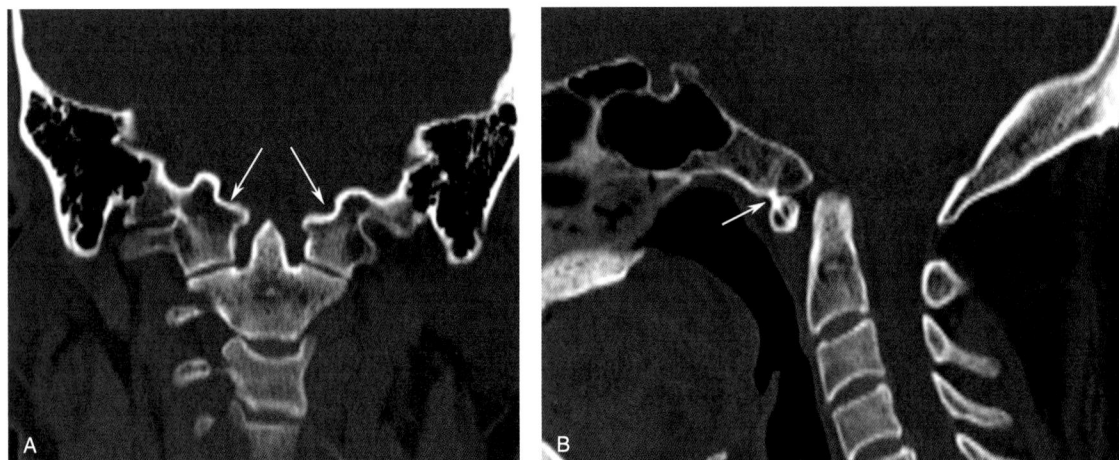

图 2-2-7　寰枕联合畸形
A. 颅底 CT 平扫冠状位骨窗重建,显示寰椎侧块与枕骨髁融合(白箭);
B. 颅底 CT 平扫矢状位骨窗重建,显示寰椎前弓局部与枕骨斜坡骨性相连(白箭)

（四）诊断要点与鉴别诊断

1. 诊断要点

(1)C_1 前弓或侧块与颅骨基底融合。

(2)通常与 C_2 和 C_3 融合关联。

(3)高位 C_2 齿突,但扁平颅底和颅底凹陷不常见。

(4)罕有 C_1 前弓与 C_2 齿突融合。

(5)MRI 矢状位和轴位 T_2WI 可发现颈髓受压。

2. 鉴别诊断

(1)颈部骨折和 / 或韧带损伤:有明确外伤史,如寰枢关节脱位、齿突骨折等,急性期 MRI 检查有骨髓或周围软组织创伤性改变,随访观察可有一系列动态变化过程。

(2)类风湿性关节炎侵蚀齿突:寰枕联合畸形可继发寰枢关节半脱位或全脱位,但齿突骨质轮廓规整;类风湿性关节炎侵蚀齿突则可导致齿突骨质吸收破坏,多伴有其他关节病变,实验室检查多有阳性表现。

(3)枕髁向上移位导致后天的颅底凹陷：无枕骨与寰椎的骨性连接。

(4)甲状旁腺功能亢进、Paget病、佝偻病或成骨不全继发骨量减少：可导致获得性颅底压缩，常有相关疾病病史及实验室检查异常，影像上无枕骨与寰椎的骨性连接。

（五）治疗和预后

对于寰枕联合畸形的治疗，国内外有不同的见解，其中包括药物、针灸、理疗等保守治疗。当保守治疗无效时，可考虑行手术治疗，手术多采用枕下后正中入路枕下减压术。

三、先天性齿突发育异常

（一）概述

齿突游离小骨是指周边为皮质骨的小骨取代了正常的齿突，与枢椎间无骨性连接，为枢椎畸形的一种类型。齿突游离小骨最早由Giacomini于1886年首次报道，近年来对其临床报道日益增多，但对于齿突游离小骨的起因一直存有争议。一种认为系先天因素所致，在出生时枢椎与齿突之间为软骨板相隔，其位置较齿突基底部要低，齿突小骨从4岁开始骨化，7岁时形成骨性连接，约有23%的软骨板骨化不完全，使齿突与椎体间有部分软骨存在，故可能由于齿突尖部的继发骨化中心未能与齿突融合而形成游离小骨。另一种认为系后天获得性因素形成，外伤后齿突发生了骨折或骺板损伤，也可能发生软组织或齿突血供的损伤甚至中断，同时连接枕骨与齿突尖部的翼状韧带在齿突骨折后发生收缩，可将齿突骨折近段拉向颅侧，使骨折断端移位，从而造成齿突骨折不愈合，甚至齿突缺血性坏死、吸收。此外，感染、遗传等也可能导致齿突游离小骨的发生。

（二）病理学表现

齿突对于寰枢椎稳定具有重要作用，其与横韧带和其他韧带共同限制着寰枢椎的过度活动，当齿突游离时，寰椎失去生理限制，并极易与齿突同步移位，从而导致寰枢椎不稳。在这一病理过程的早期，由于患者本身活动量较小和/或椎管内存在一定的缓冲间隙，再加上脊髓对于寰枢椎的进行性脱位有一定的适应能力，可能并不出现局部和神经压迫症状，但当寰椎移位超出椎管缓冲及脊髓适应限度时，就会引起相应的临床症状，此时即使是轻微的外伤也可能对脊髓组织造成严重的压迫，而寰椎后弓长期摩擦寰枕膜和硬脊膜，还可使其形成束带，加重脊髓损害。

（三）MRI表现

主要表现为齿突处骨质的连续性中断，形成游离骨块，伴向前(侧)方移位，骨块骨质边缘光滑圆钝，呈椭圆形或不规则形（图2-2-8）。MRI可显示齿突脊髓受压迫的程度与范围，以及脊髓有无新鲜(或陈旧)损伤(或变性)等信号改变（图2-2-9），MRI对确定齿突游离小骨与齿突新鲜骨折的鉴别具有良好的诊断价值。

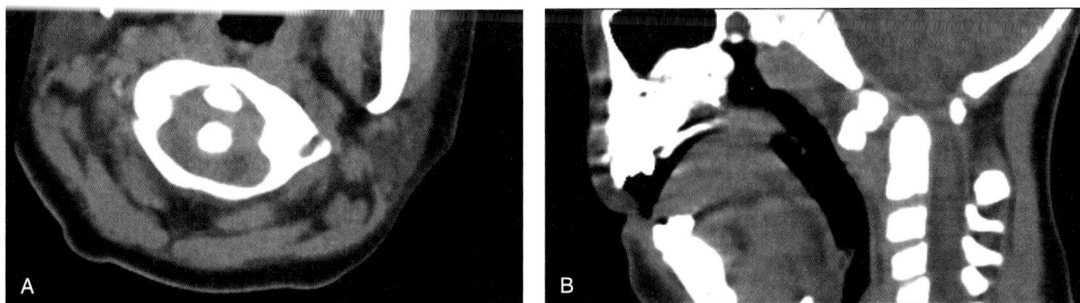

图2-2-8　齿突游离小骨CT表现

A.颅底CT平扫横轴位，B.颅底CT平扫矢状位重建；显示C_2齿突顶部骨骺向前、向左移位，与齿突对位不良，两侧寰齿关节间隙不对称，右侧增宽，C_1向前移位，斜坡倾斜角增大，斜坡延长线与枢椎相交，$C_{1/2}$水平椎管狭窄

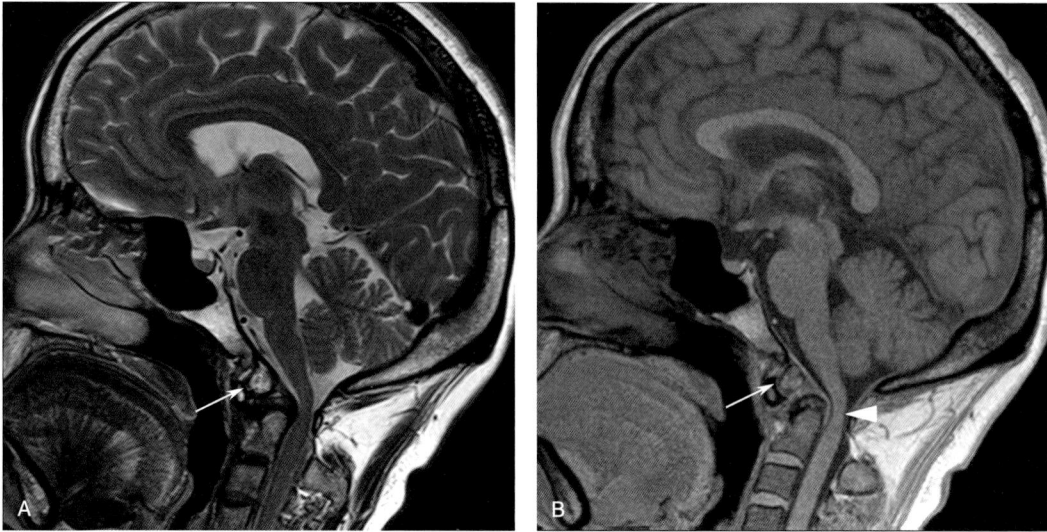

图 2-2-9　齿突游离小骨 MRI 表现

A. 颅脑矢状位 FSE T_2WI 序列，B. 颅脑矢状位 FSE T_1WI 序列；显示一个小圆形的齿突（白箭），与 C_2 椎体分离，
边缘可见低信号的皮质骨，内部呈不均质骨髓信号，局部椎管狭窄，相应层面延髓 - 脊髓受压（白箭头）

（四）诊断要点与鉴别诊断

1. 诊断要点

（1）游离齿突是位于 C_2 椎体上方的小圆形或卵圆形的皮质小骨。

（2）创伤后导致 C_2 椎体和齿突骨化中心融合失败是最可能的病因。

2. 鉴别诊断

（1）末端残留小骨：齿突尖端分离的小骨化中心。

（2）齿突 C_2 椎体骨折：有明确外伤史，急性期 MRI 检查有骨髓或周围软组织创伤性改变，随访观察可有一系列动态变化过程。

（五）治疗和预后

对于有症状的游离齿突最常见的治疗方式是 C_1~C_2 椎体后缘关节融合术，尤其是对于有明显脊髓受压的患者。

四、寰枢关节脱位

（一）概述

寰枢关节脱位或称寰、枢椎脱位，是指颈椎的第一节（寰椎）、第二节（枢椎）之间的关节失去正常的对合关系。这是一种少见但严重的疾患，可以引起延髓、高位颈髓受压，严重者可致四肢瘫痪，甚至呼吸衰竭而死亡。由于其致残、致死率高，必须及时进行诊断和处理。

寰枢关节的稳定性主要依赖以下几个结构：寰椎的前弓、横韧带及枢椎的齿突，还有寰枢之间的侧块关节。上述结构的完整性受到破坏，或者某些原因造成其失用，比如外伤造成的陈旧齿突骨折、齿突的先天畸形、感染或炎症破坏了横韧带或侧块关节，甚至结核或肿瘤侵犯寰枢关节，都可以造成寰枢关节不稳或脱位。临床最常见的病因为外伤原因和先天畸形。早期的病理状态下，寰枢关节失去正常的对合关系，但是在某些体位（比如颈部仰伸时）寰枢关节还可以复位，此种情况应称为不稳。病史较长，怎样变换体位寰枢关节也无法复位，此种情况就称为寰枢关节脱位。

寰枢关节形态和解剖结构特殊，活动范围大且缺乏关节的内在稳定性，所以任何原因所导致的寰枢椎和韧带的损伤，均可使寰枢关节半脱位。依据寰枢关节半脱位的 X 线表现，将该病分为 4 个分型：Ⅰ型为以齿突为支点的单纯旋转移位；Ⅱ型为以外侧关节突为支点的旋转移位伴寰椎向前移位 3~5mm；Ⅲ型为旋转移位伴寰椎向前移位超过 5mm，寰齿间距超过正常范围；Ⅳ型为寰椎后移位，临床少见。

（二）病理学表现

寰枢关节脱位后，关节面负荷增加反复受压造成软骨细胞坏死，相邻软骨细胞在损伤裂隙边缘呈串珠样反应性和修复性增殖，形成细胞簇聚现象。胶原排列杂乱，间质内水含量明显减少，胶原成分有所增加，纤维成分对基质的骨架支撑作用明显减弱。变性的关节软骨下骨组织出现微骨折，在磨损严重的寰枢关节上下关节面出现骨硬化现象，严重者可发生骨小梁应力性骨折，引起局部黏液样变性和纤维蛋白变性，这些小囊性变形成于软骨骨板下，若反复受力，可逐渐被压缩，中央应力较为集中的部位关节软骨完全消失，而周围部分代偿性出现边缘增殖性肥厚，关节间隙变窄。

（三）MRI 表现

影像学是确定寰枢关节脱位的主要依据。正常成人寰齿关节间隙不超过 3mm，儿童为 5mm，头颈部屈伸活动时成人的此间隙多无变动，而儿童则有变动，但其变动范围也在 1mm 之内，若此间隙增大为 5mm 或更大时，则应认为有不稳或存在脱位（图 2-2-10）。MRI 具有多方位脊柱成像和对软组织分辨率高的特点，能安全、直观、全面、清晰地显示造成寰枢椎不稳的病理解剖因素，以及颈段脊髓的损伤程度。颈段脊髓组织在 MRI 上能清晰显示，是 MRI 的最重要价值（图 2-2-11）。T_1WI 可明确脊髓急性损伤程度及有无出血，T_2WI 与脊髓损伤预后有关。其位置、形态、受压方向及本身信号的变化是判断脊髓有无损伤及损伤程度的主要依据。

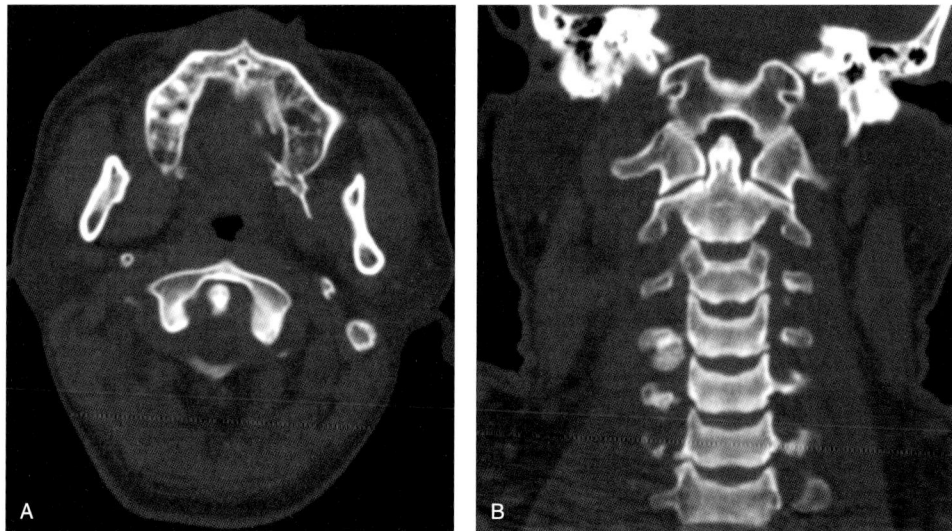

图 2-2-10　寰枢关节半脱位
A. 颈椎 CT 平扫寰枢关节层面横轴位，B. 颈椎 CT 平扫冠状位重建；显示双侧寰齿侧方间距不对称，右侧宽 1.6mm，左侧宽约 4.8mm，提示寰枢关节半脱位

（四）诊断要点与鉴别诊断

1. 诊断要点

（1）Ⅰ型为以齿突为支点的单纯旋转移位。

（2）Ⅱ型为以外侧关节突为支点的旋转移位伴寰椎向前移位 3~5mm。

（3）Ⅲ型为旋转移位伴寰椎向前移位超过 5mm，寰齿间距超过正常范围。

（4）Ⅳ型为寰椎后移位，临床少见。

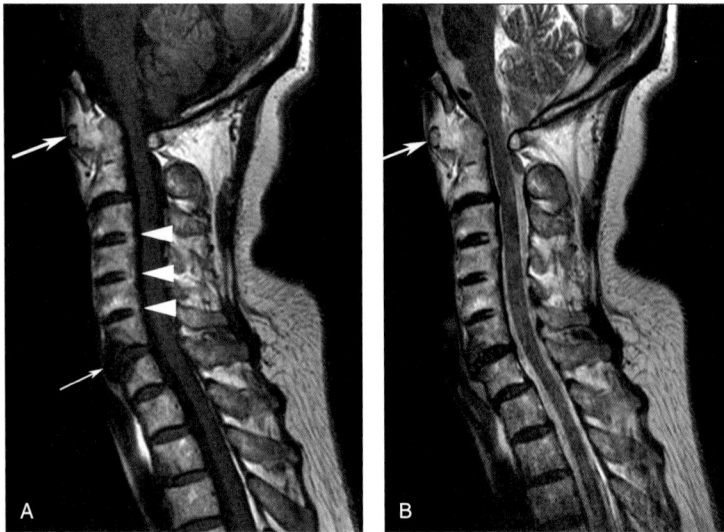

图 2-2-11　寰枢关节半脱位并局部椎管狭窄
A. 颈椎矢状位 FSE T_1WI 序列，B. 颈椎矢状位 FSE T_2WI 序列；显示寰椎前移，寰枢中央关节前间隙（粗箭）宽约 8mm，局部椎管前后径约 6mm，相应层面脊髓背侧蛛网膜下腔受压变窄，附见 C_3~C_6 椎体后缘骨性连接（白箭头），C_6~C_7 椎体前缘骨质增生伴骨髓水肿（细箭）

2. 鉴别诊断

（1）寰枢关节创伤性改变：有明确外伤史，X 线或 CT 检查可发现骨折，急性期 MRI 有骨髓或周围软组织创伤性改变，随访观察可有一系列动态变化过程。

（2）幼年性特发性关节炎：指 16 岁以下儿童持续 6 周以上的原因不明的关节炎，为儿童时期最常见的风湿性疾病，可累及脊柱形成关节炎和／或附着点炎，以腰骶部及骶髂关节为著，寰枢关节受累罕见，影像表现类似强直性脊柱炎，多伴有其他关节病变，实验室检查多有阳性表现。

（五）治疗和预后

寰枢关节不稳或脱位，一旦发现应早期手术治疗。因为早期治疗相对手术风险小，手术简单；而严重的长时间脱位，手术风险很大；有些晚期的病例，呼吸功能衰竭，就失去了治疗的机会。

五、先天性颈椎融合畸形

（一）概述

先天性颈椎融合畸形也称颈椎分节不良，此病于 1912 年首先由 Klippel 和 Feil 报道，故称为 Klippel-Feil 综合征，是由于颈椎先天性分节障碍引起的一种疾病，男女发病比例为 1.3：1，为两个或两个以上颈椎融合性畸形，表现为颈椎数目减少，颈项缩短，头颈部运动受限，常伴有其他部位的畸形，少数患者可伴有神经系统障碍。患者颈部较正常人短、枕部发际降低和头部运动受限。

正常情况下受孕后 14 天，原肠胚产生间充质细胞，形成将来的头、心血管和轴旁中胚层与侧中胚层。在胚胎 20~30 天，轴旁中胚层沿头尾方向分化为球状分节的结构，称为体节。成熟后体节分化为 3 个部分：生骨节，形成椎体部分；生肌节，形成肌肉部分；生皮节，形成皮肤部分。生骨节要经历再分节的过程，由头部至尾部形成椎体。

Klippel-Feil 综合征就是由于基因突变或者其他因素的作用下，引起分节与再分节障碍，一般分为 3 种类型：Ⅰ 型，多个颈椎椎体融合；Ⅱ 型，仅 1~2 个椎间隙相邻的椎体发生融合；Ⅲ 型，颈椎融合的同时合并胸段或腰段椎体的融合畸形。

（二）病理学表现

颈椎融合后，由于其限制了颈部的活动度，将导致屈伸活动时各椎体所承担的应力重新分布，进而影响到正常的应力中心位置，使邻近的未融合节段代偿了融合部位的活动度，造成相应颈椎节段及相应椎间盘内应力负荷显著增加，进而导致椎间营养血管的数量及密度减少，椎间营养缺失及代谢废物堆积，加速椎间盘的退变。而椎间盘退变后造成的椎间盘高度降低和椎间隙变窄，又将加剧改变椎体间的应力分布，形成恶性循环。

（三）MRI 表现

Klippel-Feil 综合征的影像学表现比较典型，显示两节或多节颈椎的融合（图 2-2-12），既可以是连续多节椎体受累，也可以是跳跃式的（图 2-2-13）；可以是椎体的融合，也可以是附件的融合，或者两者同时发生。有研究表明，发生颈椎融合的上段颈椎由于过度运动经常会导致颈椎不稳或半脱位，下段颈椎由于运动异常及不良应力作用容易导致退行性病变，出现椎间盘突出、韧带钙化及颈椎椎管狭窄等继发性病理改变，而对于儿童患者，发生颈椎脱位或半脱位较为常见。

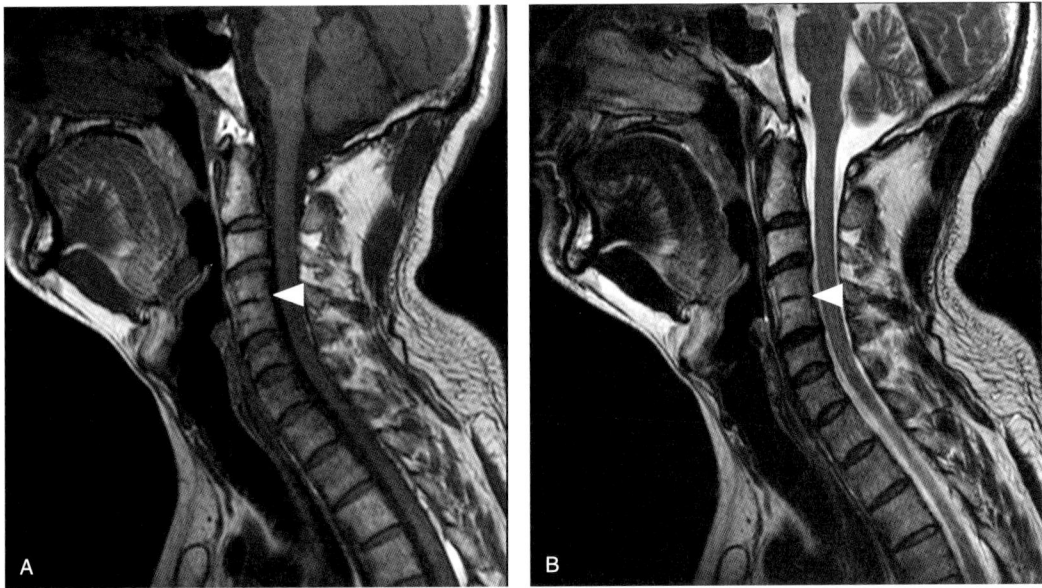

图 2-2-12　颈椎融合畸形
A. 颈椎矢状位 FSE T_1WI 序列，B. 颈椎矢状位 FSE T_2WI 序列；
显示 C_4 及 C_5 椎体局部融合畸形，$C_{4/5}$ 椎间盘发育较小（白箭头）

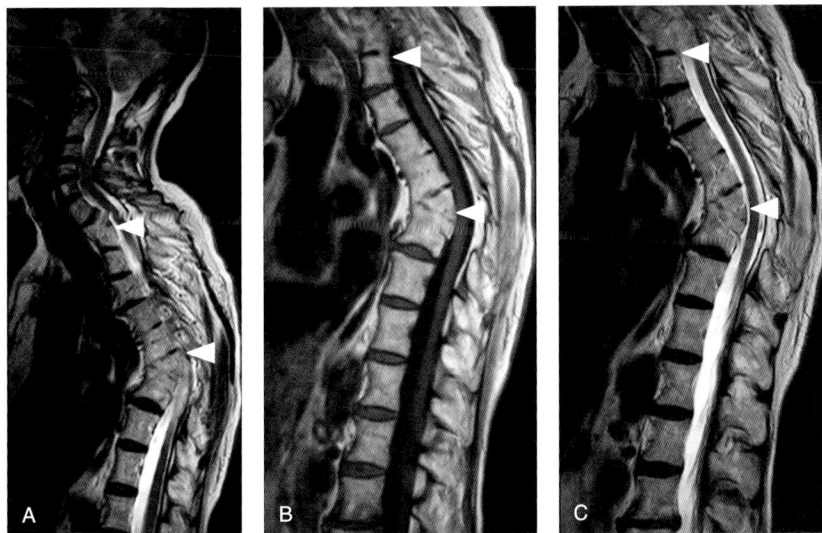

图 2-2-13　颈、胸多椎融合畸形
A. 颈胸椎大范围矢状位 FSE T_2WI 序列，B. 胸椎矢状位 FSE T_1WI 序列，C. 胸椎矢状位 FSE T_2WI 序列；
显示胸椎序列欠齐，C_7~T_1、T_2~T_7 椎体局部融合、后凸（白箭头），相应的椎间隙变窄、消失

（四）诊断要点与鉴别诊断

1. 诊断要点

（1）短颈、后发际低及颈椎活动受限等三联征。

（2）上颈椎融合引起的短颈畸形，常合并枕颈部畸形。

2. 鉴别诊断

（1）幼年性特发性关节炎：指 16 岁以下儿童持续 6 周以上的原因不明的关节炎，为儿童时期最常见的风湿性疾病，可累及脊柱形成关节炎和 / 或附着点炎，以腰骶部及骶髂关节为著，颈椎受累较少见，影像表现类似强直性脊柱炎，多伴有其他关节病变，实验室检查多有阳性表现。

（2）颈椎结核修复期：有明确的颈椎结核诊断及治疗史。

（五）治疗和预后

颈椎融合畸形治疗方案的选择主要根据畸形椎体的数目、部位和有无神经症状对症治疗。

（戴 琦　张景峰）

第三节　胸腰椎发育异常

一、先天性脊柱侧凸

（一）概述

先天性脊柱侧凸（congenital scoliosis，CS）是由于妊娠第 4~6 周脊柱发育异常，导致脊柱左右两侧不对称生长而引起先天性椎体异常。先天性脊柱侧凸由于形成的弯曲易于进展，并且患者仍有较长的生长期，容易产生较严重的畸形，但患者很少能接受到早期最佳的治疗。先天性脊柱侧凸通常较僵硬，难以矫正，常合并其他畸形，尤其是脊髓发育畸形。

先天性脊柱侧凸畸形的病因可分为 3 种类型：Ⅰ 型（椎体形成障碍），包括半椎体（图 2-3-1）、蝴蝶椎、楔形椎等；Ⅱ 型（椎体分节不良），包括块状椎、阻滞椎、骨桥等；Ⅲ 型（混合型），即椎体一侧分节障碍合并椎体对侧形成障碍。其中椎体形成障碍和分节不良约占总体的 80%，而混合型约占 20%。半椎体是先天性椎体畸形中最常见的类型，约占 46%，根据半椎体是否与上下邻近椎体融合，又可将半椎体分为完全分节椎体、部分分节半椎体和未分节半椎体 3 种类型。先天性脊柱侧凸的 X 线表现有以下两个 "S" 特点：即脊柱侧凸较短（short curve）和侧凸角度较锐（sharp curve）。

随着年龄的增长，先天性脊柱侧凸患者的全身骨骼一直处于动态变化的过程中，侧凸的严重程度亦会有所不同，因此，需要随访以追踪患者病情的变化。X 线平片具有一定的辐射性，且成像效果较差，CT 检查成像效果较 X 线平片好，但其辐射量更大。MRI 检查因其无辐射性、无创性，且具有较高的软组织分辨力和多方位成像的特点，可清晰显示椎体、椎管、脊髓及周围韧带等解剖结构及病变，如椎管狭窄、脊髓受压、椎体畸形、骨质破坏、软组织水肿等，现已成为先天性脊柱侧凸患者易于接受的检查手段，广泛应用于脊柱病变的诊疗中。

先天性脊柱侧凸在新生儿中的发病率为 0.5%~1.0%。其病因较复杂，包括易感基因及多基因的缺陷、母孕期接触一氧化碳及胎盘缺氧、糖尿病、服用抗癫痫药物、持续高热状态等，均可通过不同的环节诱导或

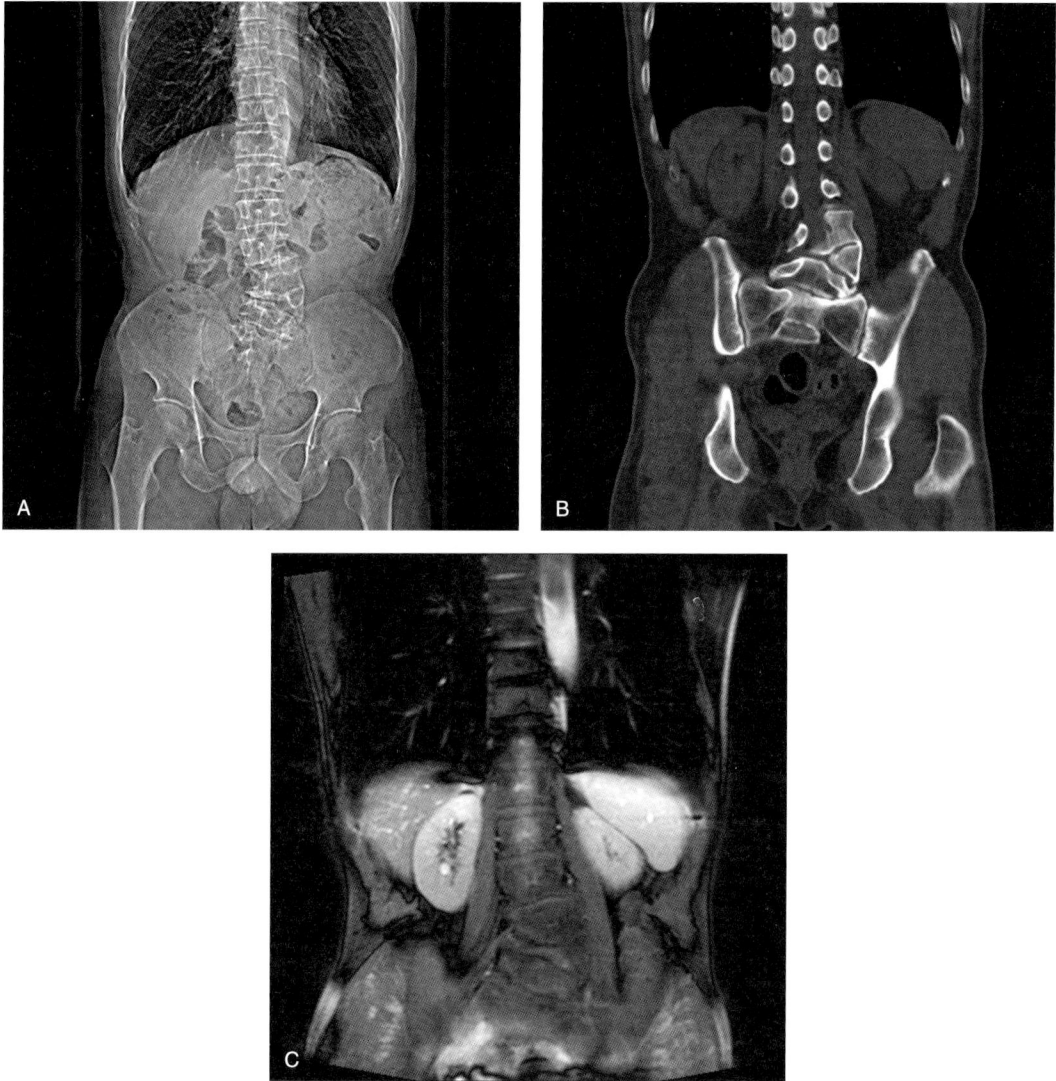

图 2-3-1 腰椎半椎体畸形致先天性脊柱侧凸
A. 腰椎 X 线前后位片，显示 L₄ 椎体半椎体畸形，腰椎略向左侧侧凸；B. 腰椎 CT 骨窗冠状位重建，
显示 L₄ 椎体半椎体畸形尤为清晰；C. 腰椎 MR FSE T₂WI-FS 冠状位序列，病变隐约显示

者促进椎体病变的发生。目前普遍认为，中胚层脊索发育异常引起的休节发育异常是引起先天性脊柱畸形的主要原因。由于脊柱发育和脊髓发育在时间上的高度相关性，因此先天性脊柱畸形患儿35.0%~51.6% 合并有脊髓神经发育异常，使先天性脊柱畸形矫正治疗过程中神经损伤的风险大大增加。

（二）病理学表现

脊柱侧凸可分先天性脊柱侧凸、后天性脊柱侧凸和原因未明的脊柱侧凸。脊柱侧凸的病因虽各有不同，但所造成的病理变化是一致的，都是一个动态过程，其发生和进展遵循 Hueter-Volkmann 定律，即骨骺所受压力增加，生长就会受到抑制，骨骺所受压力减小，生长就会加速。随着侧凸弧度的形成，椎体骺板凹侧受的压力将明显高于凸侧，凹凸两侧生长速度不同，使病情进展形成一个恶性循环。此外，先天性脊柱侧凸患者肌肉纤维形态、组织化学、肌肉离子浓度也发生了明显变化，椎旁肌肌纤维的类型变化所带来的功能改变及其与椎旁肌肌力不平衡等原因进一步加剧了脊柱侧凸的过程。

（三）MRI 表现

先天性脊柱侧凸患者可进行全脊柱 MRI 检查。端椎：脊柱侧凸的弯曲中最头端和尾端的椎体。顶椎：弯曲中畸形最严重、偏离垂线最远的椎体。主侧弯（原发侧弯）：最早出现的弯曲，也是最大的结构性弯曲,柔软性和可矫正性差。次侧弯(代偿性侧弯或继发性侧弯):最小的弯曲,弹性较主侧弯好,可以是结构性或非结构性的,位于主侧弯上方或下方,作用是维持身体的正常力线,椎体通常无旋转。当有 3 个弯曲时,中间的弯曲常是主侧弯,有 4 个弯曲时,中间两个为双主侧弯。

脊柱侧凸弯度测量方法包括 Cobb 法及 Ferguson 法;脊柱侧凸旋转度的测定通常采用 Nash-Moe 法:

1. Cobb 法(图 2-3-2A、B)　沿着侧凸上端椎体的上终板和下端椎体的下终板绘制切线,若端椎体上、下缘显示不清,可取其椎弓根上、下缘的连线;Cobb 角是指切线之间的夹角(角度 a),或者是垂直于切线的两条直线之间的夹角(角度 b)。当正确测量时,这两个角是相同的。Cobb 角大于 10° 可以诊断脊柱侧凸,这在 MRI 上也可以测量。

2. Ferguson 法(图 2-3-2C)　少用,有时用于测量轻度侧凸。找出端椎及顶椎椎体的中点,再从顶椎中点到上、下端椎中点分别画两条线,其交角即为侧凸角。

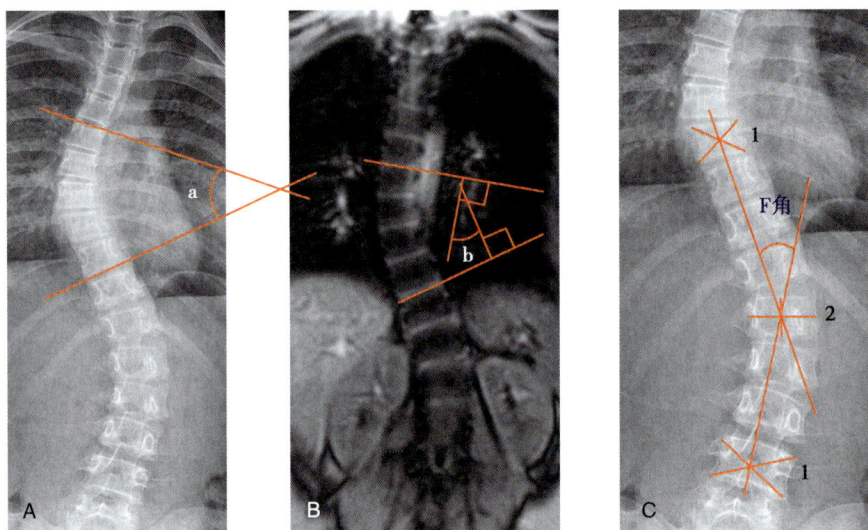

图 2-3-2　脊柱侧凸弯度测量 -Cobb 法(特发性脊柱侧凸)

A. 胸腰椎 X 线前后位片,显示 Cobb 法角 a 的测量;B. 腰椎 MR FSE T_1WI-FS 冠状位序列,显示 Cobb 法角 b 的测量;C. 胸腰椎 X 线前后位片,显示 Ferguson 法角 F 的测量。角 a 为切线之间的夹角,角 b 为垂直于切线的两条直线之间的夹角,角 a 及角 b 均为 Cobb 角;角 F 为侧凸角
1:端椎中心;2:顶椎中心

3. 脊柱侧凸旋转度的测定　通常采用 Nash-Moe 法(图 2-3-3):根据 X 线平片上椎弓根的位置,将其分为 5 度。

Ⅰ度:椎弓根对称。Ⅱ度:凸侧椎弓根移向中线,但未超过第 1 格,凹侧椎弓根变小。Ⅲ度:凸侧椎弓根已移至第 2 格,凹侧椎弓根消失。Ⅳ度:凸侧椎弓根移至中央,凹侧椎弓根消失。Ⅴ度:凸侧椎弓根越过中线,靠近凹侧。

(四) 诊断要点与鉴别诊断

1. 诊断要点

(1)先天性脊柱侧凸是由于脊柱胚胎发育异常所致,发病较早,大部分在婴幼儿期被发现,发病机制为脊椎的结构性异常和脊椎生长不平衡。

(2)MRI 影像学检查可发现脊柱侧凸畸形,可以清晰

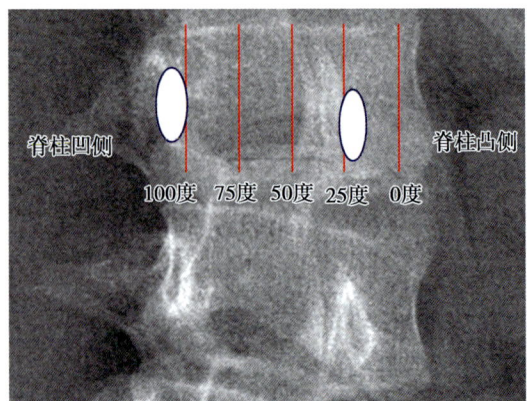

图 2-3-3　Nash-Moe 法定量评估图
胸腰椎 X 线前后位片,L_1~L_2 椎体局部放大图,显示 L_1 椎体Ⅱ度旋转:凸侧椎弓根移向中线,但未超过第 1 格,即旋转度约 20°,凹侧椎弓根变小

评估椎体畸形、椎间盘、椎间孔等情况；并可发现脊椎结构性畸形的 3 种类型：脊椎形成障碍；脊椎分节不良；混合型。

（3）MRI 可评估脊柱侧凸引起的脊髓畸形和损伤情况，及时发现脊髓畸形，如脊髓空洞症和脊髓栓系综合征。

2. 鉴别诊断

（1）神经肌源性脊柱侧凸：可分为神经性和肌源性两种，前者包括上运动神经元病变的脑瘫、脊髓空洞等，以及下运动神经元病变的小儿麻痹等。后者包括肌营养不良、脊髓病性肌萎缩等。这类侧凸的发病机制是由于神经系统和肌肉失去了对脊柱躯干平衡的控制调节作用所致，其病因常需仔细的临床体检才能发现，有时需用神经 - 肌电生理，甚至神经 - 肌肉活检才能明确诊断。

（2）神经纤维瘤病并发脊柱侧凸：神经纤维瘤病为单一基因病变所致的常染色体遗传性疾病，其中有 2%~36% 的患者伴有脊柱侧凸。当临床符合以下两个以上的标准时即可诊断：①发育成熟前的患者有直径 5mm 以上的皮肤咖啡斑 6 个以上，或发育成熟后的患者有直径大于 15mm 的皮肤咖啡斑；② 2 个以上任何形式的神经纤维瘤或皮肤丛状神经纤维瘤；③腋窝或腹股沟部皮肤雀斑化；④视神经胶质瘤；⑤ 2 个以上巩膜错构瘤；⑥骨骼病变，如长骨皮质变薄；⑦家族史。

（3）间充质病变并发脊柱侧凸：有时马方综合征、Ehlers-Danlos 综合征等以脊柱侧凸为首诊，详细体检可以发现这些病的其他临床症状，如韧带松弛、鸡胸或漏斗胸等。

（4）骨软骨营养不良并发脊柱侧凸：如多种类型的侏儒症，脊椎骨骺发育不良。此类疾病有明确的骨软骨营养不良的病史特征。

（5）功能性或非结构性侧凸：这类侧凸可由姿态不正、神经根刺激、下肢不等长等因素所致。如能早期去除原始病因，侧凸能自行消除。但应注意的是，少数青少年特发性脊柱侧凸在早期可能因为度数小而被误为姿态不正所致，所以对于青春发育前的所谓功能性侧凸应密切随访。

（6）其他原因的脊柱侧凸：如放疗、广泛椎板切除、感染、肿瘤均可致脊柱侧凸；注意生产生活安全，避免创伤是本病防治的关键。

（五）治疗和预后

先天性脊柱侧凸的治疗目标主要包括三个方面：第一，矫正脊柱畸形、避免侧凸进展；第二，维持脊柱和胸廓的正常发育；第三，保持脊柱功能。先天性脊柱侧凸的治疗包括非手术治疗和手术治疗。非手术治疗主要包括定期观察、支具和石膏矫正。对于进展快的先天性脊柱侧凸或严重的先天性脊柱侧凸，应尽早手术。手术方式的选择须根据患儿年龄、畸形的部位、类型、严重程度和脊柱畸形的进展速度等决定。先天性脊柱畸形治疗不及时可导致局部畸形加重和代偿弯结构性改变，并可能压迫脊髓神经，尤其是对进展较快的畸形，手术时机的延误最终可能导致手术需要融合包括结构性代偿弯在内的较长的节段，手术创伤及风险增加，手术效果及脊柱活动度均降低，并且影响患儿脊柱的生长发育。

二、特发性脊柱侧凸

（一）概述

生长发育期间原因不明的脊柱侧凸称为特发性脊柱侧凸。根据发病年龄一般将特发性脊柱侧凸分为三种类型：婴儿型（0~3 岁）；少儿型（3~10 岁）；青少年型（10 岁后）。按脊柱侧凸顶椎所在的解剖位置又分为：①颈弯：顶椎在 C_1~C_6 之间。②颈胸弯：顶椎在 C_7~T_1 之间。③胸弯：顶椎在 T_2~T_{11} 之间。④胸腰弯：顶椎在 T_{12}~L_1 之间。⑤腰弯：顶椎在 L_2~L_4 之间。⑥腰骶弯：顶椎在 L_5 或 S_1。

特发性脊柱侧凸的发病机制目前仍然不明确，与其病因学相关的假说包括基因遗传、神经系统平衡功能异常、神经内分泌异常和躯干生长不平衡等。

特发性脊柱侧凸的发展分两个阶段,即起始弯曲和随后的进展。根据 Hueter-Volkmann 定律,骨骼发育过程中骨生长受到生长板上机械压力的阻碍。由于正常胸椎的生理曲度,压缩力传递给椎体的腹侧,而牵引力则传递给椎体的背侧,导致脊柱曲度异常被认为是由椎体轴向旋转引起的,导致受累椎体腹侧和背侧的轴向负荷不一致。随着时间的推移,这种差异表现为脊柱弯曲方向的改变,即脊柱的腹侧部分变成了侧凸的凹侧,而背侧的部分变成了侧凸的凸面。在达到临界弯曲度后,由于脊柱生长的驱动下,使得脊柱侧凸快速进展。因此,在计划适当的临床干预时,必须考虑脊柱发育对脊柱侧凸三维结构畸形变化的影响。

影像学检查中,CT 和 MRI 在脊柱侧凸的诊断、监测和治疗中起着关键作用,当怀疑存在非隐匿性骨性或神经性原因时,可使用 MRI 检测。在解释脊柱侧凸的影像学特征时,必须确定弯曲节段内或附近的椎体(顶点、末端椎体、中性椎体、稳定椎体)、曲线类型(主要或次要、结构或非结构)、成角程度(用 Cobb 法测得)、椎体旋转程度(用 Nash-Moe 法测量)和脊柱纵向受累程度(根据 Lenke 系统)。

近几十年来,随着 MRI 技术的广泛应用,MRI 普遍用于评估与神经病变有关的脊柱侧凸,在随访时具有早期发现或及时对神经功能恶化快速进展进行监测。特发性脊柱侧凸患者中,中枢神经系统异常的患病率仅为 2%~4%,因此常规使用 MRI 对患者进行神经筛查仍有争议。然而,进行 MRI 筛查有两个适应证:①治疗潜在的神经病变有助于减轻进行性神经功能恶化,并使脊柱侧凸改善或稳定;②在存在未被识别和治疗的潜在神经系统疾病的情况下,进行矫正脊柱侧凸的手术可能导致新的或额外的神经功能障碍。综上所述,对于没有疼痛或神经功能损害的特发性脊柱侧凸患者,是否使用 MRI 进行神经筛查,目前还没有达成明确的共识;但当特发性脊柱侧凸患者出现神经功能缺损或其他先前描述的特殊适应证时,应推荐使用 MRI。

(二) 病理学表现

见先天性脊柱侧凸。

(三) MRI 表现

MRI 由于具有无创、无放射性、软组织对比度高的特点,某些特殊的技术应用可有效评价脊髓和周围软组织的变化。脊柱侧凸弯度测量在 MRI 上可以采用 Cobb 法或 Ferguson 法,脊柱侧凸旋转度的测定通常可在 X 线平片上采用 Nash-Moe 法(图 2-3-2、图 2-3-3),这和先天性脊柱侧凸在 MRI 上的测量方式相同。特发性脊柱侧凸 MRI 上还可以观察到:

1. 脊柱不同程度的“C 型”“S 型”改变　椎旁肌群(竖脊肌、腰大肌和腰方肌)大小、形态的变化,凸侧椎旁肌较凹侧变短、增粗,凹侧椎旁肌较凸侧不同程度变细、变长。

2. 部分患者椎旁肌信号发生改变　双侧椎旁肌见信号均匀的多灶点状、条状及片状短 T_1、长 T_2 信号脂肪变性。脂肪抑制序列呈低信号,肌间结缔组织间隙扩大,被脂肪填充。

3. 病史长或严重的患者病灶除了肌萎缩、脂肪变性外,还可引起肌肉组织减少及纤维结缔组织增多,MRI 表现为肌横轴位变小,T_1WI、T_2WI 信号减低。

评价脊柱侧凸的另一个因素是骨的成熟度,其对脊柱侧凸的预后和治疗都非常重要,特别是特发性脊柱侧凸,因为只要骨未成熟,脊柱侧凸就有明显进展的潜在可能性。骨的成熟度可以根据患者手的 X 线平片对照图片来确定,也可以通过 MRI 观察椎体的形态及信号特点来大致判断,或者通过观察髂骨骨化中心来确定。

(四) 诊断要点与鉴别诊断

1. 诊断要点　原因未明的脊柱侧凸;X 线、CT 或者 MRI 表现为脊柱 C 型或 S 型畸形;测量脊柱 Cobb 角大于 10°。患者出现神经功能症状时,需应用 MRI 做进一步神经病变的筛查。

(1)MRI 影像学检查可发现脊柱侧凸改变,可清晰评估椎体形态、椎间盘、椎间孔等情况,并可根据椎体的形态及信号特点来大致判断骨的成熟度。

（2）MRI 可评估脊柱侧凸引起的脊髓畸形及损伤情况，及时发现脊髓畸形，如脊髓空洞症和脊髓栓系综合征。

2. 鉴别诊断

（1）先天性脊柱侧凸：由脊柱胚胎发育异常所致，发病较早，大部分在婴幼儿期被发现，发病机制为脊椎的结构性异常和脊椎生长不平衡，鉴别诊断并不困难，可发现脊椎有结构性畸形。基本畸形可分为三型：①脊椎形成障碍，如半椎体；②脊椎分节不良，如单侧未分节形成骨桥；③混合型。

（2）神经肌源性脊柱侧凸：可分为神经性和肌源性两种，前者包括上运动神经元病变的脑瘫、脊髓空洞等，以及下运动神经元病变的小儿麻痹等。后者包括肌营养不良、脊髓病性肌萎缩等。这类侧凸的发病机制是由于神经系统和肌肉失去了对脊柱躯干平衡的控制调节作用所致，其病因常需仔细的临床体检才能发现，有时需用神经 - 肌电生理，甚至神经 - 肌肉活检才能明确诊断。

（3）神经纤维瘤病并发脊柱侧凸：神经纤维瘤病为单一基因病变所致的常染色体遗传性疾病，其中有 2%~36% 的患者伴有脊柱侧凸。当临床符合以下两个以上的标准时即可诊断：①发育成熟前的患者有直径 5mm 以上的皮肤咖啡斑 6 个以上，或发育成熟后的患者有直径大于 15mm 的皮肤咖啡斑；② 2 个以上任何形式的神经纤维瘤或皮肤丛状神经纤维瘤；③腋窝或腹股沟部皮肤雀斑化；④视神经胶质瘤；⑤ 2 个以上巩膜错构瘤；⑥骨骼病变，如长骨皮质变薄；⑦家族史。

（4）间充质病变并发脊柱侧凸：有时马方综合征、Ehlers-Danlos 综合征等可以脊柱侧凸为首诊，详细体检可以发现这些病的其他临床症状，如韧带松弛、鸡胸或漏斗胸等。

（5）骨软骨营养不良并发脊柱侧凸：如多种类型的侏儒症、脊椎骨髓发育不良。此类疾病有明确的骨软骨营养不良的病史特征。

（6）功能性或非结构性侧凸：这类侧凸可由姿态不正、神经根刺激、下肢不等长等因素所致。如能早期去除原始病因，侧凸能自行消除。但应注意的是，少数青少年特发性脊柱侧凸在早期可能因度数小而被误为姿态不正，所以对于青春发育前的所谓功能性侧凸应密切随访。

（7）其他原因的脊柱侧凸：如放疗、广泛椎板切除、感染、肿瘤均可致脊柱侧凸；注意生产生活安全，避免创伤是本病防治的关键。

（五）治疗和预后

特发性脊柱侧凸的治疗取决于初始弯曲的严重程度和病情进展的概率。在计划治疗或随访影像时，必须考虑侧凸曲度进展的可能：在特发性脊柱侧凸中，进展最有可能发生在快速生长期，对骨骼发育不成熟患者的最佳随访间隔最短为 4 个月。骨骼发育成熟后，也必须监测弯曲度超过 30° 的脊柱曲线，以确认是否进展。

脊柱侧凸的治疗可分为两大类，即非手术治疗和手术治疗。常见的非手术治疗方法包括理疗、体操疗法、石膏、支具等，其中最主要和最可靠的方法是支具治疗。一般 20° 以内的特发性脊柱侧凸，可先不予治疗，进行严密观察，如果每年加重超过 5°，则应进行支具治疗。首诊 30°~40° 的青少年特发性脊柱侧凸，应立即进行支具治疗，因为这一组患者 60% 以上会发展加重。最近 30 年来，在脊柱矫形器械方面，发展很快，其治疗效果较前大有进步。

青少年特发性脊柱侧凸在下列情况需要考虑手术治疗：①胸弯大于 40°、胸腰弯 / 腰弯大于 35° 者；②支具治疗不能控制，侧凸快速进展者；③腰背疼痛明显或者有神经压迫症状者。

三、直背综合征

（一）概述

直背综合征（straight back syndrome，SBS）又名平胸综合征或假性心脏病，指不明原因的胸段脊柱发育障碍,胸段脊柱正常生理性后凸消失,甚至伴有胸骨向内轻度凹陷,使胸廓前后径缩短,胸腔有效容积减小,致纵隔内容尤其是心脏和大血管受压、移位等一系列改变的综合征。直背综合征为一种常染色体显性遗传性疾病,由 Rawlings 于 1960 年首次报道。

直背综合征常见于青少年,女性多于男性。其临床表现多样,但无特异性,部分患者无任何不适,可为体检等偶然发现。偶可出现胸闷、心悸、气促;胸椎无生理后凸;两肩胛间平坦;心底部可闻及喷射性收缩期杂音或震颤。胸椎正常生理性后凸消失,使胸前后径缩短,胸腔有效容积减小,纵隔内容受到挤压,从而产生心脏和大血管受压、移位等一系列改变。大部分患者可没有任何症状,部分患者存在胸痛、心悸、二尖瓣脱垂等。因胸骨与胸椎之间的间距减小,可能导致心脏肥大的假象。如果伴有心脏的其他异常,易造成误诊。

（二）病理学表现

由于直背综合征患者胸廓前后径缩短,首先表现为心脏前缘与胸骨、心脏后缘与胸椎之间的间隙缩小,右心室与胸骨、左心房与胸椎的接触面增大,严重者可见右心室、左心房的受压改变,表现为右心室扁平状改变、左心房后缘弧形压迹。由于心脏回心血流量未减少,右心室心腔相对缩小且流出道内径变小,导致心脏彩超检查出现右心室流出道血流量增加;若压迫更为明显,可导致心脏和大血管向前、向左移位,右心室和肺动脉紧贴在胸骨后方,随着时间的延长,心室舒张功能受限、心室容量减少,继而导致心排出量减少,最后出现右束支传导阻滞。

（三）MRI 表现

本病以 X 线诊断为主,但在 CT（图 2-3-4）及 MRI 上同样可以应用 X 线的诊断标准,并且可以提供更多的影像信息。X 线表现:①胸腔前后径和胸廓横径的比例缩小,胸椎挺直;②心呈扁平并向左移;③肺动脉段丰满,右肺门和右下肺血管粗大,少数可有肺静脉阻塞并扩张,有时可见大血管转移。

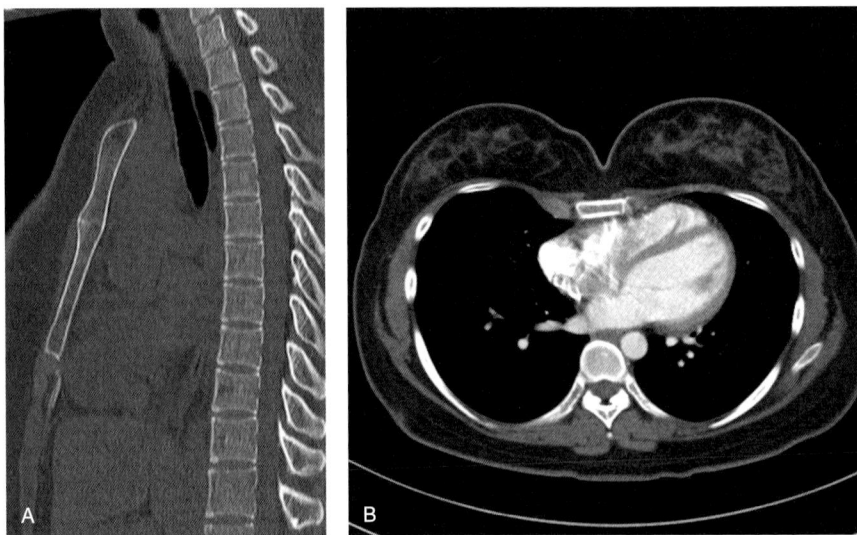

图 2-3-4 直背综合征胸部 CT 表现
A. 胸部 CT 正中矢状位骨窗重建,显示胸椎及胸骨曲度平直;B. 胸部 CT 增强横轴位,显示右心稍受压

常规摄后前位及左侧位胸部 X 线平片,可发现有相当特征的胸段脊柱正常生理性后凸消失,常伴随存在胸骨柄、剑突凹陷,致使胸廓前后径更加缩短。胸廓前后径缩短是造成心脏大血管受压、移位的原因,由于心脏向前向左推移,严重者心脏在侧位片上形成典型的“薄饼状”改变,同时心脏横径加宽似心脏增大,肺动脉段膨隆,胸骨后间隙及心后间隙明显狭窄或闭塞。

（四）诊断要点与鉴别诊断

1. 诊断要点　临床及影像检查见直背扁胸或漏斗胸改变,心底部闻及杂音是必要条件。当青少年体检时,如果发现心脏有杂音,要注意是否存在直背的情况。根据患者的临床特点、胸部影像检查结果,在排除了其他先天性心脏畸形或器质性心脏病(如肺动脉瓣狭窄、房/室间隔缺损及特发性肺动脉扩张等)以后,便可确诊。

（1）当胸腔前后径与横径之比<0.33或胸椎曲度弧高(T_3~T_{12})<0.5cm,两者中有一项符合,可确诊为直背综合征。

（2）当胸腔前后径与横径之比<0.37和胸椎曲度弧高(T_3~T_{12})<1.0cm,两者均符合,可确诊为直背综合征。

（3）当胸腔前后径与横径之比<0.37或胸椎曲度弧高(T_3~T_{12})<1.0cm,两者中只有一项符合,疑似直背综合征。

2. 鉴别诊断　由于直背综合征常被误诊为器质性心脏病(如先天性肺动脉瓣狭窄、房间隔缺损或室间隔缺损、风湿性二尖瓣关闭不全等),而使存在本综合征的青少年在升学、服兵役或招工体检中因误诊而被淘汰,故应注意鉴别。因此,识别直背综合征具有一定的实际意义。

需要强调的是,确定心脏杂音是否良性,不应单纯依据杂音持续的时间与强度,还要根据当时是否还有其他不正常的表现共存,如不正常的第二心音,甚至一个短的、尖锐的心脏收缩期喷射性杂音等。伴有其他不正常表现的心脏杂音,不应考虑为良性或单纯性的杂音。

（五）治疗和预后

一般无须治疗,注意是否合并其他病变,如气胸、心脏二尖瓣脱垂等。预防直背,应从婴幼儿时期开始。除了注意营养,适当补充维生素 A、维生素 D 及钙以外,还可做婴幼儿保健体操,如体前屈运动。较大的孩子可每日做几次弯腰动作,对预防直背有一定的效果。

（方军杰　张景峰）

第四节　骶尾椎发育异常

一、尾部退化综合征

（一）概述

尾部退化综合征(caudal regression syndrome,CRS),又称骶尾部发育不全、腰骶部发育不良,是一种罕见的先天性脊柱脊髓发育异常,表现为部分或全部骶尾椎缺如,严重者可累及腰椎及下段胸椎。常合并多脏器异常,如泌尿生殖系统异常(肾脏发育不全、米勒管畸形等)、肛门直肠畸形(肛门闭锁)及下肢畸形等,严重时可出现下肢融合(并肢畸形)。尾部退化综合征的确切病因尚不清楚,可能与高糖血症、感染、中毒或缺血性损伤有关。

尾部退化综合征可依据脊髓终止位置的高低,分为 2 种类型。Ⅰ型为较严重的尾部发育不全,脊髓圆锥终止于高位,脊髓圆锥末端位于 L_1 椎体水平之上,与骶骨畸形终止于 S_1 及其以上椎体水平有关。其位置越高,椎体发育缺失越多,畸形越严重。Ⅱ型是一种较轻的尾部发育不全,脊髓末端终止于低位,其远端多受到终丝牵拉、硬膜内脂肪瘤、脂肪脊髓脊膜膨出及脊髓末端囊状膨出等影响,产生脊髓栓系。其骶骨畸形多终止于 S_2 及其以下椎体水平。

（二）病理学表现

妊娠 4 周内的尾部退化综合征患儿尾部细胞团发育异常,使神经元和中胚层细胞移行受损、脊索发育缺陷,椎体分化障碍,从而影响脊髓及椎体的形成,导致脊柱畸形。

（三）MRI 表现

MRI 对软组织具有较高的分辨率,使其能够清晰地显示尾部退化综合征的各种形态学改变,其中矢状位扫描具有最高的诊断价值。

T_1WI 可以显示腰骶部椎体不同程度的缺如。Ⅰ型患者 S_1 椎体多呈不全或完全性缺如,严重者可出现腰椎椎体,甚至下段胸椎椎体的缺如。Ⅱ型患者 S_1 椎体多完整,S_2 及其以下椎体可出现缺如。同时,也可以显示脊髓远端的发育不全,其中Ⅰ型患者脊髓远端位于 L_1 椎体水平之上,呈棒状或楔形改变,Ⅱ型患者脊髓远端位于 L_1 椎体以下水平,多呈锥形。合并有脊髓栓系的Ⅱ型患者,其脊髓末端低于 L_2 椎体水平,且终丝增粗>2mm（正常直径<1mm）。T_2WI 与 T_1WI 表现相同,但对椎管狭窄显示更佳(图 2-4-1)。

除以上影像学表现外,部分患者还可具有以下征象:①椎管内、外脂肪瘤,在 T_1WI 及 T_2WI 上均呈均质高信号病灶,在脂肪抑制序列上显示为低信号病灶。脂肪瘤可通过骨及脊膜缺损的间隙相连,包裹终丝或紧贴脊髓;②骶骨裂伴有骶前或后脊髓脊膜膨出;③骶前畸胎瘤,肿瘤内钙化、囊变、脂肪及出血等多种成分同时存在,因此 T_1WI 及 T_2WI 均呈混杂信号;④神经肠源性囊肿,椎管内可见 T_1WI 低信号、T_2WI 高信号的囊性肿块,有时部分囊肿可嵌于畸胎瘤内。

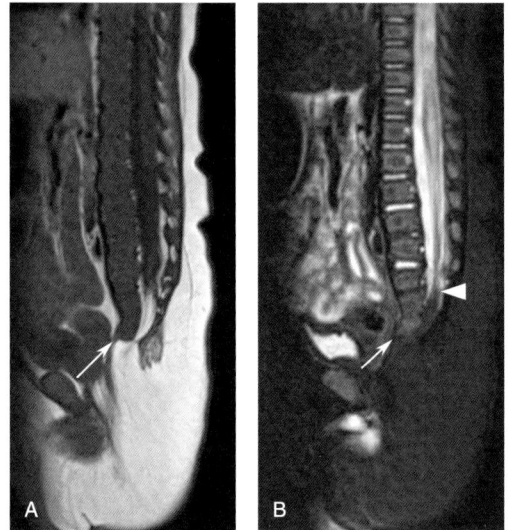

图 2-4-1　尾部退化综合征
A.腰骶椎矢状位 FSE T_1WI 序列,B.腰骶椎矢状位 FSE T_2WI-FS 序列;显示Ⅱ型骶骨发育不全,仅有 2 个骶椎(白箭),脊髓低位,绷紧,提示可能存在栓系(白箭头),且合并脊髓空洞

（四）诊断要点与鉴别诊断

1. 诊断要点　尾部退化综合征是一种少见的先天性畸形,其诊断要点主要有以下几点:

(1)骶尾骨不同程度缺如。

(2)脊髓末端发育异常。

(3)可合并有脊髓栓系、脊膜膨出、椎管内外脂肪瘤及骶前畸胎瘤等。

2. 鉴别诊断

(1)脊髓栓系:尾部退化综合征可伴发脊髓栓系,而单纯的脊髓栓系无骶尾骨缺如。

(2)隐性骶管内脊膜膨出:位于骶管中心的硬膜外囊肿,邻近骶骨骨质多变薄,但仍然存在。

（五）治疗和预后

外科畸形矫正手术可以改善患者脊柱及下肢功能。对症治疗主要取决于患者的临床症状,治疗目标包括维持和改善神经、肾、心、肺和胃肠功能,预防继发性畸形、皮肤溃疡等,提高患者的生活质量。尾部退化综合征的预后取决于神经功能缺损及相关畸形的严重程度,Ⅰ型或伴有其他畸形的患者预后较差。

二、神经管闭合不全

(一) 概述

神经管闭合不全(spinal dysraphism,SD)是胚胎神经管或其间胚叶衍生的被膜中缝闭合缺陷导致的先天性发育失常,主要临床表现为头背部中线局部囊性肿物,以腰骶部最多,颈部次之。随着年龄增长,身高增加,脊神经长期受到牵拉致缺血缺氧,可引起不同程度的神经系统损伤症状,如双下肢感觉及运动功能障碍、肌力减退、大小便失禁等。

神经管闭合不全最常见的原因为孕期母体叶酸缺乏或叶酸代谢障碍。此外,也与环境和基因突变等因素有关。

胚胎发育第 3 周,原始神经外胚层开始发生皱褶、卷曲、增厚,胚体正中线形成神经板(图 2-4-2A),边缘细胞生长速度较中央部分更快,使中央相对凹陷形成神经沟(图 2-4-2B),随着胚龄增大,神经沟不断加深,其两侧神经褶在背侧合拢成神经管(图 2-4-2C)。若神经外胚层不能完成这一过程,发生闭合障碍,即产生神经管闭合不全(图 2-4-2D),最终导致中线缺乏骨、软骨及肌肉等中胚层结构。由于神经管闭合是由胸段分别向头侧及尾侧进行,因此,神经管闭合不全发生在颈段及骶尾段多见,胸段少见。

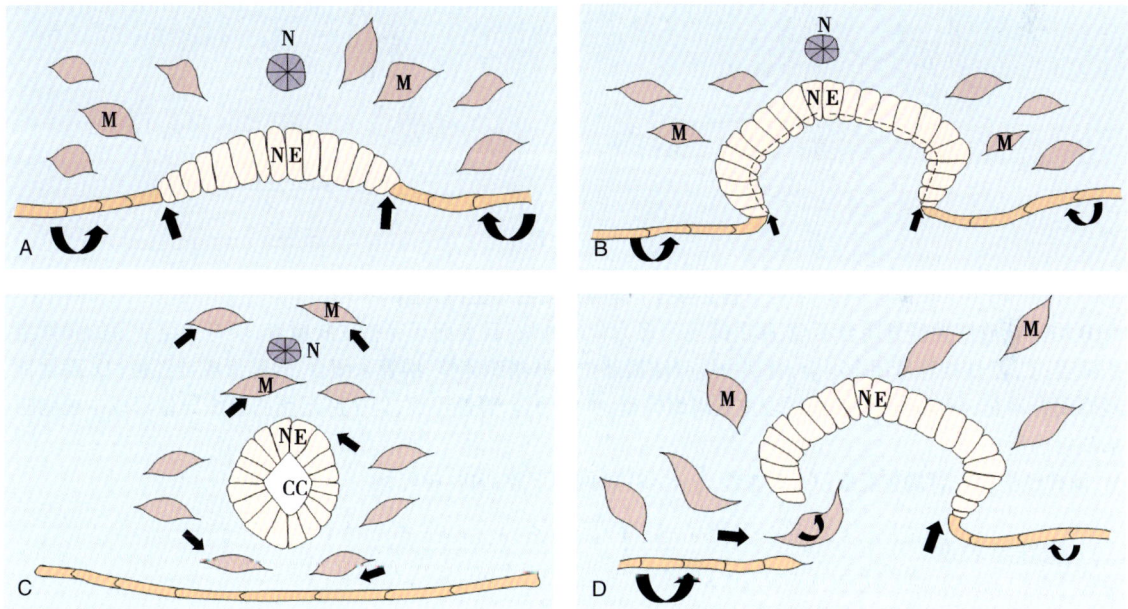

图 2-4-2 神经管形成模式图

A. 原始神经外胚层开始发生皱褶、卷曲、增厚,胚体正中线形成神经板;B. 神经板中央相对凹陷形成神经沟;C. 神经沟不断加深,其两侧神经褶在背侧合拢成神经管;D. 若神经外胚层不能完成这一过程,发生闭合障碍,即产生神经管闭合不全

N:脊索;NE:神经外胚层;M:中胚层

临床上将神经管闭合不全分为两类。第一类是开放性神经管闭合不全(图 2-4-3A、B),主要包括脊膜膨出、脊膜脊髓膨出、脂肪脊膜脊髓膨出。膨出部位表现为背部肿块,且肿块表面无完整皮肤覆盖,仅有一层菲薄的膜样组织覆盖。第二类为隐性神经管闭合不全(图 2-4-3C、D),背部中线骨缺损部位皮肤组织完整。主要包括脊膜膨出、脂肪脊膜脊髓膨出、脊髓纵裂、脊髓空洞、脊髓积水、脊髓栓系综合征、背部上皮窦等。

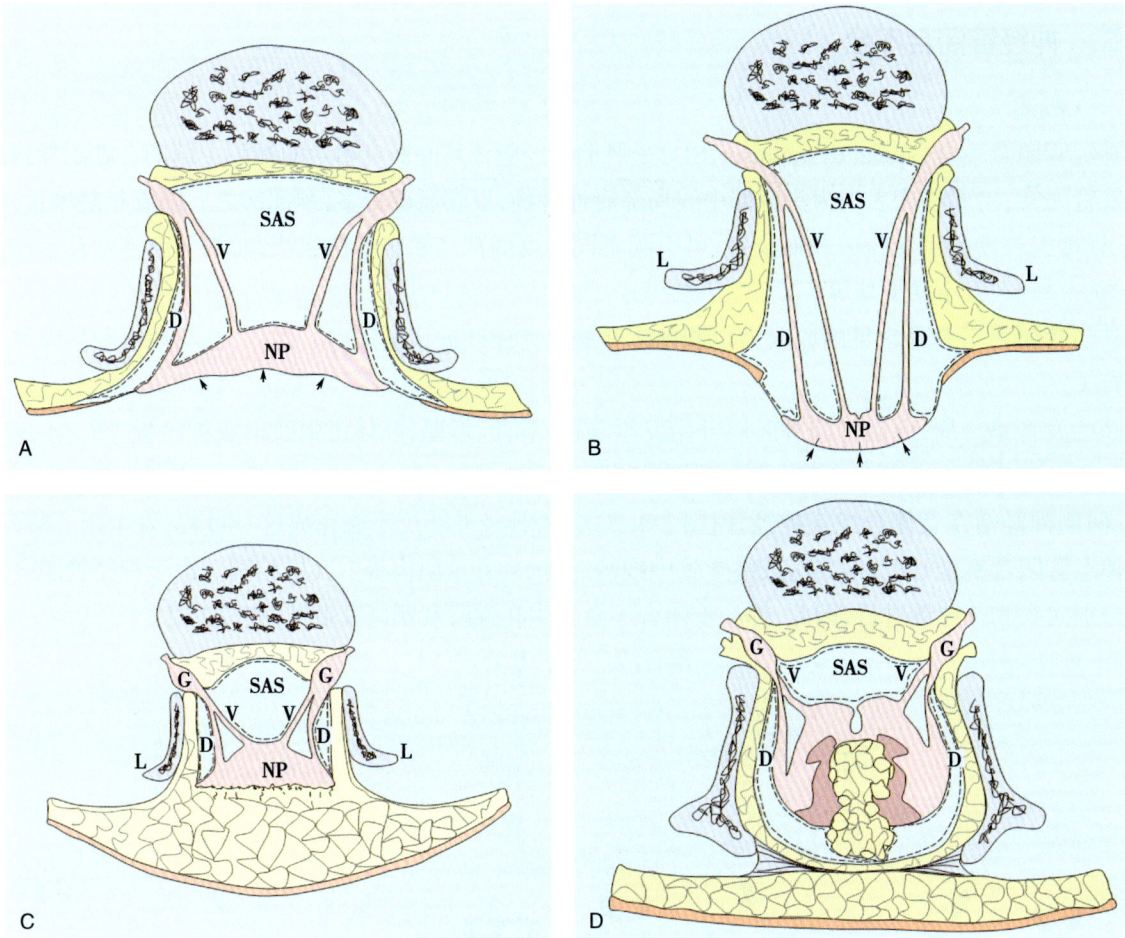

图 2-4-3   神经管闭合不全模式图

A、B 均为开放性神经管闭合不全,膨出部位表现为背部肿块,且表面无完整皮肤覆盖,仅有一层菲薄的膜样组织覆盖;C.隐性神经管闭合不全,背部中线骨缺损部位皮肤组织完整,椎管未闭合,脊髓形成神经板;D.隐性神经管闭合不全,背部中线骨缺损部位皮肤组织完整,椎管闭合,脊髓形成,但中胚层脂肪组织异位形成中线脂肪瘤或错构瘤

V:前神经根;D:背侧神经根;G:脊神经节;SAS:蛛网膜下腔;NP:神经板

(二)病理学表现

无。

(三)MRI 表现

在 MRI 应用于临床前,对此类疾病的诊断主要依赖于 X 线、CT 及脊髓造影等,但其软组织分辨率有限。而 MRI 作为一种非创伤性检查,具有极佳的软组织分辨率,能够清晰显示脊髓及其周围组织结构的关系,发现骨骼、椎管内及皮肤的异常改变,准确诊断疾病。MRI 上主要有以下征象:

1. 可观察到脊柱中线局部骨质缺损。

2. 脊膜膨出   硬膜通过骨缺损部位到达皮下形成囊性包块,其信号与脑脊液相同,呈长 T_1 长 T_2 信号,无脊髓神经组织。

3. 脊膜脊髓膨出(图 2-4-4)   脑脊液及脊髓神经组织通过中线椎弓缺损骨组织部位膨出至皮下,形成囊性包块,内可见脑脊液信号、脊髓软组织影及神经根,包块与蛛网膜下腔相通。

4. 脂肪脊膜脊髓膨出   背侧脂肪瘤表现为短 T_1 长 T_2 信号影,通过中线骨缺损部位与皮下脂肪组织相连,同时可见硬膜囊、脑脊液也向背侧膨出。

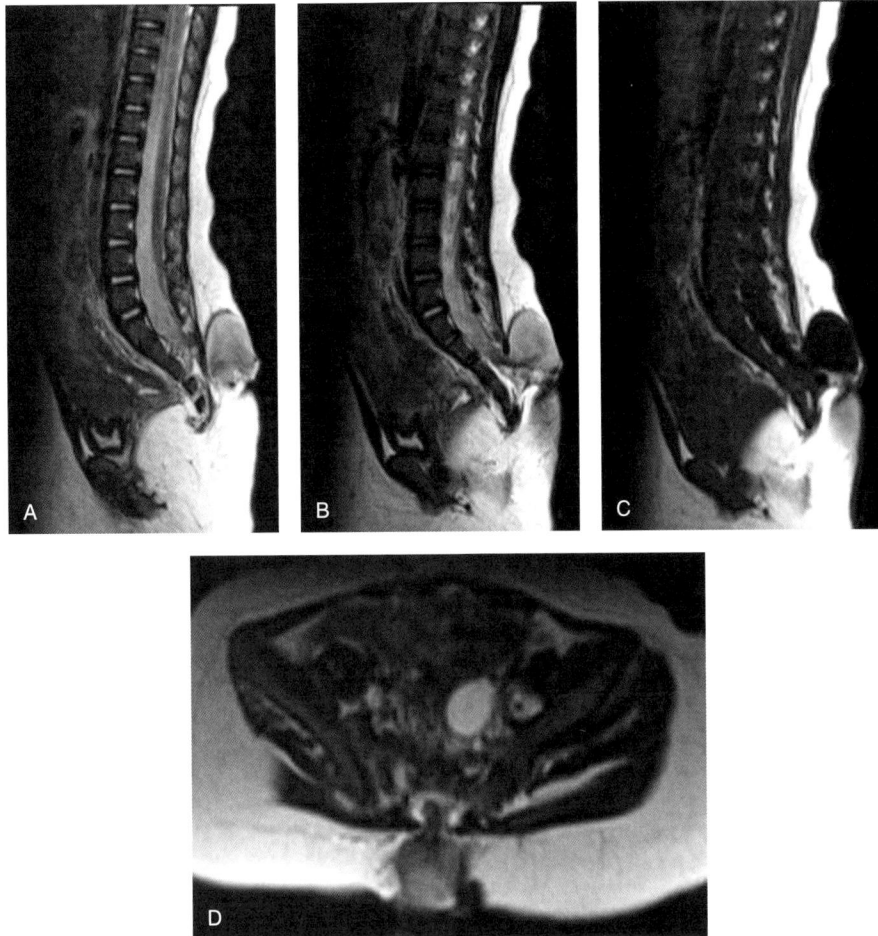

图 2-4-4 神经管闭合不全

A. 腰骶椎正中矢状位 FSE T_2WI 序列,显示脊髓圆锥低位,位于 L_4 椎体平面,骶管背侧缺
损,脊膜膨出,内充满高信号液体结构;B. 腰骶椎旁正中矢状位 FSE T_2WI 序列,显示膨出
脊膜内条状低信号沟通骶管及囊性灶,为终丝及马尾结构;C. 腰骶椎旁正中矢状位 FSE
T_1WI 序列,显示图 B 中低信号区为少许等信号灶;D. 腰骶椎横轴位 FSE T_2WI 序列,显示
骶管背侧缺损,脊膜膨出于骶尾部皮下软组织形成肿块,内含条状低信号的终丝及马尾结
构;诊断为:神经管闭合不全伴脊髓栓系、骶尾部脊髓脊膜膨出

5. 脊髓纵裂 主要发生在下胸段及上腰段,颈段少见。轴位图像上脊髓一分为二,远端再联合为单
一脊髓,而矢状位可以显示脊髓纵裂的范围及部位。

6. 脊髓黏着 脊髓膨大及圆锥不明显,脊髓自胸段沿硬膜囊后缘下行,末端黏着于 L_5~S_1 椎体水平硬
膜囊背侧。

(四) 诊断要点与鉴别诊断

1. 诊断要点

(1)脊柱中线局部骨质缺损。

(2)可有不同程度的脊膜膨出、脊膜脊髓膨出、脂肪脊膜脊髓膨出等。

(3)可有脊髓纵裂或脊髓黏着。

2. 鉴别诊断 术后假性脊膜膨出:病史、临床检查可资鉴别。

(五) 治疗和预后

对已出生的患儿,在对生命尊重的前提下全面评估生存质量后取舍手术。手术不能改变脑脊髓本身

先天性发育不良的基础,但能避免因中枢感染、膨出囊进行性增大导致脑或脊髓牵拉后损伤,术中松解脊髓栓系和各种对脊髓压迫的病理因素,有利于改善和修复受损的神经。

(祁　良　张景峰)

第五节　不定节段或全脊柱发育异常

一、脊椎骨骺发育异常

脊椎骨骺发育异常(spondyloepiphyseal dysplasia,SED)是一组罕见的以脊柱和骨骺畸形为特征的遗传性骨病,其遗传方式包括常染色体显性遗传、常染色体隐性遗传及 X 染色体连锁隐性遗传,发病率不高于 2/100 万。该病的共同特点为累及椎体及骨骺,临床上主要表现为短躯干型身材矮小、胸部畸形和关节退行性病变。依照《国际遗传性骨病分类标准(2010 年版)》,可根据脊椎骨骺发育异常的临床特征、影像特点及分子遗传学的不同表现分为九种临床类型。本节主要介绍先天性脊椎骨骺发育不全(spondyloepiphyseal dysplasia congenital,SEDC)和迟发性脊椎骨骺发育不全(spondyloepiphyseal dysplasia tarda,SEDT)的影像表现。

(一) 概述

先天性脊椎骨骺发育不全是一种常染色体显性遗传病,1966 年由 Spranger 和 Wiedemann 首次报道,发病率约为 1/100 万。本病主要累及椎体和骨骺,患者自出生起即可出现骨骺系统异常,临床常表现为短躯干型身材矮小、颈短、桶状胸、脊柱侧凸、髋内翻、膝外翻、跛行、畸形足、面部扁平、小下颌等。患者智力一般正常,部分患者伴有骨骼肌肉系统以外的表现,如眼部屈光不正、视网膜变性或剥离、腭裂、感觉神经耳聋等。该病的临床诊断主要依赖遗传方式及影像学特点。

迟发性脊椎骨骺发育不全是一种 X 染色体连锁隐性遗传病,通常儿童期起病,男性多发,发病率约为 1.7/100 万,该病主要引起骨/软骨发育障碍,累及椎体和身体承重大关节。典型临床特点包括短躯干型身材矮小、颈短、扁峰高耸、桶状胸及脊柱侧凸畸形等,部分患者伴有关节退行性病变。

(二) 病理学表现

先天性脊椎骨骺发育不全的发病与 12 号染色体长臂编码 Ⅱ 型胶原蛋白的 *COL2A1* 基因突变有关。在胶原纤维形成的早期阶段,胶原分子相互作用依赖于胶原分子特异的 Gly-X-Y 重复序列的位点。*COL2A1* 基因突变常发生在 Gly-X-Y 三螺旋重复位置,干扰了胶原分子之间的相互作用。

迟发性脊椎骨骺发育不全多与 X 连锁迟发性脊柱骨骺发育不良(X-linked spondyloepiphyseal dysplasia tarda,SEDL)基因有关。*SEDL* 基因位于 Xp22.2,其编码产物为 sedlin 蛋白,参与细胞间蛋白的转运,调控内质网内前胶原蛋白的输出。sedlin 蛋白出现功能障碍时,可引起细胞 Ⅰ、Ⅱ 型胶原蛋白的分泌减少。Ⅱ 型胶原蛋白是骨基质的重要结构成分,其异常会影响骨骺形成,致使骨生长障碍。

(三) MRI 表现

先天性脊椎骨骺发育不全的典型影像特征包括椎体扁平,椎体呈卵圆形,脊椎侧凸,股骨头骺端骨化缺如,股骨颈发育不良且结构不规则,髋臼顶扁平,髋、膝关节畸形等。

迟发性脊椎骨骺发育不全的影像学表现为胸、腰椎椎体扁平,椎体前部上下缘凹陷、中后部呈"驼峰状"突起,以及椎间隙狭窄等(图2-5-1),此外,在下肢骨亦有明显异常表现,如髂骨翼变小,髋臼外上缘发育不良,髋臼角变大,股骨内外侧髁平坦,胫骨髁间隆起变钝等。

MRI表现除显示上述形态改变外,还可显示椎体骨质呈T_1WI、T_2WI低信号,椎间盘变薄,形态不规则,并有不同程度向后凸出,椎间盘信号减低,T_1WI、T_2WI均呈低信号。个别椎体终板可出现终板骨软骨炎改变。胸、腰椎后纵韧带及黄韧带不同程度增厚,压迫硬膜囊及脊髓,椎管明显狭窄。

（四）诊断要点与鉴别诊断

1. 诊断要点

（1）先天性脊椎骨骺发育不全的特征影像为椎体扁平,髋臼顶扁平和股骨头/颈发育不良。

（2）迟发性脊椎骨骺发育不全的特征影像改变多在10~14岁趋于明显,主要表现为椎体前部上下缘凹陷、中后部呈"驼峰状"突起,椎体边缘增生硬化,形似横置的"奶瓶"。

（3）进行DNA测序可有效诊断本病。

2. 鉴别诊断

（1）黏多糖病Ⅳ型（Morquio型）：先天性脊椎骨骺发育不全的临床表现与黏多糖病Ⅳ型有许多相似之处,两者均为遗传性疾病,患者婴幼儿起病,临床上均可表现为短躯干型侏儒、步态异常、胸部畸形、脊柱侧凸等。先天性脊椎骨骺发育不全往往出生时就存在躯干短小,椎体变扁,椎体前缘很少出现舌状改变;黏多糖病Ⅳ型出生时多正常,1~3岁起病,常累及全身所有骨关节,椎体前缘变扁、变尖呈鸟嘴状,椎间隙通常增宽;掌、指骨粗短;实验室检查尿中含有硫酸角质(黏多糖)可明确诊断。

（2）脊柱干骺端发育不良（Kozlowsi型）：主要累及脊柱和长骨干骺端,而骨骺正常,且无青少年期关节退行性改变。

（3）多发骨骺发育不良：为四肢骨骺软骨发育异常,常对称性累及上下肢骨骺,但脊柱较少受累,且改变较轻。

（4）幼年性类风湿性关节炎：通常累及手、腕关节,以关节面侵蚀和软组织肿胀为特征,扁平椎及椎间隙狭窄等影像学表现少见。

（五）治疗和预后

迟发性脊椎骨骺发育不全患者的临床表现轻重不一,轻症者仅有肌肉骨骼隐痛和生长发育迟缓,严重者可出现脊柱、髋关节活动受限,需接受脊柱侧凸或髋关节置换手术治疗;迟发性脊椎骨骺发育不全患者多在儿童后期发病,表型改变不特异,没有全身性生化代谢异常,而且女性携带者无临床症状,*SEDL*基因可以帮助患者确诊,可在患者出现症状前给他们的生活方式提出合理建议;更重要的是,*SEDL*基因诊断能够检测出女性携带者,为她们提供遗传咨询,并以此指导生育,提高人口素质。

先天性脊椎骨骺发育不全的治疗和预后同迟发性脊椎骨骺发育不全。

二、脊椎形成异常

（一）概述

先天性脊柱畸形是指在胚胎发育的4~6周由于脊柱发育异常导致的脊柱畸形,包括形成障碍、分节不良及混合型,其发病率约为1/1 000。其中形成障碍主要包括半椎体及蝴蝶椎。

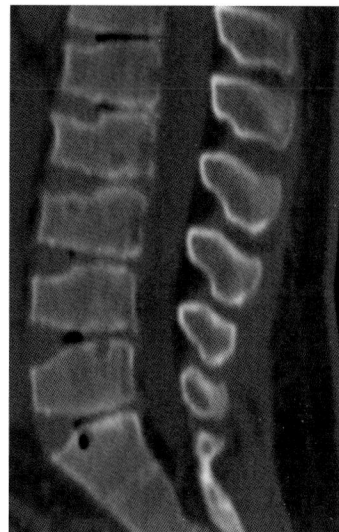

图2-5-1 脊椎骨骺发育不全
MSCT-MPR表现
腰椎MSCT矢状位骨窗二维重建,显示腰椎椎体扁平,椎体前部上下缘凹陷、中后部呈"驼峰状"突起,椎间隙狭窄,椎间盘积气

（二）病理学表现

胎儿的椎体和椎弓分别由左右两个软骨化骨中心组成，如果成对的椎体软骨化骨中心的一个发育不完全，则形成半椎体（hemivertebra）；椎体内若有胎生时期的脊索残存，则椎体中央出现较大范围的缺损，造成椎体矢状裂。前者在正位片上呈楔形，累及一个或者多个椎体，常引起不同程度的脊柱侧凸。后者在正位片上椎体中央很细，或由两个不相连的楔形骨块组成，形似蝴蝶的两翼，故称蝴蝶椎。

（三）MRI 表现

由于 MRI 具有很高的软组织分辨率，能清晰显示半椎体侧块与脊膜，椎管、椎体附件与周围软组织的关系，故 MRI 是诊断先天性脊柱侧凸合并脊髓异常或脊髓栓系的必备手段，MRI 全脊柱重建图像较 X 线平片能更加直观地显示脊柱的冠状位和矢状位全貌，具有更高的临床应用价值，MRI 检查无放射性，检查前部分患儿需要镇静，且检查耗费的时间较多，半椎体畸形的病变椎体在冠状位上呈楔形改变，蝴蝶椎椎体中央很细，两侧为楔形骨块，形似展翅的蝴蝶（图 2-5-2）。对于半椎体畸形患者，站立位全脊柱 X 线平片节段弯、节段后凸角度与仰卧位 CT、仰卧位 MRI 无差异，站立位主弯角度可根据线性回归模型用仰卧位 CT、仰卧位 MRI 检查的主弯角度进行计算。仰卧位 CT 与仰卧位 MRI 节段弯角度、节段后凸角度、主弯角度无差异。

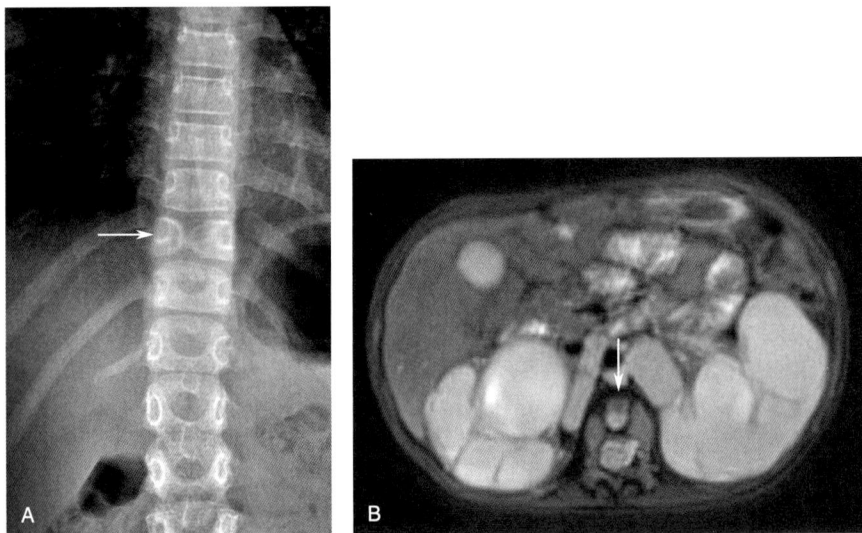

图 2-5-2　蝴蝶椎 X 线和 MRI 表现

A. X 线正位片示胸 $_{10}$ 椎体中央部细小，两侧呈楔形骨块，形似 "蝴蝶" 状（白箭）；B. 横轴位 T_2WI 序列
显示腰 $_1$ 椎体两侧块呈三角状，中间残存少许高信号脊索（白箭），椎管未见狭窄

（四）诊断要点与鉴别诊断

1. 诊断要点　半椎体畸形时椎体两侧块呈楔形，蝴蝶椎时椎体中央出现较大范围缺损，累及多个椎体时多合并脊柱侧凸畸形。

2. 鉴别诊断　需要与分节不良型脊柱形成异常来进行鉴别，主要包括融合椎、脊柱裂、Klipple-Fei 综合征等。

（1）融合椎：是指两个或两个以上的椎体之间完全或者部分融合，前者椎间盘消失；后者残留部分椎间盘痕迹，或只残留骨性终板，融合的椎体高度不变或稍增加，前后径稍变小。

（2）脊柱裂：是一种常见的神经管畸形，是后神经孔闭合失败所致，其主要特征是背侧的两个椎弓未能融合在一起而引起的脊柱畸形，脊膜和 / 或脊髓通过未完全闭合的脊柱疝出或向外露出，MRI 可清晰显示脊膜膨出的全貌、范围及其内容物的详细情况。在 T_1WI 上呈低信号，而相应脊髓组织的信号较高，在

T_2WI 上囊内液体信号增高。

（3）Klipple-Fei 综合征：颈椎分节不良伴斜颈、高位肩胛和脊柱裂等，临床上表现为颈短、发际低和颈部活动受限，也可合并其他循环和泌尿系统的异常。

（五）治疗和预后

脊椎先天性半椎体畸形的治疗目的是矫正畸形、防止代偿性弯发展为结构性弯和畸形加重。不应等到畸形严重时采取困难而复杂的矫形手术，而且这时的手术风险很大。先天性脊柱侧凸早期手术治疗时需要舍弃一部分脊柱的生长潜能而达到脊柱的整体生长平衡。由于丢失的生长潜能对脊柱生长影响的重要性远小于严重畸形对心肺功能造成的影响，对于进展型半椎体畸形脊柱侧凸应早期行手术治疗，而且早期手术只需短节段固定，而后期手术需要长节段固定，因而早期手术对脊柱生长的综合影响可能小于后期手术。对此类畸形的治疗也是一个长期的系统工程。在重视手术的同时，不应忽视长期密切随访，以及规范化的石膏和支具治疗的必要性。

三、椎体分节异常

（一）概述

脊椎融合又称阻滞椎（block vertebrae），是脊椎的一种骨性融合现象，常涉及 2 个或者 2 个以上的椎体。影像学上表现为相邻椎体融合成为一个整体，椎体融合可以为完全性，也可以仅限于椎体、椎弓、棘突的部分融合。最常见于颈椎和腰椎，而胸椎少见。阻滞椎无性别偏向，多数患者在成年后才得到明确诊断，最常见的主诉是颈部疼痛、神经症状，以及颈部旋转、屈伸受限；根据畸形严重程度的不同，患者的临床表现可有很大差异。

（二）病理学表现

脊椎融合有先天性和后天获得性之分。先天性阻滞椎属于胚胎发育不良性疾病，是胚胎第 3~8 周时原始椎体节没能正常分节的结果，在胚胎第 8 周，上下脊椎软骨性相连，暂时形成较坚强的软骨柱，脊索细胞进入椎间盘，如以后脊索发育障碍导致椎间盘不发育或发生软骨化，则椎体间不能分节而保持融合状态；分节障碍可以是单侧未分节骨桥，也可以是双侧未分节形成大块状椎体；骨骼可能不是唯一受累的系统，可合并有其他畸形，如脊柱侧凸、肾脏畸形、心血管畸形、耳聋、联带运动、呼吸系统畸形、高肩胛症（Sprengel 畸形）、颈肋等。此外，进行性非感染性椎体前部融合是阻滞椎的一种特殊类型，常见于胸腰交界部多椎体受累，主要为椎体前 1/3 融合。后天获得性阻滞椎通常与外伤、结核病、青少年类风湿性关节炎或其他感染性疾病相关。上述因素导致椎间盘破坏、脱水、纤维化、髓核变薄，再加上脊柱下沉的压力，使椎体间隙逐渐变窄，最后导致骨性联合。

（三）MRI 表现

有文献报道，颈椎椎体单节段融合以 C_2~C_3 节段融合最多，其次是 C_3~C_4 节段及 C_5~C_6 节段，跳跃式融合以 C_0~C_1、C_2~C_3 融合最多，两个以上连续融合则少见；胸椎椎体融合以 T_3-T_4、T_4-T_5 融合为多，腰椎以 L_3~L_4 为多。在融合部位上，阻滞椎可分为完全性阻滞椎，多伴有小而完整的椎间孔；也可为不同类型的部分性阻滞椎，部分性阻滞椎分为 3 种类型：①前或后 1/3 椎体融合；②完全性椎体融合；③椎弓后部或中央部融合。椎体及附件的同时融合比单纯椎体融合多见，而单纯附件融合最为少见。

主要的影像学表现：①椎体 2 个或 2 个以上节段连续性融合，可以呈现跳跃性多节段受累；②椎体融合节段显示全部或部分的骨性融合；③阻滞椎受累的 2 个椎体部分可表现为彻底的骨性联合而无椎间盘，或在受累椎体间存有椎间盘退化残留，而显示椎间隙呈线状透亮影；④阻滞椎的长度与 2 个正常的椎体加上 1 个椎间隙的长度相等；⑤大部分先天性阻滞椎的外形呈轻微沙漏状收缩，表现为在融合椎的椎间隙水平变窄，形如"黄蜂腰状"，但有时这种改变非典型；⑥与其他椎体相比，阻滞椎矢状径常小于邻近的正常椎体;⑦椎弓根频繁融合,棘突完全融合或者部分融合,椎小关节融合,少见的有椎弓裂,椎板部分缺损,椎弓根变形,椎体数增多或减少等(图2-5-3)。有学者认为,椎间隙不同程度融合与狭小可能与脊索发育障碍程度的轻重有关,而矢状径的缩小、沙漏状外形的形成则与早期椎体融合影响了骨骺的发育有关。

先天性阻滞椎如果伴有脊柱侧凸,则X线检查包括直立位全脊柱正侧位像,如患者不能直立,宜用坐位像,不能卧位。多层螺旋CT扫描通过薄层重建、多平面重建及三维重建等后处理方法,可以清晰地显示颈椎的融合畸形和其他畸形,特别是对寰枕、寰枢关节的显示明显优于X线平片,即使对于体位不正、不合作的患者,也能较为准确地作出诊断;同时CT可以进行椎体测量,确定手术平面,为选用合适的手术方案提供指导。对于合并脑、脊髓病变的患者,则需进行MRI检查。

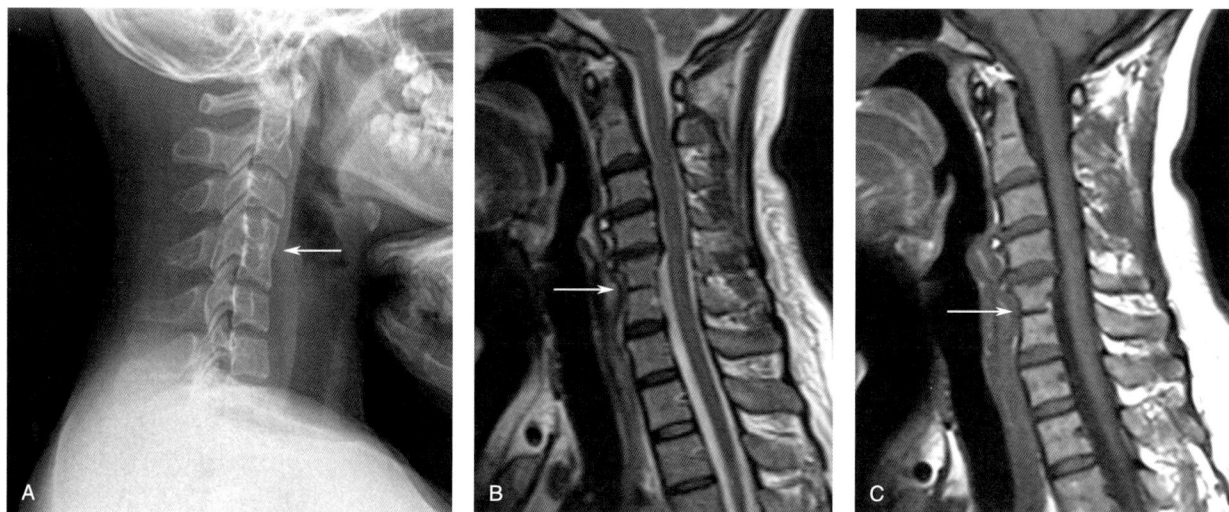

图2-5-3　颈椎先天性完全性阻滞椎X线和MRI表现

A. X线平片示颈$_4$~颈$_5$椎体及附件完全融合,中间椎间盘残留,融合后椎体高度基本不变,前后径轻度变短(白箭);B、C. 矢状位T$_2$WI和T$_1$WI显示颈$_5$~颈$_6$椎体融合,椎间盘部分残留呈低信号(白箭),椎体与椎间盘高度保留,椎间盘层面"黄蜂腰状"变细,邻近椎间盘退行性改变

(四)诊断要点与鉴别诊断

1. 诊断要点

(1)先天性阻滞椎好发于颈椎、腰椎,胸椎少见。大多为2个节段融合,也可以2个以上节段融合或跳跃性多节段受累。

(2)椎体融合或椎体附件混合融合较单纯附件融合常见。

(3)阻滞椎的长度与2个正常的椎体加上1个椎间隙的长度相等。

(4)阻滞椎的椎间隙水平变窄形如"黄蜂腰状",矢状径常小于邻近的正常椎体。

(5)单侧或部分性阻滞椎较双侧大块状阻滞椎畸形严重,先天性阻滞椎可能合并其他畸形。

(6)先天性阻滞椎易导致邻近节段脊柱退行性改变。

2. 鉴别诊断　先天性阻滞椎主要与后天获得性椎体融合鉴别,先天性椎体融合由于各个椎体的骨小梁自成系统,椎体仍保持着独立完整性结构,因而融合体的高度可以保持;而获得性椎体融合中,椎体结构的独立性丧失,骨小梁自一个椎体贯穿至另一个椎体,椎体之间的界限完全消失,融合体的高度将会变小;先天性阻滞椎的椎间盘水平有"黄蜂腰状"改变,矢状径变小,椎体前缘平滑,没有骨质破坏及增生,而后天性者没有黄蜂腰改变,受累椎体可有病理性异常改变;此外,先天性阻滞椎可以伴有椎弓和棘突的融合,而后天性者多为椎体融合,附件不融合。

（五）治疗和预后

在治疗上，单侧未分节骨桥常合并其他椎体及脊髓畸形，脊柱侧凸程度严重，所以主张早期进行融合手术预防畸形进展；而双侧未分节阻滞椎一般无神经受损，预后较好，无须治疗，但应长期随访观察，注意防止颈部外伤，避免参加颈部活动较多的一切运动。对于 C_2~C_3 融合的病例，要特别注意是否发生慢性 C_1~C_2 脱位的征象，一旦发现，应尽早治疗。阻滞椎产生脊髓损害一般进展缓慢，其基本病理改变为椎管畸形和狭窄，一旦出现症状，将逐渐加重，而不能自行缓解，一般发病年龄较小，故手术减压还是必要的。出现神经损害，尤其可能存在许多潜在器官的严重畸形时，应力争早发现、早治疗，以期最大限度地减少对健康及生命的威胁。

四、部分重复椎

（一）概述

部分重复椎又称赘生椎，可发生在脊柱的任何部位，以腰椎最常见，表现为 6 个腰椎，如果多余的椎体形态正常，则无任何症状，如果多余椎体形成不全或为楔形，则可以出现脊柱侧凸改变。胸椎及腰椎数目异常系胎生期脊柱分节失常所致。有些患者存在胸椎腰化或骶椎腰化，如果仅凭借腰椎平片而确定腰椎赘生椎，可能存在误诊，应该拍摄脊柱全长片来确定椎体数目。

（二）病理学表现

重复椎多由胎生期脊柱分节失常所致，进而导致椎体数目异常。

（三）MRI 表现

重复椎系椎体数目异常，脊柱全长片确定 12 对肋骨及相应的 12 个胸椎，再通过拍摄骶尾部侧位片或 CT 扫描等方式确定骶椎数目，之后确定腰椎等部位的椎体数目是否超过 5 个。重复椎如果形态正常则可无脊柱侧凸等异常，如果形态异常则可以引起脊柱侧凸等，异常椎体可以与相邻的椎体融合或不融合而存在椎间盘结构（图 2-5-4）。

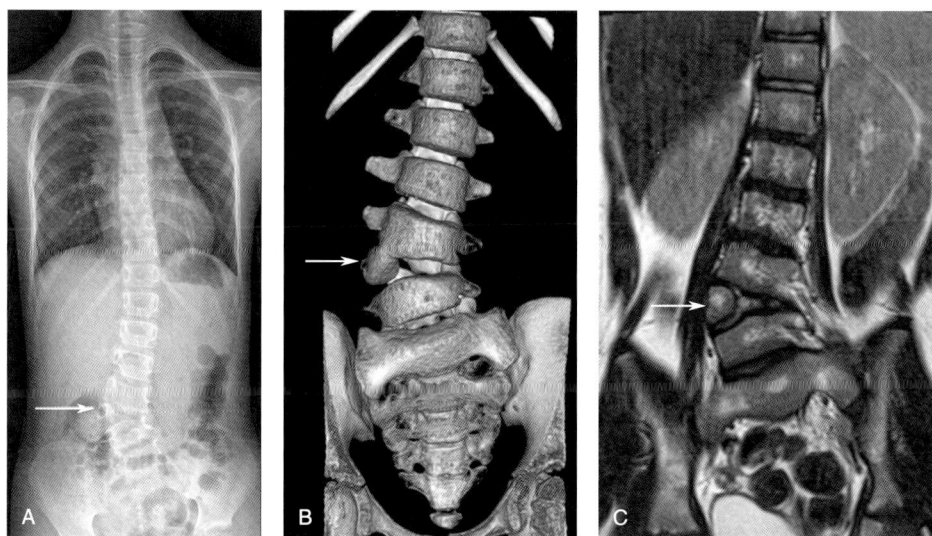

图 2-5-4　重复椎 X 线、CT 和 MRI 表现

A. 女，8 岁，X 线脊柱全长正位片示胸椎数目正常 12 个，腰椎多余半个椎体（白箭），即腰 $_4$~腰 $_5$ 椎体之间右侧出现重复椎，呈楔形，相应腰椎呈侧弯改变；B. MSCT 扫描后 VR 重建显示腰 $_4$ 与腰 $_5$ 椎体之间半个重复椎，且与腰 $_4$ 椎体部分融合（白箭）；C. 冠状位 T_2WI 序列显示重复椎信号与正常椎体信号一致（白箭），与正常椎体之间存在变形椎间盘，腰椎呈侧弯改变

（四）诊断要点与鉴别诊断

1. 诊断要点　部分重复椎是椎体数目增多，形态可以正常，也可以异常，后者可以引起脊柱侧凸等椎体不稳。

2. 鉴别诊断　主要是与半椎畸形及移行椎鉴别。前者主要是椎体形态异常，可以合并椎体融合等异常，进而引起脊柱不稳。移行椎存在上移行和下移行，整体椎体数目不变，可以通过脊柱全长正侧位片等方式进行鉴别。

（五）治疗和预后

重复椎，尤其是部分重复椎在临床相对少见，如果多余的椎体形态正常，可无任何临床症状，不需要治疗，如果多余椎体形成不全或为楔形，则可出现脊柱侧凸等改变，可以参照先天性脊柱侧凸的治疗方法进行治疗，包括非手术治疗和手术治疗，非手术治疗主要包括定期观察、支具和石膏矫正等，对于严重的、进展快的脊柱侧凸，应尽早手术切除多余的椎体，以恢复脊柱的稳定性。

五、脊柱裂

（一）概述

脊柱裂（spina bifida）又称椎管闭合不全，属于一组脊柱先天性发育异常性疾病，其特点是脊柱中线部位间充质、骨骼和神经结构在融合上的缺陷，病变常累及皮肤、脊椎、脊膜和脊髓，表现形式多种多样，可发生在脊椎椎管的颈段、胸段、腰段和骶段，或是骑跨两个节段，一般为单发，以腰骶部最为常见。

脊柱裂分为显性脊柱裂和隐性脊柱裂，前者有椎管内容物膨出，后者没有。显性脊柱裂可分为：脊髓脊膜膨出型、脊髓膨出型、脊膜膨出型、脂肪脊髓脊膜膨出型；隐性脊柱裂可表现为：单纯脊柱裂、终丝紧张、硬膜内和终丝脂肪瘤、皮肤窦道、脊髓纵裂、椎管内肠源性囊肿。

（二）病理学表现

脊柱裂是由于胚胎期神经管闭合时中胚叶发育障碍致椎管闭合不全，脊柱棘突及椎板不同程度缺如，椎管内容物与椎管外组织邻接甚至突出到椎管外。病变可累及一节或多节椎骨，常与神经系统或其他系统的畸形伴发。

（三）MRI 表现

X 线和 CT 主要表现为脊椎后部中线处纵行裂隙，骨皮质光滑完整，显性脊柱裂在 CT 上可见缺损处囊性肿物。脊柱裂虽然用常规 X 线和 CT 足以作出影像学诊断，但不能反映椎管内细微的病变，MRI 的应用可弥补上述不足。MRI 不仅可以准确地区分显性和隐性脊柱裂，还能清晰显示椎管内有无伴发其他先天性疾病和局部粘连等病理情况。因此，MRI 有利于临床治疗方案的确定，应为脊柱裂首选检查方法。

显性脊柱裂：①脊髓脊膜膨出：可见脊柱中线部位宽大的骨质缺损或椎板缺如，脊髓和脊膜局限性向后膨出，呈团块状。病灶内的脑脊液为均匀长 T_1 长 T_2 信号，其中脊髓和脊神经呈中等信号，局部蛛网膜下腔扩大。②脊髓膨出：多发于腰骶部，可见形态异常的脊髓组织通过骨缺损处突向椎管外，表面无皮肤及皮下组织覆盖，几乎所有病变均有脊髓低位，圆锥通常位于 L_3 水平以下。③脊膜膨出：常见于腰骶部，偶见于胸部脊柱。横轴位和矢状位成像可清晰显示背侧中线处的骨缺损和膨出物的组成成分。脑脊液呈长 T_1 长 T_2 信号，脊髓和神经呈中等信号，磁共振水成像对显示膨出物内成分和椎管内的关系很有价值。④脂肪脊髓脊膜膨出：占闭合性脊柱裂的半数以上，可见病变区椎管内和皮下组织有大量脂肪经骨性缺损区相连，脊髓神经紧贴于脂肪腹侧，并经脊髓或脑脊液在脂肪中穿行。其常伴发脊髓圆锥低位，背侧可见大小不等的脂肪瘤将其栓系（图 2-5-5）。

隐性脊柱裂：①单纯脊柱裂：单纯为两侧椎弓闭合不全，无其他神经管闭合不全的表现（图 2-5-6）。②终丝紧张：终丝紧张是指终丝缩短并增生导致终丝栓系和圆锥不能上升。受累终丝直径常大于 2mm。

③硬膜内和终丝脂肪瘤：T_1WI 和 T_2WI 见硬膜下腔内局限性的高信号脂肪堆积，与背部皮下脂肪组织不相连。脂肪瘤通常在脊髓表面生长，也可浸润到脊髓内，对脊髓造成牵拉和压迫，终丝脂肪瘤往往呈条状，紧贴或包裹终丝，致圆锥低位，硬膜囊一般完整。④皮肤窦道：病变部位裂隙状软组织信号的窦道穿过皮下脂肪，经开放的椎板进入椎管，深度不一。⑤脊髓纵裂：横轴位成像上可见纤维性或骨性间隔将脊髓分开。⑥椎管内肠源性囊肿：病变多发于胸段椎管，其次为颈段，其信号依囊内蛋白质成分及是否有出血而异，若囊液为浆液性，则信号与脑脊液相似，若囊液为黏液性或出血，则 T_1 和 T_2 表现为高信号，囊壁无强化。横轴位图像上见囊肿部分或大部分被镶嵌在脊髓中，即"嵌入征"，此为特征性表现。

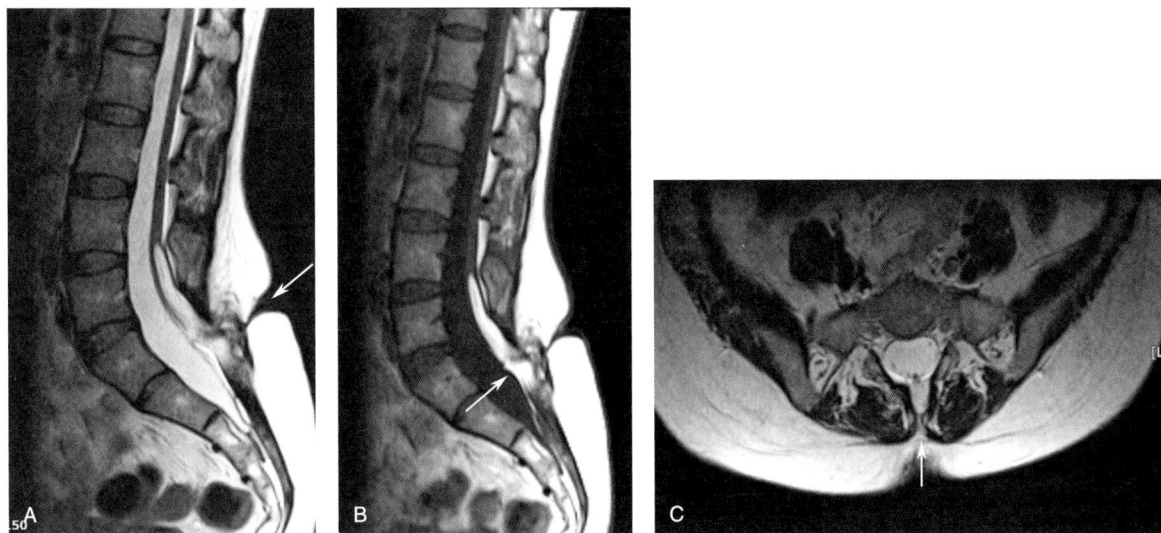

图 2-5-5　显性脊柱裂 MRI 表现
A~C. 为同一患者，女性，41 岁。腰椎 MRI T_2WI、T_1WI 矢状位及 T_2WI 横轴位显示 S_1 椎体两侧椎弓未联合，后背部软组织出现缺口（白箭），裂口处脊髓脊膜膨出，脊髓栓系而位置低下，腰$_5$、骶$_1$ 椎体水平椎管内脂肪瘤形成，T_1WI 和 T_2WI 序列呈高信号

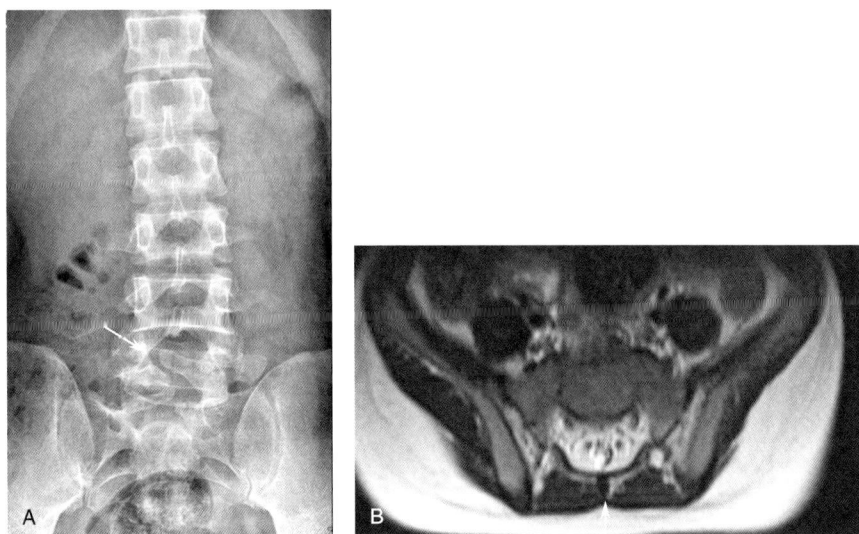

图 2-5-6　隐性脊柱裂 X 线及 MRI 表现
A. 正位 X 线平片示腰$_5$、骶$_1$ 椎体两侧椎板不连，中间存在透亮的间隙（白箭）；
B. 横轴位 T_2WI 序列显示骶$_1$ 椎体两侧椎板不连（白箭），椎管内结构未见异常

（四）诊断要点与鉴别诊断

1. 诊断要点

（1）发生于脊柱中线区的先天性疾病,常见于腰骶段,其次是胸、颈段,多单发。

（2）根据椎管内容物是否向外突出分为显性和隐性脊柱裂。

（3）脊柱裂常伴发多种脊髓病变及畸形。

（4）MRI 根据各种组织在 T_1WI、T_2WI 上不同的信号改变（如脂肪组织呈短 T_1、长 T_2 信号,脊髓呈等 T_1、略短 T_2 信号,脑脊液呈长 T_1、长 T_2 信号）,以及横轴位、冠状位和矢状位等多方位序列扫描,可清晰显示脊髓与周围组织的关系。

2. 鉴别诊断　脊柱裂主要与骶尾部畸胎瘤、脂肪瘤、皮样囊肿进行鉴别,主要如下:

（1）骶尾部畸胎瘤:骶尾部畸胎瘤是新生儿、儿童骶尾部最常见的肿瘤,包含全部 3 种胚层来源的组织。为囊性和实性混合性病灶,信号不均匀,常可见钙化、囊变、脂肪、出血等多种信号同时存在,实质部分可见强化。其中囊性畸胎瘤又称皮样囊肿,囊肿由结缔组织构成,内含皮质腺、汗腺毛发,囊肿呈卵圆形、圆形不规则低密度肿块,边界清晰,内含大量脂肪信号,故在 T_1WI 表现为高信号为其特征,囊内含毛发团时为混杂信号,可见液 - 液平面。增强扫描无强化。脊柱可正常,或表现为骨质破坏。骶尾部畸形常可伴发畸胎瘤。

（2）脂肪瘤:颈段、胸段椎管内条形或不规则短 T_1、长 T_2 信号灶,边界清晰,脂肪抑制序列信号减低。脊柱可正常,易合并脊柱裂,应注意与脂肪脊髓脊膜膨出型鉴别。

（五）治疗和预后

单纯脊柱裂无须治疗,其余类型原则上应早期手术,尽早修复脊膜膨出,复位脊髓,切断终丝,以预防或阻止神经功能障碍的发生,这对先天性脊柱裂患儿的预后极其重要。伴脊髓栓系患者不管有无症状,都需要做预防性松解手术。脂肪脊髓脊膜膨出预后较差,不能盲目切除脂肪瘤,否则会使症状加剧,其原因是脂肪瘤中有神经纤维迷入,切除脂肪瘤难以保护好神经纤维。

总之,对于脊柱裂患儿,要做到早预防、早诊断、早治疗,还要做到术后长期随访,尤其是监测膀胱功能,及时发现泌尿系统的损伤,适时进行康复治疗,从而提高其生活质量。

六、椎弓峡部裂

（一）概述

椎弓峡部裂（lumbar spondylolysis）是指椎弓上下关节突之间的峡部断裂。其发病机制有先天发育缺陷和创伤两种学说。但多数学者认为前者为主要原因,创伤仅为其诱因。先天性峡部裂形成多因椎弓两个骨化中心发生不愈合,局部形成假关节样改变。先天性峡部裂有明显的家族史和遗传性。

由椎弓关节部缺损、分离所导致的椎体向前滑动称为真性脊椎滑脱,若仅有椎体向前滑脱而椎弓完整者,则为假性滑脱或退行性脊椎滑脱。椎弓峡部裂是导致真性椎体滑脱的常见原因,近些年,该病的发生率在青少年中呈上升趋势。主要症状为腰腿痛,疼痛部位和性质各有不同,可以为持续性或间歇性。

（二）病理学表现

椎弓峡部是应力集中的区域,受到循环载荷时最容易发生破坏。椎弓峡部裂实质可能主要与峡部反复的高应力刺激所致的疲劳骨折有关,在解剖结构薄弱的基础上,腰椎后伸时椎弓峡部出现明显的应力集中,导致峡部骨质损伤,造成峡部裂。

（三）MRI 表现

本病以 X 线诊断为主,但在 CT 及 MRI 上同样可以应用 X 线的诊断标准,并且可以提供更多的影像信息。

　　X 线正位片上,在椎弓根环影的下方即椎弓峡部出现透亮裂隙,宽 2~4mm。侧位上,裂隙在椎弓根后下方,上、下关节突之间,自后上斜向前下,常有硬化边。斜位片是诊断椎弓裂最佳的投影位置。正常一侧椎弓应呈“猎狗”形,嘴为横突,耳为上关节突,前腿为下关节突,颈部为上下关节突的椎弓峡部,狗体为椎板,后腿为对侧的下关节突,尾巴为对侧横突,若有椎弓崩裂,则表现为“项圈征”(图 2-5-7A)。

　　CT 表现为椎弓峡部低密度裂隙影,裂隙的边缘呈非关节面表现,锯齿状粗糙不规则,骨质增生硬化,呈假关节样改变,椎管矢状径增大。

　　MRI 表现为椎弓峡部骨髓信号中断,T_1WI 呈低信号,T_2WI 呈高或低信号,后部椎弓向后下方移位,正中矢状位示棘突根部向后下移,硬膜囊后脂肪间隙增宽,椎管矢状径增大,旁矢状位示下关节突向后下移。伴有椎体滑脱时可出现椎间盘退变、椎间孔内神经根受压表现(图 2-5-7B)。

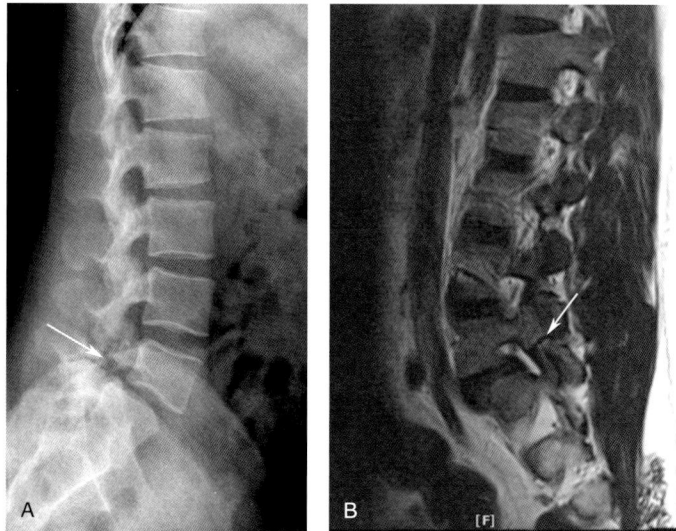

图 2-5-7　脊椎峡部裂 X 线及 MRI 表现
A. 侧位 X 线平片示腰 $_5$ 峡部断裂(白箭),并椎体向前 I 度滑移;
B. 矢状位 FSE T_2WI 序列示腰 $_5$ 峡部断裂(白箭),椎体滑移,椎间孔变形,椎间盘假性膨出

(四) 诊断要点与鉴别诊断

1. 诊断要点

(1)青少年慢性腰痛,向臀部或大腿放射,但很少有明显下肢根性疼痛麻木不适。

(2)好发于下腰椎,95% 以上为 L_4、L_5 椎体,多为双侧。

(3)腰椎双斜位片可见“项圈征”,CT 和 MRI 可见椎弓峡部断裂。

2. 鉴别诊断

(1)与椎小关节间隙鉴别:椎小关节间隙规则光滑,而峡部裂的表面呈锯齿状,多有骨碎片;横断位扫描时,椎小关节位于椎间盘层面,峡部裂位于椎弓根下缘层面,如果扫描线倾斜,可位于同一层面,即双小关节征,峡部裂在前。

(2)与急性骨折鉴别:急性骨折有明确外伤史,峡部裂为持续的慢性临床症状。急性骨折的骨折线清晰,边缘锐利,峡部裂则边界不光整,骨质增生、密度增高。

(五) 治疗和预后

　　首选非手术治疗,大部分患者经严格保守治疗,并且早期治疗可明显改善症状和稳定病椎,非手术治疗效果不佳且症状反复者需手术干预。

七、软骨发育不全

(一) 概述

软骨发育不全(achondroplasia,ACH)是一种软骨发育障碍导致骨化异常的先天性发育异常,为侏儒症最常见的病因,在活产婴儿中的发病率为 1/25 000~1/15 000。出生时即可发现骨骼畸形,智力发育一般正常。临床表现为肢根型侏儒,即四肢近端肢体缩短较远端显著,而躯干大小相对正常;头大伴前额隆起,面中部发育不良导致面中部扁平;短指,中指与环指不能并拢,称三叉戟手;关节松弛、肌张力低;肘关节伸展受限;膝内翻,鸭行步态;胸腰椎后凸。

(二) 病理学表现

软骨发育不全是常染色体显性遗传病,是位于 4 号染色体上的成纤维细胞生长因子受体 3(fibroblast growth factor receptor 3,FGFR3)发生基因突变的结果,FGFR3 通过负反馈机制调控软骨细胞的增殖和分化,当 FGFR3 异常时,其配体过度激活,导致软骨细胞分化提前,增殖期缩短,不能形成正常的先期钙化带,因而软骨内化骨障碍。

(三) MRI 表现

由于颅底骨软骨内化骨障碍时导致颅底缩短、枕骨大孔变小,可伴发颈髓损伤、脑积水。婴儿期即可有胸腰椎交界处后凸,曲线顶端椎体前缘变扁,呈子弹形。儿童开始站立行走后,腰骶部出现严重的前凸,导致骶骨位置接近水平位,椎体后缘凹陷呈扇贝形。腰椎渐进性椎弓根间距狭窄和椎弓根变短使腰骶部椎管各个径线明显狭窄,部分患者可以有脊髓压迫(图 2-5-8)。

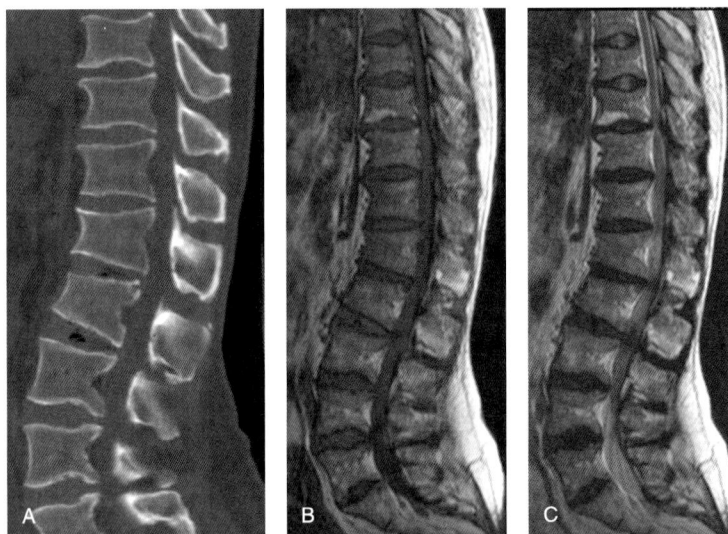

图 2-5-8　软骨发育不全 MSCT 及 MRI 表现

A. MSCT 矢状位三维重建示胸 $_9$~腰 $_5$ 椎体形态不规则,边缘变尖,部分椎体楔形改变或后缘凹陷,椎管变窄;B、C. 矢状位 FSE T$_1$WI、T$_2$WI 序列示胸 $_9$~腰 $_5$ 椎体骨质疏松,脂肪浸润在两个序列上骨质信号增高,椎间盘退变,胸腰段轻度后凸,腰椎椎管狭窄,脊髓、马尾神经受压

(四) 诊断要点与鉴别诊断

1. 诊断要点

(1)临床具有特征性表现如肢根型侏儒,头大、前额突出,鼻梁塌陷等。

(2)X 线检查表现为长骨粗短,干骺端膨大、凹陷;颅盖骨增大,颅底变短,面骨小,颅面比例不协调;髂骨翼变短呈方形髂骨,髋臼变平,坐骨切迹小而深;胸腰段椎体前缘呈子弹形、后缘凹陷,腰椎椎弓根间距逐渐变窄,腰骶部前凸使骶骨位置接近水平位。

(3)MRI可发现颅颈区、腰椎椎管狭窄及其程度,伴发脑干、脊髓压迫情况。

2. 鉴别诊断

(1)严重的软骨发育低下:与软骨发育不全表现相似,但严重程度较其轻,颅面骨无明显畸形,比例较协调。一般没有椎管渐进性狭窄,腰椎后凸不明显,四肢干骺端表现亦较轻。

(2)假性软骨发育不全:婴儿期正常,出现于2岁左右,长骨骨骺不规则,椎体呈"横置花瓶状",椎弓根间距正常,颅面骨及胸廓正常。

(五)治疗和预后

主要为对症治疗。如果椎管狭窄或神经根受压,可行椎管减压或神经松懈术。

八、成骨不全

(一)概述

成骨不全(osteogenesis imperfecta,OI)又称脆骨症(fragililis ossium),是由于间充质组织发育不全,胶原形成障碍而造成的一组全身性结缔组织疾病,主要累及骨骼,韧带、皮肤、巩膜、牙齿也可受累。临床表现在不同类型的成骨不全患者之间差异很大,严重程度可从骨折频率的轻微增加到围产期的死亡。发病率为1/20 000~1/15 000。主要临床表现为全身性骨量减少、反复轻微创伤后骨折、长骨弯曲、脊椎压缩、脊柱侧凸、骨痛、生长迟缓。其他器官的主要表现包括蓝巩膜、传导性或感觉性听力损失、牙本质发育不全、韧带及关节松弛等。

目前临床上常用的是基于表型的Sillence分型方法:Ⅰ型,轻度或无畸形,身高基本正常,蓝巩膜,可有牙本质发育不全;Ⅱ型,宫内即出现严重骨骼畸形,围产期致死;Ⅲ型,骨骼畸形严重,身材矮小,三角形面容,巩膜变色,牙本质发育不全常见;Ⅳ型,严重程度介于Ⅰ~Ⅲ型之间。

(二)病理学表现

成骨不全临床上比较常见的是常染色体显性遗传,由COL1A1/2基因突变导致的成骨不全Ⅰ型占90%,此外还有更罕见的通过常染色体隐性遗传和X连锁染色体遗传的类型。Ⅰ型胶原是骨、皮肤和肌腱细胞外基质的主要蛋白质成分,COL1A1或COL1A2基因突变导致胶原合成减少和结构异常,骨基质在组织水平上过度矿化,使骨的骨量减低、微结构改变、强度降低,导致脆性增加。

(三)MRI表现

本病以X线诊断为主,主要为普遍性骨质稀疏、多发性骨折、骨皮质非薄等表现。但在MRI上可以应用X线的诊断标准,且MRI可显示由于椎体畸形导致的脊髓压迫等。脊柱椎体不同程度变扁,部分呈双凹形,椎间盘呈双凸形代偿性膨大。椎体塌陷畸形、脊柱韧带松弛导致脊柱侧凸或后凸畸形,随着时间的推移而进展,成年后可能变得非常严重(图2-5-9)。

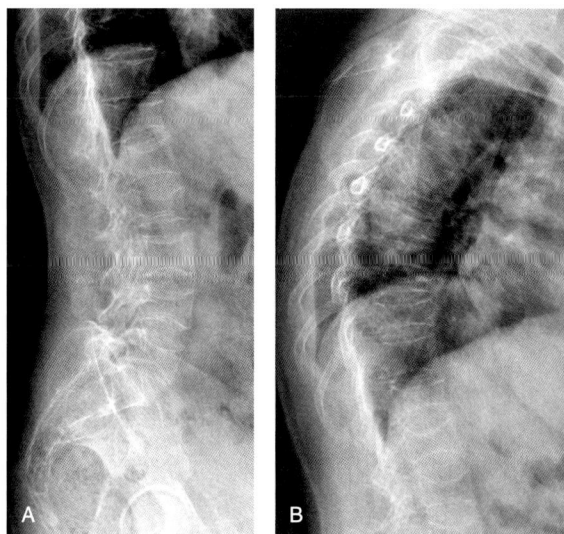

图2-5-9 成骨不全X线表现
A、B. 胸腰椎X线侧位片示椎体广泛骨质疏松改变,胸₄~胸₁₀椎体变扁,多发椎体呈双凹形改变

(四)诊断要点与鉴别诊断

1. 诊断要点

(1)临床常有自幼反复骨折病史,成骨不全家族

史,伴有其他器官表现蓝巩膜、牙质形成不全、早期耳硬化等。

(2)X 线检查显示全身骨质疏松改变,四肢骨两端膨大呈杵状,可见多处陈旧性或新鲜骨折,有的已经畸形连接,骨干弯曲。

(3)MRI 可显示由于椎体畸形导致的脊髓压迫。

2. 鉴别诊断　需要与引起骨密度减低等代谢紊乱及反复轻微外伤后骨折疾病鉴别,具体如下:

(1)佝偻病:不易骨折,长骨干骺端常常有"毛刷样、杯口状"改变,临床有其他系统表现,有血钙磷减低。

(2)儿童虐待:常见后肋骨折、干骺端角状骨折、颅骨复杂性骨折,无骨质疏松及成骨不全等其他器官表现。

(五) 治疗和预后

主要是预防骨折,改善负重力线。以双膦酸盐等抗骨质疏松药物增加骨骼密度,改善功能。对于合并严重下肢或脊柱畸形者,可采用手术矫形及固定。

(陈 伟　陈彩虹　陈少卿　杜美美　何家维)

第三章
感染性疾病

第一节 化脓性脊柱炎

(一) 概述

化脓性脊柱炎(suppurative spondylitis)涵盖脊柱炎、脊柱椎间盘炎、化脓性椎间盘炎、化脓性小关节炎、硬膜外感染/脓肿、软脑膜炎和脊髓炎/脊髓脓肿。据报道,化脓性脊柱炎的发病率为每100 000人中有0.2~2例。男性发病是女性的两倍,发病高峰是50~60岁。儿童及青少年脊柱感染相对少见,约占1.3%。

化脓性脊柱炎是一种细菌性感染,最常见的致病菌为金黄色葡萄球菌,占50%以上,金黄色葡萄球菌产生的透明质酸酶,是一种能引起椎间盘溶解的蛋白质分解酶。其他致病菌包括大肠埃希菌(常发生于合并尿路感染的患者)、铜绿假单胞菌(多见于有静脉药物滥用史的患者)、肺炎链球菌(多见于合并糖尿病的患者)、沙门氏菌(多见于镰状细胞病或无脾的患者)。感染源主要来自泌尿系统、呼吸系统、盆腔,但也可能来自皮肤感染、污染针头静脉注射、蜂窝织炎、筋膜炎、皮下脓肿或化脓性肌炎。诱发因素包括糖尿病、肾衰竭、肝硬化、免疫抑制状态和静脉注射药物的使用。

化脓性脊柱炎通常由远处部位的细菌经血行播散感染,分为经动脉和静脉途径。败血症导致的动脉血行播散更为常见,发生在供应椎体的动脉末端。成人椎间盘无血管。脊柱椎体-间盘在解剖结构上类似于关节,终板区相当于干骺端,动脉血管终末支分布丰富,尤其在椎体前部,此为成人血源性感染最先、最常累及椎体前部终板下骨质的解剖学基础,感染随后可突破皮质,向韧带下、椎间盘、邻近椎体、后柱及椎管侵犯。二次感染可发生在退行性椎间盘疾病。肉芽组织和血管的生长,可穿透裂口,使椎间盘直接血行播散性感染。对于儿童,持续存在的血管通道可使椎间盘直接感染。因此,儿童最初可能单独出现椎间盘炎。由于椎间盘炎导致前纵韧带受累,腹痛可能是儿童的首发症状。

经静脉途径是另一种血行播散途径。静脉扩散到脊柱在泌尿道和其他盆腔器官感染中尤为重要。由于Batson静脉丛是一种无瓣膜系统,腹内压力的增加使逆行性血液从骨盆和腹部器官扩散到脊柱。

化脓性脊柱炎非血源性感染途径包括穿透性创伤、直接暴露于皮肤或开放性伤口、介入性操作(腰穿、硬膜外阻滞、神经阻滞等)直接扩散,以及可来自头颈、胸部、腹部的邻近感染(图3-1-1)。与血行播散相比,直接播散对椎弓根、椎板和棘突有显著的优势。

化脓性脊柱炎好发于腰椎,占45%~50%。化脓性脊柱炎的诊断依赖于临床、影像学和实验室检查结果。诊断通常滞后2~12周,这可能导致骨破坏、脊柱后凸和随后的神经并发症。根据感染过程的位置和程度,症状和神经功能缺陷可能有所不同,可表现为急性、亚急性发作的背痛,合并运动不适、发热、厌食、压痛和僵直。多数患者以不明原因的发热为主诉。更隐蔽的发病可能只有背部疼痛和不适。体格检查如发现神经根受压伴神经根病变、脑膜刺激、下肢无力或截瘫的征象,则提示硬膜外或脊髓受累。颈椎化脓性脊柱炎合并咽后脓肿患者则可能伴有吞咽困难。

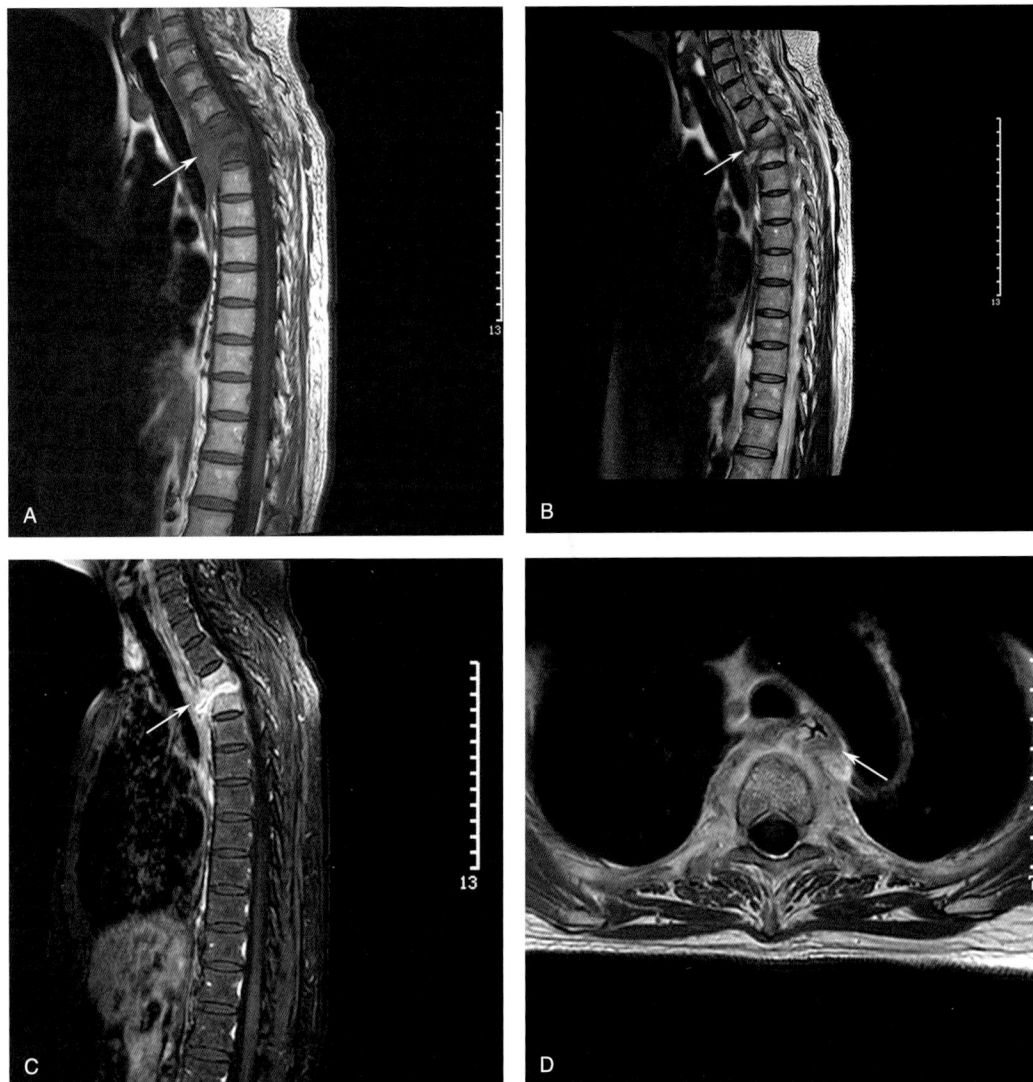

图 3-1-1　因异物穿破食管引起的化脓性脊柱炎

A. 平扫矢状位 T_1WI 示 T_3、T_4 椎体及相邻椎间盘信号减低,椎前软组织增厚(白箭); B. 矢状位 T_2WI 示受累椎体骨髓水肿(白箭); C. 增强后矢状位 T_1WI 脂肪抑制像示食管与椎间盘前缘形成窦道,窦道壁强化(白箭),受累椎体及椎间盘强化; D. 增强后横轴位 T_1WI 示食管后壁与增厚的椎旁软组织关系密切(白箭)

　　对于无法明确病原菌的感染患者,根据临床特征及影像学表现进行早期试验性治疗可以减少椎体压缩和脊髓受压等并发症。影像引导下的经皮脊柱活检术有助于培养致病微生物,确诊率为 30%~40%。

　　(二) 病理学表现

　　典型病理学表现最初为骨质破坏,骨质吸收;软骨板或皮质破坏后可形成椎旁脓肿,也可顺软组织间隙蔓延破溃至皮肤,形成窦道。由于化脓性脊柱炎是骨破坏和新骨形成同时进行,随着病变的进展,骨质逐渐增生,骨密度增高,骨质硬化。到晚期可出现大量新骨,骨桥形成或椎间融合。

　　(三) MRI 表现

　　MRI 是公认的脊柱感染成像的"金标准"。据报道,MRI 的灵敏度为 96%,特异度为 92%,准确性为

94%,其表现优于其他影像检查技术。在评估感染时,MRI 的扫描范围应包括整个脊柱,并包含脂肪抑制序列,以提高病变显示的清晰度。MRI 增强扫描的主要作用在于显示椎旁软组织的强化特点及椎管内结构的异常强化,有助于鉴别并明确区分硬脊膜外脓肿与硬膜外蜂窝织炎。对于肾功能不良或过敏等 MRI 增强扫描禁忌证患者,DWI 序列有助于脓肿的诊断。

由于早期细菌感染造成终末动脉栓塞缺血、炎性渗出,MRI 多表现为单发椎体或邻近两个椎体骨髓呈 T_1WI 低信号和 T_2WI 高信号,脂肪抑制序列显示更明显,且以椎体前部受累为主。增强后病灶呈明显弥漫均匀性强化。随着炎症进展,终板区出现侵蚀破坏,皮质连续性丧失,终板境界不清,T_1WI 失去特征性的线样低信号(图 3-1-2);同时伴有椎间盘明显破坏,表现为边缘不规则,其内可见 T_2WI 明显高信号及不同程度的强化,椎间盘和椎体高度下降,但后凸畸形少见。而对于无相邻椎体感染的平扫病例,由于只显示椎间盘 T_2WI 高信号,容易被忽略。所以对于怀疑化脓性脊柱炎的患者,增强检查十分必要。

炎症可在椎旁、前后纵韧带下蔓延,或延伸到邻近的软组织如腰大肌、膈肌等结构,一般范围较局限,边界多模糊,增强后椎旁以形成蜂窝织炎为主,少数可形成厚壁小脓肿。当炎症累及椎管时,增强扫描的意义更明显,主要用于评估硬膜外间隙、椎管内感染及对神经根的侵犯,继发硬脊膜外脓肿则呈环状强化(图 3-1-3),压迫脊髓或马尾,脊膜或脊髓受累时可见强化,此时临床症状重,需及时行手术引流脓肿及药物治疗。

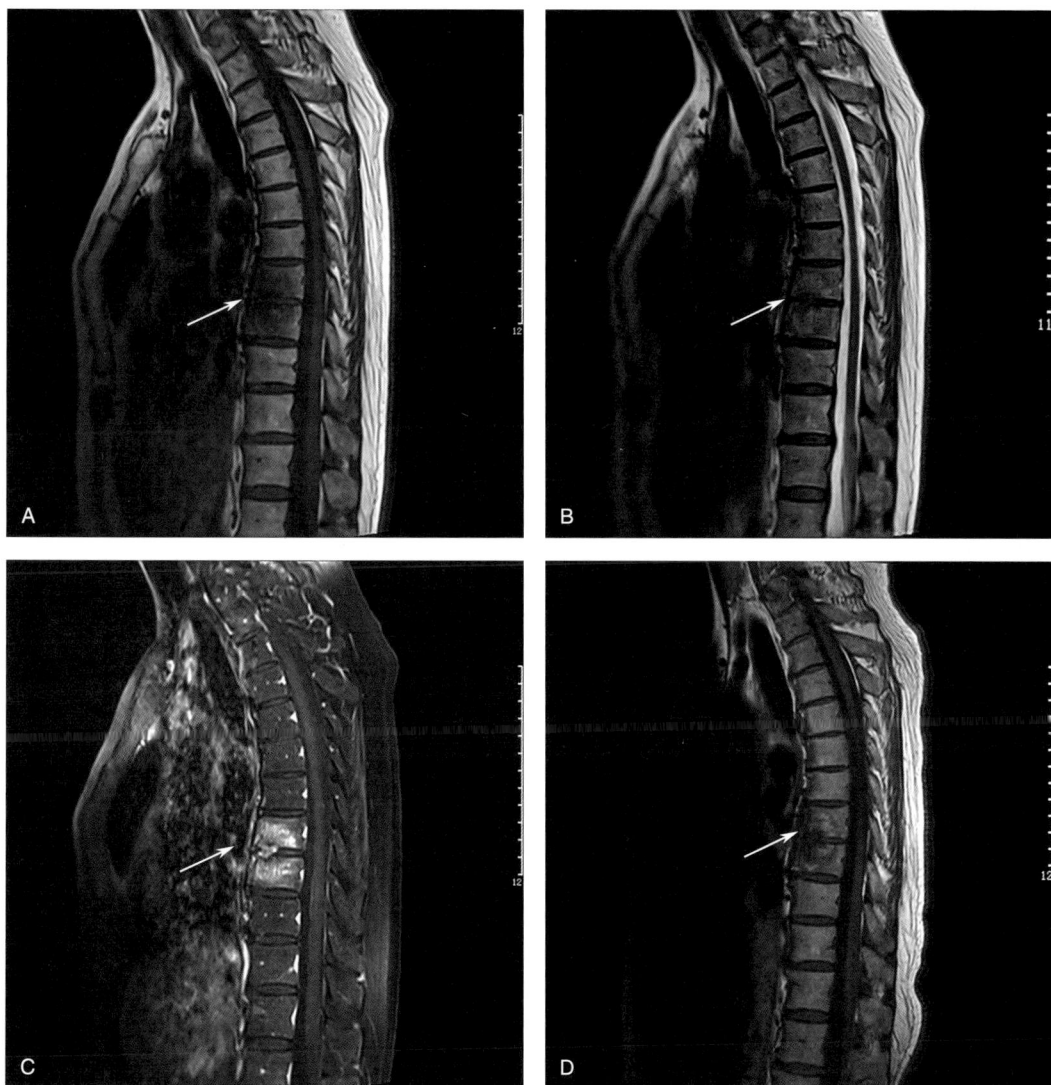

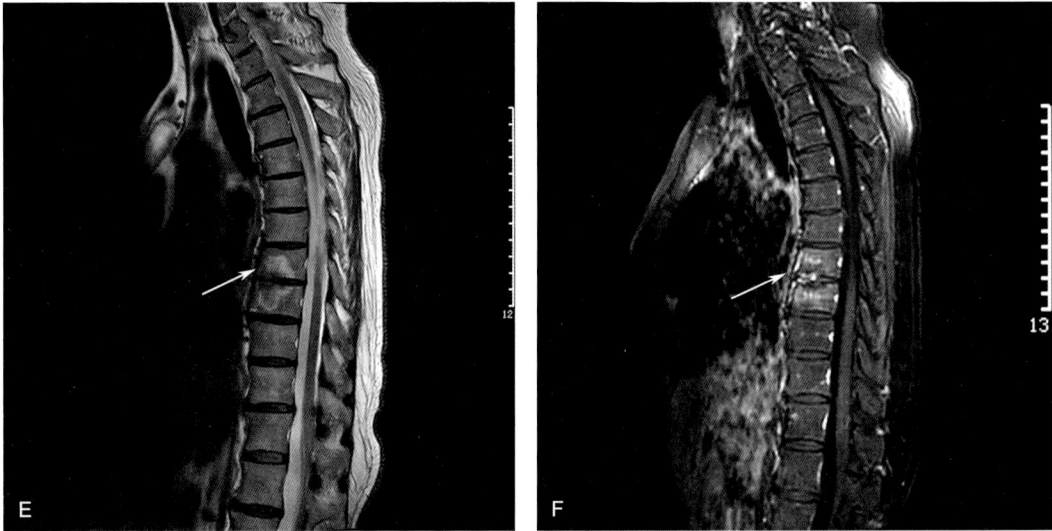

图 3-1-2　化脓性脊柱炎

治疗前（A~C）: T_7、T_8 椎体前部为主及椎间盘受累，平扫矢状位 T_1WI（A）可见相邻椎体终板失去线样低信号（白箭），平扫矢状位 T_2WI（B）显示受累椎体水肿（白箭）；增强后矢状位 T_1WI 脂肪抑制（C）显示受累椎体及椎间盘明显强化（白箭）。治疗后（D~F）: 平扫矢状位 T_1WI（D）和 T_2WI（E）显示 T_7、T_8 椎体部分黄髓化（白箭），增强后矢状位 T_1WI（F）显示强化较治疗前（C）范围缩小，程度减轻（白箭），说明治疗有效

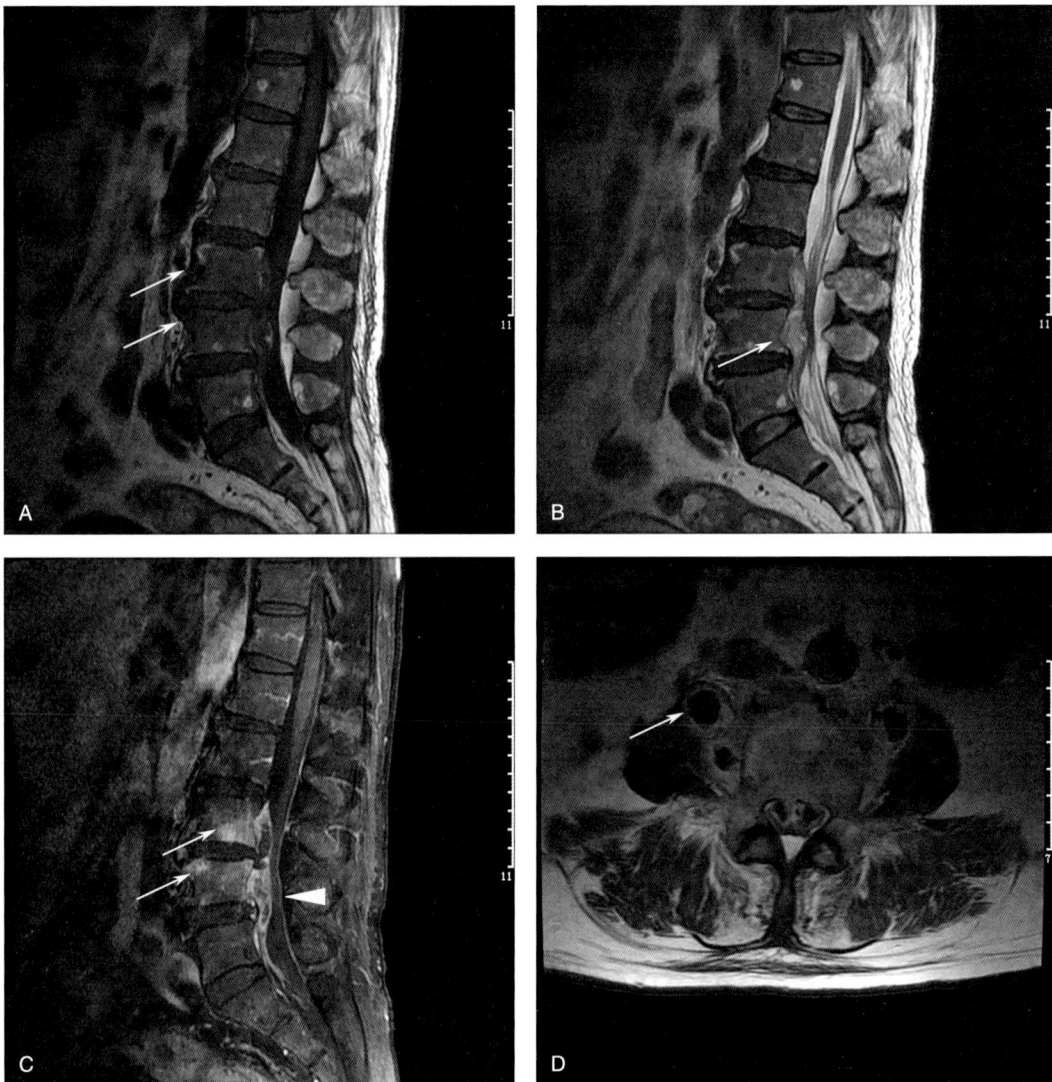

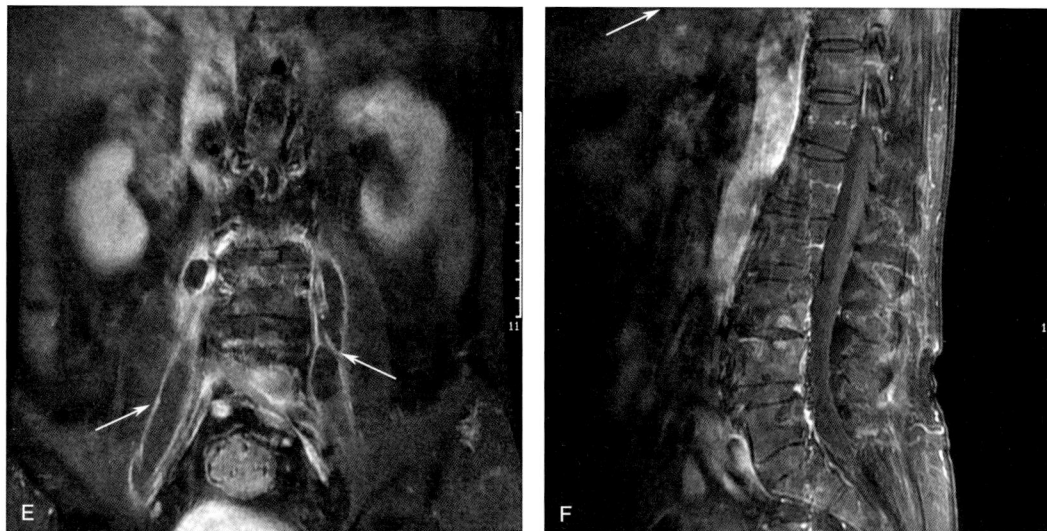

图 3-1-3 化脓性脊柱炎,椎旁及硬脊膜外脓肿形成

A. 矢状位平扫 T_1WI 示 $L_3 \sim L_4$ 椎体信号稍减低(白箭); B. 矢状位 T_2WI 示 $L_3 \sim L_4$ 椎体后方硬脊膜外脓肿呈不均匀稍高信号(白箭); C. 增强后矢状位 T_1WI 脂肪抑制示 L_3、L_4 椎体部分强化(白箭),椎体后方可见硬脊膜外脓肿壁强化(白箭头); D、E. 增强后横轴位 T_1WI(D)及脂肪抑制冠状位增强(E)示椎旁腰大肌脓肿(白箭); F. 治疗后矢状位增强 T_1WI 脂肪抑制示硬脊膜外脓肿消失,受累椎体强化减弱

(四) 诊断要点与鉴别诊断

1. 诊断要点

(1)临床上有感染症状、局部剧痛、活动受限、相应水平的神经功能障碍等表现。

(2)影像学上进展较快、骨质增生等修复征象出现较早。

(3)MRI 表现为椎体骨髓水肿、椎间盘间隙 T_2WI 高信号、椎体椎间盘强化和硬膜外 / 椎旁炎症(或脓肿形成)。

2. 鉴别诊断　　化脓性脊柱炎需要与结核性脊柱炎、退行性改变、神经病性关节病、代谢性疾病和肿瘤鉴别。

(1)结核性脊柱炎:结核性脊柱炎在累及椎间盘间隙时可与化脓性脊柱炎相似。但椎旁冷脓肿往往较大,边界清晰、薄壁,椎间盘间隙常保留;病变可呈跳跃性,沿韧带下扩散。整个椎体或后椎体受累的影像学表现更支持结核性脊柱炎。化脓性脊柱炎与结核主要的不同是进展较快、症状明显、骨质增生等修复征象出现较早。

(2)退行性改变

1)Modic Ⅰ型终板炎:Modic Ⅰ型改变以退变椎间盘附近椎板出现异常信号(T_1WI 低信号、T_2WI 高信号)为特征。DWI "爪"征(即在异常终板炎及邻近骨髓与正常骨髓交界面处出现边界清楚线状高信号影)高度提示退变,而化脓性脊柱炎通常以更快的速度延伸至整个终板和椎体,DWI 通常弥漫高信号;Modic Ⅰ型终板炎椎间盘边缘强化,但强化范围较窄,椎间盘中央 T_2WI 多呈低信号。化脓性脊柱炎多引起椎间盘边缘强化,强化范围较宽,椎间盘中央多为水样信号(T_2WI 高信号),且可合并椎体外强化;此外,Modic Ⅰ型终板炎无感染的临床特征,椎间隙呈真空征,椎体终板皮质连续性保留,且影像学表现随时间保持稳定。

2)急性施莫尔结节:症状性的施莫尔结节由于骨髓急性反应,椎体弥漫水肿,容易与感染或其他病变混淆。急性施莫尔结节增强并伴随骨信号改变可类似化脓性脊柱炎。但急性施莫尔结节多呈同心圆环状水肿,且仅累及疝出椎间盘结节邻近的终板,也无 DWI 信号异常,有助于鉴别诊断。

(3)神经病性关节病:最好发于运动更多的脊柱移行区,比如胸腰椎结合部,并由于继发不稳和终板的侵蚀吸收进展。存在真空现象,小关节受累、脱位、脊椎滑移,并伴随广泛的骨碎片有助于鉴别。

(4)代谢性疾病

1)假性痛风:又称二羟焦磷酸钙沉积病(calcium pyrophosphate deposition,CPPD),其特征是晶体沉积在软骨(透明或纤维软骨)、韧带、滑膜和关节囊,周围关节急性期以急性发作疼痛和炎症为特征。在脊柱可沉积在韧带和椎间盘,发生在齿突时被称为冠状窝综合征(急性颈部疼痛和发热,炎症指标升高,类似于脑膜炎),表现为横韧带的线性钙化和伴随的软组织肿大。在晚期,齿突有明显侵蚀改变,在齿突和斜坡周围有明显强化的软组织。CT 上识别钙化和 MRI 上 T_2WI 明显低信号很重要,可与化脓性感染相鉴别。

2)其他代谢异常:血液透析或淀粉样变也可造成脊椎侵蚀。透析性关节病发生在接受透析治疗 3 年以上的患者身上,类似化脓性脊柱炎(椎间盘高度降低,软骨下骨糜烂),临床病史及无椎旁软组织浸润有助于鉴别。淀粉样变导致的终板侵蚀性改变在 MRI 上应伴有 T_2WI 低信号,而不是典型的感染水肿信号。

(5)恶性肿瘤和治疗相关

1)恶性肿瘤:虽然肿瘤可能累及连续或者跳跃的椎体,但几乎不会跨越椎间盘空间,通常保留椎间盘高度。另外,肿瘤软组织受累通常局限,而化脓性脊柱炎范围更广泛。

2)肿瘤治疗相关:脊柱放射性坏死,最常发生在头颈部肿瘤治疗后的颈椎和上段胸椎。鉴别时需要明确病史,对于异常节段上下椎体明显黄髓化的患者,表明曾进行过放疗。坏死部分伴有弥漫性水肿信号和骨髓增强,椎间盘累及不明显。

(五) 治疗和预后

化脓性脊柱炎急性期及时治疗、处理得当,可以减少严重残疾和病死率。治疗方案具体包括以下几种:①抗生素治疗:广谱抗生素联合应用,根据药敏试验选择敏感的抗生素。②对症支持治疗:营养支持很重要,充足的营养供给可减少并发症的发生、提高治愈率。③手术治疗:仅限于神经症状进行性加重,骨质破坏明显,脊柱畸形及不稳定,有较大脓肿、窦道形成,感染复发,保守治疗无效的患者。

(虞晓菁)

第二节　结核性脊柱炎

(一) 概述

结核性脊柱炎(tuberculous spondylitis)是发病率最高的肺外结核,占骨关节结核的 40%~50%。可发生于各年龄阶段,20~30 岁青年为高峰。腰椎为最好发的部位,胸椎次之,颈椎最少。结核病是一种慢性感染性疾患,发病初期多伴有全身性中毒症状,如低热、盗汗、食欲不振、消瘦、乏力等。脊柱结核局部可出现腰背钝痛、姿势异常等表现。脊柱结核主要由血行播散引起,首先引起椎体骨炎,对椎体破坏并可形成骨内小脓肿,继而在椎旁和前纵韧带下形成冷脓肿并可累及椎间盘,使椎间隙狭窄,随着病程的进展,较严重的患者会出现椎体塌陷、脊柱后凸、侧凸改变、巨大椎旁脓肿、下肢瘫痪等,由于脊柱结核起病隐匿、临床表现不典型,同时易出现神经功能障碍及脊柱畸形等严重并发症,如诊治不及时,极易累及椎管,产生脊髓、神经压迫。

(二) 病理学表现

结核病的基本病理改变包括:

1. 渗出性病变　骨内渗出性病变以大量巨噬细胞或中性粒细胞浸润为主,常伴有较多的纤维蛋白渗出。

2. 变质性(坏死性)病变　主要为干酪样坏死,坏死灶中常有死骨或钙化,坏死物也可液化形成脓肿。

3. 增殖性病变　以形成结核结节(肉芽肿性炎)为特征,由多量上皮细胞形成,并见朗格汉斯多核巨细胞,外周有淋巴细胞浸润和成纤维细胞包围。

手术中最常见的病理改变包括:干酪样坏死;结核性肉芽组织;结核性死骨;脓液或冷脓肿;纤维瘢痕组织和钙化。这些具体的手术病理所见与影像征象具有更好的对应关系,是我们认识和诊断骨关节结核的重要参考知识(图 3-2-1)。

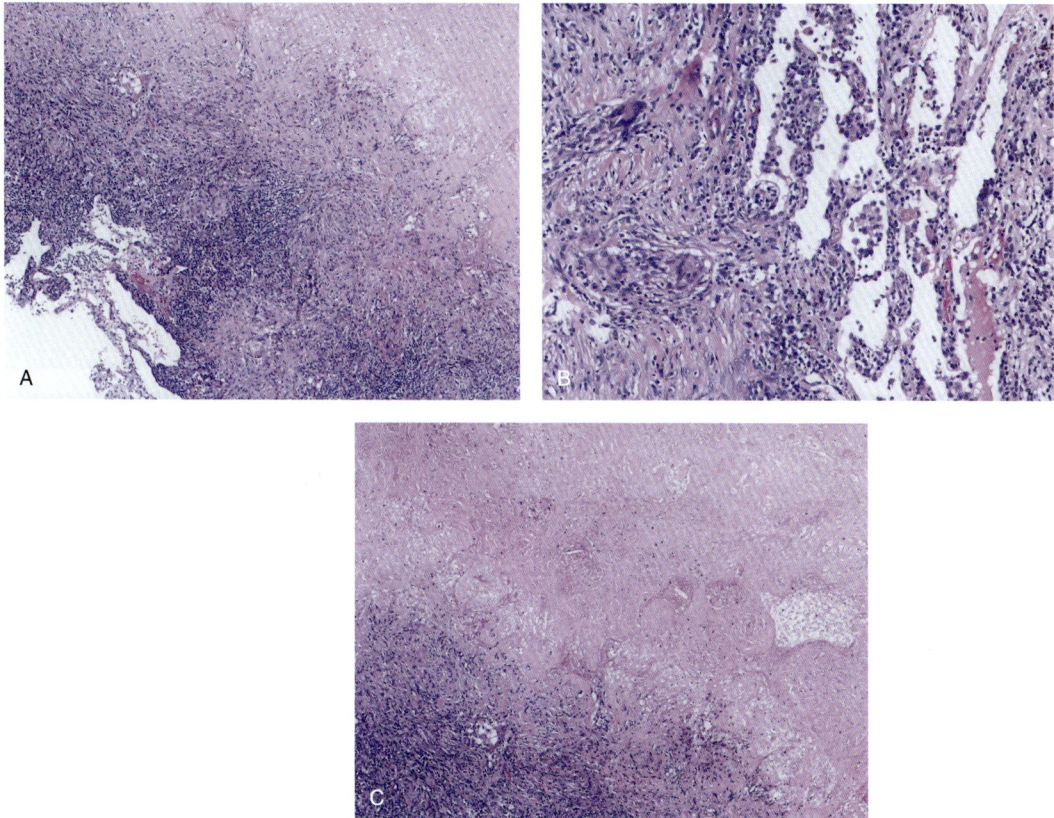

图 3-2-1　结核性脊柱炎病理图
A. 渗出性病变镜下所见:骨髓内见炎症细胞浸润(HE×10); B. 结核结节由上皮样细胞形成结节,
并见朗格汉斯多核巨细胞(HE×20); C. 在结核结节内有干酪样病变(HE×10)

（三）MRI 表现

MRI 是诊断结核性脊柱炎最有效的影像学方法,可清楚显示受累脊椎及椎旁软组织的信号改变,不仅可显示受累椎体的个数及病变的范围,还可显示脊柱结核的不同病理改变。X 线平片和 CT 显示早期脊柱结核不敏感,但 CT 对椎体破坏范围及死骨显示有优势,MRI 能够更全面地显示脊柱结核的整体病理变化,特别是早期改变及脓肿的蔓延和流注具有优越性。

早期脊柱结核 MRI 影像可分为三型:①椎体炎症:T_1WI 显示病变处为低信号,T_2WI 为高信号,增强扫描病灶可有不同程度强化。②椎体炎症合并脓肿:除椎体炎症外,椎旁脓肿在 T_1WI 显示为低信号,而 T_2WI 呈较高信号,增强扫描脓肿中心坏死物质不强化,脓肿壁呈明显强化。③椎体炎症合并脓肿及椎间盘炎:椎间盘炎在 MRI 的 T_1WI 呈现低信号的变窄的椎间盘,在 T_2WI 上正常髓核应有的髓核裂消失。

椎间盘受累是脊柱结核典型 MRI 表现之一,通常椎间盘受累较晚。具体包括椎间盘破坏、信号异常、椎间盘变扁、椎间隙变窄。受累椎间盘的信号变化与病变成分密切相关,干酪样物 T_1WI 及 T_2WI 均呈低信号,增强未见强化;当形成脓肿时,T$_2$WI 信号增高,增强扫描多呈病灶边缘强化。有文献报道,结核性脊柱炎椎旁软组织异常发生率在 86%~98%,椎旁脓肿可沿前纵韧带下播散到 3 个椎体以上水平并邻近椎体压迫性骨质吸收,此征象对诊断脊柱结核具有很高的特异性,脓肿易沿椎旁韧带下播散可能与结核杆菌不产生蛋白水解酶有关(图 3-2-2)。

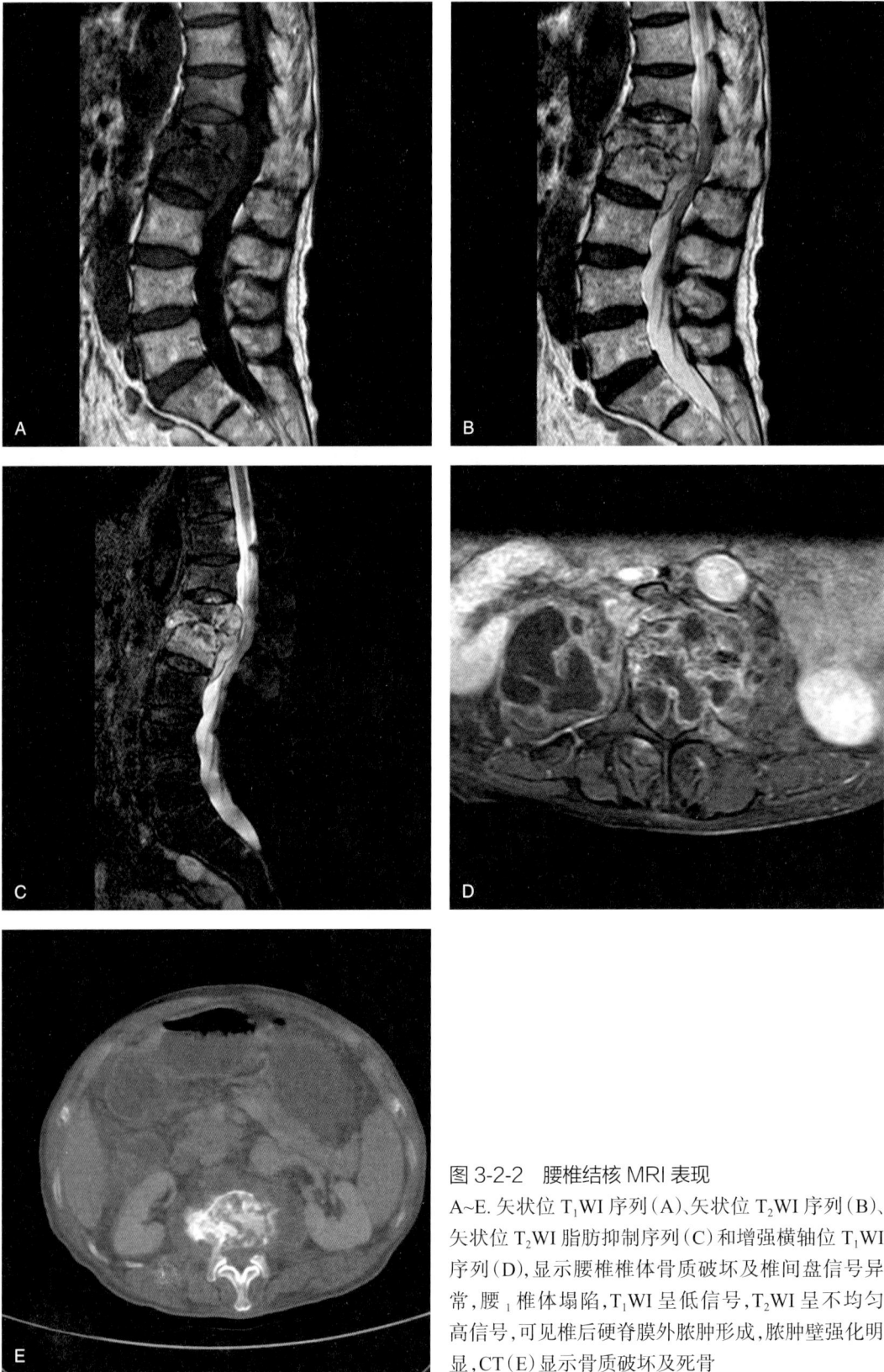

图 3-2-2　腰椎结核 MRI 表现

A~E. 矢状位 T$_1$WI 序列(A)、矢状位 T$_2$WI 序列(B)、矢状位 T$_2$WI 脂肪抑制序列(C)和增强横轴位 T$_1$WI 序列(D),显示腰椎椎体骨质破坏及椎间盘信号异常,腰$_1$椎体塌陷,T$_1$WI 呈低信号,T$_2$WI 呈不均匀高信号,可见椎后硬脊膜外脓肿形成,脓肿壁强化明显,CT(E)显示骨质破坏及死骨

(四) 诊断要点与鉴别诊断

1. 诊断要点

(1) 脊柱结核多见于 20~30 岁青壮年, 一般发病缓慢, 临床症状相对较轻。

(2) MRI 表现为受累椎体异常信号、边界模糊, T_1WI 为不均匀低信号; T_2WI 高信号, 极易形成椎旁脓肿, 增强扫描脓肿壁可见明显强化, 可破坏椎间盘。

(3) 强烈提示脊柱结核的征象: 韧带下扩散伴椎体前缘侵蚀; 巨大脓腔伴钙化, 特别是伴流注的椎旁冷脓肿; 跳跃性病变; 病变进展缓慢, 椎间盘保留。

2. 鉴别诊断

(1) 化脓性脊柱炎: 结核性脊柱炎需要与化脓性脊柱炎进行鉴别 (表 3-2-1)。椎体后部受累或多椎体受累多见于结核性脊柱炎, 而在化脓性脊柱炎中少见。结核性脊柱炎的椎旁肿块范围较化脓性脊柱炎更大, 且椎体压缩更普遍。在慢性期, 结核性脊柱炎可表现为 T_1WI 稍高信号, 化脓性脊柱炎则呈低信号。

表 3-2-1 结核性脊柱炎与化脓性脊柱炎的鉴别诊断

类别		结核性脊柱炎	化脓性脊柱炎
临床相关鉴别	病史	常有肺结核	其他部位感染
	结核菌素试验	阳性	阴性
	发病	缓慢, 发热、疼痛等症状相对轻	急激或缓慢, 发热、疼痛等症状常较明显
	临床检验	白细胞多正常, 血沉中等高	白细胞多明显增加, 血沉明显高
影像征象鉴别	骨质破坏	明显, 骨内脓肿	轻度, 终板破坏
	骨质硬化及骨刺	少见	常见
	累及节段	多节段或跳跃性病变	多单节段
	累及椎间盘	晚期	早期
	累及附件	存在	极少
	椎旁脓肿	大, 常伴流注脓肿	小
	脓肿壁	薄, 规则环形强化	厚, 不规则强化
	扩散途径	韧带下	经椎间盘和韧带
	钙化	存在	少见
	畸形	常见、明显	少见

(2) 脊柱转移瘤: 结核性脊柱炎需要与脊柱转移瘤进行鉴别 (表 3-2-2)。转移瘤破坏椎体形成的软组织肿块信号多较均匀, 增强扫描多呈较均匀强化。当转移瘤致椎体压缩变扁时, 通常椎体前后径增大, 椎体前后部比中间略膨大, 呈钝圆形; 破坏椎弓时椎体前部的形态常保持完整。转移瘤韧带下扩散和椎间盘受累并不常见, 椎间盘高度通常正常; 但少数情况下椎间盘也有受累, 此时椎体终板不受累。结核性脊柱炎多椎体受累及跳跃性病灶可类似转移瘤, 但结核性脊柱炎部分可观察到椎旁脓肿或椎体内脓肿, 有利于鉴别诊断。

(3) 布氏杆菌脊柱炎: 以椎体骨炎为主, 后期形成椎旁脓肿的比较少见, 椎体破坏后形成死骨少见, 以椎体骨质增生多见。

表 3-2-2　结核性脊柱炎与脊柱转移瘤的鉴别诊断

类别	结核性脊柱炎	脊柱转移瘤
临床病史	常有肺结核	常有原发肿瘤
患病椎体数	常两个及两个以上,单个少见	一个或多个
骨质密度	常降低或混杂	骨质破坏或硬化、密度增高或减低
椎间隙	变窄或消失	大多正常
附件	极少	大多侵及附件
软组织肿块	常见,较大的梭形	少见,多呈弧形
流注脓肿	常见	少见
脊柱曲度	畸形多见	多无明显异常

（五）治疗和预后

早期、联合、适量、规律和全程使用敏感药物的合理抗结核治疗是结核性脊柱炎治疗成功的保障。绝大多数结核性脊柱炎患者都可通过保守治疗治愈,外科手术并非必需,是否需要手术应考虑病灶破坏程度、脊柱畸形及稳定性情况、神经功能受损程度、保守治疗效果等,手术的目的主要是解除脊髓或神经根受压和重塑脊柱的稳定性。治疗理念的进步及手术方式的改进使得结核性脊柱炎的治疗效果得到极大提高,严重并发症的发生率大为减少。

（方　涛　杨小军）

第三节　布氏杆菌脊柱炎

（一）概述

布氏杆菌病是由布鲁氏杆菌引起的人畜共患全身传染性及变态反应性疾病,人感染布鲁氏菌是通过直接接触被感染的动物组织或食入受到感染的牛奶或乳制品致病,可经皮肤黏膜接触、呼吸道、消化道传播。该病主要影响中青年人,婴儿和老年人较少。感染人体的有 4 种类型布鲁氏菌:牛布鲁氏菌、猪布鲁氏菌、犬布鲁氏菌和羊布鲁氏菌,其中羊布鲁氏菌最致命和侵袭性最强。布氏杆菌脊柱炎(Brucella spondylitis,BS)是布氏杆菌病常见的并发症,临床表现为全身中毒症状,可有发热、乏力、多汗等,部分患者出现全身大关节游走性疼痛为常见的临床表现,睾丸肿痛是本病特征性的症状之一。实验室检查血清凝集试验、补体结合试验、抗人球蛋白试验、皮内试验阳性等,可以帮助确诊及鉴别诊断。

（二）病理学表现

镜下可见病变区组织细胞增生,增殖性结节和肉芽肿形成,而骨髓腔内肉芽组织增生,其内单核细胞、淋巴细胞、中性粒细胞、嗜酸性粒细胞浸润,可见成片类上皮细胞组成的结节性病灶。

（三）MRI 表现

MRI 是诊断布氏杆菌脊柱炎的一种有效方法,早期可以出现椎体、椎间盘和周围受累组织的信号异常,病变组织 T_1WI 信号减低,T_2WI 信号略增高,脂肪抑制序列信号明显增高。腰椎是布氏杆菌脊柱炎最常累及的部位,胸椎病变多于颈椎。

在早期感染中,布氏杆菌脊柱炎好发于血运丰富的椎体上终板前缘,进而向椎体及间盘进展,其特征为骨质增生大于骨质破坏,并伴有明显的增生性反应。受累椎体和椎间盘在 T_1WI 上多表现为低信号,在 T_2WI 上多表现为混杂信号或较高信号。布氏杆菌脊柱炎导致椎体骨质破坏,椎体破坏大多程度较轻,且椎体形态基本正常。

随着疾病的进展,炎症侵及脊柱旁软组织和椎管,进而形成脊柱旁脓肿。现有研究发现,布氏杆菌脊柱炎中脊柱旁脓肿发生率较低。椎体终板的前缘是布氏杆菌脊柱炎的好发部位,但也有少部分病变起始于椎体终板的后缘。疾病在发病起始点向椎体蔓延的过程中均可形成三种扩散模式:扇形、局部型和弥散型异常信号。扇形高信号在布氏杆菌中更具特异性,这一特异性信号的出现可能是由于布氏杆菌毒力较低,进展较慢所致。受感染腰大肌及椎旁软组织在 T_1WI 呈低信号,T_2WI 呈高信号,病变与周围正常组织分界不清。椎旁脓肿及硬脊膜外脓肿范围多局限在受累椎体水平,脓肿壁在 T_1WI 呈等信号,T_2WI 呈高信号,脓肿腔内 T_1WI 呈低信号、T_2WI 呈高信号,增强扫描脓肿壁薄厚不均并明显强化,脓腔不强化(图 3-3-1)。

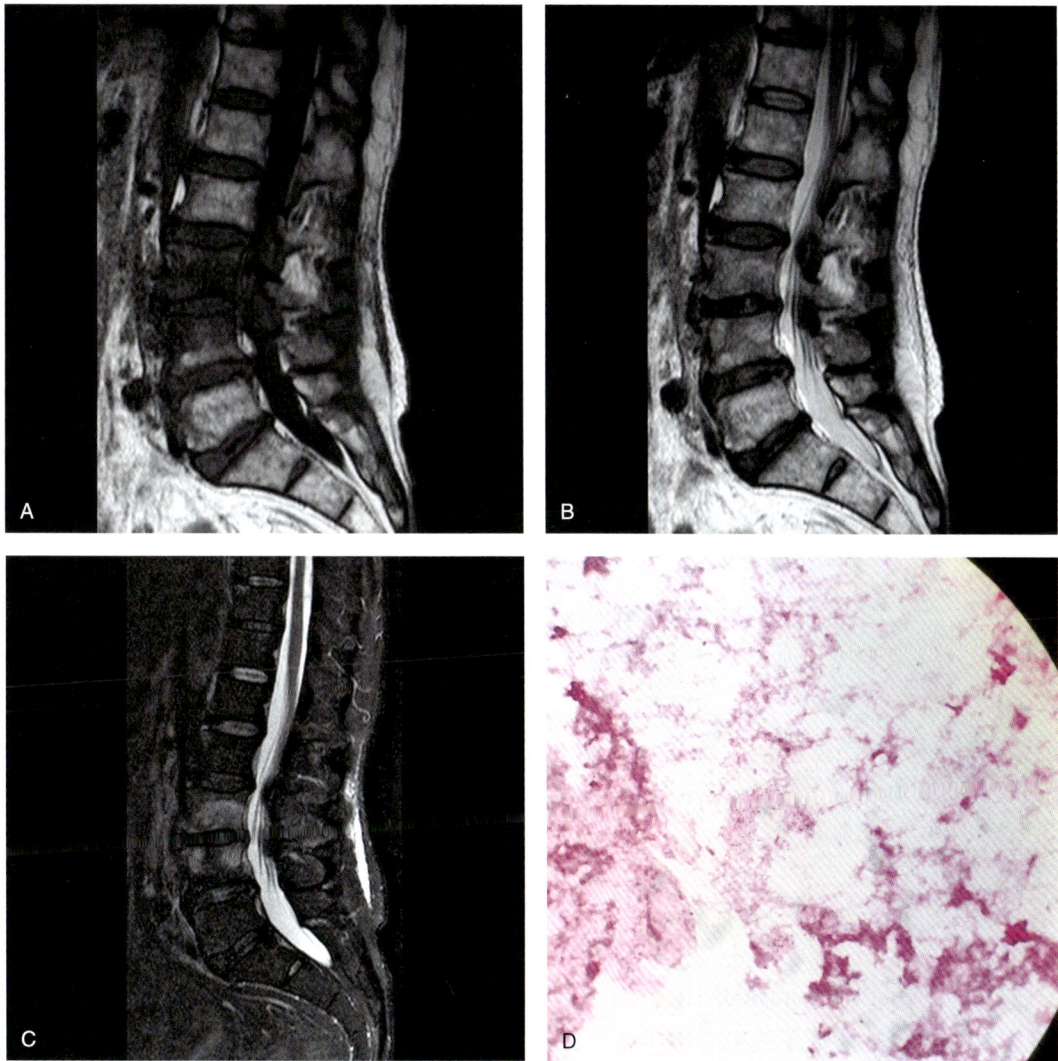

图 3-3-1　腰椎布氏杆菌感染 MRI 表现及血培养改变

A~D. 矢状位 T_1WI 序列(A)、矢状位 T_2WI 序列(B)、矢状位 T_2WI 脂肪抑制序列(C),显示腰椎椎体骨质信号异常,椎体形态良好,T_1WI 呈低信号,T_2WI 呈不均匀高信号,可见椎旁脓肿形成,血培养革兰氏染色(D)检测到布鲁氏杆菌

（四）诊断要点与鉴别诊断

1. 诊断要点

（1）布氏杆菌脊柱炎多见于中青年，一般有牛、羊等牲畜接触史或食入不熟牛羊肉制品或乳制品，发病缓慢。

（2）MRI 表现为受累椎体异常信号、边界模糊，T_1WI 为不均匀低信号，T_2WI 高信号，形成椎旁脓肿时，增强扫描脓肿壁可见明显强化，早期可破坏椎间盘。骨质增生常见，脊椎旁脓肿范围较局限，以脊柱前缘为主。

（3）脊柱感染性病变合并有肝脾及淋巴结肿大，特别是合并有睾丸肿痛者，要首先考虑布氏杆菌脊柱炎可能。

（4）X 线平片和 CT 对早期布氏杆菌脊柱炎不敏感，但 CT 对显示椎体破坏范围有优势，MRI 能够更早地发现椎体早期改变。

2. 鉴别诊断

（1）化脓性脊柱炎：化脓性脊柱炎发病早期炎性水肿范围扩张迅速，可较快波及整个椎体。布氏杆菌脊柱炎多发于椎体前方，病灶较局限。在慢性期，布氏杆菌脊柱炎椎体前缘或后缘可见韧带骨化。化脓性脊柱炎可伴有附件破坏，但一般没有韧带骨化。

（2）结核性脊柱炎：鉴别诊断比较困难，主要依靠临床病史及流行病学调查等资料，其中布氏杆菌脊柱炎以椎体骨炎为主，后期形成椎旁脓肿的比较少见，结核性脊柱炎形成的椎旁脓肿范围更广，椎体破坏后形成死骨，椎体骨质增生少见。

（3）骨肿瘤：骨肿瘤破坏椎体形成的软组织肿块信号多较均匀，增强扫描多呈较均匀强化。当转移瘤致椎体压缩变扁时，通常椎体前后径增大，椎体前后部比中间略膨大，呈钝圆形；破坏椎弓时，椎体前部的形态常保持完整。

（五）治疗和预后

布氏杆菌脊柱炎尚缺乏统一的治疗方案。通常采用抗生素治疗（最常采用的是多烯环素和利福平联合治疗），尤其是对急性期、没有神经受损症状和椎旁软组织脓肿的病例，保守治疗预后较好。患者如出现椎间盘破坏、脓肿、脊柱后凸畸形、脊柱不稳、神经症状，则应采取手术治疗，通过有效的清创、引流，可及时去除病灶，防止感染扩散，减少神经损伤的可能。

（徐书峰　吴梦苇　杨小军）

第四节　真菌性脊柱炎

（一）概述

真菌性脊柱炎（fungal spondylodiscitis）是指发生于脊柱的真菌感染，是一种比较少见的非化脓性脊柱感染，主要发生在免疫功能低下的患者中。病原体大部分是念珠菌和曲霉菌，还有隐球菌、球状芽孢杆菌等。感染机制包括远处血源性传播（常见）、创伤或手术后的直接接种，以及邻近感染部位的传播。病变可发生于任何年龄和脊柱节段，以老年人、腰椎病变多见。危险因素包括免疫缺陷、器官移植、糖尿病、长期抗生素、激素和免疫抑制剂的使用、肿瘤放化疗、中心静脉置管、静脉吸毒、肠外营养和假体植入等。近年来,由于抗生素的广泛使用和免疫抑制患者的增加,真菌性脊柱炎的发病率呈上升趋势。

真菌性脊柱炎的临床表现通常无特异性,起病隐匿,可无发热,通常表现为间歇性、进行性以至持续性下腰痛或背部疼痛,可伴有神经功能异常,包括四肢无力、反射减弱及尿失禁等。由于感染的惰性进程,脊柱后凸少见。晚期可发展为脊柱不稳及驼背畸形。此外,感染沿前纵韧带扩散可导致腰大肌或椎旁脓肿。实验室检查 C 反应蛋白(CRP)通常是敏感指标,伴有白细胞及血沉增高,但单纯的 CRP 增高容易误诊,需结合临床症状和其他检查;血浆(1-3)-β-D- 葡聚糖(BDG)检测即 G 试验对念珠菌的检出有一定的灵敏度,但特异性差、假阳性率高;血清曲霉菌半乳甘露聚糖检测即 G M 试验对于霉菌性脊柱炎的诊断有意义;血清隐球菌抗原检测可用于诊断,也可用于监测治疗。抗体的检测与免疫应答有关,有一定的时间窗;聚合酶链反应(PCR)检测真菌核酸有望成为一种诊断工具,但无法区分定植与感染。

真菌性脊柱炎的诊断要素包括:感染危险因素的存在、微生物学、血清学检查(真菌的抗原、抗体检测)和 MRI 等影像学检查。确定真菌感染的"金标准"是组织学检查和 / 或血培养。

(二)病理学表现

镜下可见特定真菌外观,以及肉芽肿样结构和大量多核巨细胞形成。当 HE 染色着色不佳时,可进行过碘酸希夫染色(PAS)或六胺银特殊染色,更易发现真菌及辨别其结构。

(三)MRI 表现

真菌性脊柱炎的 MRI 表现无特异性,为感染性脊柱炎的典型表现:病变早期局限于椎体终板,随着病情进展,范围增大,受累节段骨髓水肿、终板侵蚀、椎旁软组织炎症,进而可形成椎旁脓肿,引起椎体塌陷和脊柱不稳。病变早期椎间盘通常不受累、椎间隙正常,晚期椎间盘受累塌陷、椎间隙狭窄。T_1WI 序列通常表现为终板锯齿状、边缘模糊或缺损,邻近骨髓低信号。T_2WI 序列(脂肪抑制及 STIR 更敏感)邻近骨髓通常呈高信号,边缘模糊,有时也会表现为高信号缺失或低信号,提示惰性感染过程中潜在的纤维化。有研究提示,腰椎曲霉菌感染 T_2WI 序列终板下骨髓呈带状低信号,可能与真菌内固有的顺磁性和铁磁性元素的存在相关。炎症侵犯可导致骨髓和椎旁软组织强化。病变累及椎间盘时,椎间盘常表现为长 T_2 信号,中心的核裂消失,增强后有时可见强化,椎间隙高度降低。真菌感染的椎旁脓肿通常小且边缘模糊,长 T_1 长 T_2 信号、环形强化。真菌性脊柱炎感染多沿椎旁韧带爬行,可为多节段、跳跃节段的感染(图 3-4-1)。

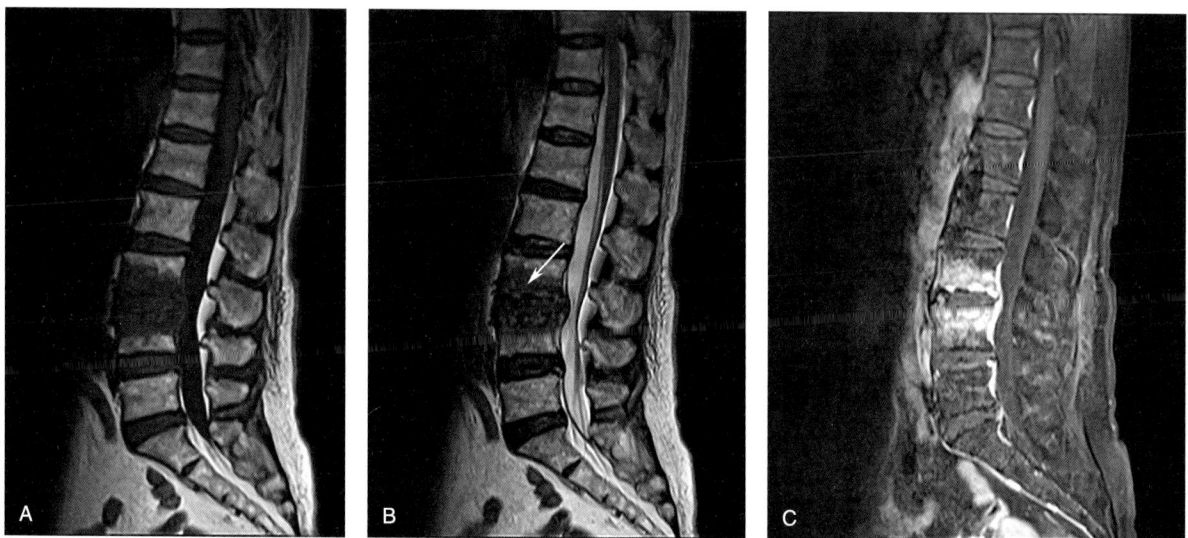

图 3-4-1　霉菌性脊柱炎

A. 矢状位 T_1WI 示受累椎体终板侵蚀,骨髓信号减低;B. T_2WI 示终板下骨髓带状低信号影(白箭),椎间盘未见高信号;C.T_1WI 脂肪抑制增强示椎间盘未见强化、髓核存在

（四）诊断要点与鉴别诊断

1. 诊断要点

（1）存在免疫缺陷等相关危险因素。

（2）进行性起病、下腰痛。

（3）血培养阴性，广谱抗生素治疗无效。

（4）MRI 显示感染沿椎旁韧带蔓延，多节段、跳跃节段分布；T_2WI 序列骨髓高信号缺失或终板下带状低信号；椎旁脓肿小且模糊，椎间盘受累晚。

2. 鉴别诊断　真菌性脊柱炎需要与化脓性脊柱炎、结核性脊柱炎、Modic Ⅰ型终板退变、转移性肿瘤等进行鉴别，主要如下：

（1）化脓性脊柱炎：急性、亚急性起病，随访观察临床及影像学变化大；血常规白细胞增多常见；腰椎受累多见，终板破坏，椎间盘受累早；椎旁脓肿小，壁厚且边缘不规则；很少多节段、跳跃节段分布。

（2）结核性脊柱炎：亚急性、隐匿性起病，低热、乏力和盗汗等结核菌毒性表现；T-SPOT 呈阳性，其他结核筛查实验室指标可阳性；肺部通常有相应的结核所致的静止期或活动期表现；胸腰段病变多见，可多节段受累，骨质破坏为主，容易伴椎体塌陷及后凸畸形；炎症沿椎旁韧带爬行，很少突破前纵韧带；冷脓肿范围较大，壁薄且边界清晰，可见钙化。

（3）Modic Ⅰ型终板退变：非特异性下腰痛，炎症指标不高；椎间盘退变，髓核存在；终板清晰或锯齿状，无明显破坏；椎旁、硬膜外软组织无受累。

（4）转移性肿瘤：常有原发肿瘤的病史，老年患者脊柱多节段病变，累及后柱常见，椎间盘通常不受累。骨质破坏伴软组织肿块，肿块边缘通常清晰，局部骨膨胀改变。活检可鉴别。

（五）治疗和预后

抗真菌治疗是早期患者首选的治疗方法。伴有脊柱畸形、脊柱不稳、神经功能损伤及复发的患者有手术指征，手术联合抗真菌治疗为脊柱炎神经损伤患者的首选，与单独用抗菌治疗相比，存活率较高。抗菌疗程长，易复发，一旦药物治疗完成，功能恢复和疼痛缓解的长期预后仍然不确定。

（楼敏超　虞晓菁）

第五节　鸟 - 胞内分枝杆菌脊柱炎

（一）概述

非结核分枝杆菌（nontuberculous mycobacteria, NTM）是指结核杆菌及麻风分枝杆菌以外的所有分枝杆菌，也称环境分枝杆菌。非结核分枝杆菌属条件致病菌，广泛存在于自然界的土壤、尘埃、水、鱼类和家禽中，健康人的呼吸道可有某些类型的非结核分枝杆菌寄殖，当口腔和呼吸道卫生状况改善后可消失。

非结核分枝杆菌的传播途径主要从环境中获得，例如污水，并可通过呼吸系统和 / 或消化系统获得感染。人与人之间的传播极少见。通常此类分枝杆菌对人类的致病性较结核分枝杆菌低，但如果存在易感因素，使宿主局部或全身免疫功能发生障碍，则可导致病变。

非结核分枝杆菌可引起肺病、淋巴结炎、皮肤软组织病等。据文献报道，其中引起脊柱 / 骨髓炎最常见的非结核分枝杆菌病原体是鸟 - 胞内分枝杆菌。大多数患者不存在任何潜在的致病因素，而免疫缺陷的艾滋病患者和使用类固醇的患者是相对常见的潜在诱因。胸椎是最常受影响的部位。所有病例的诊断都涉及对感染部位进行活组织检查,分枝杆菌抗酸染色阳性,与结核不易鉴别,需要做培养。

（二）病理学表现

可出现皮下脓肿,脓液抗酸染色阳性。培养是鉴别病原体的必要条件,并需要进行菌种鉴定。

（三）MRI 表现

鸟 - 胞内分枝杆菌脊柱炎有特征性的影像学表现,全身骨质可见多发边缘欠清的团片状骨质硬化或小环形骨质硬化,脊柱尤其多见。椎体病灶在 MRI 上呈现为多发结节、团状稍长 T_2 信号,增强后病灶明显强化(图 3-5-1)。

（四）诊断要点与鉴别诊断

1. 诊断要点

（1）持续的炎症症状,可伴随肺部炎症、皮肤结节、腹膜后淋巴结肿大、发热等临床表现。

（2）全身骨质可见多发边缘欠清的团片状骨质硬化或小环形骨质硬化,脊柱尤其多见。

（3）MRI 上呈现为多发结节、团状稍长 T_2 信号,增强后病灶明显强化。

2. 鉴别诊断　由于有多发骨质硬化表现,鸟 - 胞内分枝杆菌脊柱炎常被误诊为骨转移。CT 上多数小硬化病灶内可见低密度影,大病灶常呈团状高密度,边缘欠清。另外,鸟 - 胞内分枝杆菌脊柱炎患者无原发肿瘤病史,并且伴有持续炎症症状。必要时可行活检明确诊断。

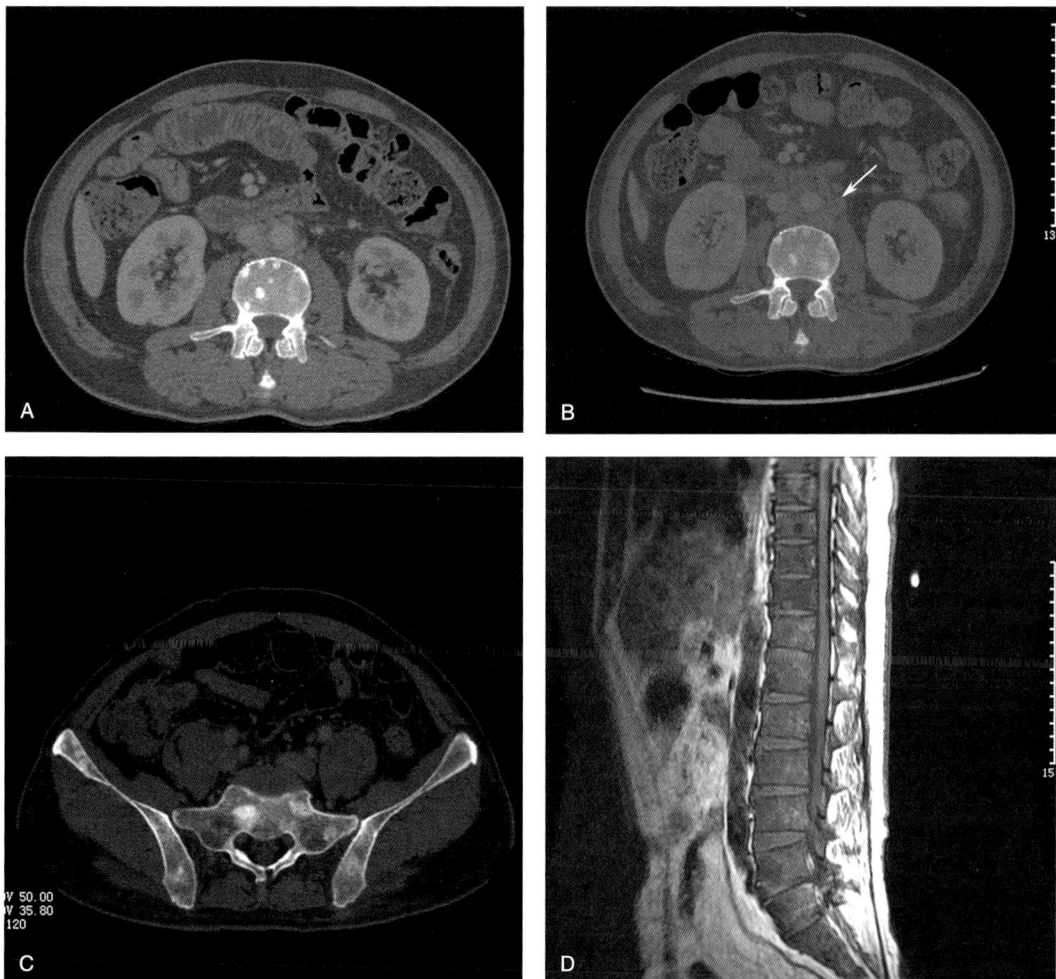

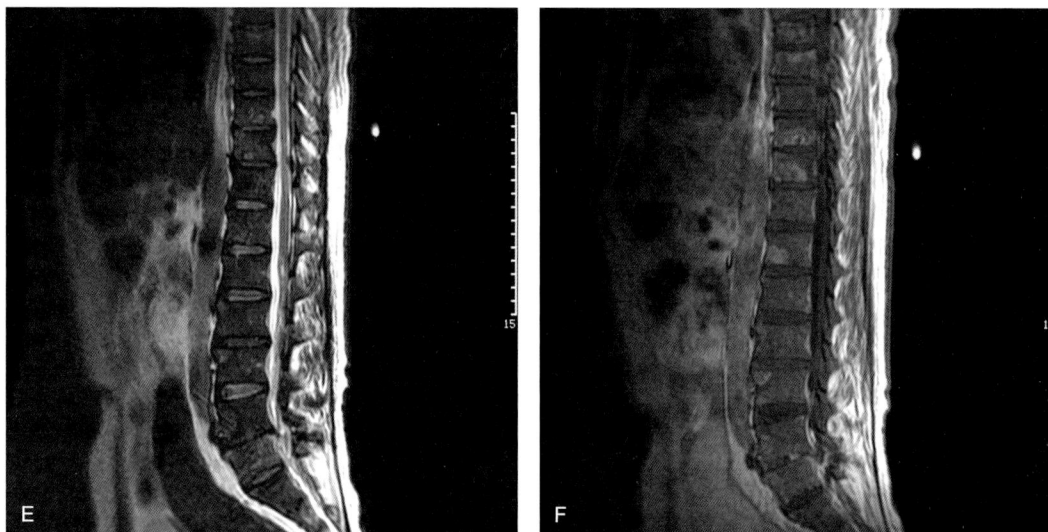

图 3-5-1　鸟 - 胞内分枝杆菌脊柱炎

CT（A~C）显示多个椎体骨质多发团片状或小环形骨质硬化，并可见后腹膜淋巴结肿大（白箭）；胸腰椎 MRI
矢状位平扫 T_1WI（D）示椎体信号弥漫减低，考虑与患者红细胞减少、红骨髓逆转有关；矢状位 T_2WI（E）可见
椎体多发结节、团状稍高信号；增强后矢状位 T_1WI（F）显示病灶中度强化

（五）治疗和预后

治疗方法取决于患者的免疫状态和疾病的范围。可参照鸟 - 胞内分枝杆菌相应的抗感染治疗方案进
行治疗。也可根据药敏结果进行抗感染治疗。鸟 - 胞内分枝杆菌脊柱炎一般治疗时间较长，且易复发。

（虞晓菁）

第四章
创伤和运动损伤

第一节　脊柱外伤机制和骨折脱位分型

　　脊柱外伤是常见的肌骨系统损伤,指脊柱受直接或间接暴力所致的骨、关节及韧带的损伤,常合并有脊髓或脊神经的损伤。近年来,脊柱脊髓损伤的发生呈上升趋势,约占全身骨关节外伤的 3%,其中胸椎和腰椎的损伤占大部分,75%~90% 的损伤累及胸腰段,颈椎(包括颅颈交界区)损伤虽然比例偏小,但因解剖位置关系,更要引起重视。MRI 较常规 X 线及 CT,在显示脊髓、椎间盘及韧带损伤方面有明显的优势,目前已成为脊柱损伤的常规检查方法。

　　脊柱外伤的损伤机制主要有轴向压缩(过屈)、轴向牵张(过伸)、轴向旋转和水平剪切力。1983 年,Denis 提出脊柱三柱模型的概念,他从解剖学的角度解释三个柱:前柱包括前纵韧带、前半部分椎体及椎间盘;中柱包括后半椎体及椎间盘、后纵韧带;后柱包括后纵韧带后的所有结构。三柱理论最早应用于胸腰椎损伤,在颈椎损伤中同样适用。轴向压缩(过屈)的机制是向前屈曲和轴向负荷压缩共同导致椎体楔形变,椎体前柱承受压力,后柱承受张力,中柱为支点,导致椎体前柱被压缩,而中后柱通常不变。轴向牵拉(过伸)的机制是前柱和中柱分离,而后柱压缩,导致前部呈撕裂性损伤而后部呈嵌插性损伤。轴向旋转外伤多为在剧烈外力作用下,椎体排列紊乱,连续性破坏,常为前中后柱均受损的不稳定性骨折,多伴有严重脊髓损伤。水平剪切力损伤指极度屈曲、剪力致水平向骨折,又称安全带型骨折。

　　脊柱损伤有的是上述机制单一的作用,有的则是几种机制的复合作用。随着影像学技术的发展进步,脊柱损伤的分型也在不断发展、更新和细化。根据损伤部位分为颈椎损伤、胸腰椎损伤、骶尾骨损伤,其中颈椎损伤又细分为上颈椎损伤及下颈椎损伤。

　　上颈椎是指枕、寰、枢三者的组合体,又称为枕颈段,位于脊柱的顶端,是外伤时暴力的集中作用点。损伤后患者多处于不稳定状态,依据致伤机制,临床分类和分型较脊柱其他部位损伤更为复杂。寰枕关节损伤一般分为 Ⅰ 型前脱位、Ⅱ 型纵向脱位和Ⅲ型后脱位。寰椎骨折分为寰椎后弓骨折、侧块骨折、前后弓骨折、前结节骨折及横突骨折。齿突骨折分类有 Ⅰ 型(尖部斜形骨折)、Ⅱ 型(齿突基底部骨折,如骨折线处呈粉碎骨折状,则为 Ⅱa 型)和Ⅲ型(经齿突基底部骨折)。枢椎骨折分类,可分为椎弓骨折和椎体骨折。椎体骨折又分为冠状位骨折、矢状位骨折、水平面骨折三型。严重上颈椎损伤多波及颈髓或延髓,危及生命。安全准确的 MRI 检查对临床评估病情,制订治疗计划极为重要。

　　颈$_3$~ 颈$_7$ 骨折称为下颈椎骨折。因为这一节段是活动的颈椎与相对固定的胸椎的连接部,脊髓损伤在下颈椎骨折中的发生率很高。1982 年,Allen 等根据下颈椎骨折的损伤机制,将下颈椎损伤分为 6 类:屈曲压缩、垂直压缩、屈曲牵张、伸展压缩、伸展牵张和侧方屈曲。随着对下颈椎损伤的认识逐渐加深,下颈椎损伤的评估正由传统的损伤形态向功能转变,除了传统的骨性结构损伤的客观评估外,对脊髓及软组织损伤的综合评估越来越受到重视。2017 版 AOSpine SLIC 损伤分类,包括 4 个部分:损伤形态、关节突关节损伤状态、神经功能状态和患者特殊情况修正。该分型方法细化了 SLIC 评分(表 4-1-1)欠缺的损伤形态分类,并强调了关节突关节损伤的分类。该分型系统在胸腰椎损伤分类系统(TLICS)的基础上,对 AO 传统的骨折形态 ABC 分型描述作出改进,在新的骨折形态的描述中 A 型损伤张力带结构完整;B 型损伤主要是后方张力带结构损伤;C 型损伤为分离移位型损伤,前后张力带均有损伤。

表 4-1-1　SLIC 评分系统

	描述	评分
骨折损伤形态学	无异常	0
	压缩	1
	爆裂	2
	牵张型(小关节突高位、过伸损伤)	3
	旋转 / 平移(关节突脱位、不稳定碎骨或者晚期屈曲压缩损伤)	4
间盘韧带综合体(DLC)	完整	0
	可疑损伤(棘突间隙增宽、MRI 信号改变)	1
	断裂(椎间隙增宽、小关节高位或者脱位)	2
神经功能	无损伤	0
	神经根损伤	1
	完全脊髓损伤	2
	不完全脊髓损伤	3
	神经损伤部位持续压迫	4

治疗选择:总分 ≤3 分,保守治疗;总分 =4 分,保守 / 手术治疗;总分 ≥5 分,手术治疗

　　胸腰椎损伤的分型方案有按受伤机制和按骨折形态分型两大类。临床上比较常用的分型包括 Denis 分型和 AO 分型。Denis 在 1983 年提出三柱模型后对胸腰椎损伤提出了新的分型:①楔形骨折(又称压缩骨折);②爆裂骨折;③安全带骨折(又称后柱断裂);④骨折脱位。骨折脱位是压缩、拉力、旋转或剪应力下三柱破坏,表现为最不稳定型,可分为屈曲旋转型、剪应力型、屈曲离散型。爆裂骨折可细分为 5 个亚型:影响到椎体上下终板的爆裂骨折(A 型),上方终板骨折(B 型),下方终板骨折(C 型),爆裂骨折合并旋转(D 型)及爆裂骨折合并侧方屈曲(E 型)。该分型影响广泛且深刻,将人们对脊柱结构及其功能单位的认识进一步深化,临床应用广泛。

　　Magerl AO 病理形态学理论于 1994 年提出。A、B、C 型反映了最常见的损伤类型。每个类型分为 3 组,每组分 3 个亚型(3-3-3 组合)。A 型椎体压缩骨折由轴向负荷引起,截面没有软组织损伤(66%)。B 型前部和后部部分裂,有软组织损伤(14.5%)。C 型轴向扭力,前部和后部损伤合并旋转(19%)。从 A 型到 C 型,型间、组间、亚型间的严重程度顺序加重。

　　TLICS 是临床上胸腰椎损伤严重度常用的评分系统(表 4-1-2),对骨折形态、后方韧带复合体(PLC)的完整性、神经功能情况进行全面评估,根据不同情况给予不同分值,最后将 3 部分的分值相加,其总分可作为选择治疗的依据。该系统最大的优点在于将神经损伤和 PLC 的状态与骨折形态学相结合,总体评估胸腰椎损伤的程度,并根据总体的评分决定治疗方案。

表 4-1-2　TLICS 评分系统

	描述	限定词	评分
损伤机制	压缩	单纯压缩	1
		成角>15°	1
		爆裂	1
	平移 / 旋转		3
	分散		4
后部韧带综合体（PLC）	完整		0
	疑似 / 模糊的损伤		2
	损伤		3
脊髓状态	神经根受累		2
	脊髓、圆锥受累（不完全）		3
	脊髓、圆锥受累（完全）		2
	马尾受累		3

治疗选择：总分≤3分,保守治疗；总分=4分,保守 / 手术治疗；总分≥5分,手术治疗

2013 年,AO 学组提出新的胸腰椎损伤分类系统（表 4-1-3）。AOSpine 胸腰椎分型整合了 TLICS 及 Magerl AO 分型的优势,通过对胸腰椎骨折的形态、神经功能状态和临床修正参数评估,分三个类别进行胸腰椎骨折分类。A 型：压缩性骨折；B 型：前或后方张力带破坏,但前或后柱未见明显的分离移位或无潜在分离移位；C 型：脊柱三柱结构均破坏并导致椎体脱位,或椎体已完全骨折,但未发生分离移位现象。

表 4-1-3　胸腰椎骨折损伤 AO 分类系统

骨折形态	损伤特点
A	压缩性骨折
A0	棘突 / 横突骨折
A1	嵌压骨折
A2	劈裂骨折
A3	不完全爆裂骨折
A4	完全爆裂骨折
B	张力带损伤型
B1	骨性结构为主的后柱损伤
B2	韧带结构为主的后柱损伤
B3	经椎间盘 / 椎体前方损伤
C	分离 / 移位

临床对脊柱创伤的标准分型很多是基于影像学表现,如骨折的形态、受伤机制及是否合并神经损伤、间盘韧带复合体（DLC）损伤和后方韧带复合体（PLC）损伤。影像学检查在脊柱创伤的诊断、分型、预后、稳定性评估及治疗方案的选择中占据重要作用。椎间盘、韧带等相关软组织的损伤程度最初只能通过韧带损伤的直接征象来评估,如棘突间隙增宽。随着 MRI 的出现,脊柱创伤患者的伤情评估发生了极大的

变化。MRI 可以细致全面地评估脊髓、椎旁软组织、椎间盘及韧带复合体的损伤情况,直接观察损伤脊髓实质的形态及脊髓的压迫。联合应用 X 线平片、CT、MRI 可以提供完整的信息以评估脊柱的稳定性,明确椎间盘和韧带结构的损伤,以及椎管受侵占的程度和脊髓受压的状况。

(叶再挺　满术干　邹建勋)

第二节　颅颈交界处和颈椎骨折脱位

一、枕骨髁骨折

(一) 概述

枕骨髁位于头颅和颈椎之间,为枕骨外侧面卵圆形隆凸,和枕骨基底部(前方)、枕骨颞鳞部(后方)共同围成枕骨大孔。枕骨髁是连接头颅和脊柱的重要解剖结构,也是生物力学最为复杂的地方。枕骨髁骨折(occipital condyle fracture)比较罕见,通常是由高能量钝性外伤所致,被认为是一种特殊类型的颅底骨折,最常见于机动车撞击伤,亦可见于高处坠落伤等。

Anderson 和 Montesano 基于形态学和损伤机制将枕骨髁骨折分为三种类型:Ⅰ型,粉碎性骨折,占3%~15%,与轴向压力相关,属稳定性损伤;Ⅱ型,颅底骨折,占 25%~50%,在外力直接作用下,由颅底骨折延伸至枕骨髁,属稳定性损伤;Ⅲ型,撕脱型骨折,占 35%~75%,与对侧屈曲、旋转受力有关,为翼状韧带附着区撕脱性骨折,属于潜在不稳定损伤(图 4-2-1)。

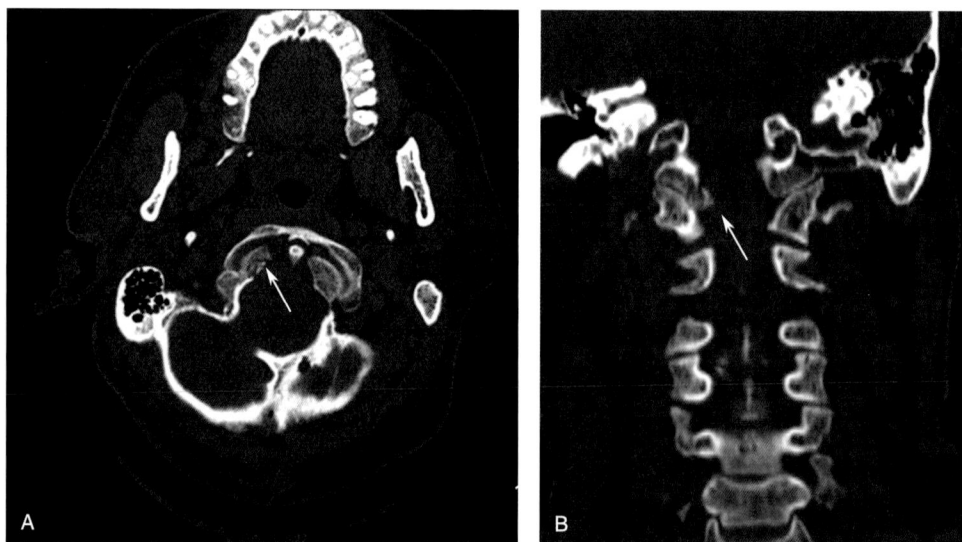

图 4-2-1　枕骨髁骨折 - Ⅲ型
女,43 岁,高处坠落伤致全身多处损伤 9 小时。
A、B. CT 重建横轴位及矢状位显示枕骨右侧基底部撕脱性骨折(白箭)

之后 Tuli 等人合并了 MRI 检查结果,提出了一种更加面向临床的分类方法。Ⅰ型,无移位骨折,属稳定性损伤。Ⅱ型,移位骨折;Ⅱa 无韧带不稳定,无寰枕脱位,可能需要外部稳定;Ⅱb 韧带不稳定,伴寰枕脱位,可能需要手术固定。

枕骨髁骨折患者绝大多数有严重的颅神经损害,这一现象与严重的颅内损伤如脑挫裂伤、颅内血肿、蛛网膜下腔出血、颅内压增高有关。脑干损伤和血管性损伤临床上很罕见,因为这种损伤均是致命性的。低位颅神经麻痹是最常见和严重的神经功能损伤表现。

(二) 病理学表现

椎体骨折后 24 小时内,骨折端皮质碎裂,部分骨细胞变性坏死,局部血肿形成、炎症细胞浸润。72 小时血肿已开始机化,成纤维细胞自骨膜下增生进入骨折间隙,夹杂有新生的薄壁毛细血管和少量的纤维性成骨细胞。2 周后肉芽组织增生,纤维组织间隙出现较多的软骨细胞岛,部分软骨细胞肥大、基质钙化,形成初级的骨小梁。8 周后可见成熟的骨小梁、骨髓细胞和空泡状的脂肪细胞。

(三) MRI 表现

CT 是确定枕骨髁骨折的最佳检查方法。MRI 主要用于评价脊髓损伤和韧带损伤情况,MRI 的适应证包括颅颈交界处软组织损伤、椎管内骨碎片、脊髓脑干缺血。对高度可疑但初步 CT 检查阴性的患者亦可行 MRI 检查。

MRI 检查可见骨皮质不连续、骨碎片移位、骨髓水肿;寰枕关节积液,如关节间隙增宽和出血(可见液液平面形成);翼状韧带损伤,表现为撕裂、水肿,亦可见邻近韧带的损伤,如盖膜、寰枕前后膜、椎前或颈部韧带。

(四) 诊断要点与鉴别诊断

1. 诊断要点

(1)患者有明确的头颈部外伤史。

(2)神经功能缺失可能是急性的(占 63%)或延迟的(占 37%),有上颈部疼痛、头颈部活动范围减小、斜颈、下颅神经功能缺失、运动麻痹的患者,都需要排除枕骨髁骨折。

(3)CT 检查可以明确骨折类型和骨折脱位情况,MRI 对韧带、神经血管等软组织显现良好,是 CT 的重要补充手段。

2. 鉴别诊断 枕骨髁骨折需要与枕骨第三髁鉴别,枕骨第三髁又称髁突或枕骨正中髁,是枕骨髁的一种罕见解剖变异。它是一个在枕骨髁前内侧边缘的独立小骨,可与寰椎前弓及邻近齿突形成真正的关节或假性关节病。

(五) 治疗和预后

非手术治疗包括镇痛药和颈椎矫形器,适用于 I 型、II 型和无明显不稳定征象的 III 型枕骨髁骨折,采用半刚性或刚性颈托。手术治疗适用于具有明显不稳定的 III 型骨折、移位骨碎片造成神经压迫、伴有寰枕或寰枢关节损伤的患者,采用枕颈融合,使用刚性节段固定或后减压后颈关节融合术,去除压迫神经血管的骨碎片。

二、寰枕关节脱位

(一) 概述

寰枕关节脱位(atlanto-occipital dislocation,AOD)是由于外伤导致的寰椎和枕骨分离的一种病理状态,是一种罕见且可致命的、极不稳定的颅脊交界区损伤,通常由剧烈的暴力造成严重韧带损伤而导致关节脱位,在儿童和年轻人中更为常见。

寰枕关节是由颅底的枕骨髁与寰椎侧块的上关节凹组成。寰枕关节的活动有伸屈和侧偏,但不参加旋转活动。伸屈的范围大约 35°,左右侧弯各约 50°。寰枕关节脱位的机制有两种:①间接暴力:在车祸中患者的头颅位于屈曲位时,身体连同颈部有一个向后的加速度,称为甩鞭式损伤。②直接暴力:暴力直接作用于头部的前方或后方而致脱位。儿童由于寰枕关节面较浅,更易发生寰枕关节脱位。寰枕关节脱位患者的临床表现差异巨大,可以没有任何神经损伤的症状和体征,也可以表现为颈部疼痛和活动受限,颅神经损伤在临床也不少见,如外展神经、舌咽神经和副神经常常受累。四肢瘫是比较常见的损伤类型。

　　Traynelis 等学者将寰枕关节脱位分为三型:Ⅰ 型,前脱位,最常见;Ⅱ 型,垂直脱位,最不稳定;Ⅲ 型,后脱位。

(二) 病理学表现

　　寰枕关节的稳定除了关节囊外,还依靠韧带联结,即翼状韧带、齿突尖韧带、覆膜韧带、寰枕膜、后纵韧带、项韧带。关节的过伸运动主要受覆膜限制,过屈运动则受到颅骨与寰椎前缘的骨性接触限制。侧凸和旋转运动主要受翼状韧带限制。当关节突关节的关节囊和韧带联结被破坏后,容易造成关节脱位。病理表现为关节囊内积液、积血,韧带不同程度撕裂伴血肿浸润。

(三) MRI 表现

　　诊断的关键,除了寰枕关节正常排列消失,还取决于贯穿颈椎横向水平的一系列线。颅齿间距(basion-dens interval,BDI),即枕骨大孔前缘中点与齿突间距,成人>10mm 为异常(图 4-2-2);BDI 对 Ⅱ 型损伤特别敏感。颅枢间距(basion-axial interval,BAI),即枕骨大孔前缘中点与枢椎体后缘皮质线间距,成人>12mm 为异常;BAI 对 Ⅰ 型损伤和 Ⅲ 型损伤最敏感。Powers 比值,由枕骨大孔前缘到寰椎后结节连线

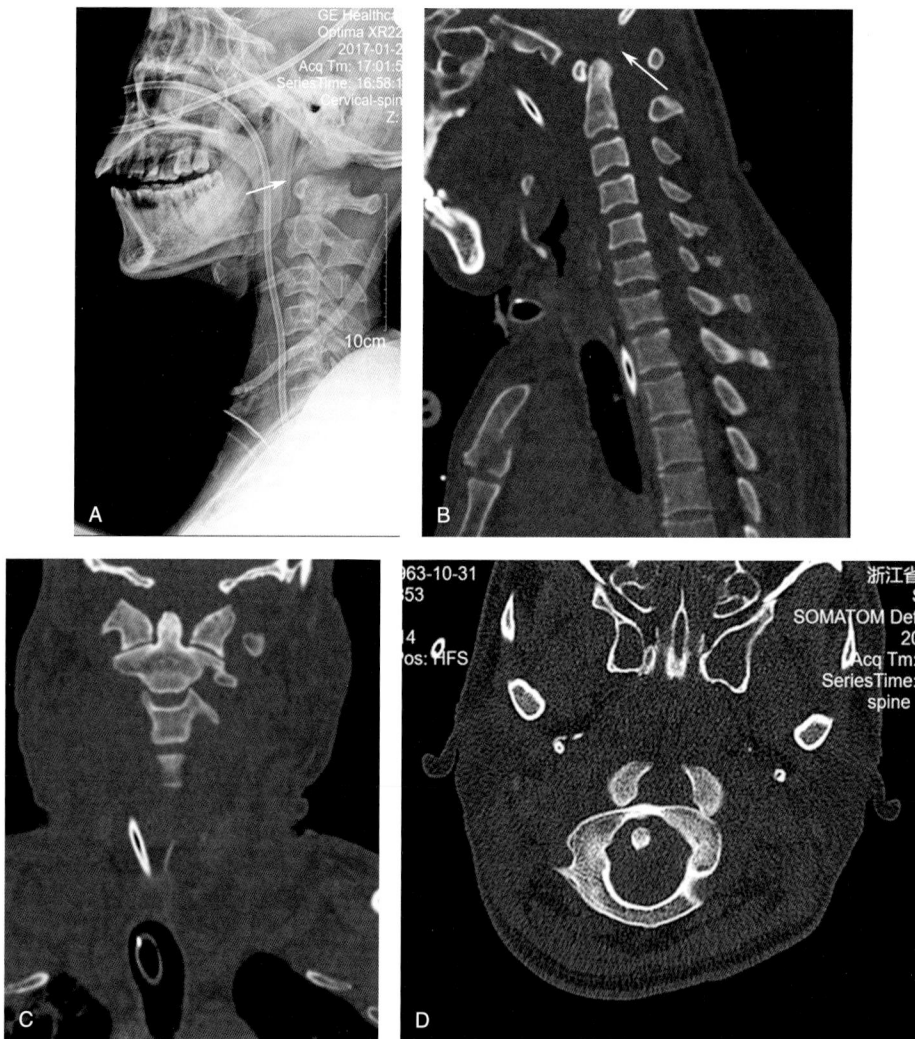

图 4-2-2　寰枕关节脱位

男,54 岁,高处坠落伤致活动障碍 21 天。A. 颈椎侧位 X 线显示枕骨与上颈椎间距增宽(白箭);
B~D. CT 矢状位、冠状位、横轴位显示寰枕关节垂直型脱位,颅齿间距(BDI)约 18mm(白箭)

为 BC 线,寰椎前结节到枕骨大孔后缘连线为 AO 线,BC/AO 即 Powers 比值,正常为 0.77,Powers 比值>1.0 考虑为前脱位。寰齿间距(atlantodental interval,ADI),寰椎前弓后缘与齿突前缘间距,成人>3mm 为异常。寰枕关节间隙增宽,出颅底与寰椎的距离超过 5mm 有助于诊断寰枕关节脱。

MRI 的主要作用是评价软组织损伤,特别是脊髓损伤情况,也用于制订颈椎不稳和神经功能损伤患者的治疗计划。MRI 可发现覆膜翼状韧带损伤,表现为撕裂、水肿,亦可观察到寰枕关节积液、出血。

(四)诊断要点与鉴别诊断

1. 诊断要点

(1)患者有严重外伤史。

(2)体检往往发现有多部位、多脏器的复合伤,伴有神经系统症状。

(3)三维 CT 重建特别是冠状位 CT 对侧方脱位有决定性的诊断作用,矢状位 CT 对前后脱位有决定意义。

(4)MRI 仅对脊髓及韧带损伤有诊断作用。

2. 鉴别诊断

(1)杰斐逊骨折:寰椎前后骨折,可能发生侧块移位。

(2)齿突骨折:Ⅱ型齿突骨折将导致齿突后部移位,从而改变 Powers 比值。

(3)寰枢椎半脱位:寰枢椎旋转固定将导致寰椎侧块相对于齿突不对称。

(4)唐氏综合征:翼状韧带松弛导致寰枕不稳。

(5)类风湿性关节炎:血管翳破坏关节和韧带的稳定,导致寰枕关节不稳。

(五)治疗和预后

在外伤现场及时、正确地使用刚性颈套,一旦确认寰枕关节脱位的诊断,首先要保持呼吸道通畅,进行环形架颈牵引,然后进行枕颈内固定和融合,应避免颈椎牵引。可以用 O-C1 或 O-C2 螺钉固定的枕颈融合术来治疗严重寰枕关节不稳。由于脑干损伤和血管病变,寰枕关节脱位容易导致高死亡率。

三、寰椎骨折

(一)概述

寰椎(C_1)为一坚硬的骨环,因为在解剖上处于被保护的位置,很少发生骨折。寰椎骨折占全部颈椎骨折的 2%~13%,占全部脊椎骨折的 1%~3%。此外,3.5% 的儿童脊柱骨折和脱位是寰椎骨折。颈椎合并骨折常见于寰椎骨折,例如齿突骨折合并寰椎骨折的病例占 40%~44%。

(二)病理学表现

见枕骨髁骨折。

(三)MRI 表现

MRI 不仅可以显示骨折本身,骨折线表现为低信号,还可以显示骨挫伤、相关韧带及周围软组织情况,骨挫伤、韧带及软组织损伤表现为 T_2WI 或 PD 脂肪抑制序列上高信号,从而对骨折作出全面、正确的评价。根据骨折部位、移位情况主要分为以下几种类型:

(1)后弓骨折:是寰椎最常见的骨折类型,由过度伸展损伤引起。椎动脉沟使后弓更容易单侧或双侧骨折。此外,Fowler 等人指出,后弓骨折主要发生在低能量跌倒。后弓骨折还常伴有齿突骨折、枕骨髁骨折和枢椎滑脱(Hangman 骨折)。

(2)前弓骨折:根据损伤机制,前弓骨折分为水平骨折和垂直骨折(图 4-2-3)。水平骨折伴有过度伸展损伤,导致前结节撕脱。双侧垂直前弓骨折与 Jefferson 爆裂性骨折、下侧或整个前弓的犁状骨折有关。虽然很少见,但犁状骨折是由齿突向前移位到寰椎前弓引起的高速应力性骨折所致。

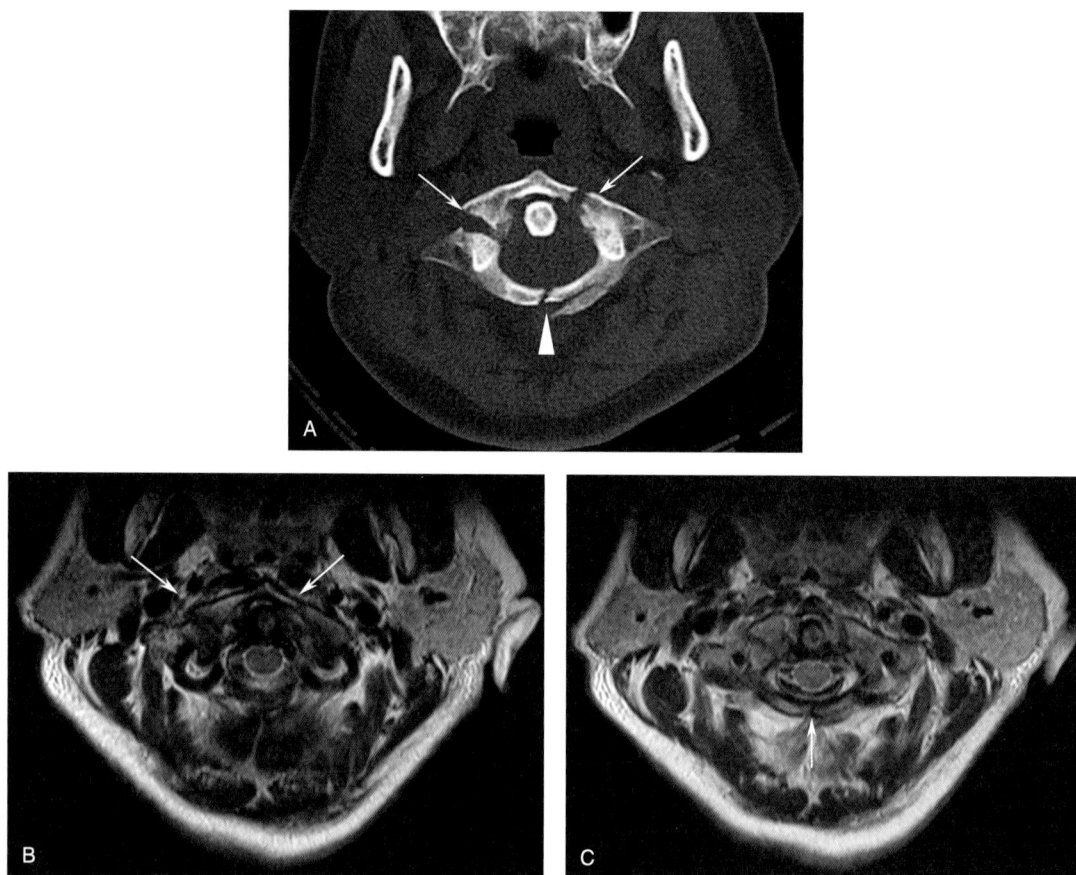

图 4-2-3　寰椎 Jefferson 骨折

女,54 岁,高处坠落伤 2 小时。A. CT 横轴位显示寰椎 Jefferson 骨折(白箭显示前弓骨折,箭头显示后弓骨折);
B. MRI T$_2$WI 横轴位显示寰椎前弓骨折(白箭); C. MRI T$_2$WI 横轴位显示寰椎后弓骨折(白箭)

(3)侧块骨折:骨折线通过寰椎关节面前、后部,可波及椎动脉孔。侧块骨折与牵张损伤时的不对称侧向压缩力有关。如果损伤严重,骨折的侧向移位可能会使枕髁直接与枢椎连接,从而导致"公鸡"畸形,旋转运动减少,颈部疼痛。对侧横突撕脱性骨折也可能由于极度的侧凸而发生。

(4)粉碎性骨折:即 Jefferson 骨折,与人体其他部位的骨环骨折类似,寰椎椎体环骨折通常累及多处。打击头顶上的轴向暴力通过颅骨与枕骨髁对称传导至寰椎侧块上面,向外推动侧块,造成前后弓对称性骨折。粉碎性骨折的径向移位程度和临床稳定性取决于寰横韧带(TAL)的完整性。

Jefferson 骨折通常发生在机动车事故、高能量坠落或头部直接外伤后。典型的 Jefferson 骨折是前后弓的 4 部分骨折,但是 4 部分骨折很少见,2~3 部分骨折更常见。前后弓的骨折会导致颈$_1$~颈$_2$椎小关节的关系异常,很少引起神经系统并发症和脊髓损伤。

(四)诊断要点与鉴别诊断

1. 诊断要点

(1)患者有头颈部外伤史。

(2)患者有上颈椎疼痛的主诉。肌压痛、肌痉挛和上颈椎运动减弱,尤其是旋转时常见。偶可出现斜颈或恶心、呕吐、耳鸣、视力受损和跌落发作等症状。

(3)CT 可以明确骨折类型,MRI 有利于神经系统并发症,如脊髓出血、压迫或横断、韧带损伤尤其是横韧带损伤的诊断。

2. 鉴别诊断　主要包括先天性发育异常,如寰椎前、后弓发育不全。寰椎后弓发育不良多由于缺乏软骨板而影响骨化中心所致,分完全型和部分型。临床通常不引起症状,伴发其他畸形时可出现。影像征象可见增大的枢椎棘突上缘,代表融合的寰椎后弓和后结节。寰椎前弓发育不良少见,可伴发正中鳄裂畸形/Pierre-Robin 综合征。

(五) 治疗和预后

大多数寰椎骨折可以采用硬颈矫形器进行 12 周的非手术治疗。对于强烈考虑手术治疗骨折的情况,则可行 Halo-Vest 治疗或牵引以保持复位,并行寰枢椎融合术以稳定寰枢关节。对于枕颈部损伤,需要进一步的枕部固定。此外,对于矢状分裂的侧块骨折,可以行直接骨合成术,必要时对寰枢椎融合进行修正。

四、枢椎骨折

(一) 概述

枢椎(C_2)骨折受伤的机制为水平剪切力与轴向压缩力的共同作用。基于枢椎在脊柱中特殊的解剖结构,其在创伤过程中会出现多种骨折类型,包括单一解剖部位骨折(齿突骨折占颈椎骨折的 9%~18%,Hangman 骨折占颈椎骨折的 4%~7%,枢椎椎体骨折占颈椎骨折的 0.3%)和联合多个解剖部位的复合型骨折(占颈椎骨折的 1%~3.4%)。

(二) 病理学表现

见枕骨髁骨折。

(三) MRI 表现

同寰椎骨折,MRI 不仅可以显示骨折本身,骨折线表现为低信号,还可以显示骨挫伤、相关韧带及周围软组织情况,骨挫伤、韧带及软组织损伤表现为 T_2WI 或 PD 脂肪抑制序列上高信号。枢椎骨折主要分为以下几种类型:

(1)齿突骨折:在枢椎骨折中最多见,且是最常见的高位颈椎损伤,多属过屈损伤。典型的特征为寰椎前弓相对枢椎移位,一般向后移位,向前移位少见。Anderson 和 D'Alonzo 等将齿突骨折分为三型:Ⅰ 型:齿突尖端骨折,由翼状韧带撕脱形成经齿突尖部的斜形骨折,多为稳定性骨折。有些学者不认同 Ⅰ 型骨折,他们认为这些骨折事实上代表永存的二次骨化中心(Bergman 终末小骨)或齿状骨,有完整的骨皮质,而非急性创伤引起的骨折。也有学者认为它是 Ⅰ 型齿突骨折的继发改变。Ⅱ 型:齿突基底部骨折,发生于齿突与枢椎椎体连接部,为不稳定性骨折(图 4-2-4)。Ⅲ 型:骨折线通过齿突基底部并延伸入枢椎椎体,为稳定性骨折。

(2)Hangman 骨折:1992 年,Wood-Jones 描述了执行绞刑的病理机制。他发现,过伸和离心作用会引起枢椎双侧椎弓根的骨折,由于椎体的向前移位就会导致脊髓的撕裂。在交通事故中有一种与此类似的骨折,实际上是枢椎椎体的外伤性前移,即在头顶撞击之前,面部已经撞在挡风玻璃上,外力作用就会导致颈部的过伸损伤。Hangman 骨折可以表现为通过枢椎椎弓根单纯的、无移位的骨折或者是通过椎弓的骨折伴有颈 $_2$~颈 $_3$ 椎体向前半脱位和成角改变。在这两种骨折类型中,骨折线一般从枢椎椎体的前关节面延伸至下关节面,但是移位骨折常伴有韧带的断裂和椎间盘损伤,多数情况下附件仍处于正常位置。因为滑脱层面的椎管前后径增大,所以尽管有时滑脱很严重,但神经损伤常无或很轻。显示此类型损伤最好的体位是侧位。Hangman 骨折分为三型:Ⅰ 型:骨折通过颈 $_2$ 椎弓根并延入上下关节突之间。Ⅱ 型:Ⅰ 型伴颈 $_2$~颈 $_3$ 椎间盘断裂。Ⅲ 型:Ⅱ 型合并相关颈 $_2$~颈 $_3$ 关节面脱位。

(3)椎体骨折:也称杂轴骨折或者非齿突非 Hangman 轴骨折,是枢椎骨折中较少见的亚型。椎体骨折存在两种分类系统,比较常用的是根据骨折线的方位,分为冠状骨折(1 型)、矢状骨折(2 型)和横向骨折(3 型)。另一种分类系统是根据影像学表现将其分为撕脱性骨折、爆裂性骨折、矢状骨折和横向(或水平)骨折。

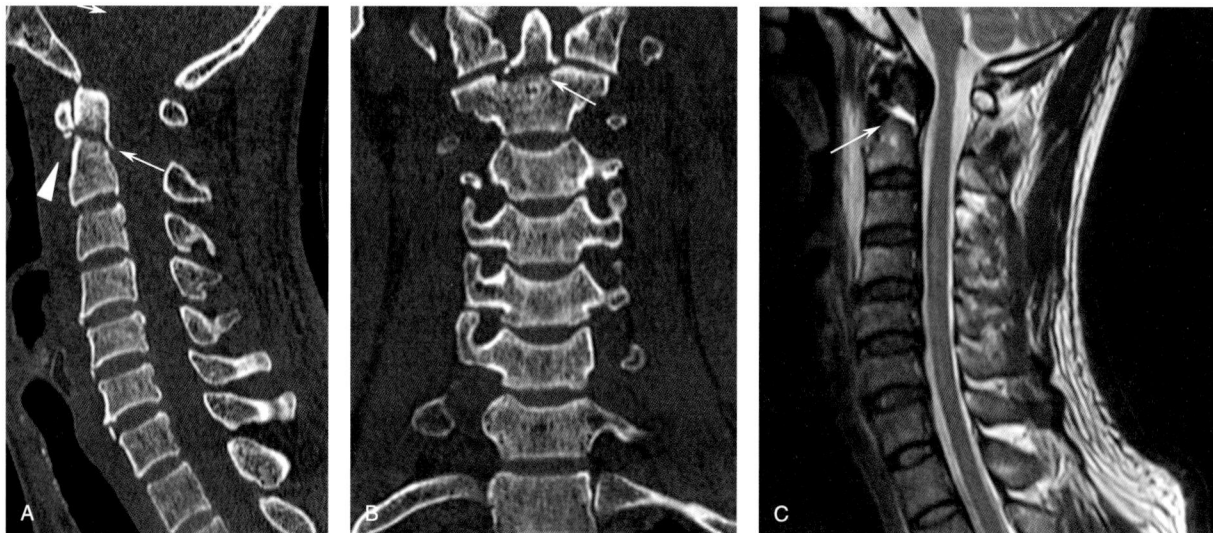

图 4-2-4　枢椎齿突骨折 Ⅱ 型

男,46 岁,骑摩托车摔倒。A. CT 矢状位示枢椎齿突 Ⅱ 型骨折(白箭)位于齿突基底部,另可见寰椎前弓下缘小
撕脱性骨折(白箭头);B. CT 冠状位示枢椎齿突 Ⅱ 型骨折(白箭);C. MRI T₂WI 示枢椎齿突 Ⅱ 型骨折(白箭)

(4)其他骨折:如椎板和棘突的骨折。

(四) 诊断要点与鉴别诊断

1. 诊断要点

(1)患者有严重外伤史。

(2)枕部和颈后部疼痛,颈部僵硬呈强迫体位,部分患者可有轻度截瘫和神经痛,严重者可发生呼吸骤
停,常立即死亡。

(3)CT 能显示骨折线及移位情况;MRI 可较好地显示齿突移位和脊髓受压移位情况,对外伤性血肿
和寰枢间韧带损伤显示较好。

2. 鉴别诊断　枢椎骨折需与齿突的永存骨骺鉴别。齿突骨折线呈水平状时,轴位 CT 扫描易漏诊,薄
层扫描后行矢状位和冠状位重建可避免。

(五) 治疗和预后

齿突骨折的治疗取决于多种因素,如骨折类型、寰枢关节稳定性、并发损伤、年龄、解剖变异等。目前
普遍接受的观点是 Ⅰ 型和稳定的深 Ⅲ 型骨折采用非手术治疗,主要包括 Halo-Vest 支架、Minerva 石膏、颌
枕带牵引、颅骨牵引、头颈胸石膏外固定等。对于 Ⅱ 型骨折,因为保守治疗可以导致约 35% 的患者不愈
合,所以外科融合术是常规的治疗方法。

对于符合保守治疗的 Hangman 骨折患者可采用颈围领制动、Halo-Vest 架固定、颅骨牵引等方法治疗。
对不稳定的 Hangman 骨折,应早期采用手术复位内固定,手术方法分为前路颈₂~ 颈₃钢板螺钉固定、后路
椎弓根螺钉固定等。

对于枢椎椎体骨折,建议在大多数情况下,非手术治疗作为初始治疗,如果存在颈₁~ 颈₂关节严重错
位,应行手术治疗。

由于复合型骨折的损伤机制较为复杂,常伴随颈₂/₃椎间盘 - 韧带结构的破坏,因此这类损伤具有较高
的不稳定性,对于复合型骨折的处理目前仍无一致意见。

五、寰枢关节脱位与旋转固定

(一) 概述

寰枢关节脱位(atlantoaxial dislocation,AAD)是指寰椎和枢椎之间的稳定性丧失,缺乏正常关节活动能力;根据脱位的方向,可分为前后脱位、旋转脱位(旋转固定)、垂直脱位和侧脱位。

寰枢关节可以使颈椎进行复杂的运动,同时提供足够的机械强度来稳定头部;不同于脊柱其他节段的稳定性是由骨和椎间盘构成,寰枢关节的灵活性依赖于韧带所构成的稳定机制。外伤性寰枢椎脱位是由于颈部的强行移位导致横韧带断裂,可同时累及翼状韧带和齿突尖韧带,多见于运动损伤或急性创伤。非外伤性寰枢椎脱位多见于儿童或女性,主要病因是感染或先天性异常,包括强直性脊柱炎、转移性肿瘤、嗜酸性肉芽肿和横韧带松弛等。本病具有潜在致命性,及时、恰当的治疗可以避免永久性神经功能损伤或脊柱畸形。

(二) 病理学表现

见寰枕关节脱位。

(三) MRI 表现

寰枢椎脱位可以通过测量寰齿间距(atlantodental interval,ADI)来评估,因为头部运动时寰齿前间距通常恒定。寰齿前间距是寰环后壁至齿突前缘的距离,成人不超过 3mm,儿童不超过 5mm;寰齿后间距通过测量齿突后缘至寰环后壁的距离,脊髓可用空间减少会增加脊髓受压和神经系统症状的风险,小于 14mm 提示脊髓麻痹;齿突与寰椎两侧侧块间距不对称,也可以提示脱位。

临床上大部分寰枢关节脱位是前脱位,表现为寰齿前间距增大,后方颈髓可用空间减小。侧位、过伸过屈位 X 线平片诊断灵敏度较低。MRI 在评估脊髓损伤时具有更高的灵敏度和特异度,可以提供更多有关软组织、关节和脊髓的信息:①脊髓受压与水肿;②横韧带的断裂或损伤;③周围软组织的损伤(图 4-2-5)。

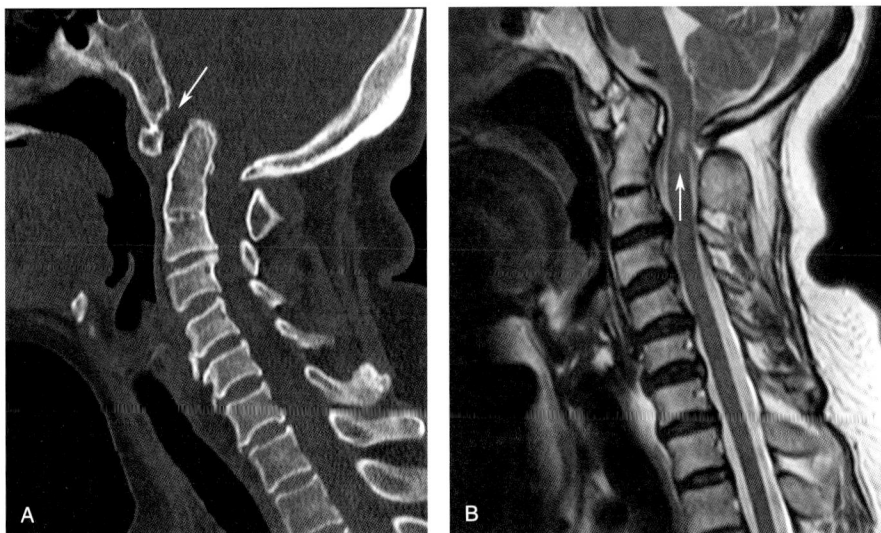

图 4-2-5 寰枢关节脱位

62 岁,男性,外伤后头晕不适 2 天。A. CT 三维重组图像提示寰齿间距增宽,约 6mm(白箭);
B. T_2WI 矢状位显示寰齿间距增宽,$C_{1/2}$ 水平颈椎管狭窄,局部颈髓受压、变性(白箭)

(四) 诊断要点与鉴别诊断

1. 诊断要点

(1)患者多有运动损伤,非外伤儿童或女性患者多有感染或先天性异常。

（2）有颈部疼痛或运动受限、肢体无力或麻木和病理反射等临床表现。

（3）影像学检查：通过测量寰齿间距及齿突与寰椎两侧侧块间距是否对称，可明确诊断。MRI 有利于显示脊髓损伤及周围韧带、软组织的损伤。

2. 鉴别诊断

（1）斜颈：儿童寰椎关节脱位需与斜颈鉴别，先天性斜颈可分为肌性斜颈和骨性斜颈。前者是由于一侧胸锁乳突肌挛缩引起头颈歪斜的先天性颈部畸形，相当多见；后者是因颈椎骨质发育畸形所致的斜颈，较少见。

（2）单纯齿突骨折：齿突可见明显骨折线，而寰齿关节间距无明显异常。

（五）治疗和预后

寰枢椎脱位的治疗宗旨是纠正上颈椎的矢状位排列，恢复解剖结构的稳定性。目前对手术指征尚无共识，一些文献表明，对于无症状的寰枢关节脱位，也应通过手术治疗，以避免严重脊髓损伤和呼吸系统损害的风险。目前主流的手术方案是经口咽前路减压术联合后路融合术。前路切除术先用刮匙将根尖韧带和翼状韧带分开，然后再从上向下移除齿突；后路融合术可单独用于可减轻的寰枢椎脱位，也可与经前减压联合，用于治疗某些类型的不可复位的寰枢椎脱位。

非手术治疗可先采用 24~48 小时的仰卧位颈吊带牵引配合主动运动训练，然后通过动态矫形固定配合运动训练直至恢复自由运动。3 周内横韧带断裂伴有急性症状的儿童可以在没有神经系统损伤的情况下进行非手术治疗。在没有外科手术禁忌证的情况下，一般不建议对有症状的成年人进行非手术治疗。

六、颅颈结合部创伤

（一）概述

对于急性外伤的患者，约有 1/3 的颈部损伤会累及颅颈结合部（craniocervical junction，CCJ）。颅颈结合部对于维持颈椎的稳定起着至关重要的作用，由于颅颈结合部的外伤，通常导致患者严重创伤甚至当场死亡。

颅颈结合部是由寰椎、枢椎和枕骨所构成的寰枕关节、寰枢关节组成。韧带复合体起到稳定寰枕和寰枢关节的作用，可以分为固有韧带和外侧韧带。固有韧带与硬脑膜之间存在三层韧带结构，从前至后分别为齿状韧带、十字韧带和覆膜。齿状韧带由尖韧带和翼状韧带组成，能够保持颅颈结合部的稳定性，限制枢椎关节的轴向旋转运动。尖韧带或悬韧带起自齿突尖止于枕骨大孔前缘中点，成对的翼状韧带起自齿突后外侧面止于双侧枕骨髁、枕骨及枢椎内侧面。十字韧带是由横韧带及其上下支组成，横韧带水平走行于寰椎和齿突后方，把齿突固定在寰椎前弓的后面；十字韧带的上下支是横韧带分别向上下的延伸。上支固定在枕骨下缘，下支固定在枢椎体后面。覆膜是后纵韧带的延伸，薄而宽大，从第 2 颈椎体延伸至枕骨大孔前缘；覆膜是颅颈结合部的后界，紧贴硬脑膜，并有神经血管走行于其中（图 4-2-6）。其他颅颈结合部的韧带（如横枕骨韧带、附件寰枢韧带、侧寰枕韧带和 Barkow 韧带）由于较为纤薄，对于维持颅颈结合部稳定性的作用不大。

（二）病理学表现

见寰枕关节脱位。

（三）MRI 表现

对于怀疑颈椎损伤的患者，CT 是首选检查方式，薄层容积扫描能够通过多平面重建增加损伤的检出率。MRI 在评估脊柱外伤中的主要作用是检测软组织损伤，尤其是排除脊髓损伤。MRI 可用于不稳定颈椎损伤的治疗计划的制定，以及怀疑有韧带损伤伴意识障碍的患者。

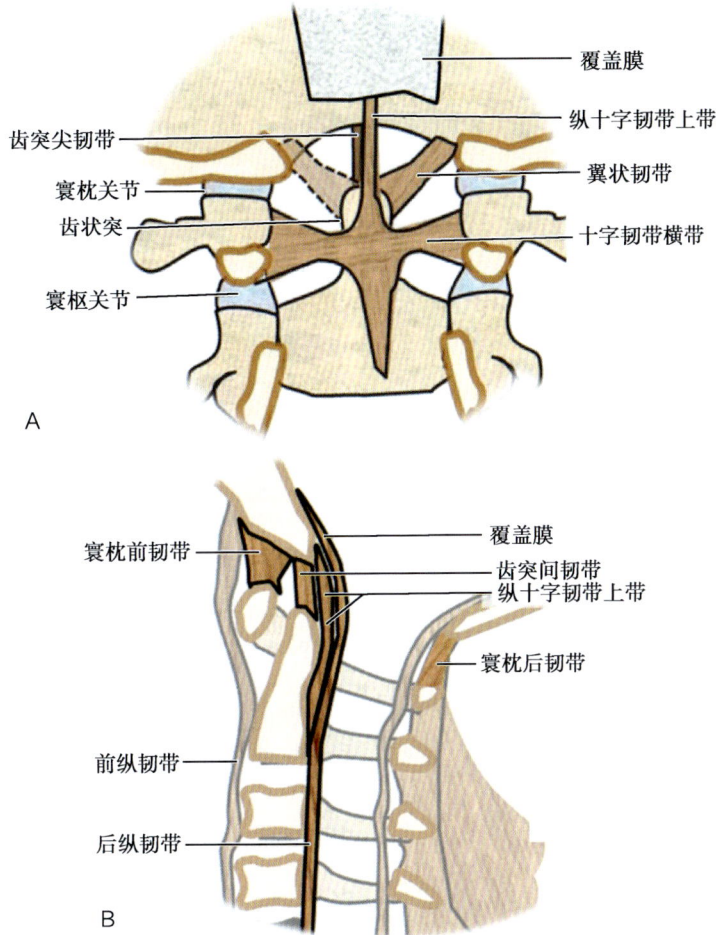

图 4-2-6　上颈部韧带解剖示意图
A. 冠状位；B. 矢状位

（1）寰枕脱位损伤的机制是极度过伸伴随侧凸，枕齿前间距是检查寰枕脱位可靠的影像学方法；枕齿前间距大于 10mm 时应高度怀疑寰枕脱位。翼状韧带和覆膜在维持寰枕关节稳定方面是头颈部韧带中最为重要的，在寰枕关节脱位时也最容易损伤（图 4-2-7）。同时，对近端颈髓损伤和其他部位损伤（如后组颅神经或上组颈神经根的牵拉）的评估非常重要。

（2）颈椎钝性外伤时，评估枕骨髁移位性骨折伴或不伴翼状韧带损伤对于制定治疗方案有重要意义，前者需要手术治疗，而后者可以通过戴颈托外固定。

（3）寰椎爆裂性骨折是由于轴向负荷作用所致，这可以是前弓或后弓的单独损伤，也可同时合并横韧带或齿突骨折。

（4）外伤性寰枢关节脱位或旋转半脱位可导致翼状韧带损伤。非创伤性较为罕见，在韧带松弛（如类风湿性关节炎、唐氏综合征、Morquio 综合征、马方综合征）或者先天性寰枢畸形（如齿突发育不全、横韧带发育不全）的患者中发病率较高。

（四）诊断要点与鉴别诊断

1. 诊断要点　颅颈结合部创伤患者同寰枕关节脱位的临床表现相似，不伴有脊髓或周围神经损伤的寰枕或寰枢椎外伤仅表现为局部疼痛或活动受限，伴有血管损伤的颈椎损伤有很高的致死性，主要是椎动脉的损伤（颈动脉次之）；高位颈髓损伤会引起窒息，多由膈神经或延髓神经麻痹所致。CT 及三维重建是颅颈结合部损伤的首选检查方式，可显示寰枕脱位、枕骨髁骨折、寰椎骨折和寰枢关节脱位等。MRI 主要评估是否合并有脊髓及颅颈结合部韧带复合体的损伤。

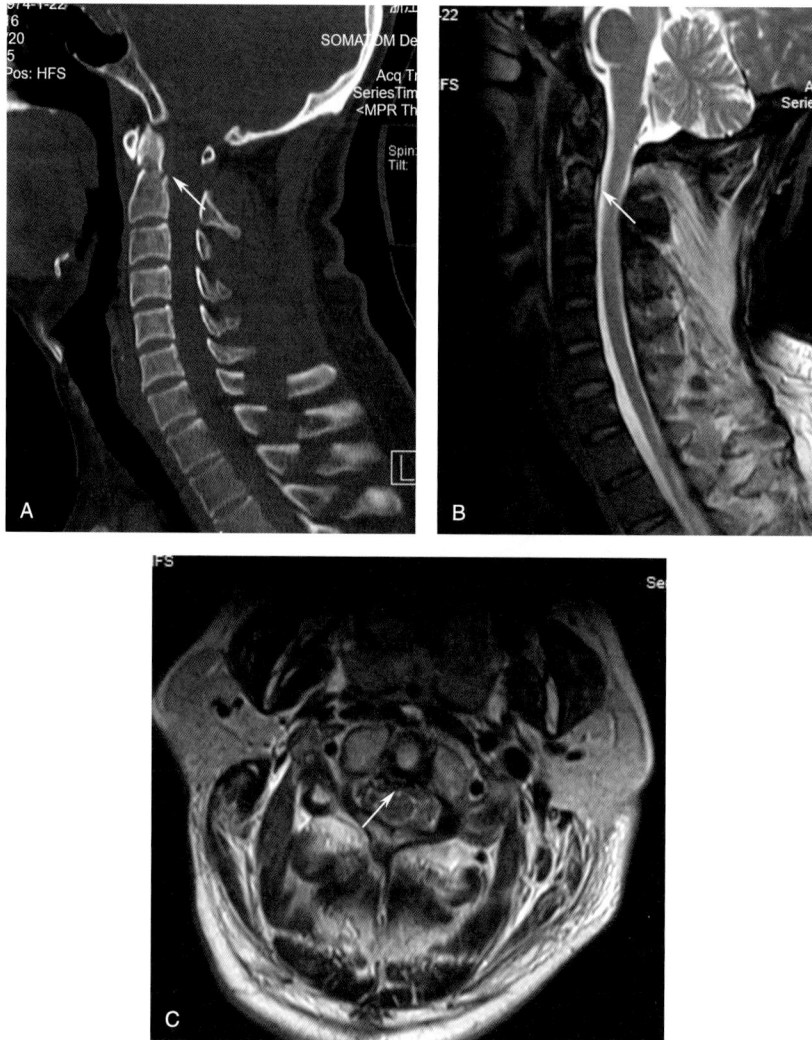

图 4-2-7 齿突骨折覆膜损伤

男,47 岁,高处坠落伤致颈部疼痛活动受限 2 小时。A. CT 矢状位示齿突骨折(白箭);
B、C. 矢状位 FS PDWI 和横轴位 T_2WI 示齿突后方覆膜局部信号增高(白箭),提示覆膜损伤

2. 鉴别诊断　主要与颅颈交界区畸形,即枕骨基底部与第 1~2 颈椎发育异常,包括扁平颅底、颅底凹陷、寰枕融合、颈椎分节不全、Chiari 畸形等相鉴别。结合患者外伤病史,以及三维重建 CT 和 MRI 影像学表现不难鉴别。

(五) 治疗和预后

对于伴有韧带损伤的寰枕或寰枢椎外伤,手术是首选的治疗方式;对于单纯旋转半脱位并韧带损伤时,建议采取保守治疗。由于寰枢椎外伤的高度不稳定性,后枕 / 颈 $_1$~ 颈 $_2$ 后路融合是目前主要的手术方式。

七、颈椎过屈损伤

(一) 概述

颈椎屈曲性损伤是临床上常见的颈椎损伤,造成颈椎前屈的外力常由两个分力的总合组成:一个是由上而下的压迫和由下而上的冲击所形成的垂直分力,一个是由后向前的水平推力。多见于重物砸伤、高处坠落、车祸时,患者头颈部过度屈曲造成的颈椎损伤。由于后方韧带结构、小关节及椎间盘的牵张损伤导致椎体向前脱位甚至椎体骨折,严重时还会伴有不同程度的脊髓损伤。

（二）病理学表现

颈椎屈曲性损伤病理过程包括椎体骨折及关节脱位,具体见枕骨髁骨折和寰枕关节脱位。

（三）MRI 表现

根据损伤机制,颈椎过屈损伤分为 5 类:

(1)棘突骨折:单纯棘突骨折又名铲土者骨折,是指人在挥动铁铲时,突然用力使肩胛肌剧烈收缩并与斜方肌形成不协调收缩而造成,单纯棘突骨折属于稳定性骨折,一般不累及椎体、椎管及脊髓(图 4-2-8)。

(2)颈椎前脱位:由水平方向为主的外力导致椎体前移位。MRI 的典型表现为椎体轻度前移位或者半移位,受伤椎体后凸成角,棘突间距增大,T$_2$WI 表现为棘突间异常高信号。上下棘突明显分离,棘突间信号改变,常提示棘上韧带和棘间韧带甚至黄韧带撕裂。急性期受压脊髓在 T$_2$WI 上表现为边缘模糊的条片状高信号,其范围包括受压处脊髓的上下方脊髓,但以受压处上方脊髓最明显,脊髓压迫越严重,异常信号范围越大,并伴有一定程度的肿胀增粗。

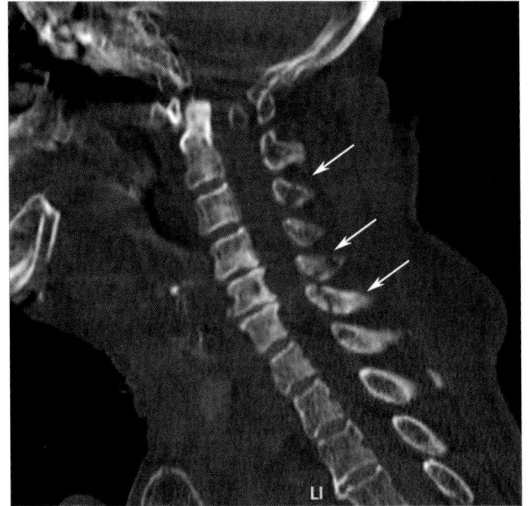

图 4-2-8　颈椎棘突骨折

男,56 岁,建筑工人,用力挥动铁铲时突感颈部疼痛。颈椎 CT 矢状位显示颈$_3$、颈$_5$、颈$_6$椎体棘突骨折(白箭)

(3)椎体宽界面压缩骨折:由垂直方向为主的外力导致椎体压缩变扁,X 线片、CT 均显示椎体高度减低,椎体密度增高。MRI T$_1$WI 表现为椎体信号增高,T$_2$WI 表现为混杂斑片样高信号,椎体周围韧带及椎间盘损伤轻微,形态及信号改变不明显。

(4)双侧关节突关节脱位:此型为典型的屈曲性损伤,是由水平为主的外力导致的颈椎损伤。MRI 表现为受伤椎体骨折变形,后上缘严重凸入椎管,其上位椎体重度前脱并双侧关节突关节绞索,常伴随明显的前、后纵韧带及棘间韧带撕裂,椎前软组织肿胀。MRI T$_1$WI 和 T$_2$WI 上见紧贴椎体前缘纵行的条片状高信号;后纵韧带撕裂表现为椎体后缘不连续的条状低信号。脊髓受压严重时,T$_2$WI 上显示受压处脊髓呈片状模糊高信号。

(5)屈曲泪滴样骨折:此类骨折常由来自水平和垂直方向的外力共同作用导致。其特征改变是椎体前下方的三角形骨片撕脱。MRI 表现为椎体前移、脊柱后凸及关节突关节脱位,同时伴有相应椎间盘损伤、椎管狭窄及脊髓受压损伤等。

（四）诊断要点与鉴别诊断

1. 诊断要点　头颈部过度屈曲外伤后持续性疼痛,损伤平面以下的运动功能丧失,感觉不完全丧失,伴有不同程度的大小便功能障碍。MRI 检查能清晰显示颈椎损伤导致的软组织损伤,因此结合病史不难诊断。

2. 鉴别诊断　需与急性椎间盘脱出、颈椎椎管狭窄、颈椎脱位等进行鉴别。急性椎间盘脱出常有外伤史,且伴有脊髓症状,MRI 检查可观察到椎间盘明显脱出征象。颈椎椎管狭窄则通过 CT 及 MRI 检查可观察到颈椎椎管狭窄。颈椎脱位则有明显颈部疼痛、活动受限等症状,同时影像学可观察到颈椎明显移位,严重时还伴有颈椎骨折。

（五）治疗和预后

应首先进行颅骨牵引复位,然后行手术治疗。对于牵引复位困难者,则直接采用手术方式进行治疗。

八、颈椎过伸损伤

(一)概述

颈椎过伸损伤是较常见的颈椎损伤,又称挥鞭样损伤,主要是额面部受到水平方向为主的暴力冲击,使头颈部向后过度仰伸而造成的颈椎损伤,如高速行驶的汽车突然减速或者追尾,额面部着地的高空坠落伤等,根据受伤程度,还会伴随颈椎及附件骨折、颈椎脱位,严重时还会伴有不同程度的脊髓损伤,多见于颈椎退变的中老年人。

暴力大小、颈椎原有退行性改变程度及椎管狭窄都可能影响到颈椎及脊髓损伤的程度。颈椎受伸展暴力作用时还可能由于剪切暴力造成损伤节段上位椎体向后移位,引起脊髓严重的毁损和类似横切损伤,或偏于某一侧的部分损伤。这种过度伸展作用使向前凸接受外力作用,而在颈前受力集中点发生"折断"损伤,早期已发生节段性不稳,病情限制不宜做动态摄片检查。神经系统检查结果表明,过伸性颈椎脊髓伤,多数是以中央管为中心的中央灰质,前角和后角的灰质与白质相接处也容易遭受损伤。如果是脊髓受到严重损伤,就并非以中央管为中心的主要表现,可出现脊髓灰质和白质部分或大部分损伤乃至该节段完全毁损。

(二)病理学表现

颈椎过伸性损伤可导致椎间盘突出、椎旁软组织、韧带及脊髓损伤,表现为椎体前缘积液或积血,椎旁韧带不同程度撕裂或水肿,以及脊髓内水肿、出血或坏死。

(三)MRI 表现

MRI 是目前诊断颈椎过伸损伤最佳的影像学方法,可直接显示颈椎过伸性损伤导致的椎间盘突出、椎旁软组织、韧带及脊髓损伤情况。椎体前缘血肿及积液在 T_1WI 上表现为条片状等或高信号,在 T_2WI 上为高信号。前、后纵韧带损伤在 T_1WI 上表现为椎体前、后缘纵行条状低信号的受压、中断。椎间盘损伤表现为椎间盘信号不均,髓核界限模糊,在 T_2WI 矢状位上可见椎间盘内不均匀斑片样高信号。脊髓损伤则表现为脊髓肿胀,在 T_2WI 上为脊髓内沿中央管上下梭形或条片状的高信号(图 4-2-9)。

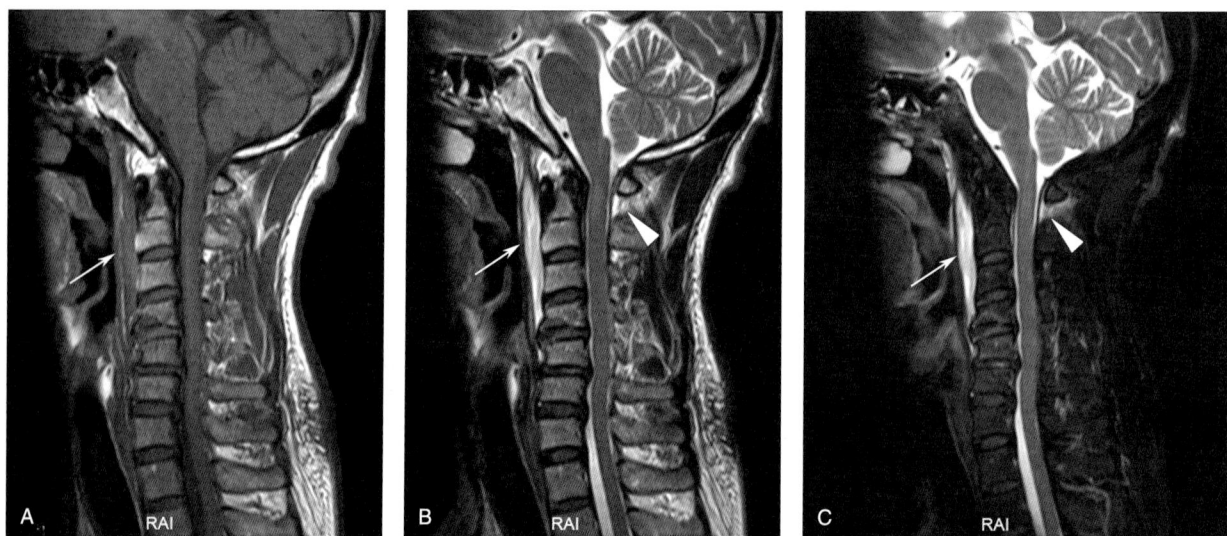

图 4-2-9　颈椎过伸损伤

女,83 岁,高处坠落时额面部着地。A. T_1WI 矢状位显示颈椎前软组织肿胀、积血、积液,见条片样略高信号(白箭);B. T_2WI 矢状位显示椎前软组织呈高信号(白箭);C. T_2WI 脂肪抑制序列示相应区域呈明显高信号(白箭),T_2WI 及 T_2WI 脂肪抑制序列图像同时显示脊髓肿胀,呈条形稍高信号(白箭头)

（四）诊断要点与鉴别诊断

1. 诊断要点

（1）患者有头颈部向后过度仰伸的外伤史。

（2）颈后部疼痛，颈部活动受限，以及脊髓受损伤症状。

（3）MRI 可以直观显示脊髓、椎间盘、韧带、椎旁软组织及脊柱结构的情况，判断患者是否存在脊髓肿胀、受压、出血等。

2. 鉴别诊断　需与脊髓空洞症、急性椎间盘脱出、颈椎椎管狭窄等进行鉴别。脊髓空洞症病变部位及症状与颈椎过伸性损伤相同，但前者一般无外伤史，且 MRI 检查显示脊髓中央有空洞形成。急性椎间盘脱出常见于外伤后，且伴有脊髓症状，MRI 检查可观察到椎间盘明显脱出征象。颈椎椎管狭窄则通过 CT 及 MRI 检查可观察到颈椎椎管狭窄，可以依此进行鉴别。

（五）治疗和预后

如果确诊，要立即采取制动措施防止二次损伤。治疗早期常采取保守治疗，有助于保护损伤的脊髓。对于经保守治疗无明显效果或症状无缓解的患者，则可考虑手术治疗，但应结合患者病情，最大限度地恢复脊髓功能，维持颈椎稳定性，同时减轻患者的痛苦。

九、下颈椎爆裂骨折

（一）概述

下颈椎爆裂骨折（lower cervical burst fracture）是指除寰枢椎外，其余颈段脊柱在垂直压力的作用下发生粉碎性爆裂，多累及 Denis 三柱中的两柱或以上，伴有不同程度的韧带损伤、椎管狭窄及脊髓神经损伤，是一种特殊类型的脊柱损伤。患者均有明确的外伤史，主要为高处坠落伤，交通事故和运动创伤也有报道。

爆裂性骨折的损伤机制目前尚存在争议。支持椎间盘机制的学者认为，受到垂直压力的作用，椎间盘髓核向下疝入椎体，导致椎体内压力急剧升高直至椎体由内向外破裂。而支持关节突关节应力传导机制的学者认为，爆裂骨折是轴向压缩和关节突关节传递的前方剪力共同作用的结果。

目前临床工作中比较关注的是椎管内占位性骨折块，其是爆裂骨折的特征表现，也是导致脊髓损伤的主要原因，多位于椎体的后上缘 1/3~1/2 部位。骨小梁起源于椎弓根基底部的内侧角并向前呈放射状排列，椎体后壁皮质在椎弓根间明显变薄；椎体上终板厚度较下终板薄，且上终板附近骨小梁密度较下终板附近密度低，以及椎体后缘中央部位椎基静脉孔的存在，共同决定了骨折块主要位于椎体后上缘的形成机制。

（二）病理学表现

下颈椎爆裂骨折后，骨折片移位，骨折椎体上下缘椎间盘损伤，椎体周围韧带松弛、部分断裂并伴出血；骨折突向椎管内，可造成硬膜囊和脊髓受压，硬膜外血肿，脊髓水肿、出血甚至坏死。

（三）MRI 表现

MRI 在诊断爆裂骨折合并脊髓损伤时有着无可代替的优势，同时对椎间盘损伤、韧带损伤断裂、骨折附近血肿的显示明显优于 CT，虽然 MRI 对于细小骨折线、碎骨片的显示不如 CT 清楚，但对于骨髓水肿、骨挫伤更为敏感。

颈椎爆裂骨折表现为椎体高度下降，前后径及横径增宽、椎弓根间距增宽，前后皮质不连续、后凸畸形和椎管狭窄，椎体后上缘骨折块伴有颈髓受压改变。MRI 上椎体骨折 T_1WI 呈低信号，T_2WI 呈稍高信号或混杂信号，T_2WI 脂肪抑制序列呈明显高信号。附件骨折 T_2WI 脂肪抑制序列呈高信号，周围软组织信号增高。椎间盘损伤表现为 T_2WI 信号增高。脊髓水肿时，T_1WI 呈低信号，T_2WI 呈高信号；脊髓急性出血时,T_1WI 呈高信号,T_2WI 呈等信号;亚急性出血时,T_1WI、T_2WI 均呈高信号(图 4-2-10)。后纵韧带断裂,表现为椎体后缘连续黑线的中断,大部分患者表现为后纵韧带受压后移。

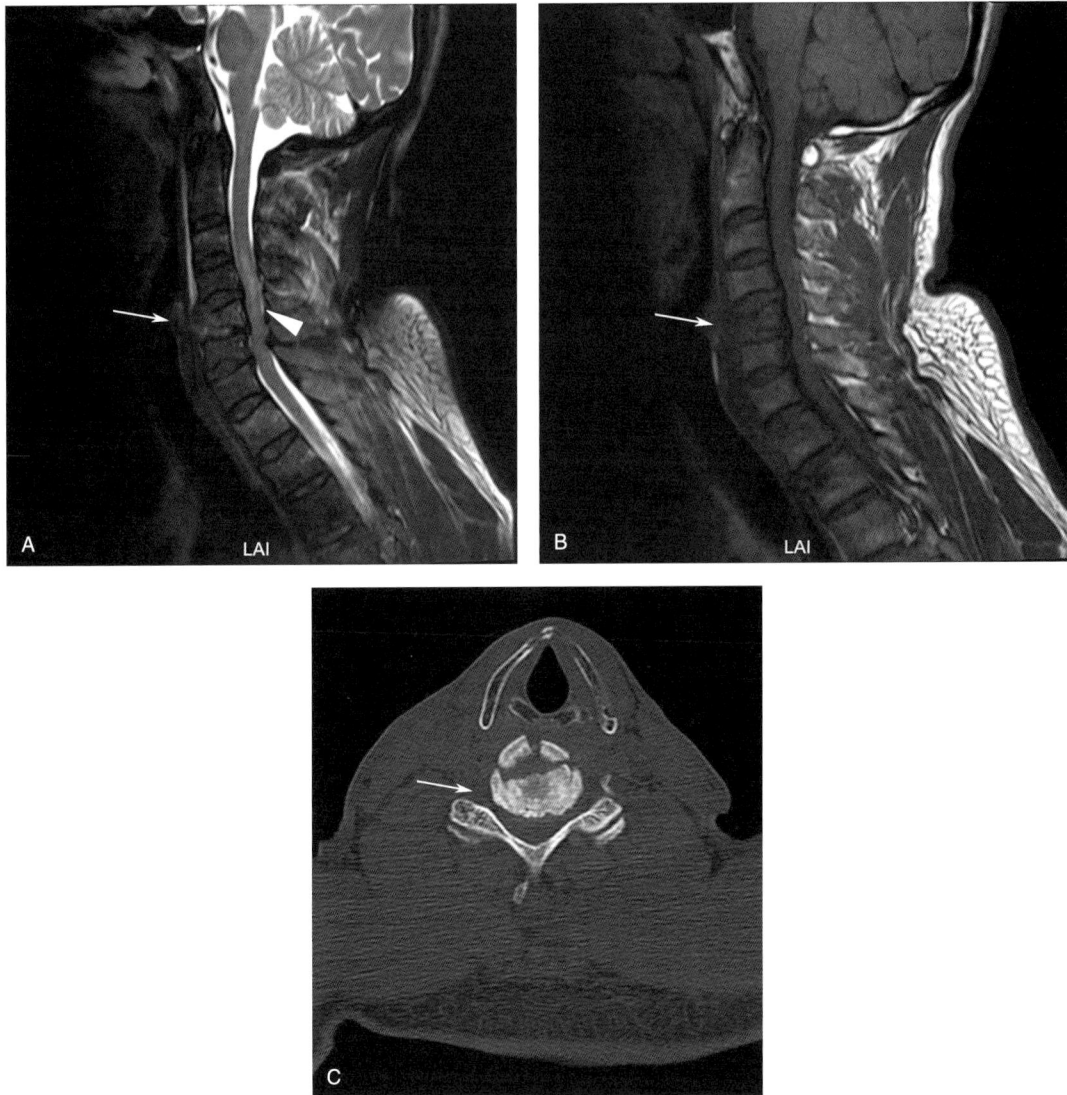

图 4-2-10 下颈椎爆裂骨折

A、B.T_2WI FS 矢状位和 T_1WI 矢状位示颈$_5$椎体高度下降(白箭),T_2WI 信号增高,
椎管狭窄,脊髓水肿(白箭头);C.CT 横轴位示颈$_5$椎体多发骨折(白箭)

（四）诊断要点与鉴别诊断

1. 诊断要点　患者多有高层坠落等外伤史,轻者出现暂时单侧肢体运动或感觉障碍,重者出现高位截瘫。影像学表现有椎体高度下降、前后径及横径增宽、椎弓根间距增宽,前后皮质不连续、后凸畸形和椎管狭窄,椎体后上缘骨折块伴有颈髓损伤是特征性表现。

2. 鉴别诊断

（1）单纯压缩性骨折:骨折主要局限于椎体前柱,椎体压缩性改变呈楔形,但无明显移位。

（2）泪滴性骨折:指椎体前缘较大三角形撕脱骨片,类似于泪滴形,椎体后缘突入椎管,常合并有韧带断裂及脊柱稳定性改变。

（3）骨折脱位:骨折及脱位主要位于后柱,指双侧或单侧小关节半脱位、脱位、关节脱位交锁及小关节突骨折,椎体向前或后滑脱,可合并韧带断裂及椎板骨折、脊柱严重不稳。

(五)治疗和预后

脊柱爆裂骨折绝大多数为不稳定损伤,一般均需手术处理。下颈椎爆裂骨折一般采取前路骨片清除加融合,但如爆裂骨折累及椎间盘时,需和骨碎片一起清除。

十、颈椎附件骨折

(一)概述

按照 Denis 三柱理论,颈椎附件骨折(cervical appendix fracture)属于后柱骨折,对于脊柱的稳定性有重要的意义。主要包括椎弓根、椎板、椎弓峡部、关节突、横突及棘突骨折,可单纯存在,也可合并椎体骨折发生。其中椎弓根、椎板、椎弓峡部及关节突骨折可引起椎管不同程度狭窄,容易引起脊髓损伤;颈椎横突孔内因有椎动脉的穿行,颈椎横突骨折在脊柱附件骨折中具有一定的特殊性。

患者多有明确的外伤史,包括车祸伤、坠落伤、重物砸伤及击打伤等,患者均有受伤部位不同程度的疼痛,可出现神经根型疼痛、肢体麻木、活动受限,甚至出现截瘫。

(二)病理学表现

颈椎附件骨折后,骨折片移位,造成椎管狭窄,硬膜外血肿,脊髓水肿、出血甚至坏死。

(三)MRI 表现

附件骨折处 T_2WI 脂肪抑制序列呈高信号,T_1WI 呈低信号,周围软组织组织肿胀可伴有血肿形成,亚急性期血肿 T_1WI、T_2WI 均呈高信号。颈椎横突孔骨折合并椎动脉损伤,T_2WI 上表现为原流空信号区信号增高(图 4-2-11),在 MRA 上主要表现为椎动脉不同程度狭窄或闭塞,随访 MRA,部分患者可见椎动脉内低信号栓子形成或进展为假性动脉瘤。

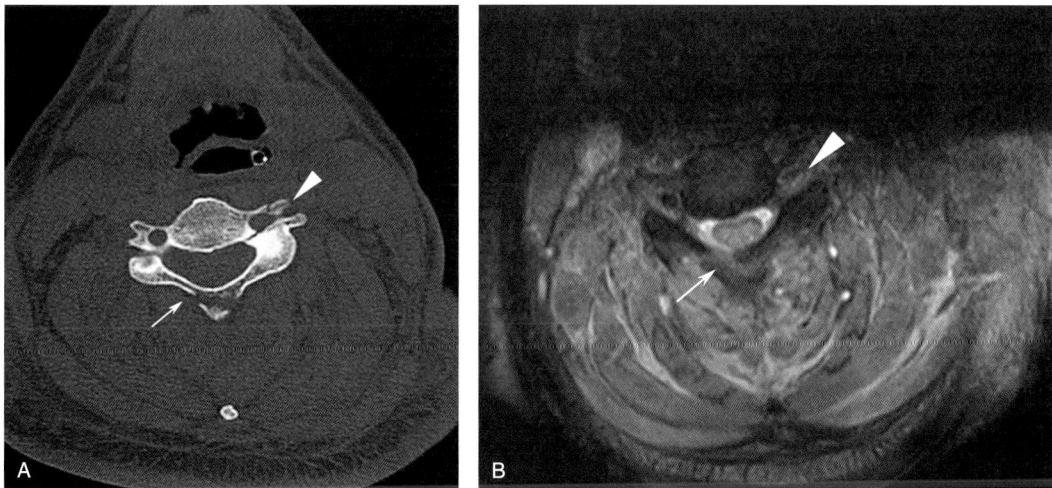

图 4-2-11 颈椎附件骨折
A. CT 显示颈椎棘突(白箭)和横突孔(白箭头)骨折;B. T_2WI FS 横轴位显示棘突骨折处呈高信号(白箭),横突孔骨折累及椎动脉,原流空信号区信号增高(白箭头)

(四)诊断要点与鉴别诊断

有明确外伤史,CT 上可见骨折线及脱位征象,MRI 上相应部位 T_2WI 脂肪抑制序列信号增高,周围软组织肿胀,可合并椎体、脊髓、韧带损伤,累及横突孔时尤其需注意有无椎动脉损伤。

（五）治疗和预后

颈椎横突孔骨折合并椎动脉损伤时，可先仅观察不做任何处理，但需密切 MRA 随访。多数患者预后良好，部分患者进展为假性动脉瘤时，需要手术或介入治疗。

（余苔痕　温学花　蒋弘阳　管 政　邵 园　何 东）

第三节　胸腰椎骨折脱位

一、胸腰椎单纯压缩性骨折

（一）概述

脊柱是全身骨骼的主要附着、支持点，当人体任何部位出现负重过大、受外界冲击力量过大时，均可直接或间接传达到脊柱。胸腰段脊柱（T_{10}~L_2）位于胸腰生理弧度的交汇部，是应力集中之处，因此该处骨折十分常见。

压缩性骨折常由于前屈或侧屈引起，在压力下前柱破坏，后柱也可有部分破坏，中柱仍保持完整。胸腰椎压缩性骨折多为间接外力引起，由高处跌落时臀部或足着地，冲击性外力向上传至胸腰段发生骨折，少数由直接外力引起，如汽车压撞或火器伤等。老年骨质疏松骨折也多为压缩性骨折，遭受的伤力一般较轻，也可表现为应力骨折，即反复轻型伤力积累所致。

（二）病理学表现

胸腰椎压缩性骨折早期可见较为明显的血凝块组织及急、慢性炎症细胞浸润，骨小梁随骨折的不断加重而逐渐出现变细、数目减少、结构稀疏、断裂等，骨小梁间的排列出现移位、不规则，甚至紊乱等，同时周围可见纤维软骨组织、结缔组织等增生，也有少量的反应性新生骨。

（三）MRI 表现

正常椎体的骨皮质在 T_1WI 和 T_2WI 序列上均呈低信号，椎体内成分包括骨髓和骨小梁，椎体信号强度取决于红骨髓和黄骨髓的比例。黄骨髓相对于红骨髓的比例随年龄的增长而增大，T_1WI 序列上的骨髓信号升高。胸腰椎压缩性骨折脂肪抑制技术可提供正常和病变骨髓的最佳对比。胸腰椎压缩性骨折的MRI 表现具体如下（图 4-3-1）：

（1）椎体楔形变扁：椎体前 2/3 受压缩楔形变。压缩程度以椎体前缘高度占后缘高度的比值计算，Ⅰ度为 1/3，Ⅱ度为 1/2，Ⅲ度为 2/3。骨质疏松性骨折与创伤性椎体压缩骨折形态改变大致相仿，部分椎体上下缘呈双凹改变。

（2）骨折线和骨小梁压缩带：椎体的骨皮质骨折常表现为骨皮质边缘断裂、成角或翘起，椎体骨小梁压缩带表现为水平走向的 T_1WI、T_2WI 低信号带，在 T_1WI 矢状位显示较好。

（3）椎体水肿：椎体在急性期出现骨髓水肿，表现为 T_1WI 稍低信号，T_2WI 稍高信号。椎体的骨髓水肿在 T_2WI 脂肪抑制序列显示较好。部分椎体除骨折外，往往合并椎弓骨髓水肿。

（4）椎体出血：骨折椎体急性期出血表现为 T_1WI 等高信号，T_2WI 多为低信号，亚急性期出血 T_1WI、T_2WI 均为高信号。椎体出血在 T_1WI、T_2WI 脂肪抑制序列显示较好。

（5）椎旁软组织：椎旁软组织水肿，表现为 T_1WI 稍低信号，T_2WI 稍高信号，以 T_2WI 脂肪抑制序列显示较好。

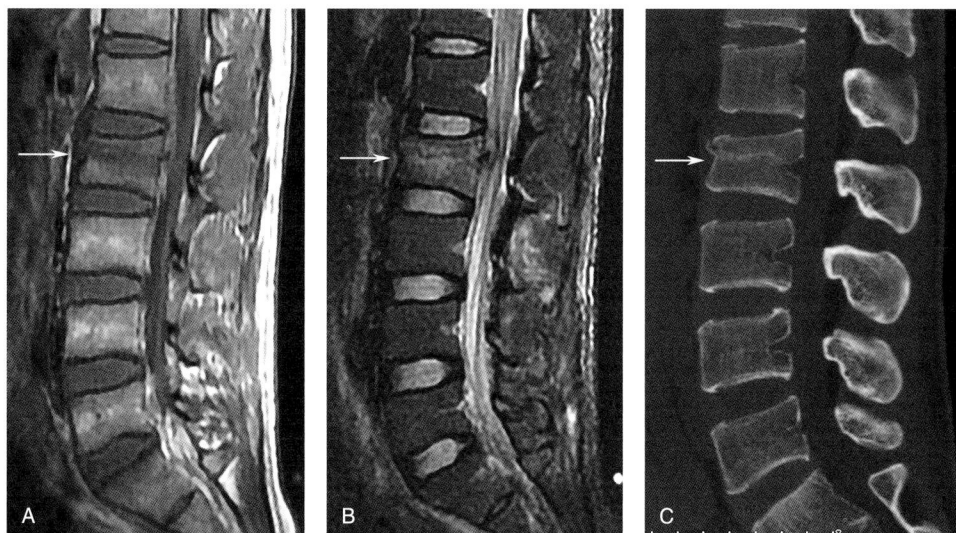

图 4-3-1 腰$_2$椎体压缩性骨折

A. 矢状位 T$_1$WI 示椎体前缘低信号骨皮质断裂,椎体内见低信号骨小梁压缩带(白箭); B. T$_2$WI 脂肪抑制示椎体内高信号水肿区域,骨小梁压缩带呈条形低信号(白箭); C. 矢状位 CT 重建示腰$_2$椎体前 2/3 压缩,椎体前缘骨折线,椎体内可见骨小梁压缩带(白箭)

(6)增强扫描:椎体压缩性骨折急性期有较明显的均匀强化。

慢性愈合骨折或陈旧性骨折椎体形态与急性椎体骨折大致相仿,但椎体通常呈正常或接近正常的信号,且各序列未见明确骨髓水肿征象,增强扫描骨折椎体一般未见明确异常强化灶。

(四)诊断要点与鉴别诊断

1. 诊断要点

(1)有外伤史或老年骨质疏松的患者,好发于胸腰段脊柱(T$_{10}$~L$_2$)。

(2)主要临床症状有局部疼痛、站立或翻身困难、下肢感觉和运动障碍、脊柱后凸畸形。

(3)MRI 表现为椎体前 2/3 压缩楔形变扁,椎体骨皮质见骨折线。椎体内可见骨小梁压缩带,急性期骨折椎体内见骨髓水肿和 / 或出血信号,椎旁软组织见水肿信号。慢性愈合骨折或陈旧性骨折椎体无明确骨髓水肿征象。

2. 鉴别诊断 胸腰椎压缩性骨折需要与转移瘤、多发性骨髓瘤合并病理性骨折、脊柱结核进行鉴别,主要如下:

(1)转移瘤:中老年人多见,常为多个椎体"跳跃性"骨质破坏,椎体破坏常累及椎弓根,周围无硬化带。

(2)多发性骨髓瘤:老年男性多见,T$_2$WI 脂肪抑制序列骨髓为弥漫性不均匀点状稍高信号,呈"椒盐状",骨质破坏呈穿凿样。

(3)脊柱结核:青壮年多见,骨质破坏以椎体前部上下缘多见,破坏区周围可见硬化带,常有椎间盘破坏和椎旁寒性脓肿形成。

(五)治疗和预后

非手术治疗适于脊柱前柱压缩<Ⅰ度者,脊柱后凸角度<30°,治疗主要是卧床休息及加强腰背肌功能锻炼。若脊柱前柱压缩Ⅱ度或以上,后凸成角>30°,则需手术治疗复位固定及脊柱融合。

二、胸腰椎爆裂性骨折

(一)概述

胸腰椎爆裂性骨折是胸腰椎骨折中常见的类型之一,占所有胸腰椎骨折的 10%~20%。胸腰椎损伤通常由高能量的钝性创伤所致,65% 的胸腰椎骨折发生于车祸或高处坠落,以胸腰段(T_{12}~L_2)最常见。爆裂性骨折大多数为较复杂的不稳定性骨折,准确诊断是治疗的关键,如果漏诊和误诊,可导致严重的不可逆的神经损伤后遗症。

脊椎受到垂直轴向的压力,加上不同程度的屈曲和/或旋转力作用,造成髓核向下位椎体内疝入,导致下位椎体内压急剧升高,使椎体由内向外爆裂,造成粉碎性骨折。脊椎爆裂性骨折的椎体前后缘均有不同程度的压扁,断端累及椎体的三柱或其中二柱,累及椎体后壁和椎板,骨折片向后移位,导致椎体结构失稳,椎体侧凸和脱位,并伴有不同程度的韧带损伤、椎管狭窄和脊髓神经损伤。

（二）病理学表现

见下颈椎爆裂性骨折。

（三）MRI 表现

MRI 能够准确评价椎管狭窄及脊髓损伤程度,尤其是对脊髓内水肿、出血灶能够清晰显示,同时对椎间盘损伤、韧带损伤断裂、骨折附近血肿的显示明显优于 CT,具体表现如下:

(1)椎体骨折:椎体高度变扁,骨质分离移位,椎体后缘骨质后凸,椎管狭窄。骨折线表现为不规则 T_1WI 低信号、T_2WI 低信号或高信号,STIR 序列高信号,骨挫伤骨髓水肿表现为片状 T_1WI 低信号、STIR 序列高信号。

(2)后纵韧带损伤:后纵韧带损伤出血和水肿使局部信号增高,T_2WI 表现为低信号韧带走行区出现不规则高信号区,韧带低信号不连续或韧带增粗扭曲,呈波浪状和正常平行边缘消失,椎体前后的静脉丛及脂肪常变薄甚至消失。根据 MRI 表现,后纵韧带损伤分为 I 级损伤,韧带连续性良好,走行出现弧形或迂曲;II 级损伤,提示韧带部分撕裂;III 级损伤,提示韧带完全断裂。

(3)后方韧带复合体(PLC)损伤:后方韧带复合体由棘间韧带、棘上韧带、黄韧带和小关节囊组成,其损伤导致的水肿在 T_2WI 上表现为高信号,韧带断裂表现为低信号连续性中断(图 4-3-2)。

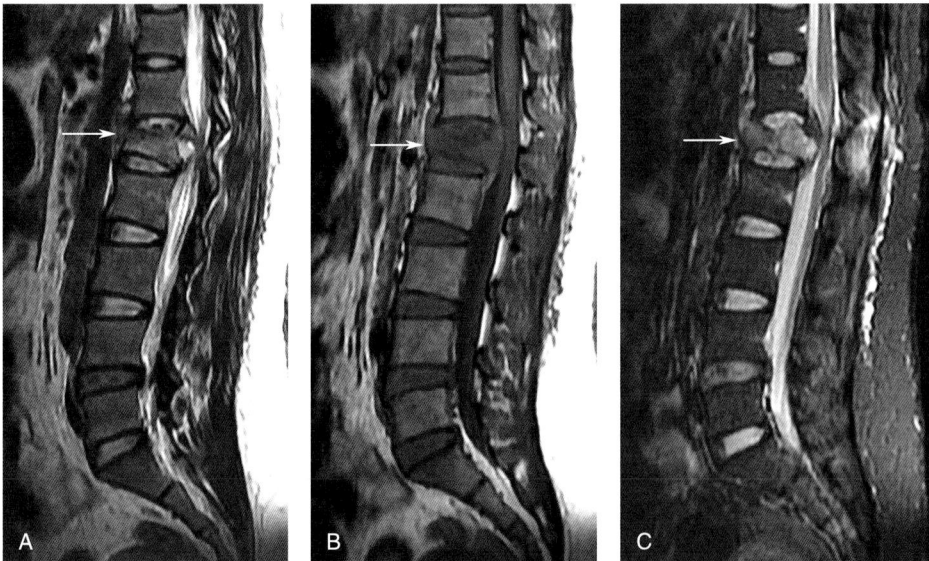

图 4-3-2　腰₁椎体爆裂性骨折伴后方韧带复合体损伤

A、B. 矢状位 T_2WI(A)及 T_1WI(B)示腰₁椎体变扁(白箭),信号减低,后缘骨质后凸,椎管狭窄;

C. 矢状位 T_2WI 脂肪抑制序列,示椎体骨折呈高信号(白箭),胸₁₂~腰₁棘间韧带撕裂呈高信号

(4)脊髓损伤:急性期主要表现为脊髓水肿、脊髓出血、脊髓受压、脊髓断裂等;慢性期主要表现为脊髓萎缩、软化、空洞、囊泡、断裂及硬膜粘连等。

(5)硬膜外及硬膜下血肿:硬膜外血肿是硬膜外静脉丛或动脉血管网破裂后,血液积聚于硬脊膜和椎管壁之间,在矢状位上 MRI 可见硬膜外隙梭形异常信号,血肿的信号改变与脊髓内出血相同,伴有硬膜囊及脊髓受压(图 4-3-3)。通常硬膜下损伤引发的出血范围较大。

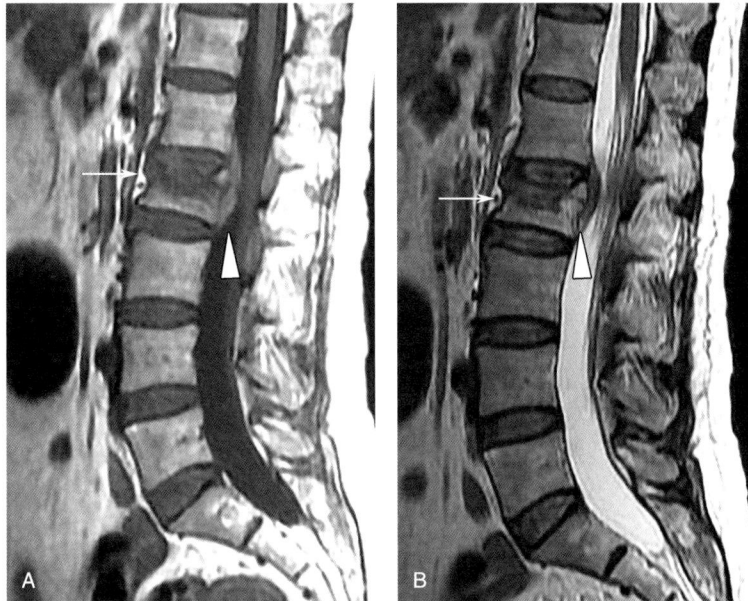

图 4-3-3 腰₂椎体爆裂性骨折合并硬膜外血肿

A、B. 矢状位 T₁WI(A)及 T₂WI(B)示腰₂椎体变扁(白箭),信号减低,椎体后方
硬膜外间隙梭形见 T₁WI 高信号、T₂WI 低信号影(白箭头),硬膜囊受压明显

(6)椎间盘损伤:可为撕裂、疝入终板,损伤椎体的上下椎间盘可同时受累,表现为椎间盘形态及信号改变,T₂WI 呈高信号。

(四)诊断要点与鉴别诊断

1. 诊断要点

(1)常见于车祸或高处坠落伤等高能量的钝性创伤。

(2)好发于脊柱的胸腰段($T_{11}\sim L_2$)。

(3)临床表现为局部肿胀、畸形、压叩痛等,神经系统损伤出现如感觉、肌力、反射及大小便等功能异常。

(4)X 线及 CT 表现为多处不规则的骨折线,椎体变扁,骨折线累及椎体后缘,叫见骨折片向后移位突入椎管,椎体横径、前后径加宽。椎弓环骨折引起椎弓根间距增宽,棘突距离增大。

(5)MRI 表现为椎体压缩变扁,椎体后缘后凸,硬膜囊受压,椎体骨折及水肿为条片状 T₁WI 低信号、T₂WI 低信号或高信号、STIR 序列高信号影,同时可示椎间盘损伤、韧带损伤断裂、椎管内血肿及脊髓损伤的异常信号改变。

2. 鉴别诊断 椎体爆裂性骨折需要与压缩性骨折、安全带骨折、肿瘤所致病理性骨折及骨折-脱位进行鉴别,主要如下:

(1)压缩性骨折:属于屈曲压缩型骨折,椎体前缘高度减小,通常小于椎体高度的 50%,前缘皮质断裂、成角、嵌入,而椎体后部高度正常,椎管无狭窄。

(2)安全带骨折:属于屈曲牵拉型损伤,椎体前缘压缩,椎体后部及附件水平撕裂骨折,可伴有小关节及棘突分离。

（3）肿瘤所致病理性骨折：常引起压缩性骨折，但有时可为爆裂性骨折，肿瘤可被骨折和血肿掩盖。CT 可显示骨质破坏伴有软组织肿块，MRI 常显示圆形异常信号，增强后异常强化可鉴别外伤性骨折。其他部位的肿瘤病史对鉴别也有帮助。

（4）骨折 - 脱位：由于剪切损伤或分离，椎体滑脱，脊髓损伤明显。

（五）治疗和预后

胸腰椎爆裂性骨折的临床治疗一般需要综合考虑骨质损伤、神经损伤及韧带损伤三个方面的情况。临床上常用 TLICS 评分系统，其优点是将神经损伤和 PLC 状态与单纯的骨折形态学相结合，总体评估胸腰椎损伤的程度，并根据总评分决定治疗方案，指导临床治疗。胸腰椎爆裂性骨折多为不稳定性骨折，原则上以手术治疗为主。

三、安全带骨折

（一）概述

安全带骨折又称屈曲牵开型损伤、Chance 骨折，常见于乘坐高速汽车腰系安全带，在撞车的瞬间患者躯体上部急剧前移并屈曲，以前柱为枢纽，后柱与中柱受到牵张力而破裂张开。骨折线横行经过伤椎棘突、椎板、椎弓根与椎体，后结构的棘上、棘间及黄韧带断裂，暴力大者可同时伴有后纵韧带及椎间盘纤维环断裂，也可有椎体后缘的撕脱骨折。根据损伤平面的不同，可分为损伤通过骨组织的水平骨折和损伤通过韧带组织、造成椎间分离的脱位两种类型。造成安全带骨折的主要原因是交通事故，其次是高处坠落。

（二）病理学表现

安全带骨折后，椎体内出血水肿，椎体周围韧带松弛、部分断裂并伴出血，部分伴脊髓水肿、出血甚至坏死。

（三）MRI 表现

MRI 检查的优势在于对隐匿性骨折及周围软组织损伤、韧带损伤、骨挫伤、软骨损伤的显示，并可清楚显示脊柱中后柱韧带、脊髓及周围软组织的损伤等。具体表现如下（图 4-3-4）：

（1）椎体后缘高度增加，椎间隙后部张开，累及前柱可发生压缩至楔形变。

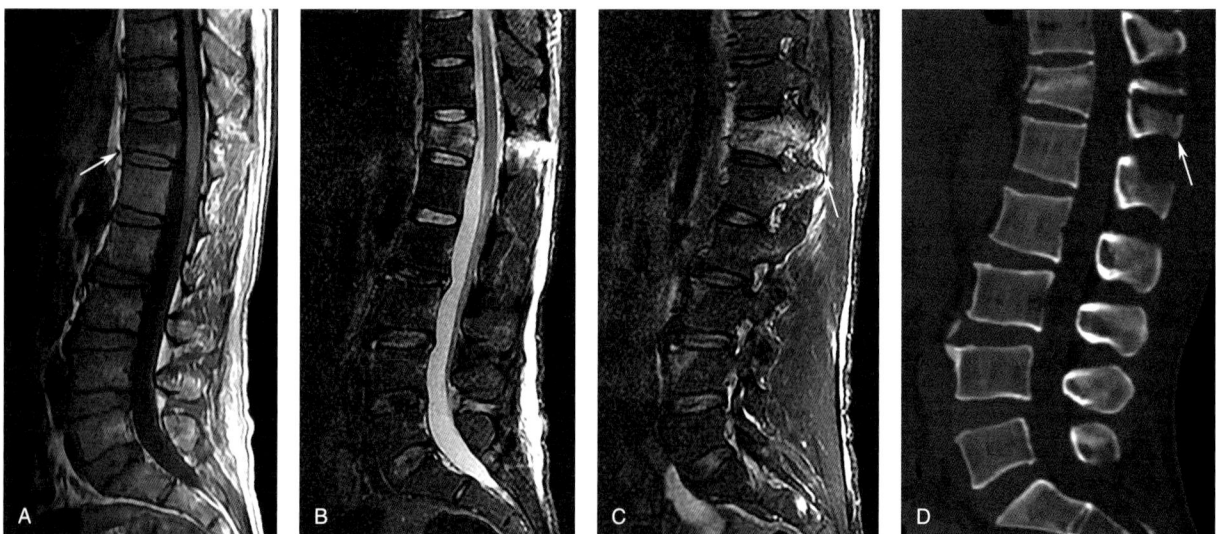

图 4-3-4　胸$_{12}$椎体安全带骨折

A. 矢状位 T_1WI 示胸$_{12}$椎体压缩性骨折，椎间、棘上韧带断裂，呈 T_1WI 低信号改变（白箭）；B. 矢状位 T_2WI 脂肪抑制示胸$_{12}$椎体压缩性骨折，椎间、棘上韧带断裂，呈 T_2WI 高信号影；C. 矢状位 T_2WI 脂肪抑制示穿过胸$_{12}$椎弓根的水平骨折（白箭）；D. 矢状位 CT 示胸$_{12}$椎体压缩性骨折，棘突横行骨折分离（白箭）

（2）骨折线及骨髓水肿：椎体骨折线向后延伸至后部附件，所有序列上椎体骨折线表现为低信号；周围骨髓水肿带为 T_1WI 低信号，T_2WI 高信号。

（3）韧带损伤：前纵韧带、棘上、棘间韧带断裂，表现为韧带连续性中断，呈 T_1WI 低信号，T_2WI 高信号。

（4）脊髓损伤：部分病例可出现脊髓损伤，脊髓增粗肿胀，表现为 T_1WI 低信号，T_2WI 高信号。

（四）诊断要点与鉴别诊断

1. 诊断要点

（1）患者多有车祸（特别注意有安全带固定时）、高处坠落，甚至重物砸伤等外伤史。

（2）通常发生在胸腰段（$T_{11} \sim L_3$）。

（3）临床表现为损伤脊柱畸形，伤处局部压痛，棘突压痛明显，脊柱活动明显受限。

（4）正位 X 线平片可见两侧椎弓根和棘突呈水平分离或棘突间明显增宽。侧位片可见从椎板和椎弓直至椎体后部的水平骨折线。CT 扫描可发现 X 线平片不易显示的椎弓根骨折。

（5）MRI 表现为典型椎体的后缘高度增加，前缘压缩变扁，椎体及附件骨折水肿，呈 T_1WI 低信号、T_2WI 高信号；前纵韧带、棘上、棘间韧带断裂；部分病例出现脊髓损伤。

2. 鉴别诊断　安全带骨折需要与爆裂性骨折、创伤压缩性骨折及骨质疏松性压缩骨折进行鉴别，主要如下：

（1）爆裂性骨折：是安全带骨折需要鉴别的重点。爆裂性骨折为轴向受力，后部附件骨折线为垂直方向，与安全带骨折的骨折线方向不同。

（2）创伤压缩性骨折：椎体压缩程度小于 40%，没有附件骨折。

（3）骨质疏松性压缩骨折：多见于老年患者，发生在正常负重或轻微外伤时，多个椎体同时发生，椎体高度可完全丧失，常常累及椎弓根，韧带无损伤。

（五）治疗和预后

1. 保守治疗　适用于单纯骨性损伤（治疗上可认为是稳定性骨折），常用方法有患者取躯干过伸位石膏固定，卧硬板床休息，外固定支具固定。

2. 手术治疗　后路内固定术是治疗安全带骨折的主要手术方式。手术治疗的关键是恢复后柱结构的稳定性，对伤椎后柱进行加压固定，并固定三柱，达到稳定，同时行脊柱后路植骨融合术，以防止远期腰痛、椎体塌陷和后凸畸形的发生。

四、椎体骨折脱位

（一）概述

椎体骨折脱位是高能复合应力所致的脊柱损伤，损伤同时累及三柱，属不稳定性骨折，按照 AO 2013 分型系统属于脊柱 C 型损伤，约 75% 引起神经受损。根据损伤机制可分为三型：屈曲旋转型、屈曲牵张型、剪应力型。屈曲旋转型较常见，前纵韧带及骨膜可从椎体前缘剥离，前柱受到压缩力与旋转力，中柱与后柱受到牵张力与旋转力，常导致关节突骨折、椎体间脱位或半脱位。若经椎间盘水平脱位则椎体高度正常，棘间距增宽；若经椎体脱位则产生切片样损伤。屈曲牵张型脊柱是屈曲位受伤，在安全带型的基础上，外加椎体间脱位或半脱位，可有单纯韧带损伤及合并撕脱骨折两类。剪应力型又称平移性损伤，椎体可向前、后或侧方移位，前、中、后三柱均受累，常因过伸使前纵韧带断裂，椎间盘前方撕裂，发生脱位而无明显椎体骨折，移位超过 25% 则椎体所有韧带断裂，常有硬脊膜撕裂和截瘫，可分为前后型及后前型两个亚型。

（二）病理学表现

椎体骨折脱位后，椎体滑移，椎小关节位置异常，可见骨折线及骨髓水肿，椎体周围韧带松弛、部分断裂并伴出血，部分伴脊髓水肿、出血甚至坏死。

（三）MRI表现

椎体骨折脱位MRI主要用来评价脊髓和韧带损伤，具体表现如下：

（1）椎体滑移，形态改变，椎小关节位置异常，可见骨折线及骨髓水肿。

（2）韧带和椎间盘损伤：韧带结构T_2WI呈低信号，连续性中断或者出现高信号表明断裂，T_2WI脂肪抑制序列可以减少周围组织的干扰，提高诊断的准确性。椎间盘形态及信号异常，疝入终板，提示椎间盘撕裂（图4-3-5）。

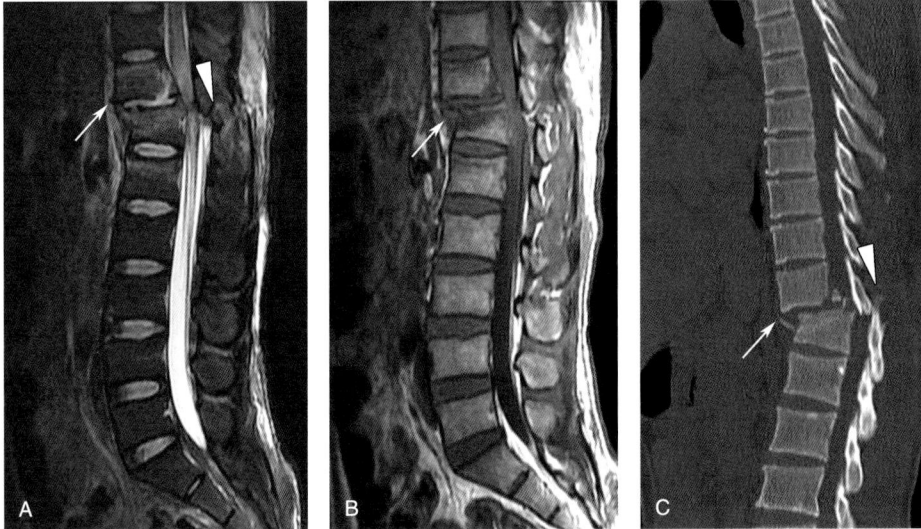

图4-3-5　胸$_{11}$、胸$_{12}$椎体骨折脱位

A.矢状位T_2WI脂肪抑制序列示胸$_{11}$、胸$_{12}$椎体骨折，腰$_1$椎体骨挫伤呈高信号，胸$_{11}$椎体向前滑移（白箭），前纵韧带、黄韧带、棘间及棘上韧带断裂（白箭头），椎间盘及后纵韧带损伤，脊髓挫伤水肿呈高信号；B.矢状位T_1WI示胸$_{11}$、胸$_{12}$椎体骨折呈低信号（白箭），胸$_{11}$椎体向前滑脱，胸$_{11/12}$椎小关节脱位，局部椎管狭窄，脊髓受压；C.矢状位CT重建示胸$_{11}$、胸$_{12}$椎体骨折，胸$_{11}$椎体向前滑移约1/2椎体（白箭），胸$_{11/12}$椎小关节绞索（白箭头），骨性椎管狭窄

（3）脊髓损伤：急性期主要表现为脊髓弥散性增粗，T_1WI信号正常或低信号，T_2WI高信号。若伴出血则T_1WI等高信号，T_2WI高信号。脊髓横断则表现为脊髓连续性中断。慢性损伤常伴有脊髓囊性变和空洞症的形成（图4-3-6）。

（4）椎管内血肿：因损伤造成硬膜内外小血管破裂出血所致，MRI表现与一般血肿信号演变规律类同。

（四）诊断要点与鉴别诊断

1. 诊断要点

（1）多发生于高处坠落、重物击伤、被强力抛出后坠地受伤、交通事故等剧烈外力的情况下。

（2）好发于胸腰椎结合部，50%以上位于$T_{12}\sim L_2$水平。

（3）有脊髓、神经根损伤症状，常致不全截瘫。

（4）X线平片和CT显示椎体骨折脱位和小关节突绞索较好。

（5）MRI主要评估韧带结构、脊髓马尾神经损伤程度和骨折上、下方椎间盘状况。T_2WI脂肪抑制像可以更好地显示椎体、附件骨折相关的骨髓水肿，所属韧带损伤断裂，椎间盘形

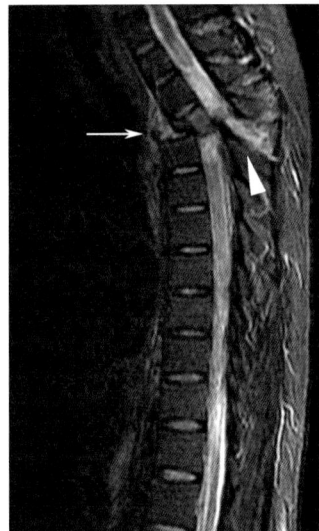

图4-3-6　胸$_3$椎体骨折脱位

矢状位T_2WI脂肪抑制序列示胸$_3$椎体骨折，椎体向后滑移大于1/2椎体（白箭），胸$_{3/4}$椎小关节分离，棘突间距增宽，所属韧带全部断裂（白箭头），局部椎管不连续，硬膜囊撕裂，胸$_3$水平脊髓连续性中断横切，脊髓内见欠均匀片状高信号影

态、信号异常,椎体及小关节滑脱导致的脊髓水肿、出血。严重的骨折脱位会造成硬膜囊损伤出血,甚至脊髓的连续性中断横切。T_2^*GRE 脊髓内低信号表明出血。脊髓震荡 MRI 表现脊髓形态、信号多无异常改变。

2. 鉴别诊断

(1)爆裂性骨折:垂直压缩暴力所致的椎体粉碎性骨折,延伸至后皮质,椎体高度丢失并向四周裂散,骨块进入椎管,硬脊膜前方受压,椎管变窄,常损伤脊髓,后纵韧带有时仍完整,无椎体滑脱及小关节脱位。

(2)安全带骨折:轴向牵张应力所致的脊柱中、后柱损伤。前柱可发生屈曲压缩,但因铰链作用不会发生半脱位。损伤分骨性和软组织性两种类型。骨性损伤型,即骨折线横行经过伤椎棘突、椎板、椎弓根与椎体,骨折后方裂开;软组织损伤型,即棘间及棘上韧带与黄韧带断裂,关节突分离,椎间盘后部裂开。无椎体滑脱,脊髓损伤少见。

(五) 治疗和预后

椎体骨折脱位是最不稳定的骨折,一般需要手术内固定融合减压加强修复治疗。根据脊髓损伤 MRI 表现,脊髓水肿型损伤较轻,恢复率在 60% 以上,混合型的恢复率约 38%,出血型的恢复率仅 20%。脊髓萎缩变细或出现囊腔者,治疗后无明显恢复。瘫痪常并发深静脉血栓和褥疮,另外可伴有与其他损伤相关的并发症。

(林黎明　李旭丹　王明杰　梁 峰　邹建勋)

第四节　骶尾骨骨折脱位

一、骶骨骨折脱位

(一) 概述

骶骨是骨盆负重的中心,从上方腰 $_5$/骶 $_1$ 椎间盘及关节突承接由腰椎传递的上半身负重,并通过骶髂关节将负重传导至下肢或坐骨支,需要适应从坐姿到站姿不断变化的负荷传导。另外,骶骨又是脊柱最膨大的部位,与髂骨一起构成了整个脊柱特别是腰部活动的基石,是跑跳运动时上半身旋转的轴心。因此,以骶骨为中心的腰椎、骶骨、髂骨连接既需要强有力的稳定,又要提供一定的弹性微动,是人体最坚韧最复杂的韧带骨结构复合体。

骶骨创伤性骨折多为高能量损伤,根据骨折的形态分为横行骨折和纵行骨折。骶骨横行骨折分为低位骨折和高位骨折。低位骨折多发生于骶骨 $S_3 \sim S_5$ 区域,多由直接暴力损伤引起。高位横行骨折多发生于骶骨 $S_1 \sim S_2$ 区域,多由骨盆或腰椎传递而来的间接暴力引起,常见于高处坠落伤和交通伤。纵行骨折多发生在骶孔区,常常伴有严重的神经损伤。

(二) 病理学表现

见枕骨髁骨折。

(三) MRI 表现

骶骨整体较薄且呈斜位走行,MRI 对于确定骨折与椎管、椎孔的位置关系不如 CT 理想。而对软组织及神经损伤的显示,则以 MRI 更为清晰。沿骶椎平面的斜冠状位 T_1WI、T_2WI 和 STIR 检查能有效显示马尾、骶神经、周围软组织、骶骨骨折移位和骶椎管狭窄等详细信息。具体表现如下：

（1）骶骨不全性骨折：T_1WI 呈条形低信号，T_2WI 及 STIR 呈高信号（图 4-4-1），对应的 CT 上可见骨小梁断裂。骶孔、骶骨体和 $S_1\sim S_4$ 的最佳观察层位在骶骨的长轴冠状位。

（2）骶骨骨折伴神经损伤：MRI 可观察被压迫或牵拉的神经变化及其周围的脂肪间隙消失。早期损伤神经水肿增粗，T_1WI 呈低信号、T_2WI 及 STIR 呈高信号。骶丛的根段、丛段和干段结构在 MRI 的冠状位显示效果较佳，而坐骨神经干的最佳显示位置是水平轴位。

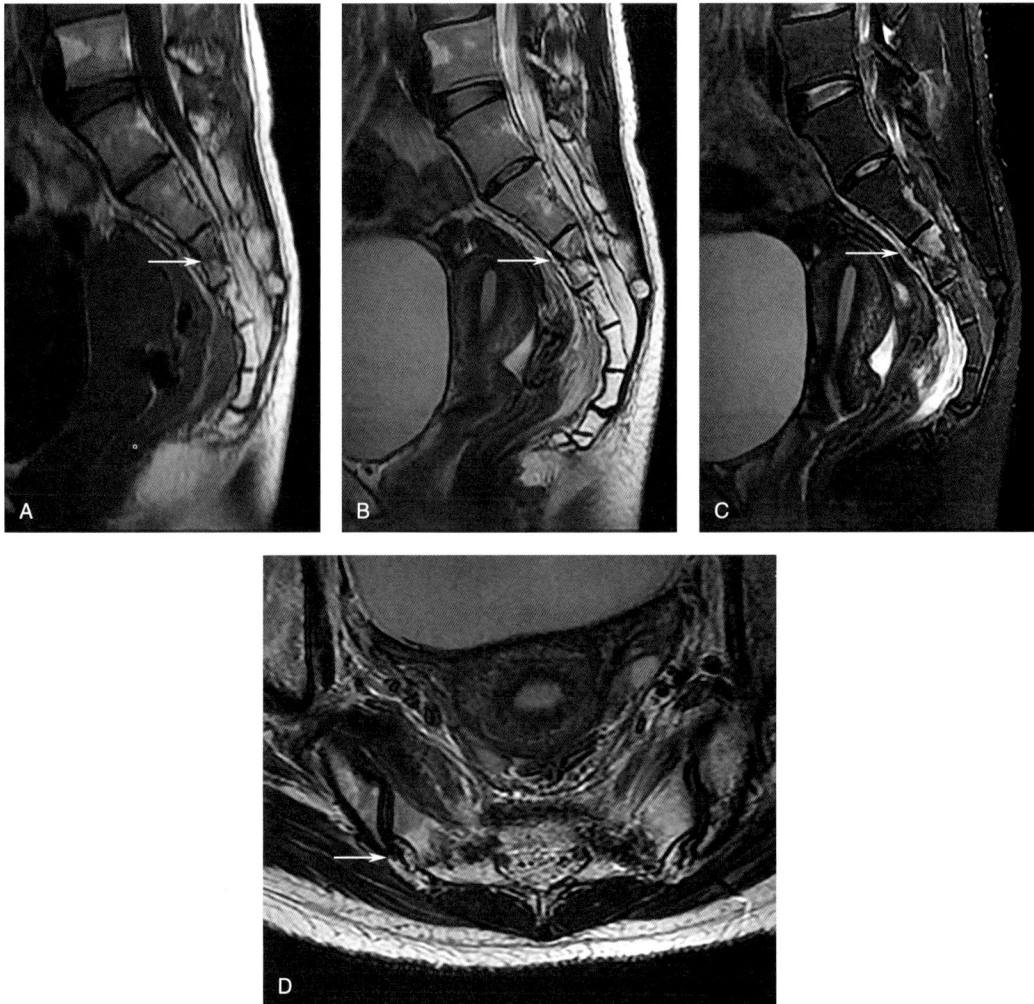

图 4-4-1　骶 $_2$ 椎体骨折

A. 矢状位 T_1WI 示骶 $_2$ 椎体骨折，骨折线呈线形低信号（白箭）；B、C. 矢状位 T_2WI 及 STIR 呈高信号，周围骶骨水肿呈高信号（白箭）；D. 横轴位 T_2WI 示骶 $_2$ 椎体骨折，骨折线呈线形高信号，骨折线累及右侧骶孔（白箭）

（四）诊断要点与鉴别诊断

1. 诊断要点

（1）明确外伤史。

（2）临床表现为局部疼痛、惧坐，查体可见局部淤血，骶尾部肿胀、压痛，如伴有神经损伤，则可出现皮肤感觉障碍。

（3）骶骨骨折线的 MRI 表现为 T_1WI 呈条形低信号，T_2WI 及 STIR 呈高信号；CT 可见骨小梁断裂。

2. 鉴别诊断

（1）应力性骨折：起病隐匿，无明显外伤史，往往是由骨质疏松导致的不完全骨折，表现为通过骶骨翼的垂直方向骨折,可单侧或双侧,构成 H 形或 Honda 征(冠状位)。

(2)骶骨变异:骶骨变异较大,特别是骶骨下部成角,可见前缘骨皮质凹陷,但无骨折透亮线等表现。

（五）治疗和预后

骶骨椎体以松质骨为主,不全性骨折后愈合较容易,可采取卧床静养等保守治疗,并建议早期下床无负重活动。伴神经损伤的患者,提倡早期行减压手术治疗,有利于神经功能恢复。骶髂螺钉与骶骨棒是手术治疗骶骨骨折的重要手段。

骶骨不全性骨折治疗后一般都能获得良好的恢复效果。马尾神经损伤患者若治疗不及时,常会出现感觉麻木、括约肌功能障碍和性功能障碍等较严重的神经功能障碍表现。

二、尾骨骨折脱位

（一）概述

尾骨骨折指外力作用于骶尾部引起尾骨骨小梁连续性中断,伴有骶尾部疼痛不适。任何外力作用于骶尾部使骶尾骨间或尾骨各节间失去正常的解剖关系称为尾骨脱位。直接创伤,如滑倒时屁股摔坐在地上,或从高处落下时以屁股着地,或尾骨被踢及外物撞击。慢性积累性应力多次轻微的外伤,如久坐、骑马、长期便秘等导致尾骨生物力学效应发生改变。

妇女生产由于骨盆狭窄或胎儿过大向后挤压,导致尾椎及周围韧带、肌肉受伤。尾骨骨折往往连带骶骨末端一起有骨折,一般移位不明显。女性骶骨较宽、较短,其向前倾斜弧度较男性小,尾骨较为后移和突出,所以尾骨骨折多见于女性。

（二）病理学表现

见枕骨髁骨折。

（三）MRI 表现

1. 单纯性骨折(图 4-4-2)　只有一条骨折线,表现为 T_1WI 低信号带,在 T_1WI 矢状位显示较好。急性期椎体骨髓水肿表现为 T_1WI 稍低信号, T_2WI 稍高信号, T_2WI 脂肪抑制序列显示较好。椎旁软组织水肿,表现为 T_1WI 稍低信号, T_2WI 高信号。

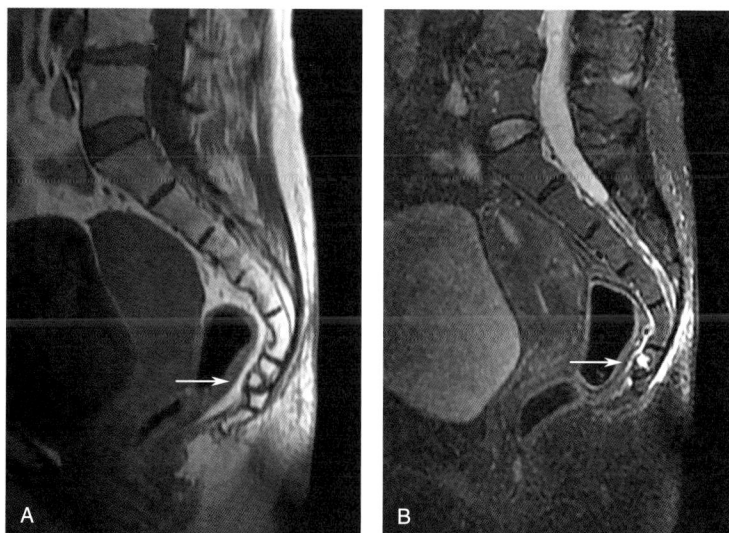

图 4-4-2　尾 1 椎体单纯性骨折
A. T_1WI 矢状位示尾 1、尾 2 椎体骨折,骨折线呈低信号影(白箭),轻度错位;
B. T_2WI 脂肪抑制矢状位示骨折线呈低信号影,周围软组织明显高信号(白箭)

2. 粉碎性骨折(图 4-4-3)　骨折碎裂比较严重,骨折处分为 3 块以上骨折,常有游离骨块。多条骨折线表现为 T_1WI 低信号带,较单纯骨折显示模糊,T_2WI 常表现为混杂高低信号。

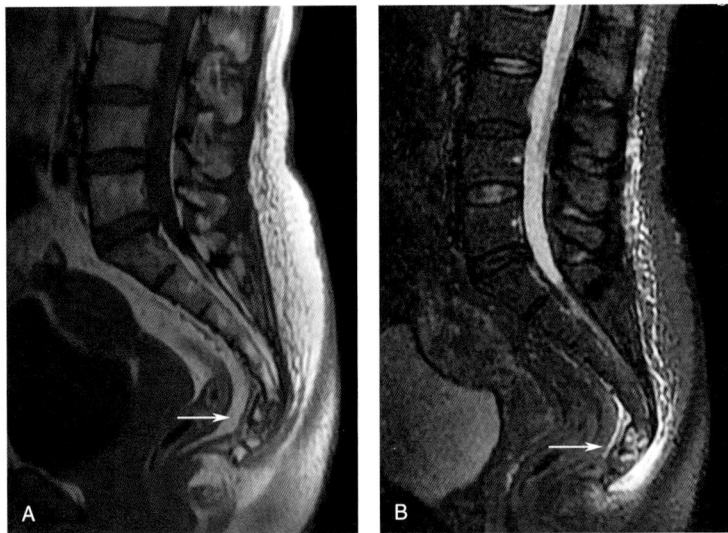

图 4-4-3　尾₁、尾₂椎体粉碎性骨折
A. T_1WI 示骨折线呈低信号影,显示欠清晰,骨块游离(白箭);
B. T_2WI 示骨折线呈高信号影,周围软组织呈高信号(白箭),骨块游离

3. 骨折伴脱位(图 4-4-4)　骨折伴脱位,比较少见。在骨折的基础上伴有关节脱位,向前上方脱位多见。

(四) 诊断要点与鉴别诊断

1. 诊断要点

(1) 有明确外伤史,女性多见。

(2) 临床表现为局部疼痛、惧坐,尾部淤血、肿胀、压痛,可触及异常活动。下蹲、站起困难,打喷嚏、咳嗽、上下楼梯及排大便时疼痛加剧。

(3) X 线摄片及 CT 检查可明确显示尾骨骨折及脱位征象。

(4) MRI 对骨挫伤、骨髓水肿、软组织损伤显示更佳。骨折线及骨髓水肿 T_1WI 等低信号,T_2WI 高信号,STIR 呈明显高信号。

2. 鉴别诊断　尾骨骨折脱位需要与尾骨成角型和尾骨脱位型变异相鉴别。尾骨的先天变异,常无外伤史,MRI 表现信号正常。尾骨骨折脱位有明确外伤史,临床表现有骶尾部疼痛、压痛明显,MRI 检查有明显的异常信号改变。

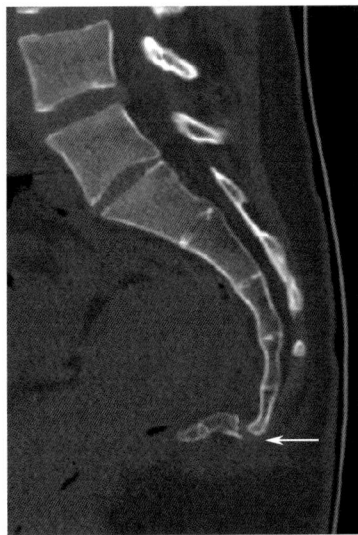

图 4-4-4　尾₁椎体粉碎性骨折伴脱位
CT 示尾₁椎体明显骨折线,骨片游离,
伴尾₁椎体向前上方脱位

(五) 治疗和预后

治疗方法有手法复位、封闭疗法、手术治疗、康复治疗、物理疗法。尾骨骨折脱位患者进行解剖复位,可重建相关肌肉韧带的附着点,恢复原有的生物力学平衡。通过手术可以清除骶尾骨前血肿,减少对直肠的刺激,减轻骶尾骨周缘的肌肉痉挛疼痛。小部分患者遗留有严重的疼痛,对生活质量造成较大影响,不得不采取手术的方法切除尾骨以减轻症状。

(叶国伟　陈旭高　邹建勋)

第五节　脊柱应力性骨折

（一）概述

应力性骨折（stress fracture，SF）是指低于骨骼所能承受极限强度的应力长期反复作用于骨骼某部，引起局部骨结构累积性微损伤，最终引起的一种特殊类型骨折。

按病因可将应力性骨折分为 2 型：疲劳性骨折（fatigue fracture）和衰竭性骨折（insufficiency fracture）。疲劳性骨折是由于肌肉的反复异常应力或扭曲力作用于弹性抵抗力正常的骨骼所致；多由活动引起，骨折部位与活动强度有关。衰竭性骨折为正常或生理性肌肉活动作用于矿物质减少或弹性抵抗力减弱的骨骼所致；最常见于闭经后骨质疏松的老年女性，也可发生于其他原因引起的骨质疏松患者，如激素治疗后、强直性脊柱炎、类风湿性关节炎、糖尿病等。

脊柱应力性骨折多为衰竭性骨折，好发于各种原因引起骨质疏松的老年患者，多无明显外伤史。

（二）病理学表现

应力性骨折的基本病理学表现为松质骨内微骨折，骨折周围骨髓水肿及出血，骨小梁塌陷、密集，骨痂形成。应力持续作用最终引起皮质断裂、完全性骨折或移位。应力停止后，1~2 周内骨折将逐渐愈合。

（三）MRI 表现

MRI 检查有助于评估脊柱应力性骨折患者椎体和软组织的情况。初期主要表现为局限性或弥漫性骨髓及软组织水肿，MRI 上表现为 T_1WI 低信号，T_2WI、STIR 高信号（图 4-5-1），增强扫描骨折区呈弥漫性强化，而无软组织肿块和肿瘤性的异常信号。椎体形态呈楔形或双凹形改变。后期，由于骨折部骨痂及新生骨形成，T_1WI、T_2WI 上均可显示线状低信号，增强扫描无强化，周围水肿区仍表现为 T_1WI 低信号，T_2WI、STIR 高信号。陈旧性骨折断端骨髓腔及骨皮质周围有大量骨痂存在，骨痂组织 T_1WI、T_2WI 上显示为不规则低信号区或梭形低信号区。椎体骨膜反应不明显。

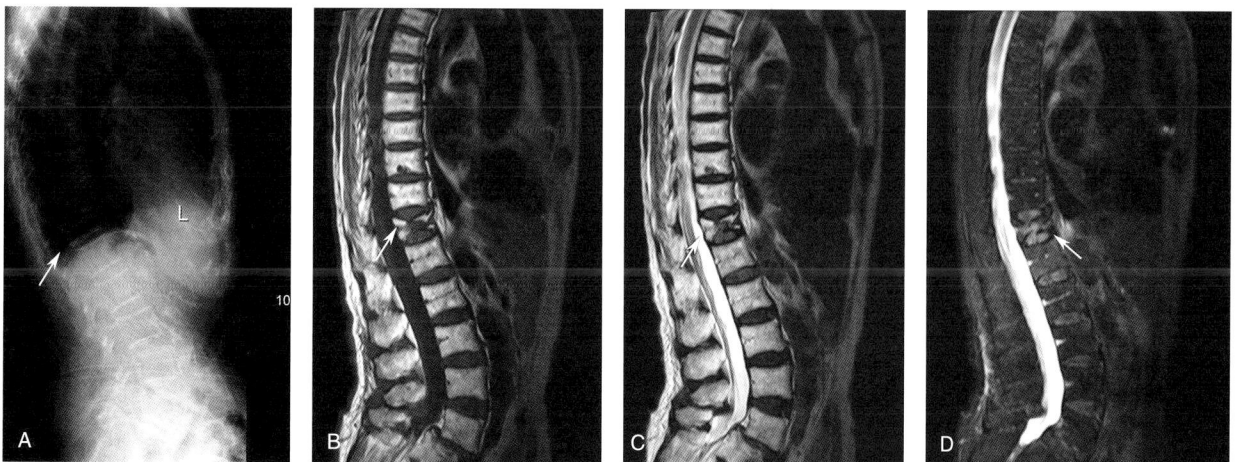

图 4-5-1　脊柱应力性骨折
A. 侧位 X 线示，胸腰段骨质疏松，胸 $_{12}$ 椎体呈楔形变，椎体压缩、凹陷（白箭）；
B~D. 矢状位 T_1WI、T_2WI、STIR 显示胸 $_{12}$ 椎体楔形变，椎体内见片状 T_1WI 低信号，T_2WI、STIR 高信号（白箭）

（四）诊断要点与鉴别诊断

1. 诊断要点

（1）患者多有各种原因引起的骨质疏松，典型表现为活动后疼痛，休息后减轻，继续活动后加重，多无明显外伤史。

（2）X 线上表现为松质骨内骨小梁相互嵌入形成的致密线；患椎呈楔形或"鱼椎样"变，可单个或多个椎体同时受累，椎体压缩、终板变薄、凹陷甚至断裂。

（3）CT 上可显示椎体骨皮质、骨小梁断裂和椎前弥漫的软组织肿胀，而无骨破坏和软组织肿块。

（4）MRI 上可通过 T_2WI 及 STIR 的信号高低判断骨折的新旧和修复情况。

2. 鉴别诊断　脊柱应力性骨折需与脊柱结核所致骨折、细菌性椎间盘炎和肿瘤样病变等进行鉴别，主要如下：

（1）脊柱结核：有低热、乏力、盗汗等结核中毒症状；结核所致骨折在 T_1WI 上呈低信号，T_2WI 上呈不均匀混杂高信号；椎体前柱损害严重；相邻椎间隙变窄；椎旁脓肿特征性影像学表现。

（2）细菌性椎间盘炎：腰痛剧烈，休息平卧不缓解；出现止痛性强迫体位，腰部活动引起腰背肌痉挛和诱发剧烈腰痛；腰背部压痛不明显、叩痛明显。MRI 椎间盘呈明显 T_2WI 及 STIR 高信号，侵犯脊柱后柱很少。

（3）肿瘤性病变：脊柱应力性骨折处骨质吸收后可见显现的密度减低区，类似溶骨性破坏，很容易与肿瘤样病变混淆。影像学检查观察病变区细微变化和邻近骨质有无异常、有无软组织肿块对鉴别诊断意义重大。肿瘤性病变通常有骨质破坏伴软组织肿块，当出现病理骨折时，骨折线多不规则。

（五）治疗和预后

大多数应力性骨折的治疗相对简单，包括减少活动和训练强度，有时还包括负重限制或固定。对于出现高危应力性骨折的患者，则需要手术治疗。

（张阳　何东）

第六节　椎间盘损伤

（一）概述

椎间盘位于相邻椎体之间，由上下透明软骨终板、纤维环及中心髓核三部分构成，起吸收冲击、缓冲外力的作用。椎间盘可以承受并分散负荷，主要为抗压作用，对张力及扭转力量对抗较差；当脊柱在暴力扭转、过伸、过屈时极易造成椎间盘损伤。成人椎间盘缺乏直接的血液供应，因此椎间盘损伤后难以修复和愈合。

（二）病理学表现

椎间盘退行性改变或椎间盘发育不良是椎间盘容易损伤的病理基础。椎间盘髓核失水，蠕变能力减低，应力传导和分配能力减低，纤维环退变，胶原纤维粗大稀疏，交联减少，弹性减低，抵抗外来应力能力减低；同时椎间盘失水后高度减低，椎间稳定性下降，暴力作用时易发生椎间盘损伤。另外，创伤能够诱导受损椎间盘中的细胞早期凋亡，也能导致椎间盘过早退行性改变，从而引起椎间盘损伤。

（三）MRI 表现

正常的椎间盘在 MRI 上表现为 T_1WI 上髓核呈中等信号,纤维环呈低信号; T_2WI 上髓核呈高信号,纤维环呈低信号。椎间盘损伤在 T_1WI 上信号变化常不明显,在 T_2WI 上表现为信号增高;如 T_2WI 上信号不均匀、呈低信号或混杂信号,提示椎间盘出血或撕裂,同时可清楚看到髓核和纤维环的形态改变(图 4-6-1)。因此, T_2WI 在早期诊断椎间盘损伤上具有重要的价值。

有研究报道认为,MRI 表现为 T_1WI 上椎体前方纵行低信号带的连续性中断、T_2WI 上椎体前方的纵行高信号影、T_2WI 上椎间隙横行高信号或中等信号提示椎间盘损伤。

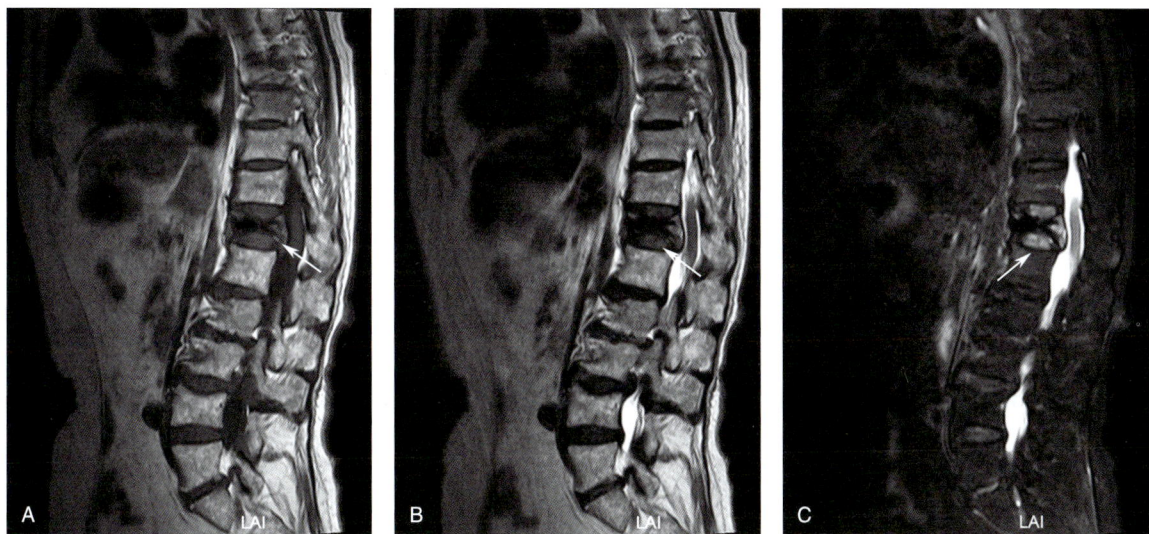

图 4-6-1 椎间盘损伤

女,88 岁,外伤后腰背部疼痛 10 余天。A~C. 矢状位 T_1WI、T_2WI、STIR 显示胸 $_{12}$ 椎体压缩、凹陷,
上下缘椎间盘肿胀、信号异常,T_1WI 呈高低混杂信号,T_2WI 见散在高信号,STIR 呈明显高信号(白箭)

（四）诊断要点与鉴别诊断

1. 诊断要点

(1)常有明确外伤史,暴力作用下易发生椎间盘损伤。

(2)MRI 表现为 T_1WI 上椎体前方纵行低信号带的连续性中断、T_2WI 上椎体前方的纵行高信号影、T_2WI 上椎间隙横行高信号或中等信号提示椎间盘损伤。MRI 表现为 T_2WI 上椎间盘信号不均匀、呈低信号或混杂信号时,提示椎间盘出血或撕裂。

2. 鉴别诊断　椎间盘损伤需与终板炎和化脓性脊柱炎进行鉴别。终板炎患者无明确外伤史,多由无菌性炎症、慢性损伤、退行性病变、长期服用激素等原因继发于椎间盘变性而引起。化脓性脊柱炎患者起病急,疼痛感剧烈,有发热,椎间盘与椎体界限不清,有较广泛的椎体骨髓受侵,增强后呈明显均匀或不均匀强化。

（五）治疗和预后

椎间盘损伤的治疗包括休息、消炎镇痛、物理治疗等。症状严重的患者需进行手术治疗。

（张 阳　何 东）

第七节　椎体骨挫伤

(一) 概述

椎体骨挫伤是一种隐匿性骨损伤,是 MRI 应用于临床后提出的新概念。患者外伤后常出现持续疼痛、活动受限、不能负重等症状,X 线平片及 CT 检查多为阴性。临床上常不能作出正确诊断,特别是外伤史不明确的老年人患者,其症状得不到合理解释。

(二) 病理学表现

椎体骨挫伤主要表现为骨小梁断裂,并伴有局部骨松质内水肿和出血,骨皮质无中断。由于外力作用使骨髓局部充血,毛细血管床过度灌注而致骨髓水肿。

(三) MRI 表现

MRI 具有良好的软组织分辨率,能充分显示外伤后椎体骨髓信号的异常改变。MRI 脂肪抑制技术可以改善组织对比和增加病变显示,骨髓脂肪抑制后呈低信号,挫伤的隐性骨折线及骨髓水肿呈明显的异常高信号。T_1WI 椎体内见形态各异低信号区,有线状、条状及斑片状低信号,信号强度不均匀。T_2WI 表现为椎体内相应形状的高、低混杂信号,且部分低信号周围可见高信号水肿改变。STIR 呈显著高信号,与信号被抑制的邻近正常骨髓形成鲜明对比,分界也较 T_2WI 成像更为清楚(图 4-7-1)。

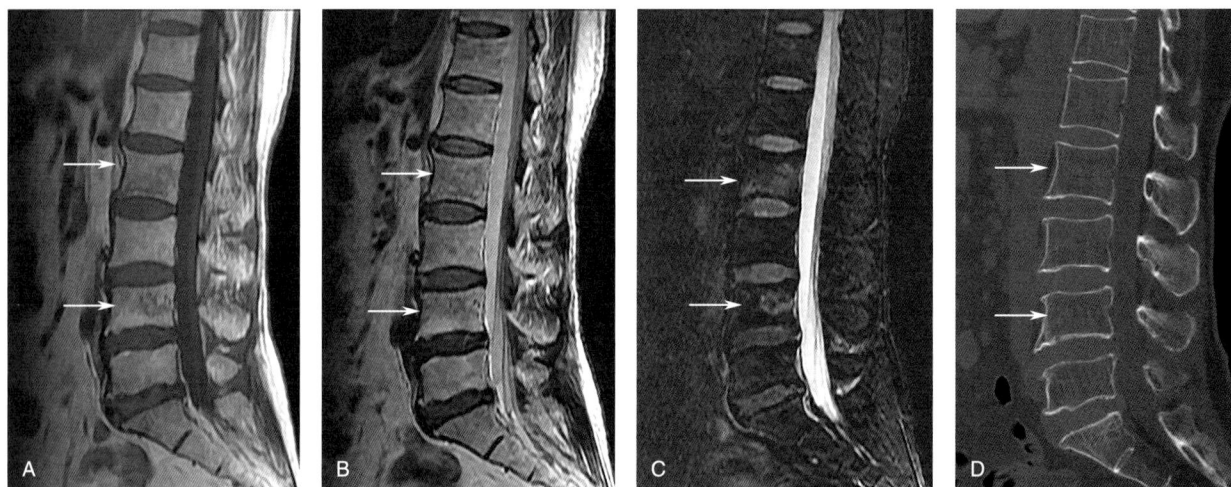

图 4-7-1　腰 $_2$、腰 $_4$ 椎体骨挫伤

A. T_1WI 示腰 $_2$、腰 $_4$ 椎体形态正常,椎体内见线条状、斑片状低信号(白箭);B. T_2WI 表现为相应形状的高、低混杂信号(白箭);C. STIR 呈显著高信号(白箭);D. 矢状位 CT 重建腰 $_2$、腰 $_4$ 椎体未见骨折(白箭)

(四) 诊断要点与鉴别诊断

1. 诊断要点

(1) 结合临床病史,特别是外伤、骨质疏松病等,主要症状有疼痛、活动受限、不能负重。

(2) X 线平片和 CT 检查阴性。

(3) MRI 示 T_1WI 椎体内见线状、条状及斑片状低信号;T_2WI 表现为相对应部位相应形状的高、低混杂信号;STIR 呈显著高信号。

（4）排除骨髓其他病变。

2. 鉴别诊断　椎体骨挫伤需要与终板炎、局部红骨髓化等病变进行鉴别，主要如下：

（1）终板炎：以椎间盘为中心，相邻椎体上下缘出现条状水肿带，T_2WI 脂肪抑制呈明显高信号，而骨挫伤椎体高信号与受伤部位相关。

（2）局部红骨髓化：某些全身性疾病及血液系统疾病，如慢性贫血、白血病等，在早期或轻微病例中，岛状再生红骨髓散在于正常骨髓内，产生不规则斑片状或地图样改变，T_2WI 脂肪抑制高信号，并呈弥漫性椎体分布的特点。而椎体骨挫伤表现为单个或多个椎体，与受伤部位和方式相关。

（五）治疗和预后

椎体骨挫伤后常有长时间疼痛、活动受限、不能负重。以卧床休息、睡硬板床等保守治疗为主，加以药物消肿止疼。若不给予制动，极易发展为明显骨折。

（兰　俊　邹建勋）

第五章
退行性疾病和缺血坏死

第一节　脊柱退行性骨关节病

一、颈椎退行性骨关节病

（一）概述

颈椎退行性骨关节病是继发于颈椎椎间盘退行性病变,表现为椎体边缘及小关节肥大增生、韧带肥厚等,严重者造成椎管狭窄,可导致各种类型的颈椎病。早期自发性退行性病变通常是无症状的,随着病情进展,可导致关节特异性症状,即关节活动丧失、活动时疼痛、关节功能减弱,或者关节退行性病变的神经系统并发症。临床将其分为4型:神经根型、脊髓型、椎动脉型、交感型。据国内一些调查,神经根型发病率最高(58.5%),其次为交感型和椎动脉型(33.7%),脊髓型最低(7.8%)。

颈椎退行性骨关节病在脊柱发病率最高,集中在中老年群体,50岁以上男性及60岁以上女性占90%,男女比例约为6∶1,近年来有上升和年轻化的趋势。在各种颈椎疾患中占80%,成为影响人们健康和劳动能力的一个常见病。

发病机制尚未完全清楚,有机械压迫学说、颈椎不稳学说、血液循环障碍等学说,一般认为是多种因素共同作用所致。多为生理性老化过程的颈椎椎间盘及椎骨关节退行性病变,一般在十几岁或二十几岁开始,表现为非对称性椎间盘退行性病变,椎体、小关节增生,骨刺形成,周围韧带肥厚、钙化和骨化,脊柱失稳,椎体滑脱或侧凸等,引起椎管及椎间孔狭窄时,可产生脊髓神经根压迫症状。

（二）病理学表现

关节软骨随生理逐渐老化,水和透明质酸减少,胶原纤维暴露,软骨破坏,关节面骨质代偿性增殖,并随年龄的增长而愈益明显。病理过程是一个连续的病理反应过程,可将其分为3个阶段:

(1)椎间盘变性阶段:椎间盘从20岁开始变性,纤维环变性造成椎节不稳是加速髓核退行性病变的主要原因,改变了椎间盘弹性模量,盘内压升高,椎节间不稳和应力重新分布。

(2)骨赘形成阶段:多数学者认为骨赘来源于韧带-椎间盘间隙血肿的机化、骨化或钙化。骨赘多见于两侧钩突、小关节边缘及椎体边缘,后期可以广泛骨质增生,黄韧带、后纵韧带也可以同时增生。钩突、小关节等侧方骨赘主要刺激根袖而出现根性症状,C_5、C_6处于颈椎生理前屈的中央点,椎间盘所受应力较大,所以C_5、C_6骨赘最多见,其次为C_4、C_5及C_6、C_7。

(3)脊髓损害阶段:取决于压力的强度和持续时间,单纯的颈椎退行性病变不一定产生临床症状和体征,引起椎管及椎间孔狭窄时,临床上可产生脊髓神经根压迫症状。

（三）MRI 表现

1. 颈椎生理曲度改变　变小，变直，反弓（图 5-1-1A）。采用 Borden 氏测量法：于 C_2 齿突后上缘至 C_7 椎体后下缘作一直线，测量该直线至 $C_2\sim C_7$ 后缘所形成的最大弧线深度。正常曲度：颈椎弧度的顶点在 C_5 椎体后上缘，弧高度为（12±5）mm；变直：弧高度＜7mm；曲度增大：弧高度＞17mm；反曲：弧高度为负值。

2. 颈椎不稳　下颈椎多见，颈椎椎前缘、椎后缘及棘突后缘连续性中断，呈"台阶征"。

3. 颈椎间盘退行性病变

（1）信号改变：①髓核信号改变：T_2WI 上呈中低信号，失去正常夹层样结构。椎间盘内积气和钙化，在 T_1WI 和 T_2WI 上均呈低信号或无信号区。②纤维环改变：纤维环撕裂呈 T_2WI 高信号（图 5-1-1B）。

（2）形态改变：椎间隙变窄，椎间盘高度变小，局限性软组织影呈低信号突出或呈盘状超出椎体边缘，硬膜囊前缘和两侧椎间孔脂肪不同程度受压，脊髓或脊神经根受压。

（3）椎体骨质增生：椎体边缘骨质增生或骨赘表现为椎体终板前后缘骨皮质呈三角形外突的长 T_1、短 T_2 信号。椎体上下缘、前后缘显著，后缘引起椎管和颈髓受压；前缘引起食管受压；相邻椎体终板及骨髓信号异常。

（4）椎间关节退行性病变：关节间隙变窄，关节面骨质破坏呈高低混杂信号，关节边缘部骨质增生多呈长 T_1、短 T_2 信号，关节内"真空征"亦呈低信号。合并滑膜囊肿时，表现为硬膜囊后外侧的囊性肿物，一般呈长 T_1、长 T_2 信号。若囊内容物蛋白含量较高而黏稠时，可呈短 T_1、中短 T_2 信号。

（5）韧带的退行性病变：黄韧带、前纵韧带、后纵韧带及项韧带表现为钙化和骨化。MRI 横轴位显示黄韧带肥厚和钙化（正常黄韧带小于 1.5mm）表现为结节状或"V 字形"（图 5-1-1B），均表现为长 T_1、短 T_2 信号，有时与周围骨结构不易区分。

（6）椎管形态和信号改变：不同程度的脊髓受压时表现为受累的颈髓弯曲、变形，向后移位，其内出现斑点状高信号，提示脊髓水肿或囊性变。椎间盘层面的脊髓信号腹侧出现弧形充盈缺损，椎间盘水平蛛网膜下腔完全消失，呈"洗衣板"样（图 5-1-1A）。神经根袖出现移位、变形、截断和消失等征象。颈椎椎管矢状径小于 10mm 提示椎管狭窄。

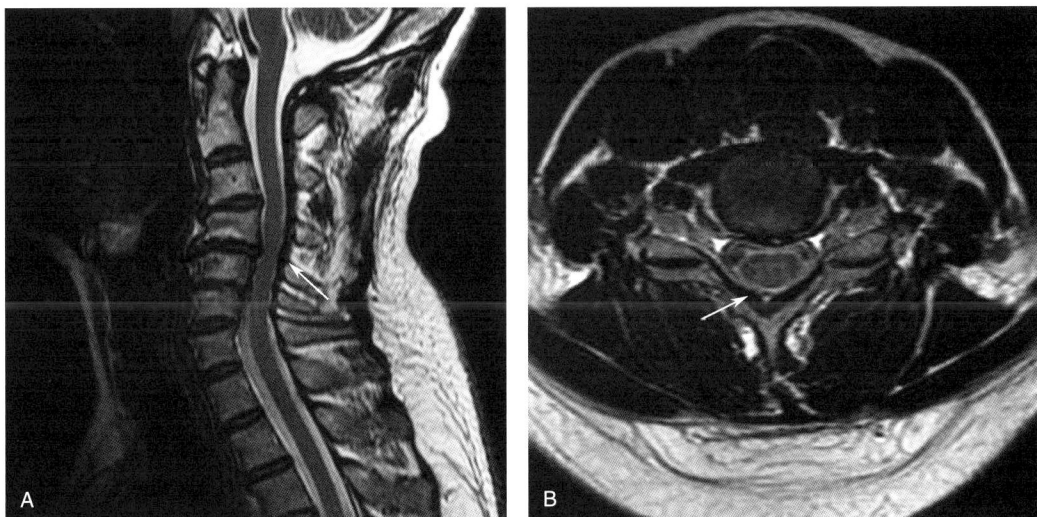

图 5-1-1　颈椎退行性骨关节病

A. 矢状位 FSE T_2WI 序列，显示颈椎反弓，椎体不同程度骨质增生，C_4 椎体下缘、C_5 椎体上缘终板信号改变，椎间盘信号减低，椎间盘变扁，$C_3\sim C_6$ 可见不同程度突出，蛛网膜下腔变窄呈"洗衣板"样（白箭）；B. 横轴位 FSE T_2WI 序列，显示椎间盘向后方突出，后缘可见纤维环撕裂高信号，黄韧带增厚呈"V 字形"（白箭）

（四）诊断要点与鉴别诊断

1. 诊断要点

(1) 与年龄有关，中老年多见。

(2) 颈椎生理曲度异常，颈椎不稳，呈"台阶征"。

(3) 颈椎椎体骨质增生，钩椎关节、椎小关节突退行性病变，椎间孔狭窄。

(4) 椎间盘退行性病变、突出，颈椎韧带退行性病变黄韧带和后纵韧带肥厚，颈椎椎间盘水平蛛网膜下腔完全消失，呈"洗衣板"样，颈椎椎管矢状径小于 10mm 提示椎管狭窄。

2. 鉴别诊断

(1) 后纵韧带骨化症（ossification of posterior longitudinal ligament，OPLL）：因颈椎的后纵韧带发生骨化，从而压迫脊髓和神经根，产生肢体的感觉和运动障碍，以及内脏植物神经功能紊乱的一种疾病，好发于 C_3~C_5 椎体。在 MRI 的 T_1WI、T_2WI 图像上，颈椎后缘硬膜囊前方（骨化的韧带）连续状或分节状无信号或低信号凸入椎管，并可见硬膜囊外脂肪减少及硬膜囊受压，相应区的脊髓有受压变形征象。

(2) 弥漫性特发性骨质增生症（diffuse idiopathic skeletal hyperostosis，DISH）：平滑的椎体前或前外侧缘（前纵韧带）流柱样钙化或骨化超过 4 个椎体，右侧大于左侧。受累椎体没有广泛的椎间盘退行性病变，或轻度椎间盘退行性病变。无上下关节突关节骨质硬化，无骶髂关节骨质硬化和强直，无椎管狭窄，可合并后纵韧带骨化症或椎体后缘增生硬化。

(3) 成人风湿性关节炎：60% 的风湿性关节炎可累及颈椎，好发于齿突、钩椎关节。5% 有轴位旋转性半脱位，脊髓信号改变常见。下颈椎表现为钩椎关节及关节面破坏。C_1 下缘与齿突间隙大于 2mm，周围血管翳积聚呈团块状环绕和破坏齿突、小关节和钩突关节，T_1WI 呈低信号，T_2WI、STIR 信号不均，无钙化，增强明显强化。

(4) 强直性脊柱炎：好发于青年男性，90% $HLA-B_{27}$ 可阳性。约 90% 强直性脊柱炎早期双侧对称性骶髂关节炎，以后上行逐步发展至颈椎，椎体呈"方形椎"。椎间小关节，椎间盘间隙发生钙化，纤维环和前纵韧带钙化、骨化、韧带骨赘形成，使相邻椎体连合，形成椎体间骨桥，呈最有特征的"竹节样脊柱"，骨化的韧带在 MRI 所有序列呈窄条状低信号。

（五）治疗和预后

1. 治疗　取决于患者的临床表现、特异症状，这些症状与关节炎相关或以神经系统并发症为主要表现。

(1) 非手术治疗：初期可以通过口服止痛药物联合物理疗法和颈椎牵引等进行处理。

(2) 手术治疗：神经系统发生损伤者，或经过保守治疗后症状无减轻，如无手术禁忌证，原则上应争取及早手术减压。应选择佳手术时机，早期诊断、早期治疗。

2. 预后　本病发病隐匿，不易早期诊断、早期治疗；一旦神经系统发生不可逆损伤，将会致肢体功能障碍，严重危害患者的身心健康。手术的长期效果与发病年龄、病程、神经功能损伤的严重程度、病变范围密切相关。如在发病早期作出诊断并及时治疗，则可能获得良好的预后。

二、后纵韧带骨化症

（一）概述

后纵韧带骨化症（ossification of posterior longitudinal ligament，OPLL）是指后纵韧带异位骨化所导致的病理过程。后纵韧带骨化症可见于颈椎、胸椎和腰椎，然而由于胸腰椎椎管腔较大，后纵韧带肥厚、钙化引起的椎管狭窄不甚明显，因此临床关注的主要是颈段后纵韧带骨化症。

后纵韧带骨化症以亚裔老年男性多见，好发于颈椎中段，尤以 C_3~C_5 节段为著。超过半数的后纵韧带骨化症患者合并有椎间盘突出。随着骨化加重,患者主要表现为脊髓压迫症状,部分也有神经根受压症状。颈部局部表现有酸痛,后伸受限,因此容易被漏诊或是误诊为椎间盘突出症,但二者的临床治疗手段并不完全相同,可见明确对本病的诊断有助于指导治疗并改善患者的预后。

后纵韧带骨化症的病因尚不明确,据现有的研究表明,本病与遗传、种族、地域、性别、年龄、饮食习惯及糖耐量异常、骨形成及骨吸收紊乱、椎间盘退行性病变、机械刺激等多种因素相关。

根据椎体间骨桥的存在与否,骨化病变分为两种类型:桥型和非桥型(图 5-1-2)。骨桥被定义为在两个或多个水平上与相邻椎体后缘的后纵韧带骨化症连接。观察者应对所有矢状位图像的后纵韧带骨化进行评估。当骨化病变连接到相邻的两个椎体后缘时,即使骨化程度较小,也被归类为桥型。当后纵韧带骨化症一端不与另一椎体后缘相连时,或是局限于单个椎体,则被归类为非桥型。

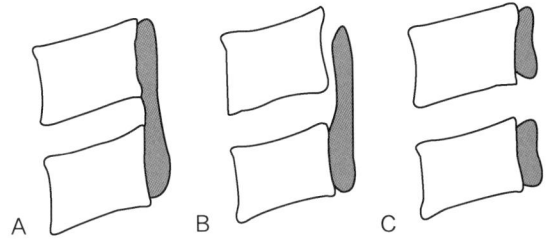

图 5-1-2　后纵韧带骨化症分型
A. 桥型;B、C. 非桥型

（二）病理学表现

后纵韧带骨化沿着纵轴方向生长的同时,在水平方向也同时扩大,形成椎管内的占位性病变,使椎管容积变小、椎管狭窄,造成脊髓、神经根受压,脊髓被挤压,呈月牙形状,并被骨化状的椎管后壁受压呈波浪状改变。

（三）MRI 表现

CT 是后纵韧带骨化症的首选检查手段,因其对钙化具有较高的灵敏度,不仅能够显示其分型,还可以显示其椎管狭窄的程度。MRI 对于后纵韧带骨化症的显示缺乏特异性,然而 MRI 对于显示椎管狭窄程度具有一定的优势,因其几乎不含脂肪和水分,因此常表现为 T_1WI 及 T_2WI 均呈低信号,后纵韧带骨化症在矢状位 T_2WI 上常表现为沿后纵韧带走行的条状低信号,呈弥漫性或节段性(图 5-1-3),因其骨化程度不一,病灶信号可均匀或不均匀,需要结合 CT 检查,才能明确诊断。

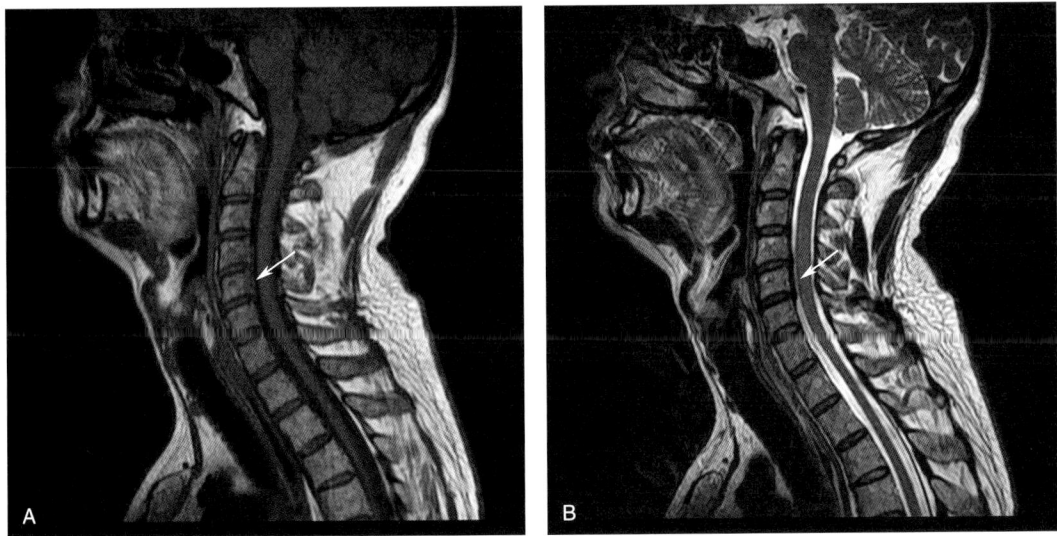

图 5-1-3　后纵韧带骨化症
A、B. 矢状位 T_1WI 和 T_2WI 序列示颈椎后方沿后纵韧带条状低信号(白箭)

（四）诊断要点与鉴别诊断

1. 诊断要点　颈椎、胸椎、腰椎均为后纵韧带骨化症好发部位，以颈椎最为多见，本病的诊断要点如下：

（1）好发于颈椎、胸椎、腰椎，以颈椎最为多见，多见于成年人。

（2）后纵韧带骨化症在 X 线平片和 CT 上呈长条状的钙化影。

（3）MRI 表现为矢状位上沿后纵韧带走行的长条状低信号影，病灶呈节段性或弥漫性增厚，因其骨化程度不一，病灶信号可均匀或不均匀。

2. 鉴别诊断　后纵韧带骨化症需要与单纯性的后纵韧带增厚、强直性脊柱炎进行鉴别，主要如下：

（1）单纯性的后纵韧带增厚：单纯性后纵韧带增厚是后纵韧带骨化症的前期表现，在 MRI 上均表现为长条状的低信号影，因此二者在 MRI 上难以进行鉴别，后纵韧带骨化症在 CT 图像上表现为钙化征象，而单纯性后纵韧带增厚表现为软组织样密度影。

（2）强直性脊柱炎：强直性脊柱炎最先累及双侧骶髂关节，其次累及腰椎，呈自下而上进行性发展，广泛骨桥形成，脊柱呈竹节样改变，而后纵韧带骨化症主要累及颈椎，且沿后纵韧带走行，以此进行鉴别。

（五）治疗和预后

无症状或症状较轻的患者常采用保守治疗，包括卧床休息、颈部支具制动。对于进行性加重的脊髓病和脊神经根病，影响患者生活质量，宜行手术切除。

三、胸腰椎退行性骨关节病

（一）概述

胸腰椎退行性骨关节病是胸腰椎骨质、椎间盘及韧带组织发生退行性改变所引发的一系列综合征。由于胸椎活动度较小，故其退行性病变较轻，以活动度较大的下胸段和腰段为主。男性多于女性，重体力劳动者多见。胸腰椎小关节在结构上与脊神经、交感神经关系密切，因关节退行性病变、错位和对周围神经、血管的影响不同，临床上除表现为常见的脊背疼痛外，还可表现为不同程度的急慢性肋间神经痛和胸腹腔脏器的相关症状。

（二）病理学表现

退行性病变过程通常从髓核开始，延伸至整个椎间盘、纤维环、终板和骨髓，最终可累及远端结构，导致关节突关节骨关节炎、黄韧带肥厚、后纵韧带骨化和椎管狭窄。椎体终板硬化、骨赘形成、真空现象和钙化，往往提示退行性病变晚期。随着年龄的增加，骨矿物质减少，部分机械性或代谢性损伤会加速这一过程，骨强度下降，骨质疏松，严重可引起压缩性骨折。椎体变性合并椎间盘变性，引起持重力下降和不稳定，形成骨赘，导致小关节不稳定，关节突骨关节炎一系列改变。受累节段的异常运动和不稳定是韧带肥大的潜在原因，继而钙化和 / 或骨化，引起骨化灶向椎管内横向和纵向生长，使椎管容积变小，直接压迫脊髓和神经根，甚至阻断脊髓前动脉。

（三）MRI 表现

1. 椎体改变　胸腰椎随着年龄增加骨髓逐渐脂肪变性，信号强度也发生变化，多为均匀的，部分分布不均，表现为斑点状高信号，脂肪抑制序列可明确这一改变，且无强化；骨髓发生骨化，呈低信号改变，椎体周围骨赘形成。椎间盘退行性病变导致负荷和应力异常会影响椎体终板和邻近椎骨的微环境，MRI 显示出明显的 Modic 改变（图 5-1-4A）。

当发生压缩性骨折时，压缩的椎体以轻 - 中度楔形变为主，少数可出现双凹变形，相应平面硬膜囊一般无受压或在椎体后上角出现局部性轻度受压，椎弓根很少受累，椎旁无明显的软组织肿块。从急性期到亚急性期，T₁WI上骨折面可见带状低信号影，T₂WI呈高信号，无强化。慢性期呈脂肪信号。部分内有气泡，是由于缺血性坏死导致，有时为液体。

2. 黄韧带及后纵韧带改变　韧带肥厚或钙化、骨化在胸腰椎退行性骨关节病中较为常见，是造成神经症状神经根病和/或脊髓病的重要原因。正常韧带在MRI所有序列上均呈中低信号，与其邻近较高信号脂肪及脑脊液信号影对比明显。黄韧带肥厚时轴位上呈"V"形影增厚（图5-1-4B）。在硬膜囊侧后方形成不同程度的局限性压迹，使椎管前后径及左右径均变小。重者可致硬膜囊小三角状或三叶形狭窄矢状位旁正中层面黄韧带呈局限、连续或跳跃式低信号。正常胸腰椎黄韧带厚度超过3mm则为黄韧带肥厚。黄韧带肥厚常常伴有后纵韧带骨化，骨化的后纵韧带常呈低信号并突入椎管。由于韧带骨化组织与其他部位骨组织一样含有骨髓及脂肪，因而在T₁WI图像上也可表现为高信号。

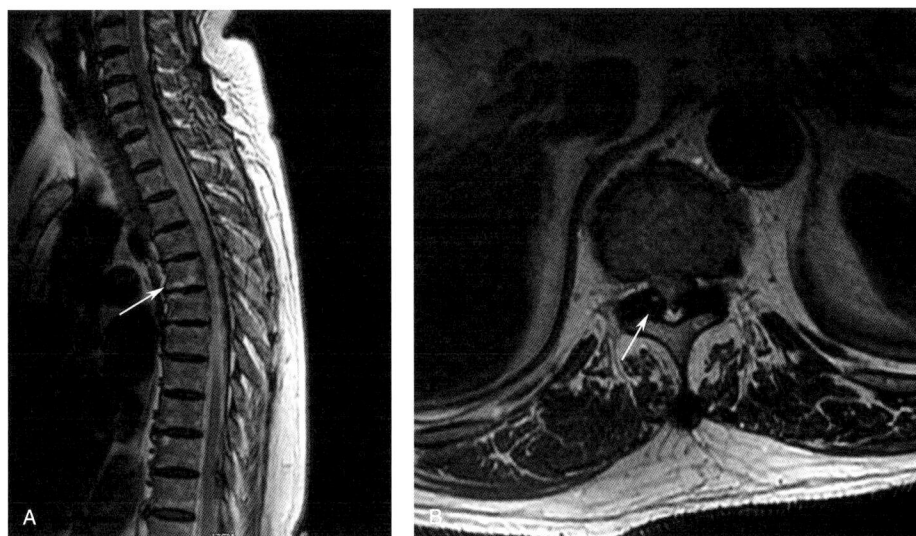

图5-1-4　胸椎退行性骨关节病
A. 矢状位FSE T₂WI序列，显示胸椎椎体信号不均匀，部分椎体边缘Modic改变（白箭）；
B. 横轴位FSE T₂WI序列，显示黄韧带肥厚"V"形影增厚（白箭），脊髓受压变性

（四）诊断要点与鉴别诊断

1. 诊断要点

（1）多见于中老年人，患者临床表现多变且个体差异较大，临床上鉴别较困难，需依赖影像学检查。

（2）下段胸椎病变较为常见，常继发腰椎退行性改变，颈椎退行性改变常易伴发上段胸椎退行性病变。

（3）普通X线平片重叠区域较多，难以清楚显示病灶，CT显示骨性结构好于MRI，MRI能更好地显示椎管内病变，可准确反映病变节段及脊髓、神经相应改变。

2. 鉴别诊断

（1）转移瘤：椎体转移瘤多见于中老年人，骨质破坏多累及整个椎体，亦可局限于椎体的某个部位，常累及一侧或两侧椎弓根，在局部形成明显的软组织肿块，其信号强度改变多种多样，与原发肿瘤有一定关系，椎体或附件的肿块常导致硬膜囊受压。

（2）多发性骨髓瘤：临床上有本周蛋白尿阳性，MRI表现分为正常型、弥漫型、灶型、弥漫加灶型及"盐和胡椒"型等5种类型，部分伴椎旁软组织肿块，硬膜囊受压，椎弓根受累，椎间隙正常，如在其他横轴位图像上发现肋骨破坏，诊断更为肯定。

（3）白血病、淋巴瘤：白血病的骨髓MRI变化表现为T₁WI信号均匀降低、T₂WI信号变化不明显，增强扫描可见强化。无压缩之前椎体形态可无异常，椎旁无明显肿块，但可有椎管内硬膜外软组织影，增强扫

描显著强化,淋巴瘤亦常出现硬膜外软组织影。

(五) 治疗和预后

无症状胸腰椎退行性改变较为多见,无须进行预防性治疗。轻微症状的患者,无明显手术指征的情况下,可选择针灸、药物、导引练功、康复训练、理疗等治疗方法,且采取多种治疗方法优于单一的治疗方案。另外,改变生活和工作中的不良姿势也能避免症状的进一步发展。但当症状加重,保守治疗无效,严重影响生活工作或引起相应神经元受损症状时,需及时手术治疗。明确病因后越早进行手术治疗,对神经元受损的修复及后期恢复越有利。

四、终板炎

(一) 概述

终板炎,即 Modic 改变(Modic changes),是指椎体终板及终板下骨质发生的一种无菌性炎症,是引起颈腰痛的原因之一,发生于颈椎者,临床主要表现为颈项部紧张,疼痛不适,上肢麻木;发生于腰椎者,可有腰部疼痛,活动受限,伴下肢放射痛,麻木无力,间歇性跛行等。de Roos 等于 1987 年首次提出在腰椎退行性疾病患者的腰椎 MRI 上除退行性病变椎间盘外,椎体近终板区还存在 MRI 信号的异常。1988 年,Moidc 等研究了 474 例慢性下腰痛患者的 MRI 影像资料,对上述改变进行系统归纳、总结后提出 Modic 改变,并阐述了其在 MRI 上信号改变的类型、分型标准及病理组织学改变。普通 X 线或 CT 检查对 Modic 改变诊断困难,近年来,随着 MRI 在临床的广泛应用和研究逐步深入,Modic 改变越来越引起人们的关注。

Modic 改变是椎间盘退行性病变的一种表现形式,为椎间盘退行性病变的反应性椎体骨髓改变,多发生于腰椎,特别是椎间盘退行性病变较严重的节段。研究表明,Modic 改变的发生与椎间盘的退行性病变程度具有密切相关性。关于 Modic 改变的发生机制,目前还不完全清楚,主要包括以下几个方面:①生物力学因素,终板位于椎体的上下两端,分为骨性终板和软骨终板,是连接椎体和椎间盘之间最为薄弱的环节,随着年龄的增长,椎间盘退行性病变的程度逐渐增加,对脊柱应力缓冲降低,软骨终板也会发生钙化和骨质重构,在较大轴向压力和横向剪切力的作用下,缺少椎间盘的缓冲,退行性病变的终板会发生微骨折损伤。②生物化学因素,退行性病变的椎间盘会产生大量的炎性介质,如白介素 -1β(IL-1β)、粒 - 巨噬细胞集落刺激因子(GM-CSF)及肿瘤坏死因子(TNF)等,这些炎症介质通过微血管网和终板的微骨折裂隙进入终板及椎体内,引起局部炎症反应。③免疫学因素,椎间盘是人体最大的缺血管组织,出生后就与人体免疫系统隔离,终板发生微骨折后,椎间盘中的髓核会经过骨折裂隙进入椎体终板及终板下骨小梁间,进而接触到人体循环系统,产生强烈的免疫排斥反应。④细菌学因素,有文献报道,Modic 改变与痤疮丙酸杆菌的低毒性感染有关。

(二) 病理学表现

Modic 改变按照 MRI 上信号的不同分为三型:Ⅰ型组织学表现为终板破裂后,纤维血管组织长入终板及终板下骨质,形成局部的炎症、水肿反应;Ⅱ型组织学表现为黄骨髓替代原有的红骨髓,同时终板及终板下骨质内有大量脂肪组织沉积;Ⅲ型组织学表现为软骨终板及终板下骨质的硬化。其中以Ⅰ和Ⅱ型多见,Ⅲ型少见。除了上述三种分型以外,Fayad 等发现三型 Modic 改变之间可以互相转化,基于这一发现,他对 Modic 改变分型做了进一步的补充,即两种混合型:Modic Ⅰ~Ⅱ型和 Modic Ⅱ~Ⅲ型,其组织学分型分别为同一节段同时出现水肿、脂肪化或骨质硬化。

(三) MRI 表现

MRI 不仅可以发现 Modic 改变,还可以清晰显示其分型,是诊断椎体 Modic 改变的最佳检查方法。Modic 改变多发生于腰椎,其次为颈椎,胸椎相对较少,表现为与终板紧邻椎体骨质内三角形、条带状或斑片状异常信号,病变与椎体正常区域之间界限模糊,部分可相对清楚。Ⅰ型(又称炎症期或水肿期),T₁WI 呈低信号,T₂WI 呈高信号,脂肪抑制序列呈高信号(图 5-1-5);Ⅱ型(脂肪期或黄骨髓期),T₁WI 为高信号,T₂WI 呈高信号,脂肪抑制序列呈低信号(图 5-1-6);Ⅲ型(骨质硬化期),T₁WI、T₂WI 及脂肪抑制序列均为低信号(图 5-1-7)。而混合型 Modic 改变,MRI 表现为终板及终板下骨质同时具有短长 T₁ 短长 T₂ 信号。Modic 改变常发生于椎间盘退行性病变严重的节段,多伴有椎间隙变窄和椎间盘突出,病变区有时也可见到施莫尔结节(Schmorl nodules)的形成。

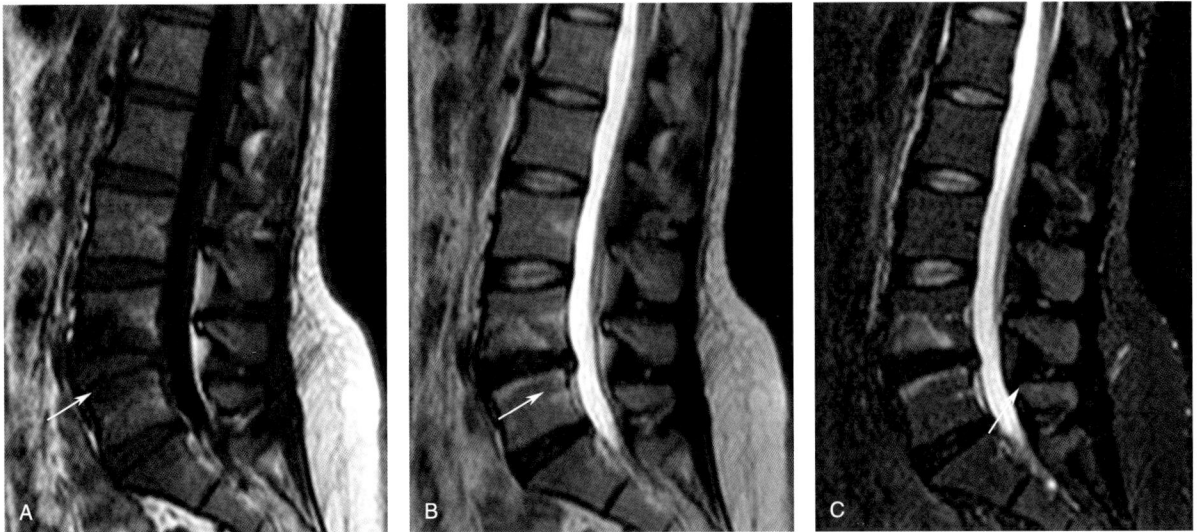

图 5-1-5　Ⅰ型终板炎

A. 腰椎矢状位 FSE T₁WI 序列,显示 L₄~L₅ 椎体相对缘呈低信号;B. 矢状位 FSE T₂WI 序列,显示 L₄~L₅ 椎体相对缘呈高信号;C. 矢状位 FSE T₂WI 脂肪抑制序列,显示高信号,边界尚清晰(白箭)

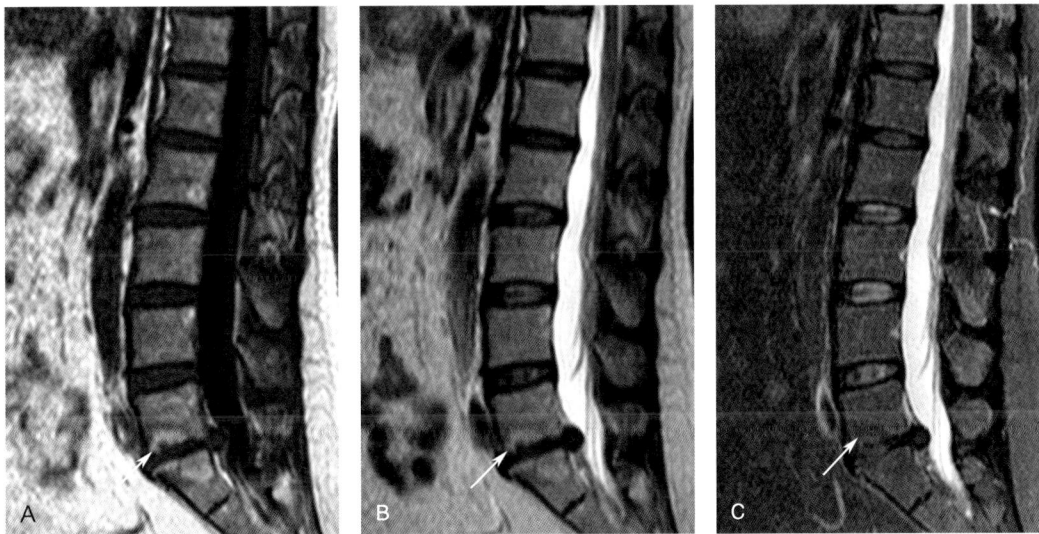

图 5-1-6　Ⅱ型终板炎

A. 腰椎矢状位 FSE T₁WI 序列,显示 L₄~L₅ 椎体相对缘呈高信号;B. 矢状位 FSE T₂WI 序列,显示 L₄~L₅ 椎体相对缘呈高信号;C. 矢状位 FSE T₂WI 脂肪抑制序列,显示低信号,边界尚清晰(白箭)

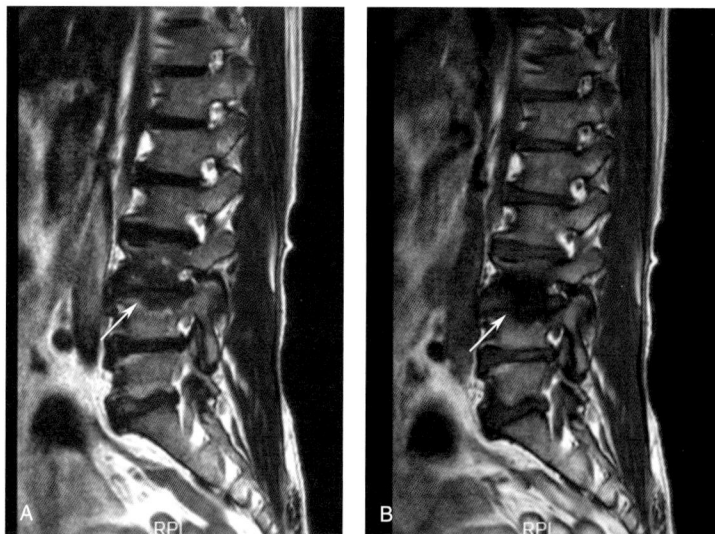

图 5-1-7　Ⅲ型终板炎
A. 腰椎矢状位 FSE T$_1$WI 序列,显示 L$_3$~L$_4$ 椎体相对缘呈低信号(白箭);
B. 矢状位 FSE T$_2$WI 序列,显示 L$_4$~L$_5$ 椎体相对缘呈低信号(白箭),椎间隙狭窄

(四) 诊断要点与鉴别诊断

1. 诊断要点

(1)Modic 改变的患病率随年龄的增长而升高,病变多发生于腰椎,其次为颈椎,胸椎较少见。

(2)病变可单发,亦可多发,多累及椎体的上缘,上下椎体的相对缘也可同时受累。

(3)Modic 改变多发生于椎间盘退行性病变严重的节段,多伴有椎间隙变窄和椎间盘突出,病变区有时也可见到施莫尔结节(Schmorl nodules)的形成。

(4)病变表现为与终板紧邻椎体骨质内三角形、条带状或斑片状异常信号,与正常椎体之间界限模糊,部分可相对清楚,无溶骨性或膨胀性骨质破坏。

(5)椎旁软组织及椎管内无炎性病变的表现。

2. 鉴别诊断

(1)化脓性脊柱炎:起病急,疼痛剧烈,常伴有发热、血象升高等全身中毒症状,椎间盘破坏,与椎体分界不清,T$_2$WI 信号明显升高,有较广泛的椎体骨髓受损,骨质破坏进展迅速,常累及整个椎体,增强扫描呈明显均匀或不均匀强化。

(2)腰椎结核:常继发于肺结核,临床常有低热盗汗、食欲差和乏力等结核中毒症状。病变常累及两个以上椎体,椎间盘常受侵,椎间隙变窄,脊椎附件较少受累。椎体及椎间盘 T$_1$WI 呈不均匀低信号,T$_2$WI 为不均匀高信号,增强呈不均匀强化。椎旁脓肿形成时,对比增强脓肿壁呈不均匀环状强化。

(3)转移瘤:发病年龄较大,多有原发病史,呈溶骨性或膨胀性骨质破坏,同时侵犯椎体及附件,椎旁常伴有软组织肿块。

(4)压缩性骨折:常有外伤病史,椎体形态变扁或呈楔形,新鲜压缩性骨折整个椎体呈长 T$_1$ 略长 T$_2$ 信号,脂肪抑制序列呈稍高信号,须与 Modic Ⅰ型改变相鉴别。

(5)椎体血管瘤:胸椎多见,其次为腰椎,T$_1$WI 和 T$_2$WI 常有高信号区,由相应的血管部分及血管外脂肪组织构成,脂肪抑制序列呈不均匀高信号,其内可见栅栏样低信号的骨小梁。

(五) 治疗和预后

Modic Ⅰ型改变是引起颈腰痛的重要原因之一。针对 Modic 改变的治疗方法主要分为两大类:保守治疗和手术治疗。保守治疗主要包括 McKenzie 疗法(平躺制动)、口服非甾体抗炎药(NSAIDs)及椎旁肌肉按摩放松等疗法。也有椎间盘内注射抗生素或高压氧治疗能缓解下腰痛症状的报道。但 Modic 改变的发生机制并没有彻底阐明,所以国内外没有形成共识性的保守治疗方案。目前尚没有单独对 Modic 改变进行手术治疗的报道,多数是针对椎间盘突出合并 Modic 改变的患者进行手术治疗。手术方式主要包括单纯髓核摘除术及髓核摘除联合椎间融合术。髓核摘除术既解除了神经组织的压迫,又保留了腰椎的稳定结构,是治疗椎间盘突出伴有 Modic 改变的相对确切有效的手术方式。而椎间融合术既刮除了病变椎板,又消除了椎体相对缘的挤压摩擦,减少了 Modic 改变发生的诱因,能明显降低其复发率。因此对伴有 Modic Ⅰ 型改变或腰椎滑脱、不稳的椎间盘突出患者,应考虑椎间融合手术,而对于伴有 Modic Ⅱ 型改变的椎间盘突出,若无其他合并因素,可考虑单纯髓核摘除术。Modic 改变和患者手术预后具有密切联系,因此不能忽略 Modic 改变在术式选择时的意义。

五、Bertolotti 综合征

(一) 概述

Bertolotti 综合征(Bertolotti syndrome),又称末位腰椎横突肥大综合征,是指末位腰椎横突的单侧或双侧肥大,并与骶骨或髂骨形成假关节或发生融合,由此导致的腰背痛。发病率为 4%~21%,男性多见。该疾病是青少年腰背痛的重要原因,临床上常误诊为腰椎间盘突出或椎体不稳,导致不必要手术的发生,进而引起医疗纠纷,因此对于有腰背痛伴或不伴下肢放射性疼痛的青少年患者,术前应排除本病,以免引起误诊。1917 年,Bertolottis 等首次对本病进行描述,认为末位腰椎横突肥大与慢性腰痛、下肢痛存在一定的相关性。部分学者把腰骶移行椎相关的腰背痛称为 Bertolotti 综合征。

(二) 病理学表现

腰骶移行椎是一种常见的解剖学变异,主要分为腰椎骶化和骶椎腰化,以前者多见。其病理学表现主要分为以下几种:①腰骶移行椎(lumbosacral transitional vertebra, LSTV)导致的脊柱生物力学失衡,造成脊柱和假关节的损伤、磨损、退行性病变、炎症等;②腰骶移行椎上位椎间盘的退行性病变导致椎间盘突出、椎管狭窄等;③末位腰椎横突肥大造成椎间孔狭窄,压迫相应神经根,导致腰骶神经根的支配发生变化。

(三) MRI 表现

目前 Bertolotti 综合征的影像学分型以 Castellvi 分型最为常用(图 5-1-8),分型如下:Ⅰ 型,末位椎体横突发育不良并增大,冠状位横突高度>19mm;Ⅱ 型,末位椎体横突增大并与邻近骶骨纤维性连接;Ⅲ 型,末位椎体横突增大与邻近骶骨骨性连接;Ⅳ 型,末位椎体双侧横突肥大,一侧与同侧骶骨纤维性连接,另一侧与同侧骶骨骨性连接。其中 Ⅰ、Ⅱ、Ⅲ 型均分为 A、B 两个亚型,A 型为单侧横突异常,B 型为双侧异常。

Bertolotti 综合征的影像学特征为:①末位腰椎横突肥大,至少有一侧横突与骶骨或髂骨形成假关节或发生融合(图 5-1-9);②末位腰椎椎间隙正常。

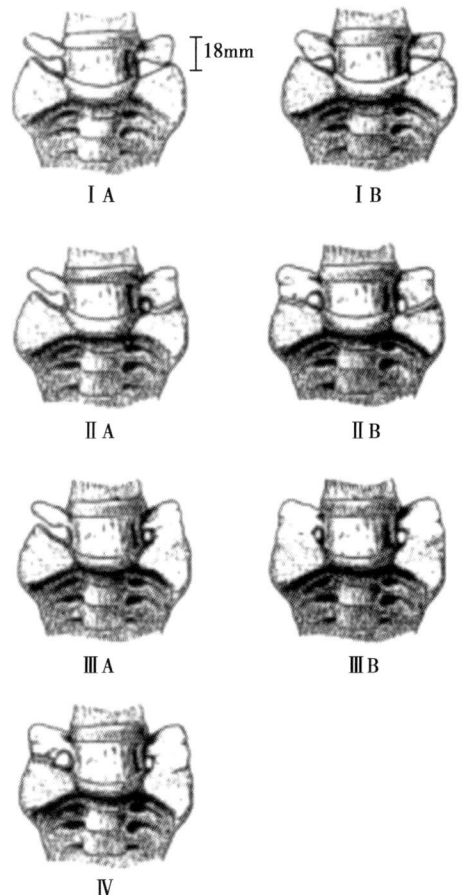

图 5-1-8　Bertolotti 综合征 Castellvi 分型

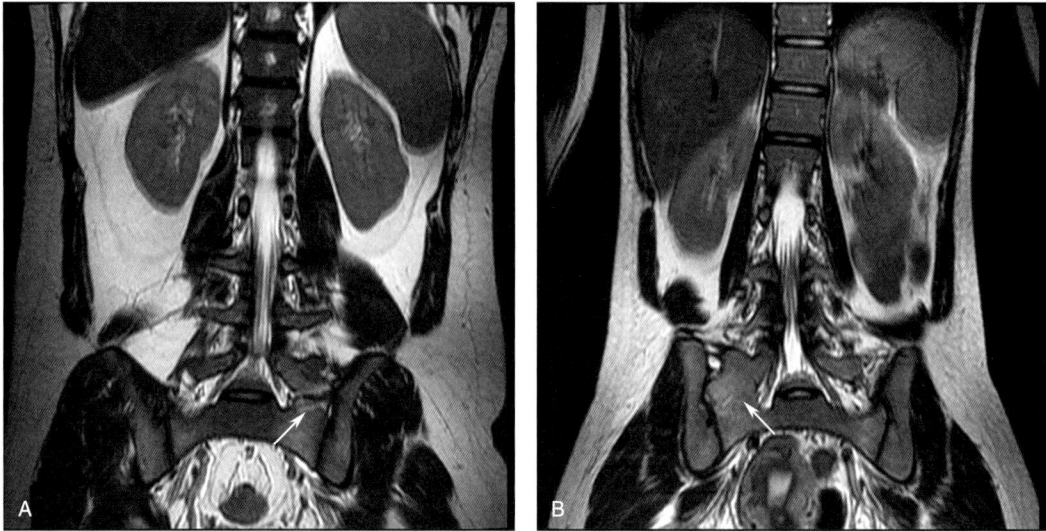

图 5-1-9　Bertolotti 综合征
A. T$_2$WI 冠状位显示左侧横突肥大伴假关节形成,关节面骨髓水肿;
B. T$_2$WI 冠状位显示右侧横突肥大并与骶骨融合(白箭)

　　腰椎 MRI 常规平扫仅可发现骶椎腰化或腰椎骶化,而冠状位脂肪抑制序列对于本病的诊断具有较高的价值,表现为末位腰椎的横突肥大,伴或不伴假关节形成,横轴位上表现为末位横突与骶骨或髂骨的间隙变窄,压迫神经根的出口。腰椎 MRI 横断位平扫常导致本病漏诊,一旦发现腰椎骶化或骶椎腰化,而患者又比较年轻,应加扫冠状位脂肪抑制序列,或是配合 CT 薄层扫描进行联合诊断。以目前国内的现状,首选薄层 CT 扫描并进行三维重建;腰骶段神经弥散张量成像(DTI)和椎管造影检查可有效检出本病,但临床应用很少。

　　(四) 诊断要点与鉴别诊断

　　1. 诊断要点

　　(1)腰骶部疼痛,可出现向大腿内后侧的放射性疼痛,也可表现为机械性疼痛,无下肢放射性疼痛等,多见于 30 岁以下人群。

　　(2)Bertolotti 综合征在 X 线平片和 CT 上表现为末位腰椎横突肥大,伴或不伴与骶骨或髂骨形成假关节或发生融合。

　　(3)MRI 冠状位上表现为腰$_5$横突单侧或双侧增大,并与骶骨嵴形成假关节或与之融合,末位腰椎间隙无明显狭窄,伴一侧神经根孔受压变窄。伴随征象为上位椎间盘退行性病变、突出或上位椎体不稳。

　　2. 鉴别诊断　Bertolotti 综合征需要与腰椎退行性病变、腰椎间盘突出、强直性脊柱炎等进行鉴别。腰椎退行性病变和腰椎间盘突出是 Bertolotti 综合征最常见的伴随症状,因此常常被误诊,Bertolotti 综合征常伴有末位腰椎横突肥大,伴或不伴假关节形成,而腰椎退行性病变及腰椎间盘突出不伴有上述病变,以此可进行鉴别。强直性脊柱炎主要累及双侧骶髂关节,大多侵犯脊柱,以青年男性多见,HLA-B$_{27}$ 阳性多见,以资鉴别。

　　(五) 治疗和预后

　　Bertolotti 综合征首先考虑保守物理治疗,如减少运动、理疗或注射激素或局麻药进行对症治疗。保守治疗无效者一般采用手术治疗,包括传统开放手术、显微镜下或内镜下肥大的横突切除,神经根管减压,都取得了良好的效果。合并椎间盘病变时,可同时行髓核摘除术。

六、弥漫性特发性骨质增生症

　　(一) 概述

　　弥漫性特发性骨质增生症(diffuse idiopathic skeletal hyperostosis,DISH)是一种以脊柱前外侧韧带钙

化为特征、可累及全身的骨骼疾病,最早在 1950 年由 Forestier 描述,因此也称为 Forestier 病。1975 年由 Resnick 定名为弥漫性特发性骨质增生症。弥漫性特发性骨质增生症的病因尚不清楚,可能与糖尿病、肢端肥大症、维生素 A 过多、内分泌、代谢及遗传等因素有关。其实质是一种全身的病变,而又以脊柱为集中表现。该病多见于中老年男性,在 65 岁以上的人群中的发病率约 10.0%,男女比约 2:1。颈椎弥漫性特发性骨质增生症最常见于 C_4~C_7 椎体,胸椎最常见于 T_7~T_{11},腰椎以 L_1~L_3 多见。弥漫性特发性骨质增生症进展缓慢,临床症状轻微,仅表现为脊柱活动度下降,少数可表现为腰背痛,劳累后明显,休息后可缓解,程度轻于骨关节炎。在极少数情况下,弥漫性特发性骨质增生症会引起颈椎骨赘形成,可压迫气管影响呼吸,导致呼吸困难或阻塞性睡眠呼吸暂停综合征,也可推压食管后壁引起吞咽困难。

（二）病理学表现

该病的主要病理改变为脊椎的前纵韧带、椎旁结缔组织和纤维环局限性或广泛性钙化或骨化,纤维环的退行性病变伴血管增生,慢性炎症细胞浸润及椎体前面的骨膜新骨形成。弥漫性特发性骨质增生症椎体后缘骨化可引起神经系统并发症,其骨化程度与临床症状及脊髓受压程度成正比。骨质增生可以发生在全身骨骼,但以脊柱最多见,颈椎最为好发。

通常可将脊椎弥漫性特发性骨质增生症分为两型：Ⅰ型病变,是以椎前及椎旁韧带波浪状骨化为主要表现,由于此型的椎间盘较正常,不伴椎间盘前突,故前纵韧带的骨化通常具有连续性；Ⅱ型病变除有韧带骨化外,还合并椎间盘纤维环退行性病变及椎间盘向前外侧突出,在椎间隙水平的椎前骨化区内因椎间盘突入而致骨化形成切割状,使前纵韧带骨化呈间断状。

（三）MRI 表现

诊断弥漫性特发性骨质肥厚症 X 线检查应为首选,CT 检查能更清楚地显示椎体后缘的增生及后纵韧带的骨化,可为本病的诊断及鉴别诊断提供更进一步的帮助。影像表现为椎体前、侧方连续骨化,骨化厚度 1~10mm,最多可达 20mm。椎体上、下缘骨赘形成,但椎间盘维持其相对高度。椎间盘水平骨沉积位置更靠前。韧带骨化与椎体前缘之间出现线状或半环状透亮带,具有特征性。椎体两侧骨化不对称,虽然两侧常受累,但胸椎（包括上腰椎）的右侧骨化严重,左侧骨沉积与骨赘少见。外周骨也表现为韧带和肌腱的骨化（图 5-1-10~ 图 5-1-12）。

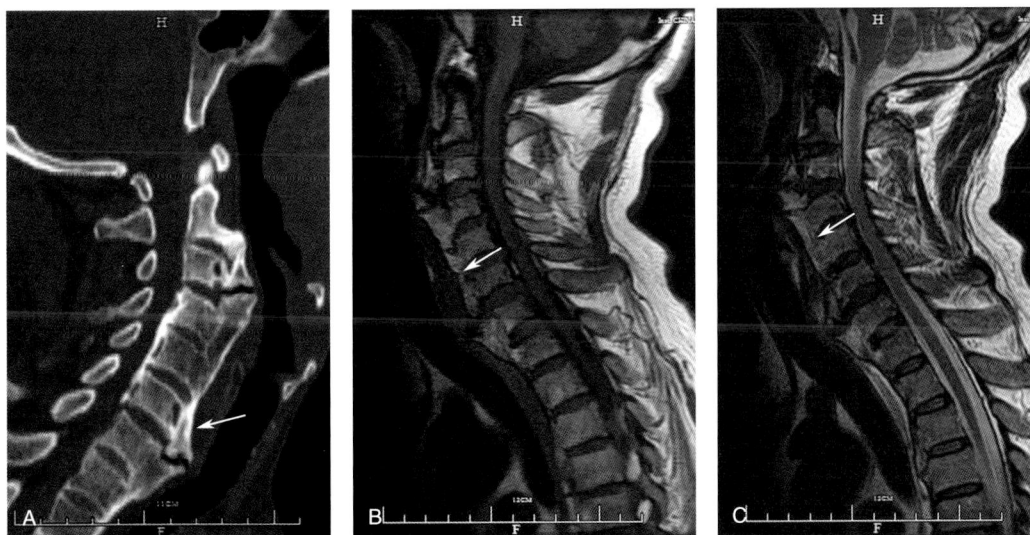

图 5-1-10　弥漫性特发性骨质增生症（颈椎）
A~C. CT 及矢状位 T_1WI 和 T_2WI 图像示颈椎椎体前缘连续性骨质增生（白箭）

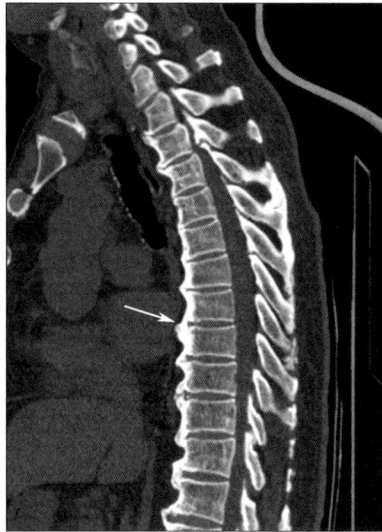

图 5-1-11　弥漫性特发性骨质增生症（胸椎）
CT 图像示胸椎椎体前缘连续性骨质增生（白箭）

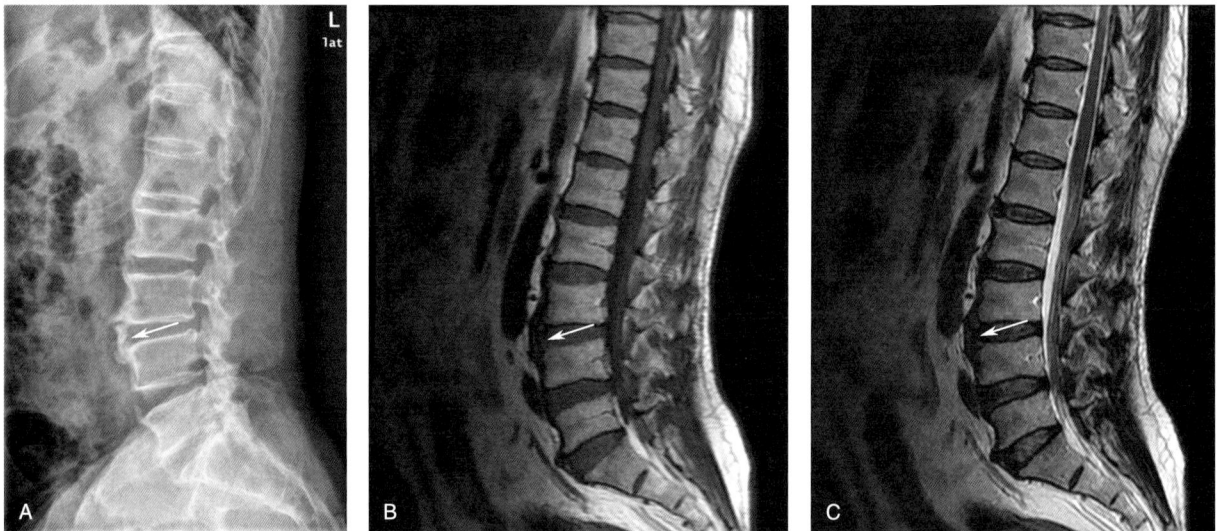

图 5-1-12　弥漫性特发性骨质增生症（腰椎）
A~C. X 线平片及矢状位 T_1WI 和 T_2WI 图像示腰椎椎体前缘连续性骨质增生（白箭）

（四）诊断要点与鉴别诊断

1. 诊断要点　1976 年，Resnick 和 Niwayama 基于脊柱 X 线检查提出诊断标准：

（1）至少连续 4 个椎体前侧缘骨化，伴或不伴有椎体之间的局限性爪状骨赘。

（2）受累区椎间盘高度保持相对完整，且缺少退行性椎间盘改变的 X 线表现，包括真空现象和椎体缘硬化。

（3）无椎间小关节的骨性强直和骶髂关节侵蚀、硬化或融合。

这种诊断标准特异性高，但由于忽视了外周骨的病变，不利于轻型和早期 DISH 的诊断。Utsinger 修订的诊断标准是：

（1）至少 4 个相邻椎体前外侧连续性骨化，主要在胸椎部位。骨化带起初似波纹状，以后发展为宽大、不规则的支柱样骨化带。

（2）至少 2 个相邻椎体前外侧连续性骨化。

（3）对称性外周骨质增生，累及跟骨后缘、髌骨上端或鹰嘴，新生骨刺边缘有一完整的骨皮质。所有病例骶髂关节均未受累。患者椎间隙基本正常，小关节无强直。

需强调的是，明显的 X 线阳性表现和轻微的临床症状不相匹配。

2. 鉴别诊断

（1）强直性脊柱炎：强直性脊柱炎多见于青年男性，病变多自两侧骶髂关节开始向上蔓延，逐渐侵及腰椎和胸椎。先是骨质稀疏、小关节模糊以至消失，而后椎间盘连同椎旁韧带广泛骨化，但骨化薄而平。而弥漫性特发性骨质增生症多见于老年人，韧带骨化厚而浓密，外缘呈波浪形，多以前纵韧带骨化为著。小关节和骶髂关节正常。

（2）脊柱退行性骨关节病：脊柱退行性骨关节病的椎体边缘增生、硬化，可形成骨桥，椎间隙狭窄，骨质稀疏，有时可见施莫尔结节，无广泛的前纵韧带钙化。值得注意的是，二者可同时发生。

（3）氟骨症：氟骨症除骨质增生及韧带骨化外，尚有密度的改变，即骨密度增高、骨质软化、骨质稀疏，骨间膜钙化也是该病的特征之一（多见于桡骨、胫腓骨），结合临床，并不难鉴别。

（五）治疗和预后

弥漫性特发性骨质增生症的治疗原则与骨关节炎相类似，旨在减轻症状，减少对关节功能带来的限制和延缓疾病的进展。对于无症状的弥漫性特发性骨质增生症可不必治疗，防止做过重的劳动，尤其要防止外伤，严禁推拿、按摩。

1. 保守治疗　仅有疼痛时，一般宜采用保守对症治疗，包括减肥、理疗、口服非甾体消炎药和止痛药，局部封闭、外固定等。对伴发糖尿病、痛风等疾病进行相应的治疗。

2. 手术治疗　弥漫性特发性骨质增生症造成椎管狭窄压迫脊髓和神经根时，按照椎管狭窄症进行治疗，必要时进行手术减压及相应节段稳定术。弥漫性特发性骨质增生症发生病变节段外伤性骨折时，则应按骨折治疗原则处理。

七、棘突撞击综合征

（一）概述

棘突撞击综合征，又名巴斯特鲁普（氏）病（Baastrup disease，BD）、吻合棘病（kissing spine）、棘间骨关节病、脊柱吻合性棘突、棘突韧带滑囊炎，最早于 1933 年由丹麦歌本哈根市比斯伯比约医院放射科主任 Christian Baastrup 发现并以自己的名字命名，是一种相邻棘突附着面及其间软组织发生病理改变的疾病。本病通常累及腰椎，颈椎棘突撞击综合征也有少数报道，最常见于 L_4~L_5 节段。常见于老年人，尤其是那些有长期背部俯屈职业史的患者，如跳舞艺术家及体操运动员等。临床上脊柱正中局限性疼痛和压痛，腰椎前屈时减轻，站立负重或后伸时加重。合并腰椎椎管狭窄，可有间歇性跛行、腰腿痛等不适。

（二）病理学表现

棘突撞击综合征患者腰椎相邻两棘突相互靠近、接触、碰撞，发生骨质增生、硬化、炎症改变，甚至形成假关节炎伴囊肿形成。棘突间囊肿可延伸至黄韧带之间形成硬膜外囊肿，进一步引起或加重腰椎椎管狭窄。

（三）MRI 表现

典型的 X 线表现为侧位片 2 个相邻椎体的棘突末端接触，接触边缘可有骨质增生硬化，密度增高或者形成假关节，甚至呈骨性关节炎改变（图 5-1-13）。有部分病例会出现棘突重叠影，这时可行过伸过屈位片进行鉴别。假关节的关节面大多位于棘突后部，少数情况棘突大部分成为关节面，上方棘突假关节面较宽大，可以为水平形或斜形或弧形，下方关节面形态相互匹配，部分病例关节面边缘有骨质的刺状增生，少数有棘突先天肥大,吻合棘突间关节间隙 1~4mm 不等。CT 重建可三维方向显示棘突靠近、增生、钙化及假关节形成。

MRI 上主要表现为腰椎相邻两棘突间距缩小,棘突形态变化及低信号的骨质增生硬化改变(图 5-1-14)。棘突间滑膜囊由于棘突撞击而产生炎症反应导致滑膜囊积液,甚至通过黄韧带进入椎管后部硬膜外形成囊肿而导致椎管狭窄,在 T_2WI 及 STIR 序列显示为棘突间条带状高信号。

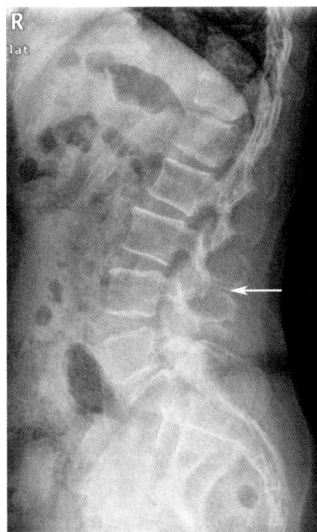

图 5-1-13 棘突撞击综合征
X 线平片示 L_3~L_5 椎体棘突末端接触,边缘可见骨质增生(白箭)

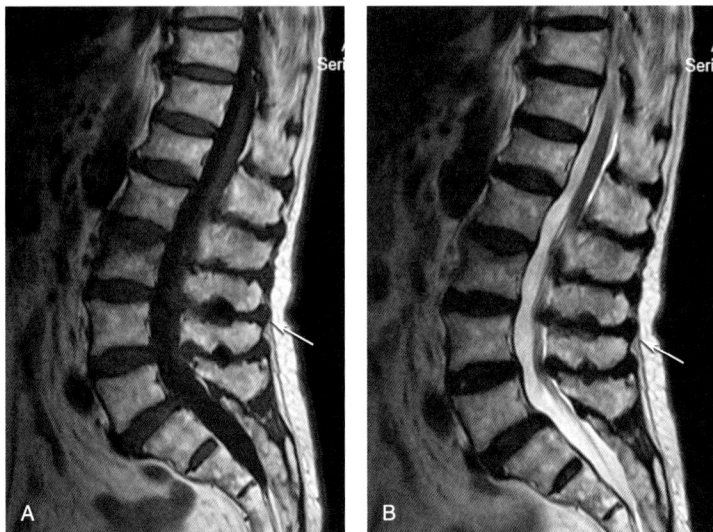

图 5-1-14 棘突撞击综合征
A、B. 腰椎矢状位 T_1WI、T_2WI 图像示 L_2~L_5 椎体棘突间距缩小,形态变化,相邻棘突呈骨质增生硬化低信号改变(白箭)

(四)诊断要点与鉴别诊断

1. 诊断要点

(1)下腰部疼痛,有或无放射痛,且近期无明确外伤史。

(2)棘突或棘突间隙局限性压痛。

(3)X 线和 CT 扫描有棘突靠近,相对棘突增生、钙化,有假关节形成。

(4)MRI 可见棘突间有滑囊的存在。

(5)局部注射麻醉剂后疼痛消失。

2. 鉴别诊断 患者常以下背部疼痛和压痛就诊,当合并腰椎椎管狭窄时,可有间歇性跛行、腰腿痛等不适。临床上多数时候,医生在阅片时把重点放在椎间盘突出、退行性病变等常见的可能引起症状的疾病上,在了解了本疾病相关影像表现后,医生在工作中还应该注意椎体棘突间的改变,要联想到是否符合棘突撞击综合征。

(五)治疗和预后

如存在骨盆前倾,可以放松、拉伸腰背部及大腿前方肌群,加强腹肌、臀肌及大腿后侧肌群的力量和紧张性。口服非甾体抗炎药,棘突间局部激素注射,棘突间囊肿激素或局麻药注射。外科治疗包括棘突间撑开装置、融合、棘突切除。

(陈兴灿 郑屹峰 朱占英 郭东闯 徐霁 周敏 谷学智 张书)

第二节　椎　管　狭　窄

一、颈椎椎管狭窄

（一）概述

退行性颈椎椎管狭窄（degenerative cervical spinal stenosis，DCSS）是由于颈椎相关组织的退行性体积增大导致椎管或者神经管狭窄，出现神经受压症状。以往常被归为颈椎病，1992 年我国将颈椎椎管狭窄（cervical spinal stenosis，CSS）从颈椎病中独立出来，列为一个独立的疾病。

颈椎椎管狭窄按病因分为 6 大类：①先天性颈椎椎管狭窄；②发育性颈椎椎管狭窄；③退行性颈椎椎管狭窄；④医源性因素；⑤动态性椎管狭窄；⑥其他。

目前临床上常把颈椎病和退行性颈椎椎管狭窄症诊断名词相互混用。影像学表现的颈椎狭窄与引起临床症状的颈椎狭窄症没有进行区分，先天性、发育性和退行性也混为一谈。发育性颈椎椎管狭窄是先天性的，狭窄的部位在椎体中部水平，若出现神经功能障碍表现，则为脊髓功能障碍；而退行性颈椎椎管狭窄是后天性的，狭窄部位在椎体上下缘和 / 或椎间盘平面，可能造成中央区狭窄或外周区狭窄，因此可能造成脊髓型、神经根型和混合型等多种临床表现。

退行性病变发生的时间和程度与个体差异、职业、劳动强度、创伤等有密切关系。颈椎位于相对固定的胸椎与头颅之间，活动较多，所以中年以后易发生颈椎劳损。

（二）病理学表现

主要的病理学基础为椎间盘退行性病变，骨质增生，韧带增生骨化。狭窄的部位发生在椎体的上下缘和 / 或椎间盘平面。首先是颈椎间盘的退行性病变，其次是韧带、关节囊及骨退行性病变增生。椎间盘退行性改变引起椎间隙不稳，椎体后缘骨质增生，椎板增厚、小关节增生肥大、黄韧带肥厚，造成脊髓前方突出混合物压迫脊髓，肥厚的黄韧带在颈后伸时发生皱褶，从后方刺激、压迫脊髓，导致椎管内的有效容积减少，使椎管内缓冲间隙大大减少甚至消失，引起相应节段颈脊髓受压。

（三）MRI 表现

1. 椎管狭窄　椎管狭窄容易发生于 $C_4 \sim C_6$ 椎间盘后缘。在矢状位 T_2WI 上，椎间隙平面，硬膜囊和脊髓前后均有受压，外观呈峰腰状或串珠状改变，蛛网膜下腔减少或消失，伴随椎管狭窄的软组织水肿或颈脊髓软化的髓内信号增高。T_1WI 横切面蛛网膜下腔减少或消失，压缩变形的脊髓和脊髓可见异常信号。中央型脱出者和侧方型脱出者分别于正中矢状位和患侧旁矢状位见硬膜囊和脊髓前方弧形压迹。严重者，受压脊髓发生水肿、软化和囊变，T_1WI 上为低信号，T_2WI 为高信号（图 5-2-1）。

目前关于颈椎椎管狭窄的测量方法：

（1）椎管前后径测量：临床最常用的方法。一般认为，当颈椎椎管矢状径小于 10mm 时为绝对狭窄，10~13mm 为相对狭窄。而在尸检指标中，颈椎椎管狭窄定义为 12mm。单纯测量骨性椎管难以准确地反映纤维性椎管狭窄和脊髓受压的情况。

（2）颈椎椎管截面积测量：有部分文献测量颈椎椎管截面积，正常在 200mm² 以上，椎管狭窄者最大为 185mm²。这些测量必须将体型因素考虑在内。

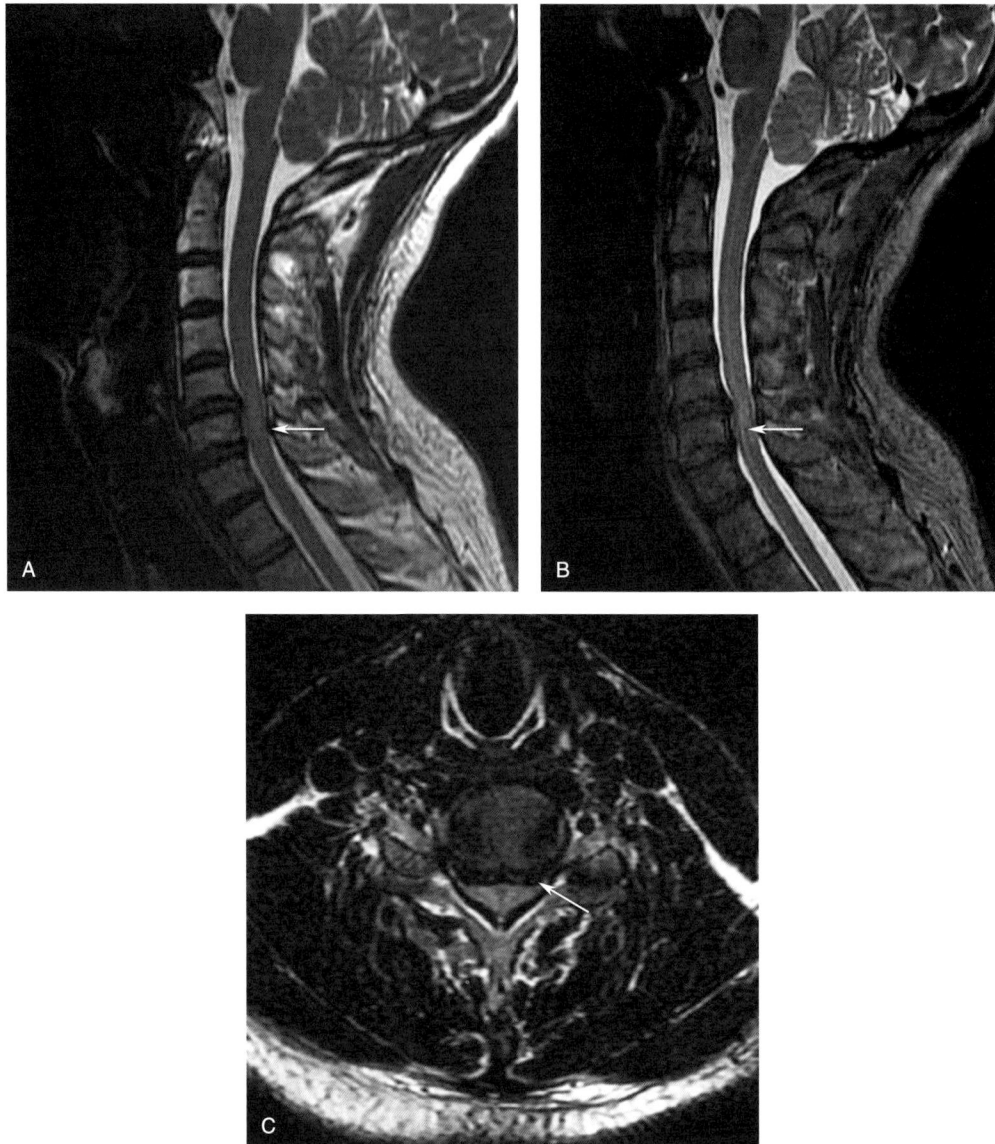

图 5-2-1　颈椎椎管狭窄

A. 矢状位 FSE T_2WI 序列,显示下颈段 $C_5\sim C_7$ 椎管受压变窄,蛛网膜下腔变窄消失,脊髓受压变形(白箭),脊髓内可见小片状高信号(变性); B. 矢状位 FSE T_2WI 序列脂肪抑制相,脊髓内小片状高信号显示更清晰(白箭); C. 横轴位 FSE T_2WI 序列,显示椎管前后径变窄,左右径正常,蛛网膜下腔消失,脊髓受压变形(白箭)

(3)颈椎椎管率和有效颈椎椎管率:颈椎椎管矢状径及其相应椎体矢状位直径之比率,即颈椎椎管率。Torg 等认为该比值<0.8 提示颈椎椎管狭窄,<0.75 考虑为发育型颈椎椎管狭窄。颈椎椎体上缘和下缘增生最严重点与对应椎板棘突连线作为退行性病变椎管矢状径,与退行性病变椎体矢状径相比,即有效颈椎椎管率。部分学者认为 40 岁以上还应测量该比值,当有效椎管率 ≤ 0.6 时,应考虑为退行性椎管狭窄。

(4)纤维椎管压迫率测量:计算椎间盘变性、膨出、突出及黄韧带、后纵韧带增厚的发生与椎管狭窄的相关系数。纤维性椎管的压迫率(压迫率 = 矢状径 / 横径 ×100%)和脊髓横径与椎管横径、脊髓矢状径与椎管矢状径的比值。其中两者横径比值代表黄韧带对椎管的影响,矢状径比值代表后纵韧带、椎间盘对椎管的影响,该比值越接近 1 并且纤维性椎管矢状径小于 10mm,以及脊髓前间隙消失,提示脊髓受压存在。

2. 椎间盘变性与突出　椎间盘突出所致的颈椎椎管狭窄通常仅 1~2 个椎间隙层面,狭窄的部位在椎体的上下缘和 / 或椎间盘平面;发生髓核游离时,脱出的髓核与变性的椎间盘分离,形成游离碎片,它可位于后纵韧带前或后,也可离开原椎间盘的位置而上下迁移,偶尔游离髓核可进入硬膜囊内,造成脊髓受压。

3. 小关节增生、黄韧带肥厚　在 MRI 矢状位和横轴位 T_1WI、T_2WI 图像上,骨质增生,韧带肥厚和骨化均表现为低信号,可引起椎间孔变窄,或侧隐窝变形压迫脊神经。神经根管型狭窄可以由小关节和钩突退行性增生引起,小关节面的退行性病变可以引起椎体后移,导致椎管前后径进一步狭窄。

对颈椎椎管狭窄的 MRI 分级有 Muhle 的三级四分法和 Kang 等在 2011 年提出的 MRI 对颈椎椎管狭窄新的分级标准。Muhle 的三级四分法为:0 级,颈髓腹背侧蛛网膜下腔无变窄;1 级,颈髓腹或背侧蛛网膜下腔部分变窄;2 级,颈髓腹或背侧蛛网膜下腔完全变窄但无脊髓受压;3 级,颈髓前或后缘不同程度受压。Kang 等新的标准为:0 级,无明显椎管狭窄或蛛网膜下腔受压<50%;1 级,蛛网膜下腔受压>50%,无明显脊髓受压;2 级,脊髓受压移位,脊髓无异常信号;3 级,脊髓内信号发生异常。

(四) 诊断要点与鉴别诊断

1. 诊断要点　MRI 能多方位、多层面、全面而清晰地显示颈椎的三维解剖结构,对椎间盘、神经根管、脊髓等可提供准确的依据,首选 T_2WI 观察。

(1)下颈段常见,好发节段顺序为 C_4~C_5、C_5~C_6、C_6~C_7 和 C_3~C_4,其中以 C_4~C_5、C_5~C_6 显著。

(2)T_2WI 示蛛网膜下腔减少,硬膜囊和脊髓前后均有受压,外观呈蜂腰状或串珠状,受压周围软组织水肿或脊髓内信号改变。

(3)椎体后缘不规则骨质增生,韧带肥厚和骨化均表现为低信号,变性的椎间盘突出、膨出或脱出所致的颈椎椎管狭窄通常累及仅 1~2 个椎间隙层面,狭窄的部位在椎体的上下缘和/或椎间盘平面。

2. 鉴别诊断　退行性颈椎椎管狭窄首先需要与先天性、发育性颈椎椎管狭窄鉴别,其次与椎管内各种肿瘤占位引起的椎管狭窄鉴别。

(1)先天性、发育性颈椎椎管狭窄:发病年龄较轻,狭窄的部位在椎体水平,累及 1 个或多个平面的骨性椎管,通常无症状,直到伴发脊椎退行性病变。椎弓根短小和前后径减少,椎管各径线小于正常,椎管呈三角形,硬膜囊和颈脊髓呈新月形,矢状位和冠状位图像显示广泛对称的小椎管。

(2)椎管内占位:椎管肿瘤的 MRI 表现为椎管内异常信号,蛛网膜下腔可变窄或增宽,脊髓可以受压或增宽,椎体和椎间盘可以正常,或轻度增生退行性病变。增强可以不同程度强化。

(五) 治疗和预后

1. 非手术治疗　适用于轻症。休息制动、牵引理疗适用于脊髓型以外颈椎椎管狭窄患者。药物治疗多用非甾体抗炎药、肌肉松弛剂及镇静剂等进行对症治疗。

2. 手术治疗　原则上脊髓损害发展较快、症状较重者,应尽快行手术治疗。①神经根型和交感型:经 3 个月非手术治疗无效且反复发作,或严重影响生活质量,应考虑行手术治疗;②脊髓型:凡确诊此型,无手术禁忌证,原则上应尽早手术。手术方式主要分为减压及在其基础上进行的融合、内固定;按手术路径分为前路和后路。

二、胸腰椎椎管狭窄

(一) 概述

退行性胸腰椎椎管狭窄症是指胸腰椎中央椎管、侧隐窝、神经根管内径狭窄,血管神经结构受压而产生一系列的临床症状,主要原因是由于椎骨与软组织(椎体、小关节、椎板、黄韧带、椎间盘等)退行性病变,从而引起以神经源性间歇性跛行、下腰背痛等症状为特点的疾病。

(二) 病理学表现

椎间盘的退行性病变、劳损,继发膨出、突出、钙化、椎间隙变窄、不稳,椎小关节增生骨化和黄韧带肥厚、钙化等导致中央椎管、侧隐窝、神经根管或者椎间孔狭窄,使硬膜囊内的马尾神经、神经根及血管受压

（三）MRI 表现

胸腰椎椎管狭窄症可分为：中央型椎管狭窄、侧隐窝狭窄及椎间孔狭窄。MRI 的优点是通过横轴位、矢状位、冠状位等多方位扫描显示椎管狭窄。

1. 中央型椎管狭窄　中央型椎管狭窄主要指由于多方面的原因而导致中央椎管的有效空间变得狭小。临床研究证实，中央型腰椎椎管狭窄单纯由骨性椎管狭窄引起的非常少，大部分是在骨性椎管相对狭窄的基础上，并发椎间盘膨出、黄韧带厚度增大而引起的综合性改变，即导致椎管狭窄的因素包括骨性和软组织。其定量标准如下：

矢状径测量法：中央矢状径 13~15mm 为异常，10~13mm 为狭窄，小于 10mm 为绝对狭窄（图 5-2-2）。

硬膜囊面积法：<100mm² 为椎管相对狭窄，<70mm² 为绝对狭窄。

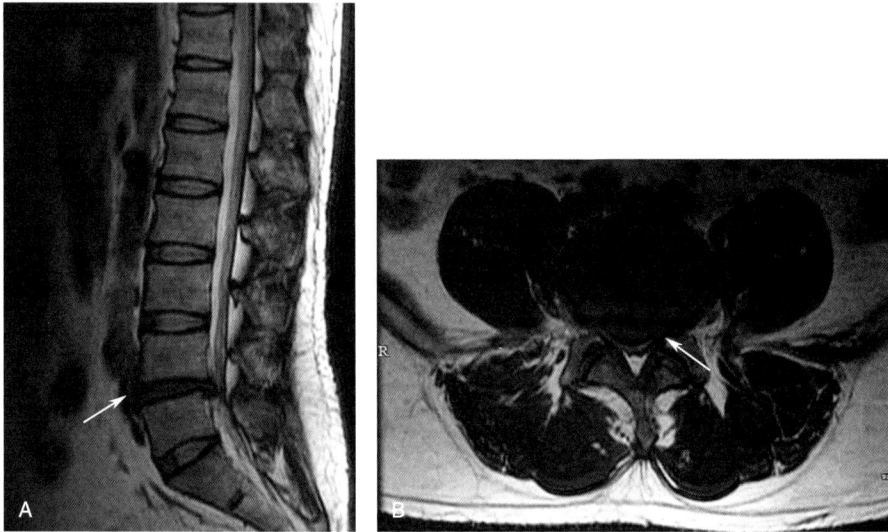

图 5-2-2　腰椎椎管狭窄
A. 矢状位 FSE T₂WI 序列，显示椎间盘 T₂WI 信号减低，正常三明治结构消失（白箭），椎间盘向后方突出；
B. 横轴位 FSE T₂WI 序列，显示椎间盘向后方突出，椎管矢状径为 8mm，椎管绝对狭窄（白箭）

2. 侧隐窝狭窄　断面上侧隐窝可以分为两部分，即骨性侧隐窝和椎间盘水平的盘黄间隙，侧隐窝的径值大小与侧隐窝狭窄的诊断密切相关。目前临床对于骨性侧隐窝部分即神经根管狭窄的标准主要有两种：Kirkakdy-Willis 提出的标准：侧隐窝矢状径在 5mm 以上为正常，4mm 为临界状态，小于 3mm 者为肯定狭窄。Thomas HN 提出的标准：侧隐窝矢状径测量<2mm，神经肯定受压，若在 2~3mm 之间，则高度怀疑侧隐窝狭窄，若>5mm 则无临床意义。

3. 椎间孔狭窄　腰椎椎间孔作为腰神经根的出口通道，其周围组织结构病变可造成椎间孔狭窄，压迫神经根，引起下肢放射性疼痛、麻木及功能障碍，即腰椎椎间孔狭窄症（lumbar foramen stenosis，LFS），是腰腿痛的常见病因之一。Hasegawa 等最早通过测量腰椎侧位及动力位 X 线平片，提出腰椎椎间孔狭窄的诊断标准为椎间盘的高度 ≤4mm 和椎间孔高度 ≤15mm。椎间孔狭窄时，MRI 表现为椎间孔变小，T₁WI 上神经根周围脂肪影减小。

有些学者基于常规仰卧位 MRI，根据椎间孔形态、神经根周围脂肪或神经根形态改变情况，提出椎间孔狭窄的 MRI 分级系统，用于评价椎间孔的狭窄程度。如 Wildenlluth 等基于 T₁WI 矢状位椎间孔形态和神经根周围脂肪完整性提出椎间孔狭窄 MRI 分级系统，分为 0~3 级：0 级，正常，椎间孔呈椭圆形或倒梨形，椎间盘后外侧边界正常，神经根周围脂肪形态正常；1 级，轻度椎间孔狭窄，脂肪有缺失但仍能完整包绕神经根；2 级，中度椎间孔狭窄，脂肪缺失明显，仅部分包绕神经根；3 级，重度椎间孔狭窄，神经根周围脂肪消失。

（四）诊断要点与鉴别诊断

1. 诊断要点 胸椎椎管狭窄主要诊断要点如下：

（1）胸椎椎管狭窄的典型症状是上神经元受损症状（肌张力增高、腱反射亢进、病理征阳性），当压迫位于下胸段，可以因为压迫脊髓圆锥而导致上下神经元受损，表现为类似下神经元受损症状。

（2）MRI检查可明确硬膜囊与脊髓有无受压和髓内信号的改变，了解椎管狭窄的程度。由于MRI对钙化不敏感，故对黄韧带骨化、椎间小关节增生、椎板硬化等病变诊断不及CT，因此联合应用CT和MRI，可更全面地评估病情，以利于胸椎椎管狭窄的诊断。

腰椎椎管狭窄好发于下腰椎 $L_3 \sim S_1$ 水平，主要诊断要点如下：

（1）骶髂部的疼痛，以及后外侧大腿、小腿和足部的尖锐根性放射痛，下肢皮肤麻木、肌力减退；间歇性跛行；脊柱过伸试验：伸展脊柱会使腰椎椎管狭窄症状加重，屈曲则会增加椎管内径，疼痛缓解。症状严重时，可出现膀胱括约肌功能失常，出现尿失禁、尿潴留等症状。

（2）影像学不同测量方法或指标提示椎管不同程度狭窄。

（3）由于影像学上有椎管狭窄而无临床症状的患者较多，所以影像学检查结果不能作为诊断的唯一标准，需要与临床症状结合综合判断。

2. 鉴别诊断 退行性胸椎椎管狭窄应与先天发育异常、肿瘤或外伤血肿导致的胸椎椎管狭窄相鉴别。

（1）先天性胸椎椎管狭窄：先天性胸椎椎管狭窄较少见，可伴有椎体形成缺陷，如楔形椎、蝴蝶椎；椎体分节不良及椎体附件畸形，如单侧分节不良，形成脊柱侧凸，椎体附件畸形形成的椎板峡部骨不连，以及罕见的软骨发育不全、黏多糖和椎弓根肥大等疾病。

（2）获得性胸椎椎管狭窄：包括肿瘤、炎症或外伤血肿等导致的椎管狭窄。一般肿瘤有其相应的MRI信号特点及特异性的生长部位，借助MRI增强检查可进一步明确诊断；炎症性病变常伴有周围软组织增厚、脓肿形成，MRI增强检查有一定的鉴别意义；外伤有较为明确的受伤史，常伴有椎体骨折，MRI检查有较为特异性的表现。

腰椎椎管狭窄需要与以下疾病相鉴别：

（1）先天性椎管狭窄：为一种正常生长发育现象，MRI的影像学表现为颈胸、腰、骶椎椎管较均匀一致的椎管细小，管腔狭窄，无临床相关症状，常为偶然发现。

（2）外伤性椎管狭窄：有外伤病史，使椎体或附件骨折及椎旁软组织肿胀/出血等，致椎管外物质突向椎管、椎间隙、椎间孔。

（3）肿瘤性椎管狭窄：椎管内外占位性病变或肿瘤性椎旁软组织肿块向椎管、椎间隙、椎间孔生长所致。

（4）感染性椎管狭窄：感染性病变引起椎旁软组织肿胀突向椎管所致。

（五）治疗和预后

胸椎椎管狭窄症一旦确诊，宜积极行手术治疗。退行性胸椎椎管狭窄往往发生在多个节段，但临床上还不提倡预防性手术，因此准确定位于引起临床症状的节段就显得相当关键，通常单纯的胸椎椎管狭窄可以通过感觉障碍平面，肌力减低，CT或MRI就能基本上确定手术的平面。但合并其他退行性病变时，往往会使定位发生偏移，因而定位时必须考虑影像学情况是否等同临床症状。尽量一次手术解决尽可能多的病变，尽早解除脊髓神经受压，以利于神经功能恢复。一般来说，病程越短，术前感觉肌力无明显障碍，MRI脊髓信号正常者，手术减压充分，常可获得优良效果。术前截瘫严重，脊髓本身已有软化者，术后可有不同程度的改善，但通常不能完全恢复。

腰椎椎管狭窄症可行保守和手术治疗。影像学分级较轻者一般保守治疗,预后较好,影像学分级重或影像学分级轻但经保守治疗无效者,均可选择传统手术或者新型微创手术治疗,预后部分患者恢复良好,部分患者预后欠佳,需要复查腰椎 MRI,且结合临床表现综合评价。

(1)保守治疗:发病初期患者卧床休息多可获得较好的疗效;指导患者避免久坐、弯腰、负重等,养成良好的生活工作习惯,避免受凉,适度减轻体重有助于改善症状并延缓退行性病变病程。积极进行腰背部肌肉锻炼,适度牵引往往对发病初期、退行性病变尚不严重的病例有较好的疗效。有学者认为,按摩、针灸、电疗、热疗等治疗均存在较为肯定的近期疗效;腰围或支具治疗,可增加腰椎稳定性,改善腰椎矢状位及冠状位平衡。对于症状明显的患者,可予以 SAIDS 类药物、神经营养及促进修复类药物、硬膜外类固醇注射治疗。

(2)手术治疗

1)手术治疗适应证如下:下肢疼痛,症状严重影响生活;存在客观神经损害体征,如下肢感觉减退、下肢肌肉萎缩、下肢肌力下降;典型的神经源性间歇性跛行症状,行走距离<500m,严重影响生活;症状持续存在且保守治疗 3 个月不好转,严重影响生活。

2)手术原则:①个性化原则:主要针对责任节段及不同的腰椎椎管狭窄类型,结合身体状况选择个体化治疗方案。②减压原则:充分减压,切除全部致压物(增生的骨质、黄韧带、椎间盘、小关节),恢复神经根游离度。③安全性原则:优化减压顺序(从相对压迫较轻处开始,多为中线逐渐向两侧的椎板、黄韧带、小关节进行减压),术中注意精细操作,必要时采用术中神经电生理监测。④生物力学原则:有限减压,尽量保留脊柱中、后柱结构,避免过多地去除关节突关节,若减压造成腰椎节段性不稳,需同时进行融合内固定治疗。⑤微创化原则:尽可能缩短手术及麻醉时间,减少出血量,减少软组织牵拉、损伤,减小手术切口。⑥控制社会成本:严格按照阶梯化治疗理念规范治疗策略,避免不必要的社会开支。

(朱占英　周　敏　徐　霁　陈兴灿)

第三节　椎间盘退行性疾病

一、椎间盘退行性病变

(一)概述

椎间盘退行性病变(cervical intervertebral disc degeneration,CIDD)是伴随着年龄增长的一种生理病理现象,发病率与年龄呈线性关系,是引起颈肩疼痛的主要原因之一。人类椎间盘的发育大概在 20 岁为最高峰,此后随着年龄的增加,退行性病变即开始或快或慢地进行着,研究表明,20 岁以上的成年人无一例外地发生着椎间盘退行性病变。除了年龄增长的生理性结果外,椎间盘退行性病变与长期重体力劳动、固定体位等机械性致病因素有关。椎体长期超负荷承载、不均衡应力的反复叠加,椎间盘内压力增加、水分丢失、细胞活力下降、基质成分如蛋白多糖等减少,导致椎间盘早期退行性病变,尤其是办公室伏案工作者更为显著。退行性病变好发于机械应力最大的层面,以颈$_5$~颈$_6$、颈$_6$~颈$_7$、胸$_{12}$~腰$_1$、腰$_3$~腰$_4$、腰$_4$~腰$_5$和腰$_4$~骶$_1$椎间盘最常受累。

多数椎间盘退行性病变患者无明显症状,部分患者表现为颈椎活动度下降,低头、仰头、旋转可能加重不适感；胸背部疼痛、腰部或腰骶部疼痛。神经系统检查多正常，少数患者可表现为感觉、运动、反射异常。

（二）病理学表现

在各种生理和病理致病因素的影响下，构成椎间盘的组织成分出现生物化学变化，使得这些组织成分在性质、数量及形态结构上发生变化，主要表现为细胞数目减少、活性下降、坏死和细胞外基质成分改变，而后者在退行性病变过程中的表现尤为明显：①胶原纤维肿胀增粗、黏液样变性、裂隙形成，甚至瘢痕化，使其韧性降低、脆性增加；纤维化、纤维软骨细胞巢状增多，营养物质和代谢产物弥散功能下降。②蛋白多糖含量急剧减少，硫酸角质素/硫酸软骨素比值升高，糖链分解，分子量和亲水性下降，椎间盘水合作用减弱，渗透压下降。③随着年龄增长，椎间盘基质内大分子物质减少，椎间盘渗透压下降，水分减少，60岁时，椎间盘内含水量较出生时下降1/5~1/4。水分减少，使其支持负重、吸收应力和传递新陈代谢物质的功能随之减弱。

由于上述三种成分变化，椎间盘的颜色由透明色逐渐退行性病变成棕黄色。髓核因纤维化进行性缩小，功能性细胞数量减少、活性降低，纤维环中的弹力纤维逐渐被纤维软骨取代而减少，纤维排列紊乱或相互交叉融合，局部裂隙形成，继发钙盐沉积及血管化等改变。椎体软骨终板的不断钙化和骨化可能是导致椎间盘营养障碍，加速椎间盘退行性病变的关键因素。椎间盘自身缺少血供，一旦损伤，则不可逆转。

（三）MRI 表现

MRI 能够早期识别椎间盘退行性病变，是无创评估椎间盘形态、信号改变最准确的技术。在 MRI 上，与邻近椎体骨髓相比，正常成人椎间盘 T_1WI 呈等或稍低信号，T_2WI 呈高信号，T_2WI 不能够区分高信号的髓核和内层纤维环，终板、外层纤维环和韧带结构在 T_1WI、T_2WI 均为低信号。随着年龄的增加及退行性病变的发生，椎间盘 T_2WI 信号降低是椎间盘退行性病变的早期表现（图 5-3-1）。随着退行性病变的加重，纤维环内外信号差别降低，椎间盘高度随之发生降低或丢失。椎间盘退行性病变常合并终板 Modic 改变、椎体骨质增生、后纵韧带增厚、钙化、椎管狭窄和椎小关节增生等改变。

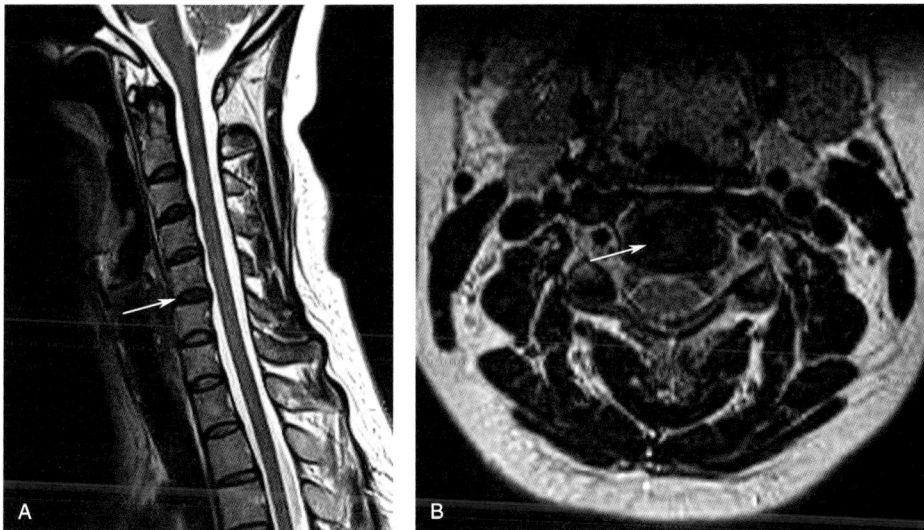

图 5-3-1　颈椎间盘退行性病变
A. 颈椎矢状位 FSE T_2WI 序列，显示颈$_3$~颈$_4$、颈$_4$~颈$_5$、颈$_5$~颈$_6$椎间盘髓核信号减低，与纤维
环分界模糊（白箭）；B. 横轴位 FSE T_2WI 序列，显示颈$_3$~颈$_4$椎间盘髓核呈低信号（白箭）

基于 T_2WI 序列的 Pfirrmann 评分系统是学术界目前较公认的椎间盘退行性病变 MRI 评估方法，其诊断标准如下：Ⅰ级，髓核呈均匀的高信号，信号同脑脊液，纤维环和髓核分界清晰，椎间盘高度正常；Ⅱ级，髓核呈不均匀的高信号，信号同脑脊液，髓核内有/无水平状信号带，纤维环与髓核分界清楚，椎间盘

高度正常;Ⅲ级,髓核呈不均匀的中等信号,纤维环与髓核分界不清楚,椎间盘高度正常或轻度下降;Ⅳ级,髓核呈不均匀的中等或低信号,髓核与纤维环不能区分,椎间盘高度正常或中度下降;Ⅴ级,髓核呈不均匀的低信号,髓核与纤维环不能区分,椎间盘高度重度下降(图 5-3-2)。

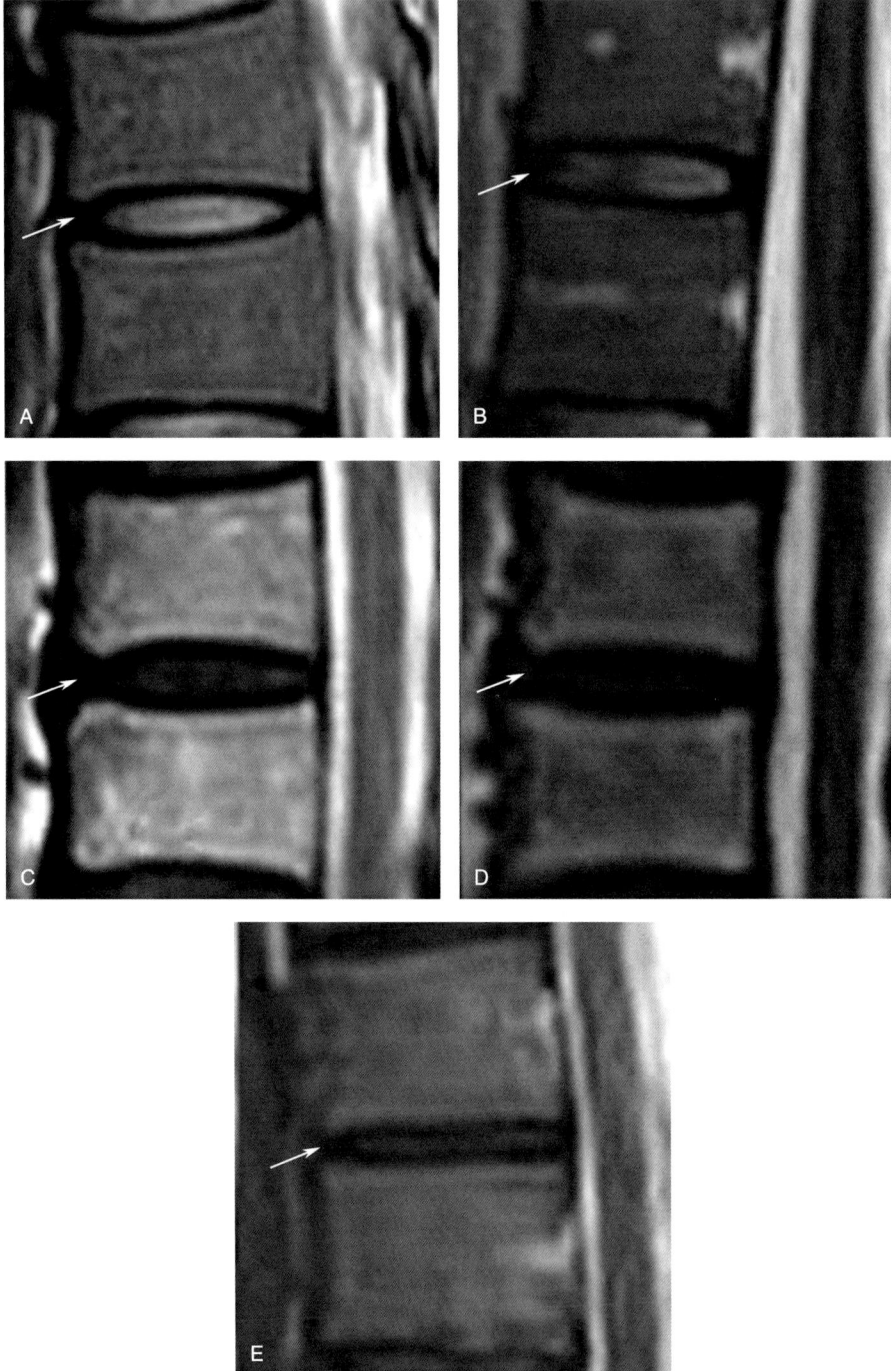

图 5-3-2　胸椎间盘退行性病变

A. Ⅰ级,髓核呈均匀高信号,内可见髓核内裂隙,椎间盘高度正常(白箭);B. Ⅱ级,髓核呈不均匀高信号,内可见髓核内裂隙,椎间盘高度正常(白箭);C. Ⅲ级,髓核呈不均匀中等信号,椎间盘高度正常(白箭);D. Ⅳ级,髓核呈不均匀低信号,椎间盘高度正常(白箭);E. Ⅴ级,髓核不均匀低信号,椎间盘高度明显下降(白箭)

　　腰椎间盘退行性病变时，腰椎间盘低信号区范围逐渐扩大，整个腰椎间盘 T_2WI 信号明显减低，随着退行性病变程度增加，信号减低愈明显，呈"黑间盘"。部分腰椎间盘后缘 T_2WI 可见局限性高信号区域，可能与腰椎间盘纤维环破裂有关，为诊断椎间盘源性下腰痛的重要征象（图 5-3-3）。

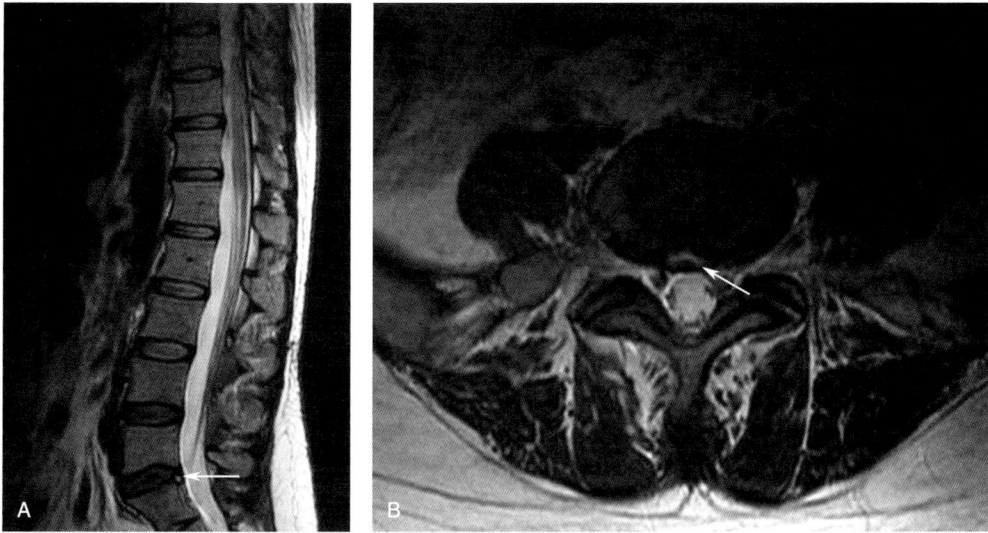

图 5-3-3　腰椎间盘纤维环破裂（HIZ）图像
A. 腰椎矢状位 FSE T_2WI 序列，显示 L_5/S_1 椎间盘后缘见点状高信号影（白箭）；
B. 腰椎横轴位 FSE T_2WI 序列，显示 L_5/S_1 椎间盘后缘见弧形线样高信号影（白箭）

　　其他 MRI 表现：①终板 Modic 改变，椎体终板炎常继发于椎间盘退行性病变，1988 年 Modic 等首次将终板骨软骨炎分为 3 型，详见终板炎章节。②椎间盘裂隙，表现为椎间盘边缘点状或条状 T_2WI 高信号，增强扫描呈点状、条状、簇状强化。③施莫尔结节，髓核经终板薄弱处进入椎体，表现为椎体上和 / 或下缘单发或多发局限性凹陷（图 5-3-4），增强后可出现结节灶或不规则强化，提示局部血管化或肉芽组织形成。

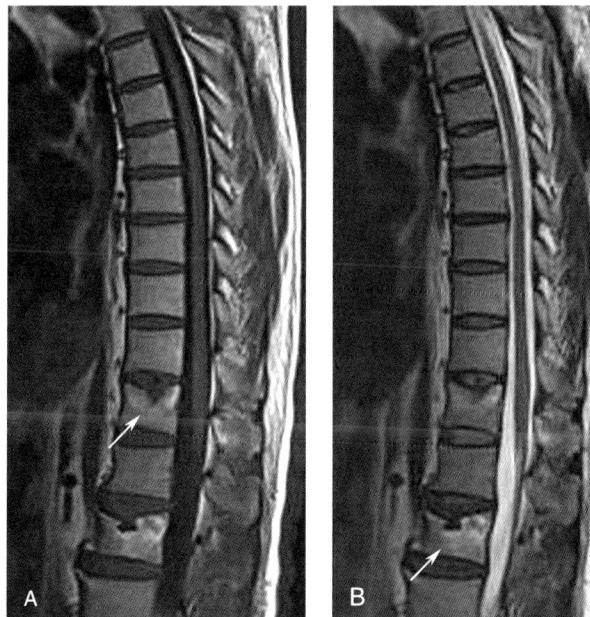

图 5-3-4　胸椎施莫尔结节
A、B. 胸椎矢状位 FSE T_1WI、FSE T_2WI 序列，显示髓核经终板薄弱处进入椎体，
形成施莫尔结节，表现为椎体上和 / 或下缘单发或多发局限性凹陷（白箭）

（四）诊断要点与鉴别诊断

1. 诊断要点

（1）颈椎椎间盘退行性病变最常发生于中老年人，办公室伏案工作者尤为明显。颈椎活动度下降，低头、仰头、旋转可能加重不适感；胸椎间盘退行性病变发病率较颈、腰段低，临床症状多不明显，多表现为胸背痛；腰椎间盘退行性病变一般发生在 20 岁以后，主要以下腰痛为主，一般不伴有神经根性症状及体征。

（2）MRI 表现：T_2WI 椎间盘不均匀低信号，纤维环内外信号差别降低、椎间盘高度降低或消失。

（3）继发改变：脊柱生理曲度变直、反弓，椎体骨质增生，后纵韧带增厚钙化，椎管狭窄，终板 Modic 改变，椎小关节增生等改变。

2. 鉴别诊断

（1）椎间盘炎：MRI 是椎间盘炎早期的最佳检查方法，T_1WI 信号减弱，T_2WI 信号增高，进展期椎间隙多变窄。相邻终板及松质骨均有不同程度受累破坏，与椎间盘分界模糊。

（2）椎间盘突出：在退行性病变的基础上发生髓核、纤维环超出椎体边缘，相应神经根、脊髓压迫出现一系列病理生理过程，临床症状较椎间盘退行性病变明显。

（3）胸椎结核：脊柱结核最常见于胸椎和腰椎，通常临床症状非特异性，可有局部疼痛，严重者可出现驼背或后凸角度等，还可有发热、乏力、盗汗等全身症状。MRI 表现为：①早期椎体终板附近出现信号改变，表现为长 T_1 长 T_2 信号，随病情进展，范围增大，可出现椎体破坏、塌陷、后凸呈角；②椎间盘受累表现为长 T_1 或稍短 T_1 信号，T_2WI 呈不均匀混杂高信号，早期发生椎间隙狭窄，增强后异常强化；③可发生椎旁脓肿。

（4）腰椎小关节紊乱综合征：表现为腰部持续性钝痛或酸痛，小关节处固定深压痛，晨起时腰部常自觉僵硬不适，下肢肌力及感觉正常。CT 检查可见腰椎间小关节肥大增生，小关节间隙狭窄，关节囊钙化，椎间小关节半脱位等。MRI 可在早期就发现小关节的滑膜增厚、关节囊积液、软骨病变等情况。

（五）治疗和预后

随着年龄增长，椎间盘退行性病变不能完全避免，但可以通过改变不良的生活习惯尽量减缓椎间盘退行性病变的发展。避免长期超负荷工作、不恰当的锻炼方式及不正确的姿势。目前椎间盘退行性病变的治疗可分为三类：保守治疗、手术治疗、修复和再生策略。临床主要以保守治疗为主，包括锻炼、药物治疗、物理治疗和其他非手术治疗。对于疼痛持续不缓解或神经体征比较明显的患者，需要手术治疗。保守和手术治疗可以缓解颈肩部疼痛症状，但不能逆转椎间盘退行性病变。

椎间盘退行性病变的生物治疗也是治疗腰椎间盘退行性病变的一种新途径，主要目的是上调间盘内关键基质蛋白（如 PGs、胶原）的表达，下调各类促炎因子和蛋白酶类（如 IL-1、肿瘤坏死因子）的表达，主要方法包括生长因子直接注射和基因治疗。如合并有腰椎间盘突出，出现明显腰痛伴放射性神经根性痛，可考虑外科治疗。

二、椎间盘突出

（一）概述

椎间盘突出（intervertebral disc herniation）是在椎间盘退行性病变的基础上发生髓核、纤维环向周围组织突出，压迫相应神经根、脊髓所导致的一系列病理过程，是临床较为常见的脊柱疾病之一。椎间盘突出的致病原因较多，主要与椎间盘退行性病变、慢性劳损、外伤等因素相关，而椎间盘退行性病变在椎间盘突出的发生发展中最为关键。

颈椎间盘突出多见于青壮年，男性略多于女性。临床症状取决于所压迫的组织、压迫程度及炎症反应。根据颈椎间盘突出位置不同而产生不同的临床表现，主要分为三型：侧方突出型、中央突出型、旁中央突出型。①侧方突出型：是由于颈神经根受到刺激或压迫，以单侧神经根性疼痛为主。颈肩部、枕部疼痛，活动受限，患侧上肢麻木。头颈部强迫僵直位，头顶加压可引起颈肩痛、手部放射痛。②中央突出型：双侧颈髓受压表现。早期以感觉运动障碍为主，晚期为上运动神经元或神经束损害不全痉挛性瘫痪。肌肉痉挛、腱反射亢进、病理反射阳性、感觉减退或消失。③旁中央突出型：单侧神经根、单侧颈髓受压表现。两者受累的症状和体征同时出现，有时因剧烈根性神经痛而掩盖了脊髓压迫症状。

胸椎间盘突出症是指胸段脊髓、圆锥等被突出的胸椎椎间盘组织压迫从而引发的一系列症状和体征，在临床上较为少见，仅占所有椎间盘突出症的 0.25%~0.75%。胸椎间盘突出男女发病比例无明显差异。其临床表现较为复杂且缺乏特异性，产生机制可为血管因素、机械因素或两者兼而有之。胸段脊髓（特别是 T_4~T_9 节段）供血血管少且细，椎管内代偿间隙小，胸椎椎管在脊柱中最为狭窄，尤其是胸椎的中下段交界处脊髓占蛛网膜下腔的 40%（颈椎仅 25%），所以胸椎间盘突出症的症状较为严重，而且进展快，尤其是腹侧受压后，易发生损伤产生症状。可见于胸椎各椎间隙，以下胸椎间盘（T_9~T_{12}）最多，可能与该节段活动度大、承受压力大、间盘退行性病变发生早有关。临床上根据椎间盘突出的部位和节段把胸椎间盘突出症分为中央型、旁中央型、外侧型和硬膜内型四种；其中以中央型较为多见，以脊髓损害表现为主，外侧型多表现为神经根刺激症状，而硬膜内型罕见。

腰椎间盘突出症是指在腰椎间盘退行性病变的基础上，腰椎间盘纤维环断裂并发髓核组织膨出、突出、脱出或游离，压迫或刺激邻近脊神经根、马尾神经所导致的临床综合征。其临床表现为腰痛、腰部活动受限及一侧或双侧下肢放射性疼痛、麻木、无力及大小便功能障碍等。

（二）病理学表现

椎间盘退行性病变是椎间盘突出的重要病理基础。髓核蛋白多糖下降，水分减少，胶原纤维相对增多，弹性降低、体积皱缩，髓核不能完全将压缩力转化为纤维环的切线力，使其受力不均而产生裂隙。当其受到外伤等各种因素导致椎间盘内压力增高时，髓核即可沿着纤维环裂隙突出到裂隙中或纤维环外的韧带下，或穿过破损的韧带脱出到椎管内，并可在椎管内上下移动而远离母体。椎间盘撕裂发生后，纤维环外周血管、神经沿着纤维环裂隙深入到椎间盘内部，产生炎症因子，局部肉芽组织形成，使其发生纤维化、钙化。突出部分可被周围毛细血管包绕侵入，同样可发生钙化纤维化而缩小，继发病变包括椎间隙变窄、椎缘骨赘形成、椎小关节重叠等改变。

腰椎间盘突出症的病理分型较多，综合国内外文献可分为三型：损伤所致腰椎间盘突出型、退行性病变所致腰椎间盘突出型、椎体后缘骨软骨病伴腰椎间盘突出型。

1. 损伤所致腰椎间盘突出型 是由于外力作用软骨终板伴或不伴纤维环破裂，纤维环连同髓核组织向周围移动，造成腰椎间盘突出。此型主要发生在青少年，腰椎间盘退行性病变程度较轻，表层纤维环和后纵韧带较薄，触之较软，有弹性；切开表层组织后有成块破碎的椎间盘组织溢出或很容易用髓核钳拉出；其病理实质是腰椎间盘退行性病变和损伤疝出及炎症修复过程。

2. 退行性病变所致腰椎间盘突出型 此型是由于腰椎间盘退行性病变，引起纤维环的层状结构及完整性被破坏，表现为胶原纤维断裂、钙化、玻璃样变，甚至瘢痕化，形成层状及放射状裂隙，成为髓核向外突出的通道，形成腰椎间盘突出；其病理实质是退行性病变和增生反应为主的病理过程。

3. 椎体后缘骨软骨病伴腰椎间盘突出型 其特征为椎体后缘畸形、软骨结节和相邻椎间盘一起突入椎管；其病理实质是椎体后缘发育异常部分与椎间盘一起向后突出，与其相对应的椎体后缘骨缺损被椎间盘组织充填。

（三）MRI 表现

MRI 为本病首选的影像学检查方法，可明确显示椎间盘变性、膨出和突出，其矢状位和横轴位图像可更加精确地进行定位和评估脊髓受压的程度，对指导手术有帮助；此外，MRI 检查还有助于发现多发的椎间盘突出,而无须进行多节段横断扫描,且有助于与其他一些神经源性肿瘤相鉴别。

1. 直接征象　根据椎间盘突出的程度及影像学特征通常可分为膨出型、突出型、脱出型、游离型、施莫尔结节。

(1)膨出型:纤维环内部部分破裂,而表层尚完整,此时髓核因压力而向椎管内局限性隆起,但表面光滑。一般为等 T_1 稍长 T_2 信号,退行性病变明显者则表现为短 T_2 信号。

(2)突出型:纤维环未完全破裂,根据硬膜囊受压程度,可分为轻、中、重度突出。髓核突出于低信号纤维环之外,呈扁平形、圆形、卵圆形或不规则形。信号强度依髓核变性程度而异,一般 T_1WI 呈等信号,T_2WI 呈等高信号,变性明显者 T_2WI 呈低信号。髓核突出与未突出部分之间多由一"窄颈"相连(图 5-3-5)。

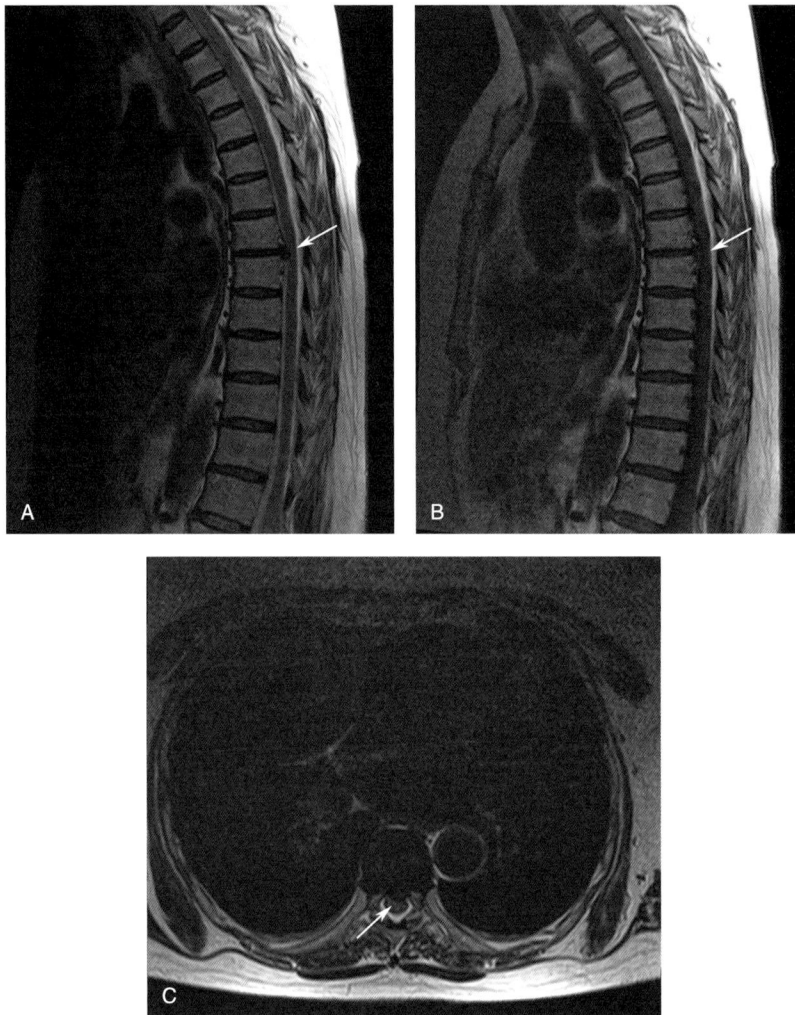

图 5-3-5　胸椎间盘突出
A~C. 矢状位 FSE T_2WI 序列、矢状位 FSE T_1WI 序列及横轴位 FSE T_2WI 序列,
显示 T_7~T_8 椎间盘突出,硬膜囊及脊髓受压(白箭)

(3)脱出型:纤维环完全破裂,破裂突出的腰椎间盘组织或碎块脱入椎管内,未完全脱落离开腰椎间盘后缘,但尚未游离。

(4)游离型:指腰椎间盘的髓核突出并穿破纤维环和后纵韧带,进入椎管内,成为游离碎片。游离的髓核多见于椎管内硬膜外,如椎弓根内侧缘、椎间孔处、黄韧带区等,罕见于髓外硬膜内。

(5)施莫尔结节:为一特殊类型的椎间盘突出,表现为椎体上/下缘半圆形或方形压迹,其内容与同水平椎间盘等信号,周边多绕一薄层低信号带。

2. 间接征象

(1)硬膜囊、脊髓或神经根受压,多表现为局限性弧形受压,与突出的髓核相对应,局部硬膜外脂肪变窄或消失(图 5-3-6)。

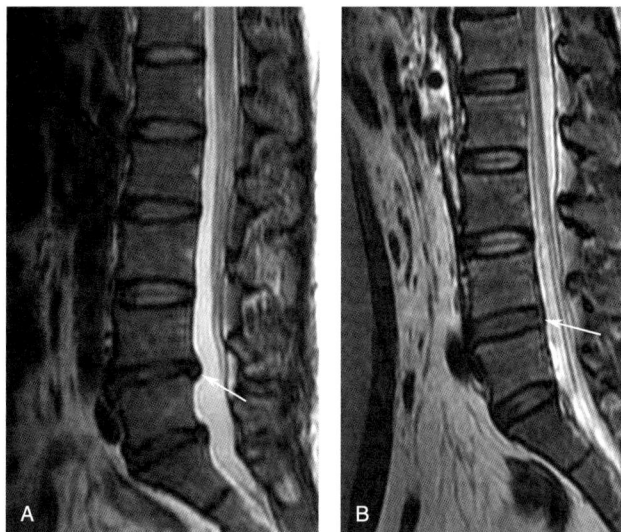

图 5-3-6　腰椎间盘突出症
女,56 岁,L_4~L_5 椎间盘突出。A. 腰椎矢状位 FSE T_2WI 序列,显示 L_4~L_5 椎间盘突出(白箭);
B. 俯卧过屈位腰椎矢状位 FSE T_2WI 序列,显示 L_4~L_5 椎间盘突出恢复,未见明显突出征象(白箭)

(2)受压节段脊髓内异常信号,T_1WI 呈等或低信号,T_2WI 呈高信号,为脊髓内水肿或缺血改变,如在 T_2WI 上局部出现高信号,往往提示为脊髓水肿,如同时 T_1WI 上显示局部低信号,则提示为脊髓变性坏死。

(3)硬膜外静脉丛受压、迂曲,表现为突出层面椎间盘后缘与硬膜囊之间出现短条或弧状高信号。

(4)相邻骨结构及骨髓形态和信号的改变。

(四)诊断要点与鉴别诊断

1. 诊断要点

(1)疼痛:是常见的首发症状。根据突出的类型和节段,疼痛可为颈痛、腰痛、胸壁痛或一侧、两侧下肢痛,也可发生不典型的根性放射性疼痛。神经系统损伤多为上运动神经元损伤,肌张力增高,腱反射亢进、病理征阳性等。

(2)感觉障碍:尤其是麻木,也是常见的首发症状之一。肌力减退和括约肌功能障碍也时有发生。约 30% 的患者主诉有排尿功能障碍(18% 同时伴有二便功能障碍),60% 的患者主诉有运动和感觉障碍。

(3)影像学检查:X 线平片能发现椎间隙狭窄、骨质增生和椎间盘钙化,对突出的椎间盘缺乏直观性。CT 能发现椎间盘突出的部位、脊髓受压情况,但由于椎间盘突出有时呈多间隙,CT 检查易发生漏诊。MRI 检查的优势在于能更加精确地进行定位和评估脊髓受压的程度;直接观察突出的椎间盘和脊髓是否有损伤等情况,并且能与肿瘤进行区别。

2. 鉴别诊断

(1)椎管狭窄症有慢性颈胸腰背痛病史,逐渐出现肢体麻木、无力、僵硬等截瘫症状,呈慢性进行性,或因轻微外伤而加重。X 线检查可清晰显示椎体退行性病变、增生、关节肥大等。MRI、CT 有确诊价值。

(2)脊椎结核除有背痛外,还有全身症状,如低热、血沉快,影像检查示椎间隙狭窄,沙砾样钙化及椎旁脓肿,晚期有明显的椎体破坏。

(3)脊椎肿瘤如神经源性瘤、淋巴瘤、转移瘤等,可形成类似椎间盘突出样肿块,但常有较明显的强化,往往合并有椎骨破坏和 / 或椎间孔扩大,MRI 对椎间盘突出与肿瘤的鉴别价值最高。

(五) 治疗和预后

椎间盘突出的治疗主要包括 3 大类:保守治疗、微创介入治疗和外科手术治疗。早期常采用保守治疗,如药物、推拿、牵引、针灸等有效减轻患者的症状。口服非甾体抗炎药有助于缓解症状,物理疗法有助于改善血运、局部消炎止痛。经保守治疗 3 个月,如果症状不改善或改善不明显,可行微创介入治疗。常见微创治疗包括胶原酶溶解术、经皮臭氧溶核术、射频热凝消融术、经皮激光汽化椎间盘减压术、经皮内镜下椎间盘突出髓核摘除术等。椎间盘微创治疗具有创伤小、恢复快、缩短住院时间及减少卧床并发症等优点。微创介入不能达到治疗目的者,可行外科开放手术,手术方法主要有颈前路减压融合术、颈后路减压术、人工椎间盘置换术等。经微创介入治疗或外科手术康复的患者复发率低于保守治疗者,预后较好。

三、腰椎后缘软骨结节

(一) 概述

腰椎后缘软骨结节(lumbr posterior marginal cartilaginous node,LPMN)是指发生于腰椎椎体终板后部,椎间盘髓核组织经薄弱或破裂的椎体终板疝入腰椎后缘骨松质内,骨小梁吸收被椎间盘组织代替形成软骨结节,软骨结节不断扩大,使腰椎后壁小骨块与椎体分离呈弧形突入椎管,甚至断裂游离挤压硬膜囊,致使椎管及侧隐窝狭窄,引起相应的症状和体征。根据发生的部位不同,腰椎后缘软骨结节分为四型,即上缘正中型、上缘偏侧型、下缘正中型和下缘偏侧型。本病多见于年轻人,年龄 20~35 岁,起病隐匿,病程缓慢,腰椎后缘软骨结节起初致病因素为骨块直接压迫马尾神经或神经根,故症状开始以麻木为主。随着病程延长,出现马尾神经及神经根静脉回流障碍,引起水肿、增粗、渗出,引起无菌性炎症而表现为疼痛,故症状以先麻木后疼痛为特点。当椎管或侧隐窝狭窄时,则出现间歇性跛行、单或双侧下肢放射痛等临床症状。

腰椎后缘软骨结节曾被误认为是椎体后缘的撕脱性骨折,但手术及病理证实为软骨组织和椎间盘组织,且发病过程呈慢性经过。腰椎后缘软骨结节的发病机制尚不完全清楚,主要包括以下几种学说:①由于外伤或长期屈曲的纵向挤压,以及旋转作用的横向剪切力,致使骨突环与椎体间薄弱的软骨连接破坏、分离,终板和髓核向后方移位。②终板存在先天性缺陷,胚胎期的裂隙如骨化障碍形成的缺损、血管沟、脊索突出的残缺等,是腰椎后缘软骨结节发生的病理学基础。③椎体骨突环尚未愈合前,其间的软骨连接较为薄弱,当发生椎间盘突出时,部分骨突环可自薄弱的骨软骨连接处撕脱,髓核组织从撕脱处突入椎体形成软骨结节。

(二) 病理学表现

腰椎后缘软骨结节是边缘性软骨结节的一种特殊类型,其病理学改变是在特殊的解剖缺陷的基础上,脊柱不断承受纵向挤压力和横向剪切力的作用,促使椎间盘髓核组织通过薄弱或损伤的终板疝入椎体内,局部骨小梁吸收,被髓核组织代替形成软骨结节,周围骨小梁出现反应性硬化,逐渐形成骨壳包绕的软骨结节。腰椎后缘软骨结节的发病机制与椎体前缘的椎缘骨和施莫尔结节(Schmorl nodules)相似,只是产生的部位不同。

(三) MRI 表现

腰椎后缘软骨结节多为单发,也可多发,相比于 CT,MRI 可更好地显示硬膜囊受压迫的范围及脊髓信号的异常。腰椎后缘软骨结节的 MRI 表现主要为病变椎体后上缘或后下缘终板局限性凹陷,凹陷区内为椎间盘组织填充,以及椎间盘纤维环向后膨隆及突出。腰椎矢状位 MRI 能清楚显示软骨结节边缘,表现为终板局部浅弧形凹陷,凹陷区内组织信号与椎间盘信号一致并与髓核相连,周围硬化带呈条状短或长

T_1 短 T_2 信号,由于脂肪沉积,黄骨髓转化也可为长 T_2 信号。凹陷区后缘可见向后移位的不规则形骨块,呈等及长 T_1、等及短 T_2 信号。椎间盘后纤维环呈弧形低信号,与椎体后缘连接处锯齿状增厚,向后膨隆压迫硬膜囊。横轴位 T_2WI 显示病变椎体终板局部类圆形或不规则形缺损,缺损区与椎间盘信号一致,边缘硬化区呈低或高信号,缺损区后缘为弧形后突的椎体后缘(图 5-3-7)。

有报道认为 GRE T_2^*WI 序列是显示软骨结节及椎体后缘纤维环的最佳序列。在 GRE T_2^*WI 图像上,椎体终板呈线状低信号,介于高信号的椎间盘及等信号的椎体松质骨之间,凹陷的终板可清晰地勾勒出软骨结节的矢状位形态;凹陷的终板异常增厚提示软骨结节周围反应性骨质硬化,与 CT 所见相吻合;椎间盘纤维环呈低信号,可清晰地显示椎间盘后突的形态和位置,硬膜囊受压情况也一目了然,同时也可显示纤维环是否破裂。

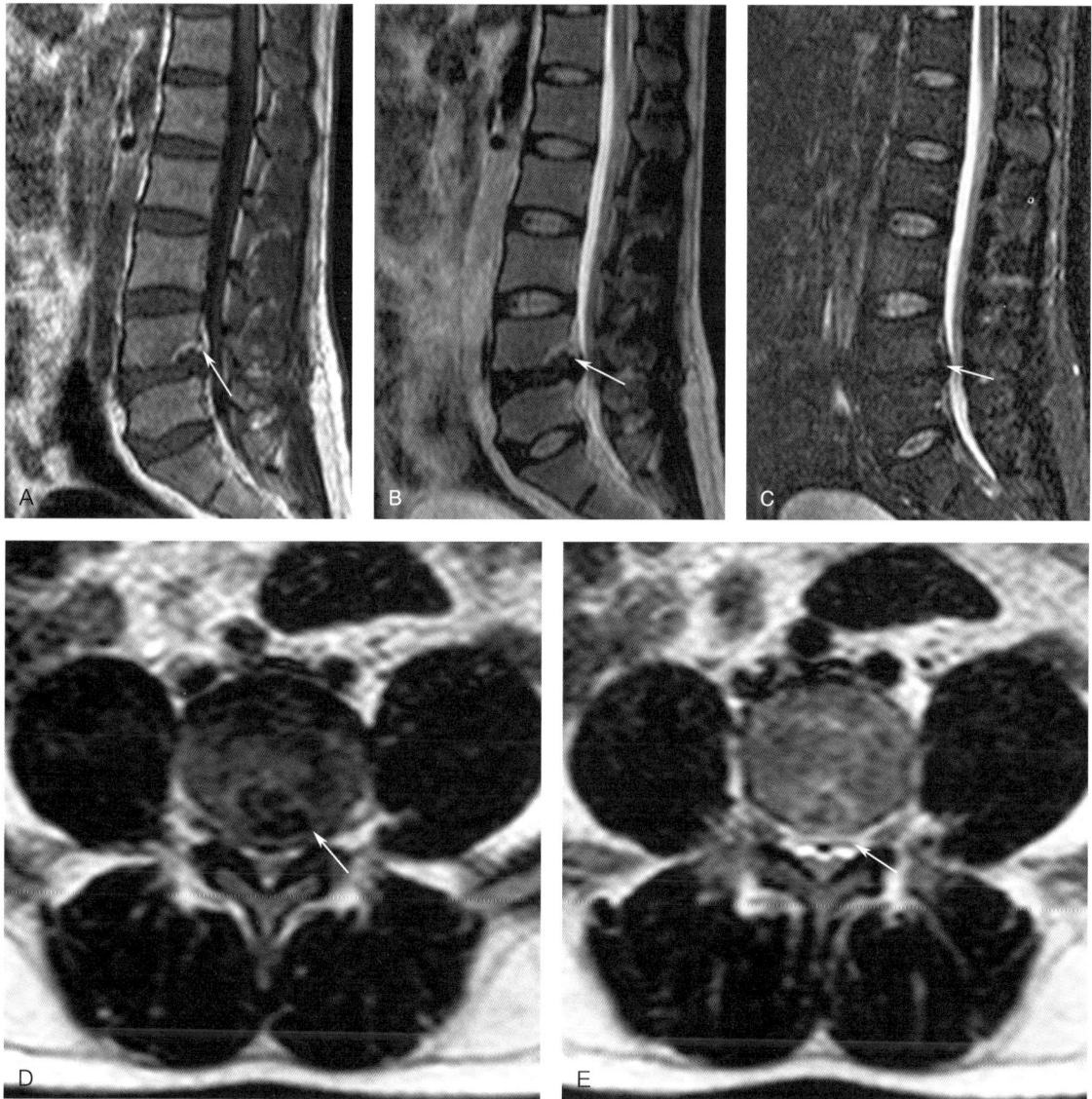

图 5-3-7　L_4 椎体后下缘软骨结节

A~C. 矢状位 FSE T_1WI 序列、FSE T_2WI 序列和 FSE T_2WI 脂肪抑制序列,显示 L_4 椎体后下缘终板局部凹陷,凹陷区为椎间盘信号填充,其边缘见短 T_1 长 T_2 信号,为硬化带,L_4 椎体后下缘可见向椎管突出骨块影(白箭);D. 横轴位 FSE T_2WI 序列,显示 L_4 椎体后下缘终板不规则缺损(白箭);E. 横轴位 FSE T_2WI 序列,显示 L_4~L_5 椎间盘后缘可见纤维环呈弧形向椎管内突出,硬膜囊受压,两侧侧隐窝及椎管狭窄

（四）诊断要点与鉴别诊断

1. 诊断要点

（1）本病多见于年轻患者,病变多为单发,也可多发。

（2）病变部位位于椎体后上缘或后下缘,受累椎体终板局部凹陷,椎间盘髓核疝入。

（3）病变周围骨质硬化,呈条状短或长 T_1 短 T_2 信号,椎体后缘局部骨块及椎间盘后纤维环后移,突入椎管内,椎管受压变窄。

2. 鉴别诊断

（1）施莫尔结节:也称"髓核中心疝",多位于椎体上缘中央部,系髓核通过退行性病变的软骨终板疝入椎体内,MRI 表现为椎体上缘中央部凹陷性骨质缺损,CT 可见边缘骨质硬化,缺损区见椎间盘信号,无骨赘向椎管突出。

（2）椎体后缘骨折:多有急性外伤史,X 线或 CT 显示椎体后缘骨质局部撕脱,并且骨片与骨质缺损区相吻合。新鲜骨折多伴骨挫伤,MRI 表现为 T_1WI 低 T_2WI 等或高信号,脂肪抑制序列呈明显高信号,骨折内没有椎间盘信号。

（3）后纵韧带钙化:本病颈椎常见,腰椎少见,多位于椎体后缘正中,椎体没有相应缺损区,CT 可清晰显示椎体后缘高密度钙化影,MRI 常表现为与椎体后缘平行的弧线形低信号影。

（4）椎间盘突出伴钙化:钙化多发生于椎间盘内部,MRI 呈低信号或无信号,椎体结构完整,无骨质缺损。

（5）椎体后缘骨质增生:常见于老年患者,多出现于椎体前缘及侧缘,与椎体紧密相连,CT 显示密度较高,高密度中不含软组织密度影。

（6）转移瘤:骨质破坏多较严重,边缘无硬化、后缘无骨赘突出。

（五）治疗和预后

腰椎后缘软骨结节均伴有不同程度的椎间盘突出和椎管狭窄,就诊时症状一般较重,因为骨块对马尾及神经根的压迫是恒定的,不会因为体位变化而改变,所以采用卧床休息,牵引,非甾体类药物保守治疗效果欠佳。长时间的压迫可引起马尾神经变性,又可引起骨块与马尾神经粘连,进一步加重临床症状。因此对于有临床症状者,多主张尽早手术治疗,手术的目的在于解除椎体后缘骨块及椎间盘对马尾及神经根的压迫。对于终板破裂较小、单侧侧隐窝狭窄者,可采用单侧入路,行椎板间开窗减压。对终板破裂较大、双侧侧隐窝狭窄或发育性椎管狭窄者,宜采用双侧入路,双侧椎板间开窗减压,一般可解除压迫。若术前发现有腰椎不稳者,宜行椎间植骨融合术。手术解除压迫后,患者症状可得到缓解,疗效满意。

（赵才勇　尹冰心　闫春丽　苏　娜　谷学智　陈兴灿）

第四节　脊　柱　不　稳

一、退变性脊柱滑脱

（一）概述

退变性脊柱滑脱（degenertative spondylolisthesis,DS）是指在腰椎退行性病变的基础上引起的损害节段上方椎体的相对滑移,椎弓根保持完整,若伴有神经根压迫症状,称为退变性脊柱滑脱症,以往称为假性脊柱滑脱、椎弓完整性脊柱滑脱、关节性脊柱滑脱等,目前通用退变性脊柱滑脱这一名称。多见于中老年人,女性比男性的发病率高约4倍,最常发生在L₄~L₅节段,是引起下腰痛的常见原因之一。由于椎弓保持完整,轻微的移位就可能引起马尾综合征,随着脊柱滑脱的进展,发生中央管狭窄,症状由腰痛转变为神经性跛行。

（二）病理学表现

退变性脊柱滑脱是由于长期的椎间盘、关节突关节和周围韧带的退行性病变、松弛,导致椎间关节出现不稳定,表现为上位椎体向前、向后或向侧方滑移。

（三）MRI表现

MRI对判断椎间盘退行性病变的程度和椎管狭窄的情况具有重要作用。T_1WI、T_2WI序列矢状位可显示滑脱椎体不同程度向前、前下移位,偶尔向后移位,滑脱程度常采用Meyerding四度分级法,即以下腰椎为基准轴,将其上缘分为四等份,上位椎体每前移后移一份为Ⅰ度,分Ⅰ~Ⅳ度滑脱。部分患者可见脊柱生理前凸增大,棘突序列异常,表现为棘突相对于其下方椎体的棘突前移,横轴位滑脱椎管的前后径增大,椎弓峡部保持完整,可见椎体及小关节退行性病变,骨质增生、硬化,关节突增生、肥厚,椎小关节失稳或半脱位,椎间隙狭窄,椎间盘的退行性病变及突出、膨出,中央管、侧隐窝和椎间孔变窄,神经根及硬膜囊受压。黄韧带的肥厚、钙化可加重椎管及侧隐窝的狭窄(图5-4-1)。

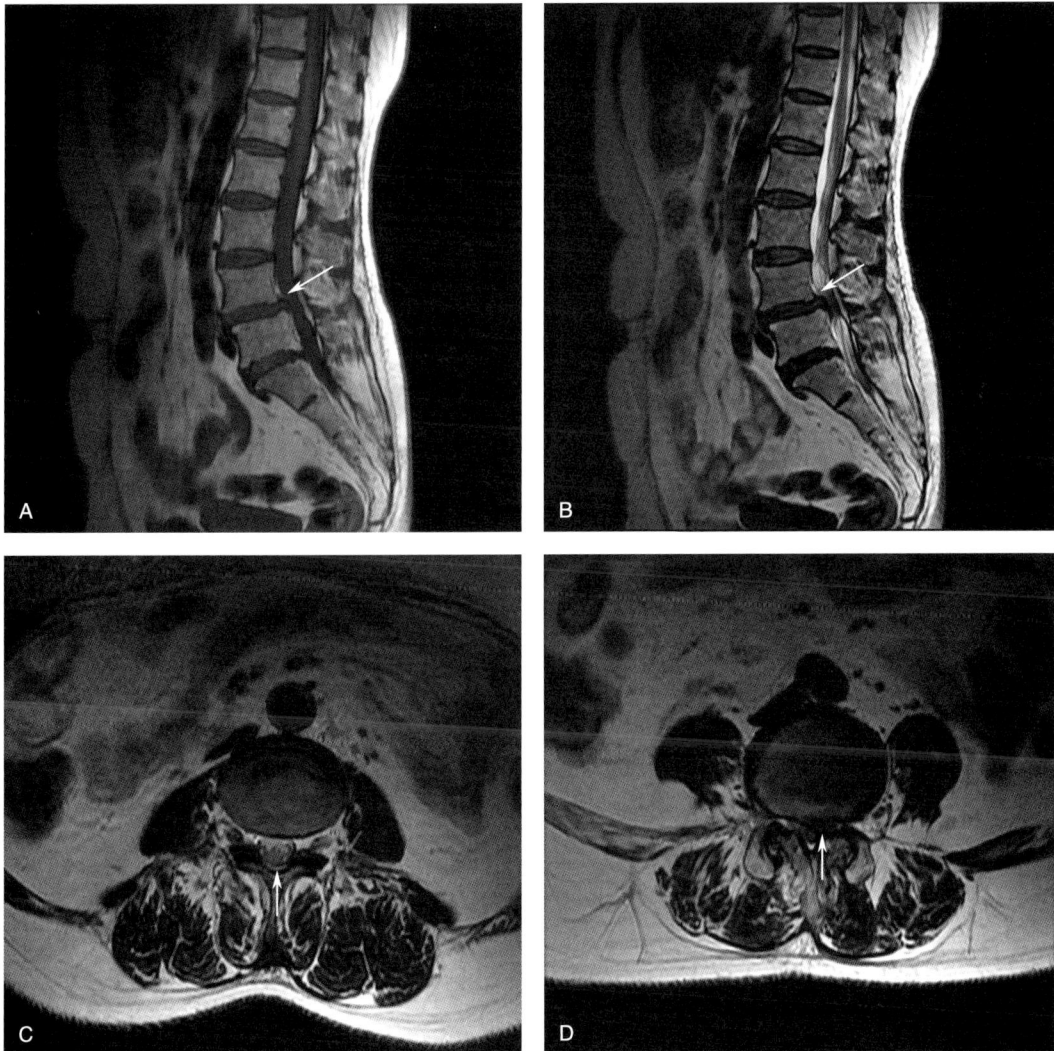

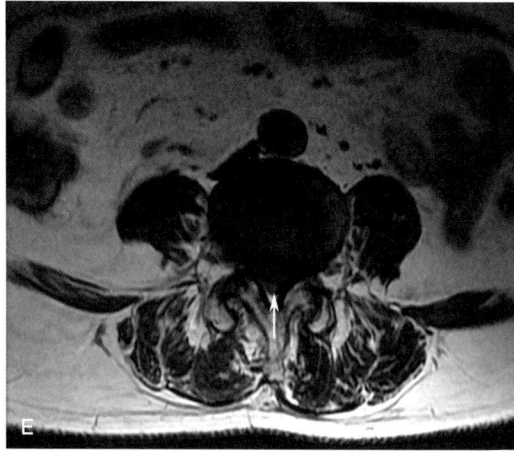

图 5-4-1 退变性脊柱滑脱

A、B. T_1WI、T_2WI 矢状位示 L_4 椎体 I 度向前滑脱；C. T_2WI 横轴位显示滑脱椎体椎管前后径增大；D、E. T_2WI 横轴位显示 L_4~L_5 椎间盘突出，硬膜囊及神经根受压，椎管及侧隐窝狭窄，L_4~L_5 椎体两侧椎小关节面毛糙，骨质增生硬化

（四）诊断要点与鉴别诊断

1. 诊断要点

（1）患者年龄较大，临床表现有腰痛、间歇性跛行，一侧或双侧下肢疼痛等。

（2）影像检查的直接征象表现为椎体滑脱，椎弓完整，间接表现为椎体及小关节退行性病变，椎间盘变性、膨出，椎管及椎间孔狭窄，硬膜囊及神经根受压。

2. 鉴别诊断 退变性脊柱滑脱需要与峡部裂性脊柱滑脱即真性滑脱相鉴别，后者多见于青壮年，滑脱程度较重，典型表现是峡部不连或缺损，椎小关节退行性病变较轻，病理变化不明显，一般不难鉴别诊断。

（五）治疗和预后

退变性脊柱滑脱的治疗方法包括保守治疗及手术治疗。当滑脱程度较轻（小于 25%），或患者症状体征不明显，或患者年龄大、体质差、不能耐受手术时，采用保守治疗。保守治疗的目的是减轻症状，防止滑脱进展，方法有热敷、理疗，使用非甾体抗炎药，减少负荷、减轻体重，加强腰背部肌肉锻炼等。手术指征包括神经功能受损且保守治疗无效的轻度滑脱，以及处于进展期的高度脊柱滑脱。手术原则包括减压、融合、复位及稳定脊柱，手术目的是减轻患者症状，所以术前要明确症状的原因，结合影像检查制定合理的手术方案。随着手术技术和操作器械的发展，微创技术也被应用于脊柱外科，以最小的创伤达到最佳的治疗效果。

二、退行性脊柱侧凸

（一）概述

退行性脊柱侧凸在老年腰椎病患者中比较常见，该病首先由 Van Dermine 等报道，发病率随年龄的增长而增加，占老年退行性变腰椎疾病的 6% 左右，患者的平均年龄为 61 岁。随着社会老龄化的日益加剧、老年人生活模式的改变，以及对生活质量要求的提高，退行性脊柱侧凸——这一以老年人为主要发病人群的疾病（亦称退行性变性腰椎侧凸）也日益受到重视。

成人退行性脊柱侧凸（adult degenerative scoliosis，ADS）是指骨骼发育成熟的成人，主要由于椎间盘不对称性楔形变，相对应的小关节突关节退行性病变及脊柱其他附件退行性病变等因素，引起脊柱失衡并侧凸,但不包括由脊柱器质性病变如外伤、肿瘤等导致的脊柱侧凸畸形。患者在冠状位上 Cobb 角大于 10°。

与青少年特发性或先天性脊柱侧凸不同,成人退行性脊柱侧凸的发病机制可能与椎间盘、关节突和椎旁肌肉退行性病变引起的脊柱生物力学的改变密切相关,中老年人的骨质疏松、代谢、遗传基因的异常、种族及性别等因素也起到一定的促进作用。成人退行性脊柱侧凸主要发生在 T_{11} 或 T_{12} 至 L_5 或 S_1 之间,病变脊柱以腰段最为多见,少部分也可累及胸腰段,常伴有腰椎前凸变小、不对称的椎间隙变窄、不同类型的椎体滑移(前、后、侧方)、关节突关节的退行性病变、椎体及黄韧带肥厚、骨赘形成等。这些病理变化导致不同程度的中央椎管狭窄和 / 或侧方椎管(包括侧隐窝和神经根管)狭窄。其临床表现包括:间歇性跛行、机械性腰腿痛、根性放射痛等症状,不仅影响形体美观,也严重影响患者的生活质量。

（二）病理学表现

首先,病变节段的椎间盘髓核脱水,椎间隙高度降低,引起局部韧带松弛而稳定性降低,相应节段椎体过度活动,双侧关节突关节压应力增加。由于局部的不稳定,脊柱可向一侧倾斜,椎间盘和关节突关节所受不对称应力增加,导致一侧的椎间隙狭窄,退行性病变进展不均衡,脊柱向侧方弯曲。在发病的早期阶段,一部分退行性脊柱侧凸仍有自行纠正的可能。随着病程发展,椎体向侧方倾斜、滑移并旋转,病变节段的椎弓根扭曲,脊柱向侧方弯曲超过局部肌肉韧带的代偿。凹侧肌肉痉挛,相应侧脊柱承受的拉力增加,而凸侧肌肉疲劳,失去对抗脊柱弯曲的力量,最终可导致脊柱弯曲丧失平衡。或者,由于脊柱局部的神经根受压,脊柱发生代偿性侧凸以减轻神经症状,当原发疾病长期得不到治疗,脊柱不再能承受侧凸代偿时,非对称性椎间隙塌陷引起椎体和关节突关节均发生退行性改变,最终同上述机制一样导致退行性脊柱侧凸。

（三）MRI 表现

1. X 线检查　虽然退行性脊柱侧凸累及的范围较小,但仍然要求常规拍摄站立位全脊柱像。除常规测量侧凸的 Cobb 角外,下列指标与临床症状有密切关系:

(1)顶椎与脊柱中心线的距离:脊柱中心线又称脊柱铅垂线,即 T_1 椎体中心与 S_1 上终板中点的连线,在前后位片上测量的顶椎距此线的距离,表明侧凸偏离脊柱中心线的程度,通常情况下,该距离越大,表明侧凸越严重。L_3、L_4 椎体倾斜度:在前后位 X 线平片上,测量 L_3、L_4 上终板与脊柱中心线的夹角,正常应为 90°,所测得的角度越小,说明倾斜越严重,侧凸程度也就越重。

(2)胸腰段后凸角:即 T_{11} 上终板与 L_1 下终板垂线间的夹角(Cobb 角)。

(3)骶椎前倾指数:即 L_1 上终板与 S_1 上终板垂线间的夹角,表明腰椎生理曲度前凸的大小。

2. 尽管 X 线检查为退行性脊柱侧凸的诊断提供了大量有价值的信息,但 MRI 检查仍然是十分必要的,对该病的诊断和治疗是不可缺少的。

(1)使用常规的腰椎轴位和矢状位 MRI 可以对椎管内径、脊髓和神经根的受压程度和范围、相关节段椎间盘退行性病变的情况提供可靠资料(图 5-4-2A、B)。

(2)重视冠状位 T_2WI 脂肪抑制图像对椎间孔狭窄和孔外的神经根病变的诊断价值。因为退行性脊柱侧凸是一种进行性三维畸形,其病因包括多个腰椎节段、不对称椎间盘病变、小关节骨关节炎或其任意组合。因此,在常规腰椎 MRI 的基础上添加冠状位图像作为补充,可以增加退行性脊柱侧凸放射性疼痛患者神经根损害的准确性。另外,侧方骨赘、椎间盘不对称隆起、假关节或椎弓根间高度差、侧方滑脱或轴向旋转角度等可能导致神经根损害的结构改变,也可以用冠状图像很容易地评估出来(图 5-4-2C~E)。

(3)MR 脊髓造影的用处在于提供精确的薄层冠状图像来检测背根神经节肿胀和椎间孔或孔外神经根异常。

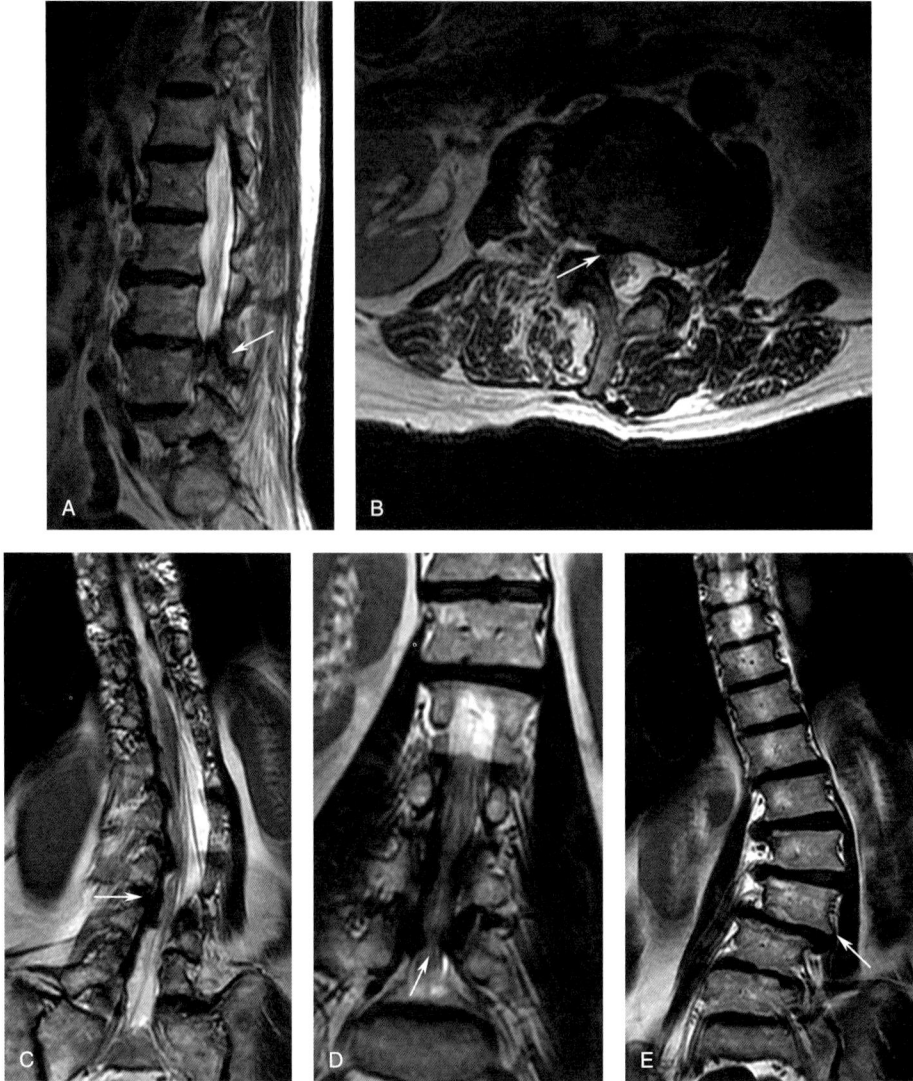

图 5-4-2　退行性脊柱侧凸

A. 矢状位 FSE T_2WI 序列,显示侧凸节段腰椎间盘退行性病变 V 级,小关节退行性病变、骨质增生(白箭);B. 横轴位 FSE T_2WI 序列,显示突出的椎间盘压迫硬膜囊和右侧神经根,右侧椎间孔狭窄(白箭);C、D. 冠状位 FSE T_2WI 序列,显示腰椎侧凸伴 L_3~L_5 平面右侧黄韧带肥厚,椎管内硬膜囊及右侧马尾神经受压,L_3~L_4 水平两侧椎间孔狭窄,神经根受压(白箭);E. 冠状位 FSE T_2WI 序列,显示侧凸节段椎间盘不对称隆起和椎体侧方的骨赘(白箭)

(四)诊断要点与鉴别诊断

1. 诊断要点

(1)多发生于 60 岁以上的老年人。

(2)冠状位上脊柱向侧方弯曲,Cobb 角>10°。

(3)MRI 可以对椎管内径、脊髓和神经根的受压程度和范围、相关节段椎间盘退行性病变的情况提供可靠依据。

2. 鉴别诊断

(1)特发性脊柱侧凸:主要见于 10 岁到骨骼成熟期间的青少年,胸椎或胸腰段最常受累,弯曲的凹面一般朝向右侧,而退行性脊柱侧凸主要累及腰段,畸形程度较轻。

(2)先天与脊柱发育性侧凸:一般能发现脊椎形成障碍、脊柱分节障碍等导致脊柱侧凸的先天性改变。

（五）治疗和预后

不同于青少年脊柱侧凸在治疗上强调尽可能矫正畸形,尽量合理地恢复脊柱的生物力学状态,退行性脊柱侧凸的患者多为老年人,治疗上应该强调以缓解症状为主,在能够保证患者一定生活质量的前提下,尽可能选择简单、方便、创伤小的治疗方案。

（胡明芳 郑屹峰 刘 淼 陈兴灿）

第五节 缺 血 坏 死

一、扁平椎

（一）概述

儿童扁平椎是朗格汉斯细胞组织细胞增生症（Langerhans cell histiocytosis,LCH）中嗜酸性肉芽肿的特异性表现。朗格汉斯细胞组织细胞增生症主要累及儿童,可以分为三类:嗜酸性肉芽肿、Hand-Schuller-Christian 病、Letterer-Siwe 病,所有的类型都出现特征性的朗格汉斯组织细胞。嗜酸性肉芽肿是最轻微和最常见的形式,约占 70%,发病高峰为 5~10 岁,包括单发或多发骨溶解性病变,最常累及颅骨、下颌骨、椎体、肋骨和长骨,椎体常见于胸椎,其次为颈椎、腰椎。Hand-Schuller-Christian 病（约占 20%）是多系统病变,包括尿崩症、突眼、单发或多发的骨病变。30% 的患者最终死亡,Letterer-Siwe 病（约占 10%）是最严重的形式,主要影响小于 3 岁的儿童,累及肝、脾脏、皮肤、骨骼,通常在诊断后 2 年内死亡。嗜酸性肉芽肿是良性病变,初期临床症状较轻,或仅有局部疼痛,缺乏特异性,患者可伴有活动受限、侧凸,神经功能障碍较少见,其预后是可变的,一般预后较好。

（二）病理学表现

有学者对典型的扁平椎进行活组织病理检查,结果发现为嗜伊红细胞肉芽肿所引起,同时也注意到扁平椎也可同时出现其他骨骼的囊性变化,肾结石及血钙增高的事实,因此认为可能与副甲亢有关。病理过程分为 3 个阶段:Ⅰ期为朗格汉斯组织细胞集聚和增生期;Ⅱ期为肉芽肿期;Ⅲ期为退缩期,常有结缔组织增生、纤维化及骨化。

（三）MRI 表现

好发于下胸椎,常侵犯单个椎体;X 线椎体表现呈扁平状,形似铜币,前后径、横径较相邻椎体为大,边缘光滑;上、下椎间隙不狭窄或增宽。CT 表现为椎体骨质破坏呈囊性或不规则溶解破坏,部分可见硬化,可累及附件,椎间盘无破坏,椎旁可有软组织肿块。MRI 上表现为椎体变扁,T_1WI 呈等或稍低信号（图 5-5-1）,T_2WI 呈稍高、高信号,信号尚均匀,脂肪抑制序列上呈高信号,增强后均匀强化。椎体周围可见局限性软组织肿块,横轴位呈环带状,矢状位及冠状位呈袖套状,边界清晰,增强扫描较明显强化。经治疗椎体可以修复再生,椎体逐渐变厚,椎体前后径增长。

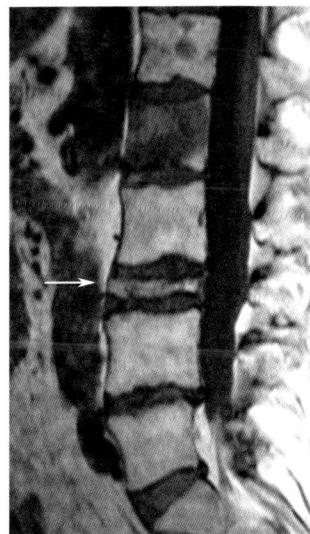

图 5-5-1 扁平椎
矢状位 T_1WI 显示 L_3 椎体变扁,呈铜钱状,T_1WI 呈等信号（白箭）

（四）诊断要点与鉴别诊断

1. 诊断要点

（1）儿童多见，局部棘突压痛。

（2）多累及单个椎体，椎体扁平形似铜板，椎间盘正常。MRI 上周围软组织较局限。

2. 鉴别诊断

（1）椎体结核：患者多患其他部分的结核，椎体呈溶骨性破坏，边缘可以伴有寒性脓肿形成，相邻椎间隙狭窄。

（2）椎体转移瘤：患者年纪一般较大，且有肿瘤病史。转移瘤一般多发，椎弓根常累及，并伴有软组织肿块形成。

（3）多发骨髓瘤：老年患者多见，广泛性骨质疏松，椎体累及较多，呈溶骨性破坏，常合并病理性骨折。

（五）治疗和预后

儿童扁平椎属自限性疾病，有自发消退的现象，可以采取保守治疗，但是保守治疗失败时，可以采取外科手术、放疗、化疗和甾体类药物治疗。

二、椎体骺板缺血坏死

（一）概述

椎体骺板缺血坏死（spinal osteochondrosis）亦称休门（Scheurmann）病、椎骺炎、青年性脊柱后弯、青年性驼背症等。最早于 1920 年由丹麦的 Scheuermann 首次报道，其病因尚不明确。研究表明，椎体骺板缺血坏死有家族性发病倾向，其遗传方式尚不明确，可能为常染色体显性遗传。病变发生在椎体的第 2 骨化中心，即椎体上、下面的骺板。也有学者认为与外伤有关，即骨骺板遭受损伤，在过多的负荷下出现碎裂髓核穿过骨板破裂处突入椎体内，形成椎间盘椎体疝。当骨骺板坏死和椎体负荷过重时，软骨板前段因缺少关节突关节的支持力而长期处于屈曲位，受静止负荷压力的作用，最终导致生长延迟，使椎体呈楔形变，形成脊柱后凸。数个楔形的椎体使胸椎的后凸加大形成驼背。

本病常发生于 10~18 岁的青少年，以 14~16 岁最为多见，男性居多。主要症状为腰背疲劳感和疼痛，卧床休息后好转。早期症状较轻，容易忽视，易诱发畸形。体检可见脊柱呈弧形后凸或侧凸畸形。本病预后较好，但易引发脊柱退行变并遗留脊柱畸形。椎体骺板缺血坏死常累及多个椎体，好发于胸椎下段及腰椎上段，偶可累及全部胸腰椎，以生理后凸明显且负重较大的 T_8~T_{11} 受累最多见。

（二）病理学表现

椎体骺板缺血坏死后，周围髓核通过骨板破裂处突入椎体内，形成椎体疝，即所谓的施莫尔结节。脊柱胸段向后弯曲，可导致椎体前部承受力大于后方，前方骨骺的坏死影响了前半椎体高度的发育。随着年龄的增加和机体的生长，后半椎体的高度越来越大于前半椎体的高度，椎体形成楔形。病变晚期，骨骺与椎体骨性融合，椎体仍遗留楔形改变，多发楔形椎体常加大胸椎后凸，从而形成驼背。

（三）MRI 表现

脊柱失去正常生理曲度而形成典型的驼状后凸，椎体前窄后宽呈楔形改变。椎体前缘不规则，可呈阶梯状。椎体前部上下缘局限性凹陷。椎间隙正常、略变窄或前部加宽。椎体上下缘常可见椎间盘疝入压迹（施莫尔结节），多位于椎体前中部，T_1WI 上呈低信号，T_2WI 上呈高或稍高信号（图 5-5-2），亦可为 T_1WI 和 T_2WI 上均呈低信号，结节边缘可见 T_1WI 和 T_2WI 上更低信号线围绕。椎间盘信号降低，可表现突出或膨出征象。

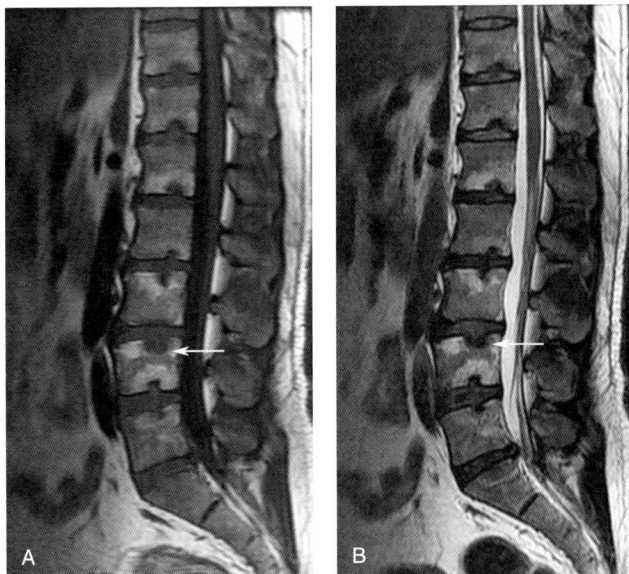

图 5-5-2 椎体骺板缺血坏死

A、B. 矢状位 T_1WI 及 T_2WI 显示胸腰椎多发椎体前部变扁和多发施莫尔结节（白箭）

（四）诊断要点与鉴别诊断

1. 诊断要点

（1）多见于青少年，偶有外伤史，好发于胸椎下段和腰椎上段，椎体后凸畸形。

（2）X 线平片、CT 或 MRI 表现为多椎体程度相似的楔状改变及阶梯状改变，典型者至少 3 个相邻椎体有 5° 或 5° 以上楔形变，椎间隙狭窄。

（3）骺及其所在椎体边缘形态不规则，信号异常，骺线增宽和施莫尔结节，无明显骨质疏松。

（4）可伴有椎间盘膨出或突出。

2. 鉴别诊断

（1）脊柱结核：可表现类似缺血坏死的症状，常累及多个椎体，骨质有侵蚀破坏并伴有死骨，椎间隙变窄或消失，脊柱成角畸形，常见椎旁脓肿形成并伴有钙化。

（2）椎体软骨终板骨软骨炎：MRI 示椎体相对缘软骨终板信号不均匀、边缘模糊毛糙，软骨下骨椎体内可见横行带状、小片絮状或斑片状异常信号。

（3）椎体缺血坏死（Kümmell 病）：单个椎体多见，初呈楔形变，随后塌陷变扁，严重者呈盘状，相邻椎间隙增宽。

（4）先天性、姿势性脊柱后凸：出生即发现畸形存在，或后天姿势异常所致畸形，终板规则，不存在施莫尔结节。

（5）晚发型骨骺发育不良：胸、腰椎交界处单个 / 多个椎体变扁，椎体中后部上下缘隆起，前 1/3 上下缘变窄，呈驼峰状或奶瓶状，椎弓根变短，椎间隙变窄。躯干型侏儒（躯干短四肢长，立位指尖达膝部）。

（五）治疗和预后

椎体骺板缺血坏死治疗包括非手术治疗和手术治疗。非手术治疗方法较多，包括：①随访观察：对脊柱后凸小于 50° 的青少年需定期随访，叮嘱家长及患儿预防畸形并配合治疗。②功能锻炼：主要为姿势训练，其对本病的矫正具有一定作用。③支具治疗：在骨骼发育成熟之前进行支具治疗亦可得到满意的疗效，即使对后凸已近 80° 者亦多有效。支具治疗至少应坚持至骨骼成熟后 2 年。

仅有为数甚少的椎体骨骺缺血坏死患者需行手术治疗，主要是：①在青少年期采用支具治疗无法控制畸形发展的病例,包括超过 80° 的后凸畸形而骨骼尚未发育成熟者;②对成人后凸超过 75°、造成持久功能障碍性疼痛、经 6 个月以上非手术治疗无效,并明确提出要求改变外形以求美观者,亦可考虑手术治疗。Scheuermann 病的手术治疗包括矫正后凸畸形和脊柱融合术。

椎体骺板缺血坏死预后良好,但易引发脊柱退行性病变并遗留脊柱畸形。早期诊断尤为重要。影像早期诊断能为临床提供诊断依据,临床可及时采取措施进行治疗或处理,让病变早期愈合,避免脊柱畸形等后遗症出现。

三、成人椎体缺血坏死

(一) 概述

成人椎体缺血坏死是轻微脊柱外伤患者经几周至几个月不等的无症状期后,逐渐发展为有症状的进展性脊柱后凸畸形,1895 年由德国外科医生 Kümmell 首次报道,因此又被称作 Kümmell 病。该病多见于老年骨质疏松患者,以男性稍多,青少年患者非常罕见,发病部位大多在应力相对集中的胸腰段椎体。患者在临床上可出现慢性腰背痛、活动受限和神经功能障碍等症状,改变体位可诱发或加重疼痛感,并出现椎体塌陷及进行性的后凸畸形。

(二) 病理学表现

Kümmell 病发病机制较复杂,众多学者提出不同的假说,目前认为外伤导致脊椎松质骨断裂,形成微小血肿,阻碍局部血液供应,骨小梁发生缺血性坏死、断端硬化,坏死中心区域的骨小梁被吸收,形成与终板平行的裂隙,而裂隙周围的骨松质应力变大,轻微外伤易致骨折,发生缺血 - 骨折 - 缺血的恶性循环,最终形成与终板平行的椎体真空征、椎体塌陷。真空现象实际上是椎间盘或椎体内裂隙的气体或液体积聚,椎体的病理表现为骨坏死。

(三) MRI 表现

Kümmell 病的影像学表现多为迟发性的椎体塌陷、变扁和特征性的椎体内真空裂隙(intravertebral vacuum cleft,IVC)改变。CT 扫描发现椎体内囊性变,并可见气体密度,可有小死骨、囊腔边缘硬化。MRI 表现为椎体前部带状、不规则或类圆形异常信号区,病变早期在 T_1WI 为低信号,T_2WI 为中等或高信号(图 5-5-3),晚期病变内出现气体时,可见 T_1WI、T_2WI 更低信号影,病变周围出现硬化时,T_2WI 可见病变周围低信号区环绕,而被包绕的坏死区表现为高信号,这与股骨头缺血性坏死 MRI 所示“双边征”改变十分相似。病灶增强扫描强化不明显。

(四) 诊断要点与鉴别诊断

1. 诊断要点

(1)该病的症状通常是在外伤一段时间后出现。

(2)多见于老年骨质疏松患者。

(3)好发于椎体前部,病变早期 T_1WI 为低信号,T_2WI 为中等或高信号,晚期病变内出现气体时,可见 T_1WI、T_2WI 更低信号影,病变周围出现硬化时,T_2WI 可见病变周围低信号区环绕。

2. 鉴别诊断   Kümmell 病需要与单纯骨质疏松性椎体压缩骨折、椎体血管瘤、骨髓瘤、椎体转移瘤进行鉴别,主要如下:

(1)单纯骨质疏松性椎体压缩骨折:可有外伤病史,急性期 MRI 表现为 T_1WI 为低信号,T_2WI 为均匀高信号,周围无低信号区环绕。

(2)椎体血管瘤:MRI 表现为类圆形异常信号影,T_1WI 为低或高信号,T_2WI 为高信号,高信号中可见栅栏状低信号影,增强扫描明显强化。

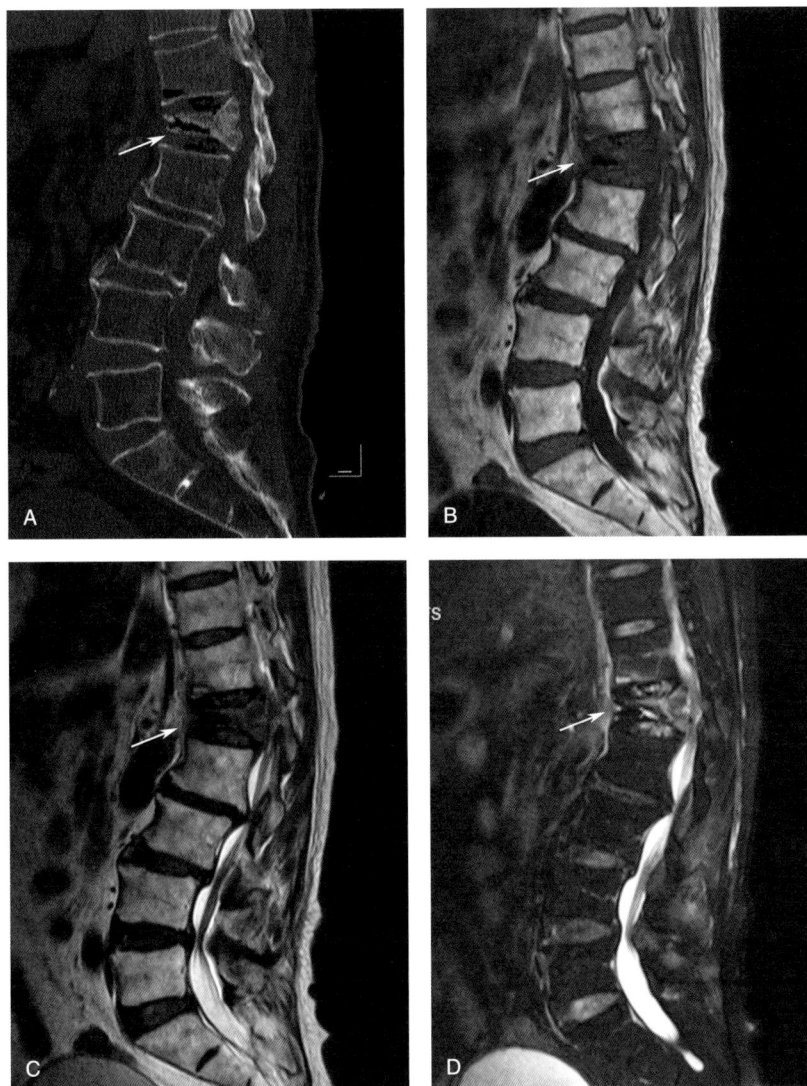

图 5-5-3　椎体缺血坏死

男,82 岁,腰部扭伤后 20 天,腰痛加剧 10 天伴双下肢感觉缺失。A. 矢状位 CT 重建显示腰$_1$椎体压缩,骨质密度增高,腰$_1$椎体内、胸$_{12}$椎体下缘及相邻椎间隙可见气体密度影(白箭); B~D. 矢状位 T$_1$WI、T$_2$WI 及 FS PDWI 序列显示压缩的腰$_1$椎体 T$_1$WI 为低信号,T$_2$WI 为中等信号,FS PDWI 为高信号,内见气体低信号影(白箭)

　　(3)骨髓瘤:骨破坏区多表现为穿凿样改变,病灶多发常见,可累及椎体附件,MRI 表现为 T$_1$WI 稍低信号,T$_2$WI 不均匀高信号,增强扫描病灶有强化。

　　(4)椎体转移瘤:病灶多发常见,MRI 表现为 T$_1$WI 为局灶或弥漫性低信号,T$_2$WI 根据溶骨或成骨信号而有所差异,溶骨多表现为高信号,可伴有软组织肿块。

　　(五) 治疗和预后

　　对于无神经损伤的患者,非手术治疗方案包括卧床休息、牵引、腰围保护、镇静剂、抗骨质疏松药物及促成骨治疗。对于非手术治疗效果不佳,且有疾病进展并增加迟发性神经损伤风险的患者,一般采用椎体成形术及后凸成形术治疗。

(张惠美　郑屹峰　徐万里　黄小燕　吴 晓)

第六章
肿　瘤

　　从来源上,脊柱肿瘤可以分为原发性脊柱肿瘤和转移性脊柱肿瘤两大类,其中转移性脊柱肿瘤占大多数,原发性脊柱肿瘤仅占所有肿瘤发病率的 0.4%。在所有脊柱原发肿瘤中,良性肿瘤所占比例为 61%,恶性肿瘤所占比例为 39%。良性肿瘤中,最常见为血管瘤,其次为骨巨细胞瘤、动脉瘤样骨囊肿、骨软骨瘤;恶性肿瘤中,脊索瘤最为常见,其次依次为浆细胞瘤、软骨肉瘤、淋巴瘤、尤因肉瘤、骨肉瘤。由于浆细胞瘤和淋巴瘤也属于血液系统肿瘤,因此本章未将其列入,具体内容请见第八章第四节。

第一节　良性骨肿瘤和肿瘤样病变

一、血管瘤

(一) 概述

　　椎体血管瘤(vertebral hemangioma,VH)是一种常见的良性肿瘤,发病率高达 26%,多发于中年女性,任何年龄均可发病,占全部骨血管瘤的 75%,胸椎发病率最高,占 80%~90%,其次为腰椎和颈椎。病变单发多见,累及脊柱椎体;也可多发,累及几个椎体或附件。肿瘤一般生长缓慢,大部分患者无明显临床症状,多数是体检发现。

　　0.9%~1.2% 的血管瘤会引起临床症状,通常为侵袭性血管瘤,主要包括背痛和神经系统症状。血管瘤体积较大时会引起疼痛,部分瘤体向椎管内扩张会引起脊髓压迫症状,也有患者伴随病理性、压缩性骨折。脊柱侵袭性血管瘤最常发生于胸椎,占 80%,其次为颈椎、腰椎,骶尾部最少见;可单发或多发,多位于椎体,可向椎弓根、椎板和棘突蔓延,并进入椎管内硬膜外、椎旁。

(二) 病理学表现

　　椎体血管瘤通常无包膜,外观为海绵状或蜂窝状,由衬有内皮的成熟薄壁毛细血管和血性窦腔组成,其间是脂肪型骨髓组织,血管瘤和脂肪组织混杂存在,二者比例高低不等,肿瘤组织穿插于骨小梁之间,残余骨小梁代偿增粗,呈纵向排列。畸形血管、穿插其中的纵向骨小梁和脂肪性骨髓组织是椎体血管瘤影像学表现的基础。瘤内常有出血形成的血凝块和静脉石。

(三) MRI 表现

　　椎体血管瘤的影像表现与病灶内脂肪含量相关。当病灶内脂肪含量小于 40% 时,病灶实质大多为海绵状迂曲血管瘤,血流较缓慢,往往表现为 T_1WI 低 T_2WI 高信号,STIR 呈高信号,T_2WI 上的高信号往往同脑脊液信号,病变可累及整个椎体(图 6-1-1),甚至侵及附件和椎管,呈现侵袭性改变,常伴有软组织肿块,受累椎体可发生病理性骨折,好发于 T_3~T_9 椎体。硬膜外病变往往与椎体病变延续,椎旁病变呈带状膨出或哑铃样,增强后明显强化。

当病灶内脂肪含量大于 40% 时,T_1WI 及 T_2WI 上均显示出高信号脂肪影中特征性的斑点状或条片状低信号骨小梁影,STIR 序列呈低信号,其在横轴位时呈蜂窝状或网眼状改变,矢状位及冠状位呈典型的"栅栏状"改变,通常无椎体外形改变,体检意外发现者占大多数,为无症状性血管瘤,多不需治疗。

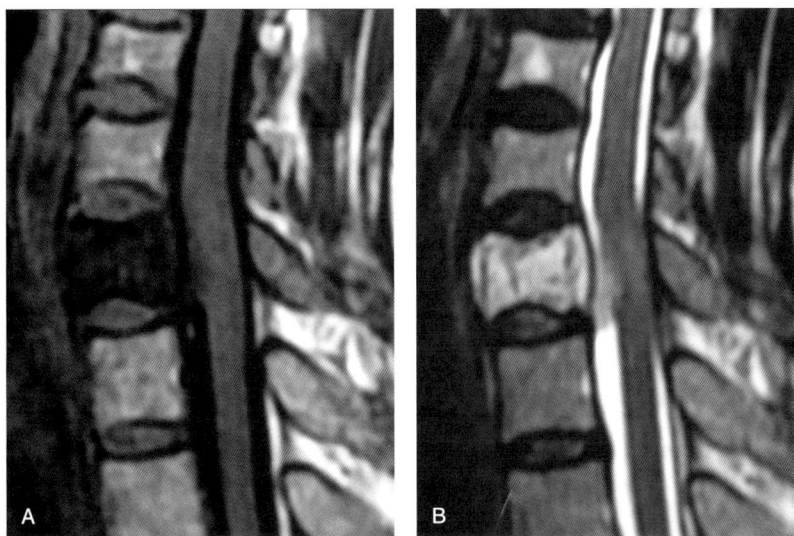

图 6-1-1 颈椎血管瘤

A、B. 矢状位 T_1WI 和 T_2WI 序列示颈 $_5$ 椎体双凹变形,呈 T_1WI 低信号,T_2WI 高信号,
椎体前后缘膨隆,局部椎管变窄,颈髓内可见片状 T_2WI 高信号

(四) 诊断要点与鉴别诊断

1. 诊断要点 椎体血管瘤是一种常见的良性肿瘤,多发于中年女性,任何年龄均可发病,本病的诊断要点如下:

(1)好发于胸椎,其次为腰椎和颈椎。

(2)多数单发,少数为多发。

(3)无症状血管瘤 MRI 表现 T_1WI 及 T_2WI 高信号,STIR 序列呈低信号,可见栅栏状改变;侵袭性血管瘤 MRI 表现为 T_1WI 低信号,T_2WI 高信号,STIR 序列呈高信号,常伴溶骨性骨质破坏。

2. 鉴别诊断 无症状血管瘤容易诊断,无须鉴别;侵袭性血管瘤往往需要与以下疾病进行鉴别:

(1)椎体转移瘤:以中老年患者居多,病变主要累及椎体后部,呈溶骨性骨质破坏,椎体形态不规则,一般有原发肿瘤病史。

(2)脊柱骨巨细胞瘤:椎体内溶骨性骨质破坏,可累及附件,病变内可见骨嵴或分隔,病变内无钙化,肿瘤的实性成分在 T_1WI 上通常呈低信号,在 T_2WI 上往往呈等低信号。

(3)脊柱骨髓瘤:以老年人多见,实验室检查血清或尿中有本周蛋白增高,病变常多发,好发于胸椎,常伴骨质疏松,影像学表现为溶骨性破坏,可累及椎体及附件。

(五) 治疗和预后

绝大多数椎体血管瘤为良性,因此无症状者通常无须接受治疗和干预,对于有症状的椎体血管瘤患者可对症治疗。

二、骨母细胞瘤

(一) 概述

骨母细胞瘤(osteoblastoma)又称成骨细胞瘤,由富含血管的结缔组织间质和活跃产生的骨样组织及编织骨组成。最常见的部位是扁骨和椎骨。脊柱胸腰段常见,主要位于椎板、横突、棘突等附件。好发于男性,大多数发病年龄在 30 岁以下。局部疼痛不适是最常见的症状,疼痛较轻微。脊柱的病变可伴随肌肉痉挛、脊柱侧凸和神经症状,包括感觉异常和无力。

(二) 病理学表现

骨母细胞瘤边界清楚,松质骨内的肿瘤髓腔侧有薄的边。肿瘤内可有出血,呈紫红色到赤褐色,沙砾状或颗粒状,偶见较软的囊性区,可以出现类似动脉瘤样骨囊肿、充满血的囊腔。

骨母细胞瘤与骨样骨瘤有相似的组织学特点。镜下见多量骨母细胞增生形成骨样组织和编织骨为其特征。富有血管的结缔组织间质,伴活跃产生的骨样组织和编织骨。较不成熟的病灶具有丰富的结缔组织间质,可见多核破骨细胞型巨细胞和小的骨样组织灶,有时呈带状;成熟肿瘤的骨样组织逐渐产生矿化,转化为粗糙的编织状骨小梁,并可融合成网状。

(三) MRI 表现

病变位于脊柱,表现为边缘清楚,膨胀性的溶骨性病变,多起源于椎体后方附件结构,尤其是位于胸、腰段。有部分或广泛的钙化或骨化,早期表现为溶骨性破坏,呈云絮状,周围有不规则的钙化边界。晚期病灶内出现不均匀钙化或骨化,呈斑片状高密度影,骨皮质可破坏中断,肿瘤组织侵及周围组织,晚期可累及椎体。

病变多呈膨胀性生长,呈不规则分叶状,在 T_1WI 为稍低或等信号,T_2WI 可为不均匀等、较高或明显高信号,增强扫描中等度不均匀强化。肿瘤内的钙化或骨化呈斑点状、斑片状或团块状,T_2WI 为低信号,T_1WI 上为低或等信号,病灶边缘的骨质增生硬化带在 T_1WI、T_2WI 上均表现为低信号环圈。病灶周围的骨髓和软组织内可出现反应性充血水肿,表现为片状 T_1WI 低信号、T_2WI 高信号。MRI 可清楚地显示骨皮质中断和局部软组织肿块(图 6-1-2)。侵袭性病灶可包绕脊髓。

(四) 诊断要点与鉴别诊断

1. 诊断要点　骨母细胞瘤是一种比较少见的骨肿瘤,绝大多数为良性,本病的诊断要点如下:

(1)脊柱骨母细胞瘤大多数发生在脊柱附件内,或经椎弓延伸到椎体,单纯椎体很少发生,骶椎发生骨母细胞瘤罕见。

(2)肿瘤以中心膨胀性生长并渐进性成骨为主要表现。

(3)典型表现为大于 2cm 的局限性膨胀性密度减低区,其内可见骨间隔及散在骨化,病灶周围出现清楚的薄壳。

(4)MRI 表现为不规则分叶状,T_1WI 呈等低信号,T_2WI 呈等高信号,钙化及骨化呈等低信号。肿瘤周围可见反应性水肿。侵袭性病灶可包绕脊髓。

2. 鉴别诊断

(1)骨样骨瘤:体积小,一般 2cm 以下,有瘤巢,周围硬化明显,临床上疼痛更剧烈,夜间疼痛明显。

(2)骨软骨瘤:病变主要位于脊椎的附件外,钙化位于病变的外周。

(3)骨肉瘤:发生于椎体的骨母细胞瘤需与成骨型骨肉瘤鉴别,鉴别很困难。骨肉瘤表现为界限不清的皮质破坏和骨膜反应骨,向外周呈浸润性生长。

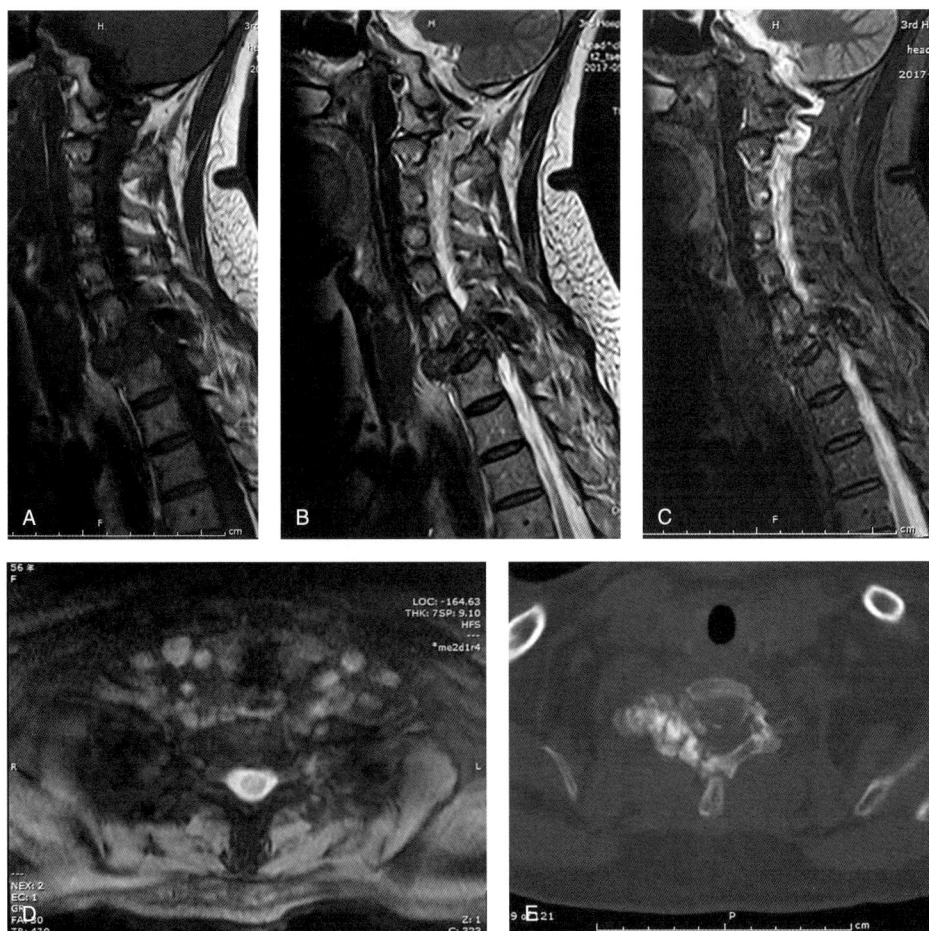

图 6-1-2　颈椎骨母细胞瘤

女,56 岁。A、B. 矢状位 T_1WI 和 T_2WI 序列,显示颈₇椎右侧附件处可见肿块影,呈 T_1WI 低、T_2WI 混杂低信号;C. 矢状位 T_2WI 脂肪抑制序列,示肿块呈稍高信号,周围可见软组织肿块影;D、E. 横轴位 T_2WI 序列和横轴位 CT 显示肿块内多发骨化影,侵及椎体右侧缘

(五) 治疗和预后

骨母细胞瘤可采用病灶内切除联合局部辅助治疗、病灶边缘切除或广泛切除等治疗方法。脊柱部手术相当困难和危险,可使用刮除结合内固定术。普通骨母细胞瘤如能彻底切除,可不复发,否则有可能复发,甚至可在切除后数年内复发。

三、骨软骨瘤

(一) 概述

骨软骨瘤(osteochondroma),又称骨软骨性外生骨疣,是指突出于骨表面并覆以软骨帽的骨性突起物,是最常见的骨肿瘤。有单发性及多发性两种,单发性多见,多发性较少见,常合并骨骼发育异常,常为两侧对称性并有遗传性,又称遗传性多发性外生骨疣。骨软骨瘤可发生于任何软骨内化骨的骨骼,以长管状骨干骺端邻近骨骺部位最为好发,以股骨下端和胫骨上端最常见。发生在脊柱很罕见,最好发于颈椎,其次好发于胸椎,多见于椎弓和棘突,还可见于横突、椎板和椎肋交界处。本病好发于 10~30 岁青少年,男性多于女性,局部有生长缓慢的骨性包块,本身无症状,多因压迫周围组织如肌腱、神经、血管等而引起相应症状。若肿瘤突然长大或生长迅速,应考虑有恶变的可能。

（二）病理学表现

大体上骨软骨瘤是一个带蒂的或宽基底的骨性隆起,由骨性基底、软骨帽和纤维包膜三部分构成。

镜下软骨帽的软骨细胞排列与正常骺软骨相似,表层细胞较幼稚,深层近基底部位的软骨基质发生钙化,通过软骨内化骨形成骨质。

（三）MRI 表现

表现为椎体边缘不规则骨性突起,骨性基底部分的信号与母体相同(图6-1-3),软骨帽在 T_1WI 上呈低信号,在 T_2WI 呈稍高信号,在脂肪抑制序列呈高信号,与关节透明软骨相似。软骨帽厚度大于 2cm,则提示恶变。

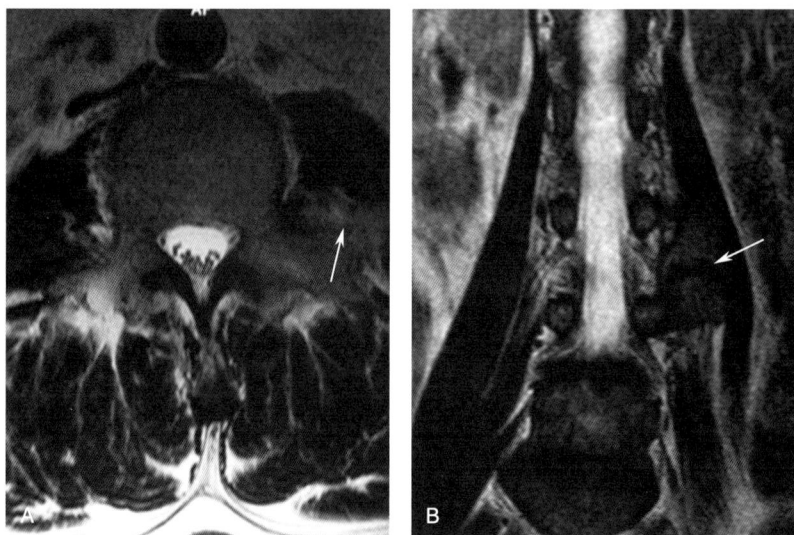

图 6-1-3   腰₄左侧横突骨软骨瘤

A、B. 横轴位和冠状位 T_2WI 序列,示腰₄椎体左侧横突可见宽基底结节状骨性突起,
表面可见稍长 T_2 信号的软骨帽(白箭),边界较清

（四）诊断要点与鉴别诊断

1. 诊断要点   骨软骨瘤是最常见的骨肿瘤,常发生于膝关节,发生于脊柱者少见,本病的诊断要点如下:

(1)表现为附着于脊柱的骨性突起,无蒂或广基底与母骨相连,其内可见不规则的钙化或骨化影。骨软骨瘤偶尔可延伸或生长至椎管内,并压迫脊髓。

(2)软骨帽在 T_1WI 上呈低信号,在 T_2WI 脂肪抑制序列呈高信号,与关节透明软骨相似。

2. 鉴别诊断

(1)继发性软骨肉瘤:多见于腰椎、胸椎,表现为椎体后部附件的溶骨性破坏,周边可出现少许硬化,其内有斑片状或絮状钙化,周围较大的软组织肿块内也可见不规则钙化。

(2)骨母细胞瘤:多见于脊柱胸腰段,主要位于椎板、横突、棘突等附件。以中心膨胀性生长并渐进性成骨为主要表现。骨软骨瘤主要位于椎体的附件外,钙化位于病变的外周。

（五）治疗和预后

骨软骨瘤为良性骨肿瘤,大多数不需要手术切除,但应长期随诊观察。发生于躯干骨的病变,即使无症状也应手术切除。骨软骨瘤也可发生恶变,若肿瘤突然长大或生长迅速,应考虑有恶变的可能,需要手术切除。

四、骨样骨瘤

(一)概述

骨样骨瘤(osteoid osteoma)是来源于成骨性结缔组织的良性骨肿瘤,生长缓慢。任何骨均可发病,以胫骨和股骨多见,偶见于颅骨。肿瘤多发生于长管状骨的骨干,85%发生于骨皮质,其次为松质骨和骨膜下,少数发生于关节囊内骨。发生于脊柱者病变大多位于椎体后部,75%~95%累及椎弓,尤其是椎板、峡部和关节突。腰椎好发,其次是颈椎和胸椎,骶尾部和环枕联合区罕有发病。好发于男性,多见于30岁以下的青少年。起病较缓,症状以患部疼痛为主,夜间加重。服用水杨酸类药物及非甾体类药物可缓解疼痛。病变位于脊柱时可出现斜颈、脊柱僵硬和侧凸。任何部位的骨样骨瘤,一般不伴有全身性的症状和体征,实验室检查一般正常。

(二)病理学表现

骨样骨瘤属良性病变,以高度血管化的结缔组织及骨样组织组成的瘤巢为特征。瘤巢呈圆形或椭圆形,体积较小,直径一般在0.5~2cm之间,超过2cm者少见。大体上瘤巢常为暗红色或夹杂黄色斑点,呈沙砾状,质脆弱。致密骨内的瘤巢周围有广泛的骨质硬化,范围大大超过肿瘤本身,瘤巢在松质骨内则周围硬化较轻,仅形成一硬化边缘。

镜下骨样骨瘤由骨母细胞及其产生的骨样组织和新生骨小梁构成。瘤巢由骨样组织和血管丰富的结缔组织构成,中心部分以网织骨为主,伴有不同程度的钙化或骨化,外周为血管丰富的纤维基质,肿瘤边缘的骨样组织大部分钙化形成新生骨小梁。

(三)MRI 表现

肿瘤未钙化的成分在T_1WI上呈低到中等信号,T_2WI上呈高信号;钙化部分在T_1WI和T_2WI上均呈低信号;肿瘤增强后强化明显,尤其是以骨样组织为主、血管丰富的病灶(图6-1-4)。瘤巢周围硬化骨质呈低信号。瘤巢周围髓内和软组织可见炎性水肿。

(四)诊断要点与鉴别诊断

1. 诊断要点 骨样骨瘤是生长缓慢的、来源于成骨性结缔组织的良性骨肿瘤,好发于青少年,发病率较低,本病的诊断要点如下:

(1)典型的临床症状为夜间疼痛,口服水杨酸类药物或非甾体类药物可缓解。发生于脊柱者病变大多位于附件,腰椎是其好发部位。

(2)骨样骨瘤在MRI上表现多样,对瘤巢的显示能力不如CT。诊断需结合X线及CT表现。

(3)典型的X线平片表现为直径小于1cm的瘤巢及其周围增生硬化的反应骨。瘤巢周围髓内和软组织的炎性水肿,并不具有特异性,却使肿瘤似具有恶性征象,因此单独依靠MRI可能造成误诊,应该与其他影像学检查手段结合分析。

(4)青少年出现无法解释的疼痛性脊柱侧凸时,要想到此病。

2. 鉴别诊断

(1)骨髓炎和骨脓肿:硬化性骨髓炎和皮质内脓肿可产生致密的反应性骨,但中心缺乏瘤巢,具有明显的炎症细胞浸润。

(2)骨母细胞瘤:疼痛一般较骨样骨瘤轻,肿瘤体积较大,瘤体常大于2cm,呈进行性生长。脊柱发病率较高,没有瘤巢,钙化、骨化不规则且分散。

(3)骨岛:骨岛无症状,不疼痛,仅有局部骨硬化,分界清晰,没有瘤巢,周围无硬化带包绕,核素扫描没有浓聚现象。

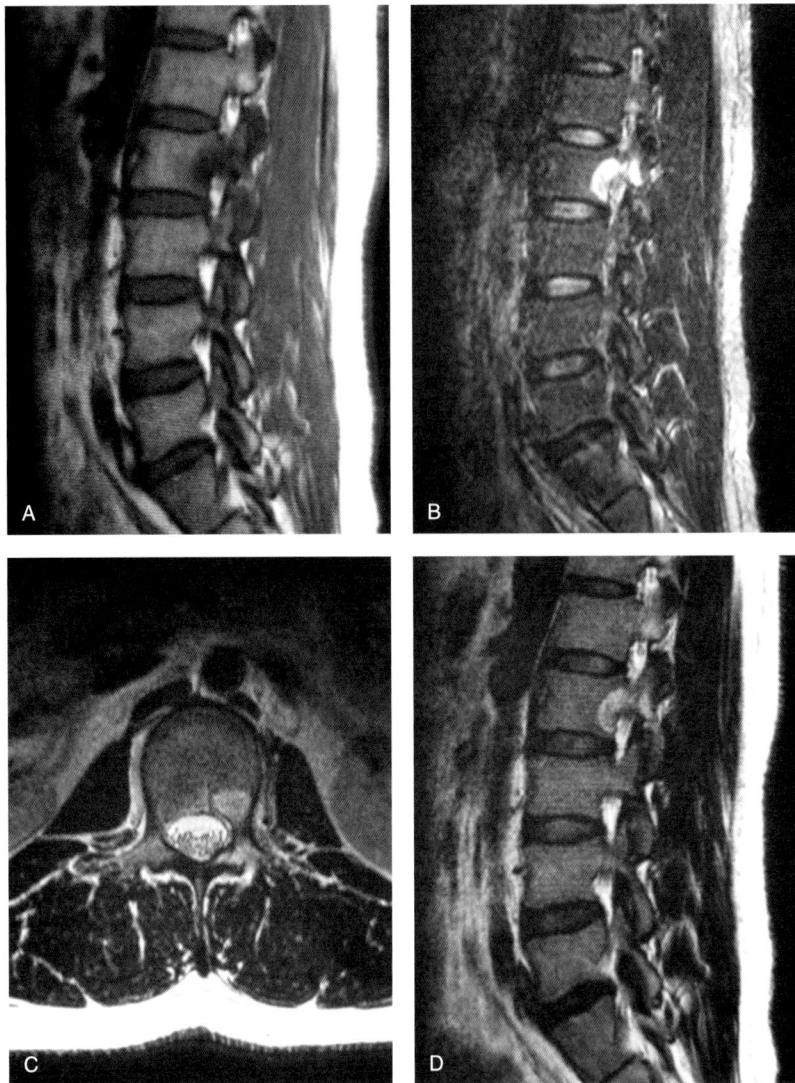

图 6-1-4　腰₂椎体骨样骨瘤

A. 矢状位 T_1WI 序列；B. 矢状位 T_2WI 序列；C. 横轴位 T_2WI 序列，显示腰₂椎体左后方及左侧
椎弓根片状长 T_1 长 T_2 信号，边界较清；D. 矢状位 T_1WI 序列增强扫描显示病变明显强化

（五）治疗和预后

主要通过手术彻底切除瘤巢。瘤巢切除后，肥厚的骨质和反应性增生的软组织可恢复正常，因而无须将骨质增生区和反应性的软组织整个切除。完整的瘤巢切除是达到最佳治疗效果的前提，瘤巢切除不彻底可导致肿瘤复发，瘤巢完全切除后的肿瘤复发非常罕见。骨样骨瘤属良性病变，未见恶变或转移的报道。

五、软骨母细胞瘤

（一）概述

软骨母细胞瘤（chondroblastoma，CB），又称成软骨细胞瘤，在最近的 WHO 分类中，软骨母细胞瘤被分类为偶见转移的中间性肿瘤，占原发性骨肿瘤的 1%~1.45%，起源于成软骨细胞或成软骨结缔组织，单发多见，偶可见多发病变。其大多数情况下（80%）见于四肢骨，发生在脊柱的软骨母细胞瘤尤为罕见（1%）。本病好发于青少年，平均发病年龄为 29 岁。男女比为 2:1，颈椎为常见发病部位。脊柱软骨母细胞瘤与发生于四肢者不同，肿瘤通常更有侵袭性。临床表现通常是非特异性的，表现为轻度局部疼痛，随着疾病的进展,在数周至数年内会压迫脊髓,引起相应症状,如手指放射痛、坐骨神经痛或四肢轻瘫等。超过 30%的软骨母细胞瘤会出现继发性动脉瘤样骨囊肿。

(二) 病理学表现

软骨母细胞瘤大体病理上多呈灰黄色、黄白色、褐色,质稍韧,有沙砾感,部分囊腔硬化。肿瘤的特征性显微外观是软骨样病变,可见囊状出血区域。典型软骨母细胞瘤在组织学上主要由具有圆形至卵圆形的软骨母细胞、呈随意性分布的破骨细胞样多核巨细胞和类似淀粉样物质的嗜酸性软骨样基质组成,肿瘤细胞间散在数量不等的钙盐沉积,部分病灶中见到"窗格样钙化",为该肿瘤的最典型特征。当其合并动脉瘤样骨囊肿时,通常表现为肿瘤内的微小囊性间隙。有时动脉瘤样骨囊肿可能占主导地位,软骨母细胞瘤则形成瘤壁。

(三) MRI 表现

脊柱软骨母细胞瘤常同时侵犯椎体和附件,病变常较局限,表现为类圆形分叶状软组织肿块,与周围骨组织的界限清晰,可见硬化边;病变很少引起病理性骨折。脊柱软骨母细胞瘤在 T_1WI 上呈稍低 - 等信号,T_2WI 上往往信号不均匀,呈混杂低及高信号改变(图 6-1-5),T_2WI 低信号的区域对应于钙化成分、不成熟软骨或含铁血黄素的沉积,高信号的区域对应于非骨样肿瘤成分及软骨基质。当 MRI 上看到液 - 液平面时,则高度提示合并动脉瘤样骨囊肿。病灶边缘常可见完整或不完整的低信号环,通常厚度小于 1mm。肿瘤邻近骨可伴骨髓水肿。增强扫描肿瘤出现不均匀强化。

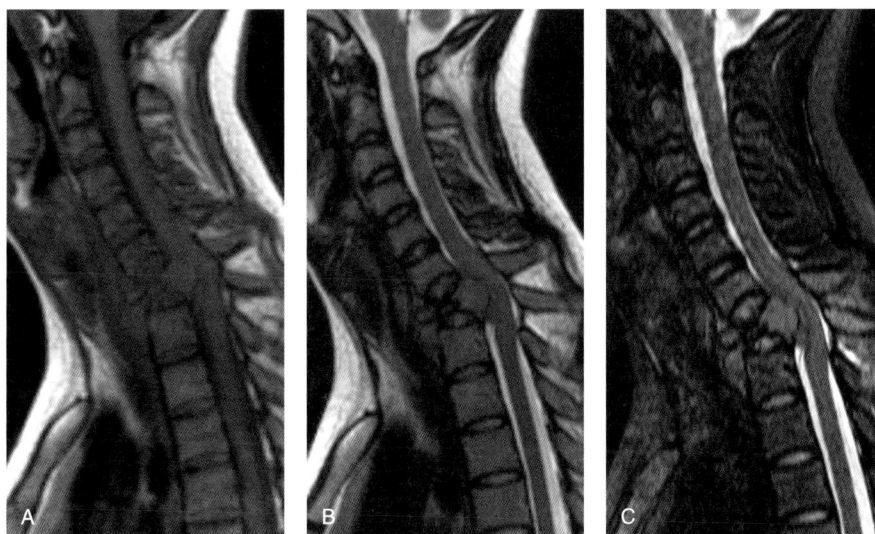

图 6-1-5　颈椎软骨母细胞瘤

女,18 岁,颈部疼痛酸胀伴下肢乏力 10 天余。A. 矢状位 T_1WI 序列;B. 矢状位 T_2WI 序列;C. 矢状位 T_2WI 脂肪抑制序列,显示颈₇椎体明显变扁,后缘膨隆,病变在 T_1WI 上呈等信号,T_2WI 呈等低信号,T_2WI 脂肪抑制序列呈稍高信号,椎体向前后突出,椎体前后径增宽,椎管前后径变窄

(四) 诊断要点与鉴别诊断

1. 诊断要点

(1)好发于青少年,男性较为好发。

(2)脊柱软骨母细胞瘤多为单发,少数为多发,好发于颈椎。

(3)病变常常同时侵犯椎体及附件,很少出现病理性骨折。

(4)MRI 表现为类圆形分叶状软组织肿块,与周围骨组织的界限清晰,T_1WI 呈稍低 - 等信号,T_2WI 呈低或高信号,病灶边缘可见完整或不完整低信号硬化边,肿瘤邻近骨可伴骨髓水肿。

(5)脊柱软骨母细胞瘤的放射学特征是非特异性。当椎体出现伴有大肿块形成的破坏性骨病变时,要想到软骨母细胞瘤的可能性。

2. 鉴别诊断　脊柱软骨母细胞瘤需与脊柱骨巨细胞瘤、脊柱结核、脊柱软骨肉瘤等鉴别。

(1)脊柱骨巨细胞瘤:20~40岁多见,骶骨和胸椎为常见部位,主要侵犯椎体,可向后累及附件,表现为偏心性溶骨性骨质破坏和软组织肿块,无钙化,很少侵犯邻近椎体和椎间盘。

(2)脊柱结核:单椎体受累少见,常累及相邻椎体,椎间隙变窄、消失,椎体骨质破坏伴死骨,可见不规则脊柱旁或椎管内脓肿。

(3)脊柱软骨肉瘤:好发于中老年人,呈溶骨性骨质破坏,伴有"环、弧样"钙化,同时可见较大软组织肿块。

(五)治疗和预后

手术治疗是该病的主要治疗手段,脊柱软骨母细胞瘤具有较高的复发率及死亡率,据报道,局部复发率高达38%,2%可发生肺转移,应注意定期随访。

六、纤维结构不良

(一)概述

纤维结构不良(fibrous dysplasia,FD)是一种正常的骨组织及骨髓组织被纤维组织或不成熟的编织骨代替,从而导致骨的生长发育障碍的疾病,属于非遗传性、良性骨肿瘤样病变。发病原因不明,症状隐匿,青少年发病率较高,病变最常见于腿、臂(上、下肢长骨)、肋骨、骨盆和颅面骨;发生在脊柱少见,占1.4%~5.5%,其中颈椎、腰椎发病率最高,而发生在胸椎罕见。病变一般从椎体开始,逐渐累及椎体附件。发生于脊柱的骨纤维结构不良进展缓慢,恶变少见。

(二)病理学表现

纤维结构不良大体上呈灰色或灰红色,切割有沙砾感,由于含纤维组织与骨组织的比例不同,质地各异。

镜下病变骨被纤维组织代替,纤维组织内有许多成纤维细胞构成的旋涡,并夹杂着软骨、骨样组织和新生骨。一般在较成熟的病灶中纤维组织细胞长,核染色深,有较多的致密胶原纤维,血管组织较少。在较幼稚的病变组织中纤维结缔组织比较疏松,内含肥大的成纤维细胞,胶原纤维少,血管较丰富,骨化现象较明显。

(三)MRI表现

脊柱骨纤维结构不良的影像表现不具有特异性,有良性骨肿瘤生长的特点,包括膨胀性生长,边界清晰且完整的硬化缘,无骨皮质破坏及软组织肿块,相邻椎间盘正常。在 T_1WI 上呈低信号, T_2WI 上呈混杂等、低、高信号, T_2WI 混杂信号与病变内骨小梁、细胞结构、胶原纤维、囊性改变和出血有关。在 T_1WI 、 T_2WI 及 T_2WI 脂肪抑制像,病灶周围常有较完整的环形低或极低信号带(图6-1-6)。当病变进展较快或出现软组织肿块时,要想到脊柱纤维结构不良发生恶变可能。

(四)诊断要点与鉴别诊断

1. 诊断要点

(1)青少年发病率较高,男性较女性多见。

(2)好发于颈椎和腰椎。病变一般从椎体开始,逐渐累及椎体附件。

(3)有良性骨肿瘤生长特点。

(4)脊柱骨纤维结构不良的MRI表现不具有特异性,通常 T_1WI 呈低到中等信号, T_2WI 呈混杂信号,病变边缘可见环形 T_1WI 、 T_2WI 低信号环,环状边缘可完整或不完整。增强扫描病变明显强化。

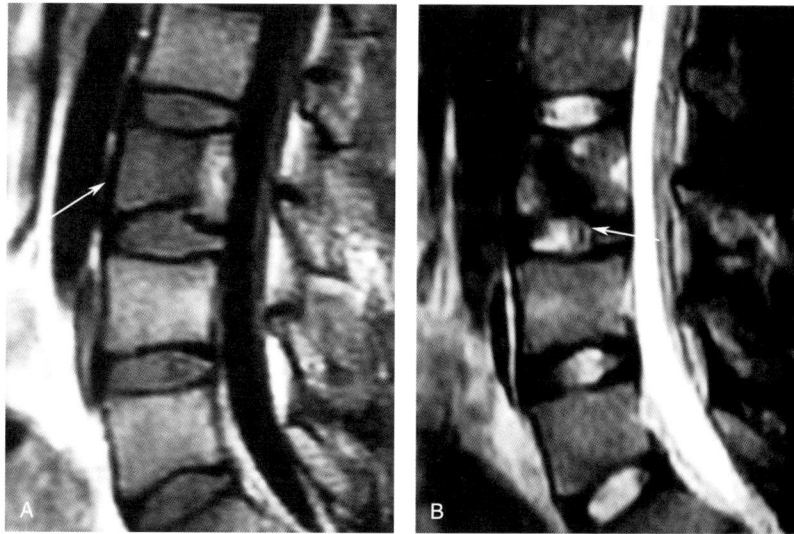

图 6-1-6　腰椎纤维结构不良

男,28 岁,腰部疼痛伴双下肢乏力 10 余天。A. 矢状位 T_1WI 序列; B. 矢状位 T_2WI 序列,显示腰 $_3$ 椎体溶骨性骨质破坏,T_1WI 呈稍低信号,T_2WI 呈低信号,相邻的椎体及椎间盘未见明显异常(白箭)

2. 鉴别诊断　脊柱骨纤维结构不良需要与巨细胞瘤、椎体血管瘤、动脉瘤样骨囊肿相鉴别,主要如下:

(1)脊柱巨细胞瘤:常表现为溶骨性破坏,其内可见分隔,病灶内无钙化及磨砂玻璃样表现,少数病灶周围有硬化边缘,可见骨皮质破坏。

(2)脊柱血管瘤:在 MRI 上,典型者呈"栅栏状"表现,病灶在 T_1WI 上呈低或高信号,T_2WI 上常呈高信号,其间夹杂粗大骨小梁,增强 MRI 显示病变明显强化。

(3)脊柱动脉瘤样骨囊肿:病变多累及附件,常表现为膨胀性病变,其内可见典型的液 - 液平面,是动脉瘤样骨囊肿的特征。

(五) 治疗和预后

对于脊柱骨纤维结构不良患者,有持续性疼痛,脊髓压迫 / 损伤和椎体塌陷 / 不稳定时,需要进行手术。一些学者认为,治疗应注重缓解症状和预防病变进展,而不是简单地进行切除。手术的目的是重建椎体的稳定性,最常用的方法是刮除术、内固定术和植骨术。

七、朗格汉斯细胞组织细胞增生症

(一) 概述

朗格汉斯细胞组织细胞增生症(Langerhans cell histiocytosis,LCH),又称组织细胞增生症 X,是一组较罕见的单核巨噬细胞异常增生性疾病。本组病变包括三种类型:勒 - 薛病(Letterer-Siwe disease)、韩 - 薛 - 柯病(Hand-Schuller-Christian disease)和嗜酸性肉芽肿(eosinophilic granuloma)。其共同点是都有一种特殊类型的组织细胞——朗格汉斯细胞增生。其中嗜酸性肉芽肿为最轻型,可表现为单发或多发性骨病变;Hand-Schuiller-Christian 病最不确定,表现为慢性播散性骨病变;Letterer-Siwe 病为急性型,播散快、预后差。嗜酸性肉芽肿占其中的 70%,本节以嗜酸性肉芽肿为例。

嗜酸性肉芽肿好发于儿童及青年,男性多见,多为单骨受累,好发于颅骨、肋骨、长骨、骨盆及脊柱。全身症状较少,局部主要有疼痛、肿胀和肿块,可有病理性骨折。脊柱病变有腰背部疼痛,活动受限,且逐渐加重,亦可造成脊柱后凸或侧凸畸形,病变压迫脊髓或神经根时,会出现相应的神经症状,甚至截瘫。

（二）病理学表现

病变组织呈灰红色,质软,可伴出血、坏死及囊性变。若病变广泛,病程较长者,可有广泛纤维化。

朗格汉斯细胞组织细胞增生症的诊断性细胞是朗格汉斯细胞。朗格汉斯细胞中等大小,界限不清,胞质透明或嗜酸性,核呈圆形~卵圆形,核浅染,常有切迹,可见特征性核沟,染色质散在分布,或沿核膜聚集。骨病变中朗格汉斯细胞呈巢状或簇状分布,弥漫呈片状分布者罕见。

（三）MRI 表现

好发于胸椎及上腰椎,常累及一个或数个椎体,表现为溶骨性破坏(图 6-1-7),呈长 T_1 长 T_2 信号,边界清楚,椎体被压缩成楔形,使椎体变扁、变形,前后径增大,典型者呈致密平板状的硬币征(图 6-1-8),椎弓根和附件较少受累。椎间隙一般正常。

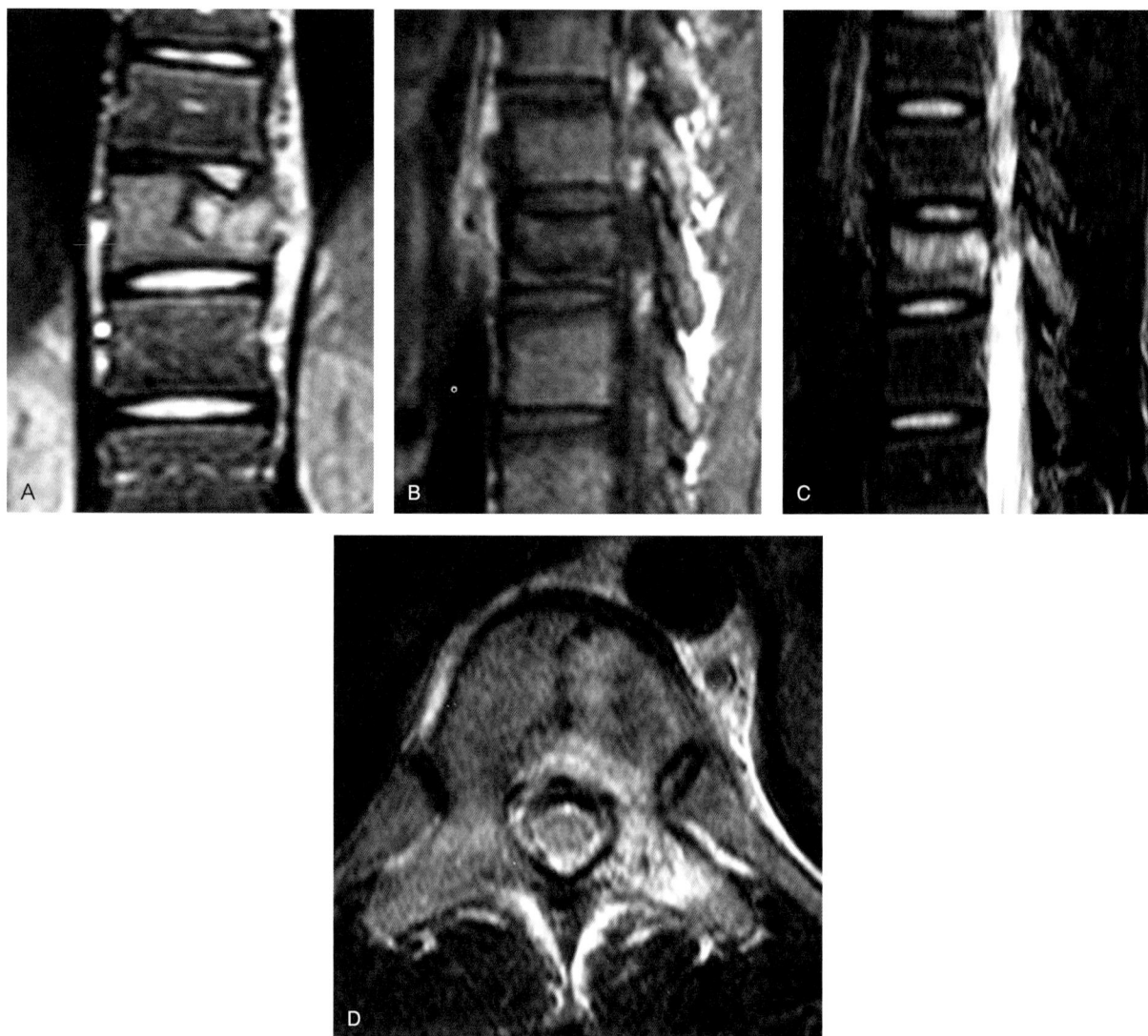

图 6-1-7　胸椎嗜酸性肉芽肿

男,16 岁,腰背部疼痛半年余。A. 冠状位 T_2WI 序列;B. 矢状位 T_1WI 序列;C. 矢状位 T_2WI 脂肪抑制序列;D. 横轴位 T_2WI 序列,显示腰 $_3$ 椎体左侧缘凹陷,腰 $_3$ 椎体左侧部分及左侧附件骨质破坏,病变呈长 T_1 长 T_2 信号,其内信号不均匀,周围软组织稍肿胀

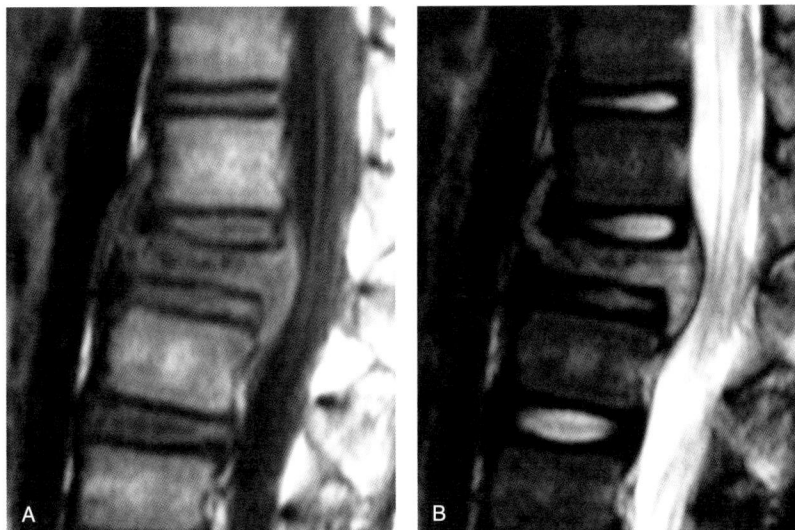

图 6-1-8 腰椎嗜酸性肉芽肿

男,8 岁,腰背部疼痛 2 个月余。A. 矢状位 T_1WI 序列;B. 矢状位 T_2WI 序列,显示腰 $_2$ 椎体
明显变扁,呈稍长 T_1 长 T_2 信号,椎体后缘膨隆,压迫椎管,邻近椎体及椎间隙正常

(四)诊断要点与鉴别诊断

1. 诊断要点 嗜酸性肉芽肿为朗格汉斯细胞增生症最常见的一种类型,约占 70%,本病的诊断要点如下:

(1)常见于儿童和青年。

(2)发生于脊柱者多见于胸椎和腰椎。

(3)扁平椎是其典型征象,严重者呈硬币状,横径和前后径均超出正常椎体,椎间隙一般正常。MRI 病变周围常有不同程度的水肿。

(4)儿童或青少年患者,患部有轻微疼痛,出现扁平椎,应首先考虑到该病。

2. 鉴别诊断

(1)单纯压缩骨折:有外伤史,没有骨质破坏,椎体变扁多呈楔形,缺乏向周围膨胀的现象。没有外伤者,年龄多较大,骨质广泛疏松。

(2)椎体结核:病变多有邻近椎体缘及椎间盘等破坏,椎间隙变窄,椎旁常出现脓肿,骨质破坏区可见死骨。而嗜酸性肉芽肿受累椎体多呈楔形或特征性扁平椎,椎间隙正常,邻近椎体正常。

(五)治疗和预后

局限性或单发性病变一般来说是良性的,可以自发性缓解,无远期后遗症。单发性病变需活检确诊,多不需要其他治疗。当病灶位于椎体或有疼痛,位于有自发性骨折危险的承重骨,以及病变导致严重的功能障碍或畸形时,可进行手术治疗。

八、动脉瘤样骨囊肿

(一)概述

动脉瘤样骨囊肿(aneurysmal bone cyst,ABC)是一种以溶骨性骨质破坏为特点的良性肿瘤样病变。目前,动脉瘤样骨囊肿的发病率约占骨肿瘤的 1.4%,常发生于长管骨,起源于脊柱的动脉瘤样骨囊肿少见;动脉瘤样骨囊肿的发病机制尚不明确,多数学者认为脊柱动脉瘤样骨囊肿与动静脉瘘形成有关。约 60% 的脊柱动脉瘤样骨囊肿发生于儿童和青少年,女性偏多;脊柱动脉瘤样骨囊肿更常见于胸、腰段椎体附件。脊柱动脉瘤样骨囊肿具有较强的侵袭性,且进展快,极易出现椎体不稳和脊髓、神经根受压,出现严重的神经损伤症状。常见的临床症状包括:进行性的疼痛,单侧或双侧肢体麻木,肌肉萎缩,合并脊髓损伤者可出现间歇性跛行,严重者大小便失禁甚至截瘫。

（二）病理学表现

肉眼下动脉瘤样骨囊肿瘤样组织常为如肉芽组织形态的破碎组织,有多个大小不等的囊腔,囊腔内壁光滑且彼此相通,内容物为淡黄色不凝血,部分为褐色陈旧性血性液体;腔外纤维壳样组织包裹形态如"蜂窝状"。镜下显示囊腔由血性液体充满,可检出含铁血黄素沉着,同时也可见肉芽组织、纤维组织及新生的类骨组织等成分。

（三）MRI 表现

MRI 具有较高的软组织分辨率,对显示骨质膨胀性改变或局限性骨质破坏具有重要价值。同时,MRI 对评估脊髓和神经根受侵犯情况亦有很重要的价值。病变呈边缘清楚的膨胀性分叶状改变,边缘在 T_1WI、T_2WI 均可见完整或不完整低信号环,病灶内见低信号间隔,内可见液 - 液平面(图 6-1-9)。T_1WI 显示液 - 液平面内可见到高信号;T_2WI 显示液 - 液平面上层为高信号,下层为稍低信号,多数学者认为此征象为特征性表现。

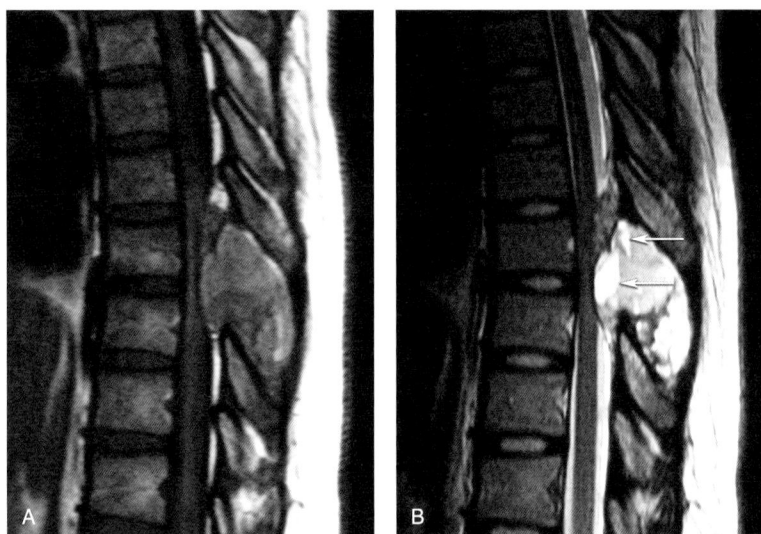

图 6-1-9 胸椎动脉瘤样骨囊肿

女,17 岁,胸部疼痛 2 个月;A. 矢状位 T_1WI 序列;B. 矢状位 T_2WI 序列,显示胸₈椎板、椎弓和棘突明显膨胀性溶骨性破坏,病变 T_1WI 呈等低信号、T_2WI 呈混杂高信号,可见多发液 - 液平面(白箭),椎管受压变窄

（四）诊断要点与鉴别诊断

1. 诊断要点

（1）好发于腰椎,其次是胸椎和颈椎;常常累及椎体附件,但也可以累及椎体。病变一般不会累及椎间盘。

（2）好发于儿童和青少年,女性多见。

（3）通常病程较长,仅累及附件、椎体时,症状较轻,表现为局部肿胀、疼痛和活动受限。

（4）主要的影像特点是膨胀性、侵袭性生长,先破坏椎体附件,并可形成椎旁肿物;也可累及椎体,常侵犯椎体后缘,同时易形成液 - 液平面;液 - 液平面对诊断具有特异性价值。

2. 鉴别诊断 脊柱动脉瘤样骨囊肿需要与脊柱骨巨细胞瘤、脊柱结核和脊柱血管瘤等相鉴别,主要如下：

（1）脊柱骨巨细胞瘤：常侵犯椎体，而后累及附件，部分病变内也可出现液 - 液平面，但不如动脉瘤样骨囊肿广泛，病灶的实性成分在 T_2WI 上多呈等低信号。

（2）脊柱结核：常有肺结核、肠结核等结核病史，以椎体破坏为主，椎弓根破坏不多见，骨破坏区有特征性的"岛屿状"坏死骨组织，可以侵及椎间盘，椎间隙变窄或消失，常伴有寒性脓肿，可有钙化。

（3）脊柱血管瘤：好发于椎体，典型者呈栅栏状改变，病灶较局限，常无膨胀改变，T_2WI 上信号很高，液 - 液平面少见，增强明显强化。

（五）治疗和预后

治疗手段以手术为主，切除或刮除病变，然后进行脊柱融合，使脊柱稳定。也有术后复发的可能性，术后要注意进行随诊。

九、骨巨细胞瘤

（一）概述

骨巨细胞瘤（giant cell tumor of the bone）是具有局部侵袭性的中间性肿瘤，恶性骨巨细胞瘤少见。脊柱是骨巨细胞瘤第四好发部位，以骶椎多见，其次为腰椎、胸椎和颈椎。发生于脊柱的骨巨细胞瘤，女性多见，男女比为 1：2.3~2.5。发病年龄同长骨骨端骨巨细胞瘤一样，20~40 岁为主要发病阶段。脊柱骨巨细胞瘤可累及单一椎体，也可累及相邻的多个椎体。当病变发生于骶椎以上的脊柱时，病变通常起于椎体，向附件发展；少数病变起自附件，向椎体发展。当病变发生在骶骨时，好发于上部骶椎，偏一侧，且经常越过骶髂关节累及髂骨。

脊柱骨巨细胞瘤的临床表现常不典型，病程常迁延数周至数年时间不等。其主要表现为疼痛、麻木无力，骶尾椎病变可触及臀部肿块，并有排尿困难等；累及神经或脊髓时会出现截瘫症状；部分可合并病理骨折，出现突然发作的疼痛或症状加重。

（二）病理学表现

肉眼见肿瘤质地柔软，周围可见纤维包膜，切面呈灰红灰黄的鱼肉状，内可见碎骨组织、出血、坏死、钙化区。瘤外常包绕薄的完整或不完整的反应性骨壳，由骨内、外膜反应性新生骨构成。光镜下肿瘤主要由决定其生物学活性的基质细胞及均匀分布的多核巨细胞组成。基质细胞为单核细胞，呈卵圆形或短梭形，大多排列稀疏，形态规则，为主要成分。多核巨细胞内有多个细胞核位于胞质中央，巨细胞核从数个到数十个不等，呈球形、椭圆形或梭形，胞质丰富，染色清晰细颗粒状，可见空泡形成。部分病变内可见少量类骨组织、新生的骨小梁及含铁血黄素沉积，局部侵及周围脂肪组织、骨皮质及骨骼肌。

（三）MRI 表现

脊柱骨巨细胞瘤表现为椎体偏心或中心性骨质破坏，多膨胀，局部被肿瘤组织代替。与邻近椎体信号相比，肿瘤实性成分在 T_1WI 上以等、低信号为主，在 T_2WI 上多为混杂信号，实性部分与椎体信号相比呈等低信号者占 63%~96%（图 6-1-10），这可能与肿瘤内含铁血黄素沉积及细胞胶原成分增多有关。STIR 序列呈不均匀高或稍高信号。T_2WI 低信号支持骨巨细胞瘤的诊断，故在鉴别诊断中具有 ·定的意义。

脊柱骨巨细胞瘤的另一个特点是病变内 T_1WI、T_2WI 上常见条状低信号影，呈"多房"或"蜂房样"改变，是病变内的骨嵴或分隔、纤维分隔所致。骨嵴及分隔，尤其在横轴上显示清晰。瘤内骨嵴及分隔对诊断有一定价值，此征象在脊柱骨巨细胞瘤中常见，但并不具有特异性，血管瘤、浆细胞瘤及神经鞘瘤也可见到此征象。病变内出现液化、坏死时呈长 T_1、长 T_2 信号，出现亚急性出血时 T_1WI、T_2WI 均呈高信号。

当病变继发动脉瘤样骨囊肿时，常可见单房或多房的液 - 液平面。偏心性破坏者可在对侧肿块边缘见到清晰的低信号边，通常代表硬化边或假膜。病灶处皮质受侵变薄或呈断续状，甚至破坏消失形成软组织肿块,常呈分叶状,肿块可向椎旁及椎管内延伸,椎管侵犯往往比椎旁多,此外,病变还可以跨越椎小关节,侵及肋椎关节和肋骨,这一点与四肢骨巨细胞瘤有所不同,四肢骨巨细胞瘤很少跨过关节软骨。因此,脊柱骨巨细胞瘤比四肢骨巨细胞瘤更有侵袭性。少见情况下肿瘤可自椎前或椎旁侵犯相邻椎体,甚至椎体被压缩得很扁,但椎间盘尚较完整保留,由此可见,椎间盘对骨巨细胞瘤有抵抗作用,这种表现与炎性病变易区分(图 6-1-11)。但极少数情况下病变累及邻近椎间盘,致椎间盘部分受侵,甚至椎间盘破坏消失。增强扫描肿瘤可表现为不均匀强化至明显强化,其动态增强时间 - 信号曲线呈速升速降型(恶性骨巨细胞瘤)或速升缓降型。部分骨巨细胞瘤 ^{1}H-MRS 在 3.2ppm 附近可见到明显的胆碱峰,类似恶性改变。

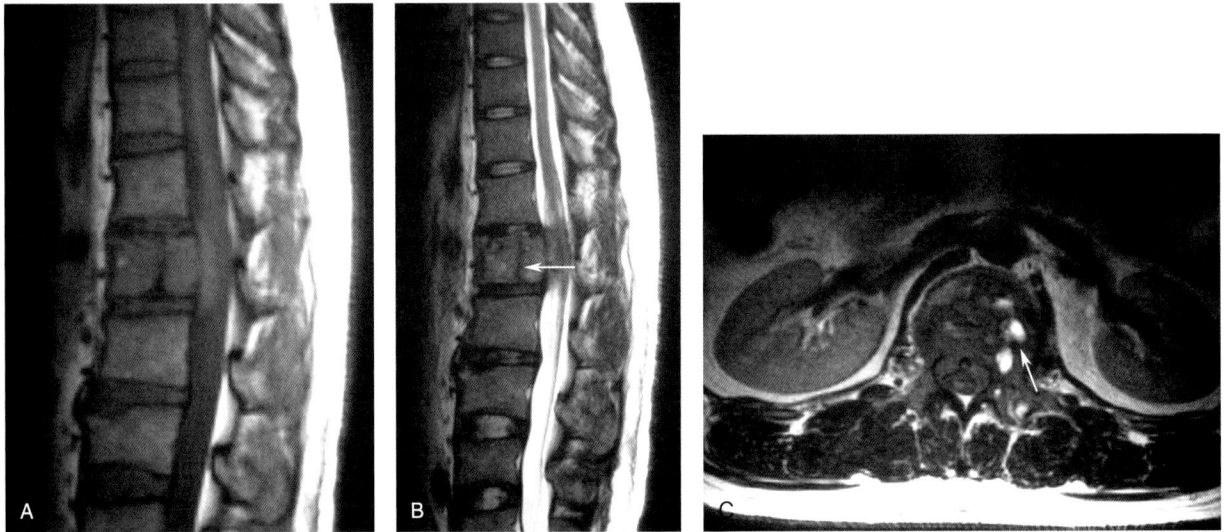

图 6-1-10　脊柱骨巨细胞瘤

A. 矢状位 T_1WI 序列;B. 矢状位 T_2WI 序列,显示腰 $_1$ 椎体骨质破坏,呈等椎体信号,肿块侵及椎管内并压迫脊髓,其内可见线样低信号(白箭),代表骨嵴及分隔,椎间盘未受累;C. 横轴位 T_2WI 序列,显示病变呈偏心性生长,自椎体侵及椎弓和椎管内,病变内可见曲线样低信号及液 - 液平(白箭)

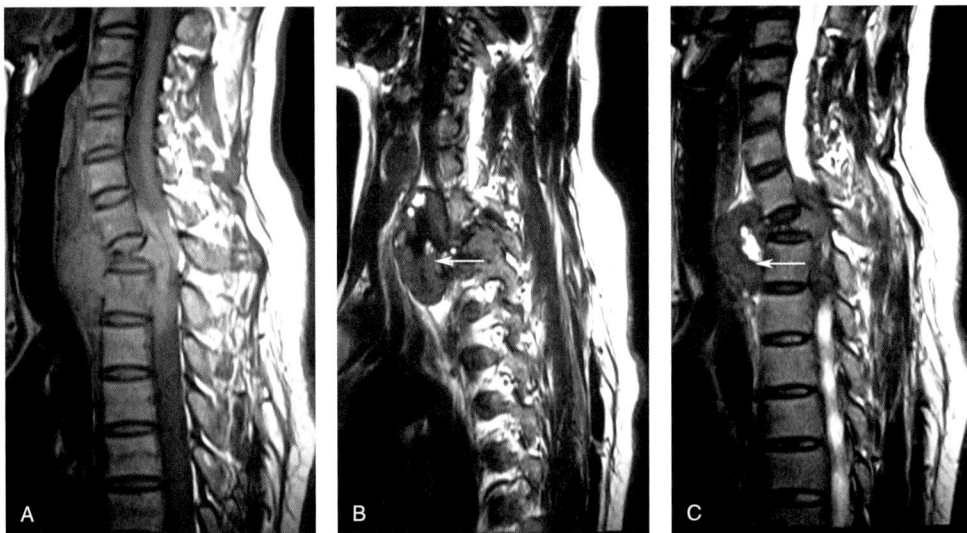

图 6-1-11　脊柱骨巨细胞瘤累及多个相邻椎体

A. 矢状位 T_1WI 序列,显示颈 $_7$ 椎体明显变扁,椎前及椎管内可见与椎体等信号的巨大软组织肿块,累及颈 $_6$ 和胸 $_1$ 椎体前部,肿块压迫硬膜及脊髓;B、C. 矢状位 T_2WI 序列相邻层面,显示肿瘤的实性成分与邻近椎体相比呈低信号,另可见多发囊状 T_2WI 高信号影(白箭),并可见带状极低信号(白箭),代表含铁血黄素沉积,椎间盘未受累

（四）诊断要点与鉴别诊断

1. 诊断要点

（1）好发年龄为 20~40 岁。

（2）椎体呈中心或偏心性骨质破坏，常累及附件，单个椎体多见，可累及相邻椎体。

（3）肿瘤实性部分 T_2WI 上呈等、低信号，且信号常不均匀，可见囊变坏死的高信号及液 - 液平面。病变内可见骨嵴及分隔，呈曲线样低信号。病变周围有时可见低信号。

（4）增强扫描病灶呈明显不均匀强化。

2. 鉴别诊断 骨巨细胞瘤需要与溶骨性转移瘤、骨髓瘤、动脉瘤样骨囊肿区分，发生于骶骨者要与脊索瘤进行鉴别，主要如下：

（1）溶骨性转移瘤：年龄较大，常有原发肿瘤病史，呈溶骨性骨质破坏，边界不清，其内常无骨嵴影。

（2）骨髓瘤：发病年龄大，往往多发，病变可呈跳跃性分布，常伴有骨质疏松；而骨巨细胞瘤往往单发，年龄偏小。发生于脊柱的孤立性浆细胞瘤影像上有时与骨巨细胞瘤不易区分。

（3）动脉瘤样骨囊肿：二者都有膨胀，巨细胞瘤以椎体为中心，年龄偏大；动脉瘤样骨囊肿病变多在附件，年龄小，其内所见液 - 液平面较骨巨细胞瘤明显增多，病变边缘无软组织肿块。

（4）脊索瘤：呈中心性溶骨性骨质破坏，边界不清楚，周围软组织肿块明显，其内见残存骨组织及钙化，粗大且边缘不光整。骶尾部脊索瘤未完全破坏椎间盘时，可形成较为典型的"横板征"。

（五）治疗和预后

脊柱骨巨细胞瘤临床治疗的首选方法是外科手术。手术切除的关键在于彻底切除肿瘤的同时降低肿瘤的复发率并保留神经功能。术前选择性动脉栓塞、完整切除肿瘤及术后辅助使用地诺单抗是目前推荐的综合治疗方法。地诺单抗对于手术无法完全切除、复发及转移性的骨巨细胞瘤的治疗具有独特优势，术前使用能够有效降低骨巨细胞瘤的外科分期，并为整块切除手术创造条件，具有广泛的应用前景。对于无法获得地诺单抗治疗的患者，双膦酸盐可作为替代治疗方案。放疗可作为复杂性、难治性骨巨细胞瘤的辅助治疗手段，但并不作为首选治疗方案。

（张晏境　刘 杰　陈 勇　黄 杰　李玉清　丁建平）

第二节 恶性原发性骨肿瘤

一、骨肉瘤

（一）概述

骨肉瘤（osteosarcoma）即成骨肉瘤，肿瘤细胞能直接产生骨样组织或骨组织，发展速度很快，高度恶性，约占骨恶性肿瘤的 34%，常发生在长骨干骺端，以股骨远段、胫骨近段最多见。脊柱原发骨肉瘤少见，约占骨肉瘤的 4%，占骨恶性肿瘤的 0.13%。脊柱骨肉瘤中男性稍多于女性，好发年龄段 15~25 岁。脊柱原发性骨肉瘤发生在胸椎最多，腰椎次之，颈椎居后，骶椎很少受侵，尾椎罕见。脊柱骨肉瘤因发生部位、年龄及类型不同，临床表现各不相同。多数可出现贫血、白细胞计数和碱性磷酸酶升高。

（二）病理学表现

脊柱骨肉瘤病灶成分复杂,含有成骨性、成软骨性、成纤维性等混合性组织成分。分类:成骨细胞型、成软骨细胞型、成纤维细胞型、毛细血管扩张型、小细胞型、巨细胞型、上皮样型。瘤细胞异型性很明显,呈梭形或不规则形,体积较大,核深染、畸形,可见典型的有丝分裂,以及肿瘤基质细胞产生的骨样组织存在。

（三）MRI 表现

脊柱骨肉瘤影像表现不像长骨骨肉瘤一样会出现骨膜增生和 Codman 三角等骨肉瘤的特征表现。脊柱骨肉瘤的特征表现是肿瘤骨,如果脊柱肿瘤发现瘤骨,就要高度怀疑此病。MRI 能很好地显示脊柱骨肉瘤的骨质破坏、软组织肿块的范围、脊髓神经受压情况及椎体的破坏程度,在 T_1WI 上表现为不均匀低信号,在 T_2WI 上表现为不均匀高信号,由于肿瘤骨不强化,肿块呈明显不均匀强化(图 6-2-1)。MRI 还能清楚地显示病灶在骨髓腔、椎间孔的蔓延,以及与正常血管、肌肉、脊髓的关系(图 6-2-2)。

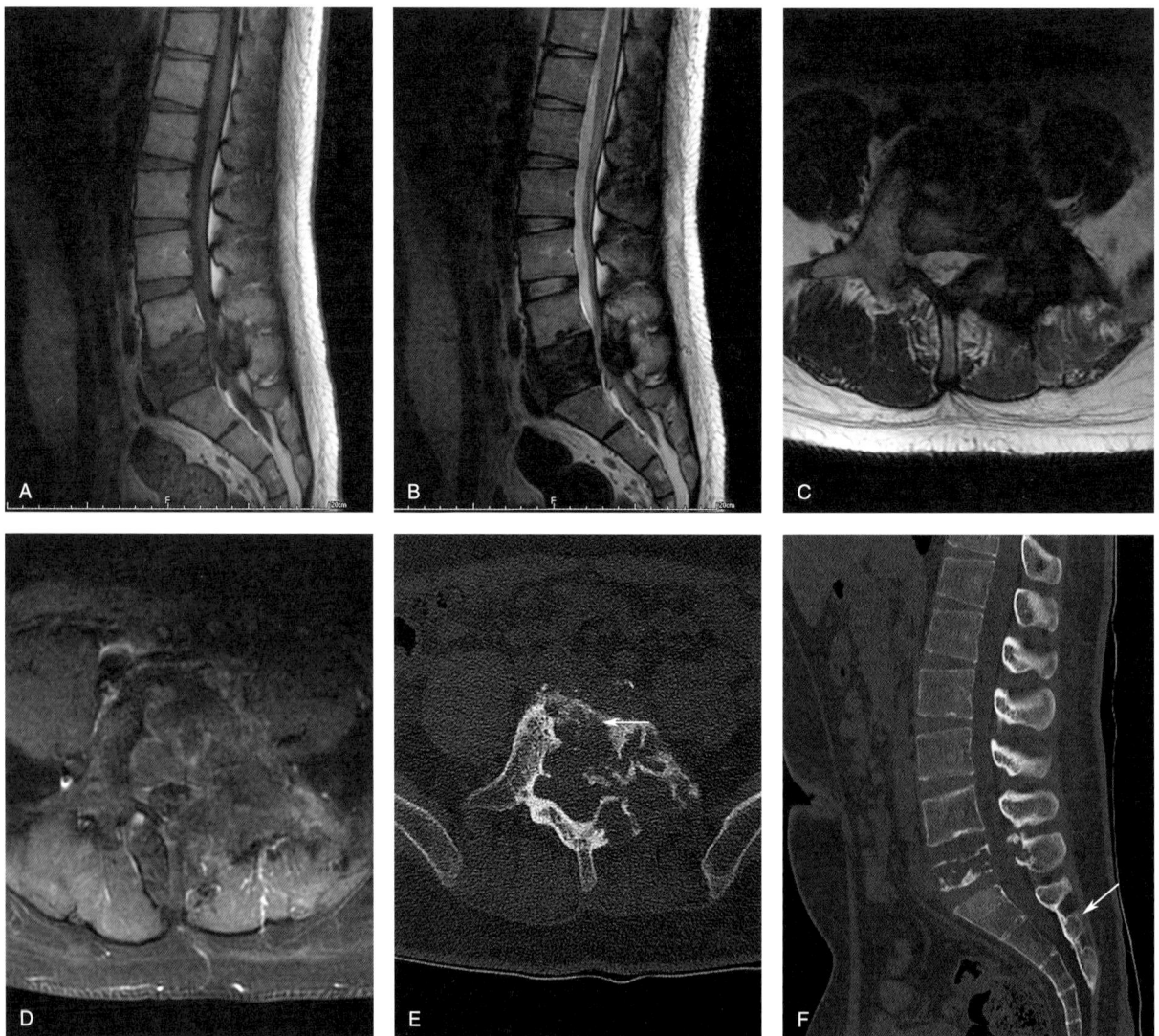

图 6-2-1　腰椎骨肉瘤

A. 矢状位 T_1WI 序列;B. 矢状位 T_2WI 序列;C. 横轴位 T_2WI 序列,显示 L_5 椎体及附件骨质破坏,呈长 T_1 短 T_2 信号;D. 横轴位增强 T_1WI 脂肪抑制序列,显示病变轻度不规则强化;E. 横轴位 CT 扫描;F. 矢状位 CT 重建图像,显示 L_5 椎体及附件混合性骨质破坏,局部皮质破坏消失,累及椎旁及椎管内,其周围软组织肿块内见斑片状高密度影(白箭)

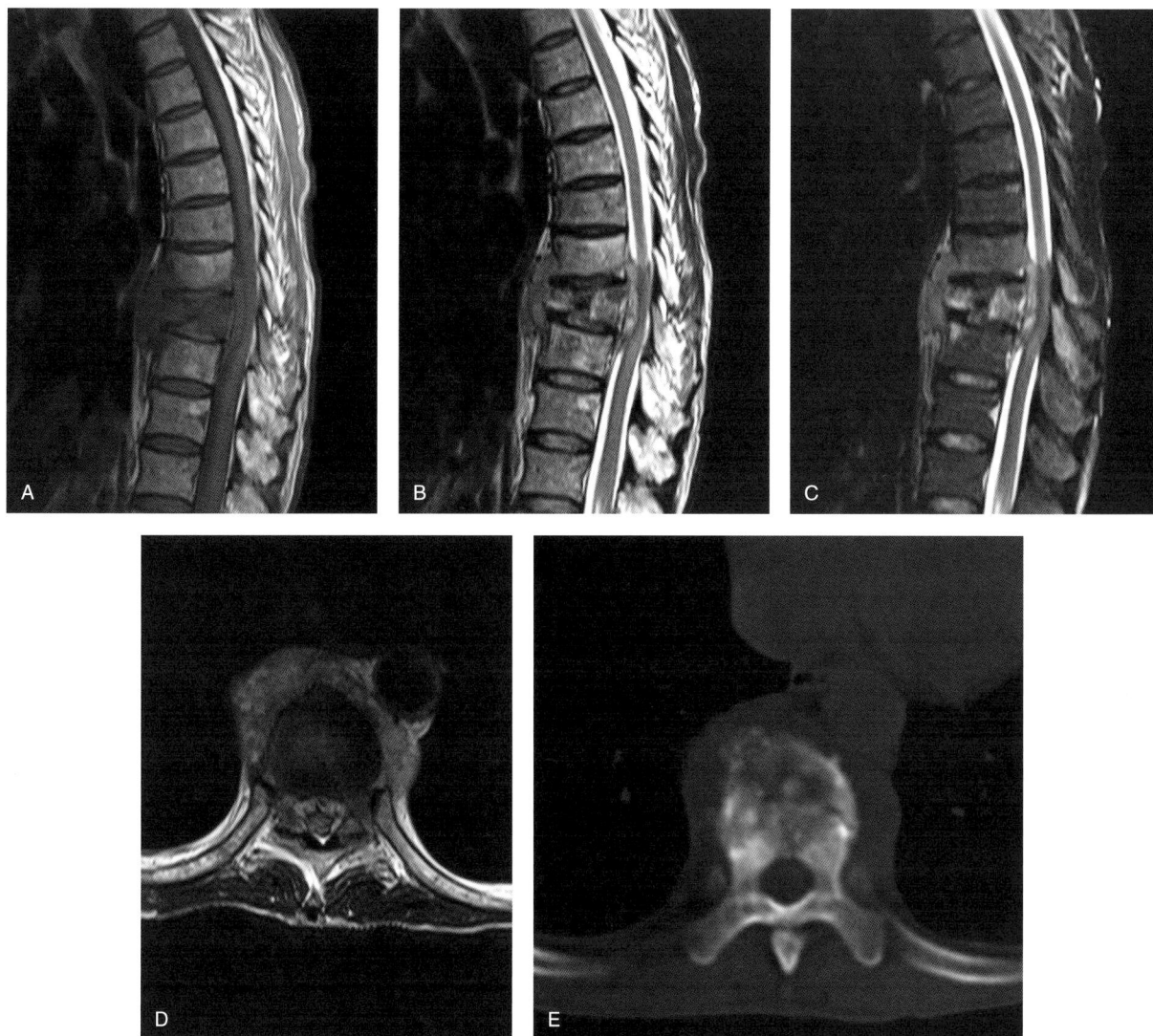

图 6-2-2　胸椎骨肉瘤

A. 矢状位 T_1WI 序列；B. 矢状位 T_2WI 序列；C. 矢状位 T_2WI 脂肪抑制序列；D. 横轴位 T_2WI 序列，显示 T_9 椎体骨质破坏伴病理性骨折，呈不均匀稍长 T_1、稍长 T_2 信号，T_2WI 脂肪抑制为不均匀高信号，椎旁软组织肿块形成；E. 横轴位 CT 扫描，显示 T_9 椎体混合性骨质破坏，可见低密度区及斑片状高密度瘤骨形成

（四）诊断要点与鉴别诊断

1. 诊断要点

（1）青少年多见。

（2）胸椎多见，其次为腰椎。

（3）脊柱骨肉瘤的 MRI 特征表现是肿瘤骨，肿瘤在 T_1WI 上表现为不均匀低信号，在 T_2WI 上表现为不均匀高信号，肿瘤骨均为低信号，由于肿瘤骨不强化，肿块呈不均匀强化。

2. 鉴别诊断

（1）成骨型转移瘤：本病好发于中老年人，有原发肿瘤病史，多源于前列腺癌、乳腺癌。胸腰椎多见，可侵犯一个及多个椎体，可跳跃式破坏椎体。

（2）软骨肉瘤：青中年好发，为含有软骨基质的骨质破坏灶，MRI 显示长 T_1 长 T_2 信号的为软骨成分，周围纤维分隔为低信号。增强扫描病变周围及内部分隔强化。

（3）尤因肉瘤：腰骶椎多见,渗透或虫蚀状骨质破坏,移行带宽,反应性硬化骨,骨旁有均匀质地的软组织肿块。

（五）治疗和预后

脊柱骨肉瘤综合治疗的基石仍然是外科(手术)治疗和化学(药物)治疗。脊柱骨肉瘤手术切除时更难切除周围边缘组织,这是导致脊柱骨肉瘤患者较四肢骨肉瘤患者预后更差的原因之一。此外,肿瘤邻近重要的神经结构,导致放射治疗的剂量受到一定的限制。在骨肉瘤的综合治疗中,对于降低肺转移率和提高患者长期生存率,化学治疗仍有极其重要的作用。靶向治疗和免疫治疗有可能为骨肉瘤的综合治疗提供新的机会。

二、尤因肉瘤

（一）概述

尤因肉瘤(Ewing sarcoma)是一种少见的、恶性程度非常高的恶性小圆形细胞肿瘤,起源于神经外胚层。较多学者认为尤因肉瘤和原始性神经外胚层肿瘤是同一种疾病的两种形态表现,原始性神经外胚层肿瘤的神经分化明显,而尤因肉瘤分化不明显或不分化。脊柱尤因肉瘤非常少见,国内外以个案报道较多,好发于儿童和青少年,以男性偏多,好发于骶骨。主要症状为患处疼痛、肢体乏力及排尿功能障碍等,这与肿块压迫脊髓、马尾、神经根相关。

（二）病理学表现

尤因肉瘤是一种恶性的非成骨性骨肿瘤,起源于骨髓的间充质细胞,以小圆细胞含糖原为特征的恶性骨肿瘤,瘤组织有不同程度地神经外胚叶分化,因此认为该肉瘤来源于神经外胚叶,属于原始神经外胚层肿瘤。光镜下的典型表现为小而均一的肿瘤细胞,核大,胞质少,胞膜模糊,胞质内常含有 PAS 阳性糖原。肿瘤细胞有空泡状胞质,圆形或卵圆形的核包埋在内,常有组织变性、坏死和出血,这种情况下细胞核小,细胞边缘比较清晰,肿瘤细胞倾向于集合在血管间隙,形成假玫瑰型或外皮型。与一般认为的相反,反应性新生骨形成并不少见,特别是在扁骨。

（三）MRI 表现

椎体及附件渗透样或虫噬样破坏,移行带较宽,无瘤骨及钙化,骨膜反应不明显,少数病例可有硬化(为宿主反应性新生骨)。肿瘤实性部分的 MRI 信号有一定的特征,即 T_1WI、T_2WI 上信号均偏低,主要是因为肿瘤细胞致密、核大、胞质少,肿瘤含水量相对较少,但是其信号改变与其他小圆细胞类肿瘤无法鉴别,因此特异性不高。MRI 对软组织肿块的显示明显优于 X 线平片及 CT。当尤因肉瘤突破骨皮质时,可在椎管内外形成不规则软组织肿块,信号较均匀(图 6-2-3),多经过椎间孔延伸,侵袭性强。椎管内软组织肿块绝大多数位于硬膜外,软组织肿块不局限于单个节段,可上下延伸,大于骨质破坏的范围。硬膜囊受压、移位,硬脊膜增厚,与软组织肿块分界不清。椎管外软组织肿块浸润椎旁肌肉间隙生长,易包绕椎旁的血管、神经。少数病例软组织肿块内可见矿化基质。肿瘤坏死和囊变可出现液性信号,呈 T_1WI 低、T_2WI 高信号改变。增强扫描,椎体破坏灶及软组织肿块明显强化(图 6-2-4)。

（四）诊断要点与鉴别诊断

1. 诊断要点

（1）青少年好发,骶骨多见。

（2）椎体渗透性或虫噬样溶骨性破坏,伴周围质地较均匀软组织肿块。

（3）MRI 上骨质破坏灶及周围软组织肿块呈中等偏低或稍高信号,增强呈较均匀强化。

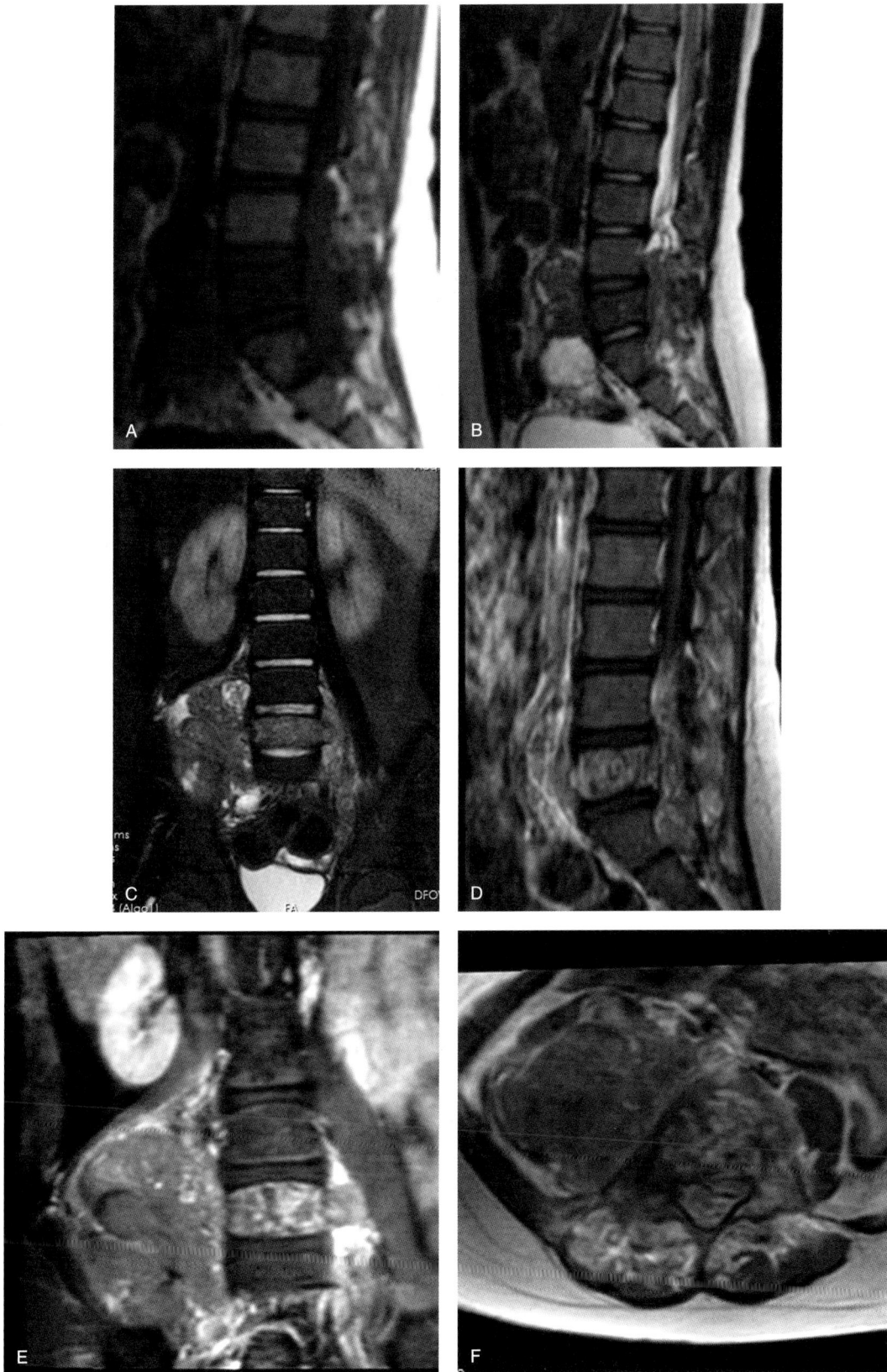

图 6-2-3 腰椎尤因肉瘤

A. 矢状位 T_1WI 序列；B. 矢状位 T_2WI 序列；C. 冠状位 T_2WI 脂肪抑制序列，显示 L_4 椎体及附件骨质破坏，呈长 T_1 稍短 T_2 信号，T_2WI 脂肪抑制呈稍高信号，椎旁可见分叶状软组织肿块，伴局部囊变；D~F. 矢状位、冠状位、横轴位增强 T_1WI 脂肪抑制序列，显示椎体病变及周围软组织肿块明显不均匀强化

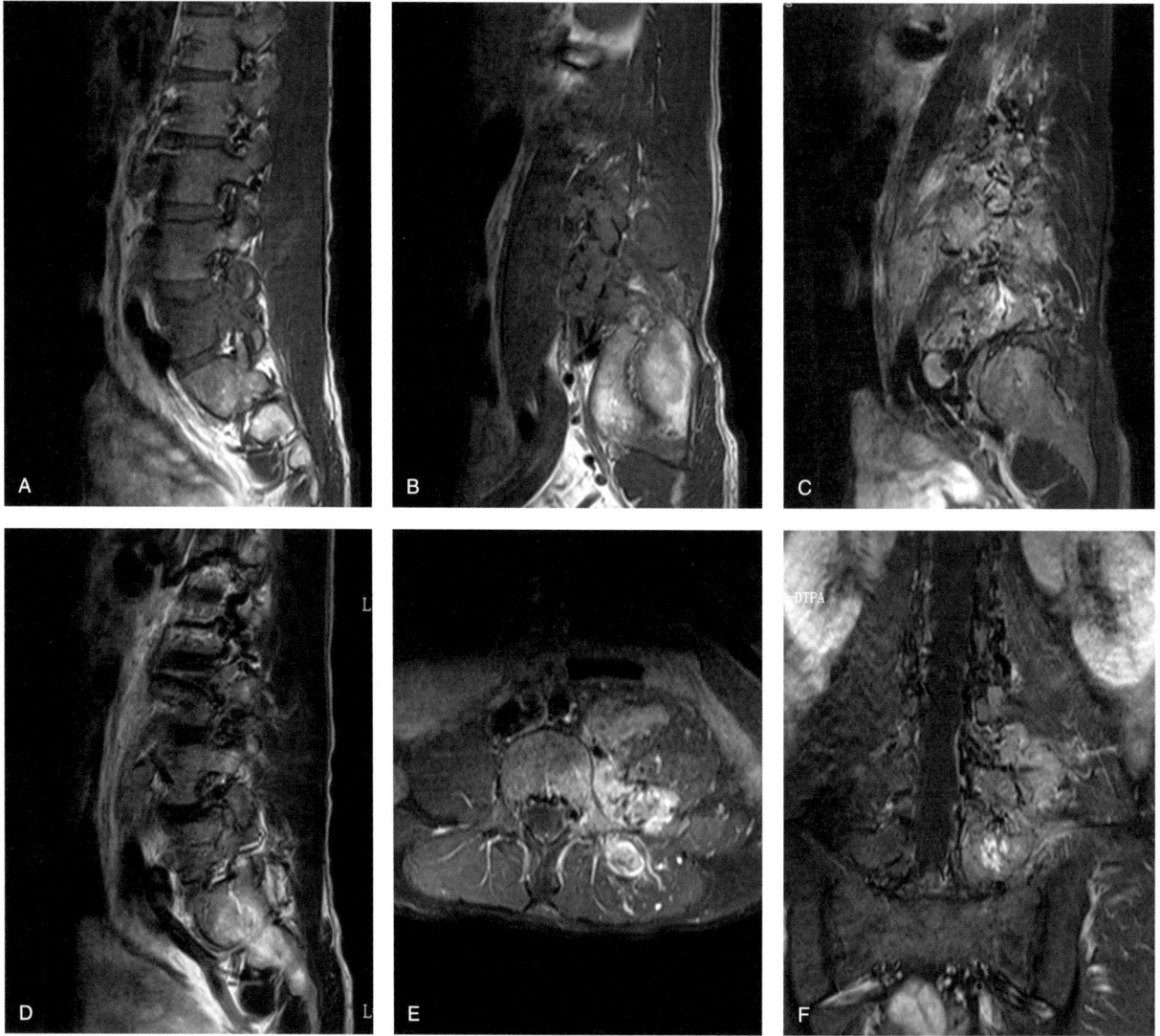

图 6-2-4　腰椎尤因肉瘤

A. 矢状位 T_1WI 序列；B. 矢状位 T_1WI 序列；C. 矢状位 T_2WI 脂肪抑制序列，D. 矢状位 T_2WI 序列，显示 L_4、L_5 椎体及附件骨质破坏，呈长 T_1 稍长 T_2 信号，T_2 脂肪抑制呈稍高信号，椎旁分叶状软组织肿块，信号均匀；E. 横轴位增强 T_1WI 脂肪抑制序列；F. 冠状位增强 T_1WI 脂肪抑制序列，显示病变椎体及周围软组织肿块明显均匀强化

2. 鉴别诊断

(1)淋巴瘤：成人多见，椎体渗透性溶骨性破坏，软组织肿块信号均匀，包绕硬膜囊，囊变、坏死少见。

(2)骨肉瘤：发病快，剧痛。临床表现与尤因肉瘤相似，但骨肉瘤化验检查见碱性磷酸酶升高，同时骨肉瘤可见肿瘤骨，而尤因肉瘤无此征象。

(3)转移瘤：儿童转移瘤常有原发的肾上腺或肾上腺外神经母细胞瘤，年龄较尤因肉瘤患者小。椎体呈硬化改变，但很少有软组织肿块。

(五) 治疗和预后

手术和放疗对尤因肉瘤的局部控制效果类似，局部复发率约为 25%，但手术和放疗联合可以进一步将局部复发率降至 10.5%。但不管是单独手术、单独放疗，还是手术联合放疗，患者的 5 年无进展生存率并无明显差异。因此，可以通过手术联合放疗提高局部控制率，但是对于全身控制，仍需依靠化疗。

三、软骨肉瘤

(一) 概述

软骨肉瘤(chondrosarcoma)是相对常见的一种恶性软骨源性肿瘤,源于软骨和软骨结缔组织,或由良性的软骨源性肿瘤恶变而来,其特征性表现为肿瘤细胞能够产生透明软骨,是一种生长缓慢、恶性程度相对较低的恶性肿瘤,为多发性骨髓瘤和骨肉瘤之后的第三位常见的骨骼系统恶性骨肿瘤。中年男性多见,好发于扁骨、肢带骨和长管状骨近端,发生于脊柱的软骨肉瘤约占 5%。脊柱软骨肉瘤主要位于胸椎及骶椎,尤以胸椎常见,可能与胸肋关节处软骨相对丰富有关。肿瘤倾向于外生性生长。临床症状与肿瘤部位、生长方式及神经压迫程度有关,多以疼痛与肿块为主。

(二) 病理学表现

目前软骨肉瘤分级是以 2020 年 WHO 骨和软组织肿瘤分类标准为代表的三级分级法,按照以下各项分别按程度估量后综合评定,将软骨肉瘤分成 1、2、3 级:①软骨细胞的丰富程度;②软骨细胞的异型程度;③双核细胞和核分裂象有无和多少;④软骨基质黏液变性的有无和程度。根据 2020 版 WHO 骨肿瘤分类,软骨肉瘤包括去分化型、透明型、间叶型和骨膜型。国内外骨病理专家都认为,无论是在穿刺活检、手术活检,还是刮除标本中,单凭病理形态学无法准确区分良性内生软骨瘤和高分化软骨肉瘤,因为两者在形态学上有相当程度的重叠。良恶性鉴别在很大程度上要依赖肿瘤部位、患者年龄、临床症状和影像学资料。单凭软骨细胞丰富和胞核的轻 - 中度异型不足以诊断软骨肉瘤。相反,长骨、扁骨(包括盆骨、肩胛骨、肋骨和胸骨)、脊椎骨和颅面骨很少有良性内生性软骨瘤,这些部位的高分化软骨肉瘤与内生性软骨瘤在病理形态上难以区分。因此,发生在这些部位的软骨性肿瘤,如果患者年龄偏大(尤其是 40 岁后肿瘤仍在增大);在休息状态下疼痛;肿瘤最大径:长骨>5cm、扁骨>2~3cm;影像学骨皮质有改变(增厚、变薄、局部隆起和骨皮质内层扇形凹陷大于正常皮质厚度的 2/3);骨端受累;MRI 与 X 线平片、CT 相比较肿瘤范围有明显差异,出现骨旁或瘤旁水肿影;有骨膜反应或软组织肿块时,即使软骨细胞缺乏异型性和富于细胞性,也应高度疑为软骨肉瘤。

(三) MRI 表现

软骨肉瘤多呈溶骨性骨质破坏,T_1WI 呈低或中等信号,T_2WI 呈显著高信号,信号不均匀(图 6-2-5)。生长速度快的肿瘤往往表现为溶骨性骨破坏,周围硬化不明显。如果肿瘤生长相对缓慢,骨破坏周围的骨硬化相对常见。

肿瘤内出现"点、环、弧样"钙化,这种钙化是软骨小叶间隔的钙化。在软骨源性肿瘤常见,呈直径 1~2cm 的环状、弧状,为其特征性表现。肿瘤的钙化在各种不同病理类型的软骨肉瘤中均可见到,以普通型最多见。

软骨肉瘤倾向于外生性生长,往往伴有软组织肿块,由大小不同的小叶构成,小叶之间有明显的纤维结缔组织分隔。MRI 对肿瘤分叶的显示具有明显的优势,所以在影像学上呈分叶状的软组织肿块,小叶间隔呈环状或弓状 T_1WI、T_2WI 低信号(图 6-2-6),软骨肉瘤小叶呈 T_1WI 低信号、T_2WI 高信号为主的混杂信号,T_2WI 信号偏高,主要由肿瘤内部的软骨基质、黏液间质所致,黏液、钙化及肿瘤内部的非软骨成分导致软骨肉瘤的信号混杂;肿瘤与正常骨骼的界面呈扇贝状或花边状,其病理基础与软骨小叶边缘的推压有关。

软骨肉瘤的 MRI 强化方式主要有三种:表现为以周边及分隔强化为主,其分隔状强化自周边伸向中心,中心无明显强化或轻中度强化;肿瘤整体呈不规则花环状与蜂窝状,相对应的组织学上显示周边与间隔由纤维血管构成,内部主要由软骨、黏液或坏死组织构成;周边强化不明显而中心强化不均匀,表现为驳斑状强化,少数病例明显强化。

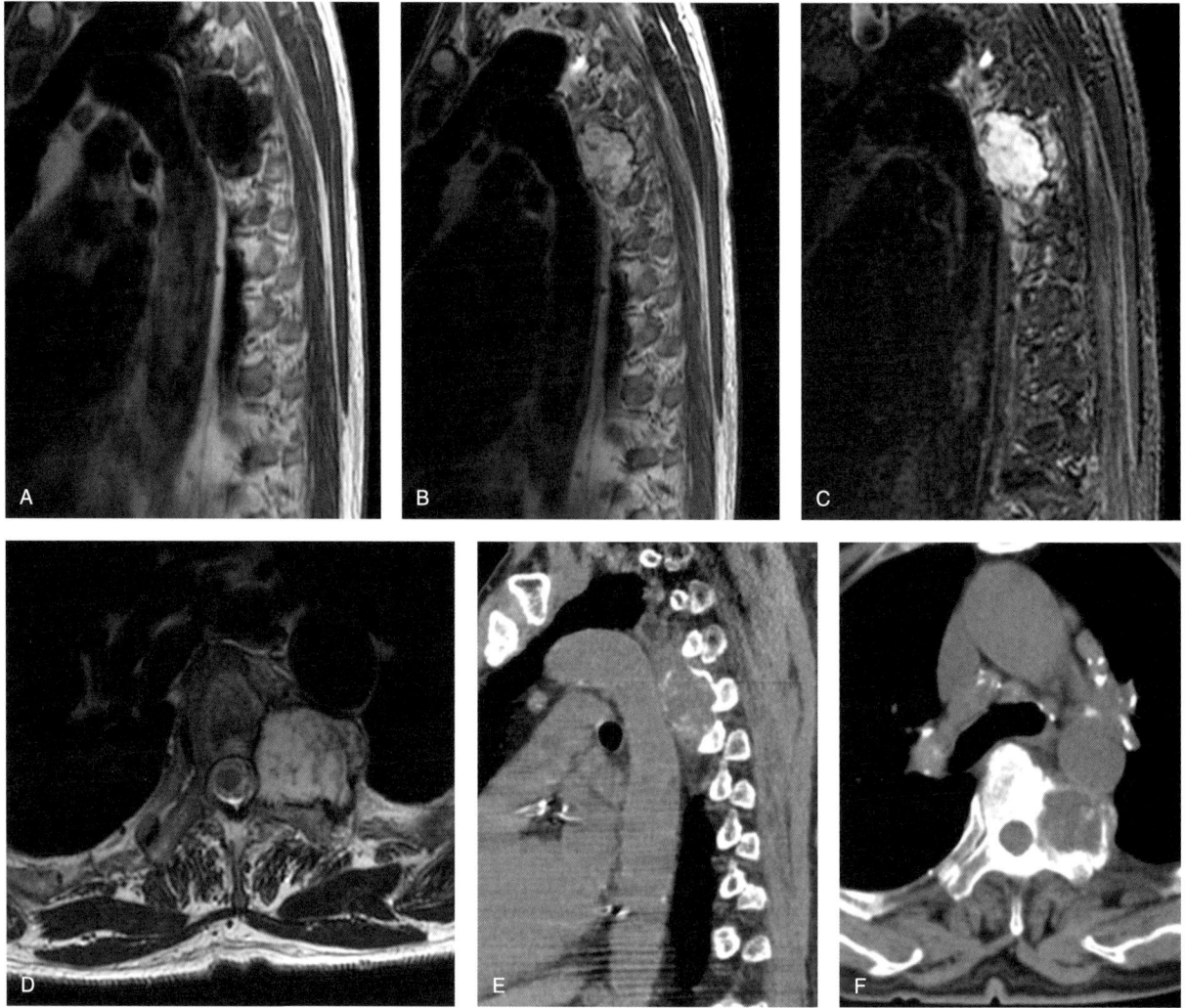

图 6-2-5　软骨肉瘤

A. 矢状位 T_1WI 序列；B. 矢状位 T_2WI 序列；C. 矢状位 T_2WI 脂肪抑制序列，D. 横轴位 T_2WI 序列，显示 T_5、T_6 椎体及附件溶骨性骨质破坏，局部膨胀，病变呈长 T_1 长 T_2 不均匀信号，内见粗细不匀低信号分隔，周围见低信号边；E. 矢状位 CT 重建软组织窗；F. 横轴位 CT 软组织窗，显示病变处骨质膨胀性破坏，内见斑点状钙化灶

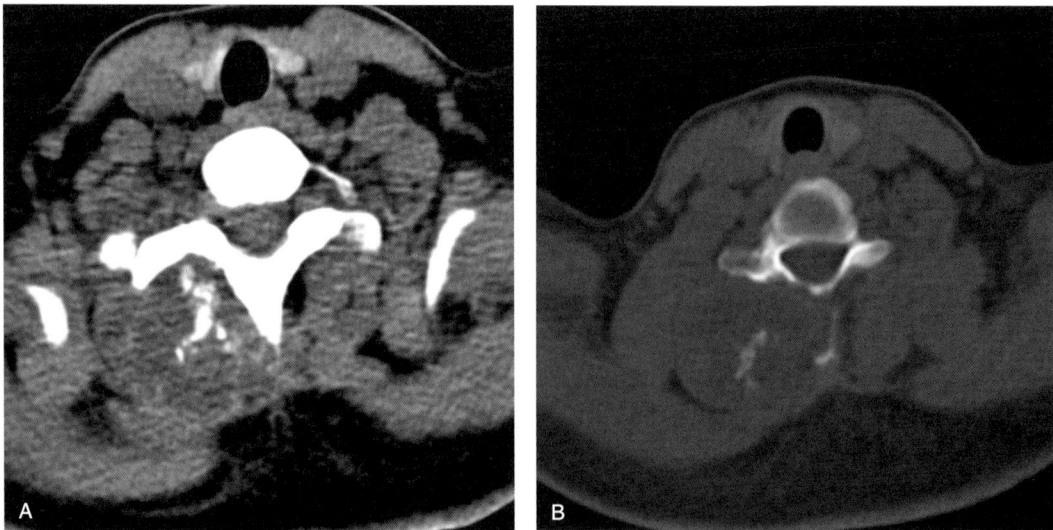

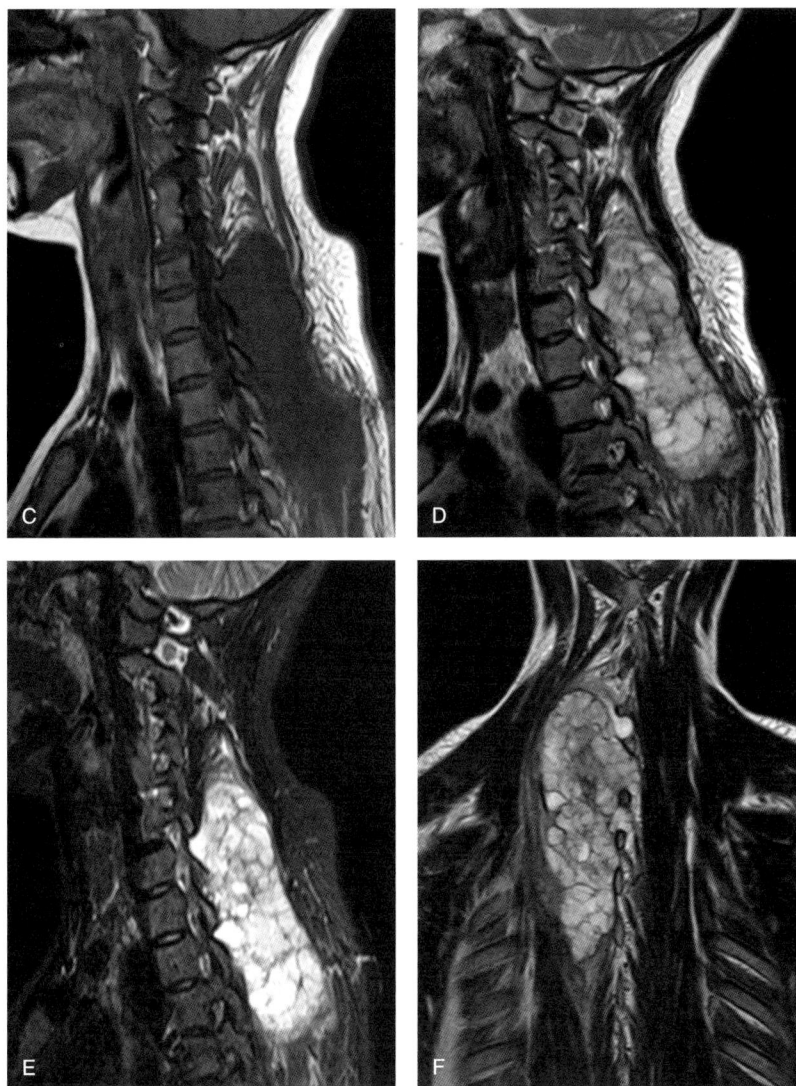

图 6-2-6　颈椎软骨肉瘤

A. 横轴位 CT 软组织窗；B. 横轴位 CT 骨窗，显示 C_6、C_7 附件溶骨性骨质破坏，椎旁软组织肿块内见颗粒状钙化灶；C. 矢状位 T_1WI 序列；D. 矢状位 T_2WI 序列；E. 矢状位 T_2WI 脂肪抑制序列，F. 冠状位 T_2WI 序列，显示颈椎附件破坏及椎旁软组织肿块呈不均匀长 T_1 长 T_2 信号，内见多发纤细低信号分隔

(四) 诊断要点与鉴别诊断

1. 诊断要点

(1) 胸椎多见，胸椎旁肋椎关节是其好发部位之一，椎体和附件往往同时累及；肿瘤倾向于外生性生长。

(2) 溶骨性破坏，点、坏、弧形特征性钙化。

(3) MRI 显示分叶状软组织肿块及内部分隔有相对特征性信号表现。

(4) 增强 MRI 上表现为周边及分隔强化或蜂窝状、花环状强化。

2. 鉴别诊断

(1) 脊索瘤：多发生于中老年人，颈椎尤其是颈 $_2$ 椎体和骶尾部是好发部位。常发生椎体中线区破坏，软组织肿块明显，常见不规则钙化。

(2) 骨软骨瘤：好发于颈椎，多发生于后部附件，骨皮质和骨松质与正常骨组织相延续。软骨帽在 MRI

上 T_1WI 呈等低信号、T_2WI 呈高信号,若软骨帽厚度大于 2cm,应考虑恶变为软骨肉瘤可能。

（3）骨肉瘤：很少发生于脊柱,椎体明显破坏多见,多数为成骨性破坏,钙化明显时可形成（象牙椎）,少数可发生溶骨性破坏,较难与其他肿瘤鉴别。

（4）骨巨细胞瘤：女性多见,骶骨和胸椎为常见部位,主要表现为骨质破坏和软组织肿块,周围可有硬化边,病变内无钙化,实性成分在 T_2WI 通常呈等低信号,信号常不均匀,可见坏死囊变及液 - 液平面。

（五）治疗和预后

软骨肉瘤是成人最常见的原发性恶性骨肿瘤之一,不到 12% 的病例发生于脊柱。传统的放疗和化疗对软骨肉瘤无效,手术切除是主要治疗方式。由于脊柱解剖结构复杂,经常难以达到整块切除,因此对于脊柱的软骨肉瘤临床常采用肿瘤分块切除的方法,但术后局部复发率极高,预后差。

四、脊索瘤

（一）概述

脊索瘤（chordoma）是起源于胚胎时期的脊索残留,是一种较少见的病变。脊索瘤可分为骨源性及非骨源性。骨源性的主要见于骶尾骨（50%）、蝶枕骨（35%）及骶骨以上脊柱等有脊索残存的部位;胸、腰椎少见,约占 5%,研究者认为其来源于脊索残存物。非骨源性的主要见于硬膜内、鼻咽部,研究者认为其来源于异位的脊索。脊索瘤以 40~60 岁的人多见,儿童及青少年也不少见,主要发生于颅内、蝶枕联合区,与成人好发于骶尾骨不同。好发于男性。生长缓慢,主要表现为疼痛和周围结构压迫症状。

（二）病理学表现

脊索瘤可分为经典型、去分化型和软骨型,以经典型多见。镜下本病由黏液间质和特征性的泪滴细胞组成。在病理上的形态主要呈圆形或不规则结节状,边界清楚,质软,有假包膜,切面观瘤体被不完整的纤维组织分隔成灰白色或红褐色的小叶状,由具有大量黏液细胞质的空泡（皂泡）细胞和印戒样细胞组成,其内可见钙化、出血、囊变及骨组织。泪滴细胞是经典型脊索瘤的标志。软骨型脊索瘤则由结节样软骨结构组成,病变周围可见纤维组织环绕。

（三）MRI 表现

脊柱脊索瘤常表现为椎体和椎弓的膨胀性或溶骨性破坏,常累及多个椎体,周围可有硬化边,病变内常有不规则钙化或残存骨,椎前或椎旁多伴有明显的分叶状软组织肿块（图 6-2-7）。肿瘤组织在 T_2WI 及 STIR 上呈显著高信号,反映了脊索瘤的组织学特性,肿瘤组织主要由长 T_2 弛豫时间的黏液间质和分泌黏液的液滴状瘤细胞构成。T_2WI 低信号可能代表含铁血黄素、死骨、纤维间隔、钙化,许多脊索瘤都具有条索状低信号的纤维分隔。T_1WI 上可见到片状或不规则状高信号影,代表肿瘤内出血灶或含蛋白成分的黏液。当肿瘤内合并坏死和囊变时,T_1WI 呈低信号,T_2WI 呈高信号。肿瘤在 MRI 上可见明显的包膜和分叶,有报道称,所有的肿瘤都有包膜,即使其侵犯周围结构也不例外。增强后以轻中度强化为主,黏液基质成分一般无明显强化,呈"蜂房状""颗粒状"强化形态（图 6-2-8）,动态增强呈缓慢持续上升曲线。

在 MRI 上可见未被完全破坏的椎间盘组织,即所谓的"横板征",这被认为是骶尾椎脊索瘤的特征之一。出现"横板征"是病程进展中出现的一个现象,代表病程进展迅速,而椎间盘组织来不及破坏。病灶侵犯上部椎体或位于椎管内的高度高于软组织肿块与椎体交界处高度,有学者称为"反引号征",出现"反引号征"也是骶尾椎脊索瘤的特征性表现之一,反映了脊索瘤具有向上侵犯或沿着椎管向上蔓延的趋势。

MRI 软组织分辨率高,对肿瘤成分、边界和包膜、分隔等显示佳,但是 MRI 对钙化显示不如 CT 敏感,而钙化被认为是骶尾部脊索瘤比较重要的一个表现。

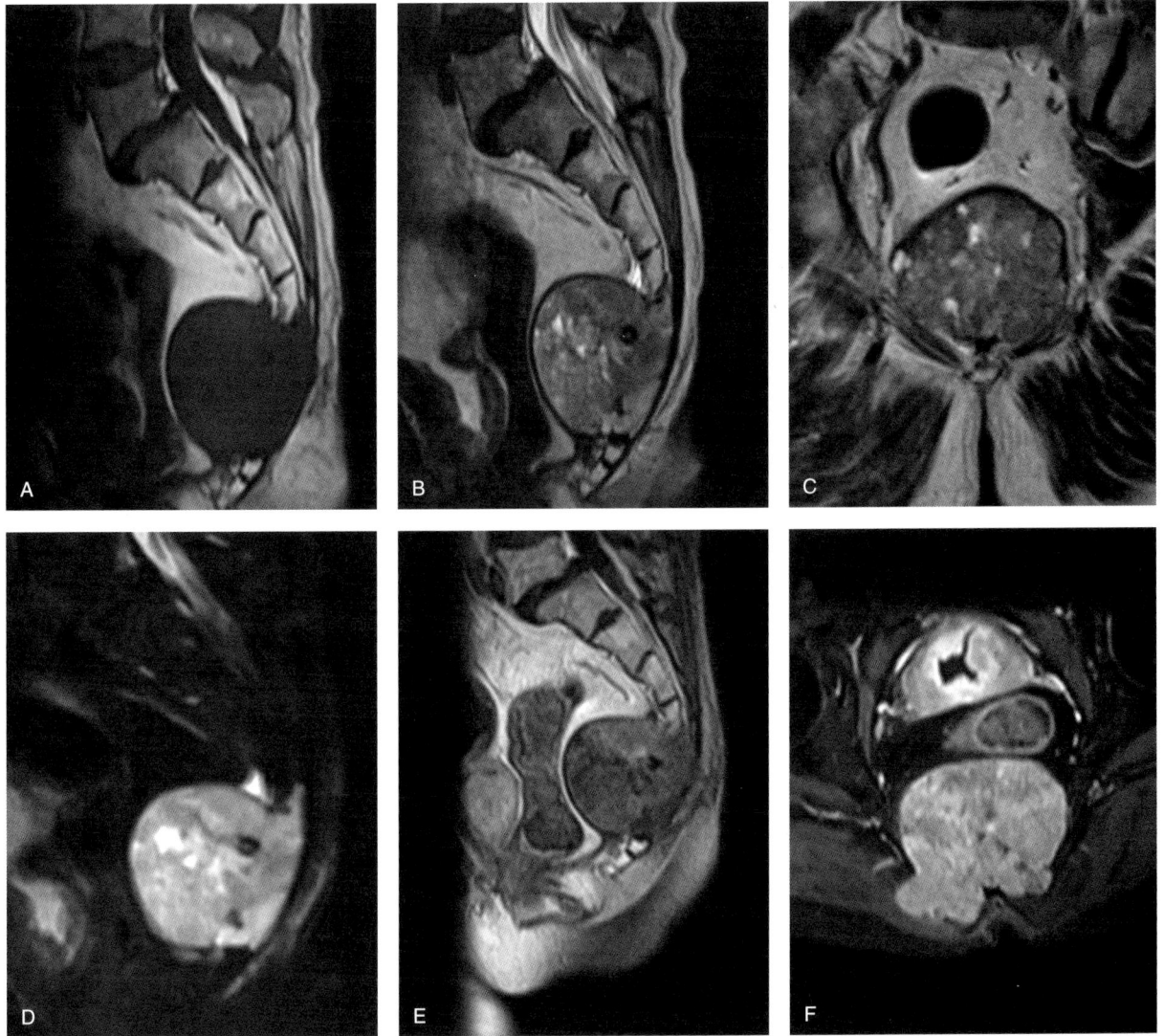

图 6-2-7 骶尾椎脊索瘤

A. 矢状位 T_1WI 序列; B. 矢状位 T_2WI 序列; C. 冠状位 T_2WI 序列; D. 矢状位 T_2WI 脂肪抑制序列, 显示骶尾椎骨质破坏伴巨大软组织肿块, T_1WI 呈低信号, T_2WI 以实性成分为主, 伴斑片状长 T_2 信号, 肿块上缘突向椎管, 呈"逗点征"; E. 矢状位增强 T_1WI 序列; F. 横轴位增强 T_1WI 脂肪抑制序列, 显示病变明显强化

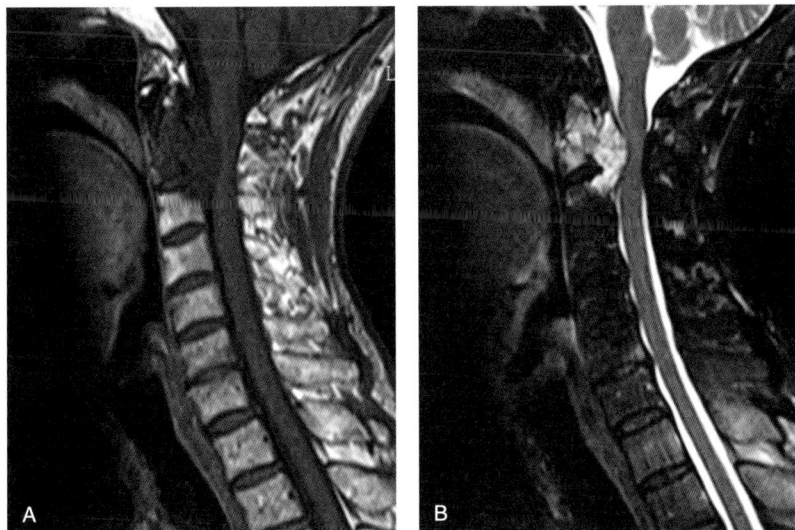

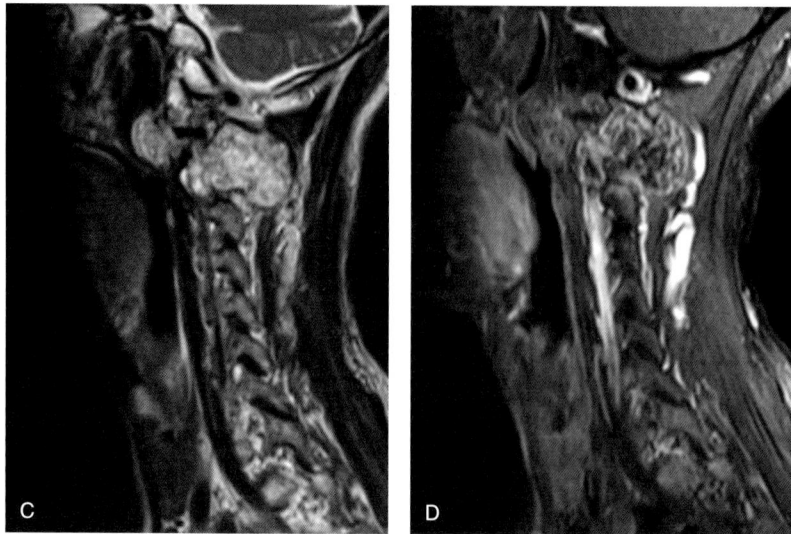

图 6-2-8　颈椎脊索瘤

A. 矢状位 T_1WI 序列；B. 矢状位 T_2WI 脂肪抑制序列；C. 矢状位 T_2WI 序列；显示
C_2、C_3 椎体骨质破坏，伴椎旁软组织肿块，T_1WI 呈低信号，T_2WI 呈不均匀高信号，
内见细小低信号分隔；D. 矢状位增强 T_1WI 脂肪抑制序列，显示骨质破坏区及椎
旁软组织肿块呈"蜂窝样"强化

（四）诊断要点与鉴别诊断

1. 诊断要点

（1）中老年多见，男性多见，好发于躯干骨的两端，以骶尾椎多见。

（2）MRI 信号不均匀，T_1WI 多为等低信号，T_2WI 和 STIR 多为明显高信号，增强扫描呈"蜂房征"。

（3）MRI 对钙化显示不敏感，需结合 CT 检查。

2. 鉴别诊断

（1）骨巨细胞瘤：骶骨骨巨细胞瘤多见于骶骨上部 S_1~S_3 水平，少见于骶骨下部，而脊索瘤多位于 S_3 及以下部位。巨细胞瘤可有典型的皂泡状骨质破坏，呈偏心性、溶骨性、膨胀性骨质破坏，常常跨越骶髂关节向髂骨生长，无钙化及碎骨片，而脊索瘤一般可见到钙化。骨巨细胞瘤血管丰富，强化较明显，而脊索瘤血供不明显，强化不明显。骨巨细胞瘤的发病年龄多为 20~40 岁，而骶尾部脊索瘤好发于 40~70 岁。

（2）神经鞘瘤：一般呈单侧、偏心性生长，常引起骶孔受压扩大和变形，而脊索瘤等很少以骶管和骶孔为中心生长。可见囊性骨质破坏区，边缘有硬化，钙化少见，肿瘤由于出血、囊变、坏死和黏液变性，增强后常呈不均匀强化。神经鞘瘤主要位于上部骶椎，而脊索瘤以累及下部骶尾椎为主。

（3）软骨肉瘤：软骨肉瘤有软骨性钙化，呈环状、弧状、斑点状，恶性程度越高，钙化越模糊不清，T_2WI 序列上呈分隔状的软骨小叶样高信号，信号高于脊索瘤，增强后呈典型的间隔状强化。

（4）转移瘤：有原发肿瘤病史，多发椎体发病，呈"跳跃"征，T_2WI 呈稍高信号，常常累及附件。

（五）治疗和预后

脊索瘤根据肿瘤部位不同，其治疗方式不同，对于骶尾部或者脊柱脊索瘤，如果病灶可切除，则建议广泛切除，如果边缘阳性或软组织包块较大，可考虑术后放疗；如果不可切除，则建议放疗。位于颅底、斜坡的脊索瘤，如果可切除，建议行囊内切除，术后可考虑放疗；如果不可切除，则考虑放疗。对于出现远处转移的患者，可以考虑全身药物治疗、手术治疗、放疗及最佳支持治疗。手术对于脊索瘤的疗效非常重要，建议广泛切除获得充分的外科边界。有文献报道，位于骶骨和脊柱的脊索瘤，广泛切除的术后复发率为33%，而囊内切除或边缘切除的术后复发率达 67%。放疗常与手术联合以提高局部控制率。

第三节　转移性肿瘤

（一）概述

脊柱是转移瘤的好发部位,约占骨转移瘤的90%。这与脊柱的解剖结构有密切的关联,脊柱含有大量的红骨髓,其内的毛细血管网易于肿瘤栓子的生长。因为椎体后正中的椎体静脉直接与Batson椎体静脉丛相通,而Batson椎体静脉丛血流缓慢,缺乏静脉瓣,并且与胸腔、腹腔静脉之间存在许多吻合,所以当患者咳嗽、屏气时,胸腹腔压力增高,腔静脉中若有癌栓,就会直接进入椎体后部生长。脊柱转移瘤好发于胸腰段椎。任何年龄均可发生,40岁以上多见。转移瘤分为三型:溶骨型、成骨型、混合型。常见原发肿瘤来自乳腺、前列腺、肺、甲状腺、胃肠道等,但部分原发肿瘤隐蔽,脊柱转移瘤可能是其唯一的临床表现形式。临床表现主要是疼痛,多为持续性,夜间加重,一般止痛药难以缓解。如出现肿块,病理性骨折,则常常有脊髓或神经根压迫症状。实验室检查结果显示,成骨性转移者碱性磷酸酶增高,溶骨性转移者血清钙、磷增高,前列腺转移者酸性磷酸酶增高。

（二）病理学表现

转移性骨肿瘤的好发部位与骨髓的造血功能有密切关系,半数的转移瘤只侵犯骨髓。溶骨性转移:始于髓质→虫蚀状、穿凿状骨缺损→骨皮质→病理性骨折(主要见于肺癌、乳腺癌、肾癌、大部分鼻咽癌、少部分膀胱癌)。骨质破坏是因为肿瘤细胞产生各种刺激因子,如生长因子、前列腺素、核质溶解素等,刺激破骨细胞使其数量增多或活性增加而引起溶骨,或由肿瘤细胞直接引起骨质溶解。成骨性骨转移:骨小梁紊乱、增厚、粗糙→失去细微结构→斑点状或棉球状密度增高→骨体积增大(主要见于前列腺癌、鼻咽癌及膀胱癌,部分乳腺癌、肺癌)。成骨性转移较少见,多由生长缓慢的肿瘤引起,转移瘤的成骨不是肿瘤细胞成骨,而是肿瘤引起的宿主骨的反应性成骨或者肿瘤间质通过化生而成骨。转移好发部位,依次为脊柱、骨盆、股骨近端、颅骨、肋骨、肱骨近端,肘、膝以下很少见,手或足的骨转移瘤多半来自肺癌。除非发生病理骨折,否则很少出现骨膜新生骨。

（三）MRI表现

MRI诊断脊柱转移的依据是骨髓脂肪受浸润,肿瘤信号代替了正常脂肪信号,能发现较小的及早期的转移瘤信号,MRI发现转移灶的数目和范围要比X线和CT发现得多和准确,而且MRI的软组织分辨率高,可直接显示椎弓、神经根及脊髓的侵犯情况。T_1WI、T_2WI脂肪抑制序列灵敏度高,是观察转移灶的主要方法。增强后病灶不同程度强化。主要表现如下:①椎体信号改变:转移性病灶在T_1WI均表现为低信号,T_2WI信号改变则取决于转移的类型,溶骨型、混合型均表现为高信号,混合型信号不均匀,而成骨型则表现为低信号(图6-3-1)。②跳跃征:脊椎转移瘤常表现为跳跃式分布。此种表现在其他脊椎疾病中很少见,故可认为是脊椎转移瘤的特征之一(图6-3-2)。③椎体形态改变:椎体破坏严重者常有病理性骨折,以盘状或楔形压缩性骨折多见,椎体前后缘较大而圆隆,中央小,类似于哑铃状。压缩椎体T_1WI呈全椎体广泛低信号,T_1WI增强扫描骨折椎体不均匀强化。④附件受累:附件易受累是转移瘤的特点之一(图6-3-3)。有文献报道,椎体破坏伴附件破坏,约83%是转移瘤引起的,而良性病变一般不侵及附件。⑤椎旁软组织肿块:脊椎转移瘤可以侵犯椎旁形成软组织肿块,常同椎体相连,信号和病变椎体相似,软组织肿块呈浅分叶状,边界清晰,增强扫描不规则强化。⑥椎间盘一般不受侵犯。

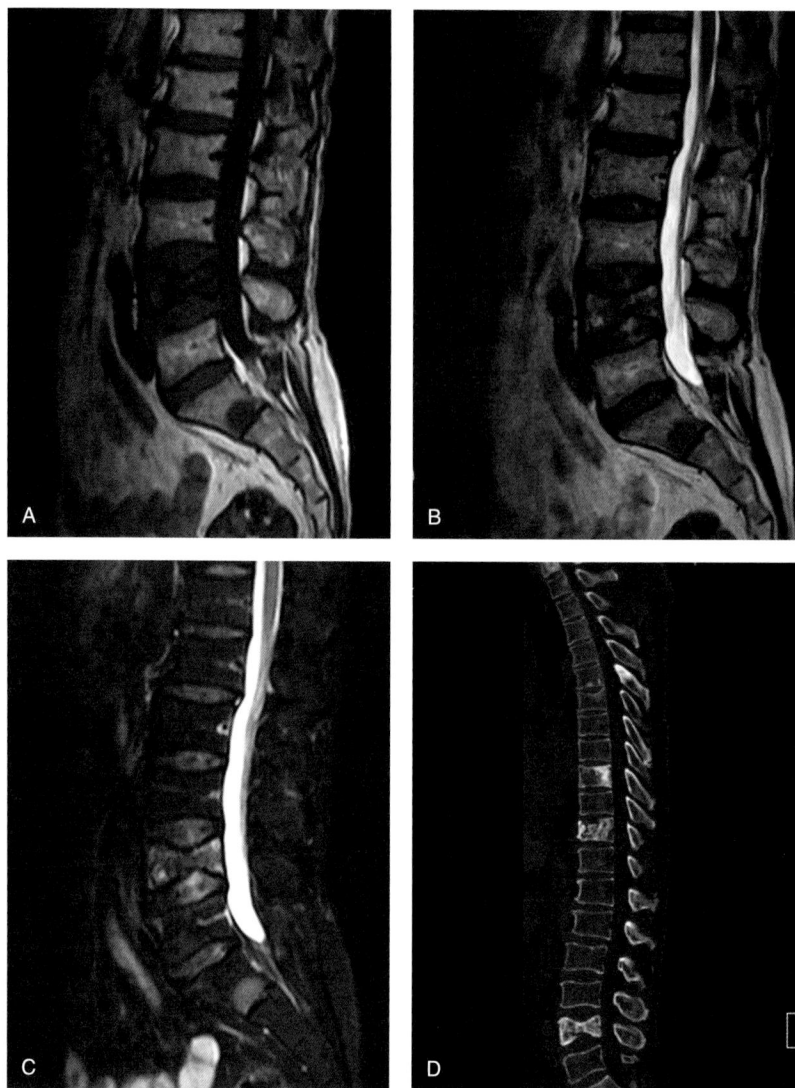

图 6-3-1　脊柱多发成骨性转移瘤

男,64 岁,肺癌,脊柱多发成骨性转移;A. 矢状位 T_1WI 序列;B. 矢状位 T_2WI 序列;C. 矢状位 T_2WI 脂肪抑制序列,显示 L_4、S_1 骨质破坏,呈片状长 T_1 短 T_2 信号,T_2 脂肪抑制呈稍高信号,L_4 病理性骨折;D. 矢状位 CT MPR 重建,清晰显示脊柱多发椎体及附件骨质硬化性病变,并见骨质不规则破坏

　　MRI 的 DWI 序列能获得表观扩散系数 ADC 值,大量研究表明,ADC 值的改变是评估骨转移瘤放疗预后的一个有效指标,能够用于评估放疗反应,更好地规划下一步治疗方案。DWI 在转移瘤和骨质疏松的鉴别中也有重要意义,转移瘤 DWI 往往高信号。

（四）诊断要点与鉴别诊断

　1. 诊断要点

（1）中老年人多见。

（2）椎体病灶多发、跳跃性,附件常常受累,椎间盘不受累。

（3）有原发肿瘤病史。

　2. 鉴别诊断

（1）脊柱原发骨质疏松压缩性骨折:多见于 60 岁以上老年女性,无明显原发恶性肿瘤病史。椎体压缩多呈双凹形及楔形,椎体后缘一般平整或轻度向后成角,椎体角往往残留正常骨髓信号。无椎旁软组织肿块。

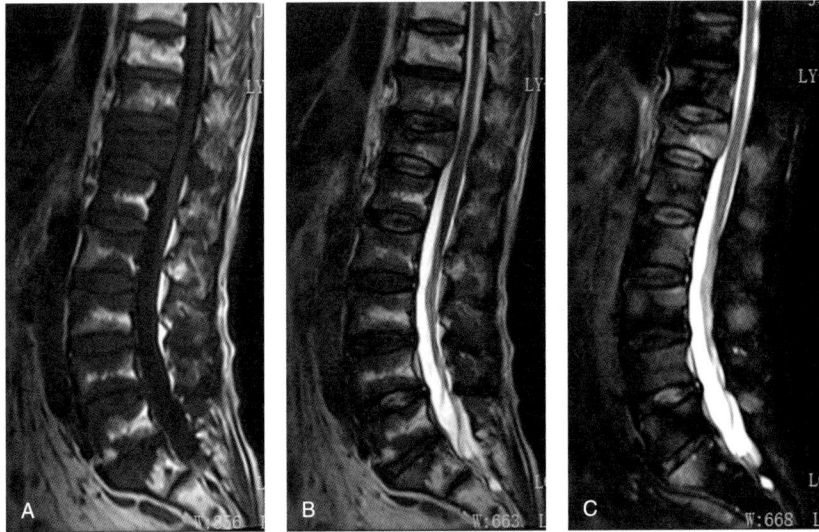

图 6-3-2 脊柱多发溶骨性转移瘤

男,70 岁,肺癌,脊柱多发溶骨性转移瘤;A. 矢状位 T_1WI 序列;B. 矢状位 T_2WI 序列;C. 矢状位 T_2WI 脂肪抑制序列,显示脊柱多发椎体及附件骨质破坏,部分病变呈跳跃性改变,病变呈斑片状长 T_1 稍长 T_2 信号,T_2WI 脂肪抑制呈稍高信号,T_{12} 椎体病理性骨折,T_1WI 及 T_2WI 脂肪抑制较 T_2WI 对病灶的显示更加清晰

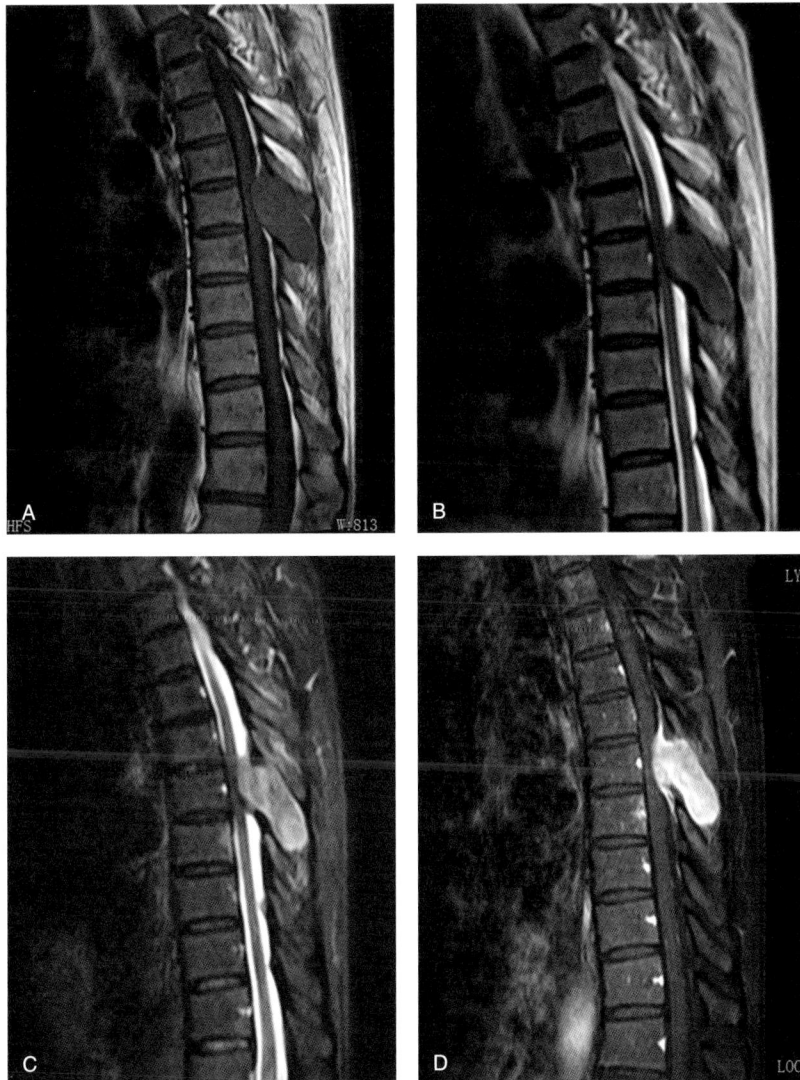

图 6-3-3 附件转移瘤

男,66 岁,肝癌病史;A. 矢状位 T_1WI 序列;B. 矢状位 T_2WI 序列;C. 矢状位 T_2WI 脂肪抑制序列,显示 T_7 附件溶骨性膨胀性破坏,呈长 T_1 稍短 T_2 信号,T_2WI 脂肪抑制呈稍高信号;D. 矢状位增强 T_1WI 脂肪抑制序列,显示病变明显强化,压迫硬膜囊及脊髓

(2) 多发性骨髓瘤：血清中异常球蛋白和尿中本周蛋白增高。表现为多椎体穿凿样溶骨型破坏,呈"盐和胡椒"样改变,附件破坏相对少见。常常有骨质疏松。

(3) 脊柱原发性肿瘤：单发椎体破坏,年龄、病史、病变椎体的形态及信号等均可以作鉴别点。

（五）治疗和预后

随着脊柱转移瘤的治疗理念和手段不断进步,多学科协作的综合治疗日益完善。脊柱转移瘤的主要治疗手段包括对症治疗、放疗、化疗和外科治疗。其中外科治疗可以缓解局部疼痛、重建脊柱稳定、改善神经功能、控制局部复发,提高患者生存质量,为患者接受放疗、化疗和免疫治疗等其他治疗提供条件,甚至延长生命。同时,也有学者认为,当患者预期寿命少于 3 个月时,一般不再考虑手术治疗。

（王　华　潘国平）

第七章
炎症和代谢性疾病

第一节　脊柱关节炎

脊柱关节炎(spondyloarthritis, SpA), 或称脊柱关节病(spondyloarthropathies, SpAs), 是一组慢性炎症性疾病, 具有特定的病理生理、临床、放射学和遗传学特征。其显著特点是炎性腰背痛, 伴或不伴有外周关节炎。这一类疾病包括: 中轴型脊柱关节炎(axial SpA, ax-SpA), 如强直性脊柱炎(ankylosing spondylitis, AS)和放射学阴性中轴型脊柱关节炎(non-radiographic axial SpA, nr-axSpA); 肠病性关节炎(enteropathic arthritis, EA)、银屑病关节炎(psoriatic arthritis, PsA)、反应性关节炎(reactive arthritis, ReA)/赖特综合征(Reiter syndrome)、幼年型脊柱关节炎(juvenile spondyloarthritis, JSpA)。

一、强直性脊柱炎

(一) 概述

强直性脊柱炎是一种以中轴和外周关节炎症为主要临床表现的慢性自身免疫病与炎症性疾病, 是中轴型脊柱炎的临床表型之一。好发于青壮年, 患病率为 0.1%~1.6%, 80% 的患者发病年龄小于 30 岁。男性比女性更容易受到影响, 男女比例为 4~10：1。其主要表现为腰背痛和晨僵, 中晚期可伴有脊柱强直、畸形及严重活动受限。部分患者可在髋关节、肩关节等部位出现外周关节炎, 还可累及其他器官, 如眼、皮肤、肠道、心脏、肺等。25%~30% 的强直性脊柱炎患者可出现眼部病变, 以葡萄膜炎最常见。许多学者提出应高度重视强直性脊柱炎的关节外表现, 并强调强直性脊柱炎是一种全身性疾病这一观点。

强直性脊柱炎通常从骶髂关节开始, 然后从腰椎逐渐向上累及颈椎, 也可能会跳跃发展。缺乏骶髂关节受累被认为可以排除强直性脊柱炎的诊断; 然而, 没有骶髂关节炎的脊柱受累已被报道。周围关节受累较少, 主要是大关节、髋关节和肩关节可以发生滑膜炎、新骨形成, 以及长期病患的潜在关节强直。小关节受累并不常见。其临床表现和实验室检查如下:

中轴症状: 70%~80% 的强直性脊柱炎患者出现下腰部的炎症性背痛, 这种炎性背痛需与机械性背痛鉴别(表 7-1-1)。这种疼痛通常是隐匿的, 在下背部或臀部深处交替出现。另一个突出的特点是早晨背部僵硬, 持续 30 分钟或更长时间, 活动后僵硬可以缓解, 不活动后又可出现。虽然最初的背痛是间歇性的, 但随着时间的推移, 它变得更加持久。夜间疼痛加剧是常见的临床表现。胸椎也常有疼痛。颈椎受累通常出现较晚, 但可以占主导地位。强直性脊柱炎患者通常伴有骨质疏松症, 从而使脊椎骨折的风险增加了大约 7 倍。

表 7-1-1　炎性背痛和机械性背痛的鉴别

	炎性背痛	机械性背痛
发病年龄	<40 岁	任何年龄
发病时间	隐秘性、持续时间超过 3 个月	不确定
缓解	运动后缓解	休息后缓解
晨僵	中度、持续；>30 分钟	轻度、短暂
炎性标记物	升高	正常

外周关节症状：包括不对称性，以下肢关节受累为主的滑膜炎、跟腱炎，其他部位的附着点炎、指（趾）炎，以及脊柱关节外的表现如葡萄膜炎、银屑病、炎症性肠病（克罗恩病／溃疡性结肠炎），强直性脊柱炎患者有伴发肺尖部纤维化（高达 15%）和主动脉瓣关闭不全（高达 10%）的风险。不过这些特征通常发生在疾病晚期，而且通常没有症状。

实验室检查：强直性脊柱炎是血清学阴性脊椎关节炎，不具有类风湿因子（RF）的抗体。C 反应蛋白（CRP）和红细胞沉降率（ESR）是两种急性期反应标志物，通常用于评估患者炎症的程度，但需排除其他疾病引起的升高。强直性脊柱炎患者中 HLA-B$_{27}$ 阳性高达 85%~90%；HLA-B$_{27}$ 在 5%~15% 的普通人群中可见，但只有 5% 的 HLA-B$_{27}$ 阳性者发展为强直性脊柱炎。因此，强直性脊柱炎的诊断还需要除 HLA-B$_{27}$ 外的其他临床和影像学证据综合评估，仅 HLA-B$_{27}$ 阳性不能作为诊断强直性脊柱炎的唯一证据，但其阳性对鉴别其他脊柱关节疾病具有重要参考价值。

（二）病理学表现

强直性脊柱炎的病理学改变包含炎症、骨骼修复和骨化，这三个病理过程可能连续或同时发生。大体病理标本改变可见骶髂关节骨性融合和竹节样脊柱改变。

骶髂关节受累是强直性脊柱炎的特征，是诊断的必备条件。浆细胞和淋巴细胞渗入骶髂关节，累及滑膜和韧带部分，导致软骨下水肿、滑膜炎和关节积液。炎性浸润随后导致骨质侵蚀、糜烂，后期在炎症消退后对病变处通过脂肪回填的形式进行修复，往往会过度修复，并随着新骨形成而愈合，最后发展为关节强直。肿瘤坏死因子（TNF-α）、骨形态发生蛋白及前列腺素可能参与此过程。同样的炎症发生在韧带、肌腱、筋膜、关节囊与骨的附着处。

脊柱附着点炎发生在椎体终板与椎间盘纤维环的连接处，形成所谓的 Romanus 病变，其病理基础是发生于前后纵韧带，在椎体和纤维环交界区附着点处的炎症所致的骨髓水肿和随后发生的一系列修复反应。骨质侵蚀通过形成软骨内生骨的形式愈合，形成新的骨组织，这个过程产生的疼痛与丰富的神经纤维相关。当新生骨、韧带骨赘、纤维环骨化增大时，它们会累及前纵韧带、后纵韧带和椎旁结缔组织。Andersson 病变是发生于椎间盘与椎体终板界面的破坏性病损，是强直性脊柱炎晚期的一种少见并发症，可导致脊柱不稳。椎小关节和后纵韧带分别受到滑膜炎和附着点炎的影响，发生关节强直。

（三）MRI 表现

强直性脊柱炎的 MRI 诊断主要分为骶髂关节和脊柱两部分。

1. 骶髂关节

（1）急性活动性骶髂关节炎病变：①骨髓水肿：在液体敏感的序列上如短 TI 反转恢复（STIR）序列／T$_2$WI 脂肪抑制序列可见骨髓高信号或增强 T$_1$WI 序列上可见骨髓强化；如果仅有一个异常病变信号，则该信号至少在连续 2 层图像上，或者一个层面多个部位异常病变信号才定义为骨髓水肿（图 7-1-1）。②其他征象：滑囊炎、关节间隙强化、侵蚀部位炎症、肌腱附着点炎或关节间隙积液。附着点炎表现为骨盆和髋关节的韧带附着处,STIR 序列 T_2WI 序列上信号增高。滑膜炎和关节积液在 STIR 序列 /T_2WI 上都是高信号,因此不能很有效地进行区分,而钆对比剂增强扫描的 T_1WI 可以区分强化的滑膜和低信号的关节积液。

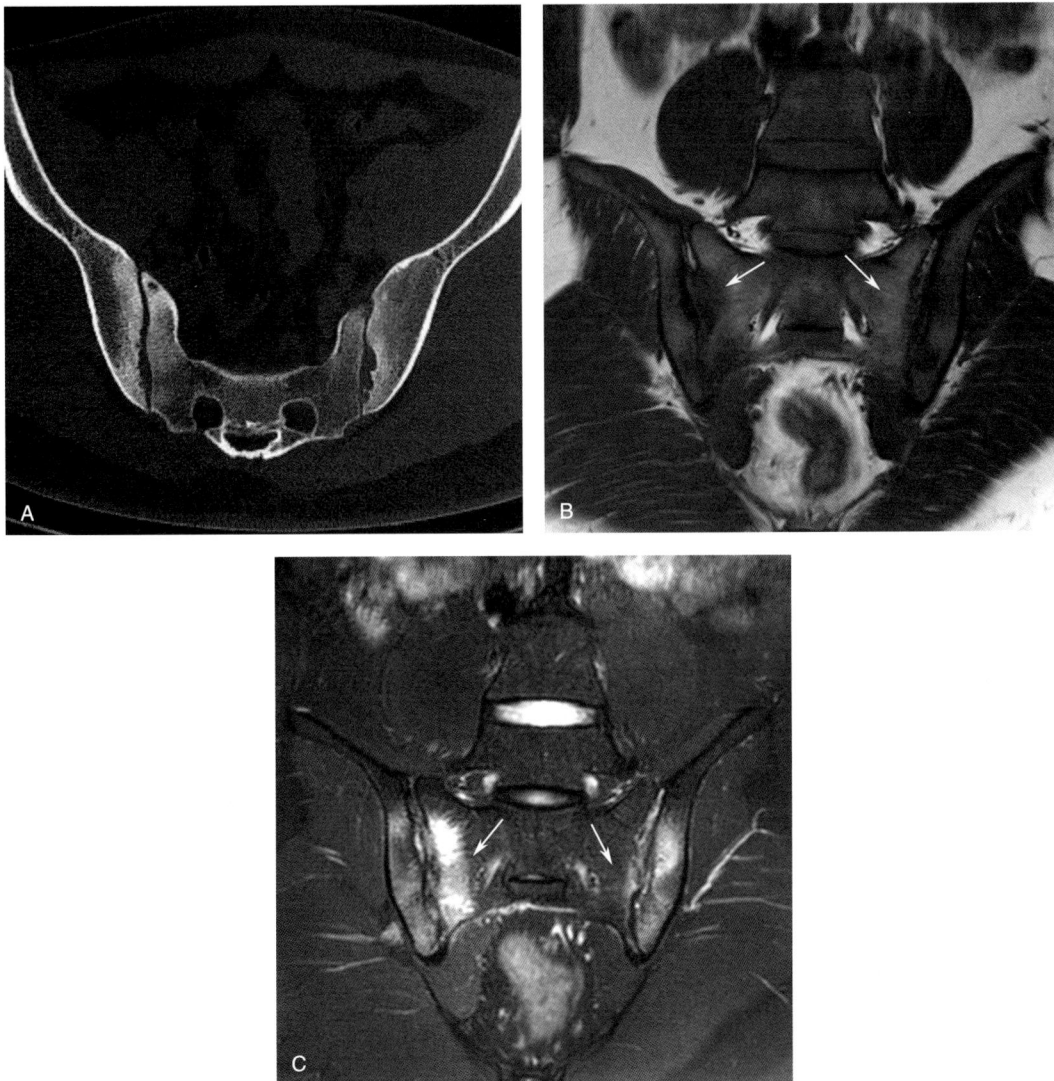

图 7-1-1　骶髂关节强直性脊柱炎

A. 横轴位 CT 平扫示双侧骶髂关节面下骨质密度增高,关节间隙不规则狭窄,关节面模糊,双侧骶髂关节髂骨面及骶骨面见多发小囊状骨质缺损影,关节面呈锯齿状改变;B. 冠状位 T_1WI 序列,双侧骶髂关节面下骨质可见斑片状低信号骨髓水肿区(白箭);C. 冠状位 T_2WI 脂肪抑制序列,双侧骶髂关节面下对称性斑片状高信号骨髓水肿区(白箭)

　　(2)骶髂关节的慢性结构性改变:骨侵蚀、脂肪浸润、侵蚀腔内脂肪化生、硬化、强直、未形成骨桥的骨芽。慢性期的特征是新骨形成的愈合反应,在 T_1WI 和 T_2WI 上均呈低信号,包括软骨下骨质硬化、关节间隙变窄、骨桥形成和骨性强直。骨性强直最初是低信号,后来 T_1WI 呈高信号,提示黄骨髓形成。慢性期患者也可能有活动性病变。急性期和慢性期患者均可见到软骨下骨髓脂肪沉积(图 7-1-2)。

　　2. 脊柱　Romanus 病变是强直性脊柱炎的常见 MRI 表现,位于椎体四角中的一角或多角,呈边界清楚的类三角形病变,MRI 上可以分为急性和慢性 Romanus 病变。

　　(1)急性 Romanus 病变:急性炎症表现为韧带附着点周围的骨髓水肿,在 T_1WI 上呈低或略低信号,在 T_2WI 脂肪抑制及 STIR 上呈高信号(图 7-1-3、图 7-1-4),钆对比剂增强后相应区域可见病灶强化。

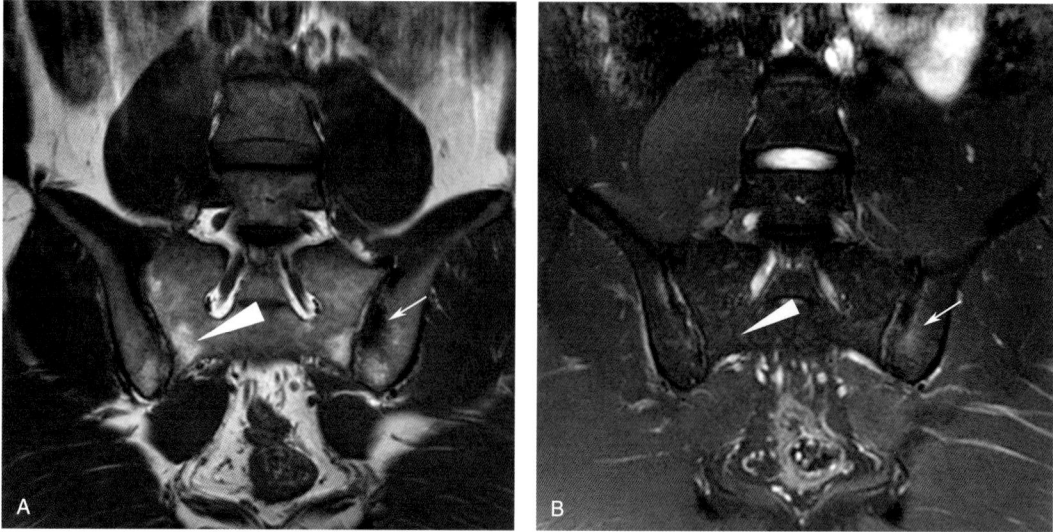

图 7-1-2　骶髂关节强直性脊柱炎

A. 冠状位 T_1WI 序列,双侧骶髂关节面不光整,关节面可见骨质侵蚀、糜烂,关节面下骨质可见斑片状低信号水肿区(白箭)和高信号骨髓脂肪沉积(白箭头);B. 冠状位 T_2WI 脂肪抑制序列,双侧骶髂关节面下可见斑片高信号水肿区(白箭),关节面下脂肪沉积被抑制,呈低信号(白箭头)

(2)慢性 Romanus 病变:可因脂肪沉积,在 T_1WI、T_2WI 序列上均为高信号,T_2WI 脂肪抑制及 STIR 呈低信号(图 7-1-3),或因骨质硬化,在 T_1WI、T_2WI 均为低信号。Romanus 病变可导致椎体前方韧带骨赘形成,并可使两个邻近椎体间形成骨桥,使脊柱表现为"竹节状脊柱",是晚期强直性脊柱炎的特征性改变。

Andersson 损害是强直性脊柱炎晚期发生于椎间盘 - 椎体界面的破坏性病变,多发生于胸腰段,导致局部疼痛加重、后凸畸形甚至神经损伤,其发生率为 2.7%~28%。一般将 Andersson 损害分为局灶型病损和广泛型病损两大类型。Andersson 损害的破坏区呈半球形,在 T_1WI 序列上呈低信号,STIR 序列上表现为高信号(图 7-1-5)。Andersson 损害在椎体前缘常无明显软组织侵犯,但后柱破坏常见,表现为关节突骨折、不愈合、边缘硬化,假关节的形成会破坏脊柱的稳定性。

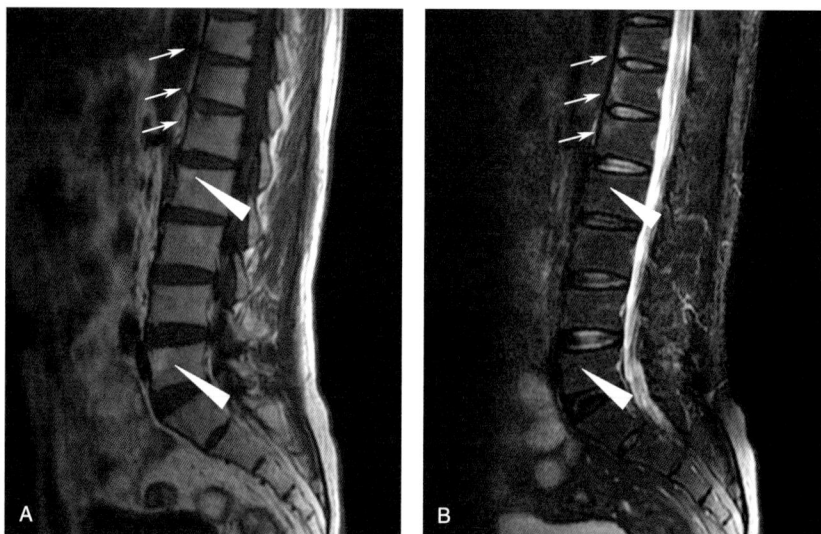

图 7-1-3　强直性脊柱炎 Romanus 病变

A. 矢状位 T_1WI 序列,胸$_{11}$~腰$_1$椎体前角可见三角形斑片状低信号(白箭),腰$_2$、腰$_5$椎体前角见小片状脂肪高信号影(白箭头);B. 矢状位 T_2WI 脂肪抑制序列,胸$_{11}$~腰$_1$椎体前角见三角形高信号水肿区(白箭),腰$_2$、腰$_5$椎体前角脂肪信号被抑制,呈低信号(白箭头)

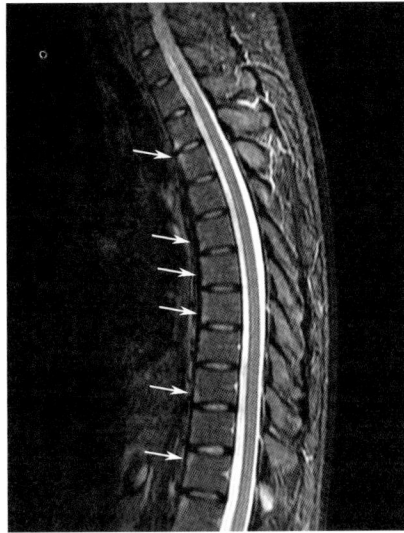

图 7-1-4　强直性脊柱炎 Romanus 病变

矢状位 T_2WI 脂肪抑制序列，胸段多发椎体角部三角形信号增高，提示有活动性炎症

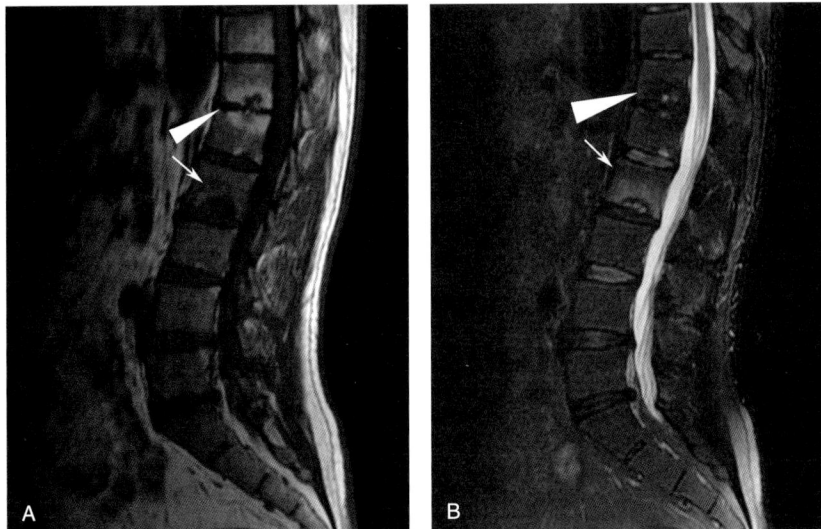

图 7-1-5　强直性脊柱炎 Andersson 损害

A. 矢状位 T_1WI 序列，腰 $_2$ 椎体下缘呈半球形低信号影（白箭），胸 $_{12}$/腰 $_1$ 椎间盘 - 椎体界面见高信号为主的混杂信号影（白箭头）；B. 矢状位 T_2WI 脂肪抑制序列，腰 $_2$ 椎体病灶呈不均匀高信号影（白箭），胸 $_{12}$/腰 $_1$ 病变呈低信号，局部终板小片状高信号（白箭头）

（四）诊断要点与鉴别诊断

1. 诊断要点

（1）持续 3 个月以上的腰背部不适隐匿性出现；清晨时僵硬，活动后症状有所改善。男性患者多见，年龄<40 岁；临床查体有腰椎在前屈、侧凸、后仰三个方向皆受限。

（2）实验室检查 $HLA-B_{27}$ 阳性可以支持诊断；急性期 CRP 和 ESR 可以升高。

（3）骶髂关节炎 MRI 表现为软骨下骨髓水肿、滑膜炎和关节积液，后期修复时骨髓脂肪沉积在 T_1WI 呈高信号。脊柱可见到典型的 Romanus 病灶，急性期表现为椎体缘的骨髓水肿，T_1WI 呈低信号，T_2WI 脂肪抑制序列呈高信号。晚期可见到 Andersson 损害，表现为椎间隙中间的半球状异常信号。

2. 鉴别诊断

（1）类风湿性关节炎：类风湿性关节炎以女性多见，但以腰骶部疼痛为首发症状的不多见，更常累及双手指间关节、掌指关节和腕关节，且呈双侧对称性。如侵犯脊柱，多只侵犯颈椎，一般不侵犯骶髂关节，血清 RF 阳性，HLA-B$_{27}$ 呈阴性。

（2）与其他血清阴性脊柱关节炎的鉴别：包括银屑病关节炎、反应性关节炎、炎症性肠病所致的中轴关节炎。继发性脊柱关节炎除了炎性腰背痛，可能有以下特征：①银屑病；②关节炎前 1 个月内的尿道炎、宫颈炎或急性腹泻；③炎症性肠病（克罗恩病和溃疡性结肠炎）。与原发性强直性脊柱炎可以鉴别。

（五）治疗和预后

强直性脊柱炎无法治愈，治疗目标包括减轻症状，改善和保持脊柱的柔韧性及正常姿势，减少功能限制，保持工作能力，减少与疾病相关的并发症。

非药物治疗包括给予病情及防治的知识宣教、物理治疗、功能康复锻炼治疗。药物治疗包括非甾体类抗炎镇痛药、肿瘤坏死因子拮抗剂、生物制剂、肿瘤坏死因子拮抗剂、白介素 -17 抑制剂，以及改善病情抗风湿类药物（DMARDs）治疗。

强直性脊柱炎伴明显畸形，严重影响生活和工作，则需脊柱外科手术干预，手术方式包括颈胸段矫形、胸腰段矫形、人工关节置换等。

强直性脊柱炎一般不会影响寿命，临床表现轻重程度差异很大，有的持续进展，有的相对稳定，预后具有个体差异性。

二、肠病性关节炎

（一）概述

肠病性关节炎广义上指伴发于所有炎症性肠病的关节炎，包括克罗恩病（Crohn disease，CD）、溃疡性结肠炎（ulcerative colitis，UC）及其他胃肠道疾病，如惠普尔病（Whipple disease）、乳糜泻和肠旁路手术。由于并发于克罗恩病和 UC 的关节炎常具有脊柱关节炎的特点而被归为血清阴性脊柱关节病类，又称为肠病性脊柱关节炎（enteropathic spondyloarthritis，ESpA）。任何年龄均可发病，以青、壮年为多，30~50 岁为高峰，男性发病率高于女性，且女性更常出现周围关节受累，而男性则倾向于中轴关节受累。炎症性肠病（inflammatory bowel disease，IBD）患者最常见的肠道外表现是关节受累，患病率在 17%~39% 之间，常侵犯四肢及脊柱关节，而且受累关节以下肢大关节为主，并有单侧、非对称性的特点。

尽管肠病性关节炎的具体发病机制尚未明确阐明，但经典的理论认为，关节炎容易发生在遗传易感的细菌性肠道感染患者中，这为肠黏膜炎症与关节炎之间可能存在的关系提供了重要证据。由于肠道屏障受损，肠道淋巴细胞或巨噬细胞从发炎的肠黏膜异常迁移到关节，导致关节病变，其中肠道细菌起着重要作用。除了遗传易感性外，环境因素也被认为是触发疾病发生的重要因素。

肠病性关节炎分为两个亚型：中轴型和周围型，二者的临床特点见表 7-1-2。中轴型肠病性关节炎见于 2%~16% 的炎症性肠病患者中，克罗恩病患者的患病率高于溃疡性结肠炎患者。此外，骶髂关节炎（无症状和有症状）的患病率在 12%~20% 之间，与 HLA-B$_{27}$ 的相关性介于 3.9%~18.9% 之间。周围型肠病性关节炎见于 0.4%~34.6% 的炎症性肠病患者中，克罗恩病患者比溃疡性结肠炎患者更常见（分别为 20% 和 10%），并且主要影响下肢关节。

（二）病理学表现

肠病性关节炎的病理表现为关节滑膜细胞和绒毛增生，小血管充血，弥漫性淋巴细胞和浆细胞浸润，间质水肿及纤维结缔组织增生。关节滑液则呈无菌性炎症表现。

表 7-1-2 炎症性肠病关节炎的分类亚型及特点

中轴型		周围型		
孤立性骶髂关节炎	脊柱关节炎	Ⅰ型	Ⅱ型	Ⅲ型
(1)无症状	(1)通常在炎症性肠病发作之前	(1)踝关节(<5个关节)	(1)多关节(≥5个关节)	(1)中轴和外周关节均受累
(2)通常为非进展性疾病	(2)独立于炎症性肠病进行疗程	(2)不对称受累	(2)症状持续数月甚至数年	
	(3)临床过程类似于特发性强直性脊柱炎	(3)急性,自限性发作(<10周)	(3)可能糜烂	
	(4)疾病进展导致固定性和强直性增加	(4)通常与炎症性肠病复发同时发生	(4)独立于炎症性肠病的过程	
	(5)与葡萄膜炎相关	(5)与其他肠外表现密切相关	(5)影响大关节和小关节	
	(6)强烈与HLA-B$_{27}$相关	(6)下肢受影响更大	(6)葡萄膜炎	
		(7)与 HLA DrB10103、B$_{35}$、B$_{24}$ 相关	(7)与HLA-B$_{44}$相关	

(三) MRI 表现

中轴型肠病性关节炎(骶髂关节炎和脊柱关节炎)的 MRI 表现与强直性脊柱炎基本相同。

炎症性肠病患者有非对称性骶髂关节炎,在 MRI 上表现为软骨下骨髓水肿,T$_1$WI 序列呈低信号,STIR 序列 /T$_2$WI 脂肪抑制序列呈高信号(图 7-1-6)。

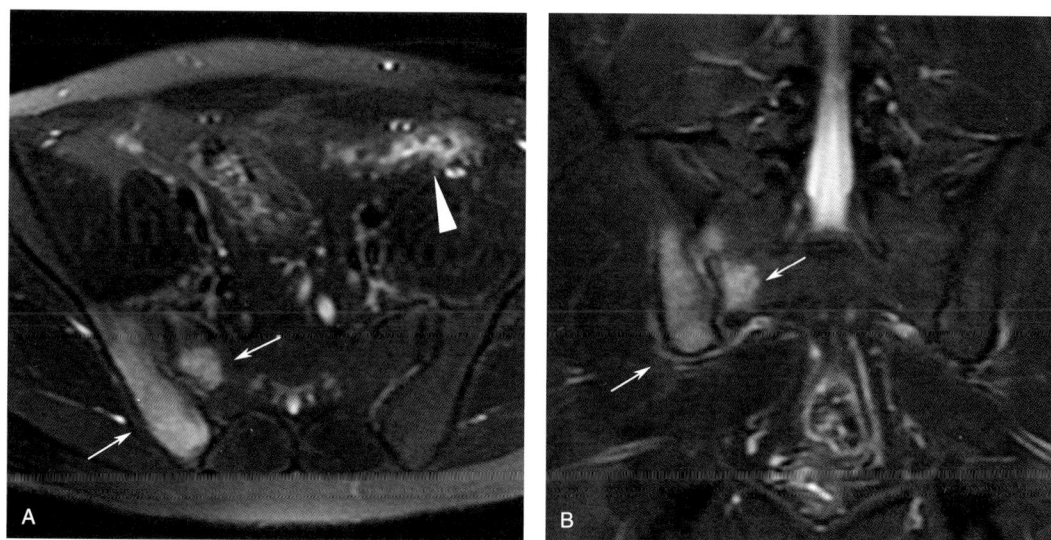

图 7-1-6 肠病性骶髂关节炎

男,28 岁,克罗恩病。A. 横轴位 T$_2$WI 脂肪抑制序列,B. 冠状位 T$_2$WI 脂肪抑制序列,显示右侧骶髂关节髂骨面及骶骨面骨髓水肿,呈高信号(白箭),边界不清,左侧骶髂关节未见明显异常信号;图 A 另可见克罗恩病引起的局部小肠壁增厚水肿(白箭头)

(四) 诊断要点与鉴别诊断

1. 诊断要点 诊断通常建立在病史和体格检查的基础上,因为目前尚无诊断肠病性关节炎的"金标准"。因此,只有在确诊炎症性肠病后,才能根据其所伴有的脊柱关节炎表现和 / 或外周关节炎诊断肠病性关节炎。诊断要点如下：

（1）有炎症性肠病的症状体征，如腹痛、体重减轻、腹泻；胃肠道症状通常先于或与关节炎一起出现。关节炎的临床症状体征与强直性脊柱炎相同。

（2）如果尚未确定炎症性肠病的诊断，则可以进行粪便培养、结肠镜检查、小肠造影等检查来诊断溃疡性结肠炎或克罗恩病；血液检查包括可能有助于检测炎症的红细胞沉降速率（ESR）和 / 或 C 反应蛋白（CRP）；大约 50% 的肠病性关节炎患者 HLA-B$_{27}$ 阳性。关节腔滑液检查可从受影响的关节中抽取，以排除痛风或感染性病变。

（3）骶髂关节炎的 MRI 表现为软骨下骨髓水肿、滑膜炎和关节积液，多呈非对称性骶髂关节炎。脊柱关节炎可见到典型的 Romanus 病灶，急性期表现为椎体缘的骨髓水肿，T$_1$WI 呈低信号，T$_2$WI 脂肪抑制序列呈高信号。

2. 鉴别诊断　本病主要依靠炎症性肠病的临床体征和病史，与其他脊柱关节炎鉴别，有时影像学表现难以鉴别。

（1）骨性关节炎：多见于 50 岁以上；RF 多为阴性；主要累及脊柱及承重关节；关节面硬化，关节边缘呈唇样骨质增生，关节间隙变窄。

（2）强直性脊柱炎：为青壮年男性；90% 以上的患者 HLA-B$_{27}$ 阳性；多数先累及骶髂关节；累及外周关节以下肢大关节为主，如髋关节，较少累及手足小关节。

（五）治疗和预后

肠病性关节炎患者的治疗需要胃肠病学家和风湿病学家之间的积极合作，治疗越早，患者的预后就越好。炎症性肠病性关节炎的治疗药物有非甾体抗炎药（NSAIDs）、糖皮质激素、柳氮磺吡啶等。炎症性肠病有显著的消化道损害，长期大量的便血，累及心、肝、脾、肾等脏器，急性期者应注意观察非甾体抗炎药、免疫抑制剂等所产生的消化道反应。

三、银屑病关节炎

（一）概述

银屑病关节炎（psoriatic arthritis，PsA）是一种与银屑病相关的炎性关节病，具有银屑病皮疹，并导致关节和周围软组织疼痛、肿胀、压痛、僵硬和运动障碍，部分患者可有骶髂关节炎和 / 或脊柱关节炎，病程迁延、易复发，晚期可关节强直，导致残疾。银屑病关节炎是一种异质性疾病，包括肌肉骨骼和非肌肉骨骼表现，后者特别包括皮肤和指甲，但也可累及肠道或眼睛（葡萄膜炎）。慢性活动性银屑病关节炎还与心血管、心理和代谢疾病有关。

银屑病关节炎可发生于任何年龄，高峰年龄为 30~50 岁，无性别差异，但脊柱受累以男性较多。银屑病患者中银屑病关节炎的发病率高达 30%，肥胖的银屑病患者发生银屑病关节炎的风险较高。在美国，银屑病关节炎的患病率为 6~25/10 000；银屑病关节炎在亚洲人和黑人中并不常见，中国人银屑病关节炎的发病率为 0.01%~0.1%，男女比例为 1∶1。多数患者在银屑病发病后 10 年左右出现银屑病关节炎，但在 15% 的病例中，关节炎和银屑病同时发生或银屑病关节炎先于皮肤病。单纯银屑病关节炎而不伴皮肤病变的情况虽然少见，但也有报道。

银屑病关节炎的临床表现与类风湿性关节炎非常相似，是一种对称的小关节病变，累及腕、掌指关节和近端指间关节。相反，患者可能会出现不对称关节受累，包括远端指间关节炎性关节炎，通常伴有相关指甲的营养改变。

由于银屑病关节炎的临床表现广泛且个体差异明显，因此，2009 年银屑病和银屑病关节炎研究评估小组（GRAPPA）的风湿病学家和皮肤病学家系统回顾了大量银屑病关节炎的文献，建议按照银屑病关节炎的分类诊断标准（CASPAR）将银屑病关节炎分为 5 种主要临床表现类型，即周围关节炎型、皮肤损害型、脊柱炎型、附着点炎型、指 / 趾炎型，同时根据疾病严重程度将各个临床亚型的表现分为轻、中、重 3 级。

目前广泛采用的是 2006 年的银屑病关节炎分类标准，具体如下：

患者必须有炎性关节病（关节、脊柱或指炎），同时满足以下 5 项中的 3 项或更多。

（1）现症银屑病，银屑病既往史或家族史的证据。

（2）就诊时有典型银屑病指甲营养不良改变，包括甲剥离、过度角化等表现。

（3）类风湿因子检查结果为阴性。

（4）由风湿科医生确定的现症指趾炎或既往指趾炎。

（5）影像学发现关节周围新骨形成，手或足关节周围异常骨化。

（二）病理学表现

银屑病关节炎的特征性病理学表现有外周关节炎、指 / 趾炎、附着点炎、脊柱炎、皮疹和并发症。指 / 趾炎（腊肠指 / 趾）是所有银屑病关节炎患者较为突出的表现，所涉及的关节较多，包括远端指间关节、大关节和颈椎等。寡关节炎是银屑病关节炎最常见的首发表现，远端指间关节孤立的滑膜炎及残毁是最特异性的表现。残毁性关节炎主要出现在病程的中晚期，比较典型的是戏剧手（望远镜手）。银屑病关节炎另一个显著的病理改变是附着点炎，附着点炎被视为银屑病关节炎的主要病灶，下肢多于上肢。

银屑病关节炎脊柱受累的特点是不规则的、跳跃性的、不对称的骨赘粗大，可首先累及颈椎，一般情况下病情较强直性脊柱炎轻。若骶髂关节受到累及，则两侧为非对称性。

银屑病关节炎的关节滑液具有炎症性，细胞计数在 5 000~15 000/μL 之间，超过 50% 的细胞是多形核白细胞。

（三）MRI 表现

银屑病关节炎的 MRI 表现为周围关节和中轴关节结构的局灶性骨质侵蚀、滑膜炎、骨髓水肿及周围组织的改变。骨质侵蚀表现为关节面下囊状长 T_1 长 T_2 信号，有明确边界；滑膜炎的表现为滑膜增厚，关节积液；骨髓水肿呈长 T_1 长 T_2 信号，在 T_2WI 脂肪抑制、STIR 中观察效果最好，呈斑片状高信号影，边界模糊（图 7-1-7）。增强 MRI 检查可显示滑膜的强化程度，从而显示血管翳的增生情况，并以此评估炎症程度。

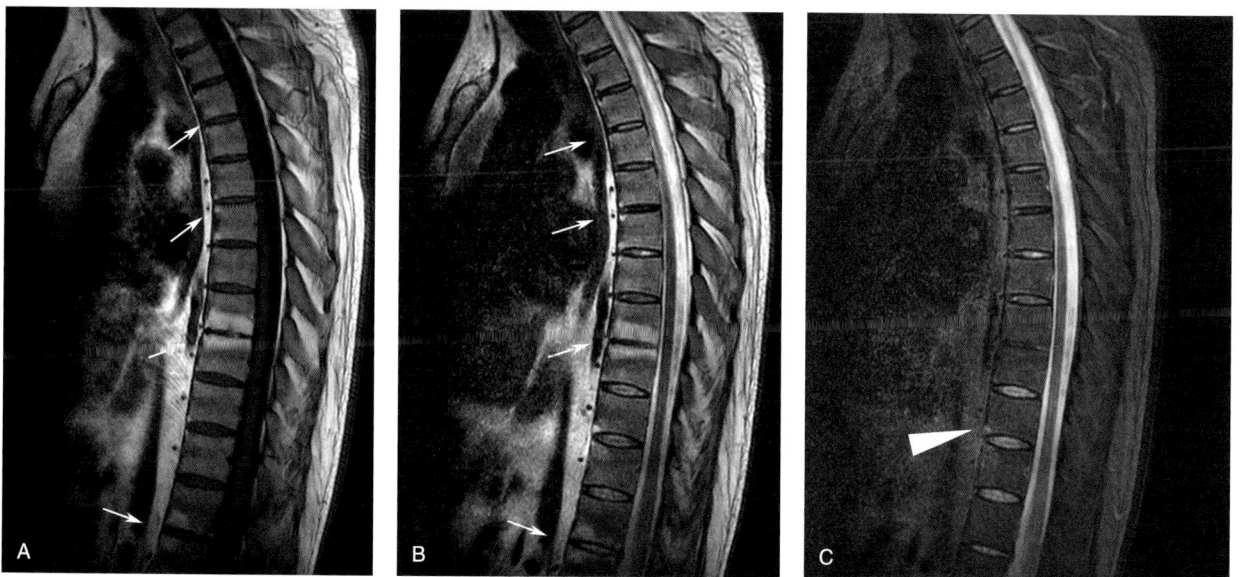

图 7-1-7 银屑病关节炎

男，42 岁，银屑病关节炎十多年。A. 矢状位 T_1WI 序列，B. 矢状位 T_2WI 序列，胸段多发椎体角见小片状短 T_1 长 T_2 信号影（白箭）；C. 矢状位 STIR 序列示大部分病灶呈低信号，单个椎体信号呈小片状高信号影（白箭头），提示大部分病灶属于非急性期炎症

（四）诊断要点与鉴别诊断

1. 诊断要点

（1）现症银屑病，银屑病既往史或家族史；在临床评估上，可通过皮肤、关节、脊柱、指甲等方面来判断。典型的银屑病指甲改变，现发指/趾炎或既往指/趾炎病史。

（2）RF 阴性。

（3）X 线和 CT 可见脊柱椎体不规则的、跳跃性的、不对称的骨赘粗大，颈椎常先受累。

（4）MRI 表现为椎体缘的附着点炎，呈长 T_1 长 T_2 信号影；骶髂关节炎表现为软骨下骨髓水肿、滑膜炎、关节积液，钆对比剂增强扫描可见到滑膜强化。

2. 鉴别诊断　银屑病关节炎与类风湿性关节炎、骨关节炎、痛风、假痛风、系统性红斑狼疮和其他形式的脊柱关节炎相区分。不同脊柱关节炎鉴别诊断要点见表 7-1-3。

表 7-1-3　不同类型脊椎关节炎的临床特征

特征	银屑病关节炎	强直性脊柱炎	反应性关节炎	肠病性关节炎
发病年龄（岁）	36	20	30	30
男女比例	1：1	3：1	3：1	2：1
周围关节受累（病例百分比）	96%	30%	90%	30%
附着点炎关节受累（病例百分比）	50%	100%	100%	30%
指（趾）炎	常见	罕见	不常见	罕见
远端指（趾）间关节炎	常见	常见	不常见	不常见
银屑病（病例百分比）	100%	10%	10%	10%
指甲损伤	87%	不常见	不常见	不常见
HLA-B_{27}（病例百分比）	40%~50%	90%	70%	30%

（五）治疗和预后

银屑病关节炎是一种异质性、可发展为重症的疾病，强调风湿免疫科医生和皮肤科医生多学科治疗。治疗的主要目标是通过控制症状，预防结构损伤和炎症，最大限度地提高生活质量。药物主要有传统药物、生物制剂（肿瘤坏死因子拮抗剂）和其他新型药物。传统药物主要包括激素、非甾体抗炎药（NSAIDs）、抗风湿药物（DMARDs）。目前生物制剂是治疗银屑病关节炎最有效的药物。

部分银屑病关节炎患者会发生关节畸形，5% 的患者会发生严重的功能障碍，肿胀关节大于 5 个以上的患者病情比较容易进展，HLA-B_{27} 阳性的患者预后较为不良，死亡风险有所增加。

四、反应性关节炎/赖特综合征

（一）概述

反应性关节炎（reactive arthritis，ReA）是一种发生于其他组织（胃肠道和泌尿生殖道）感染后出现的关节炎。1916 年，Hans Reiter 首先描述了一个年轻男性骑兵军官出现关节炎、非淋球菌性尿道炎和结膜炎三联征，并伴有腹泻、血便；随后由 Bauer 和 Engleman 在 1942 年将具有典型大关节的炎性关节炎，结膜炎或葡萄膜炎形式的眼睛炎症，男性的尿道炎或女性的宫颈炎三联征命名为赖特综合征（Reiter syndrome）。

本病最常见于 20~40 岁的人，男性比女性发病率高，白人比黑人多见，这是由于白人群体中 HLA-B_{27} 阳性率更高。临床常表现为非对称性寡关节炎，以双下肢为主。反应性关节炎的发病与感染、HLA-B_{27} 和免疫失调有关。引起反应性关节炎的常见病原微生物包括沙门氏菌、志贺杆菌、沙眼衣原体和耶尔森菌等。反应性关节炎的发病还与 HLA-B$_{27}$ 有密切的相关性,60%~85% 的患者阳性,HLA-B$_{27}$ 阳性的患者预后较差,其中 30%~50% 的病例会发展为脊柱关节病。

(二)病理学表现

反应性关节炎的皮肤组织病理学特征与银屑病相似,呈表皮角化过度及角化不全。滑液检查显示主要为巨噬细胞,胞体内含有多形核中性粒细胞,称为赖特细胞。滑膜的病理改变为非特异性炎症。急性期有滑膜血管充血,纤维素性渗出,中性多形核白细胞,淋巴细胞及浆细胞浸润,滑膜细胞和成纤维细胞增生。慢性期血管翳形成及软骨侵蚀,有时伴骨溶解及新骨形成。

(三)MRI 表现

临床上对反应性关节炎的发病机制和临床表现研究较多,对其 MRI 表现报道较少。MRI 具有很好的软组织分辨力,对骨髓水肿、关节积液和滑膜炎显示敏感。

患者的典型表现为非对称性关节炎,主要累及下肢、骶髂关节和腰椎。一次受影响的关节不超过 6 个。当反应性关节炎累及脊柱和外周关节时,MRI 的表现为附着点炎、附着点周围骨髓水肿,脊柱可出现非对称性椎旁骨化。附着点炎的 MRI 表现为肌腱、韧带、关节囊或筋膜附着点肿胀、边缘模糊,伴或不伴有局部肌腱或韧带增粗,T$_1$WI 等信号,T$_2$WI 脂肪抑制序列呈高信号。骨髓水肿的 MRI 表现为关节囊、韧带、肌腱附着点周围斑片状或片状信号异常,T$_1$WI 呈低信号,T$_2$WI 脂肪抑制序列呈高信号。下肢关节可出现关节积液,关节积液的 MRI 表现为关节囊膨大,内部信号均匀,呈水样信号影。当累及骶髂关节时,表现为骶髂关节炎,正常骶髂关节的 MRI 表现为中等信号的关节软骨和髂、骶两侧低信号关节骨皮质,构成了“低信号 - 中等信号 - 低信号”三层平行线结构,其特点是各层线状影的信号,粗细大体上连续、均匀。骶髂关节炎的 MRI 表现为关节区“三层结构”破坏,关节软骨线状影增粗、扭曲,骨皮质中断、凹陷,关节面下侵蚀、硬化、脂肪沉积和关节旁骨髓水肿(图 7-1-8)。

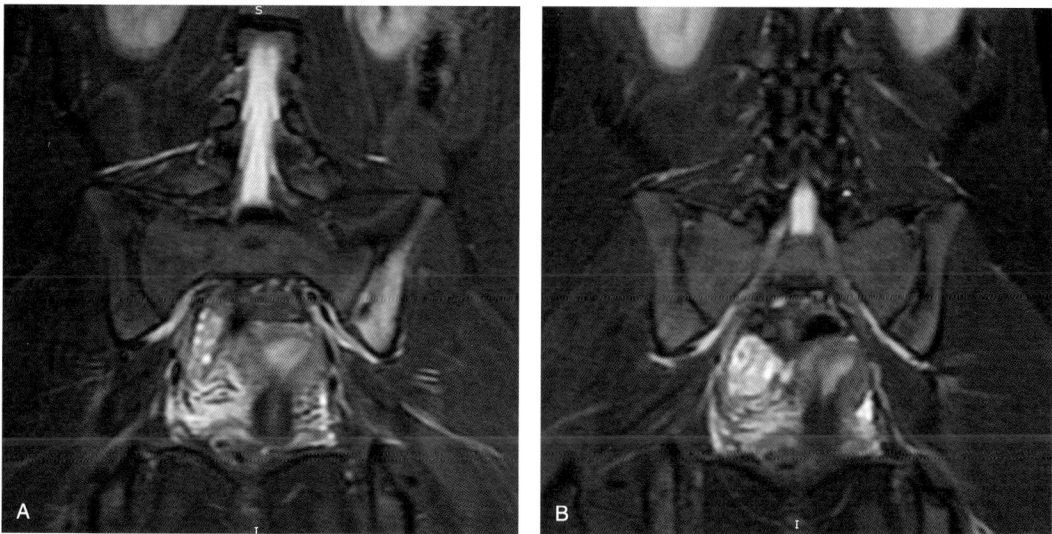

图 7-1-8　反应性关节炎

女,19 岁,反应性关节炎。A、B. 冠状位 T$_2$WI 脂肪抑制序列,治疗前(A)左侧骶髂关节髂骨面为主的骨髓水肿,呈高信号影;6 个月后复查(B),左侧髂骨面骨髓水肿明显吸收,提示病情完全缓解

(四)诊断要点与鉴别诊断

1. 诊断要点　反应性关节炎是一种由其他组织感染引起的脊柱关节疾病,故诊断时需留意前驱感染病史,同时具备脊柱关节炎的常见症状。本病的诊断要点如下:

(1)前驱感染证据：①关节症状出现 4 周前有临床典型的腹泻或尿道炎；②如果缺乏感染的临床证据，必须有感染的实验室证据。

(2)外周关节炎：下肢为主的非对称性寡关节炎，膝关节和踝关节最为常见。可累及指(趾)关节，呈腊肠样指(趾)。受累关节表现为热、肿胀和剧痛。膝关节常伴有大量积液。跟腱端可出现跟腱附着点炎。

(3)脊柱关节炎的 MRI 表现为附着点炎、附着点周围骨髓水肿和关节积液；骶髂关节炎的 MRI 表现为关节面骨髓水肿、关节面不光整。X 线或 CT 非对称性椎旁"逗号样"骨化是反应性关节炎独特的影像学发现，多累及胸腰段椎体，椎体方形变不常见。

(4)关节外表现：①泌尿生殖道症状，包括尿道炎、前列腺炎、龟头炎、宫颈炎或膀胱炎；②眼部症状，包括结膜炎、角膜炎或葡萄膜炎；③皮肤黏膜表现，包括溢脓性皮肤角化症、黏膜溃疡和结节性红斑；④心脏表现，包括主动脉病变和传导异常。

(5)实验室诊断：①病原体培养。②炎症指标：急性期时可出现白细胞计数增高，红细胞沉降率(ESR)增快，C 反应蛋白(CRP)升高；在慢性期逐渐下降或正常。③ HLA-B$_{27}$ 检测：60%~85% 的反应性关节炎患者可检测到 HLA-B$_{27}$ 阳性，因此该项检查对本病的诊断有辅助价值，但 HLA-B$_{27}$ 阳性不是本病确诊的必备条件。

2. 鉴别诊断

(1)化脓性脊柱炎：临床上多有背部疼痛，起病急骤，伴寒战、高热、乏力等全身中毒症状。好发于腰椎，常见单发病灶，椎间盘感染伴相邻椎体受累。

(2)肠病性关节炎：一般为急性非对称性少关节炎，患者多伴有明显的胃肠道症状如腹痛、腹泻、血便或便秘，经结肠镜及病理组织检查确诊为溃疡性结肠炎或克罗恩病。

(3)痛风性关节炎：本病好发于中老年男性，患者多有高嘌呤饮食史。早期表现为反复发作的急性关节炎，好发于第一跖趾关节和跗骨关节，受累关节表现为红、肿、灼热和剧烈疼痛。血清中血尿酸升高，滑液检查有尿酸盐结晶。

(4)强直性脊柱炎：本病好发于青年男性，以骶髂关节炎和脊柱附着点炎为主要特征。患者常伴有下腰痛症状，脊柱和骶髂关节病变常呈对称性。

(5)银屑病关节炎：本病好发于中年人，反应性关节炎多与本病 5 种分型中单关节或少关节型相鉴别。此类型多呈非对称关节炎，主要累及手、足远端或近端指(趾)间关节。基本征象为周围关节骨质有破坏和增生的表现，受累关节间隙变窄、融合、强直，关节周围软组织肿胀，除骨质改变外，早期可见附着点炎、骨髓水肿。本病患者常有银屑病皮肤改变和指/趾甲表现为顶针样凹陷。

(6)贝赫切特综合征：本病为全身性免疫系统疾病，属于血管炎的一种。主要表现为反复发作的口腔溃疡、生殖器溃疡、皮疹、下肢结节红斑和眼部症状。部分患者出现关节肿胀、疼痛，下肢关节较为多见。少数患者可以出现血栓性静脉炎和深静脉血栓。

(7)风湿热：本病好发于儿童和青少年，在典型症状出现前 1~6 周，常有扁桃体炎或咽炎等上呼吸道链球菌感染表现。典型症状为游走性多发性关节炎、心肌炎、皮下结节、环形红斑和舞蹈病。游走性多发性关节炎以肩、膝、踝等大关节累及为主，轻症及不典型病例可呈单关节或寡关节、少关节受累。

(五) 治疗和预后

目前尚无特异性或根治性方法，治疗时需考虑基础感染、关节和关节外表现。治疗目的在于控制和缓解疼痛，防止关节破坏，保护关节功能。急性期治疗首选非甾体抗炎药。如果患者有单/少关节炎，可关节内或局部使用糖皮质激素。当患者对非甾体抗炎药无反应或累及大量关节时，应全身使用糖皮质激素。抗风湿药如柳氮磺吡啶已证实对急性和慢性反应性关节炎都有效。在难治性病例中，有时会使用生物制剂如肿瘤坏死因子(TNF)抑制剂。

反应性关节炎的病程因人而异,绝大多数患者的病情在 6~18 个月可以达到完全缓解或近完全缓解。25%~50% 的病例复发,需要重新治疗。约 25% 的患者发展为慢性疾病,需要持续治疗。对非甾体抗炎药反应不好,髋关节受累,持续红细胞沉降率升高的患者,预后不良。

五、幼年型脊柱关节炎

(一) 概述

幼年型脊柱关节炎(juvenile spondyloarthritis,JSpA)也被称为幼年型脊柱关节病,为一组血清阴性的风湿性疾病,其特征为 16 岁以下起病,HLA-B$_{27}$ 阳性,下肢少关节炎、脊柱受累和附着点炎。幼年型脊柱关节炎占青少年关节炎病例的 10%~15%,男童更为常见,发病年龄集中在 10~15 岁,有家族遗传倾向。幼年型脊柱关节炎有共同的临床特点:关节炎、附着点炎、骶髂关节炎、脊柱关节炎,以及眼睛、皮肤和肠道受累。

幼年型脊柱关节炎包括分化型及未分化型。分化型包括幼年型银屑病关节炎、幼年型强直性脊柱炎、反应性关节炎和肠病性关节炎。未分化型是指具备脊柱关节炎的一个或几个特征,如关节炎、附着点炎、前葡萄膜炎、趾 / 指炎、血清阴性附着点炎和关节病综合征等,但不符合任何一种确定的血清阴性脊柱关节炎诊断标准的病例。

幼年型脊柱关节炎的最初症状与成人有很大的不同,儿童更常见的是下肢少关节炎(少于或等于 4 个)和附着点炎。骶髂关节炎和脊柱关节炎很少见,通常发生在病程后期。儿童在发病数年后,1/3~1/2 的会出现骶髂关节炎,但骶髂关节炎在幼年期通常无症状,只有少数患儿有炎症性腰背痛病史或体格检查时证实有腰背痛。CRP 升高和 HLA-B$_{27}$ 阳性的儿童患骶髂关节炎的概率更高。

(二) 病理学表现

幼年型脊柱关节炎的病理学表现主要是包括附着点炎和滑膜炎。

(1)附着点炎:是脊椎关节炎一个独特的病理学特征,病理变化为关节囊、肌腱和韧带以骨附着点为中心的慢性炎症,病变初期以淋巴细胞、浆细胞浸润为主,伴少数多核细胞,此时病变以关节囊、肌腱、韧带水肿为主要病理表现。随着病程进展,引起附着点的骨侵蚀,附近骨髓炎症、水肿,进而肉芽组织形成,受累部位钙化、新骨形成,在此基础上,又有新发生的附着点炎和修复,如此反复多次直至韧带骨化。

(2)滑膜炎:幼年型脊柱关节炎中的滑膜炎的特点是明显的内膜层增生,血管过度增生,明显淋巴细胞和巨噬细胞的炎症细胞浸润,与疾病持续时间或采样时间无关。内膜层增生和 CD163$^+$ 巨噬细胞浸润,是幼年型脊柱关节炎的滑膜免疫病理学特征,与成人型脊柱关节病存在明显差异。

(三) MRI 表现

幼年型脊柱关节炎初期主要为下肢关节炎,很少累及脊柱和骶髂关节。骶髂关节炎主要出现在关节炎起病 5~10 年后,MRI 是早期发现骶髂关节炎最敏感的检查方法,在发现活动性骶髂关节炎方面优于 CT 及 X 线。骶髂关节炎 MRI 的主要特征包括骨髓水肿、滑膜炎、滑囊炎、关节积液等。骨髓水肿是诊断活动性骶髂关节炎的必要条件,MRI 表现为单侧或双侧周围骶髂关节骨质 T$_1$WI 低信号,T$_2$WI 脂肪抑制、STIR 序列上呈高信号(图 7-1-9)。与成人的骶髂关节炎相比,骨髓水肿在 JSpA 中具有很高的特异性。如需评估活动性滑膜炎,需进行钆对比剂增强扫描。

幼年型脊柱关节炎的初期阶段,在 MRI 上可能会看到不对称的单侧骶髂关节炎性改变,随着病程进展,会出现经典的双侧对称性骶髂关节受累,表现为骨髓水肿、关节面糜烂、反应性骨质增生硬化,最终出现部分性关节强直。在大多数情况下,幼年型脊柱关节炎很少出现骶髂关节完全骨性强直。

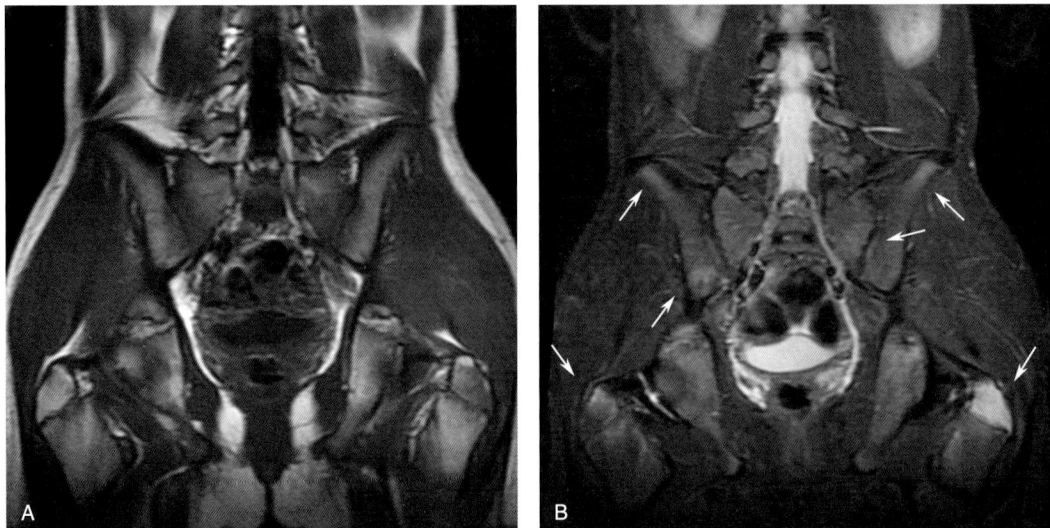

图 7-1-9 幼年型脊柱关节炎

男,15 岁,反复腰背部及足跟部疼痛 5 年。A.冠状位 T_1WI 序列,B.冠状位 T_2WI 脂肪抑制序列,双侧骶髂关节面下、双侧股骨大转子、双侧髂骨翼可见多发斑片状长 T_1 长 T_2 信号的骨髓水肿(白箭),边界不清,双侧股骨大转子韧带可见附着点炎

(四) 诊断要点与鉴别诊断

1. 诊断要点

(1) 年龄小于 16 岁,关节炎持续 6 周以上,血清类风湿因子(RF)和抗核抗体(ANA)阴性,患儿有下肢少关节炎或附着点炎病史,或有炎性腰背痛、慢性关节痛或慢性全身性疾病等,炎症标志物升高和 $HLA-B_{27}$ 阳性的儿童伴骶髂关节炎的概率最高。

(2) MRI 显示骶髂关节病变,关节周围骨髓水肿是诊断活动性骶髂关节炎的必要条件,活动性骶髂关节炎的其他特征包括滑膜炎、滑囊炎、关节积液等。活动性滑膜炎需钆对比剂增强扫描评估。

2. 鉴别诊断

(1) 舒尔曼病(Scheuermann disease):又称青少年脊椎后凸畸形,主要累及胸段或胸腰段,进行性加重。同时合并椎间隙高度丢失,椎体上下终板不规则,施莫尔结节形成,至少 3 个椎体楔形变大于 $5°$。

(2) 感染性骶髂关节炎:以背痛和臀区痛为主,70% 的患者伴有发热,$HLA-B_{27}$ 阴性。单侧病变多,骨髓水肿的强度更强,病程短期即可出现骨侵蚀;出现脂肪浸润和骨硬化的比例较少。

(五) 治疗和预后

幼年型脊柱关节炎的治疗包括药物治疗、非药物治疗及健康教育诸方面。其中,药物治疗主要包括非甾体抗炎药(NSAIDs)如双氯芬酸钠、改善病情的抗风湿药(DMARDs)如柳氮磺吡啶、糖皮质激素及生物制剂等。

总的来说,JSpA 患者与成人发病的患者相比,其功能、预后更差,尤其是髋关节和脊柱受累的患者。适当的治疗能影响疾病的进程及预后。

(倪耿欢 黎良山 赫美玲 吕海娟 赵宏伟)

第二节 其他脊柱炎

一、成人类风湿性关节炎

(一) 概述

类风湿性关节炎(rheumatoid arthritis,RA)是一种慢性全身性自身免疫性疾病,以对称性多关节滑膜炎为特征。人群患病率为0.5%~1.0%,女性发病率是男性的2~3倍,可发生于任何年龄,高发年龄为40~60岁。类风湿性关节炎的病因仍不清楚,其中遗传基因与环境因素均发挥重要作用。类风湿性关节炎的首发症状和病程在患者中个体差异较大。在类风湿性关节炎中,除了累及周围小关节外,颈椎是第二大受累部位,很少累及胸腰椎。在病程大于2年的类风湿性关节炎患者中,超过70%的患者可出现不同程度的颈椎受累。

寰枢及寰枕关节均为典型的滑膜关节,易受炎症侵蚀。寰枢及寰枕关节、齿突及维持上颈椎稳定性的重要韧带受侵蚀破坏后,可致颈椎各种脱位。最常见的脱位类型为寰枢关节半脱位(atlantoaxial subluxation,AAS),约占24%,其次为枢椎垂直半脱位(vertical subluxation,VS),约占11%,下颈椎半脱位(subaxial subluxation,SAS)则相对少见,约占5%。临床症状如Lhermitte征、因压迫枕大神经和枕小神经而引起的头痛,以及典型的屈颈时背部放射痛。在晚期,颈神经受压可导致吞咽困难、面部疼痛,甚至可出现闭锁综合征或突然死亡。

(二) 病理学表现

类风湿性关节炎的病理特征是多关节滑膜内T细胞、B细胞和单核细胞浸润及新生血管形成。这一进程始于内皮细胞激活,经组织相容性复合体Ⅱ(MHC Ⅱ)参与刺激通路及细胞内的调节途径,致T细胞、B细胞、单核细胞活化。滑膜成纤维细胞样细胞和巨噬细胞样细胞的扩张导致滑膜内层增生,这种增生的滑膜,通常称为血管翳。类风湿性关节炎患者颈椎的病理改变是由于滑膜血管翳引起继发性骨、软骨和韧带结构的破坏,导致椎体关节不稳定和变形。寰枢关节滑膜炎可导致C_1~C_2椎体不稳定。在上颈椎,寰枢椎水平横向不稳定是由韧带不足和寰椎侧块破坏引起的垂直不稳定引起的。齿突可在颅底移位,从而缩短寰枢关节与颅底的距离,向上移位可造成延髓受压。在颈椎下段,脊柱后凸畸形和前路单节段或多节段椎体不稳定是由椎间盘改变、骨破坏和韧带断裂引起的。

(三) MRI表现

MRI可以增加类风湿病变的软组织和骨髓异常的灵敏度,并为临床医生提供有价值的诊断信息,是检测早期炎症的首选方式。MRI的优点是能直接显示类风湿性关节炎相关的软组织结构,发现炎症变化,并能评估疾病活动的阶段和炎症后遗症。MRI可区分活动性和非活动性滑膜炎,提供横韧带和翼状韧带的相关改变,并能发现关节囊炎症和小关节损伤。颈椎MRI的一个关键作用是可直接显示脊髓,以评估受压情况。寰枢及寰枕关节均为典型的滑膜关节,易受炎症侵蚀。寰枢及寰枕关节、齿突及维持上颈椎稳定性的重要韧带受侵蚀破坏后,可致寰枢关节半脱位、枢椎垂直半脱位、下颈椎半脱位等。主要表现如下:

1. 寰枢椎病变 受齿突周围炎症影响,寰枢关节通常比较容易受累。早期血管化的增生滑膜表现为T_2WI高信号(图7-2-1),增强后强化程度与新生血管的数量密切相关。在非活动性滑膜炎期,滑膜T_2WI信号随成纤维细胞比例的增加而减低。因此,非活动性慢性滑膜炎期,增厚的滑膜表现为T_1WI及T_2WI等或低信号。

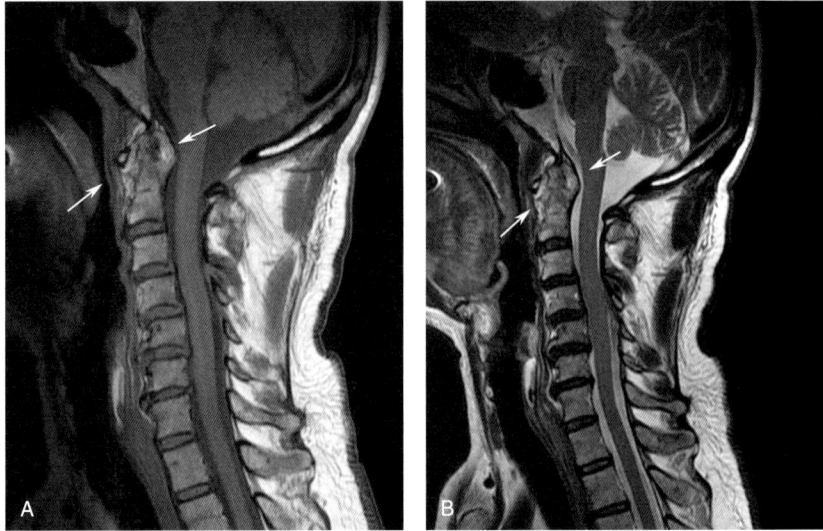

图 7-2-1　成人类风湿性关节炎

男,60 岁,确诊类风湿性关节炎数十年。A. 矢状位 T_1WI,B. 矢状位 T_2WI 序列,寰枢椎
周围可见不规则血管翳在 T_1WI 序列上呈等信号(白箭),在 T_2WI 序列上呈不均匀高信
号(白箭),齿突骨质局部受累,齿突尖端向上移位,提示轻度枢椎垂直半脱位征象

　　晚期,高度血管化的滑膜导致骨侵蚀和韧带破坏。典型发病部位位于齿突的顶端,横韧带和翼状韧带(附着于齿突尖端和枕部的韧带)是容易受累的两条重要韧带。

　　2. 寰枢关节半脱位　20%~86% 的颈椎类风湿病患者会出现寰枢椎不稳。横韧带可稳定寰齿关节,防止齿突后脱位,横韧带松弛或断裂均可导致寰枢椎不稳定,寰齿关节间隙增宽。齿突后脱位可导致脊髓压迫,这是颈椎风湿性关节炎的致死因素之一。寰枢椎不稳定可通过动态 MRI 检查前屈和后屈位动态评估。寰齿前间距和寰齿后间距是评估寰枢椎不稳定性的有效方法,成人的寰齿前间距正常值可达 3mm。寰齿前间距大于 9mm 或寰齿后间距小于等于 14mm 被认为是脊髓受压的危险因素,应考虑颈椎 MRI 检查。颈椎 MRI 可直接显示脊髓,以评估压迫的程度。脊髓的 T_2WI 变化与脊髓受压继发的脊髓病变有关,在急性期,脊髓可肿胀增粗,而在慢性期,脊髓萎缩变性。

　　寰枢关节半脱位可分为三种类型:前、后和外侧半脱位。最常见的类型是前脱位,可能是横向韧带松弛或断裂导致,也可能是齿突的骨质破坏或骨折所致;后脱位只发生在齿突骨折的病例中;外脱位占 20%,MRI 上可见寰枢关节间隙不对称。横轴位对于观察两侧块相对齿突有无侧方移位很重要。

　　3. 枢椎垂直半脱位　翼状韧带将齿突的后外侧面和寰椎的两侧块连接到枕骨髁的内侧,从而稳定头部旋转和侧屈。齿突通过齿突尖韧带与枕部相连,寰枕前膜和寰枕后膜维持寰椎前后弓与枕骨大孔的关系。在寰枢椎陷入时,翼状韧带和横韧带断裂,加之寰枢关节突关节的破坏,导致寰枢椎塌陷,进而导致颅骨塌陷,呈现垂直半脱位。齿突尖端向枕骨大孔内移位,可导致脑干受压。

　　多种方法可用来评估枢椎垂直半脱位引起的颅底凹陷症。延髓脊髓角(cervico-medullary angle,CMA),选取 T_2WI 正中矢状位作为测量层面,以延髓与颈髓腹侧面交界点为顶点,画出延髓和上颈髓腹侧缘平行线,测量延髓脊髓角大小,正常延髓脊髓角在 135°~175° 之间,延髓脊髓角小于 135° 的患者提示颅底凹陷症。硬腭后缘至枕骨鳞部最低点做一连线,为 McGregor 线,正常齿突尖部高出此线 7mm 可诊断颅底凹陷症。枕骨大孔前后缘连线,为麦克雷(McRae)线,齿突尖端应位于此线下,超过此线为异常,正常齿突尖应位于此线前 1/4 处,后移则为病理情况。

　　4. 下颈椎半脱位　下颈椎半脱位与累及椎间关节有关,最常见于严重慢性周围性关节炎患者。在颈椎过屈位上,上椎体相对下椎体向前移位 3mm 以上,提示存在颈椎滑脱。多节段前滑脱,通常累及 C_3~C_4

和 C_4~C_5 节段,椎体后缘可呈明显的阶梯状外观。后滑脱在类风湿性关节炎是相当罕见的。注意观察有无继发椎管狭窄、脊髓受压等。

（四）诊断要点与鉴别诊断

1. 诊断要点

（1）中老年女性多见,既往临床病史及实验室检查诊断为类风湿性关节炎,出现头痛及颈部酸痛临床症状。

（2）类风湿性关节炎累及颈椎时,绝大多数患者已经存在外周关节的骨侵蚀和半脱位。

（3）MRI 显示寰枢关节骨髓水肿、滑膜增生、齿突骨侵蚀、横韧带及翼状韧带侵蚀破坏等征象,可见寰枢关节不稳、颅底凹陷症、下颈椎不稳及椎管狭窄后脊髓继发性改变。钆剂增强扫描可见强化。

2. 鉴别诊断

（1）齿突加冠综合征（crowned dens syndrome,CDS）:是二羟焦磷酸钙沉积病（calcium pyrophosphate crystal deposition,CPPD）的一种罕见形式,主要是由于齿突周围韧带组织（尤其是寰枢横韧带）内焦磷酸钙晶体沉积诱发局部炎症反应,并出现急性枕颈部疼痛及活动受限（主要是旋转功能）。CT 及 MRI 可提示齿突结构改变伴周围韧带钙盐沉积,寰枢椎半脱位,典型齿突加冠综合征患者在冠状位 CT 上显示齿突周围"晕圈征"。好发于老年人,可无症状,也可表现为反复急性炎症性单关节炎,类似痛风发作,故又称为假性痛风。

（2）骨性关节炎:骨性关节炎可以累及脊柱滑膜关节,关节组成骨可见椎体骨赘形成和椎间隙狭窄。临床活动时关节疼痛加重,伴有肿胀和积液。与类风湿性关节炎不同,骨关节炎通常无游走性疼痛表现,大多数患者血沉较为正常,类风湿因子阴性或低滴度阳性。

（3）寰枕枢复合体损伤:多为横韧带损伤,局部骨髓可有水肿,无骨侵蚀改变,结合外伤史及实验室检查可鉴别。

（五）治疗和预后

诊疗目标是尽早发现、尽早治疗及防止关节损伤,早期诊断应用改善病情的抗风湿药治疗,可获得良好的预后,并降低颈椎不稳的发病率。

目前针对类风湿性关节炎引起的颈椎半脱位及合并神经功能损害的患者主要以外科治疗为主,抗类风湿药物及生物制品虽然对阻止疾病进展有一定的疗效,但对于已经存在的病损却很难达到治愈的效果。

二、神经性关节病

（一）概述

神经性关节病（neuroarthropathy）,又称沙尔科关节（Charcot joint）、神经营养性关节病等,是一种非常罕见的疾病,于 1868 年由 Charcot 首先发现并报道。神经性关节病是指由于各种神经营养性、障碍性疾病引起疼痛感觉和/或本体感觉受损,造成正常保护性反射消失,而关节活动性仍存在,导致关节骨质崩解、碎裂、吸收、增生、硬化等改变,进而引起关节结构及功能紊乱。该病是一种继发性疾病,常见的原发疾病有脊髓空洞症、糖尿病、梅毒、创伤、麻风等。

神经性关节病可发生于任何年龄,无明显性别差异,好发于最易受外力作用的关节,如髋关节、膝关节及脊柱等,脊柱神经性关节病好发于腰椎,偶尔可见于下胸椎。主要临床表现为非特异性背痛,脊柱不稳定,有时可听见"咔嗒"声,可出现新发的脊柱畸形,骨质破坏的程度与患者的自觉症状不相符。

临床上将神经性关节病分为 3 期:

（1）急性发作期:主要表现为局部充血、水肿等炎症反应征象。

（2）骨质破坏期:一旦出现关节畸形或影像学改变,则提示进入关节破坏期。

（3）放射学稳定期:影像学检查显示骨折愈合,或骨重建,则进入放射学稳定期。

目前,该病的发病机制仍存在争议,过去常用神经创伤和神经血管理论来解释。神经创伤学理论认为,由于感觉神经损伤,在没有正常保护性感觉反馈的情况下,重复性机械创伤会导致进行性关节破坏。神经血管理论认为,支配区交感神经功能障碍,引起该区域血管充血扩张,从而促进破骨细胞活动增强,导致骨质溶解、吸收、碎裂(萎缩型);骨质增生、硬化,骨赘形成则属于继发性改变(增生型)。近年来,越来越多的研究表明,神经性关节病是多种原因共同作用的结果,炎症和 RANKL(NF-κB 受体激活蛋白配体)/OPG(护骨因子)系统在神经性关节病的形成过程中起了重要作用。

（二）病理学表现

脊柱神经性关节病大体标本一般表现为骨质硬化和骨质溶解,以骨质增生硬化为主,通常由骨质修复、持续应力形成骨质压缩、骨质坏死碎裂后形成小的骨质碎片组成。骨质碎片通常延伸超出椎体边缘的范围,进入椎旁肌组织、椎管。

镜下可见软骨变性,软骨和脊椎骨内出现微小骨折和骨坏死灶,可见坏死骨被破骨细胞吸收,周围有新骨形成,破坏性与增生性变化同时存在;此外,还可发现组织细胞及淋巴浆细胞浸润,纤维及肉芽组织形成,而无急性炎症反应。

（三）MRI 表现

脊柱神经性关节病的早期影像学表现与重度椎间盘退变性疾病十分相似,受累节段椎间盘变性,椎间隙变窄,椎体有脱位及半脱位改变,骨质增生硬化,较大骨赘形成;终板及椎小关节面下骨质破坏、椎小关节间隙积液,骨髓水肿,MRI 表现为长 T_1 长 T_2 信号(图 7-2-2),增强扫描呈不均匀强化;骨折不愈合、椎体崩解及周围大量多发骨碎片,可伴有椎体半脱位;周围软组织粘连可形成分叶状团块,MRI 表现为 T_1WI 呈低信号,T_2WI 及 STIR 序列上呈等或高信号,信号不均匀,钆对比剂增强扫描呈不均匀强化。

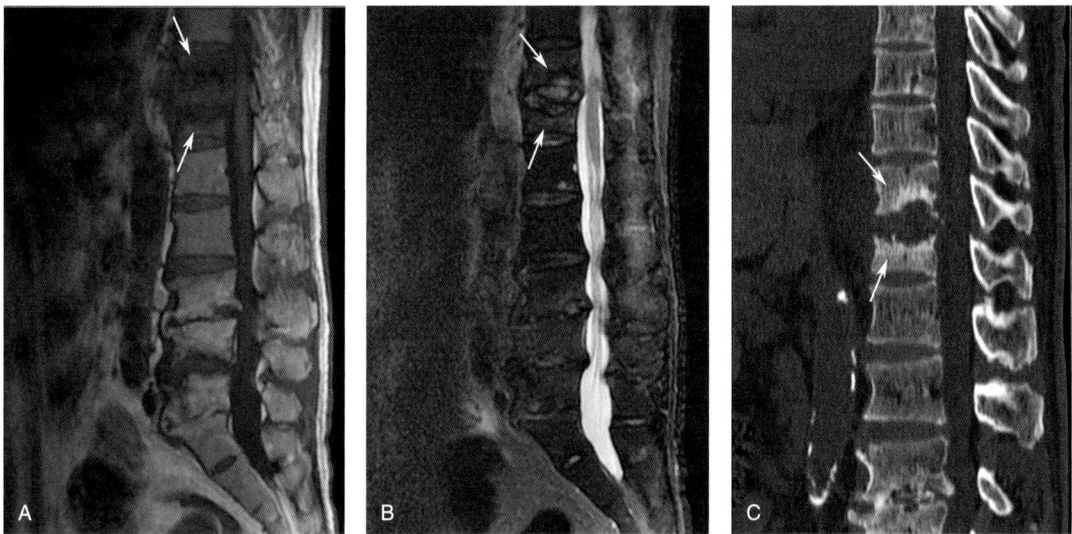

图 7-2-2　神经性关节病

男,72 岁,腰背部不适,既往有 2 型糖尿病多年。A. 矢状位 T_1WI 序列;B. 矢状位 T_2WI 脂肪抑制序列;C. 矢状位 CT 重组图,显示胸腰段多发椎间盘变性,椎间隙变窄,腰$_3$~骶$_1$ 椎体较大骨赘形成,胸$_{11/12}$ 椎间隙增宽伴少量积液,椎体终板骨质破坏、骨髓水肿(白箭),CT 示胸$_{11/12}$ 椎体终板骨质破坏、硬化(白箭)

（四）诊断要点与鉴别诊断

1. 诊断要点

(1)临床具有引起脊柱神经性关节病的原发疾病病史,有急慢性背部疼痛,且症状平均持续时间超过 7 周,实验室检查一般伴有红细胞沉降率、C 反应蛋白、白细胞计数升高。

(2)好发于腰椎,偶尔可见于下胸椎。

(3)MRI表现为椎体终板及椎小关节面下骨质破坏;可形成大的肥厚性终板骨赘;骨折不愈合、椎体周围骨碎片;椎体半脱位、侧凸改变;周围软组织肿块;钆对比剂增强扫描受累椎体及周围软组织肿块呈不均匀强化。

2. 鉴别诊断

(1)化脓性脊柱炎:临床上多有背部疼痛、高热等全身中毒症状,实验室检查常见的炎症标志物白细胞计数伴中性粒细胞升高,C反应蛋白及红细胞沉降率也常常升高。好发于腰椎,常见单发病灶,椎间盘感染伴相邻椎体受累。MRI是首选的检查方法,可较早显示椎间隙脓肿伴终板破坏、椎体弥漫性水肿及周围软组织炎性改变,钆对比剂增强扫描椎体弥漫性强化,厚壁脓肿边缘强化。与脊柱神经性关节病在影像学很难鉴别。

(2)脊柱结核:起病缓慢,可出现低热、消瘦、乏力、盗汗等全身症状,成人以腰椎多见,儿童以胸椎多见,常累及多个椎体或呈跳跃性改变。MRI是首选的检查方法,典型的影像学表现为椎间隙变窄或消失、骨质破坏、沙砾状死骨形成、后凸畸形及椎旁冷性脓肿,钆对比剂增强扫描脓肿薄壁强化。

(3)软组织肉瘤:软组织肉瘤表现为较大软组织肿块,椎旁肿块常大于椎管内病灶,椎体以溶骨性骨质破坏为主,MRI表现为T_1WI等信号,T_2WI等、高信号,钆对比剂增强扫描明显强化;软组织肉瘤很少破坏椎间盘和关节突关节。由于神经性关节病周围软组织团块中可出现反应性增生的梭形细胞,因此常被误诊为软组织肉瘤。

(4)脊柱肿瘤:脊柱肿瘤很少累及相邻两椎体,常见"椎间盘回避征",椎间隙多正常,以溶骨性破坏为主,周围可见软组织肿块,MRI可早期发现脊柱肿瘤及其累及范围,肿瘤在MRI上表现多样,多表现为T_1WI低信号、T_2WI高信号、钆对比剂增强扫描可见强化,能更好地显示周围软组织受累情况,对椎管内肿瘤生长及中央管受压的程度显示更佳。

(5)不稳定的椎间盘退变性疾病(degenerative disc disease,DDD):椎间盘退变性疾病进展较为缓慢,严重的椎间盘退变性疾病常表现为椎体终板侵蚀性改变,尤其是在不稳定椎间盘退变性疾病中,侵蚀性改变更明显,这种改变与早期的神经性关节病表现相似,但缺乏神经性关节病的其他影像表现。

(五)治疗和预后

脊柱神经性关节病十分罕见,是一种渐进性发展、不可逆性病变,早期的治疗可决定预后的好坏,因此早期正确的诊断和积极有效的针对性治疗格外重要。在早期症状较轻且无影像学改变时,可采取加强宣教、影像学随访、限制脊柱承重及过度运动等方法进行保守治疗;随着疾病的进一步发展,限制承重及支持护具等保守治疗的效果常不太理想,此时强烈建议手术内固定或椎体融合术治疗,以最大程度地保留脊柱的结构及功能。

三、颈长肌钙化性肌腱炎

(一)概述

颈长肌钙化性肌腱炎(longus colli calcific tendinitis,LCCT),又称咽后钙化性肌腱炎或急性钙化性椎前肌腱炎,是由羟基磷灰石结晶沉积于颈长肌上斜肌肌腱中引起的无菌性炎症,是一种自限性疾病,最早由Hartley于1964年首次报道。该病十分少见,好发于30~60岁,无明显性别差异,其年平均发病率为0.50/10万。

临床症状常表现为典型三联征:急性颈痛、颈部僵硬和吞咽困难,有时也可出现颈部压痛、僵直、活动受限等表现,实验室检查可出现轻度白细胞增多、炎症反应标记物增高等表现。由于临床表现和实验室检查不具有特异性,因此,常常被误诊为其他原因引起的颈部疼痛,如创伤、感染、颈椎间盘突出及肿瘤等。确诊的关键是将本病和其他有类似临床表现的、严重或危及生命的疾病加以鉴别,如咽后脓肿等,避免不必要的抗生素或外科干预治疗。

颈长肌是颈深屈肌的一部分,是位于前纵韧带前方的成对肌肉,由上斜肌、下斜肌和直肌组成,从侧面看,颈长肌与前纵韧带均位于颈椎椎体前方,形成厚度 3~4mm 的软组织层。颈长肌协助颈椎屈曲、同侧屈曲及一部分旋转运动。上斜肌起自颈$_3$~颈$_5$横突前结节,融合成肌腱,止于寰椎前结节,此处最容易引起羟基磷灰石结晶沉积。

颈长肌钙化性肌腱炎的发病机制尚不十分清楚,理论上涉及免疫系统的激活,引起肉芽肿性炎症反应。钙和羟基磷灰石晶体沉积可能与颈长肌腱的重复性创伤、缺血、坏死和变性等因素有关,部分患者有感冒、咽炎等病史,大部分患者无明显诱因。局部钙沉积弥补了肌腱强度的下降,而羟基磷灰石晶体破裂并释放到周围的软组织中,可引起急性炎症反应,导致颈部屈肌水肿,渗出液在咽后间隙/椎前间隙聚集。因此,患者通常出现低热,红细胞沉降率、C 反应蛋白和白细胞轻度升高。

(二)病理学表现

肉眼观察,羟基磷灰石晶体呈白垩质,为半流体钙质沉积物。光学显微镜下可见典型的钙质肉芽肿病变,多核巨噬细胞吞噬钙质结晶。颈长肌的肌腱钙化一般分为四期:

(1)第一期:也称钙化前期,表现为肌腱的纤维软骨变性,此期患者无症状或症状不明显。

(2)第二期:钙化进入静止期。

(3)第三期:再吸收期。临床上,疼痛和活动受限的症状可能与钙化的再吸收相关。当钙化呈松散和无定形时,这可能是再吸收期的表现。

(4)第四期:最终修复期,表现为成纤维细胞再生成正常肌腱的胶原蛋白。

(三)MRI 表现

颈长肌钙化性肌腱炎的主要影像学表现为颈长肌肌腱钙化沉积及椎前间隙积液,好发于颈$_1$~颈$_3$椎体水平,也有报道发生于颈$_{4~5}$和颈$_5$~颈$_6$椎体水平。CT 是诊断颈长肌钙化性肌腱炎的"金标准",可敏感地发现颈长肌肌腱内的钙化沉积,但对椎前间隙积液的显示欠佳,有时仅表现为椎前软组织增厚。MRI 对软组织及椎前积液的显示优于 CT,即使少量的积液也可清晰显示,且有助于排除脂肪组织、咽后脓肿及肿瘤性疾病等。由于炎症刺激会引起椎前间隙积液,在 T$_2$WI 及 T$_2$WI 脂肪抑制序列上表现为椎前弧形或裂隙样高信号(图 7-2-3),增强扫描积液无强化。MRI 对钙化的显示不敏感,可能会遗漏微小的钙质沉积物,T$_1$WI 上钙化呈多低信号,但由于所处钙化的时期不同,T$_1$WI 上也可呈高信号,T$_2$WI 上多呈低信号。

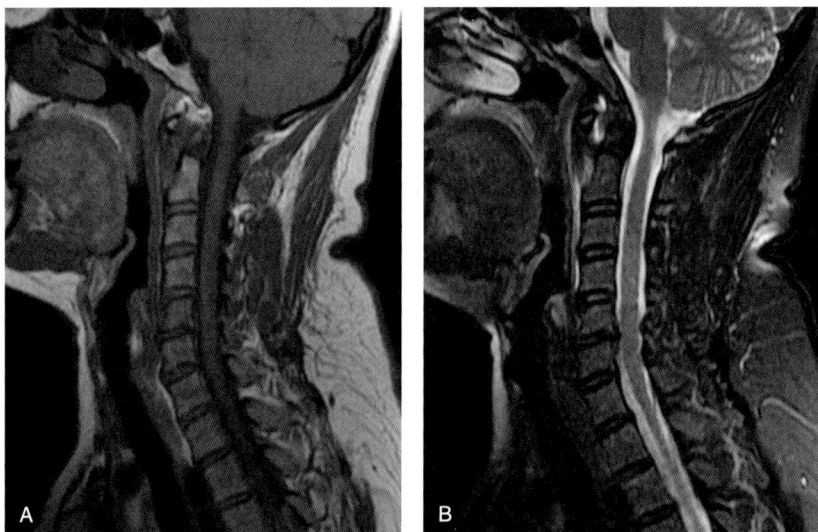

图 7-2-3 颈长肌钙化性肌腱炎

女,52 岁,颈痛伴活动受限 5 天,无外伤史。A. 矢状位 T$_1$WI;B 矢状位 T$_2$WI 脂肪抑制序列,显示颈$_1$~颈$_4$椎体前缘可见浅弧形水样信号影,颈长肌肿胀,寰枢关节间隙见少量水样信号影

（四）诊断要点与鉴别诊断

1. 诊断要点

（1）好发于30~60岁，无明显性别差异，典型的临床症状表现为急性颈痛、颈部僵硬和吞咽困难三联征。

（2）颈长肌肌腱内钙化沉积多位于寰椎前弓下方，CT呈高密度，MRI表现为T_1WI低信号或高信号，T_2WI多低信号。

（3）椎前间隙积液多位于颈$_1$~颈$_3$椎体水平，也可延伸至胸$_3$椎体水平，T_1WI呈低信号，T_2WI及T_2WI脂肪抑制序列上呈弧形或裂隙样高信号，增强扫描积液无强化。

2. 鉴别诊断

（1）咽后脓肿：临床多有发热症状，白细胞明显增高，咽后脓肿多呈类圆形，除结核引起的寒性脓肿外，椎前软组织一般无钙化，平扫T_1WI呈低信号，T_2WI呈高信号，DWI上呈高信号，增强扫描脓肿内部无强化，脓肿壁呈明显环形强化。

（2）寰椎前弓骨折：有明确的外伤史，颈部过伸时引起寰椎前弓骨折，骨碎片分离，有明显的骨折征象，与颈长肌钙化性肌腱炎不同。

（3）弥漫性特发性骨质增生症（diffuse idiopathic skeletal hyperostosis，DISH）：好发于中老年人，主要表现为弥漫性肌腱、韧带的骨化，肌腱、韧带附着部的骨质增生，最常累及脊柱，好发于胸椎，其次是颈椎、腰椎，可与颈长肌钙化性肌腱炎的无定形钙化相鉴别。

（4）脊柱痛风性关节炎：尿酸升高，病灶常多发，主要表现为大量高密度痛风石沉积于椎小关节周围，可引起部分椎小关节呈穿凿样骨质破坏。

（5）脑膜炎：本病急性颈痛发作时常伴有颈项僵硬，临床多疑为脑膜炎，但无明显全身症状和体征，经实验室检查、影像学检查不难鉴别。

（五）治疗和预后

颈长肌钙化性肌腱炎属于自身限制性疾病，通常在1~2周内自行消退，主要采用非甾体抗炎药、止痛药及颈部固定等保守治疗，症状可明显缓解，一般预后良好。

四、SAPHO综合征

（一）概述

滑膜炎、痤疮、脓疱病、骨肥厚、骨炎综合征（synovitis，acne，pustulosis，hyperostosis，osteitis syndrome，SAPHO syndrome）是一种少见的累及皮肤、骨及关节的慢性无菌性非特异性炎性疾病。SAPHO综合征由Chamot于1987年首次提出。骨炎和骨质增生是其核心表现，通常累及全身多个部位，并可发展为不可逆的骨关节损伤。大多数患者伴有皮肤损害，主要表现为掌跖脓疱病和严重痤疮。

SAPHO综合征好发于成人，发病年龄在30~50岁，女性多于男性，儿童少见。发病率较低，从0.001 44/100 000（日本）至10/100 000（欧洲）不等，因临床医师对其认识不足，实际发病率常被低估。

主要临床表现为皮肤损害及骨关节损害。皮肤损害主要包括掌跖脓疱病和严重痤疮（包括聚合性痤疮、爆发性痤疮及化脓性汗腺炎），其中掌跖脓疱病最常见，以女性为主，表现为手掌、脚掌的黄色皮内无菌性脓疱，男性患者以痤疮更为常见，而脓疱性银屑病、坏疽性脓皮病、Sweet综合征较少见。骨关节损害主要表现为滑膜炎、骨肥厚及骨炎，常同时发生，可累及全身各部位的骨组织及关节，成年患者最常受累的部位为前胸壁，其次为脊柱和骶髂关节，外周关节及下颌骨偶有受累。儿童最常受累的部位为长骨干骺端，其次为扁骨及脊柱。在儿童患者中，该病最常表现为复发性多灶性骨髓炎。临床症状为受累部位的疼痛、压痛及活动受限，偶伴软组织肿胀及皮温升高，也可因周围软组织肿胀引起胸廓入口综合征。

皮肤损害可在疾病的任何阶段发生或不发生；皮肤损害可与骨关节损害同时发生，也可发生在骨关节损害前后（相距数月到数年不等），或始终无皮肤改变。超过 70% 的患者在 2 年内出现皮肤和骨关节炎症状。多数患者的皮损与骨关节症状的缓解、加重呈平行关系。

SAPHO 综合征的发病机制目前尚未明确，主要有以下三种假说：①感染假说：微生物持续低度感染与本病的发生有关。在 SAPHO 综合征患者的皮肤病变处、胸锁关节、脊柱、关节滑膜液及骨组织等部位进行活检分离，可得到痤疮丙酸杆菌、金黄色葡萄球菌、副流感嗜血杆菌、放线菌、梅毒螺旋体等病原体，其中以痤疮丙酸杆菌最常见。本病的机制有可能是痤疮丙酸杆菌持续轻度感染，激活机体的免疫系统，从而导致非特异性炎症反应。②自身免疫假说：本病在成人脊柱及骶髂关节常见，30% 的患者 HLA-B$_{27}$ 阳性，炎症细胞因子 TNF-α、血清中的 IL-8 及 IL-18 可明显升高，认为是血清阴性的脊椎关节病，属于自身免疫性疾病。③遗传假说：本病具有一定的遗传易感性，一些 SAPHO 综合征患者呈现出家族性发病的现象，且通过动物实验初步提出了 PTPN22 基因突变的观点，但未能证实该类基因单核酸多态性的存在。

（二）病理学表现

SAPHO 综合征的皮肤损害及骨关节损害组织学表现为无菌性炎症浸润。

皮肤活检病理为中性粒细胞浸润，皮肤角化过度、角化不全、棘层增厚，角质层可见中性粒细胞浸润微脓疡，基底层大致完整，部分见色素沉着，真皮内可见中性粒细胞、浆细胞、淋巴细胞组织细胞浸润。皮肤组织病理检查有助于排除皮肤感染。

骨组织病变早期伴有多形核细胞、假性水肿和反应性骨形成；中期病变主要表现为淋巴细胞浸润；晚期为轻度慢性炎症伴骨质密度降低及骨髓纤维化。

（三）MRI 表现

SAPHO 综合征患者的骨骼病变表现多样，影像学检查是发现骨关节损害的主要检查方法。MRI 显示骨肥厚及骨硬化不如 X 线、CT 敏感，但在评估早期和活动性病变方面具有优势。

1. 前胸壁　前胸壁是本病最常受累的部位，具有特征性，发生率为 65%~90%，主要包括胸锁关节、胸骨 - 肋软骨连接、胸骨体 - 柄联合及肋骨 - 肋软骨联合；表现为锁骨近段、第一前肋及胸骨不规则骨质硬化，以及肋软骨肥厚、钙化，并引起邻近关节的关节炎及关节强直。因病变部位特殊，在 ^{99}mTc-MDP 全身骨显像上表现为"牛头征"征象（同位素示踪剂在该病变处较对称地放射性浓聚），此征象为本病特异性的影像学表现。MRI 可显示活动期病变内部的骨髓水肿信号，在 T$_1$WI 上呈低信号，T$_2$WI 及 STIR 序列上呈高信号，增强扫描呈明显强化。

2. 脊柱　脊柱是本病第二常见受累部位，多为成年患者，胸椎受累常见，其次为腰椎、颈椎；通常同时累及多个连续椎体，单一椎体受累少见；MRI 早期显示骨髓水肿，在 T$_1$WI 上呈低信号，T$_2$WI 及 STIR 序列上呈高信号，骨髓水肿常发生在椎体前角，且主要沿终板下分布，上下终板形态不规则，与 Romanus 病灶的亮角征（shiny corner sign）相似，提示 SAPHO 患者的脊柱病变属于韧带附着点炎症。累及多椎体时，骨髓水肿在椎体的前缘或后缘呈曲线形或半圆形分布，称为"半圆征"（图 7-2-4），可认为是其相对特异的表现，具有诊断提示意义。椎间盘及椎旁软组织受累少见，在 T$_2$WI 上呈高信号，增强可有一定程度强化，可伴有椎间隙变窄。病程长者可见椎体骨质增生，椎旁韧带骨化及骨桥形成（图 7-2-5）。MRI 增强扫描可更好地显示受累椎体、椎间盘及椎旁受累软组织。

3. 骶髂关节　多为双侧受累，可对称或不对称分布，一般骶骨侧骨质受累更为严重；活动期病变关节邻近的骨质出现骨髓水肿，T$_1$WI 上呈低信号，T$_2$WI 及 STIR 序列上呈高信号；病灶向慢性期转换时出现脂肪沉积及骨质破坏，脂肪沉积表现为 T$_1$WI 及 T$_2$WI 上呈高信号，STIR 序列上呈低信号；骨质破坏表现关节面下低信号的骨皮质线不连续,关节面不规则;慢性期时为骨质硬化,表现为各个序列上片状、边界不清的低信号。骶髂关节面的虫蚀状改变及关节间隙的增宽/狭窄不明显,很少累及关节面,且具有新老病灶并存的特点,较少引起关节强直及周围软组织水肿。

4. 外周骨关节　长骨受累多见于儿童,最常见的受累部位为股骨和胫骨,病变常为多发且双侧对称,扁骨受累最常见的部位为髂骨及下颌骨。病变早期以溶骨性病变为主,表现为不规则形的骨质破坏区,MRI 信号特征为 T_1WI 上低信号、T_2WI 及脂肪抑制序列上高信号,增强见明显强化。随着疾病的进展,病变区则逐渐转变为以溶骨性病变与成骨性病变共存为特征。骨质硬化、骨肥厚在 MRI 的各个序列上均表现为低信号。

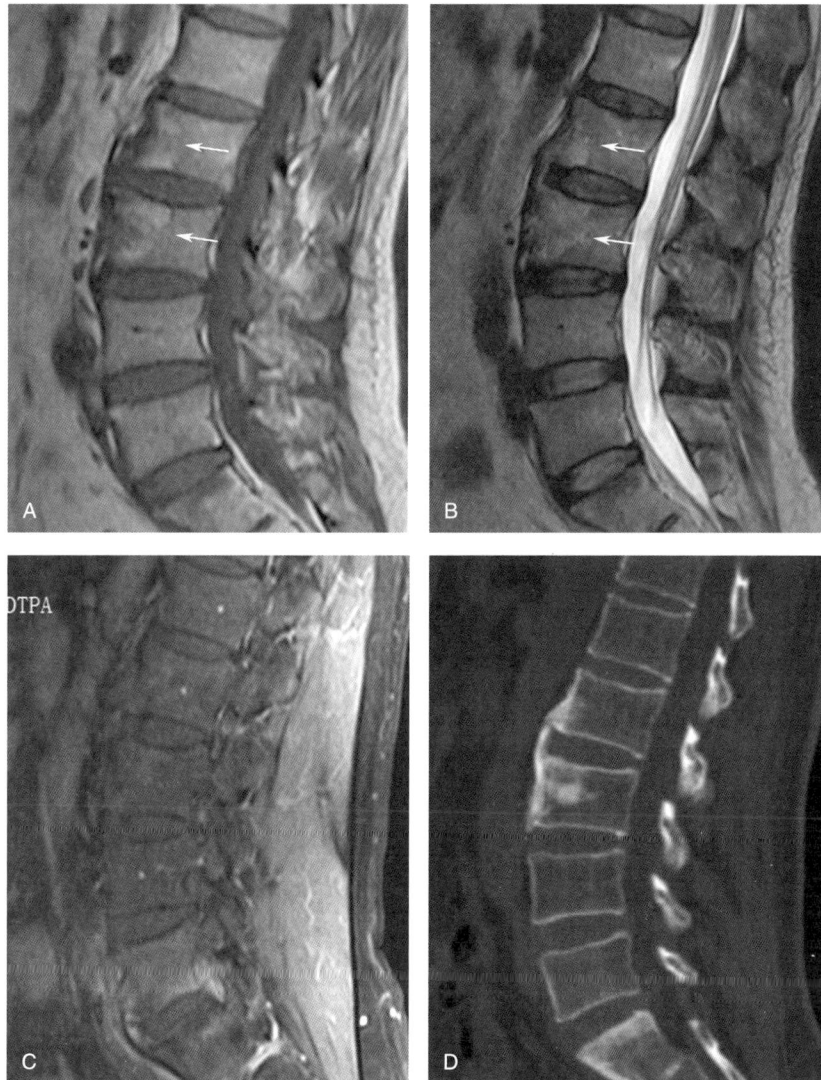

图 7-2-4　SAPHO 综合征

男,51 岁,前胸壁及腰背部疼痛,脚底可见脓疱病。A. 矢状位 T_1WI 序列;B. 矢状位 T_2WI 序列,显示腰$_2$、腰$_3$椎体骨髓水肿伴脂肪沉积,在椎体的前缘形成"半圆征"(白箭),前纵韧带肥厚,矢状位增强 T_1WI 脂肪抑制序列;C. 腰$_5$~骶$_1$椎体局部强化,矢状位重组 CT 图;D. 腰$_2$、腰$_3$前纵韧带骨化及骨桥形成

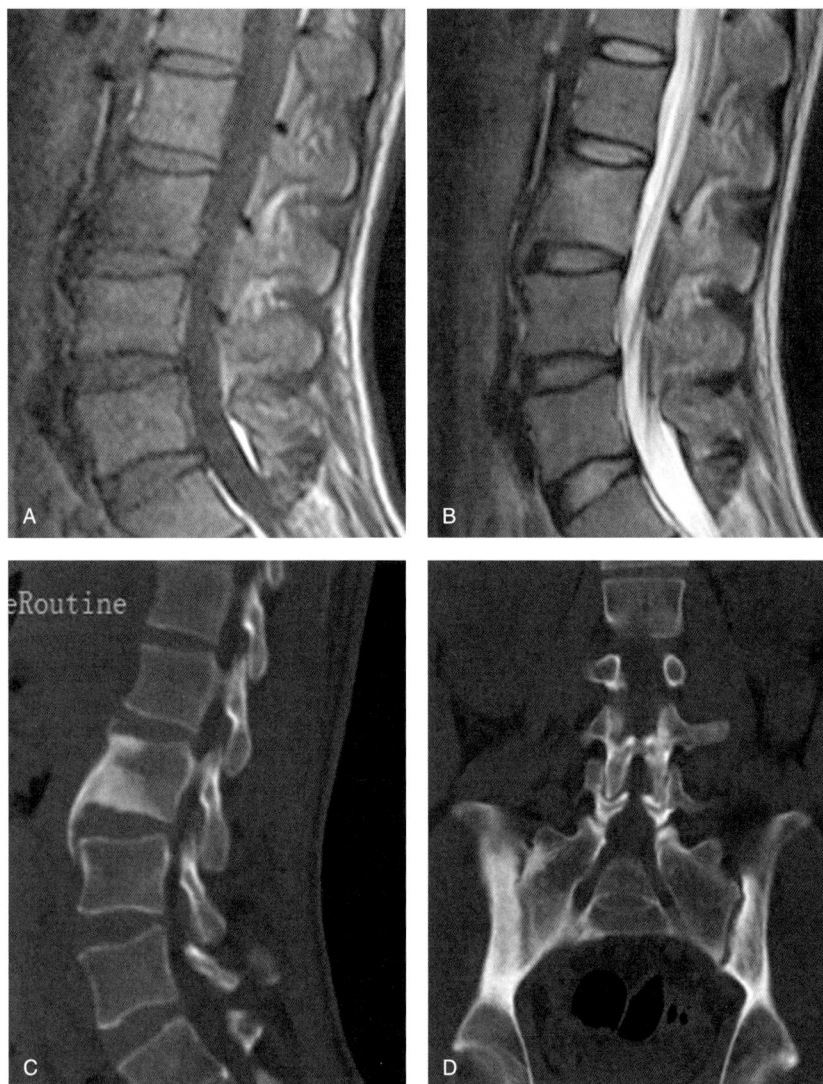

图 7-2-5　SAPHO 综合征

A. 矢状位 T_1WI 序列；B 矢状位 T_2WI 序列；C. 矢状位重组 CT 图；D. 冠状位重组
CT 图，显示腰 $_3$ 椎体骨髓水肿，腰 $_3$/腰 $_4$ 前纵韧带肥厚，粗大骨赘形成，双侧骶髂关节
面下骨质硬化，髂骨侧为主，提示病变进入慢性期

(四) 诊断要点与鉴别诊断

1. 诊断要点　SAPHO 综合征的诊断主要基于病史，特征性的影像学表现及皮肤损害，需要长期观察随访及排除其他疾病。临床上现较为广泛使用的是由 Kahn 等于 1994 年提出，并于 2003 年修改的 SAPHO 综合征诊断标准 (表 7-2-1)。

骨关节病变诊断要点如下：

(1) 前胸壁：具有特征性的最常受累部位，MRI 显示活动期的骨髓水肿信号，^{99}mTc-MDP 全身骨显像表现为 "牛头征" 征象。

(2) 脊柱：常累及胸椎，多个连续椎体的前角受累，矢状位 T_1WI、T_2WI 骨髓水肿呈 "半圆征" 分布。

(3) 骶髂关节：多为双侧骶骨侧骨质受累，MRI 显示关节面下骨髓水肿、脂肪沉积及骨质硬化，关节面的虫蚀状改变及关节间隙的增宽/狭窄不明显。

(4) 长骨及扁骨：儿童多见，表现为溶骨性病变与成骨性病变共存。

表 7-2-1 SAPHO 综合征诊断标准

SAPHO 综合征诊断标准
纳入标准（满足 5 个条件之一即可确诊） 1. 骨关节病变合并掌跖脓疱病和 / 或寻常型银屑病。 2. 骨关节病变合并重度痤疮。 3. 成人无菌性 *骨肥厚或骨炎。 4. 儿童慢性复发性多灶性骨髓炎。 5. 骨关节病变合并炎症性肠病。
排除标准
感染性骨炎、骨肿瘤性病变及非炎症性致密性骨病变。

* 除外痤疮丙酸杆菌感染。

2. 鉴别诊断 SAPHO 综合征需要与强直性脊柱炎、脊柱感染性病变、脊柱转移性肿瘤进行鉴别，主要如下：

（1）强直性脊柱炎：100% 累及骶髂关节，可见关节面破坏及关节间隙狭窄，脊柱呈方椎及特征性的"竹节样"改变，但很少累及前上胸壁，临床上 HLA-B$_{27}$ 呈阳性，无皮肤损害，可与 SAPHO 综合征鉴别。

（2）脊柱感染性病变：以结核和化脓性脊柱炎多见，均可累及多个椎体，骨质破坏区内可见死骨，常伴有周围软组织脓肿。SAPHO 综合征以椎体角病变常见，骨髓水肿呈"半圆征"分布，椎旁软组织受累少见。

（3）脊柱转移性肿瘤：全身骨骼多发骨质破坏，常累及附件并伴软组织肿块，多有原发肿瘤病史。前上胸壁及脊柱椎体前角病变在 SAPHO 综合征常见，与转移瘤发生部位不同，二者鉴别需结合患者的临床资料。

（五）治疗和预后

SAPHO 综合征治疗的首要目标是改善临床症状，包括骨痛和皮疹；其次，治疗应能减缓关节受累的进展和关节功能的退化，从而长期改善患者的生活质量。目前对于本病的治疗国内外尚无统一标准，现有的治疗方式仍属于对症支持治疗，主要包括药物治疗和手术治疗。药物主要包括抗生素、非甾体抗炎药、糖皮质激素、改善病情抗风湿药物、生物制剂（如 TNF-α 拮抗剂等）和双膦酸盐，以缓解疾病的症状并预防疾病进展。当药物治疗对严重骨病变效果欠佳，且存在难治性关节炎及有病理性骨折风险时，则需要及时手术治疗。

SAPHO 综合征是一种慢性疾病，遵循复发 - 缓解的疾病过程，可自发缓解，预后通常较好；对于病变骨质病理性骨折的患者，预后并不乐观。

五、髂骨致密性骨炎

（一）概述

髂骨致密性骨炎（osteitis condensans ilium，OCI）是一种发生在骶髂关节，以骨质硬化为特点的非特异性炎症，有高度致密骨硬化现象。由 Sicard 等人在 1926 年首次提出，后经 Barsony 和 Polgar 正式命名。主要发生于 20~35 岁的育龄妇女（年轻多产妇女），但在没有怀孕史的女性和男性中也偶尔可见。病变双侧对称性多见，以骶髂关节髂骨耳状面为著，常分布在髂骨下 2/3 处，可累及骶骨，无骶髂关节面的侵蚀和破坏，关节间隙清晰。该病一般无症状，部分表现为背部或臀部疼痛，步行、站立负重或劳累后加剧，休息后可减轻，症状可于半年至数年后自行消失或缓解，而此时髂骨的致密性改变也随之消失。实验室检查炎症指标正常,HLA-B$_{27}$阴性。

目前病因尚不明确,可能与妊娠、外伤、感染及劳损有关。女性分娩时骶髂关节的稳定性受到影响,周围韧带松弛,且髂骨本身及关节局部承受的异常应力增加;再加上骶骨倾斜角增大,骨盆向前下倾斜,附着于髂骨上的韧带对髂骨的牵拉影响了髂骨的血运,使局部血供减少而引起骨质致密性改变。近年来部分学者认为是一种特殊类型的缺血性坏死。

(二) 病理学表现

骶髂关节髂骨面关节软骨较骶骨面薄,且以纤维软骨为主,软骨下骨含与软骨表面平行的哈氏系统,其排列与主要受力面垂直,变形性很强,异常刺激可使邻近骨髓水肿,导致软骨下硬化。

镜下可见关节软骨明显退变,并有炎症细胞浸润,软骨下骨小梁周围有炎症性反应,成骨细胞生长正常或活跃,骨髓腔纤维化,陷窝内有骨细胞,关节面附近有散在的软骨岛,但无髂骨坏死。

(三) MRI 表现

本病具有典型影像学表现,即发生于骶髂关节髂骨面的对称性骨质硬化,少数可累及骶骨面,边界清楚;根据关节面下有无骨髓水肿可分为静止期及活动期:静止期表现为关节面下骨质硬化,MRI 在 T$_1$WI、T$_2$WI、T$_2$WI 脂肪抑制及 PDWI 序列上皆为边界清楚的低信号(图 7-2-6);活动期可出现软骨下骨髓水肿,MRI 表现为 T$_2$WI 及 STIR 序列高信号,骨髓水肿呈连续性分布,多位于髂骨面骨硬化下方的腹侧软骨部,呈双侧性或不对称性。无论有无软骨下骨髓水肿,骶髂关节面未受侵蚀,关节间隙清晰,软骨面完整。

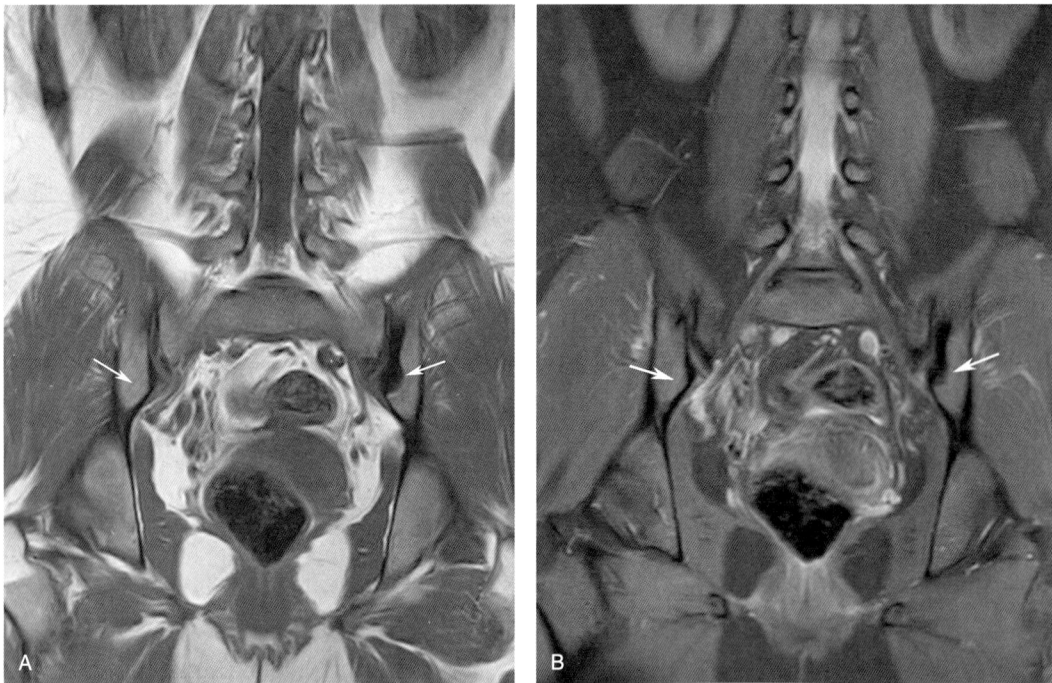

图 7-2-6　髂骨致密性骨炎
女,35 岁。A. 冠状位 T$_1$WI 序列,B. 冠状位 T$_2$WI 脂肪抑制序列,双侧髂骨侧软骨下
可见边界清楚类三角形的低信号(箭头),双侧骶髂关节间隙清晰,软骨面完整

(四) 诊断要点与鉴别诊断

1. 诊断要点

(1)年轻多产妇女好发,多见于妊娠后期或产后,再次妊娠可复发。大部分无症状,少数出现腰部或骶尾部疼痛不适。

(2)实验室检查 HLA-B$_{27}$ 阴性,血沉正常,无细菌性炎症表现。

（3）X线和CT表现为髂骨与骶骨之间耳状关节部分的骨质密度增高,关节面无受累,关节间隙正常。静止期在MRI的T_1WI、T_2WI、T_2WI脂肪抑制序列均表现为低信号,临床无症状,常为体检时发现;活动期可见软骨下骨髓水肿,伴有腰骶部疼痛表现。

（4）病情可控制且进展缓慢,有自限性。

2. 鉴别诊断

（1）强直性脊柱炎:多见于青年男性,双侧病变,晨僵、活动后减轻;患者血细胞沉降率快,关节间隙假性加宽、呈锯齿状,晚期关节间隙消失,骶髂关节骨性融合。HLA-B_{27}阳性具有重要提示意义。

（2）骶髂关节结核:单侧发病多见,不对称。以骨质破坏为主,可见高密度死骨影,病变同时累及髂骨、骶骨,关节间隙破坏消失。晚期软组织见寒性脓肿及窦道,严重者可出现骶髂关节半脱位或强直。若其他部位发现结核病史,则有助于诊断。

（3）骶髂关节退行性病变:中老年人多见,以骨质增生为主的非炎性退行性疾病,影像表现为骶髂关节边缘骨质增生硬化、骨赘形成,但无明显致密硬化影。

（五）治疗和预后

以非手术疗法为主,一般预后良好。症状轻者在避免妊娠,减少劳动的前提下,可以局部热敷理疗或封闭、针灸等治疗,必要时卧床休息,待症状减轻或消失后准备离床时,宜用弹性围腰保护;症状严重者可服用止痛剂,并用支架保护,待疼痛减轻后鼓励患者做腹肌锻炼,并继续用弹性腰围保护;对有顽固性疼痛者,可考虑行骶髂关节融合手术。

（王　佳　潘　豪　赵宏伟）

第三节　骨质疏松症

（一）概述

骨质疏松症（osteoporosis,OP）是一种以骨量减少、骨密度减低,导致骨脆性增加、易发生骨折为特点的全身性疾病。骨质疏松症可发生于任何年龄,但多见于绝经后女性和老年男性。

骨质疏松症按病因分为原发性和继发性两大类。原发性骨质疏松症包括绝经后骨质疏松症（Ⅰ型）、老年骨质疏松症（Ⅱ型）和特发性骨质疏松症三种类型。绝经后骨质疏松症一般发生在女性绝经后5~10年内;老年骨质疏松症一般指70岁以后发生的骨质疏松;特发性骨质疏松症主要发生在青少年,病因尚未明。

继发性骨质疏松症指由任何影响骨代谢的疾病和/或药物及其他明确病因导致的骨质疏松,具体病因见表7-3-1。

表7-3-1　继发性骨质疏松症病因

内分泌失调	胃肠道疾病	药物	其他
甲状旁腺功能亢进	乳糜泻	糖皮质激素	肝病,人类免疫缺陷病毒（HIV）
甲状腺功能亢进症	炎症性肠病	促性腺激素释放激素（GnRH）激动剂	类风湿性关节炎
库欣病	原发性胆汁性胆管炎	芳香酶抑制剂	多发性骨髓瘤

续表

内分泌失调	胃肠道疾病	药物	其他
青春期发育延迟	Roux-En-Y 胃旁路术	抗癫痫药	慢性肾病
卵巢早衰	维生素 D 和 / 或钙缺乏症	免疫抑制剂(环孢霉素,他克莫司)	囊性纤维化
下丘脑性闭经		肝素	多发性硬化
性腺功能减退症		长效醋酸甲羟孕酮	特发性高钙尿症
神经性厌食症		噻唑烷二酮类	器官移植
1 型或 2 型糖尿病			系统性肥大细胞增多症

骨质疏松症影响全世界约 2 亿妇女,并成比例地影响了老年人。大样本流行病调查显示,我国 50 岁以上人群中,男性和女性年龄标准化骨质疏松症的患病率分别为 6.46% 和 29.13%。随着人口老龄化,骨质疏松症的发病率逐年增高,已成为一种严重的社会公共健康问题。预计 65 岁及以上的老年人口在 2020—2040 年之间翻一番,骨质疏松症的患病率可能会进一步增加。骨质疏松性骨折,也称为"低能"或"脆性"骨折,指受到轻微创伤或日常活动中,由等同于(小于或等于站立高度)跌倒引起的骨折,是骨质疏松症的严重后果。在发生第一次骨折之前,通常没有任何临床症状,因而被称为"寂静的疾病"或"无声无息的流行病"。

（二）病理学表现

骨质疏松症是一种全身性的骨骼病变,是指单位体积内正常钙化骨组织的含量减少。病理特征是骨皮质变薄,中央管扩大和骨小梁变细并减少。大体标本显示,在骨髓中观察到骨小梁数量减少。镜下病理主要是松质骨表现为骨小梁变薄、穿孔甚至断裂,其数量减少、连接性降低、小梁间隙增大。髓腔内血管缺乏,骨髓脂肪含量增加,压迫血窦导致血管进一步缺乏,血流灌注减少,血管内皮功能障碍限制成骨细胞或抑制雌激素对骨合成代谢效应,导致骨质疏松。原发性骨质疏松的病理变化以小梁骨病变为主,而继发性骨质疏松的病变则为小梁骨和皮质骨共同受累。

（三）MRI 表现

骨质疏松患者在 T_1WI、T_2WI 上可以表现为正常(图 7-3-1),因此无法根据标准 T_1WI、T_2WI 上的骨髓信号特点来诊断无并发症的骨质疏松症。T_1WI 和 T_2WI 上的信号强度主要是反映骨髓含量(细胞骨髓与脂肪骨髓),可随着年龄或潜在造血功能障碍而改变。另外,骨质疏松症是一种普遍影响老年人的疾病,因此由于年龄相关的骨髓脂肪变性,大多数骨质疏松症的脊柱椎体在 T_1WI 和 T_2WI 上会表现出弥漫性高信号以脂肪为主的骨髓,骶椎椎体信号改变最明显(图 7-3-1)。在复杂骨质疏松症伴椎体终板变形和塌陷的情况下,骨质疏松症的诊断更为明确。

由于普通 MRI 的信号没有标准化,故测量信号强度本身没有意义。MRI 多种检查序列可以精准测量骨髓的脂肪含量,可以用于骨质疏松的评价和研究,但目前还不能用于骨质疏松症的诊断。MRI 脂肪测量包括以下技术:

（1）单体素质子 MR 波谱（MR spectroscopy,MRS）可比常规的 T_1WI 更有效地确定椎体脂肪含量。椎体 MRS 显示女性绝经后骨质减少和骨质疏松症患者的骨髓脂肪含量明显增加,其中饱和脂肪的增加比不饱和脂肪更多,并且脂肪含量增加与骨骼矿化减少有很好的相关性。

（2）基于化学位移编码的水脂肪成像可测量骨髓质子密度脂肪分数（proton density fat fraction,PDFF）,可以定量骨髓脂肪含量(图 7-3-2),骨质疏松症与骨髓脂肪的增加有关,骨质疏松症患者的椎体质子密度脂肪分数与双能 X 线 / 定量 CT 测得骨密度具有很好的相关性,已经成为新的生物学标志。

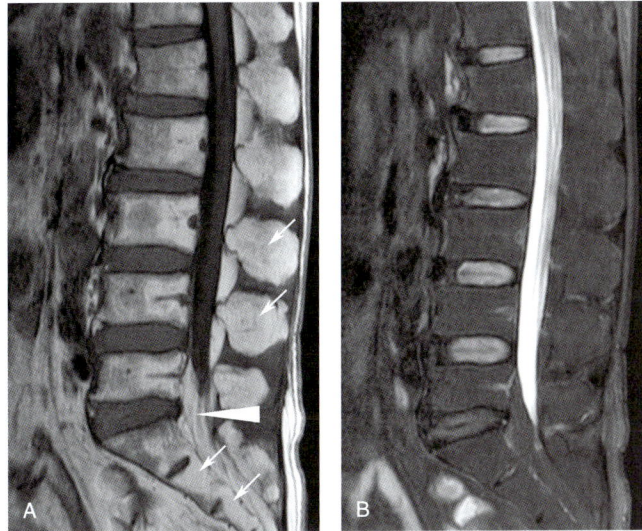

图 7-3-1　骨质疏松

女,60 岁,腰背部疼痛,骨质疏松患者。A. 矢状位 T_1WI 序列示腰 $_1$~骶 $_3$ 椎体及附件可见不同程度的脂肪沉积,腰段棘突和骶 $_2$、骶 $_3$ 椎体为著(白箭),同时可见腰 $_5$/骶 $_1$ 平面硬膜外脂肪增多症(白箭头);B. 矢状位 T_2WI 脂肪抑制序列示椎体及附件脂肪沉积完全被抑制后呈均匀低信号

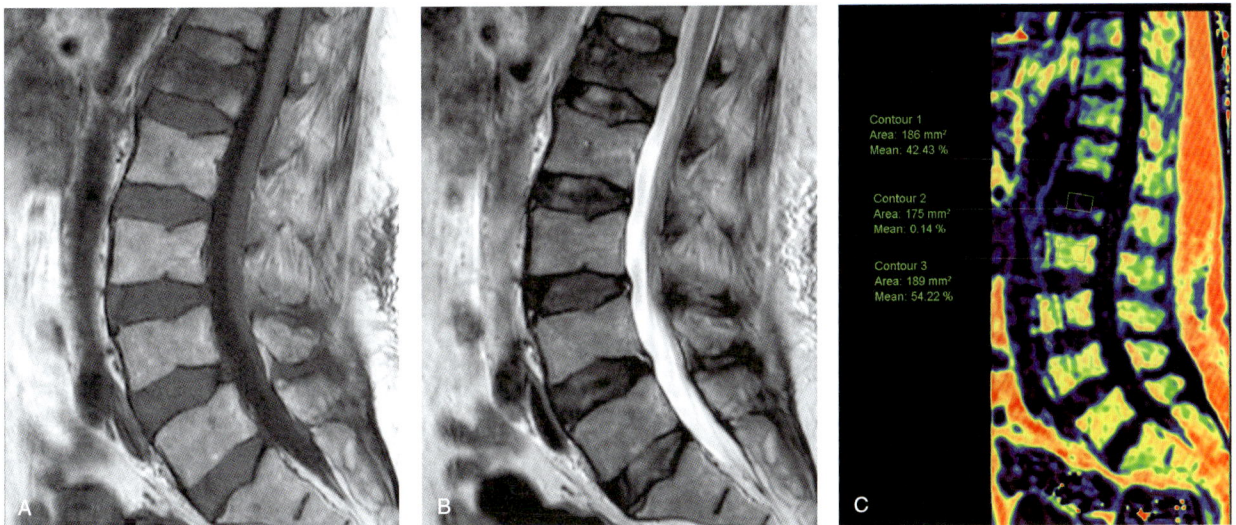

图 7-3-2　骨质疏松伴压缩性骨折

女,70 岁,外伤后腰背部疼痛,骨质疏松患者。A、B. 矢状位 T_1WI 序列和矢状位 T_2WI 序列,显示腰椎椎体信号未见明显异常,腰 $_1$ 椎体楔形变,T_1WI 可见低信号影,提示压缩性骨折;C. 矢状位质子密度脂肪分数图,显示腰 $_1$ 椎体 PDFF 值约 0.14%,腰 $_2$ 椎体 PDFF 值约 54.22%,提示椎体骨折后椎体脂肪减少,以椎体水肿为主

　　MRI 还可通过多种方法对骨质疏松进行评估,高分辨率 MRI 可用于评估骨微结构;扩散加权成像可评估骨髓内水分子扩散;超短回波(ultra time of echo,UTE)成像技术可评估皮质骨;灌注加权成像(perfusion weighted imaging,PWI)发现椎体的灌注高低与骨矿物质密度有关,骨质疏松症患者的骨髓灌注与骨质减少患者或正常人相比明显降低,推测是由于骨组织血管减少、血供下降引起的低灌注。

　　虽然目前大多数研究表明,基于 MRI 获得的各种定量参数与骨密度关系密切,尤其是骨髓脂肪含量与骨密度呈显著负相关,但目前 MRI 尚无法提供直接的骨密度数值,且临床研究群体较小,缺乏 MRI 定量参数与骨密度的纵向研究。此外,骨的 MRI 评估受限于设备、技术条件等因素,成本也较昂贵,因此,MRI 目前尚不适用于临床骨质疏松的诊断或筛查,只可作为骨质疏松骨折评价及骨质疏松鉴别诊断的重要补充。

随着未来 MRI 设备及技术的进一步完善优化,结合目前大数据及人工智能(artificial intelligence,AI)的发展,骨髓脂肪 MRI 定量测量及 UTE 骨皮质定量评估等均有望开发成为骨质疏松诊断或筛查的新策略。

MRI 是目前骨质疏松性骨折诊断特异性较高的影像学检测方法,其通过对 T_2WI 上骨髓信号的改变,可较 X 线平片和 CT 更灵敏地显示骨髓早期改变,对松质骨新鲜骨折,尤其是椎体细微骨折有独特优势;此外,MRI 在区分新鲜与陈旧性椎体压缩性骨折,以及骨肿瘤和感染的鉴别方面亦有重要价值。

(四)诊断要点与鉴别诊断

1. 诊断要点

(1)原发性骨质疏松症好发于老年人及绝经后女性,初期通常没有明显的临床表现,但随着病情进展,患者会出现骨痛,可能与椎体高度下降和后凸畸形增加有关。

(2)对于绝经后女性、50 岁及以上男性,推荐双能 X 线吸收检测法(dual energy x-ray absorptiometry,DXA)进行骨密度筛查,T 值 ≤ −2.5,提示骨质疏松。

(3)X 线平片或 CT 早期改变不明显,当病程进展到骨量丢失>30% 时,X 线平片才能显示出脱钙,表现为骨质密度减低,骨皮质变薄,骨小梁稀疏,部分患者出现椎体塌陷,可呈双凹形。

(4)大多数骨质疏松症患者的脊柱椎体在 T_1WI 和 T_2WI 上会表现出弥漫性高信号的骨髓,特别是骶椎椎体更明显。骨质疏松性骨折在 STIR 或 T_2WI 脂肪抑制可以早期显示椎体骨折相关的骨髓水肿,T_1WI 和 T_2WI 上可见线状低信号的骨折线。

2. 鉴别诊断　原发性骨质疏松症的诊断必须在排除各种继发性骨质疏松症后,方可成立。继发性骨质疏松症病因见表 7-3-1。

(五)治疗和预后

骨质疏松症患者的基本控制目标是预防骨折、减轻存在的疼痛和保持功能。治疗应采用多种选项的组合,不仅包括医学干预,还包括物理疗法(包括经皮的神经电刺激疗法)、心理支持和锻炼。

预防骨质疏松可以通过食用富含钙和维生素 D 的食物、体育锻炼、戒烟和控制饮酒。抗骨质疏松症药物主要有基础药物钙剂和维生素 D;骨吸收抑制剂双膦酸盐类药物、降钙素类药物、雌激素类药物、选择性雌激素受体调节剂(SERMs)、RANKL 抑制剂;骨形成促进剂甲状旁腺激素类似物(PTHa);双重作用机制药物活性维生素 D 及其类似物、维生素 K_2 类药物、锶盐类药物等。

对于已有骨质疏松症甚至骨质疏松性椎体骨折者,虽然通过上述方法有助于改善其骨质量,但预防跌倒是预防骨质疏松性骨折或再骨折行之有效的关键措施。骨质疏松性椎体骨折持续疼痛的患者,可选择应用椎体成形术和椎体后凸成形术。

(赵宏伟)

第四节　代谢性疾病

一、甲状旁腺功能亢进症

(一)概述

甲状旁腺功能亢进症(hyperparathyroidism)为甲状旁腺分泌过多的甲状旁腺素,引起体内钙、磷代谢失常,分为 3 种,包括原发性甲状旁腺功能亢进症(primary hyperparathyroidism,PHPT)、继发性甲状旁腺功能亢进症(secondary hyperparathyroidism,SHPT)及三发性甲状旁腺功能亢进症(tertiary hyperparathyroidism,THPT)。原发性甲状旁腺功能亢进症以甲状旁腺瘤最常见,占 80%~85%,其次为甲状旁腺增生及甲状旁腺癌。继发性甲状旁腺功能亢进症及三发性甲状旁腺功能亢进症多继发于慢性肾功能不全,表现为多发甲状旁腺增生或腺瘤样变。本病的临床表现分为无症状型及症状型两类。前者可完全无症状或仅某些生化指标异常;后者因长期异常升高的甲状旁腺素及高钙血症,可导致骨质疏松症、骨折、泌尿系结石、高钙危象,重症患者可出现肾衰竭、致死性心律失常,部分患者可出现神经系统、消化系统及心血管系统症状等。实验室检查血甲状旁腺激素、血钙、尿钙升高,血磷减低及碱性磷酸酶升高,其中高血钙是主要指标。

（二）病理学表现

甲状旁腺素的主要靶器官是骨和肾。甲状旁腺素对骨量的最终影响是合成代谢或分解代谢。原发性甲状旁腺功能亢进患者,长期增加的甲状旁腺素一方面会刺激破骨细胞活动而加速骨吸收;另一方面由于抑制肾小管对磷的吸收而使磷自尿中大量丢失,继而使血磷降低;同时增加肠道对钙的吸收,从而使血钙升高、尿钙增加。骨吸收和钙磷大量丢失是形成骨病的原因,除形成广泛的骨质疏松外,还可出现局限性骨破坏区,骨吸收区可被纤维及肉芽组织替代,后两者可出现继发性黏液变性和出血,称为纤维囊性骨炎。因其富含含铁血黄素而呈棕红色,又称为棕色瘤。骨膜下或软骨下骨吸收,使皮质边缘不规则,骨吸收区被纤维组织代替。

（三）MRI 表现

甲状旁腺功能亢进性骨病早期 X 线、CT 无特异性表现,MRI 可以在早期 T$_1$WI 显示低信号,T$_2$WI 显示低信号或高低混杂信号,MRI 的检出率要高于 CT,而晚期两者的检出率差异无统计学意义。甲状旁腺功能亢进性骨病的常见影像学表现主要有:

（1）全身广泛性骨质疏松:主要表现,脊椎、掌指骨及扁骨、肋骨表现明显,椎体骨质明显疏松,表现为双凹变形或变扁,椎体信号普遍降低(图 7-4-1)。掌指骨表现为骨膜下骨吸收,好发于中节指骨桡侧缘,骨干皮质呈花边样骨缺损,晚期于骨皮质内缘可见凹凸不平的骨质吸收。颅骨改变较有特征性,颅骨内、外板边缘模糊,密度减低,呈磨玻璃样或伴有颗粒样骨吸收区。长骨疏松时,骨皮质呈线条状,髓腔骨松质几乎消失。

（2）软骨下骨吸收:多见于锁骨肩峰端及耻骨联合处,形成软骨下骨质缺损。

（3）局限性囊状骨质破坏(棕色瘤):多见于长骨和下颌骨,呈大小不一、单发或多发的囊状透光区,边界清楚。

（4）骨质软化:继发性及原发性甲状旁腺功能亢进症均可引起骨质软化。

（5）骨质硬化:主要见于慢性肾衰竭引起的继发性甲状旁腺功能亢进症患者。

（四）诊断要点与鉴别诊断

1. 诊断要点　当影像学表现为普遍性骨质疏松,出现骨膜下骨吸收的特征性改变及多发性囊性骨炎的典型病变时,应考虑甲状旁腺功能亢进骨病的可能。结合实验室甲状旁腺素检查、高血钙及颈部影像学检查可以确诊本病。

2. 鉴别诊断

（1）肾性骨营养不良:出现继发性甲状旁腺功能亢进症,骨骼改变与甲状旁腺功能亢进症类似,但以儿童多见。

（2）多发性骨髓瘤:好发于中老年人,多骨发病,病灶多位于躯干骨和四肢长骨近端,无骨膜下骨吸收。血磷大多正常,本周蛋白尿可阳性。

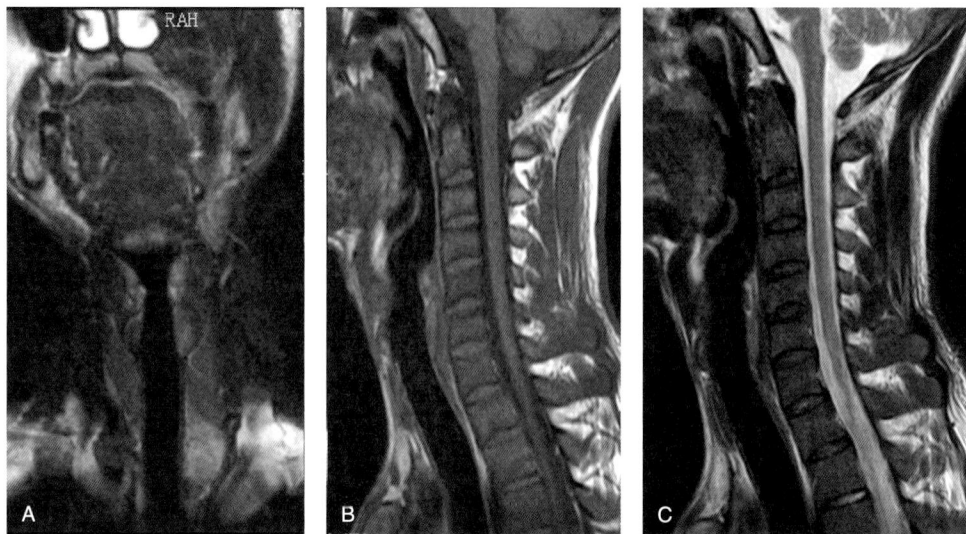

图 7-4-1　甲状旁腺功能亢进性骨病 MRI 表现

A. 冠状位 T_2WI 序列显示左侧甲状旁腺类圆形长 T_2 信号影；B、C. 矢状位 T_1WI 和
T_2WI 序列显示颈胸椎及附件均表现为弥漫性低信号

（3）骨质软化症：多发生于妊娠及哺乳期妇女，主要表现为骨骼弯曲变形，假骨折，无骨膜下骨吸收。血清钙低，无甲状旁腺腺瘤。

（4）畸形性骨炎：多骨发病，但不累及全身骨骼，大部分骨骼正常。病变骨增粗、变形，骨小梁粗疏。病变多累及颅骨，呈进行性增大、颅板增厚，碱性磷酸酶明显升高。

（五）治疗和预后

原发性甲状旁腺功能亢进症最有效的治疗方法是手术切除，术前发现病变并准确定位是手术成功的关键。对于确诊原发性甲状旁腺功能亢进症导致骨病的患者，应首先评估患者有无严重的病理性骨折和出现骨折的风险，手术治疗原发性甲状旁腺功能亢进症后，还需要对骨质破坏部位进行手术处理。

二、肾性骨营养不良

（一）概述

肾性骨营养不良（renal osteodystrophy，ROD），又称肾性骨病，是肾功能障碍引起的体内矿物质和骨代谢紊乱后，导致骨转化、矿化和骨量改变的疾病，临床表现主要为骨生长障碍、畸形、骨痛和骨折等。

（二）病理学表现

矿物质代谢紊乱是肾性骨营养不良的主要病理学表现。主要是由于钙、磷、甲状旁腺素、1,25- 二羟维生素 D_3、成纤维细胞生长因子 23 等在体内稳态失衡所致，其中以钙磷代谢紊乱导致肾性骨营养不良的作用最为直接，而 Wnt/β-catenin 信号通路与相关因子相互作用在肾性骨营养不良发病中具有重要影响。

（三）MRI 表现

脊柱在影像学表现上主要分为骨质软化及佝偻病改变、纤维囊性骨炎、骨质疏松、骨质硬化四型。

（1）骨质疏松、骨质软化：MRI 早期可见椎体广泛 T_1WI 信号增高，T_2WI 信号正常，后期可见椎体呈"鱼椎"样改变，伴有侧凸或后凸畸形。

（2）骨质硬化：以腰椎最为显著，椎体及附件均可见骨质硬化，以椎体上下缘硬化明显，X 线平片或 CT 矢状位重建图像上表现为"条纹橄榄球衣征"，椎体上下缘在 T_1WI、T_2WI 及 T_2 脂肪抑制序列上均呈带状低信号（图 7-4-2）。

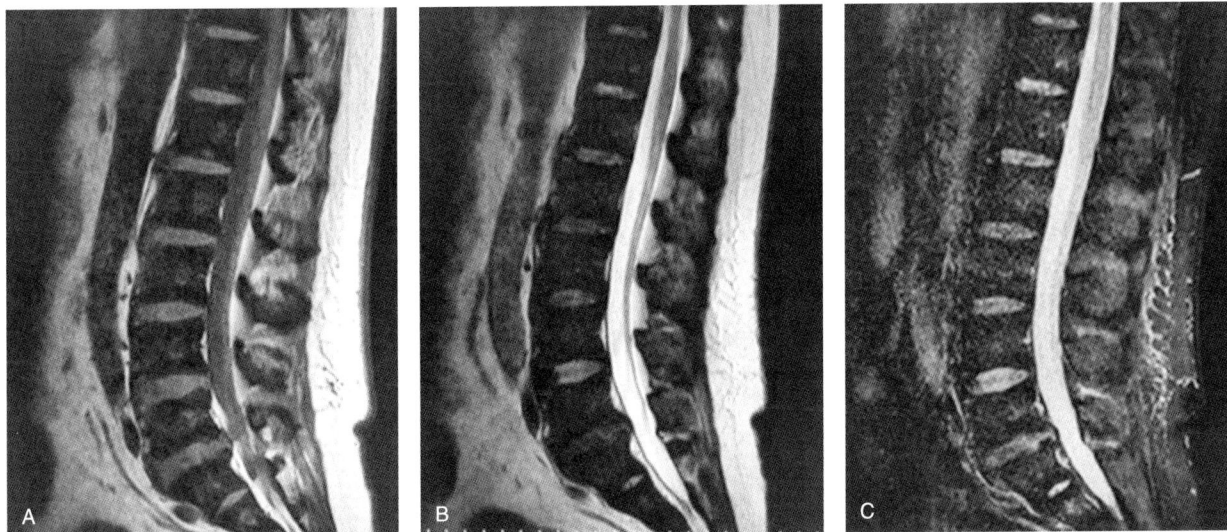

图 7-4-2　肾性骨营养不良 MRI 表现

A~C. 矢状位 T_1WI、T_2WI、STIR 序列均显示椎体上下缘带状低信号

（3）脊柱外表现：主要表现为骨质疏松、骨质软化及佝偻病表现、骨骼变形、病理性骨折、骨膜下骨质吸收、纤维囊性骨炎（多见于长骨和下颌骨，呈囊状长 T_1 长 T_2、STIR 高信号）、骨质硬化（T_1WI 及 T_2WI 均见信号减低，"对称性骨端骨硬化"为肾性骨营养不良的特殊表现）。

（4）软组织及血管钙化：表现为关节周围条状及斑片状钙化，也可发生在血管壁、关节软骨、半月板、肾盏等处。

（四）诊断要点与鉴别诊断

1. 诊断要点

（1）广泛骨质疏松、骨质软化、骨骼变形、骨质硬化、软组织钙化、骨囊状透光区、假骨折线、长骨干骺端毛刷状改变等影像学表现，如果有慢性肾脏疾病和钙、磷、甲状旁腺激素和维生素 D 代谢异常，则需要考虑肾性骨营养不良。

（2）骨组织活检是诊断的"金标准"，可早期诊断，指导治疗。

2. 鉴别诊断

（1）原发性甲状旁腺功能亢进：①肾性骨营养不良先有明确肾病病史，再有骨骼改变，而原发性甲状旁腺功能亢进症则无相关病史；②肾性骨营养不良主要表现为佝偻病和骨软化症，常伴假骨折线，而原发性甲状旁腺功能亢进症很少有佝偻病和假骨折线；③肾性骨营养不良伴发的骨膜下骨质吸收常见于长骨干骺端，而原发性甲状旁腺功能亢进症以指骨的骨膜下吸收为主；④肾性骨营养不良的骨囊状透光区较少见，常单房，而原发性甲状旁腺功能亢进症常为多房、多发。

（2）骨质疏松：常见于绝经后女性，以骨质疏松为主要症状，一般无骨质软化及继发性甲状旁腺功能亢进、骨质硬化表现。

（3）转移瘤及骨髓瘤：肾性骨营养不良引起的囊状骨吸收及淀粉样变，类似骨肿瘤性破坏，结合病史及临床生化检查可与转移瘤及骨髓瘤鉴别。

（4）氟骨症：肾性骨营养不良骨硬化及骨皮质增厚可类似氟骨症，但后者有流行病史，患者的骨膜增生广泛，尤其肌腱附着处明显钙化，可与肾性骨营养不良的骨质硬化鉴别。

（5）强直性脊椎炎：肾性骨营养不良由于小关节狭窄、骨质硬化，韧带下骨质吸收类似强直性脊椎病，但一般来讲韧带骨化少见。结合肾病病史可鉴别。

（五）治疗和预后

主要确定病因,针对原发病进行治疗,同时纠正维持钙磷及维生素 D 等代谢紊乱,抑制甲状旁腺功能亢进。若不及时治疗,可能引起严重骨骼损害、出现关节畸形、关节活动功能障碍等情况。肾性骨营养不良患者出现典型 X 线表现时,大多已属晚期,因此对怀疑此病的患者要及早进行 CT 及 MRI 检查。

三、氟骨症

（一）概述

氟骨症也称地方性氟骨症,是由于饮用水、空气或食物中氟化物的含量过高,人体摄入过量氟化物而引起的一种地方性疾病。氟骨症的严重程度与摄入氟化物的多少有关。氟骨症是慢性氟中毒的特征性病变之一,可引起全身骨骼及周围软组织病变。其最重要的临床特征为骨和关节损害,可出现临床症状、体征和影像学表现的异常。

氟骨症时全身骨骼均可累及,引起骨质硬化、骨质疏松和骨质软化改变,在多数患者中骨质硬化多见,以脊柱、髂骨、肋骨多见,其次为四肢长骨。肌腱韧带的钙化是本病的特殊表现。由于中轴骨具有较多的松质骨,血运丰富,代谢旺盛,因而骨损害就更加明显。该病容易侵犯脊柱,通常为脊椎的骨质硬化、骨质疏松、骨质软化,同时,伴有脊柱周围及椎管内韧带和软组织的钙化或骨化,导致椎管狭窄,造成出现脊髓和神经压迫症状。

（二）病理学表现

氟中毒的病理基础是成骨活跃和骨转换加速。氟化物主要通过胃肠道和呼吸系统吸收,进入机体后的氟与钙亲和成氟化钙,或与磷亲和成氟磷灰石,置换了骨中的羟磷灰石,形成巨大板状结晶,使骨小梁粗大,破坏了正常的骨骼力学框架,使骨矿物质含量升高,骨髓脂类及造血成分减少。重者可继发骨骼严重畸形和病理性骨折。

（三）MRI 表现

氟骨症的特征性影像学表现为脊柱和骨盆的骨质硬化、骨赘形成,以及韧带钙化,出现骨小梁结构模糊、钙化,肌腱、骨间膜和脊柱后纵韧带骨化。

脊柱的改变最为显著,发生骨质增生和不规则骨赘形成,导致椎体边缘鸟嘴样改变,椎体白垩样密度增高。椎体骨膜增厚和韧带钙化,导致椎管和椎间孔狭窄,压迫脊髓和神经,同时可以看到骨小梁增厚、骨皮质增厚、椎体增宽。

MRI 表现主要为椎体信号减低和后纵韧带、黄韧带骨化(图 7-4-3)。氟骨症椎体信号减低的主要原因是成骨活动增强、大量不含氢质子的矿物质沉积,以及骨髓内脂肪含量减少和分布不均匀,因此,T_1WI信号减低比 T_2WI 更明显。后纵韧带和黄韧带骨化在 T_1WI 和 T_2WI 表现为低信号,与骨皮质鉴别困难;T_1WI 脂肪抑制成像有助于鉴别椎间盘突出与后纵韧带骨化,对黄韧带骨化的显示也优于 T_1WI 和 T_2WI。有研究学者认为,后纵韧带和黄韧带骨化中的中等信号区是含脂肪骨髓,这提示韧带的改变是骨化而非钙化。

（四）诊断要点与鉴别诊断

1. 诊断要点　氟骨症的特征性表现为多关节受累,而单一的影像表现均可见于其他病变,因此,只有综合多种影像表现和流行病学史才能诊断氟骨症。发生于脊柱和骨盆的骨质硬化、骨赘形成,以及韧带骨化有一定的诊断价值。

2. 鉴别诊断

（1）Paget 骨病:其骨质硬化改变相对局限,同时也较少出现椎体骨赘形成。CT 检查有助于发现骨小梁和骨皮质增厚,骨膨胀改变,以及骨质溶解。

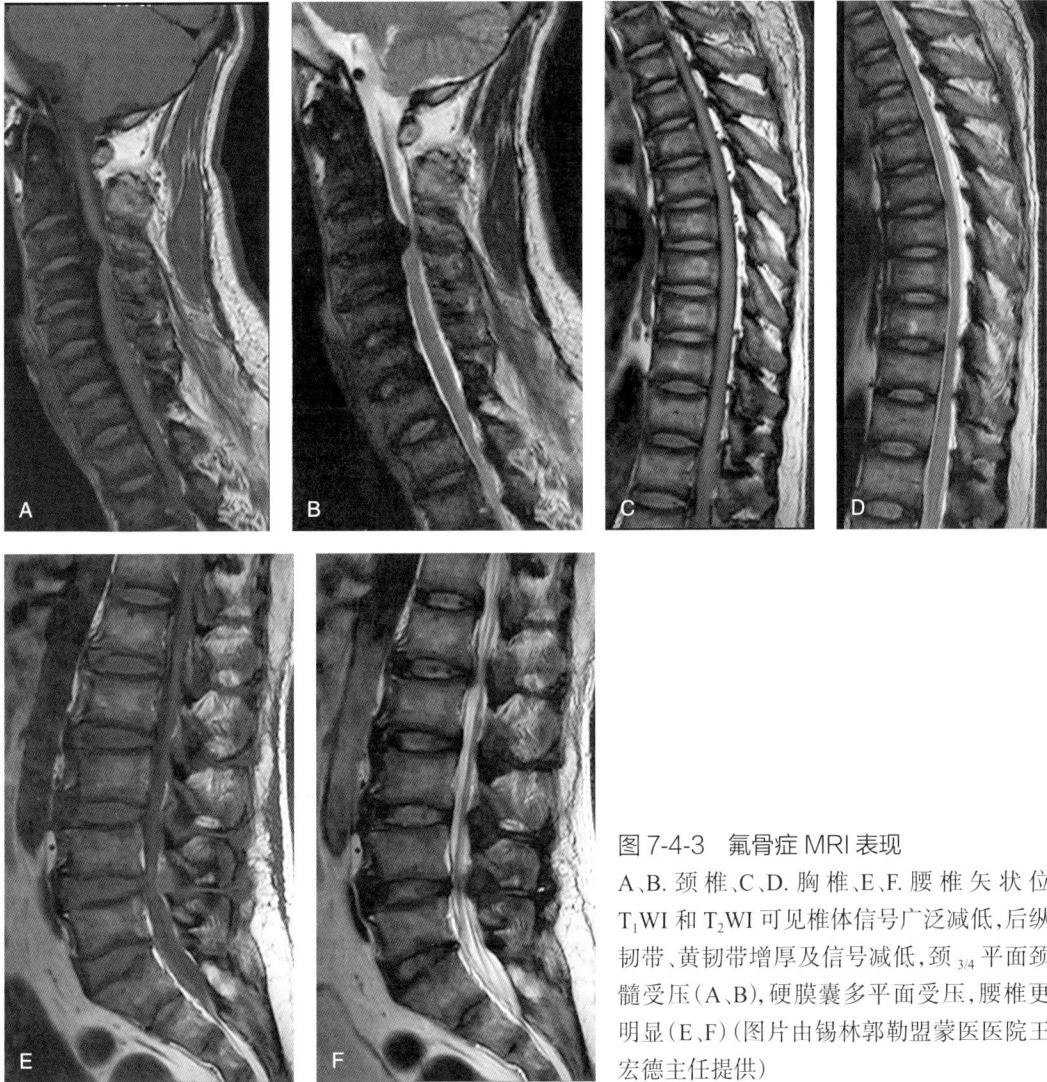

图 7-4-3　氟骨症 MRI 表现
A、B. 颈椎、C、D. 胸椎、E、F. 腰椎矢状位 T_1WI 和 T_2WI 可见椎体信号广泛减低,后纵韧带、黄韧带增厚及信号减低,颈 $_{3/4}$ 平面颈髓受压(A、B),硬膜囊多平面受压,腰椎更明显(E、F)(图片由锡林郭勒盟蒙医医院王宏德主任提供)

（2）甲状旁腺功能减退：会导致弥漫性骨质密度增高,引起脊柱韧带骨化和骨桥形成。影像学特征性表现包括颅盖骨增厚,软组织钙化,牙齿发育不良,累及基底节的脑内钙化改变等。

（3）脊椎关节病、自发性弥漫骨质增生和神经性骨关节病等疾病：也可以引起脊椎骨赘形成和韧带改变。自发性弥漫骨质增生为附丽病,与氟骨症的鉴别主要为前者常累及脊柱前纵韧带,范围常超过 4 个椎体。

（五）治疗和预后

除了终止发病因素外,目前尚无对氟骨症的明确处理方法,主要为对症治疗。椎板切除减压术可用于韧带骨化压迫所致脊髓病变,但是术后预后较差。预防措施非常重要,包括饮水安全和营养支持。对相关职业的工人进行必要的防护有助于减少职业性氟骨症的发生。

四、戈谢病

（一）概述

戈谢病是一种少见的家族性糖脂代谢障碍性疾病,1882 年由 Gaucher 首先报道此病;该病为常染色体隐性遗传病,常表现为多系统脂质沉积,致使肝脾肿大,骨髓腔基质被破坏,可累及多器官。

（二）病理学表现

戈谢病骨骼受累的确切病理生理机制迄今尚不清楚,有学者认为,由于溶酶体 β- 葡萄糖脑苷脂酶基

因 *Iq21* 变异,使溶酶体酶活性下降,不能降解红细胞和白细胞的分解产物葡萄糖神经酰胺,导致葡萄糖神经酰胺在肝、脾、骨髓单核巨细胞系统的巨细胞内贮积,使肝脾逐渐增大,正常的骨髓细胞被特征性的戈谢细胞所代替,戈谢细胞的聚集和浸润可导致微血管堵塞和压迫,并引起骨内压增高、骨梗死和髓腔扩大,从而引起一系列相应的临床表现。

（三）MRI 表现

戈谢病骨骼系统受累时影像学表现多种多样,既可以有局灶性的骨硬化、骨坏死,也可以表现为皮质变薄、长骨畸形,还可以表现为全身性骨量减少。

MRI 表现很敏感,骨髓被戈谢细胞浸润后,T_1WI 和 T_2WI 显示病变区信号减低,呈一致性或非一致性,后者在絮状低信号内残有高信号的脂肪骨髓。活动性病变、急性梗死的水肿区信号强度增加。几乎所有的戈谢病患者骨骼受累区域都有骨密度降低和皮质变薄,这在脾切除后的患者尤其明显。这些改变主要位于腰椎、股骨颈、股骨粗隆和桡骨远端,且很容易导致病理性骨折。

脊柱受累主要表现椎体压缩骨折,骨折多位于胸腰段且常累及多个节段,同时伴后凸畸形和躯干短缩。

股骨远端、胫骨近端和肱骨近端受累主要表现为长管状骨干骺端皮质变薄、髓腔增宽,影像学表现为锥形烧瓶样畸形。

（四）诊断要点与鉴别诊断

1. 诊断要点

(1)有无本病的家族史。

(2)临床表现有骨痛,肝脾肿大,贫血、血小板较少、出血倾向,皮肤棕黄色色素沉着。

(3)影像学表现为骨质疏松、长骨呈长颈瓶状,常累及胸腰段多个节段椎体,表现压缩骨折伴后凸畸形;晚期有骨硬化。

(4)外周血 β- 葡萄糖脑苷脂酶活性减低;骨髓穿刺或肝活检发现戈谢细胞。

(5)检测变异的等位基因可明确诊断。

2. 鉴别诊断　因该病罕见,实验室检查中需要注意与慢性粒细胞白血病、骨髓增生异常综合征、地中海贫血、尼曼 - 皮克病等相鉴别。影像学检查时需要注意与甲状旁腺功能亢进和地中海贫血等鉴别。

（五）治疗和预后

本病目前尚无特效疗法,主要为对症治疗,必要时输血。预防病理性骨折,局部放化疗对缓解骨痛有暂时疗效。应用肾上腺皮质激素可改善症状,减轻脾功能亢进,但不能根除,脾亢者可进行脾切除,对于治疗疗效不佳者,可行骨髓移植。

五、褐黄病

（一）概述

褐黄病也称黑尿病,是由 Virchow 于 1866 年通过尸检所见而报道和命名,是一种罕见的常染色体隐性遗传性疾病,全世界范围内的发病率仅为 1:100 万 ~1:12.5 万。由于机体缺乏尿黑酸氧化酶,使苯丙氨酸和酪氨酸的中间代谢产物尿黑酸不能被进一步氧化分解而随尿排出,在尿液中氧化,使屎尿呈黑色,因而叫黑尿病。血中黑尿酸过多而沉积于胶原丰富的结缔组织(特别是软骨),使之呈黄褐色,故称褐黄病,可以对多个器官、系统产生影响。一般而言,从开始尿液颜色的改变到出现骨骼系统症状需数十年的时间。褐黄病性关节病在关节疾患中所占比例极低。

（二）病理学表现

随年龄的增长,部分患者肾脏排泄功能逐渐下降,导致尿黑酸在体内组织积聚,尿黑酸刺激关节产生炎症反应,抑制关节软骨的代谢系统,最终导致骨骼系统的病变,最先受累的部位通常是脊柱,其次为外周关节,常为膝关节,其次为髋和肩关节,表现为受累部位的疼痛和僵硬甚至出现残疾。

（三）MRI 表现

椎间隙广泛变窄和薄饼状椎间盘钙化为特征性影像学表现。也有人认为青年人出现广泛的椎间盘层状钙化和骨质疏松是本病的典型征象。MRI 的 T_1WI 和 T_2WI 上椎间盘信号普遍减低、椎间隙广泛狭窄、椎缘骨质增生明显。

(1)广泛的椎间盘钙化,主要表现在周围的软骨板钙化,但不累及中央的髓核,呈"夹心饼干样",CT 上表现更具特征性。

(2)普遍性骨质疏松,脊柱常有后凸畸形。

(3)椎间隙普遍变窄,椎间盘真空现象。

(4)关节面下骨质硬化,关节边缘骨赘形成。

(5)椎间盘退变后凸,黄韧带肥厚,部分伴椎管狭窄。严重时可出现椎体间隙消失、椎体融合等类似强直性脊柱炎样改变。

（四）诊断要点与鉴别诊断

1. 诊断要点　主要靠临床症状及影像学表现来确诊,尿液中检出黑尿酸是诊断本病的"金标准"。血液中含有黑尿酸,导致尿液颜色的变化被认为是褐黄病的特异性临床表现。患者有时出现典型的三联征:①尿色变深,出生时即可诊断;②软骨等部位颜色变深,表现为淡蓝色耳郭和黄褐色巩膜,多在 20~30 岁;③褐黄病性关节炎,多在 40~60 岁。椎间隙广泛变窄和薄饼状椎间盘钙化为特征性影像学表现。

2. 鉴别诊断

(1)强直性脊柱炎:多见于男性青壮年,最先累及骶髂关节,向上延及脊柱,晚期表现骨质疏松,方形椎,前后纵韧带骨化,椎小关节融合,晚期脊柱呈"竹节样"改变,出现骨性强直。

(2)氟骨症:可见关节间隙变窄、关节面硬化、肌腱韧带骨化和关节的继发性退行性病变,亦可见软组织内的斑片状钙化和关节内游离体,与褐黄病性关节病有相似之处,但氟骨症均有少年、儿童期在高氟区生活史,并可有氟斑牙,而黑尿病则有软组织内和软骨,特别是耳、鼻的软骨内有褐色素沉积等。

(3)椎间骨软骨病:此病与生理性或病理性椎间盘脱水有关,髓核变脆脱色,裂隙形成,可见椎间盘真空征和椎间隙变窄。严重者出现软骨终板下的骨硬化、椎间盘突出所致的施莫尔结节和骨边缘的小骨赘形成。此与褐黄病性关节病的发病机制不同,且无家族史、椎间盘钙化及临床尿黑酸等表现。

(4)退行性骨关节病:褐黄病性关节病患者较退行性骨关节病发病时间较早,多在 40 岁左右即发病,男性多于女性,比例约为 2：1。

（五）治疗和预后

目前还没有彻底治疗褐黄病性关节病的方法。通过饮食中控制酪氨酸摄入,口服维生素 C 和尼替西农,可以改善尿黑酸代谢,降低尿黑酸对软骨细胞生长的抑制作用和防止软骨形态改变,但远期疗效不明显。有研究显示,患者在使用氨基葡萄糖及硫酸软骨素治疗后,对疼痛的缓解和日常活动的恢复都收到了很好的效果,维生素 E 及 N- 乙酰半胱氨酸也被认为是一种潜在的治疗方法。

六、痛风

（一）概述

脊柱痛风是单钠尿酸盐沉积于脊柱形成的晶体相关性关节病,临床上较为罕见,可发生在颈椎、胸椎、腰椎及骶椎各个节段,以腰椎多见,可同时累及 2 个或多个节段。病变可侵犯硬膜外间隙、黄韧带、椎弓根、椎间盘、椎间小关节、椎间孔及椎管等多个部位。该病的临床表现多样,早期以慢性颈肩痛或腰背痛常见,晚期可出现椎管狭窄、脊髓或神经根压迫症状,具体表现为肢体麻木无力、放射痛、跛行或瘫痪、受损平面以下感觉缺失、尿便潴留或失禁等。

(二)病理学表现

痛风急性期可见针状尿酸盐结晶沉积在滑膜,同时伴有炎症细胞浸润,滑膜表层细胞灶性增生,光镜下尿酸盐银染色呈棕色,在偏振光显微镜下呈强双折光性;慢性期的痛风肉芽肿是以单钠尿酸盐-水化合物晶体和一些无定形蛋白性物质为中心,周围被成纤维细胞、淋巴细胞、白细胞和多核巨细胞等炎症组织包绕。

(三)影像学表现

脊柱痛风最常见的部位是腰椎(图 7-4-4),颈椎次之,胸椎较少见。

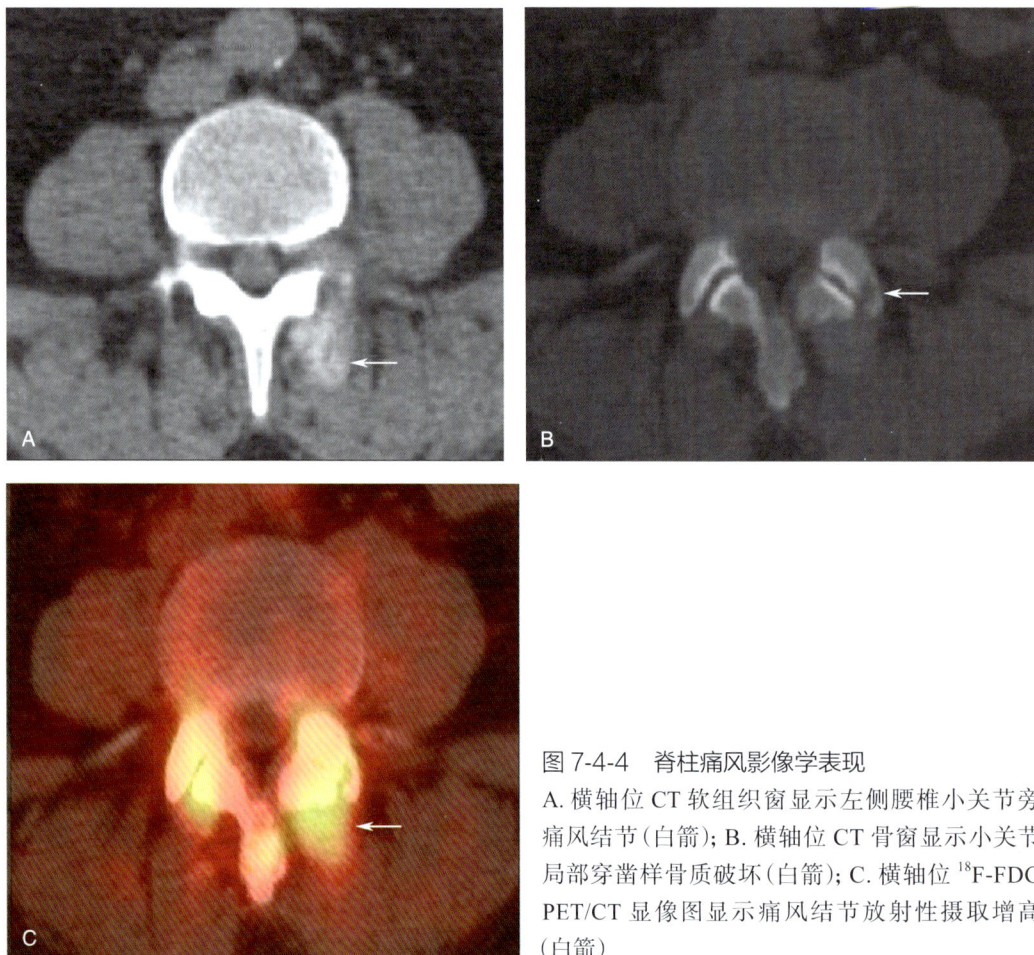

图 7-4-4　脊柱痛风影像学表现
A. 横轴位 CT 软组织窗显示左侧腰椎小关节旁痛风结节(白箭); B. 横轴位 CT 骨窗显示小关节局部穿凿样骨质破坏(白箭); C. 横轴位 ^{18}F-FDG PET/CT 显像图显示痛风结节放射性摄取增高(白箭)

MRI 表现为受累的滑膜、韧带和肌肉等出现炎性改变,受累的骨质可出现穿凿样骨侵蚀并骨髓水肿和关节腔积液,若炎症反应重及骨质破坏明显时,可引起脊柱不稳或椎管内压迫等严重并发症。痛风石 MRI 信号多种多样,T_1WI 与肌肉信号相似或略低,T_2WI 为低至高不等信号(图 7-4-5),等低信号代表尿酸盐结晶、纤维化组织、钙化或含铁血黄素等,高信号代表炎症组织或非结晶形态中的蛋白成分。增强后病灶绝大多数强化,核素扫描或 ^{18}F-FDG PET/CT 显像可见放射性摄取增高(图 7-4-4C)。双侧骶髂关节受累时,表现与炎症相似(图 7-4-6)。

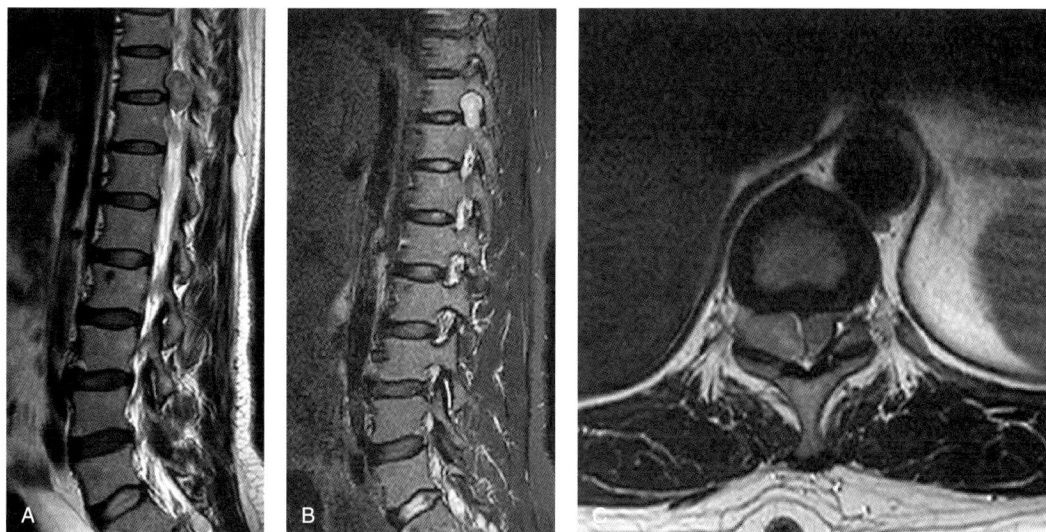

图 7-4-5　脊柱痛风 MRI 表现

A~C. 矢状位 T_1WI、T_2WI、横轴位 T_1WI 显示胸$_{10}$/胸$_{11}$ 平面椎管右侧痛风石,相邻椎间孔扩大,
T_1WI 表现为中等信号,T_2WI 表现为不均匀高信号

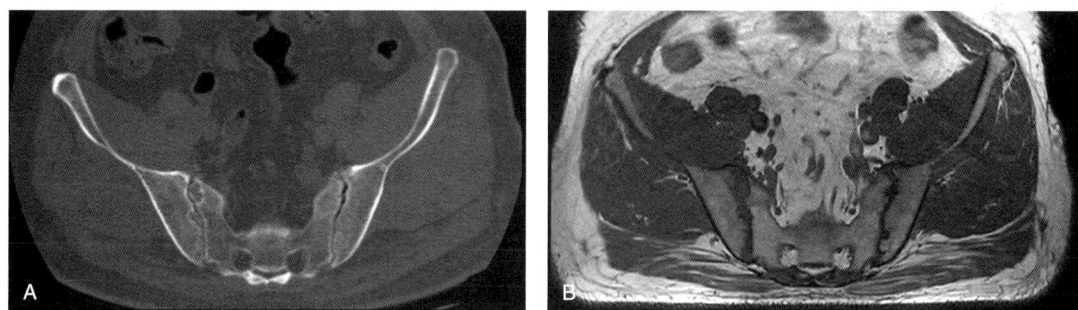

图 7-4-6　骶髂关节痛风影像学表现

A. 横轴位 CT 显示骶髂关节多发小骨质缺损;B. 横轴位 MRI T_1WI 显示两侧骶髂关节之关节面不规则,呈中等信号

(四) 诊断要点与鉴别诊断

1. 诊断要点

(1) 对于有长期痛风或全身多个部位严重痛风的患者,若脊柱区有不明原因的疼痛或不明原因的脊髓或神经根压迫症状时,应考虑到脊柱痛风的可能。

(2) 脊柱痛风患者除血尿酸水平增高外,还常伴有白细胞计数、C 反应蛋白水平及红细胞沉降率等炎症指标的增高。

(3) 脊柱痛风石 T_2WI 呈中等偏低信号较具特征性。

(4) 双源 CT 能够对痛风石中的尿酸盐成分进行特异性分析,可以鉴别尿酸盐结晶和非尿酸盐结晶,对痛风具有较高的诊断价值。

(5) 脊柱痛风的明确可行手术或穿刺活检术,如在痛风石抽吸物或手术切除标本中发现单钠尿酸盐结晶,可明确诊断。

2. 鉴别诊断

(1) 焦磷酸二氢钙晶体沉着病:又称 “假性痛风”,是焦磷酸钙双水化合物晶体沉于关节软骨所致的疾病,该病多起病于膝关节、髋关节及肘关节等,影像学多表现为关节透明软骨或纤维软骨钙化,血尿酸水平多不增高。

(2)脊柱结核:全身中毒症状,椎体骨质破坏多较严重,并伴大量沙砾样死骨形成,椎旁寒性脓肿形成。

(3)转移瘤:有原发肿瘤史,病变分布无规律,可累及多个椎体及附件。

(4)神经源性肿瘤:多位于椎管内髓外硬膜下,沿着椎间孔向外生长,有囊变。

(五)治疗和预后

脊柱痛风的治疗包括保守治疗和手术治疗。保守治疗主要适用于无明显神经压迫症状的患者,包括非药物治疗和药物治疗,非药物治疗主要是调整患者的饮食结构,避免高嘌呤饮食、严格戒酒和每天大量饮水等;药物治疗需按照临床分期进行,并遵循个体化原则,秋水仙碱是治疗急性发作的首选药物,应及早、足量使用。手术治疗适用于脊柱不稳或有明显椎管压迫的患者,经手术矫形或减压改善患者症状,但不能彻底治愈。脊柱痛风患者若能尽早积极治疗,症状有望得到明显改善。

七、二羟焦磷酸钙沉积病

(一)概述

二羟焦磷酸钙沉积病(calcium pyrophosphate deposition disease,CPPD)是指二羟焦磷酸钙结晶沉积于关节内纤维软骨或透明软骨及其周围的滑膜、韧带、肌腱、关节囊所引发的多种症状的总称,亦称软骨钙质沉着症、Ⅱ型结晶沉着病、假性痛风等。虽然最初被描述为关节软骨钙化症,但影像学发现软骨钙化症并不总是意味着二羟焦磷酸钙沉积病。

本病属于代谢性疾病,为焦磷酸代谢异常。当软骨基质细胞外无机焦磷酸(ePPi)显著增高时,引起二羟焦磷酸钙结晶形成、沉积,被免疫细胞识别,激发免疫反应而产生炎性病变,损害关节表面,晶体本身也可直接对关节软骨造成机械性损伤,引起关节肿痛、活动受限。

2011 年,欧洲抗风湿病联盟(European League Against Rheumatism,EULAR)提出了一个与临床表现相对应的标准化术语:无症状二羟焦磷酸钙沉积、急性二羟焦磷酸钙沉积病性关节炎(以前称为假性痛风)、慢性二羟焦磷酸钙沉积病炎症性关节炎、伴有二羟焦磷酸钙沉积病沉积的骨关节炎。

二羟焦磷酸钙沉积病最常见于 50 岁以上的患者,50 岁以下的二羟焦磷酸钙沉积病患者要考虑家族性或继发性。

(二)病理学表现

肉眼观为灰白色石灰样物沉积在受累的滑膜、关节囊、关节软骨等,可为粉末状、颗粒状、小结节状。显微镜低倍镜下送检组织内见类圆形团块状、片状嗜碱性钙盐沉积,周围有异物巨细胞包绕形成肉芽肿,高倍镜下可见二羟焦磷酸钙结晶的三种形态:①非晶形的颗粒状结构;②短棒状或针芒状结晶呈放射状排列;③"冰川样"菱形或类菱形结晶。三种形态多混合存在或以其中一种形态为主,其中,"冰川样"菱形结晶是二羟焦磷酸钙沉积病最具特征性的形态。偏振光镜下可二羟焦磷酸钙沉积病结晶表现为弱双折射,甚至无双折射,而不同于尿酸盐结晶的强双折射。

(三)MRI 表现

脊柱外的二羟焦磷酸钙沉积病常表现为软骨、关节囊、韧带、肌腱的钙化。纤维软骨钙化早期为纤细的点、条状致密钙化影,完全钙化后则显示出其原有的形状,最常见于膝关节的半月板,其次为耻骨联合、腕关节三角纤维软骨盘等。透明软骨则表现为与关节面平行的细线状影,与骨性关节面有窄的透亮间隙。肌腱、韧带及关节囊钙化显示为从关节近端向远处延伸的条状致密影,常累及膝、髋、肩等大关节囊,以及指掌、趾跖间小关节囊。

二羟焦磷酸钙沉积病累及脊柱较少见,当累及脊柱时,外周骨骼较少受累。二羟焦磷酸钙沉积病在脊柱常表现为:

(1)钙质沉积:椎间盘、齿突横韧带、棘上韧带、棘间韧带、纵韧带、黄韧带、骨突关节囊的线样钙化。假瘤样齿突周肿块钙化(齿突加冠),为齿突周围韧带马蹄形钙化。齿突加冠是二羟焦磷酸钙沉积病较为特异的表现,CT 发现齿突周韧带钙化是"金标准",MRI 虽然对钙化不敏感,但在显示炎症反应和潜在脊髓压迫上优于 CT。

(2)慢性的齿突周假瘤:MRI 表现为寰枢关节周围尤其是齿突后方寰椎横韧带位置的软组织增厚,MRI 表现无特异性,通常 T_1WI 及 T_2WI 均为低信号,但是 MRI 可以很好地评估脊髓受压程度。

(3)焦磷酸关节病(长期的患者):椎间隙狭窄,椎体骨质硬化,骨赘形成,小关节囊内晶体沉积导致的骨侵蚀、软骨下囊肿和病理性骨折,齿突骨侵蚀和囊肿。

(四)诊断要点与鉴别诊断

1. 诊断要点　根据临床出现的反复关节疼痛、活动受限等症状,关节发现异常钙化,伴或不伴关节间隙狭窄,应该想到二羟焦磷酸钙沉积病。确诊主要靠关节滑液或活检组织中找到特征性的二羟焦磷酸钙沉积病晶体。

2. 鉴别诊断

(1)羟磷灰石沉积病(HADD):两者较难区别。羟磷灰石沉积病通常是软组织内圆形的钙化,最常见的特征性表现是钙化性肌腱炎,在颈椎常见颈长肌钙化性肌腱炎。

(2)痛风:在脊柱比二羟焦磷酸钙沉积病少见,易形成终板破坏、软组织肿块,钙化通常较小,典型的局部点状损伤。

(3)甲状旁腺功能亢进:骨量减少,终板侵蚀,软组织钙化,实验室指标有助于与二羟焦磷酸钙沉积病区分。

(4)褐黄病:弥漫性椎间盘钙化和退化,不累及髓核,呈"夹心饼干样",在 CT 上更具特征性。

(5)血清阴性脊柱关节病:韧带钙化,在 MRI 上表现可能与二羟焦磷酸钙沉积病相同。

(五)治疗和预后

二羟焦磷酸钙沉积病是一种代谢性疾病,目前尚无针对二羟焦磷酸钙沉积病病因的特异性药物,对本病的治疗停留在对症和支持治疗。药物治疗主要是抗炎,缓解症状。急性滑膜炎的治疗用非甾体抗炎药、激素或秋水仙碱;慢性期的治疗也只能是缓解症状,保持并改善关节的功能。对负重的髋、膝关节可采取积极的手术治疗,取出引起炎症反应的结晶体。对于有疼痛症状、炎性标记物升高的齿突加冠综合征患者,通常仅需要抗炎药物治疗,症状往往会在数天至数月消失,有些患者炎性血管翳可导致脊髓压迫,这时需要外科手术减压。对于那些呈进行性破坏或损坏十分严重的大关节,可以考虑进行关节置换术。二羟焦磷酸钙沉积病预后多良好,合并其他疾病者,其预后取决于并发症。

(余艳凤　沈　超　龙德云　杨　岗　王大丽　高　超　颜　兵　张联合)

第八章
骨髓病变

第一节 正常骨髓转化的 MRI 表现

(一) 概述

脊柱是人体内最大的骨髓储存库,了解骨髓的信号特点是脊髓 MRI 评估的一个重要组成部分。由于 MRI 具有良好的软组织对比度和无电离辐射伤害的特性,到目前为止,MRI 是显示骨髓的最佳成像方式。

骨髓是一个动态的器官,在不同的环境和健康状态下,随着年龄的增长和造血需求的增加,骨髓会不断发生变化。出生时,整个脊柱骨髓代谢活跃(造血/红骨髓),随着年龄的增长,这种模式逐渐地、有序地变成新陈代谢不那么活跃的(脂肪/黄色)骨髓,这种暂时的生理现象被称为正常脊柱骨髓转换(spine marrow conversion),在 25~30 岁时完成这个过程。与其他骨骼区域一样,脊柱骨髓转化的模式是向心性的,从皮质下和终板下区域开始,一直到椎体的中心。在多数年龄,红骨髓和黄骨髓在脊柱骨髓里都是共同存在的,这也被流行分类方法作为焦点,对脊柱骨髓进行分型。此外,脊柱骨髓的一个特殊特征是红骨髓在各个年龄段都持续存在,特别是在腰椎区域。因此,脊柱骨髓的异质性是一种正常现象,特别是在青春期和中年。判断红骨髓病灶区域的性质在某些临床情况下是较困难的,可以使用不同的 MRI 脉冲序列来揭示其性质。

在各种生理和病理状态下,当组织需要增加对更多氧气和血红蛋白的需求时,代谢不活跃的脂肪骨髓可动态地重新转化为代谢活跃的红色类型,能够对组织的氧气需求作出反应,这一过程被称为骨髓再转化(marrow reconversion)。它可能是对生理刺激的反应,比如肥胖、吸烟者和高强度训练的运动员;或者是慢性溶血性贫血和骨髓替代障碍等病理条件。与正常骨髓转换的有序方式不同,骨髓再转换是一个斑驳和不对称的过程,红骨髓区域嵌入到周围的黄色骨髓之间。认识这一生理现象至关重要,只有认识到这一生理现象,才能更好地在 MRI 上与其他骨髓疾病进行鉴别。

(二) 病理学表现

脊柱骨髓是包裹在皮质骨外壳内的细胞成分的混合物,即椎体。这些细胞分布在髓质骨小梁内,主要为垂直方向,作用是提供结构支持和钙、磷等矿物质的储存,在腰椎区域较厚。脊柱中有两种类型的骨髓:①红骨髓,以其红细胞谱系中丰富的血红蛋白命名,富含树枝状静脉窦系统血管网;②黄骨髓,以其脂肪细胞中丰富的类胡萝卜素小体命名,其中有分支稀少的毛细管状薄壁小静脉血管网。任何一种骨髓类型,无论是红色还是黄色,都是由脂肪、水和蛋白质按不同比例混合而成,其中红骨髓有约 40% 的水、40% 的脂肪及 20% 的蛋白质;黄骨髓有约 15% 的水、80% 的脂肪和 5% 的蛋白质。这三种成分在正常生长和对不同刺激的反应中体积不同。脊髓的营养来自周围的血窦,穿过椎体皮质的营养血管通过从椎体后皮质穿出的巴特森静脉丛引出,神经伴随着这个血管网络,很少有淋巴结可以在脊柱骨髓内被辨认出来。骨髓的功能是提供不同的血细胞谱系,参与组织营养、氧合和身体的免疫反应。

(三) MRI 表现

1. 正常脊柱骨髓的 MRI 表现　脂肪和水的相对比例是脊髓 MRI 信号的主要决定因素,在 T₁WI 上,椎体脂肪骨髓呈高信号,与成人皮下脂肪相似。然而,在小于 2 个月的婴幼儿,脊髓内均为红骨髓,水分含量高,椎体 T₁WI 信号强度低于邻近的椎间盘和肌肉。之后,骨髓中脂肪细胞的数量逐渐增加,特别是在终板下区域和椎体前部,T₁WI 信号高于椎间盘和肌肉,低于脂肪信号(图 8-1-1)。在 T₂WI 上,脂肪骨髓的信号强度接近皮下脂肪的信号强度。因此,为了提高 T₂WI 的临床应用价值,必须对快速 / 快速自旋回波 T₂WI 进行脂肪抑制。在脂肪抑制扫描的 T₂WI 和 STIR 上,红骨髓呈略高于相邻椎旁肌肉的中等信号,但明显弱于细胞和水分含量高的病理损伤。静脉注射钆对比剂后,黄骨髓无强化或强化不明显,而红骨髓可

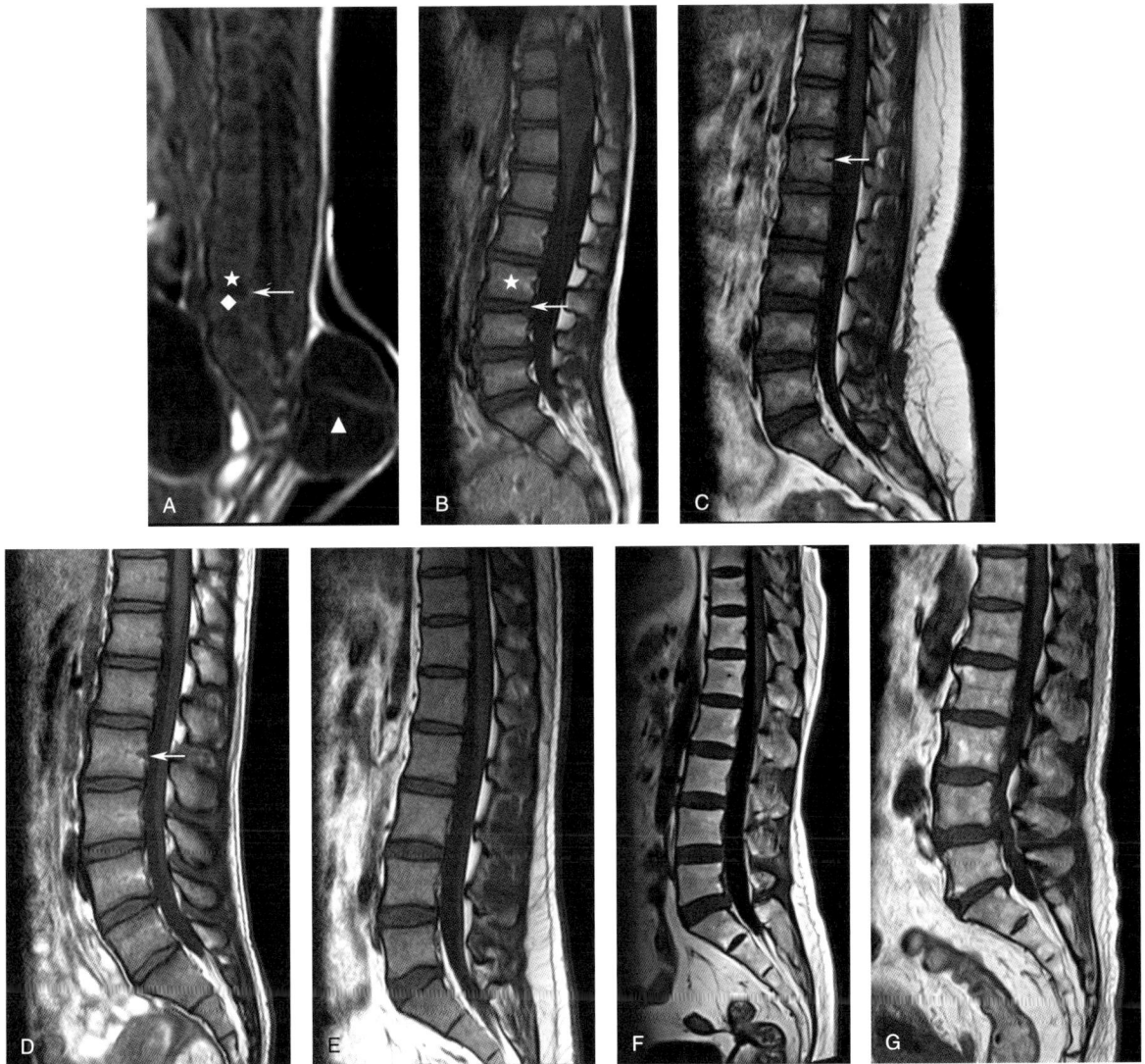

图 8-1-1　正常骨髓转化

A. 出生 3 天新生儿,矢状位 T₁WI 显示各胸腰椎椎体(五角星)相对软骨终板(白箭)和椎间盘(方块)表现为低信号,与新生儿椎体全部为红骨髓有关,另患儿骶尾部后方可见囊状脊膜膨出改变(三角形); B. 3 岁幼儿,矢状位 T₁WI 骨化中心(五角星)增大,软骨终板变薄(白箭); C~G. 分别为 12 岁、19 岁、25 岁、52 岁和 78 岁腰椎矢状位 T₁WI 序列,显示随着年龄增大,骨髓 T₁WI 信号逐渐增高,高于椎间盘及肌肉信号,并接近皮下脂肪信号。椎体骨髓转化是一个动态连续的过程,在出生后不久即开始,先是围绕基底静脉丛(白箭)开始出现黄髓化,然后延伸至软骨终板下骨髓。25 岁以上椎体骨髓信号逐渐不均匀,表现为椎体后缘、终板下、椎基底静脉周围出现条带状、斑点状、斑片状黄骨髓

出现轻度强化。脊柱骨髓的强化程度与年龄呈线性负相关,也就是年龄越大,强化程度越低;年龄越小,强化程度越高,其原因推测与骨髓内血窦、红骨髓内实质细胞及细胞外间隙随着年龄的增加不断减少、脂肪成分逐渐增多有关。在化学位移成像中,红骨髓在反相位图像上没有明显的信号下降,这要归功于它的水和脂肪质子含量几乎相等。然而,在黄骨髓中可以看到一些信号下降(不到 20%),但远低于恶性破坏改变,而且 DWI 低信号。

2. 正常骨髓常见变异型的 MRI 表现　由于骨髓是一个动态器官,具有对各种环境和健康应激反应的正常转换和再转换过程,而脊柱是人体最大的骨髓储存库,因此在临床 MRI 检查中,脊柱 MRI 信号的不均一性是常见发现。此外,与年龄和性别相关的变异使情况更加复杂,男性的骨髓脂肪含量高于女性,育龄女性的水分含量更高。成人同一椎体,骨髓分布不均匀,椎体前部和终板附近有较丰富的红骨髓,而椎基底静脉周围有丰富的黄骨髓。这些与空间和性别相关的变化在同一年龄段的个体之间是常见的。但需要认识到,这些变异在同一受试者的椎体之间必须是同质的。脊髓异质性可见于所有脊柱区域,但在腰椎更为常见。这些改变可能是局灶性或弥漫性,由黄骨髓或红骨髓变异分布引起。

(四) 诊断要点与鉴别诊断

1. 诊断要点

(1) 小于 2 个月的婴幼儿,T_1WI 椎体信号低于邻近椎间盘和肌肉。

(2) 随着年龄增长,T_1WI 信号增高,高于椎间盘和肌肉信号,低于脂肪信号,50 岁以上骨髓的信号强度可接近皮下脂肪,T_2WI 接近皮下脂肪信号,T_2WI 脂肪抑制或 STIR 呈中等信号强度,信号强度高于肌肉。

(3) 25 岁以上椎体骨髓信号逐渐不均匀,表现为椎体后缘、终板下、椎基底静脉周围出现条带状、斑点状、斑片状黄骨髓,大小不一,T_1WI 上高、低信号不均,混杂分布。

(4) 发生骨髓再转化时,其信号强度与正常红骨髓相当:T_1WI 信号略低,但始终高于肌肉信号;T_2WI 信号强度与红骨髓对比呈低信号;STIR 信号强度与骨骼肌呈高 / 等信号。

2. 鉴别诊断

(1) 椎体终板炎:Modic 等对其分型标准及组织变化进行了系统描述,将其分为 3 型,Ⅰ 型表现为水样 MRI 信号,T_1WI 低信号,T_2WI 高信号,STIR 高信号;Ⅱ 型表现为 T_1WI 高信号,T_2WI 高信号,STIR 低信号;Ⅲ 型表现为钙化样信号,T_1WI、T_2WI 及 STIR 均为低信号。

(2) 局灶性脂肪骨髓岛 (局灶性脂肪化生):骨髓转化过程的一种发育变异是脂肪骨髓区域的局部聚集。它可以发生在任何椎体水平,腰椎常见;T_1WI、T_2WI 高信号,脂肪抑制序列等信号。

(3) 血管瘤:组织学上,血管瘤是一种发育性血管畸形,由内皮衬里、薄壁充血的血管和血窦组成,含有脂肪并由脂肪支撑,散布在纵向的骨小梁之间,常无症状、多发。在 T_2WI 和 STIR 上,典型的血管瘤由于血管通道内血流缓慢而具有高信号强度,T_1WI 由于其丰富的脂肪含量而呈高信号。

(4) 弥漫性造血骨髓增生:骨髓增生表现出与红骨髓相似的信号。椎体增生的骨髓在 T_1WI 上表现为低信号,甚至可能低于邻近的椎间盘。静脉注射钆对比剂后,可表现出轻度到中度的增强。然而,在 STIR 和脂肪抑制的 T_2WI 中,信号相对高于椎旁肌肉。在慢性血红蛋白病中,由于慢性含铁血黄素沉积,T_2WI 上可见低信号。

(5) 浸润性疾病:在骨髓浸润性疾病中,造血细胞过度发育和增殖。这种情况涉及几种良性和恶性病变,包括肥大细胞增多症、多发性骨髓瘤和白血病等。良性病变通常表现为 T_1WI 弥漫稍低信号,但始终高于邻近肌肉和椎间盘;恶性病变通常表现为 T_1WI 比邻近肌肉和椎间盘更低信号,T_2WI 信号是可变的。

（五）治疗和预后

骨髓转化为正常生理现象，随着年龄的增长，骨髓信号逐渐增高，与椎间盘相似甚至高于椎间盘，50岁以上时骨髓的信号强度可接近皮下脂肪，反映了中轴骨红骨髓内脂肪含量逐渐增多的一般规律，无须治疗。

（陈雀芦　都继成）

第二节　贫　　血

（一）概述

贫血（anemia）是指人体外周血红细胞容量减少，低于正常范围下限的一种常见的临床症状。基于不同的临床特点，贫血有不同的分类，按骨髓红系增生情况分增生性贫血（如溶血性贫血、缺铁性贫血、巨幼细胞贫血等）和增生低下性贫血（如再生障碍性贫血）。

脊柱是人体内最大的骨髓储存库，脊柱骨髓在一生中都有红骨髓存在，但红骨髓和黄骨髓在中轴骨骼中的比例随年龄和环境因素的不同而不同。当出现增生性贫血或增生低下性贫血时，脊柱骨髓内的红骨髓、黄骨髓的比例发生变化。增生性贫血主要表现为黄骨髓再转化，增生低下性贫血主要表现为骨髓耗竭。MRI 是一项无创性检查，可随红骨髓和黄骨髓脂肪、水等成分的变化而呈现不同的影像学表现，是评估脊柱骨髓贫血疾病的首选影像方法。本节主要对镰状细胞贫血症、地中海贫血、再生障碍性贫血进行分析。

（二）病理学表现

根据病理机制的不同，贫血骨髓病理可分为骨髓再转化（如溶血性贫血、镰状细胞贫血症、地中海贫血等）和骨髓耗竭（如再生障碍性贫血）两类。

慢性贫血时，人体需求超出了现有红骨髓的造血能力，为满足红细胞生成的要求，机体启动部分黄骨髓逆转换为红骨髓。这一转换形式是正常黄骨髓向红骨髓转化的逆转。骨髓再转化首先在中轴骨中启动，然后在附肢骨近端向远端扩展。

镰状细胞贫血是一种遗传性血液疾病，其特征是红细胞中血红蛋白分子异常。这些镰状红细胞导致血管闭塞，进而导致组织缺血和梗死，并引起过度的髓内和髓外造血。

地中海贫血是由于遗传缺陷（常染色体显性遗传）致珠蛋白肽链合成障碍，一种或一种以上结构异常的血红蛋白部分或完全替代了正常的血红蛋白而引起的一组疾病。骨髓由于贫血而出现代偿性增生，尤其红细胞系增生明显，细胞外铁及铁粒幼细胞增多。大体病理上可观察到红骨髓膨胀，黄骨髓内重新出现造血细胞而转变为红骨髓。病理基础是由于贫血刺激骨髓造血组织再生和过度增殖侵蚀骨质，致骨髓腔增宽并充满红骨髓，骨皮质变薄，骨松质内骨小梁受挤压而变纤细、稀疏，部分小梁结构由结缔组织代替。

再生障碍性贫血是一种罕见的疾病，其特征是全血细胞减少和骨髓细胞减少，骨髓造血功能衰竭。骨髓组织细胞学检查表现为骨髓内缺乏具有造血活性的红骨髓，骨髓基本被脂肪性骨髓取代，或骨髓增生程度减低。

（三）MRI 表现

1. 镰状细胞贫血　镰状细胞贫血主要表现为骨髓再转化、骨梗死和脊柱感染，MRI 最为敏感。由于骨髓增生和再转化,脊柱骨髓呈弥漫性 T_1WI 低信号,T_2WI/STIR 序列略高信号。骨髓腔增宽导致骨量减少,皮质骨变薄,使椎体双凹,易发生病理性骨折。中央椎体受压形成典型的"H"形椎体,常见于胸椎。镰状细胞贫血比较容易引起骨缺血和骨梗死,MRI 是诊断骨髓梗死最敏感的成像技术,可以在损伤后几天内发现异常。急性梗死在 T_1WI 上为低信号至高信号,在 T_2WI/STIR 上为高信号,骨膜及周围软组织可见异常 T_2WI 高信号。随着梗死区纤维化和硬化的形成,慢性梗死灶在所有脉冲像序列上均表现为低信号,中央区域为高信号。脊柱感染是镰状细胞贫血的严重并发症之一,脊柱感染引起的椎体信号改变与梗死非常相似,有时难以鉴别。T_2WI 和增强 T_1WI 对于脊柱感染引起的椎旁、腰大肌和硬脊膜外脓肿的诊断,以及病变累及范围的观察比较敏感。

2. 地中海贫血　地中海贫血的 MRI 表现与骨髓增生、骨髓再转化有关。在 MRI 上表现为斑片状、局灶性、弥漫性 T_1WI 低信号的红骨髓取代原来分布的黄骨髓,但增生性贫血的骨髓组织构成并无变化,其 MRI 信号表现与正常红骨髓一致,在 T_1WI 及 T_2WI 上均表现为低、中信号,可高于肌肉但低于脂肪(图 8-2-1)。

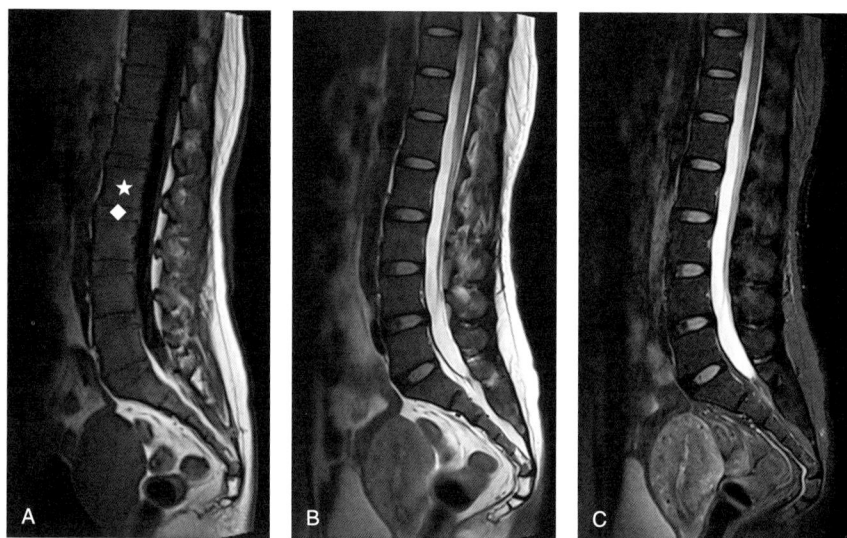

图 8-2-1　地中海贫血

35 岁,女性,地中海贫血患者。A. T_1WI 显示椎体骨髓(五角星)信号较同龄人明显减低,略高于椎间盘信号(方块),明显低于脂肪信号;B. T_2WI 显示椎体骨髓信号低于正常同龄人;C.STIR 显示椎体骨髓信号均匀

3. 再生障碍性贫血　再生障碍性贫血由于红骨髓的脂肪化,骨髓在 T_1WI、T_2WI 上均表现为特征性的高信号,其信号强度与皮下脂肪相似;在脂肪抑制序列上,因脂肪信号被抑制,骨髓表现与背景相似的极低信号(图 8-2-2)。

(四) 诊断要点与鉴别诊断

1. 诊断要点

(1)镰状细胞贫血、地中海贫血的 MRI 表现均与骨髓增生、再转化有关,其 MRI 表现与正常红骨髓一致,在 T_1WI 及 T_2WI 上均表现为低、中信号,可高于肌肉,但低于脂肪。

(2)镰状细胞贫血比较容易引起骨缺血、骨梗死、骨感染;椎体容易形成典型的"H"形椎体,常见于胸椎。

(3)再生障碍性贫血由于骨髓衰竭,骨髓在 T_1WI、T_2WI 上均表现为高信号,其信号强度与皮下脂肪相似;在脂肪抑制序列上,因脂肪信号被抑制,骨髓表现与背景相似的极低信号。

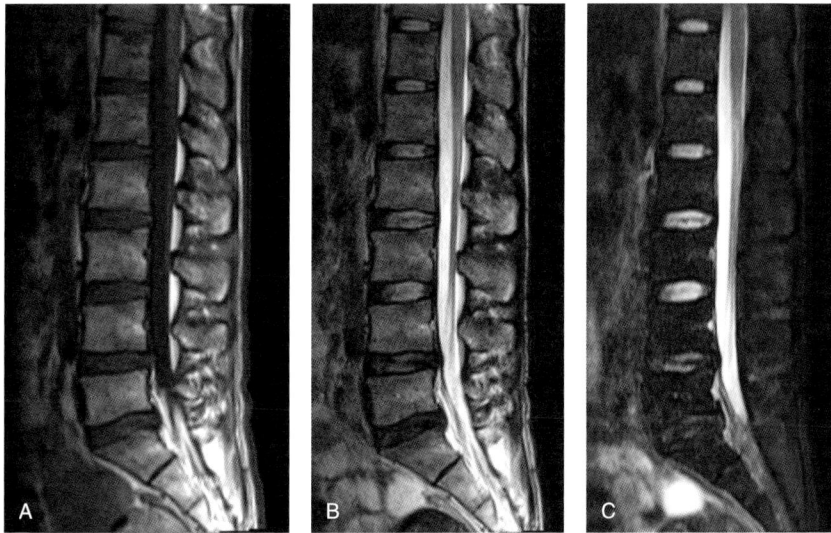

图 8-2-2 再生障碍性贫血

23 岁, 男性, 再生障碍性贫血。A、B. T_1WI、T_2WI 显示各椎体弥漫性信号增高, 明显高于肌肉信号, 部分与脂肪信号相似; C. STIR 显示椎体骨髓信号表现为与背景相似的极低信号

2. 鉴别诊断

(1) 白血病: 主要为骨髓浸润和骨髓替代的表现, 与邻近骨骼肌比, 在 T_1WI 上, 白血病骨髓表现为弥漫或局限性低信号, 在 T_2WI 上骨髓信号表现为高信号。

(2) 淋巴瘤: 淋巴瘤侵犯骨髓的 MRI 表现多种多样, 取决于淋巴瘤的恶性程度。在 MRI 上, 低度恶性的淋巴瘤骨髓可无改变或呈弥漫性改变, 而恶性程度较高的淋巴瘤侵犯骨髓, 则骨髓多表现为局灶性或斑片状的异常信号, 弥漫性的信号改变相对较少。淋巴瘤骨髓侵犯的 MRI 表现并无特异性, 在 T_1WI 上表现为低于脂肪高于肌肉的信号, 在 T_2WI 上表现为较肌肉高、与脂肪相似的高信号, Gd-DTPA 增强后有强化。

(3) 多发性骨髓瘤: 骨髓瘤在 MRI 上的表现具有多样性, 可表现为局灶性、弥漫性、混杂性骨髓浸润, 而局灶性改变较后两者更为常见。骨髓瘤的信号表现不具有特异性, 在 T_1WI 上表现为低于脂肪高于肌肉的信号, 在 T_2WI 上表现为较肌肉高、与脂肪相似的高信号, Gd-DTPA 增强较明显强化。

(4) 转移瘤: MRI 是检测转移性疾病最敏感的成像手段, 且 MRI 更容易显示肿瘤浸润到邻近软组织和椎管的改变。大多数转移灶在 T_1WI 上呈低于周围肌肉的低信号, 在 STIR 上呈高信号, 成骨细胞转移瘤在 STIR 上表现为低信号, 静脉对比剂增强通常表现为周边强化。骨髓的弥漫性浸润性转移性疾病常很难发现。在 T_1WI 上骨髓呈均匀低信号, 同时伴有 STIR 信号增高, 信号变化可能极其微妙。"明亮的椎间盘"征象与转移性疾病的弥漫性骨髓浸润相对应, 是指在 T_1WI 上椎间盘的信号高于病理上骨髓的弥漫性低信号。

(五) 治疗和预后

贫血是一种临床症状, 不同类型的贫血根据病因的不同而采用不同的治疗方案, 预后差异较大。缺铁性贫血等预后较好。镰状细胞贫血预后较差, 只有 14% 的患者生存至成年, 并多于 30 岁前死亡。地中海贫血轻型预后较好, 重型患者如果从婴儿期开始积极治疗, 维持血红蛋白正常, 临床症状明显改善, 甚至接近正常。非重型再生障碍性贫血多数可以缓解甚至治愈。重型再生障碍性贫血以往死亡率高, 随着医疗水平的进步, 疗效明显改善。

(陈雀芦 都继成)

第三节　骨髓纤维化

(一) 概述

骨髓纤维化(myelofibrosis,MF)是一种由于骨髓造血组织中胶原增生,其纤维组织严重地影响造血功能所引起的一种骨髓增生性疾病。本病具有不同程度的骨髓纤维组织增生,以及主要发生在脾、其次在肝和淋巴结内的髓外造血改变,典型的临床表现为幼红细胞及幼粒细胞性贫血,并有较多的泪滴状红细胞,骨髓穿刺常出现干抽,脾常明显肿大,并具有不同程度的骨质硬化。本病属少见疾病,发病率 0.2/100 000~2/100 000,发病年龄多在 50~70 岁,也可见于婴幼儿,男性略高于女性。本病多数起病缓慢,早期可无任何症状,其后逐渐出现疲乏、盗汗、心慌、苍白、气短等虚弱症状,以及腹痛、腹块、骨痛、黄疸等。本病多数进展缓慢,病程 1~30 年,部分可转变为急性白血病。少数表现急性骨髓纤维化,其病程短且凶险,多于 1 年内死亡。根据原因是否明确可分为原发性骨髓纤维化和继发性骨髓纤维化。

(二) 病理学表现

骨髓活检和 / 或特殊染色是本病确诊的重要依据。病理改变可分为 3 期:

1. 早期全血细胞增生伴轻度骨髓纤维化期　骨髓细胞呈程度不一地增生,红、粒、巨核细胞系等均增生,以巨核细胞最明显。脂肪空泡消失,网状纤维增多,但尚不影响骨髓的正常结构,造血细胞占 70% 以上,骨髓基质以可溶性胶原蛋白增加为主。

2. 中期骨髓萎缩与纤维化期　纤维组织增生突出,占骨髓的 40%~60%,造血细胞占 30%,巨核细胞仍增生。骨小梁增多、增粗,与骨髓相邻部位有新骨形成。各个散在造血区域被网状纤维、胶原纤维、浆细胞和基质细胞形成的平行束状或螺旋状物质分隔。

3. 晚期骨髓纤维化和骨质硬化期　骨髓纤维化终末期,以骨小梁增生为主,占骨髓的 30%~40%。纤维及骨质硬化组织均显著增生,髓腔狭窄,除巨核细胞仍可见外,其他造血细胞显著减少。此期骨髓基质成分中以聚合蛋白为主,主要表现为纤维连接蛋白、外连接蛋白和黏蛋白分布增加。

(三) MRI 表现

骨髓纤维化的典型影像学表现包括弥漫性骨质硬化,常累及整个中轴骨,出现脾脏肿大和髓外造血。然而这三种影像表现不仅仅发现于骨髓纤维化,也可以在其他骨髓增殖性疾病和淋巴瘤中发现。

MRI 对脊柱骨髓信号强度的变化非常敏感,因而 MRI 可用于骨髓纤维化患者的疾病分期及病情评估。在 MRI 上,成人的正常脊柱骨髓在 T_1WI 上表现出高信号,而在 T_2WI 上表现出等或略高信号,这是由于正常成人脊柱骨髓内含有脂肪性骨髓。在骨髓纤维化患者中,T_1WI 和 T_2WI 上均显示出非常低的信号,主要是均匀信号,某些区域可由于存在黄骨髓而表现为信号不均匀。其 T_1WI 和 T_2WI 信号减低是胶原蛋白、网状蛋白纤维和细胞物质替代高信号骨髓脂肪的结果(图 8-3-1)。早期骨髓增生,髓内脂肪比例减少,此时呈明显的 T_1WI、T_2WI 低信号,反映造血细胞弥漫性增加,脂肪细胞减少。紧随其后的是低细胞阶段,骨髓被纤维化和硬化取代。在晚期,由于脊柱骨髓广泛的骨髓纤维化和硬化,活跃的造血细胞明显减少,T_1WI 和 T_2WI 表现为持续性的低信号,在 X 线和 CT 上会有相应的骨硬化改变(图 8-3-1)。但是,应该指出的是,在 T_1WI 和 T_2WI 上,骨髓信号强度的均匀下降并非骨髓纤维化的特异性表现,在白血病和戈谢病患儿中也有类似表现。T_1WI 骨髓低信号也出现在其他疾病中,例如肿瘤、骨髓炎和各种类型的转移瘤等。因此,较短的 T_1 对骨骼病变的特异性较小。T_2WI 可能更具特异性,因为随着信号强度的增加,肿瘤和急性炎症会出现更长的 T_2 信号,而纤维化会减弱信号强度。然而,有时在 AIDS 患者和其他原因导致铁超负荷的病变中也可表现为 T_2WI 上脊柱低信号。

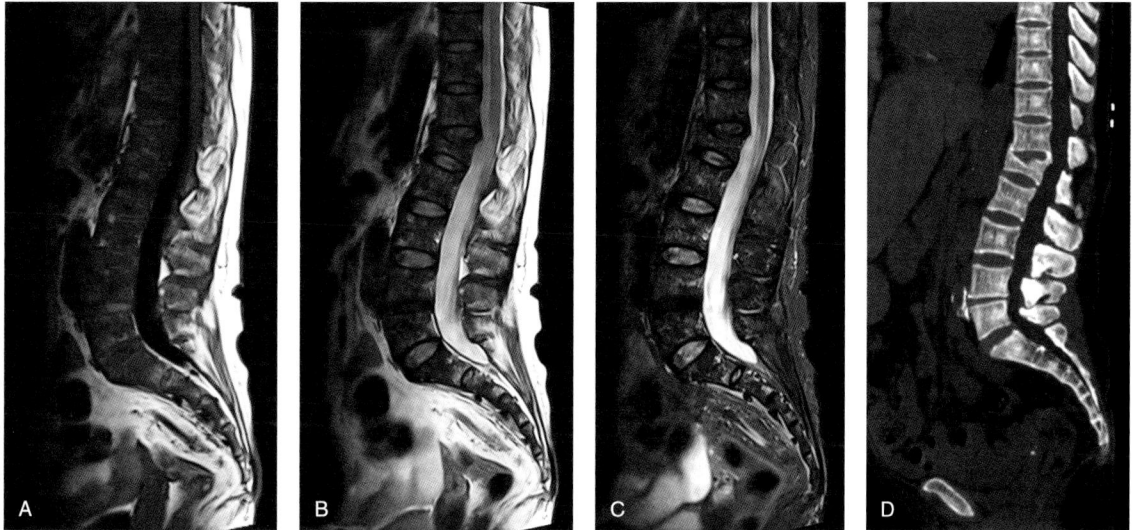

图 8-3-1 骨髓纤维化
A、B. T_1WI、T_2WI 矢状位示椎体骨髓呈明显低信号,内伴散在高信号,提示存在黄骨髓;C. STIR 呈不均匀低信号;
D. CT 矢状位重建示椎体内多发斑片状高密度

（四）诊断要点与鉴别诊断

1. 诊断要点

（1）早期表现为弥漫均匀或散在片状的 T_1WI、T_2WI 低信号,反映造血细胞增加,脂肪细胞减少。

（2）晚期在 T_1WI、T_2WI 上表现为持续性的低信号,反映脊柱骨髓广泛骨髓纤维化和硬化,活跃的造血细胞明显减少。

（3）MRI 对脊柱骨髓纤维化灵敏度较高,特异度较低。

（4）骨髓纤维化,病变累及骨骼广泛,一般为弥漫对称性分布,除了中轴骨改变外,常出现于骨盆及四肢长骨等红骨髓分布区,还可出现脾肿大和髓外造血改变。

2. 鉴别诊断

（1）石骨症:由于染色体异常造成正常破骨吸收活动减弱,钙化的软骨和骨样组织不能被正常骨组织代替而发生蓄积,致使骨质明显硬化变脆,髓腔变窄甚至闭塞,特征性表现为骨硬化、成形异常和"骨中骨",髂骨翼可见同心圆状硬化区,长骨干骺端呈杵状硬化,骨干内可见"骨中骨"表现,椎体呈夹心椎改变。病变累及全身骨骼,骨质硬化更浓密,临床发病年龄轻,易骨折等可参考鉴别。

（2）成骨性骨转移瘤:有斑片状骨硬化,病变非广泛对称性分布,有原发肿瘤史。

（3）白血病:白血病一般表现为 T_1WI 低信号,T_2WI 高信号,当继发骨髓纤维化时,鉴别在于临床表现和实验室检查。

（4）骨髓铁质储存过多:因贫血性疾病而反复输血的患者,过多的铁质容易滞留于骨髓等器官,其 MRI 表现与骨髓纤维化类似,应结合病史加以鉴别。

（五）治疗和预后

原发性骨髓纤维化目前尚缺乏能阻止疾病进展的有效措施,主要通过减轻贫血、改善肝脾肿大及骨髓造血功能来缓解患者症状。继发性骨髓纤维化主要通过控制原发病进行治疗。本病病程长短不一

(1~15 年),中位生存时间大约 5 年。引起死亡的主要原因为严重感染、出血、切脾后死亡和向急性白血病转化。

(陈　宇　都继成)

第四节　血液系统肿瘤

一、白血病

(一) 概述

白血病(leukemia)是一种造血干细胞的恶性克隆性疾病,因白血病细胞自我更新增强、增殖失控、分化障碍、凋亡受阻,而停止在细胞发育的不同阶段。在骨髓和其他造血组织中,白血病细胞大量增生累积,使正常造血受抑制并浸润其他器官和组织。根据白血病细胞分化的成熟程度和自然病程,将白血病分为急性和慢性两大类。根据主要受累的细胞系列可分为急性淋巴细胞白血病(acute lymphoblastic leukemia,ALL)和急性髓系白血病(acute myeloid leukemia,AML)。

(二) 病理学表现

人类白血病的病因尚不完全清楚,病理改变主要是急性白血病发病时骨髓中异常的原始细胞及幼稚细胞(白血病细胞)大量增殖并抑制正常造血,可广泛浸润肝、脾、淋巴结等各种脏器。由于白血病细胞的增生,浸润和间变导致造血系统损害,骨髓有核细胞明显增生或极度活跃,其中有很多原始细胞和幼稚细胞;淋巴组织和脾大,正常淋巴结结构被白血病细胞代替;骨骼系统损害,对骨松质和关节滑膜浸润,引起骨质吸收、骨膜反应、滑膜水肿、增厚;其他如循环、呼吸、消化、泌尿生殖等系统,都可能发生白血病细胞浸润,出现组织变性、出血、坏死等病理损害。临床表现为进行性贫血、发热、皮肤口腔黏膜出血、骨骼酸痛等。

(三) MRI 表现

T_1WI 可以灵敏准确地反映白血病椎体浸润,在常规 T_1WI 表现为稍低或低信号,T_2WI 表现为高或稍高信号,T_2WI 脂肪抑制或 STIR 序列呈稍高信号,椎体形态保持正常,大部分患者 T_1WI 信号弥漫均匀减低(图 8-4-1),部分表现为不均匀斑片状低信号。T_1WI 椎体信号与皮下脂肪相比明显减低,与肌肉或脊髓信号相接近,与正常椎间盘信号相比减低或接近,且信号反差相对较小。白血病患者的正常造血骨髓被异常增殖的肿瘤细胞所替代,骨髓中细胞密度增大,水分子运动受限、扩散能力减低,ADC 值变小,弥散成像信号增高。白血病患者经有效治疗后,骨髓信号会发生相应改变,T_1WI 信号逐步升高恢复正常。

(四) 诊断要点与鉴别诊断

1. 诊断要点

(1) 典型临床症状,出现贫血、发热、皮肤口腔黏膜出血等。

(2) 脊柱 MRI 骨髓信号异常,T_1WI 信号弥漫均匀减低,与肌肉或脊髓信号接近,T_2WI 脂肪抑制或 STIR 序列信号略增高。

(3) 确诊依赖于骨髓穿刺活检涂片和活组织病理学检查技术。

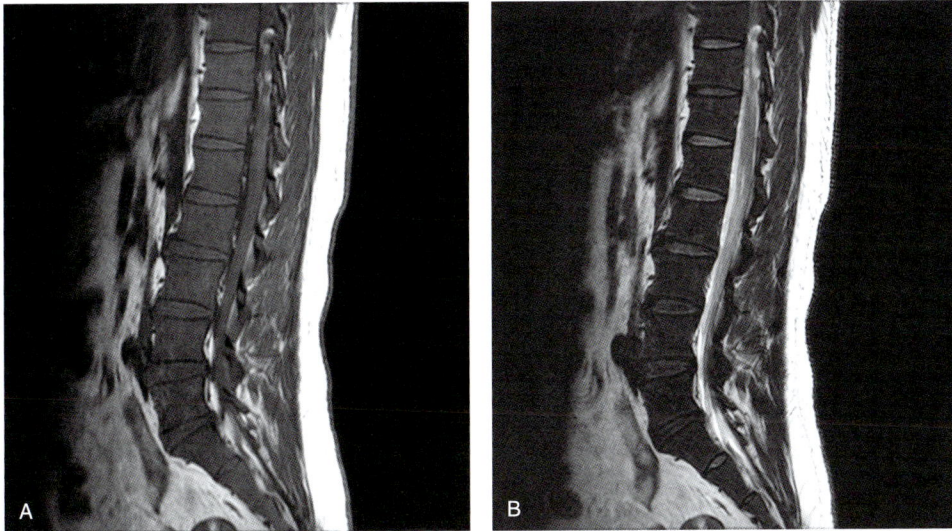

图 8-4-1 慢性粒细胞白血病椎体骨髓浸润

A、B. 腰椎矢状位 T_1WI 和 T_2WI 序列，显示椎体信号呈弥漫均匀减低

2. 鉴别诊断

(1) 转移瘤：有明确原发恶性肿瘤病史，以椎体后部及附件骨质破坏为主，病灶散发。

(2) 各类血液系统疾病引起的贫血：患者血液中血红蛋白降低，脊柱骨髓逆转换，红骨髓增生造成 T_1WI 骨髓信号普遍减低，与白血病脊柱骨髓影像学改变发生重叠，影像诊断有一定困难，确诊需结合临床及骨髓穿刺活检。

（五）治疗和预后

应用多药物联合化疗和造血干细胞移植等综合治疗方法，部分儿童患者首次缓解率达 90% 以上，5 年生存率高达 50%，部分成年患者首次完全缓解率稍低，一般为 60%~80%，5 年生存率约 20%。

二、多发性骨髓瘤

（一）概述

多发性骨髓瘤（multiple myeloma，MM）是一种以骨髓中单克隆浆细胞大量增生为特征的恶性疾病。克隆性浆细胞直接浸润组织和器官及其分泌的单克隆免疫球蛋白直接导致临床上的各种症状，以贫血、骨骼疼痛或溶骨性骨质破坏、高钙血症和肾功能不全为其特征。多发性骨髓瘤的发病率约占造血系统肿瘤的 10%，多发于中、老年人，中位发病年龄约为 65 岁。男女发病比例为 3∶2。在骨骼好发于富含红骨髓的部位，如颅骨、脊柱、肋骨、骨盆、胸骨、股骨及肱骨近端等，在髓腔内弥漫浸润，也可为局限性；初期骨外形正常，后期可破坏骨皮质，侵入软组织。

骨髓瘤病因不明，遗传、电离辐射、化学物质、病毒感染、抗原刺激等可能与骨髓瘤的发病有关。对骨髓瘤分子机制研究显示，骨髓瘤是由一种复杂的基因组改变和表观遗传学异常所驱动的恶性肿瘤。遗传学的不稳定性是其主要特征，表现为明显多变的染色体异常核型，同时骨髓瘤细胞与骨髓微环境的相互作用进一步促进了骨髓瘤细胞增殖或耐药的发生。骨髓瘤细胞对骨骼和其他组织器官的浸润与破坏可引起骨骼疼痛和破坏，髓外浸润及贫血表现。

（二）病理学表现

镜下骨髓瘤细胞的增殖模式可以分为结节型、间质型和弥漫型。①间质型：骨髓瘤细胞在造血组织间呈稀疏散在分布；②结节型：造血组织间检出境界清楚的瘤细胞结节；③弥漫型：瘤细胞充满全部骨髓切片。在骨髓瘤发生的早期,骨髓瘤细胞较少,多以间质型及结节型存在,故骨髓的基本结构存在,能维持正常的造血功能;随着病变的进展,骨髓瘤细胞弥漫性增殖于骨髓间,骨髓被广泛取代,且造血功能被显著抑制。

（三）MRI 表现

脊柱多发性骨髓瘤在 MRI 的表现分为:①正常型: T_1WI 呈等信号或稍高信号;②弥漫型:椎体 T_1WI 表现为弥漫性低信号、T_1WI 为高信号;③局灶型:T_1WI 呈大小数目不等、形态不规则的低信号,T_2WI 为高信号;④混合型:椎体 T_1WI 呈弥漫性低信号背景下见灶状更低信号灶,T_2WI 呈不均匀高信号;⑤"盐和胡椒"（salt and pepper）型:椎体 T_1WI 呈弥漫性斑点状高或低的混合信号、T_2WI 呈弥漫性斑点状低或等混合信号（图 8-4-2）。正常型为髓内少量浆细胞浸润,骨髓内脂肪细胞数量正常或稍多,脂肪与水比例不变,故 MRI 信号无改变,后 4 型为骨髓内脂肪细胞被瘤细胞广泛替代,骨破坏及骨髓浸润区在 T_1WI 上呈边界清楚的低信号,T_2WI 脂肪抑制、STIR 序列病灶高信号更明显,病变弥漫时,为多发、散在点状低信号,分布在高信号的骨髓背景内,呈特征性的"盐椒状"改变,其病理基础是骨髓中脂肪细胞、弥漫性颗粒样瘤细胞灶与红骨髓混合,形成了在 T_1WI 上黑白相间的点状或小颗粒状混杂信号。

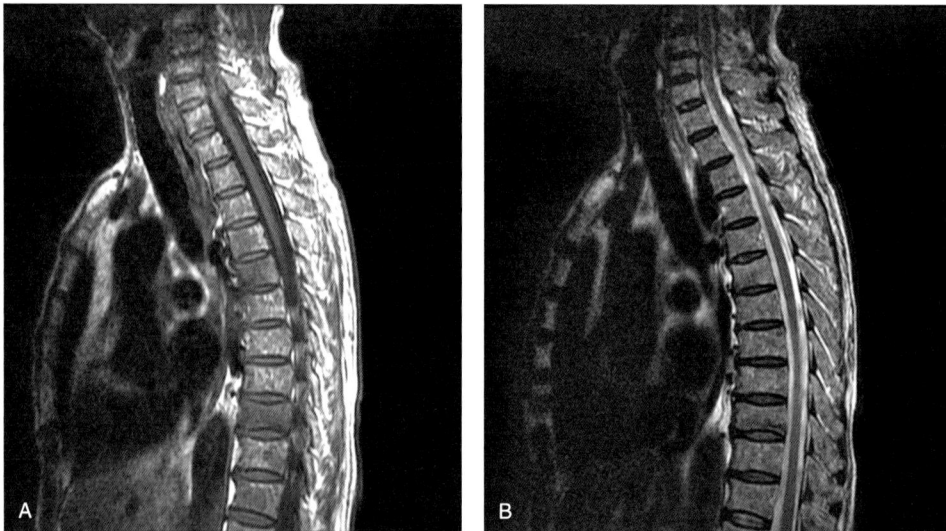

图 8-4-2　椎体骨髓瘤
A、B. 颈胸椎矢状位 T_1WI 和 T_2WI 序列,显示椎体弥漫斑点、小片状高低混杂信号

（四）诊断要点与鉴别诊断

1. 诊断要点

（1）老年患者,出现贫血、骨骼疼痛、高钙血症、骨质疏松等症状。

（2）脊柱 MRI 骨髓信号异常,呈弥漫型、局灶型、混合型、"盐和胡椒"型改变。

（3）实验室检查:血清中出现大量异常单克隆免疫球蛋白,尿中出现本周蛋白。

（4）骨髓穿刺检查发现骨髓浆细胞系异常增生。

2. 鉴别诊断

（1）转移性骨肿瘤:多为正常骨中的溶骨性破坏,边缘模糊,瘤内无残存骨小梁,周围无骨质疏松改变。

（2）老年性骨质疏松:椎体 T_1WI 骨髓信号无明显改变;T_2WI 脂肪抑制及 STIR 呈均匀低信号,临床表现与实验室检查可供鉴别。

（3）甲状旁腺功能亢进:好发于青壮年,常有全身性骨质疏松,骨膜下骨吸收,骨内并发棕色瘤,并发尿路结石,化验检查有高血钙低血磷,尿中无本周蛋白。

（五）治疗和预后

对有症状的骨髓瘤应采用系统治疗,包括诱导、巩固治疗(含干细胞移植)及维持治疗。无症状骨髓瘤暂不推荐治疗。骨髓瘤自然病程具有高度异质性,生存期差别较大,中位生存期 3~4 年,有些患者可存活 10 年以上。

三、淋巴瘤

（一）概述

淋巴瘤(lymphoma)起源于淋巴结和淋巴组织,是最早发现的血液系统恶性肿瘤之一,其发生大多与免疫应答过程中淋巴细胞增殖分化产生的免疫细胞恶变有关。按组织病理学改变,淋巴瘤可分为霍奇金淋巴瘤(Hodgkin lymphoma,HL)和非霍奇金淋巴瘤(non-Hodgkin lymphoma,NHL)两大类。脊柱原发性骨淋巴瘤(primary lymphoma of bone,PLB)是由恶性淋巴细胞组成的,位于骨骼的单发或多发病变,不伴淋巴结外器官受累,是一种较少见的淋巴结外恶性淋巴瘤,以非霍奇金淋巴瘤常见,霍奇金淋巴瘤罕见。原发性骨淋巴瘤起源于骨髓腔,病变局限于骨骼,占原发性骨恶性肿瘤的 3%~7%,占淋巴结外恶性淋巴瘤的 4%~5%。原发性骨淋巴瘤可发生于各个年龄段,30 岁以上患者好发,男性发病率高于女性。患者早期多无明显临床症状,常以骨痛就诊,其次是局部肿块,脊柱原发淋巴瘤还可以出现神经损害症状。

（二）病理学表现

原发性非霍奇金淋巴瘤的分类复杂,以 B 细胞淋巴瘤为主,肿瘤细胞在髓腔内呈溶骨浸润性生长,中央区正常骨小梁溶解被肿瘤细胞取代,周围仍可见保存完好的骨小梁,表现为骨小梁变形、变细小,低倍镜下可见存在于正常骨小梁和髓脂肪间的骨髓造血组织被浸润性瘤细胞取代。肿瘤细胞直接渗透至骨小梁内,累及骨细胞陷窝时,骨质呈溶解性改变,肿瘤细胞也可沿内骨膜直接破坏骨皮质,经中央管浸润,使骨皮质呈虫蚀状缺损或筛孔状改变,病灶相互融合呈斑片状溶骨性改变,边界模糊不清;当瘤细胞穿破骨皮质并侵入周围软组织内时,则形成软组织肿块。

（三）MRI 表现

脊柱原发性骨淋巴瘤的椎体呈溶骨性骨质破坏,CT 可出现虫蚀型和浸润型,虫蚀型骨质破坏范围与软组织肿块范围基本一致,浸润型骨质破坏相对较小或不明显,但软组织肿块较大;有学者报道,肿瘤细胞引起破骨细胞活动度增强、骨质吸收增加时,骨质多以大片状、斑片状或斑点状溶骨性破坏为主,部分溶骨性破坏区域或边缘见小块状或斑点状"残存骨",发生于椎体的溶骨性骨质破坏常累及椎弓根及附件,部分椎体并发病理性压缩骨折。少数病例表现为成骨性改变,主要为脊柱骨质密度不均匀增高,可呈"象牙椎"改变,骨膜反应轻。MRI 较 CT 能更清晰地显示软组织受侵范围,软组织信号与骨内破坏区软组织信号相同,T_1WI 呈等、略低信号,T_2WI 呈略高信号;软组织病变包绕病变骨质生长。脊柱原发非霍奇金淋巴瘤的软组织肿块常位于椎旁及椎管内外,呈纵向梭形生长,可达多个椎体节段,椎管内受侵多位于硬膜外,压迫并包绕脊髓呈纵向生长趋势,呈"袖套状"浸润,较具特征性;冠状位图像表现为软组织肿块包绕椎弓根呈椎间孔内外生长,软组织信号多较均匀,一般无出血、坏死。椎间隙未见狭窄,椎间盘形态及信号正常,可包埋在肿块内。增强扫描骨质内外软组织肿块呈轻中度强化。脊柱原发性骨淋巴瘤显著的影像学表现是骨质破坏程度轻,周围软组织受侵明显(图 8-4-3)。

（四）诊断要点与鉴别诊断

1. 诊断要点

(1)好发于中年患者,出现持续腰背疼痛,病情短期内进展恶化,出现脊髓压迫症状。

(2)CT 呈现渗透性或融冰样骨质破坏。

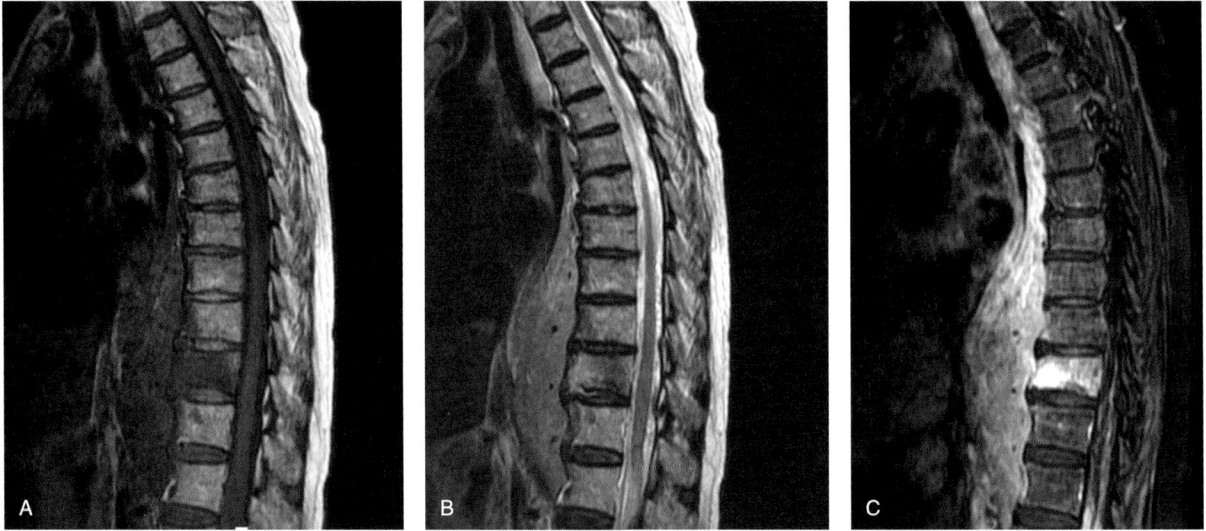

图 8-4-3　胸₉椎体非霍奇金淋巴瘤(弥漫大 B 细胞型)

A. T₁WI 矢状位,胸₉椎体信号斑片状减低,椎体前缘纵行较大梭形软组织肿块形成,病变上下达 5 个椎体; B. T₂WI 矢状位,胸₉椎体斑片状均匀稍高信号,椎前软组织信号均匀与病椎信号相仿,内见点状低信号细小流空血管穿行; C. T₁WI 脂肪抑制增强矢状位,胸₉椎体及椎前软组织肿块同步均匀明显强化

(3)MRI 椎体呈 T_1WI 等或稍低信号,T_2WI 稍高信号,T_2WI 脂肪抑制后高信号,椎旁出现较大软组织肿块,纵径超过横径,边界清晰,会经椎体后缘、椎弓根等位置侵入椎管内部,累及超过 2 个椎体节段,软组织肿块信号均匀,增强后大部分明显均匀强化,未见明显坏死、液化病变,病变邻近椎间隙多无增宽或狭窄,椎间盘多不受累。

2. 鉴别诊断　脊柱骨淋巴瘤需与转移瘤、尤因肉瘤、骨髓瘤、骨巨细胞瘤等鉴别。转移瘤有原发肿瘤病史,骨质破坏常累及椎弓根,病灶多发。尤因肉瘤好发于 10~25 岁青少年,患者有发热、白细胞增高等全身症状。骨髓瘤好发年龄较大,病灶弥漫,边缘清晰,多有骨质疏松改变。骨巨细胞瘤呈溶骨性、膨胀性骨质破坏,椎体有一定膨大,椎旁软组织相对较小,呈横向生长。

(五)治疗和预后

骨淋巴瘤的治疗方法有化疗、放疗、手术、造血干细胞移植和骨保护辅助治疗,多数学者主张化疗联合放疗的综合疗法,治疗核心是化疗,联合局部放疗、手术和造血干细胞移植,早期诊断、早期治疗,患者预后良好。

(黄善强)

第五节　放疗后椎体骨髓改变

(一) 概述

由于骨髓中含有不同分化阶段的原始幼稚细胞、祖细胞和丰富的造血干细胞,对放射治疗敏感,因此在放射治疗时,易受到射线损伤。放射治疗可对骨髓产生毒副作用,导致造血骨髓缺失,引起骨髓信号改变。

（二）病理性表现

射线对骨的损伤主要累及有造血功能的骨髓组织、骨骼及相应的血供系统，损害的早期病理是骨髓血管充血、出血和水肿；初始放疗后 1~3 天，受照射骨髓的血窦扩张和出血。急性改变消退后，造血组织逐渐消失，慢性期造血细胞衰竭，由脂肪骨髓代替。对骨骼的损伤常在后期出现放射性骨髓炎等并发症，其特点是骨质硬化及骨质疏松，严重者导致骨坏死或病理性骨折。

（三）MRI 表现

放射治疗第 1 周骨髓无变化或仅轻微变化，表现为 STIR 序列上骨髓信号升高，随后 T_1WI 表现为不均匀高信号，T_2WI 为高信号，放疗早期 T_1WI 增强扫描，照射野内骨髓出现一过性明显强化，推测上述改变是射线引起骨髓水肿、充血、微血管损伤所致的出血，以及由于造血细胞死亡后早期的脂肪细胞浸润。放疗开始后 4 周以上，可能此后持续数月，接收更高剂量的患者显示整个受累脊椎椎体呈弥漫性脂肪浸润改变（图 8-5-1），T_1WI、T_2WI 为弥漫均匀高信号，STIR 序列为均匀低信号，此现象或许反映了慢性受照射骨髓的组织学表现，即微血管的闭塞和纤维化导致的血供减少和造血细胞被脂肪细胞取代，与照射野相邻的骨髓亦有相似骨髓信号改变，远离照射野的骨髓在 MRI 上无明显改变。

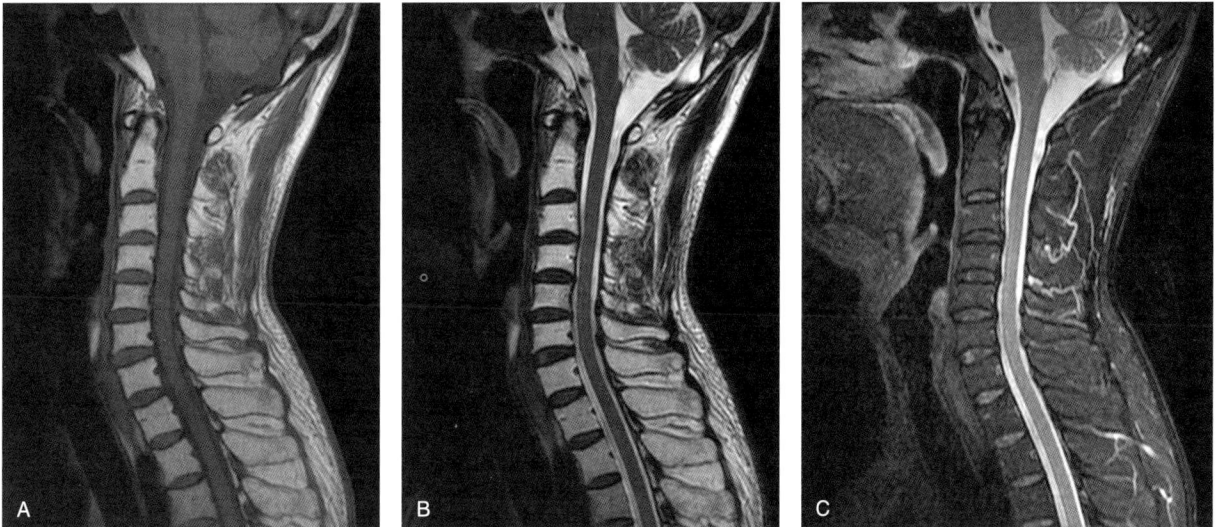

图 8-5-1 颈部恶性肿瘤放疗后椎体骨髓脂肪浸润
A、B. T_1WI、T_2WI 矢状位，所示椎体及附件呈均匀高信号改变；C. STIR 矢状位，椎体及附件呈均匀低信号

（四）诊断要点与鉴别诊断

1. 诊断要点　患者有明确肿瘤放疗病史，放射野区域出现骨髓信号改变，脊柱骨髓 T_1WI 表现为均匀高信号，其信号强度明显高于非照射野的椎体骨髓信号，且与非照射野脊柱分界清楚，T_2WI 表现为均匀的稍高信号，STIR 或 T_1WI 脂肪抑制像显示椎体信号明显减低。

2. 鉴别诊断　需与全身化疗后骨髓改变鉴别，全身化疗后患者表现为典型的全身骨骼弥漫性改变，而放疗后则表现为区域性骨髓改变。

（五）治疗和预后

放射治疗应立足于选择性灭绝肿瘤细胞，并尽可能地给予邻近正常骨髓组织最小的损伤。

（黄善强）

第九章
其他未分类病变

第一节　胸腰椎硬膜外脂肪增多症

(一) 概述

正常人椎管内硬膜外存在一定量的脂肪组织,对硬膜囊、脊髓起着支撑、缓冲压力及保护作用,胸背段硬膜外脂肪厚度最大径不超过 8mm,腰骶部硬膜外脂肪厚度正常不超过椎管矢径 50.6%。然而,部分人群中椎管内硬膜外可出现脂肪组织病理性增生,造成脊髓及神经根压迫而产生相应的临床症状,文献将这种现象描述为硬膜外脂肪增多症(spinal epidural lipomatosis,SEL)。硬膜外脂肪增多症是一种罕见的疾病,最早于 1976 年由 Lee 等首次发现并命名。随着 MRI 的广泛应用,硬膜外脂肪增多症的检出率不断提高,临床文献报告也逐渐增多。Fogel GR 等报告了 104 例硬膜外脂肪增多症,统计分析结果显示,硬膜外脂肪增多症的主要病因是医源性激素的应用和内分泌疾病,约占 58.5%;肥胖是硬膜外脂肪增多症的第二位常见病因,约占 24.5%;无明确病因的硬膜外脂肪增多症,即特发性硬膜外脂肪增多症约占 17%。硬膜外脂肪增多症的发生部位以胸段椎管背侧及腰骶段椎管腹侧较为多见,目前尚无发生于颈段的报道,外源性激素引起的硬膜外脂肪增多症倾向于发生在胸段椎体背侧,特发性硬膜外脂肪增多症更倾向于发生在腰骶段。腰骶椎硬膜外脂肪增多症最常见于 $L_5 \sim S_1$ 水平。硬膜外脂肪增多症的临床症状多数进展缓慢,表现为腰背部疼痛,下肢乏力,发麻及感觉异常,极少数可表现为急性症状,如马尾综合征、下肢瘫痪等,上述症状与腰椎间盘病变或退行性病变十分相似,容易造成误诊或漏诊。

(二) 病理学表现

病理学表现为硬膜外间隙正常的无包膜脂肪组织过度沉积,其间以成熟脂肪细胞为主,鲜见幼稚脂肪细胞,无恶性倾向,脂肪细胞间可见以胶原纤维为主的纤维组织,呈网织状,其间有迂曲的血管。

(三) MRI 表现

MRI 是胸腰椎硬膜外脂肪增多症的最佳影像学检查手段,可直观清晰地评估硬膜外脂肪增多的范围及程度。硬膜外脂肪增多的胸段评判标准为胸背段硬膜外脂肪厚度最大径不超过 8mm;腰骶部目前多采用 Borré DG 硬膜外脂肪分级的评判方法,以骶$_1$椎体上缘水平为基准,分别测量硬膜囊前后径(dural sac,DuS)、前后硬膜外脂肪厚度(epidural fat,EF)、椎管矢状径(spinal canal,Spi C)(图 9-1-1)。硬膜外脂肪增多分级标准为 0 级:DuS/EF ≥ 1.5、EF/Spi C ≤ 40%;Ⅰ 级(轻度):DuS/EF ≈ 1~1.49,EF/Spi C ≈ 41%~50%;Ⅱ 级(中度):DuS/EF ≈ 0.34~0.99、EF/Spi C ≈ 51%~74%;Ⅲ 级(重度):DuS/EF ≤ 0.33、EF/Spi C ≥ 75%。0 级、Ⅰ 级硬膜外脂肪增多通常不引起临床症状,有症状的患者多出现于中重度(Ⅱ、Ⅲ级)硬膜外脂肪增多的患者。另有文献报道,腰骶部硬膜外脂肪增多症患者的硬膜囊下端位置均有不同程度增高,多位于腰$_5$及骶$_1$水平。邱雷雨等回顾分析了 6 921 例腰椎 MRI,发现中重度腰骶部硬膜外脂肪增多症患者的发生率为 2.76%,其中男性和女性的发生率分别为 3.84% 和 1.79%。腰骶部中重度硬膜外脂肪增多在腰腿痛患者及无症状人群中较常见,尤其在男性患者中具有较高的发生率。该现象与年龄和临床腰腿痛症状无明确相关性。只有在 MRI 横轴位显示硬膜囊变形("三叶草""Y"形)(图 9-1-2),而患者缺乏其他影像学异常能够解释临床腰腿疼症状时,腰骶部硬膜外脂肪增多现象才需要考虑硬膜外脂肪增多症的可能性。

(四)诊断要点与鉴别诊断

1. 诊断要点

(1)胸背段硬膜外脂肪厚度最大径超过 8mm;腰骶椎硬膜外脂肪增多(Borré DG 硬膜外脂肪分级为Ⅱ、Ⅲ级)。

(2)胸腰椎 MRI 横轴位显示局部硬膜囊明显受压变形(三叶草,Y型),局部脑脊液间隙变窄。

(3)硬膜囊下端多高于正常(骶₂)水平,位于骶₁或腰₅椎体水平。

2. 鉴别诊断

(1)胸腰部硬膜外脂肪瘤:表现为局灶性、边缘轮廓分布明确的脂肪信号灶,增强后无明显强化。部分病例可出现局部骨质压迫吸收改变。

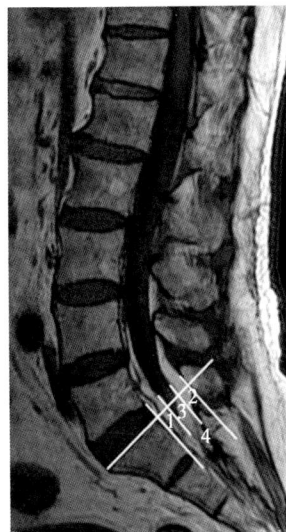

图 9-1-1　Borré DG 硬膜外脂肪分级
骶₁椎体上缘水平为基线,1 为腹侧硬膜外脂肪厚度,2 为背侧硬膜外脂肪厚度(1+2= 硬膜外脂肪厚度 EF),3 为硬膜囊前后径(DuS),4 为椎管前后径(Spi C)

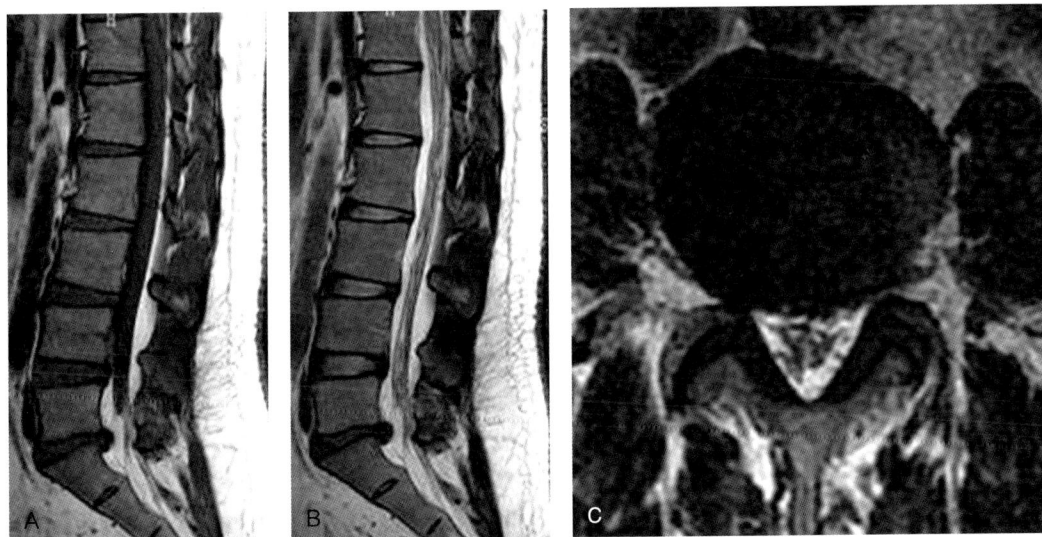

图 9-1-2　硬膜外脂肪增多症
A~C. 腰椎矢状位 T₁WI、T₂WI 示重度硬膜外脂肪增多伴腰₅/骶₁椎间盘变性突出,横轴位显示硬膜囊三叶草变形

(2)胸腰部硬膜外海绵状血管瘤:多伴有流空血管影,T₂WI 明显高信号,脂肪抑制序列信号仍然较高,增强后明显强化,易与硬膜外脂肪增多症相鉴别。

(五)治疗和预后

硬膜外脂肪增多症的临床治疗方式,主要有保守治疗及手术治疗两种方式,由造成硬膜外脂肪增多症的根本原因所决定。保守治疗一般以减少硬膜外间隙脂肪组织的厚度为目的,包括减轻体重,停止类固醇药物,治疗潜在的内分泌异常等,部分有急性临床严重症状者(如急性马尾综合征),建议转为手术治疗。手术减压能显著改善症状,包括椎板切除术减压时尽可能多地切除脂肪组织,防止疾病复发尤为重要。

(邱雷雨　王和平)

第二节　垂头综合征

(一)概述

垂头综合征(dropped head syndrome,DHS)是因颈椎旁肌肉极度无力、头部逐渐下垂,最终形成经典的下颌触胸畸形(chin-on-chest deformity)的一类综合征。

垂头综合征按病因可大致分为两类:继发于神经肌肉疾病、无神经肌肉疾病。最常见的原因为:孤立性颈伸肌病(isolated neck extensory myopathy,INEM)(32%)、帕金森病(20%)、重症肌无力(12%)、肌萎缩性侧索硬化症(7%)和其他疾病(28%)。Suarez、Katz等人首先用INEM一词特指不伴神经肌肉系统疾病的垂头综合征。

综合国内外文献,垂头综合征患者的平均年龄为60.2岁(范围为3~85岁),女性患者占报告病例的59%。接受过颈椎或纵隔放疗、帕金森病并发展为垂头综合征的患者发病年龄较小,目前已有儿童垂头综合征的病例报道,这可能与LMNA和SEPN1基因突变有关。

除非持续性的头颅下垂已导致颈部疼痛或肌肉挛缩,垂头综合征头部被动伸展应当十分容易,垂头综合征患者中颈伸肌无力与屈肌的肌张力障碍均可在站立位时明显,而仰卧位时消失,以此可与强直性脊柱炎引起的颈椎后凸畸形相鉴别。垂头综合征患者可能无法保持水平注视、吞咽困难、颈部疼痛等。颈前部触诊可能会触及挛缩的、坚硬的肌肉组织。

(二)病理学改变

垂头综合征患者颈伸肌活检价值尚不明确,常可发现不同程度的肌病:各种大小、萎缩、散乱的肌纤维,伴坏死与再生纤维,坏死的肌纤维周围见炎性T细胞。

(三)影像学表现

垂头综合征患者的初步影像学评估应包括全长脊柱和颈椎影像。侧位站立全长脊柱X线摄片能更好地了解胸椎后凸畸形和整体矢状位平衡,条件允许时,应拍摄屈曲和伸展位以评估灵活性。而仰卧位脊柱摄片可无异常发现。对于不能延展颈部的患者,可用仰卧位颈椎侧位X线平片来确定畸形的活动性。

MRI可无异常发现,部分可发现肌部肌肉萎缩和脂肪浸润。此外,MRI还可用于评估患者仰卧位时椎管狭窄程度和颈椎被动伸展程度,有利于制定手术方案。颈伸肌在T_2WI脂肪抑制呈弥漫性的肌肉水肿所致的高信号,钆剂增强后的T_1WI病变肌肉明显强化。

(四)诊断要点与鉴别诊断

垂头综合征的诊断有赖于完整的病史和体格检查。在大多数情况下,垂头综合征为神经肌肉系统疾病的一部分,临床诊断需结合体格检查、肌电图、脊柱X线、颈部MRI,甚至肌肉活检等。若未发现相关的神经系统疾病,则可以诊断为孤立性颈伸肌病,可能的原因是非特异性的非炎症反应或仅限于颈部伸肌的炎症反应,或者是胸椎后凸畸形,随年龄增长,胸椎自然弯曲加大,导致颈伸肌过度拉伸和伸肌无力。

（五）治疗和预后

垂头综合征的治疗效果和预后不明确。对于经过基础病理治疗仍持续存在症状者，建议使用类固醇激素，采用其他保守形式的物理疗法进行支撑和加强锻炼，以及手术治疗。

目前，使用颈圈、棒球帽矫形保持颈部伸展和物理疗法以增强脊柱旁肌肉是垂头综合征的一线治疗方法，可使患者保持向前注视并进行日常生活活动。越来越多的证据表明，对于没有通过支架和物理疗法改善或改善不足的患者，外科手术仍然起作用。迄今为止，垂头综合征的手术包括 C_2 至上胸椎的后路融合、前路松解及前后路联合手术等。

（陈雅青　王和平）

第十章
脊柱手术后改变

第一节　常用的内固定器

　　脊柱内固定技术的应用已经有几十年的历史。一般认为真正意义上的脊柱内固定始于 20 世纪 50 年代，Paul Harrington 为矫正脊柱侧凸和维持矫形研制了第一种后路内固定系统即 Harrington 系统（哈氏棒），并于 1962 年报道了临床应用结果。在 20 世纪 70 年代，随着"节段性脊柱内固定"理论的产生，环行 Luque 内固定系统曾一度风靡全球；在 20 世纪 80 年代诞生了 CD（Corel-Dubousset）内固定系统。随着脊柱生物力学研究和材料科学的发展，脊柱内固定技术也取得了巨大进步，在脊柱退行性疾病、脊柱肿瘤、创伤以至于脊柱感染等手术治疗中脊柱内固定器械得到了广泛应用。由于椎弓根螺钉内固定系统能够有效完成脊柱的三柱固定，符合脊柱固定的生物力学要求，已经成为常用的脊柱内固定系统，并且越来越多的新型脊柱内固定器械也在脊柱外科手术中得到了广泛应用。本节将简要介绍目前临床常见的脊柱内固定系统。

一、常见颈椎前路钢板

　　颈椎前路手术已经被公认为是治疗颈椎病较好的手术方式之一，该术式不但可直接解除脊髓腹侧压迫，还能同时行植骨融合，可有效地恢复退变颈椎节段的高度，恢复颈椎的正常序列。自 20 世纪 50 年代末 Robinson 与 Cloward 报道了颈椎前路手术以来，临床中开始颈前路减压取髂骨植骨融合治疗颈椎病，这也是颈椎前路手术椎体固定技术的开始。1964 年，Bolher 首次报道使用了颈椎前路钢板，近 50 年来，前路颈椎钢板的研究和应用日渐增多，但其基本设计没有太大的变化，主要结构还是由钢板和椎体固定螺钉组成（图 10-1-1），其在 MRI 中的影像为椎体前方钢板内固定影及椎体内部螺钉内固定影（图 10-1-2）。

二、常见颈椎后路单开门钢板

　　颈椎椎板成形术是颈椎后路手术技术的一种，用于治疗 3 个或 3 个节段以上的颈脊髓压迫，是一种通过外科手术将椎板一侧或者双侧切开，在不牺牲颈椎稳定性的前提下，通过扩大椎管来让脊髓获得减压的手术方式。最早由日本专家 Susumu Hattori 于 1971 年发表了关于椎板成形术的报道，也是颈椎非融合技术的首次应用，随后椎板成形术快速发展，演变成多种技术被广泛应用。椎板成形术包括单开门技术和双开门技术。

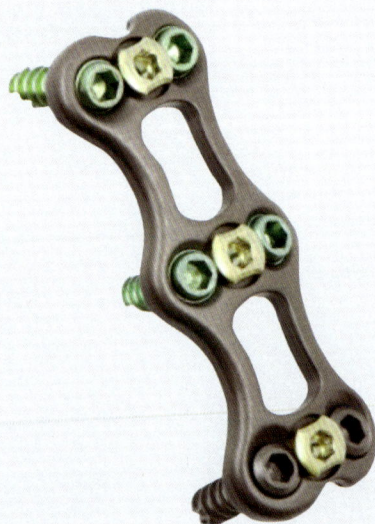

图 10-1-1　颈椎前路钢板螺钉系统

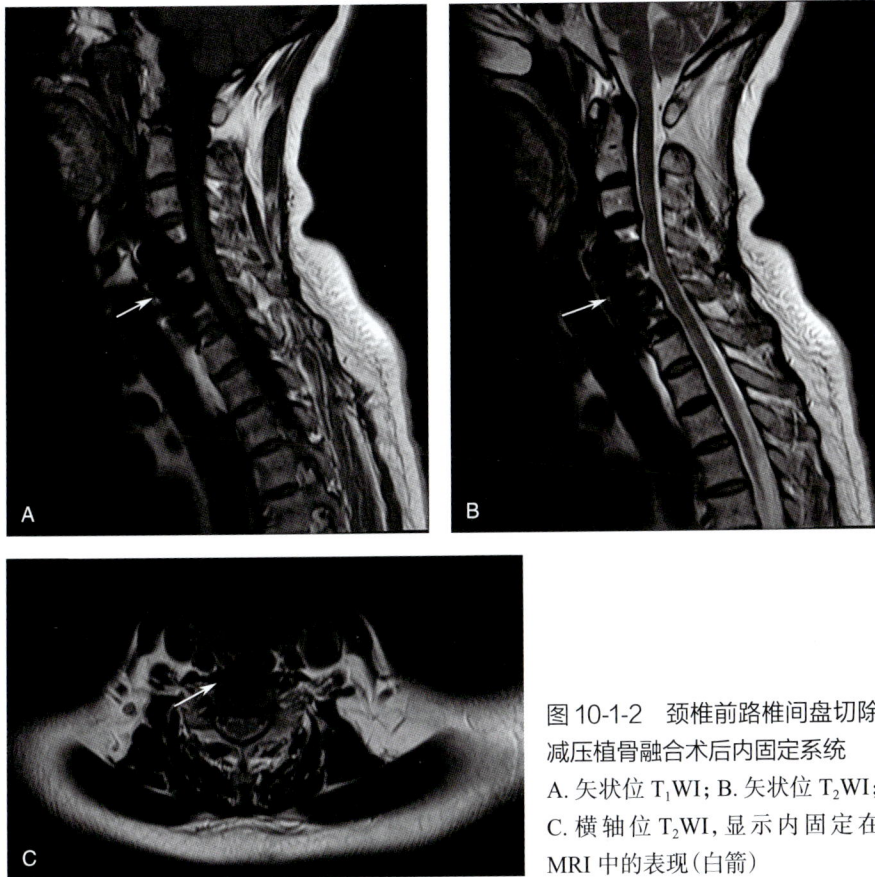

图 10-1-2 颈椎前路椎间盘切除减压植骨融合术后内固定系统
A. 矢状位 T_1WI; B. 矢状位 T_2WI; C. 横轴位 T_2WI, 显示内固定在 MRI 中的表现(白箭)

颈椎后纵韧带骨化症、多节段脊髓型颈椎病、发育性颈椎椎管狭窄症、其他类型的退行性颈椎椎管狭窄症、颈椎间盘突出症、颈椎黄韧带骨化症、脊髓肿瘤等也可视情况使用椎板成形术治疗。

椎板成形术的内固定由板和螺钉组成(图 10-1-3),板的材质有钛合金和纯钛。相比于钛合金,纯钛材质弹性模量低,更具有弹性,能够避免开门过撑情况下可能存在的应力集中导致的铰链骨折。钢板在 MRI 中表现为颈椎后方椎板开门区域内固定影(图 10-1-4)。

三、常见脊柱钉棒固定系统

脊柱内固定技术是发展至今广为应用的根钉棒系统,椎弓根钉、脊柱固定棒和横向连接器的脊柱固定装置,可提供脊柱前、中、后三柱的固定,广泛应用于各种脊柱疾病的手术治疗即融合术,融合术包括脊柱骨折、脊柱畸形、脊柱退变、脊柱肿瘤等。目前应用较多的脊柱固定装置中的椎弓根钉为后开口,后方带螺纹的 U 型槽内容纳固定棒,通过螺栓将椎弓根钉与脊柱固定棒连为一体,又通过横向连接器将两侧的椎弓根钉与脊柱固定棒连为一体,实现脊柱的牢固固定。目前大多数的螺钉由钛合金材料制成,具有良好的抗腐蚀性和内在稳定性,以及良好的生物相容性,并且有较好的磁顺应性,术后 MRI 检查的伪影也较小。螺钉主要由螺杆、螺纹、钉头及螺尾构成。根据螺钉的不同用途和生物学特性,有多种螺钉种类,我们将挑选临床中脊柱外科常用的螺钉进行介绍。

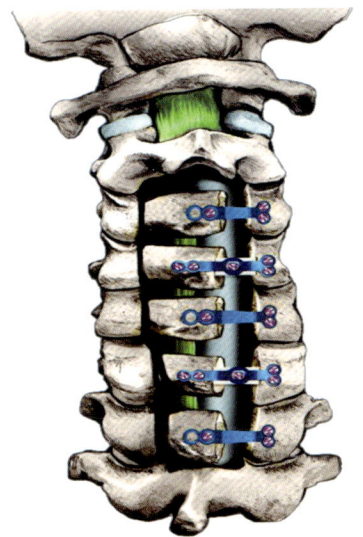

图 10-1-3 颈椎后路单开门钢板螺钉系统

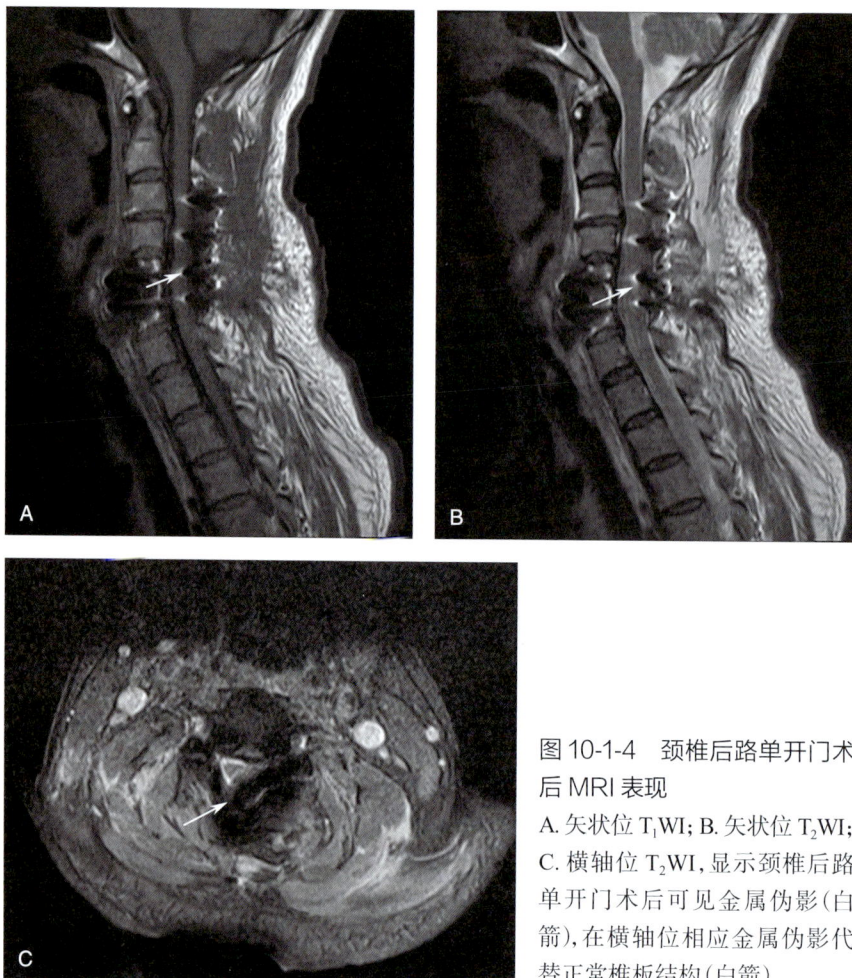

图 10-1-4　颈椎后路单开门术后 MRI 表现
A. 矢状位 T_1WI；B. 矢状位 T_2WI；C. 横轴位 T_2WI，显示颈椎后路单开门术后可见金属伪影（白箭），在横轴位相应金属伪影代替正常椎板结构（白箭）

（一）固定螺钉与万向螺钉

固定螺钉也称单向螺钉，单向螺钉的钉尾与螺杆是一个整体，万向螺钉则是通过关节连接在一起。万向螺钉有利于螺钉与钛棒连接，而单向螺钉的优势是可承受更大的力量，常用于矫形复位（图 10-1-5）。螺钉植入体内后，在 T_1WI 和 T_2WI 上都表现为低信号，其边缘在 T_1WI 和 T_2WI 上都有明确分界线的高信号区（图 10-1-6）。

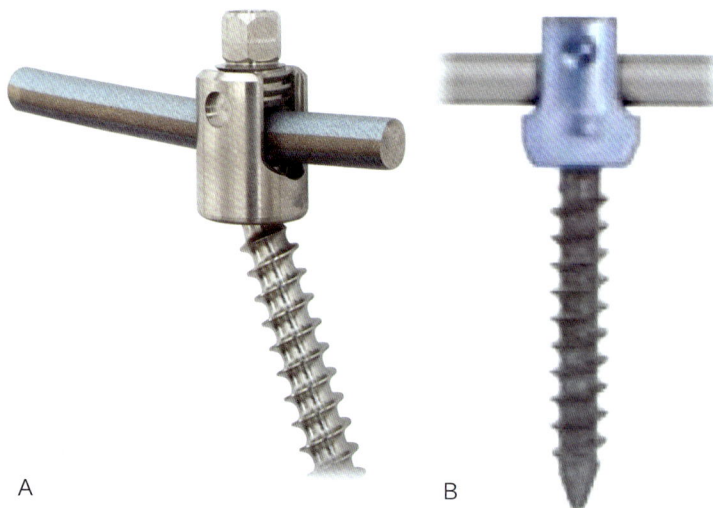

图 10-1-5　万向螺钉与单向螺钉
A. 万向螺钉；B. 单向螺钉

（二）空心螺钉

空心螺钉于 1996 年开始推出使用，参与设计者有 Curtis Dickman、Kevin Foley、Maurice Smith 和 Volker Sonntag，主要用于齿突非陈旧性横断骨折、寰枢关节固定、关节突之间的固定、治疗 $C_1\sim C_2$ 不稳或用于额外的 $C_1\sim C_2$ 固定等。空心螺钉有全螺纹与半螺纹两种螺钉选择（图 10-1-7）。

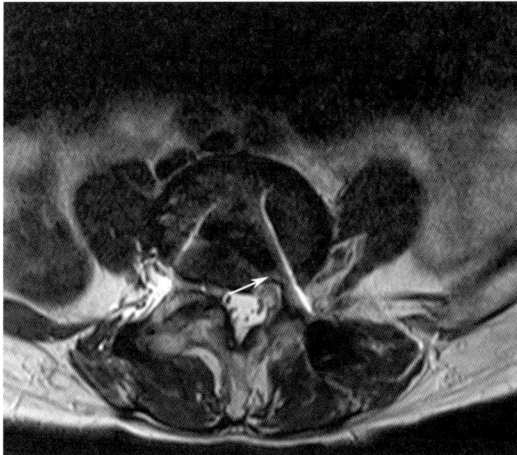

图 10-1-6 螺钉的 MRI 表现
横轴位 T_2WI 序列显示螺钉呈低信号，其边缘有明确分界线呈高信号（白箭）

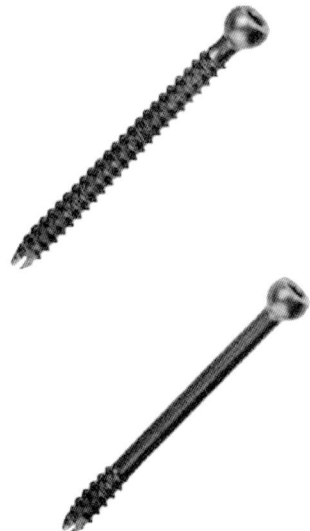

图 10-1-7 全螺纹中空螺钉和半螺纹中空螺钉

四、常见人工椎体、钛网系统

1969 年，Hamdi 首次报道对 2 例脊柱肿瘤的患者行椎体切除及假体替换，术后疗效显著，从此人工椎体、钛网的研制及临床应用备受关注。时至今日，人工椎体已取得极大发展。目前人工椎体、钛网虽然种类较多，但基本结构类似，旨在获得即刻及远期稳定的作用。人工椎体系统的组成材料主要为金属、陶瓷、生物材料及高分子复合材料等，不同材料在弹性模量、抗疲劳、耐腐蚀、耐摩擦和生物相容性等方面各有利弊，但目前临床上广泛应用的人工椎体仍以钛合金为主（图 10-1-8）。人工椎体植入体内后，在 T_1WI 和 T_2WI 上都表现为低信号，其边缘在 T_1WI 和 T_2WI 上都有明确分界线的高信号区（图 10-1-9）。

五、特殊内固定材料

线缆结构是 1891 年由 Berthold Hadra 医生发明的，当时该医生在颈 $_6\sim$ 颈 $_7$ 陈旧性骨折及脱位中利用银质线缆实现接骨。通过颈椎后入路，术者"8"字形节将缆线缠绕在相邻的两个棘突上。后来线缆被进一步应用于颈椎手术如椎板成形术中的椎板开门固定，椎板下、棘突间和小关节固定（图 10-1-10）。

骨水泥在临床中应用的历史悠久，最早是作为黏合剂用于牙科。随着脊柱外科新技术、骨水泥材料学、生物力学研究的进展，骨水泥在脊柱外科领域中得到了广泛应用。目前，骨水泥在脊柱外科中的应用主要在以下几个方面：①经皮椎体成形术（percutaneous vertebroplasty，PVP）和经皮椎体后凸成形术（percutaneousky-phoplasty，PKP）治疗骨质疏松症、椎体血管瘤、骨髓瘤、溶骨性转移瘤等引起的病理性椎体压缩骨折及顽固性疼痛；②脊柱肿瘤行椎体切除术后，作为承载脊柱的植入材料；③加固脊柱椎弓根钉道。骨水泥在 T_1WI 和 T_2WI 上都表现为低信号（图 10-1-11）。

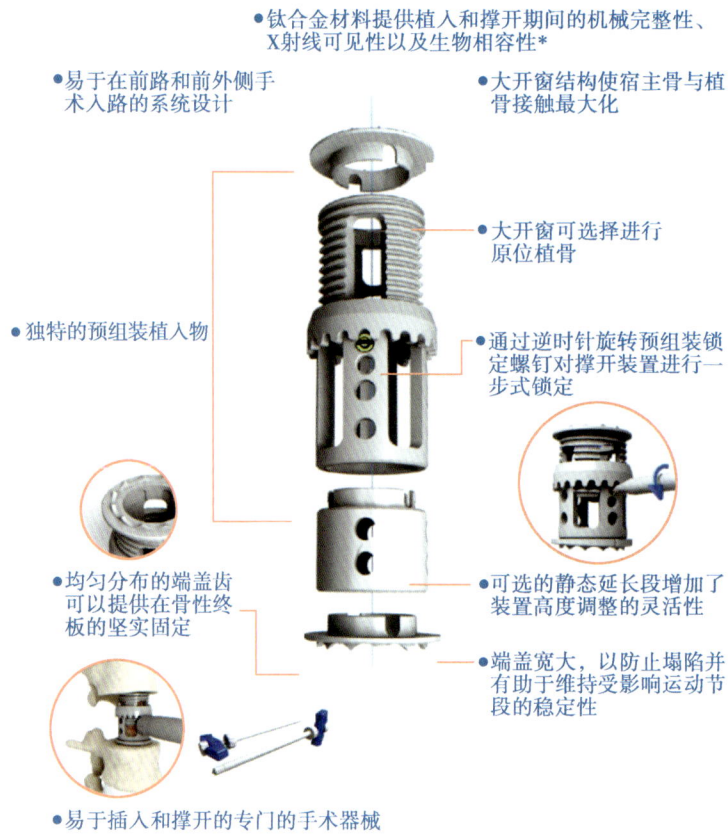

- 钛合金材料提供植入和撑开期间的机械完整性、X射线可见性以及生物相容性*
- 易于在前路和前外侧手术入路的系统设计
- 大开窗结构使宿主骨与植骨接触最大化
- 大开窗可选择进行原位植骨
- 独特的预组装植入物
- 通过逆时针旋转预组装锁定螺钉对撑开装置进行一步式锁定
- 均匀分布的端盖齿可以提供在骨性终板的坚实固定
- 可选的静态延长段增加了装置高度调整的灵活性
- 端盖宽大，以防止塌陷并有助于维持受影响运动节段的稳定性
- 易于插入和撑开的专门的手术器械

图 10-1-8　常见人工椎体系统结构

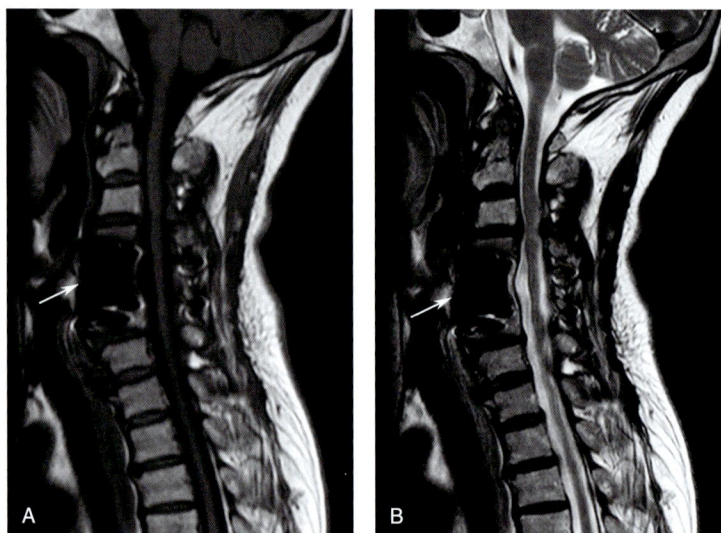

图 10-1-9　常见人工椎系统结构 MRI 表现
A. 矢状位 T_1WI；B. 矢状位 T_2WI，显示颈椎前路椎体次全切术后可见金属伪影（白箭）

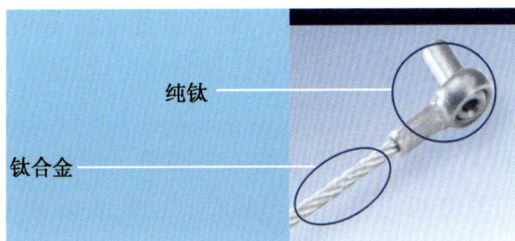

图 10-1-10 常见脊柱手术使用的线缆结构

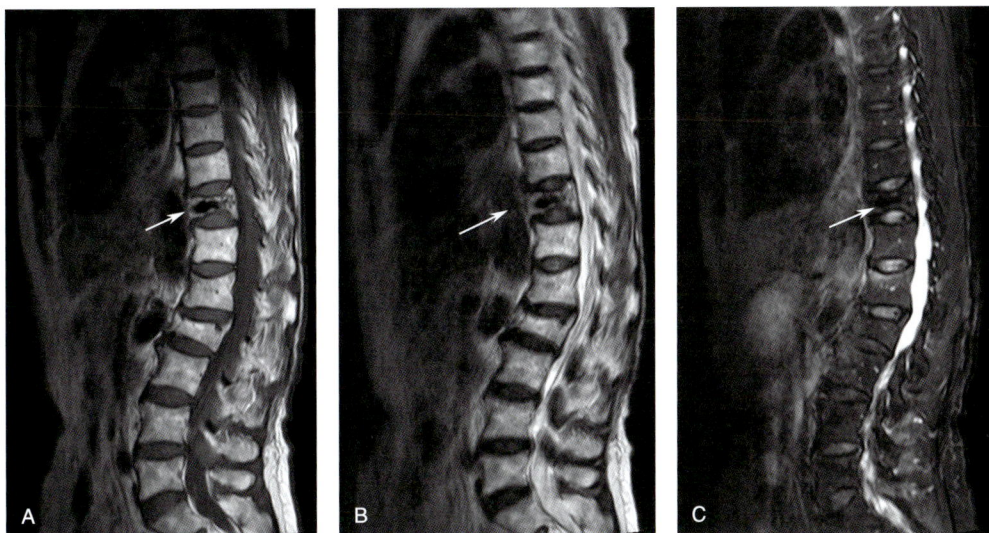

图 10-1-11 椎体成形术后聚甲基丙烯酸甲酯聚合物及硫酸钡颗粒 MRI 表现
A. 矢状位 T_1WI；B. 矢状位 T_2WI；C. 矢状位 T_2WI 脂肪抑制序列，显示聚甲基丙烯酸甲酯聚合物及硫酸钡颗粒表现为黑色低信号（白箭）

（夏 晨 金永明）

第二节 术后影像

一、脊柱外科常见手术入路

（一）颈椎

1. 前路 主要用于显露颈椎椎体、椎间盘、钩椎关节等部位手术的需要，是临床上较为常用的手术入路，可应用于大部分的颈椎退行性疾病的手术治疗。

（1）体位：患者取仰卧位，肩背部垫一软枕，颈后垫以包有海绵的木质枕，使颈椎呈自然伸展位，床头抬高约 30°。

（2）切口：切口通常选择右侧，也可选择左侧。右侧切口的优点在于右侧喉返神经稍长并贴近中线走行，位于甲状腺后面，且乳糜管位于左侧，在暴露和手术中易于避开，可减少对其损伤，因而右侧前路手术切口被多数术者所采用。自胸锁乳突肌前缘至颈前中线,沿颈前皮肤横纹做长 5~6cm 的横切口。切口水平高低的选择,根据病变节段而定,可根据解剖体表标志作粗略定位,如甲状软骨相当于 C_4~C_5,环状软骨相当于 C_5~C_6。

(3)显露:切开皮肤、皮下,即可见覆盖深部结构的颈阔肌。横行切开颈阔肌,沿颈阔肌深面作潜行剥离,上下各约 3cm。沿胸锁乳突肌内侧与颈内脏鞘(气管、食管和甲状腺)之间的联合筋膜上下扩大剪开分离。沿胸锁乳突肌与肩胛舌骨肌间隙进入,将胸锁乳突肌和颈血管鞘拉向外侧,肩胛舌骨肌、颈内脏鞘拉向内侧,可显露椎前筋膜。经术中透视定位手术节段后,切开椎前筋膜,进行手术节段操作。

2. 后路　颈椎后路显露范围包括全部颈椎后路结构,如棘突、椎板和关节突等,用于椎板切除、椎板成形及椎管内的手术操作等。显露范围和节段依手术节段需要而有差异。颈后部肌肉丰富,显露过程相对困难,按正常顺序逐步显露可取得良好效果。

(1)体位:患者取俯卧位,头额部置于可调式马蹄形头架上或 Mayfield 头架固定,胸部垫软枕。根据手术需要,头颈部位置可取屈曲、中立或伸展位。床头抬高约 30°。

(2)切口:根据手术部分及所需显露范围大小决定手术切口长短,颈椎可取自发际上 1cm 至第 1 胸椎棘突连线的后正中纵行切口。

(3)肌层处理:切开皮肤、皮下组织,显露深筋膜。对项韧带有两种处理方式。一种将项韧带沿切口做正中切开,从正中线切开两侧颈后肌肉,如斜方肌、头夹肌、棘肌等。另一种将项韧带从一侧切开,但不切断,切开一侧颈后肌肉,然后于显露侧将棘突从根部切断,将对侧肌肉连同切断的棘突、项韧带推向对侧,做骨膜下剥离。

(4)显露骨性结构:根据颈椎棘突分叉的特点,剥离肌肉在棘突及椎板上的附着点,既可减少出血,又能遗留较少肌肉组织。每一节段骨性结构显露后,用纱布填塞止血,两侧显露后,可用自动拉钩撑开固定。显露过程按中线结构进入,解剖标志明显,出血较少。

(二)腰椎

1. 前路腹膜后入路　该入路显露充分,对腰椎椎体、椎间盘及椎管腹侧病变可良好显露及充分切除。根据显露部位不同,可将切口选在髂嵴到第 12 肋之间的不同平面。此入路主要解剖层次位于肾后肾筋膜与腰方肌、腰大肌之间的潜在间隙内。

(1)体位:患者取右侧卧位,将手术台两端折下,增加第 12 肋与髂嵴之间的显露,轻度屈曲髋关节以减轻腰大肌张力。

(2)切口:通常选择左侧切口,因为左侧切口可避开肝及腔静脉,若术中显露过程中损伤血管,腔静脉比主动脉更难修补。从腰方肌前缘至腹直肌外缘,做后上到前下的斜切口。依据不同手术节段,切口可上下平行移动选择。

(3)显露:切开皮肤、皮下组织、深筋膜后,从浅层到深层依次为腹外斜肌、腹内斜肌、腹横肌、腹横筋膜。依次切开腹壁肌肉,即可见腹膜,钝性分离腹膜,并向腹侧推移。在腹膜后间隙内辨认出腰大肌,而输尿管及腹膜后脂肪在腰大肌表面前方一起下行。湿纱布保护腹膜及周围组织,牵开器撑开腹膜,在腹主动脉与腰大肌间隙显露椎体与椎间盘。

2. 后路　腰椎后路入路可以直接显露全部腰椎棘突、椎板及关节突关节,也可显露横突和椎弓根,可应用于大部分腰椎退行性疾病和内固定安放。近来,Wiltse 改良腰椎的脊柱旁入路,对腰椎椎旁肌肉的保护和手术微创操作有重要作用。

(1)体位:患者取俯卧位,前胸垫软枕,双侧髂部垫枕,使腹部悬空,降低静脉压,使硬膜外静脉丛萎陷,减少术中出血。

（2）切口：手术切口可选择后正中切口。Wiltse 入路在 L_1~L_3 节段也可选择后正中切口，L_4~L_5 建议选择两侧棘突旁 2cm 左右纵行切口。

（3）显露：沿切口依次切开皮肤、皮下组织和深筋膜。显露至棘突后，先沿一侧棘突及椎板骨膜下剥离椎旁肌。在显露过程中，用自动牵开器牵开软组织，使其始终保持一定的张力，显露后用纱布填塞止血。如需显露双侧，对侧软组织按同样方法显露。

（4）Wiltse 入路显露：沿切口依次切开皮肤、皮下组织和深筋膜。于棘突旁约 2cm 切开肌筋膜，可见多裂肌与最长肌之间的自然间隙。肌间隙内见正常肌肉筋膜分隔、肌肉滋养血管及脂肪组织，说明肌间隙正确。使用拉钩将两组肌群分开。使用电刀或骨膜剥离子将多裂肌从椎板、关节突关节上附着点剥离，即可显露腰椎横突、关节突关节和椎板。注意横突基底部有来自腰动、静脉的分支血管，若出血可予以双极电凝止血。

二、正常术后改变

（一）颈椎

临床上最为常见的颈椎手术常用于治疗脊髓型颈椎病及保守治疗无效的神经根型颈椎病，而前入路和后入路手术是最为常见的手术方式，所以我们将对手术累及的肌肉组织、椎板等关键结构的 MRI 变化进行分析介绍。

1. 脊髓　对于脊髓型颈椎患者，术后 MRI 常常需与术前影像对比，这样能对脊髓受压征象有一个更好的理解。首先，脊髓形态是反映脊髓受压最直接的征象之一，可以通过测量脊髓前后径、横径，发现术后脊髓前后径、横径都有很好的扩大。术前还可以发现脊髓横轴位呈类腊肠形、新月形或不规则形，而在术后充分减压后可发现术后近期横轴位呈三角或心形（图 10-2-1），远期恢复椭圆形形态。其次，对于脊髓信号的评估，部分严重的脊髓型颈椎病患者术前就可见 T_2WI 高信号，术后部分患者可见 T_2WI 信号明显减弱，但也有部分患者未见信号改变，已有很多学者对脊髓信号的改变、发生机制和临床意义做了大量研究，目前普遍认为术前 T_2WI 高信号是预后差的表现，但术后脊髓信号的改变与临床症状改善的相关性还在进一步研究中。此外，脊髓和硬膜的关系也是充分减压的标志之一，术前我们常常可以观察到因为受到压迫，脊髓与硬膜在前方、左右侧、后方均有 3~4 处接触，术后充分减压后，可以明显发现脊髓与硬膜囊在前方、左右侧、后方的接触明显减少，说明减压充分。

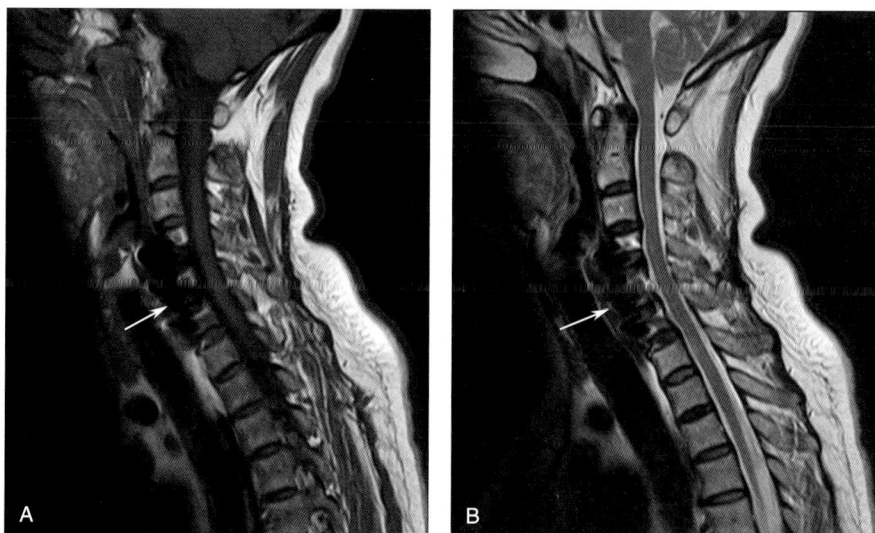

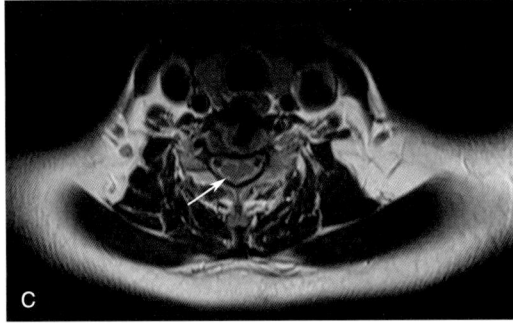

图 10-2-1　颈椎前路椎间盘切除减压植骨融合术后正常 MRI 表现
A. 矢状位 T_1WI；B. 矢状位 T_2WI；C. 横轴位 T_2WI，显示充分减压后脊髓与硬膜囊在前方、左右侧、后方的接触明显减少，前方脑脊液信号通畅，横轴位脊髓形态可呈三角形（C 白箭），未见明显压迫。椎间隙融合器中金属影，椎间髓核信号完全消失（A、B 白箭），并且在椎前可见颈椎前路钢板伪影

2. 椎旁肌肉、椎板　常规前入路手术为前方肌肉间鞘手术入路，术后对于软组织影响小，MRI 中也未见明显改变。而颈椎后路手术，还需要广泛地进行椎旁肌肉的剥离，术后近期 MRI 会出现椎旁广泛的、明显的 T_2WI 高信号（图 10-2-2），术后远期随着椎旁肌肉的修复，水肿会逐渐消失，MRI 的 T_2WI 高信号也逐渐减弱，部分后路减压手术会切除部分椎板，术后 MRI 也可以看到椎板部分或者全部消失，而成形节段也可以看到相应的金属伪影取代之前的椎板结构。

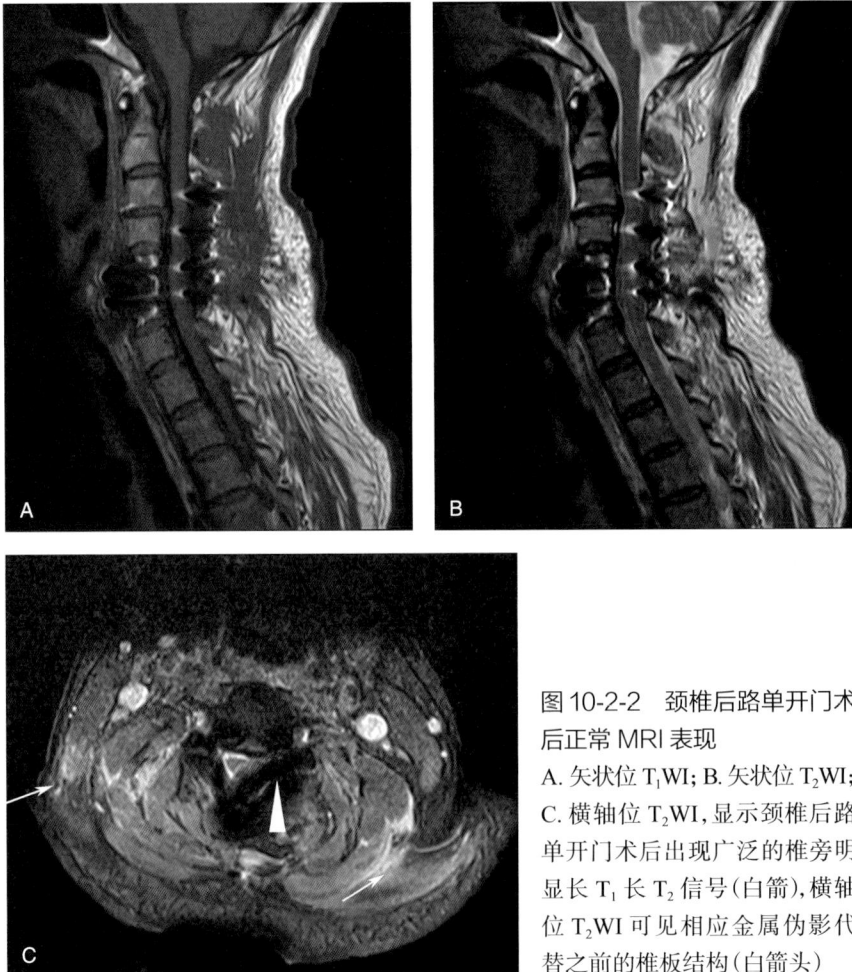

图 10-2-2　颈椎后路单开门术后正常 MRI 表现
A. 矢状位 T_1WI；B. 矢状位 T_2WI；C. 横轴位 T_2WI，显示颈椎后路单开门术后出现广泛的椎旁明显长 T_1 长 T_2 信号（白箭），横轴位 T_2WI 可见相应金属伪影代替之前的椎板结构（白箭头）

3. 髓核及前方结构 颈椎后路手术常采取间接减压方式,不对椎间盘进行切除处理,故椎间盘信号不会发生改变。而前路颈椎融合手术中,可以看到椎间隙中高亮的融合器金属影,以及椎间髓核信号和后方纤维环信号已经完全消失,并且在椎前可见颈椎前路钢板伪影(图 10-2-1)。

(二)腰椎

腰椎间盘突出症患者大多经保守治疗后可得到缓解,但临床中也存在相当一部分患者经保守治疗无效后需进行手术治疗。而腰椎椎管狭窄或腰椎不稳患者,往往需采用后入路腰椎融合手术。我们以术后6个月为界,分为近期和远期改变,并对手术累及的椎旁肌肉、椎板、硬膜、髓核等关键结构的 MRI 变化进行分析介绍。

1. 椎旁肌肉、椎板和黄韧带 传统的腰椎间盘摘除手术需要广泛地进行椎旁肌肉骨膜下的剥离,术后近期 MRI 会出现广泛的椎旁明显高信号;而椎间盘镜椎间盘摘除术(MED),是在棘突旁做一小切口,扩张通道,对椎旁肌肉有所挤压,术后也有椎旁肌肉的高信号。但术后3个月复查 MRI 可以发现,椎间盘镜椎间盘摘除术后,患者的椎旁肌肉内存在手术通道影,表现为纤维化和水肿,但相比于常规手术,受累的椎旁肌肉范围小。当然这两种手术术后,随着椎旁肌肉的修复,水肿会逐渐消失,MRI 的高信号也逐渐减弱。经后路肌间隙入路的腰椎融合手术术后远期肌肉破坏少,较传统入路术后多裂肌萎缩明显减少(图 10-2-3)。

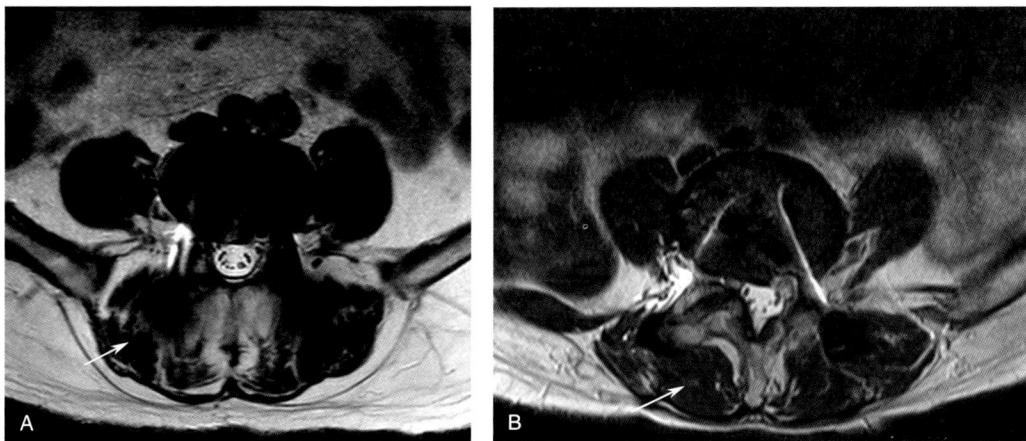

图 10-2-3 不同入路腰椎融合术后肌肉 MRI 表现

A、B. 横轴位 T_2WI。常规腰椎后入路融合手术(A),术后 24 个月复查 MRI 可见后方多裂肌明显萎缩,被脂肪组织替代(白箭);后路间隙入路腰椎融合手术(B),术后 24 个月复查 MRI 可见多裂肌有良好的保留,未见萎缩(白箭)

在常规后路腰椎间盘摘除及腰椎融合手术中都会或多或少地切除部分椎板及黄韧带。术后 MRI 中我们也可以看到椎板部分或者全部消失,黄韧带信号中断,取而代之的是纤维组织(图 10-2-4)。术后近期 MRI 上 T_1WI 呈现等信号或低信号,T_2WI 呈现高信号,远期这些信号会逐渐减弱。

2. 硬膜 在腰椎间盘突出的患者中,突出的椎间盘常常压迫硬膜形成一条压痕,常规在手术摘除髓核以后,这条压痕会较术前减少。术后因为椎板、黄韧带的切除,近期会有肉芽组织和血肿形成,MRI 上 T_1WI 呈低或等信号,T_2WI 形成高信号,随着血肿的吸收,远期 MRI 上会出现 T_2WI 椎间信号减弱。

腰椎椎管术后我们还可以对神经根的沉降表现进行评估,可以看见在术前腰椎 MRI 横轴位 T_2WI 中,除了离开硬膜囊的神经根外,其余马尾神经束均位于椎管背侧,表现为马尾沉降征阳性(图 10-2-5)。而在术后我们可以明显发现除离开硬膜囊的神经根外,部分马尾神经束位于椎管腹侧,马尾沉降为阴性。

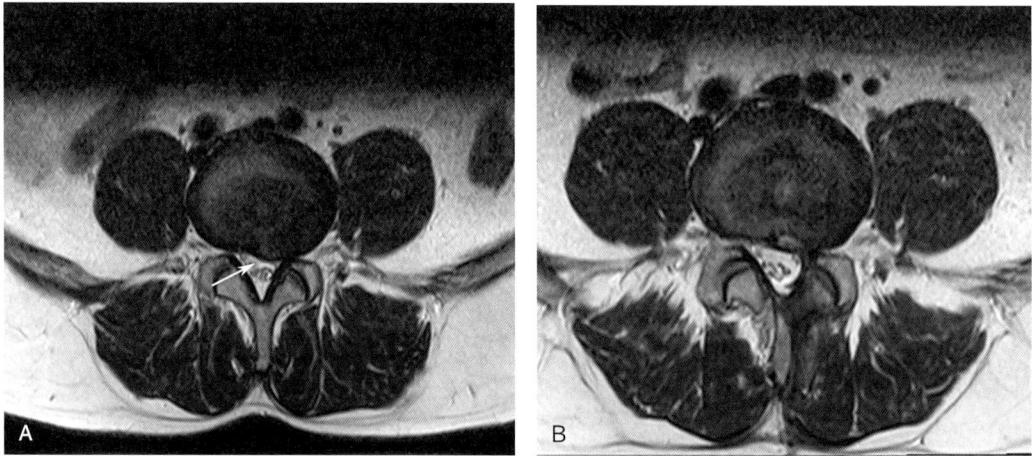

图 10-2-4　腰椎单摘术后 MRI 表现

A、B. 横轴位 T_2WI。腰椎单摘术前(A),左侧椎间盘突出压迫神经根(白箭);腰椎单摘术后(B),椎板部分消失,黄韧带信号中断,取而代之的是纤维组织低信号,原突出椎间盘组织不存在,神经根、硬膜囊无明显受压表现,纤维环切口处存在高信号

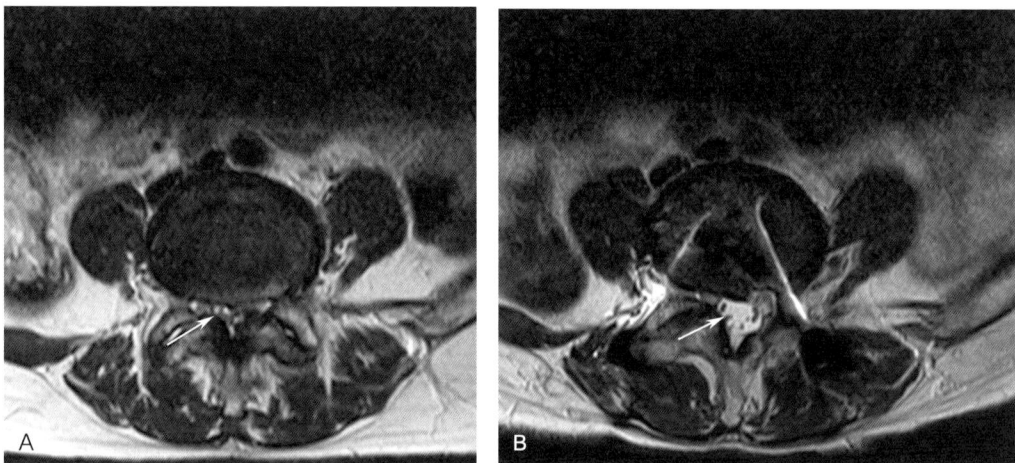

图 10-2-5　腰椎椎管狭窄术后表现

A、B. 横轴位 T_2WI。腰椎椎管狭窄术前(A),除离开硬膜囊的神经根外,其余马尾神经束均位于椎管背侧(白箭),表现为马尾沉降征阳性;腰椎椎管狭窄术后(B),除离开硬膜囊的神经根外,部分马尾神经束位于椎管腹侧(白箭),马尾沉降为阴性

3. 髓核和纤维环　在术后的早期,常常可以发现 T_2WI 中纤维环切口处存在一高信号带,随着水肿的消失和血肿纤维化,经过几个月后,后方高信号带会逐渐消失。术后 3 个月进行 MRI 复查,突出椎间盘组织已不存在,神经根、硬膜囊无明显受压表现,并且 T_2WI 髓核高信号逐渐降低为低信号。

在融合手术后,椎间隙中可见高亮的融合器金属影,以及椎间髓核信号和后方纤维环信号已经完全消失。

（三）其他术后改变

骨质疏松性压缩性骨折是骨质疏松骨折中最常见的类型。椎体球囊扩张椎体成形术是治疗骨质疏松压缩性骨折常见的治疗方案,具有耐受好,疼痛控制好,并发症少等优点,但椎体内松质骨的愈合方式与皮质骨不同,所以只从 X 线平片上我们很难有效地评估骨折愈合的情况。MRI 则可以通过信号改变反映骨折椎体内一系列的病理生理过程。

正常椎体骨质疏松性压缩性骨折的 MRI 信号特征为 T_1WI 低信号,T_2WI 高信号,T_2WI 脂肪抑制序列明显增高。术后可以发现，与未骨折椎体内的 MRI 信号比较，术后骨折椎体内的信号随着时间延长逐渐减弱，主要特征为：术后近期为 T_1WI 低信号，T_2WI 高信号，T_2WI 脂肪抑制序列高信号；在 3~6 个月内 T_2WI 的高信号逐渐降低，开始出现高低混杂信号；6 个月后，骨折椎体内 MRI 信号恢复正常，与未骨折的椎体信号无差异。

　　而置入物骨水泥的主要成分为聚甲基丙烯酸甲酯聚合物及硫酸钡颗粒，其在体内的 MRI 信号不会随着时间发生改变，在 T_1WI、T_2WI、T_2WI 脂肪抑制序列均表现为黑色低信号。

（陈　琪　夏　晨　金永明）

第三节　常见术后并发症

　　在临床中，脊柱的许多疾患都会不同程度地影响患者的运动与感觉功能，最终需要通过手术进行治疗。近 20 年，虽然脊柱手术技术取得了飞速发展，但由于脊柱手术的特殊性，没有任何脊柱手术能完全避免并发症，且脊柱手术具有较高的难度和一定的风险，各种手术并发症时有发生，并发症所造成的病残会抵消最初手术潜在的疗效，而并发症的早期诊断是临床的难点，早期对并发症的诊断也对疾病的进一步治疗有着极为重大的意义，而随着影像学辅助检查的飞速发展，尤其是 MRI 的临床应用，为这一难题的解决提供了重要手段。

　　（一）硬膜外血肿

　　在脊柱手术中，硬膜外静脉丛出血较为常见，尽管常规术中已经采取了相应的止血措施，但术后硬膜外血肿仍有一定的发生率，文献中报道的发生率为 0.1%~0.24%。硬膜外血肿一般常见于术后 1~3 周内。术后 24~48 小时内，硬膜外血肿在 T_1WI 上表现为低信号或者等信号，而在 T_2WI 为等信号或高信号，高铁血红素沿硬膜囊的沉积可在 T_2WI 表现为低信号，与硬膜及后纵韧带信号强度相近。急性期过后，血肿在 T_1WI 上表现为高信号，在 T_2WI 上则多为高信号，少数也可为等信号或不均匀信号。典型的硬膜外血肿在矢状位像上为梭形，在临床中硬膜外血肿应注意结合病史与硬膜下血肿、硬脊膜外脓肿及肿瘤相鉴别。

　　（二）感染

　　椎间盘手术的术后感染多数局限于椎间盘及相邻椎体，硬脊膜外脓肿及椎旁脓肿也偶尔可见。

　　MRI 对于椎间盘的生理生化环境及形态学的病理改变较为敏感。已经有动物实验证明，MRI 诊断椎间盘感染的灵敏度、特异度和准确性分别为 93%、97% 和 95%。椎间盘感染 MRI 的主要表现为 T_1WI 椎间盘及其邻近椎体信号减低。T_2WI 椎间盘及邻近椎体的信号明显增高。

　　硬脊膜外脓肿在颈椎及腰椎多位于腹侧，而在胸椎以背侧多见。在 MRI 上，T_1WI 上硬脊膜外脓肿常常表现为低信号，而在 T_2WI 则表现为高信号。有些病例中脓肿在 T_1WI 和 T_2WI 中表现出不均匀的混合信号（图 10-3-1），其中骨髓由于水肿也表现为 T_1WI 低信号，T_2WI 高信号。随着疾病的进展，一些坏死骨组织及韧带组织在影像上表现为 T_1WI 及 T_2WI 低信号，并且在增强扫描中脓肿表现为明显的强化信号。

　　（三）突出椎间盘组织残留

　　椎间盘手术过程中存在手术切除不彻底常常会出现椎间盘的残留，当残留椎间盘位于神经根行走区域时，会出现相应的临床神经症状；当游离髓核组织进入椎管内时，会导致严重的脊髓压迫症状。这些椎间盘组织一般与正常突出椎间盘组织的信号类似，一般无强化表现。MRI 的信号一般 T_1WI、T_2WI 均为低信号（图 10-3-2）。

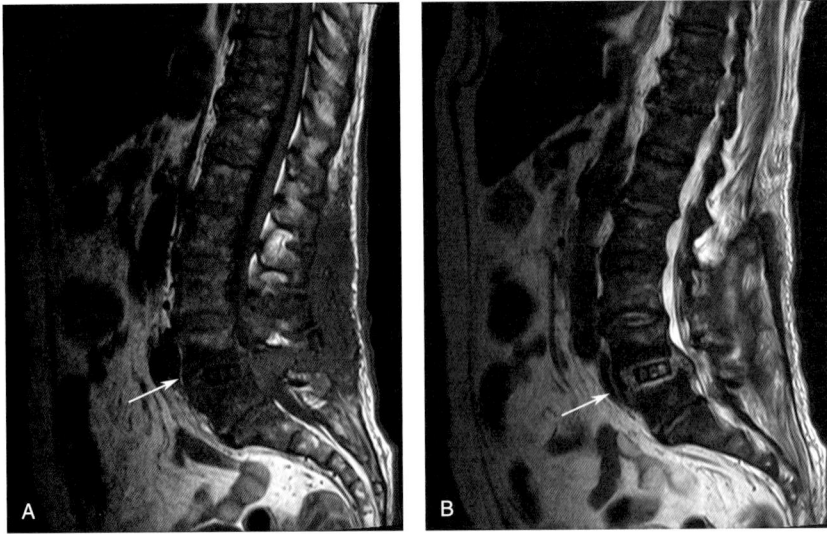

图 10-3-1　椎间融合术后感染

A. 矢状位 T_1WI；B. 矢状位 T_2WI，显示 $L_{4/5}$ 椎间融合术后，椎间隙及相邻椎体
可见 T_1WI 低信号（白箭），T_2WI 呈不均匀混杂信号（白箭）

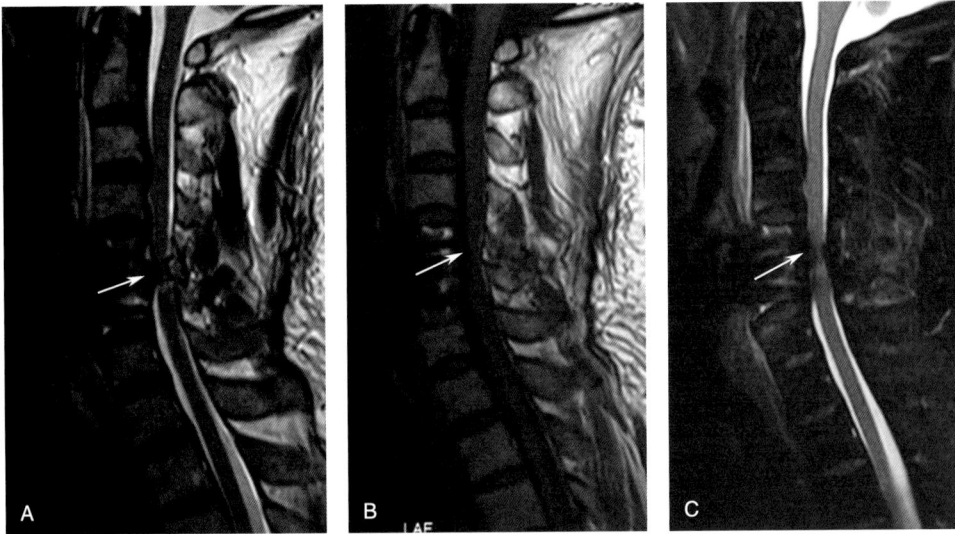

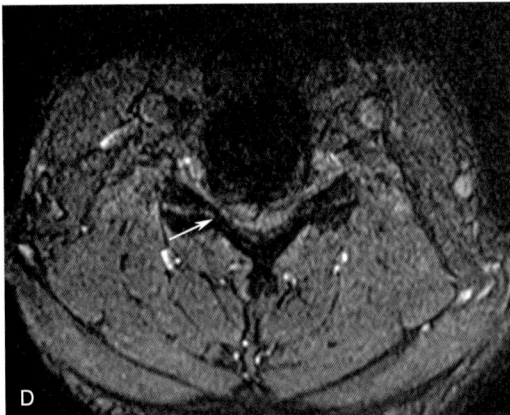

图 10-3-2　颈椎前路椎间盘切除减压植骨融合术后脊髓损伤

$C_{5/6}$ 颈椎前路椎间盘切除减压植骨融合术后。A. 矢状位 T_2WI；B. 矢状位 T_1WI；C. 矢状位 T_2WI 脂肪抑制序列；D. 横轴位 T_2WI，显示 $C_{5/6}$ 椎间隙平面椎管内低信号致压物，脑脊液信号中断，脊髓内异常信号改变（白箭），相应水平椎管明显狭窄

（四）脊髓蛛网膜炎

脊髓蛛网膜炎是一种累及脊髓蛛网膜和神经根的非特异性炎性过程，国外报道脊髓外科手术是其主要病因。脊髓蛛网膜炎可通过 MRI 及患者的临床表现来作出诊断。脊髓蛛网膜炎的 MRI 特点主要有：①病变部位脊髓增粗表现，范围较大，表面不光整；② T_1WI 中病变呈等或低信号改变，T_2WI 信号表现为高信号，且 T_2WI 显示最清楚；③在增强扫描中病变轻微强化或不强化。

（五）脑脊液漏

在脊柱手术中发生脑脊液漏的主要原因是术中硬脊膜损伤未及时发现或处理不当所致。该并发症的发生率为 0.3%~13%。在 MRI 中脑脊液漏与脊髓内脑脊液的信号强度相同（图 10-3-3）。

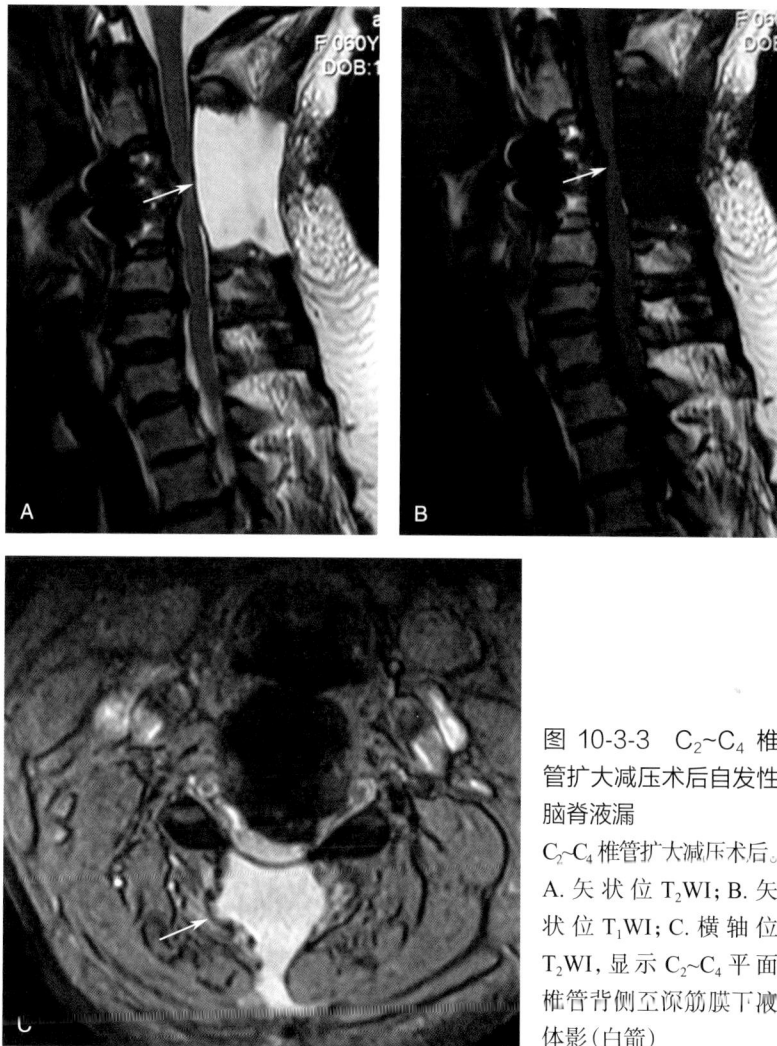

图 10-3-3　C_2~C_4 椎管扩大减压术后自发性脑脊液漏

C_2~C_4 椎管扩大减压术后。A. 矢状位 T_2WI；B. 矢状位 T_1WI；C. 横轴位 T_2WI，显示 C_2~C_4 平面椎管背侧至深筋膜下液体影（白箭）

（六）瘢痕形成

在常规脊柱减压术后硬膜周围的脂肪组织会被纤维瘢痕组织代替。但术后如何鉴别椎间盘突出与瘢痕形成是影像学诊断的难点。临床中再次手术对于椎间盘突出复发的效果较为满意，但对硬膜纤维化瘢痕压迫的效果欠佳。在 MRI 中，T_2WI 上瘢痕组织的信号强度略高于椎间盘髓核和纤维环。

（夏　晨　金永明）

脊 髓 篇

第十一章
磁共振检查技术和正常解剖

第一节　磁共振检查技术

一、脊髓磁共振常用扫描序列及应用

MRI 目前是脊髓无创性检查的主要检查方法。脊髓 MRI 可以多序列、多参数、多方位成像,能清晰显示脊髓形态及信号改变,脊髓病变与周围结构的关系,在脊髓疾病的诊断及鉴别诊断中具有重要地位,是脊髓影像检查的首选检查方法。脊髓 MRI 的常用扫描序列主要有自旋回波序列、快速自旋回波序列、梯度回波序列、快速梯度回波序列、脂肪抑制序列等。

1. 自旋回波序列　自旋回波序列(spin echo sequence,SE sequence)有两个射频脉冲,首先发射一个 90° 射频(radio frequency,RF)脉冲,使纵向磁化矢量 M_0 翻转到 xy 平面,使质子群同步旋进,当 90° 脉冲结束后,这些同步旋进的质子群变为异步,导致质子去相位,此时再施加 180° 重聚焦脉冲,使相位离散的质子群又出现相位重聚,脉冲结束后,质子群在恢复相位的过程中,发生自由感应衰减,产生 MRI 信号。

多回波采集技术(multi-echo acquisition technique)是在 SE 的基础上发展起来的扫描技术,在施加 90° 脉冲之后,用多个 180° 重聚焦脉冲,使磁化矢量发生多次相位相干以产生多个回波信号,其中每个回波是在同一相位编码梯度下采样并填充到不同 K 空间以重建出多幅图像。由于 TR 相同,图像的加权性质取决于 TE 的长短,其中第一幅图像的 TE 最短,主要体现的是质子密度和 T_1 特征,随着 TE 的延长,T_2 加权会越来越重。但是,由于 T_2 弛豫的作用,回波信号的幅度往往会依次降低,以至于当回波数太多时,在规定的时间内难以获得必要的信噪比(signal-to-noise ratio,SNR),因此临床上通常只采用两个或四个回波进行成像。

在 SE 上,不同的脊髓成分通常有着不同的信号特征。脂肪组织在 SE 各序列上均呈高信号;脑脊液在 T_1WI 呈低信号,T_2WI 呈高信号;纤维组织在 SE 各序列上均呈较低信号。这些组织成分的特异性信号表现对确定脊髓病变的组织来源有很大帮助。但是,SE 也有其不足之处,例如扫描时间较长、与脂肪组织不易区别。

2. 快速自旋回波序列　与常规 SE 不同,快速自旋回波序列(fast spin echo sequence,FSE sequence)是在一个 TR 期间,90° 脉冲后连续施加一系列 180° 再聚焦脉冲,每一个 180° 脉冲产生一个单独的相位编码,将每次激发所得数据填充到同一个 K 空间后,重建出同一幅图像,因 K 空间填充加快,故扫描时间大大缩短。FSE 的扫描速度与回波链的长短有关,回波链越长,扫描时间越短,但同时将损失图像的对比度和分辨率。一般情况下,回波链长度(echo train length,ETL)可选在 4~16 之间,一个序列在 2 分钟左右即可完成。在 FSE 中,随着 TR 的延长,快速的效果将不再明显,因此,TR 一般在 3 000~5 000ms 之间选取,若为追求快速扫描速度,甚至可低至 2 000ms 左右。FSE 是用不同的回波信号组成同一幅图像,其 TE 值存在变化,并且与回波链的数目有关,该值如果可自行调整,会带来很多额外的问题,故一般 TE 值为固定

的参数,在不同的序列中会有特定的 TE 值。FSE 所得 T_2WI 图像的组织对比度与标准 SE 的 T_2WI 大致相同,但是 T_2 权重更大,脂肪的信号相对提高,甚至可能干扰图像,同时对血液降解产物的磁敏感性有所降低。因此,必要时可添加脂肪抑制技术或对出血更加敏感的序列。

3. 梯度回波序列　与 SE 的不同之处在于,梯度回波序列(gradient echo sequence,GRE sequence)序列总以小于 90° 的 RF 脉冲开始,即采用小角度激励,RF 激励脉冲一结束,便在读出梯度(频率编码)方向上施加一梯度翻转脉冲,后者为先负向后正向的梯度脉冲,使进动的质子先离散而后再汇聚,从而产生回波信号。梯度回波信号的强度受 TR、TE 和翻转角 α 等参数的影响,调整这些参数,即可改变图像的对比度,达到不同图像加权的目的。其中 TR 影响成像速度,与成像速度成正比,但不能太短;TE 与伪影有关,不宜太长,故通常在相对短的 TR 下通过 α 的变化来控制图像的对比度,α 越接近 90°,图像就越类似于 SE 的 T_1WI,α 越小,图像的 T_2^* 加权越重。由于 GRE 序列相较于 FSE 来说,其 TR、TE 时间较短,所以信号衰减不明显,故对于变性的椎间盘和椎管内脊髓本身水不丰富的病变显示较好。

4. 快速梯度回波序列　快速 GRE 序列采用了超短 TR(如 10ms)和 TE(如 3ms),进一步缩短了成像时间。这些序列提供的大都是相对质子密度加权图像的组织对比,必须采用附加技术来强化 T_1 或 T_2 加权的组织对比。该序列可用于很多前面提到的检查,如 MRI 增强扫描、三维成像技术等。

5. 脂肪抑制序列　脂肪组织广泛存在于皮下组织和肌间隙内,由于信号较高,可掩盖病灶,使检出率降低,因此,消除病变周围的正常脂肪信号具有重要的诊断意义。临床上应用各种脂肪抑制(fat suppression)技术对病变进行观察,以下就几种常见的技术进行介绍:

(1)短反转时间反转恢复序列:短反转时间反转恢复序列(short TI inversion recovery sequence,STIR sequence)是 IR 序列的改进序列,因 TI 时间非常短而得名。STIR 序列先采用一个 180° 反转射频脉冲,随后给予标准的 SE 或 FSE。反转脉冲使纵向磁化矢量从正 z 轴转向负 z 轴,脉冲停止后,不同组织的磁化矢量以不同的速度向正 z 轴方向恢复,当某一组织的磁化矢量由负值恢复至 0 时,施加一个 90° 重聚脉冲,由于该组织不能吸收 90° 重聚脉冲而产生横向磁化,所得 MR 图像中将不再包括该组织的信号。180° 反转射频脉冲与 90° 重聚脉冲之间的时间值称为 TI 值,组织的 TI 值与该组织 T_1 值密切相关($TI=0.69T_1$),后者因有场强依赖性,所以同一组织在不同场强的磁场中 TI 值也不同,场强越大,TI 值就越大。STIR 序列通常用于对脂肪信号的抑制,不同场强应注意脂肪的不同 TI 值。例如,在 0.5T 的 MRI 设备上,脂肪的 TI 值一般选择在 90~115ms 之间;而在 1.5T 的 MRI 设备上,TI 值一般选择在 155~175ms 之间;而在 3T 的磁共振设备上,TI 值一般选择在 190 左右。若 TI 值选择为水的磁化矢量由负值恢复至 0 时,所得即为对液体信号进行抑制的反转恢复序列,称为液体抑制反转恢复序列(fluid attenuated inversion recovery sequence,FLAIR sequence)。

STIR 序列可以很好地抑制脂肪信号,尤其对微小软组织病变的观察很有帮助,因此,该技术已经广泛应用于脊柱及脊髓病变的扫描。但是,STIR 序列也有一定的缺陷。首先,与传统的 SE 比较,STIR 序列对组织的信号变化高度敏感,但对异常信号所反映的组织特异性却不如后者;其次,STIR 序列必须采用长 TR,故扫描时间一般较长,图像的信噪比相对降低,对运动伪影比较敏感;最后,STIR 序列对组织信号的抑制与其 T_1 值有关,故没有组织特异性,任何组织的 T_1 值如果与脂肪相近,其信号都可被抑制,因此一般不用于增强扫描。临床常见于以下几种情况:①增强后有顺磁性对比剂聚集的组织;②血液降解产物,尤其是正铁血红蛋白(1.5T 磁共振细胞外正铁血红蛋白的平均 T_1 弛豫时间为 228ms ± 21ms);③含蛋白液体和黏液性物质;④黑色素瘤(有黑色素并常有血液降解产物);⑤含铜(肝细胞癌)或锰的组织等。

肿瘤内有多量出血时,细胞外正铁血红蛋白在 T_1WI 和 T_2WI 均呈高信号,无论平扫或增强,都难以观察肿瘤实质,有时会被误诊为单纯血肿。一些学者利用 STIR 序列对组织信号抑制的非特异性来抑制血红蛋白信号,以突出肿瘤实质信号,鉴别肿瘤性和非肿瘤性出血,但因脂肪信号也同时被抑制,因此,需要应用脂肪饱和技术或 CT 扫描以除外脂肪组织的可能。该方法对出血的时间要求较严,随时间变化而出现的一些血液降解产物会使病变的信号变得不均匀。

(2)脂肪饱和技术:水和脂肪的共振频率不同,其化学位移相差约 3.5ppm,因此使用不同的射频脉冲进行选择性激励,就可对其中某一信号进行抑制。脂肪饱和技术就是选择性地应用针对脂肪质子共振频率的化学位移选择预饱和射频脉冲,再加以梯度脉冲,以抑制任何残留的脂肪信号。该技术可以与 SE 的 T_1WI、T_2WI 或 GRE 序列联合应用,由于脂肪和水的峰值随着场强的增加而越加分离,因此,场强越高,脂肪抑制的效果越好。

与 STIR 序列相比,脂肪饱和技术可特异性地抑制脂肪信号,其他短 T_1 组织信号不被抑制,同时又不损失 T_1WI 和 T_2WI 的组织对比。因此,T_1WI 脂肪抑制增强表现为病变内外的脂肪信号被明显抑制,而病变内的非脂肪组织显著强化,对判断病变的性质很有价值。但脂肪饱和技术也有局限性,首先,该技术对磁场的不均匀性(与磁体、空气、铁磁性物质等有关)高度敏感,任何内在或外在的磁场不均匀均可导致脂肪抑制不彻底,形成类似病变或掩盖病变的伪影,严重者可抑制水的信号,故应用该技术时应尽量缩小视野(field of view,FOV);其次,TR 值固定不变时,应用该技术后扫描层数相应减少 15%~25%;最后,与其他脂肪抑制技术一样,图像的信噪比相应降低。

临床应用上,平扫常规行矢状位快速 FSE T_2WI、T_1WI 和 / 或 T_2WI 脂肪抑制或 T_1WI 脂肪抑制序列,横轴位 T_2WI/T_1WI,冠状位 T_2WI/T_1WI 序列(图 11-1-1)。增强扫描采用常规增强冠状位及横轴位 T_1WI 和矢状位 T_1WI 脂肪抑制序列。

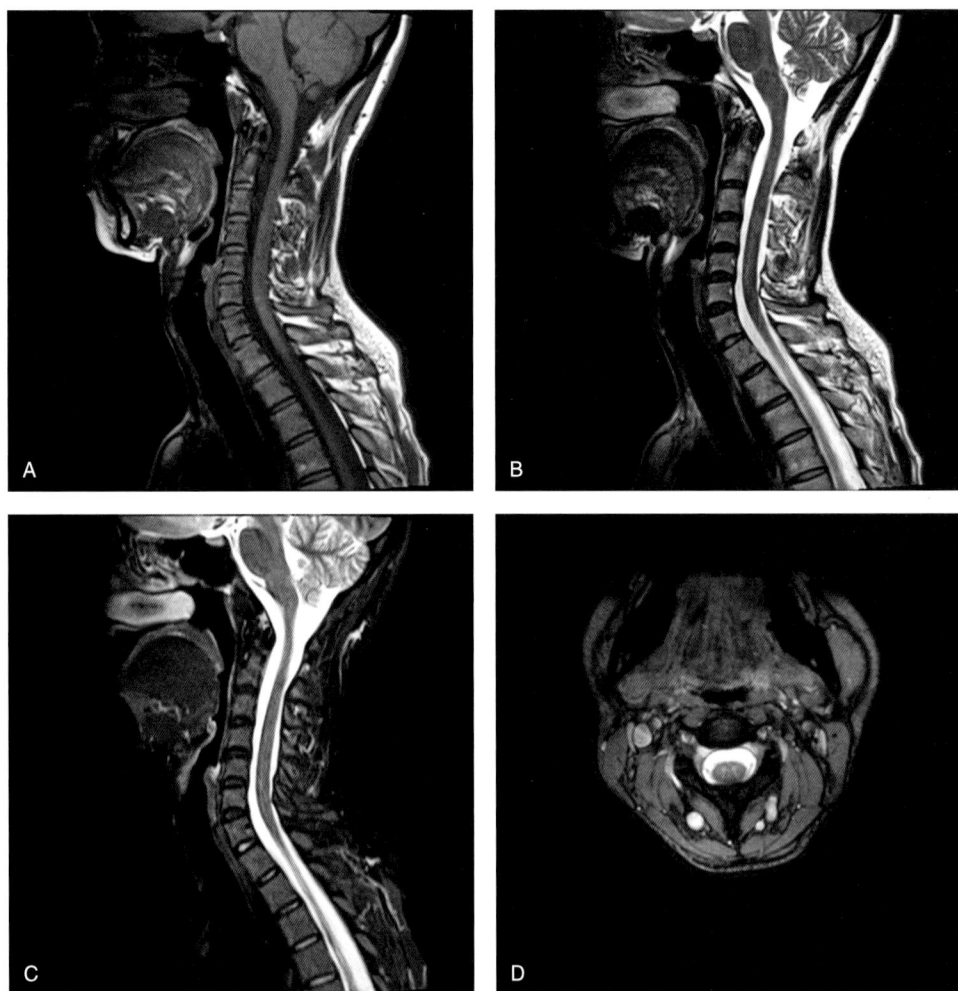

图 11-1-1　脊髓 MRI 平扫
A. 矢状位 T_1WI; B. 矢状位 T_2WI; C. 矢状位 T_2WI 脂肪抑制序列; D. 横轴位 T_2WI 脂肪抑制序列

二、磁共振对比增强在脊髓疾病中的应用

在 MR 图像上,不同组织间的对比度越强,越容易显示其组织学特征。但如果两种组织的物理特性差别不大,成像时难以获得足够的信号差别,就会给组织分辨带来困难,此时可采用对比增强技术来获取必要的图像对比度。磁共振对比剂的种类很多,应用最广泛的是顺磁性对比增强剂,后者因具有 1 个或数个不成对的电子,从而具有很大的磁矩,在其周围形成一个小磁场,使局部质子的 T_1 和 T_2 弛豫时间明显缩短,出现 MRI 信号的变化。在 T_1WI,对比剂浓集之处信号明显增强,而在 T_2WI,相应部位的信号却有所下降。因评估信号的增强相对容易,所以,在注射对比剂后,T_1WI 为主要的成像技术。

二亚乙基三胺五乙酸钆(gadolinium diethylene-triamine pentaacetic acid,Gd-DTPA)是最常用的顺磁性磁共振对比剂,它是由具有 7 个不成对电子的强顺磁性离子钆($Gd3^+$)与 DTPA 螯合后的产物。游离状态的钆离子对肝脏、脾脏和骨髓具有毒性,经过与 DTPA 螯合后,毒性明显减弱,同时又保持了较大的磁矩,仍然具有较强的弛豫性,使 T_1 时间明显缩短。Gd-DTPA 只限于在血浆中运输,其注射剂量与组织浓度之间存在线性关系,在分布上没有特殊的靶器官。一般来说,一个器官组织的增强效果取决于其血供多少、有无毛细血管内皮细胞间隙和血管外间隙大小等因素。显然,组织的血流量越大、毛细血管通透性越好、血管外间隙的容量越大,组织的增强效果越明显。病变组织因拥有较多的血供,常有不同程度的增强效应,有助于病变的检出和定性诊断。

Gd-DTPA 的应用非常广泛,在脊髓病变的应用方面,应用 Gd-DTPA 可反映病变的血供情况,帮助诊断与鉴别(图 11-1-2)。对于炎症、肿瘤、外伤都有很重要的意义。增强扫描还可以帮助确定脊髓病变的实性成分和囊性、坏死区域。脊髓炎症在未出现坏死之前可有显著强化;增强扫描明确术后或放疗后有无复发。在放疗后的最初几个月,术后区域表现为弥漫性的无定形强化;放疗结束后几年,可有纤细的线样强化,为局部纤维化所致,如出现结节样强化,则提示肿瘤复发或残留。

三、磁共振特殊序列在脊髓疾病中的应用

1. 磁共振脊髓成像(magnetic resonance myelography,MRM)　MRI 水成像是利用体液中水具有的长 T_2 特性,设计相应的脉冲序列,使人体内静止或缓慢流动的液体呈高信号(图 11-1-3),而实质性器官和背景组织(相对短 T_2 衰减)呈低信号,达到水成像的目的。MRM 多采用 FSE 完成,无须静脉注射或口服对比剂。采用重 T_2 加权序列(TE>160ms)兼用脂肪抑制技术,以三维模式连续扫描多个(有时层间重叠)薄层原始图像,在工作站对原始图像进行后处理,以最大信号强度投影(MIP)重组,形成三维立体图像,可以清楚显示椎管硬膜囊的轮廓及脊神经根鞘袖。

2. MRI 神经根成像　脊髓神经根成像如 MEDIC 技术等能较清晰地显示神经根走行(图 11-1-4),尤其是脊神经节和部分节后段的结构,提高了脊神经根病变的诊断能力,适用于外伤、囊肿、畸形、椎间盘病变及肿瘤等的诊断。

脊神经根增强扫描可以反映神经根静脉血管内增强或血 - 神经屏障损害,脊神经根血 - 神经屏障损害病变如创伤、缺血、炎症、肿瘤、活动性脱髓鞘变性和轴索变性均可表现为神经根强化。

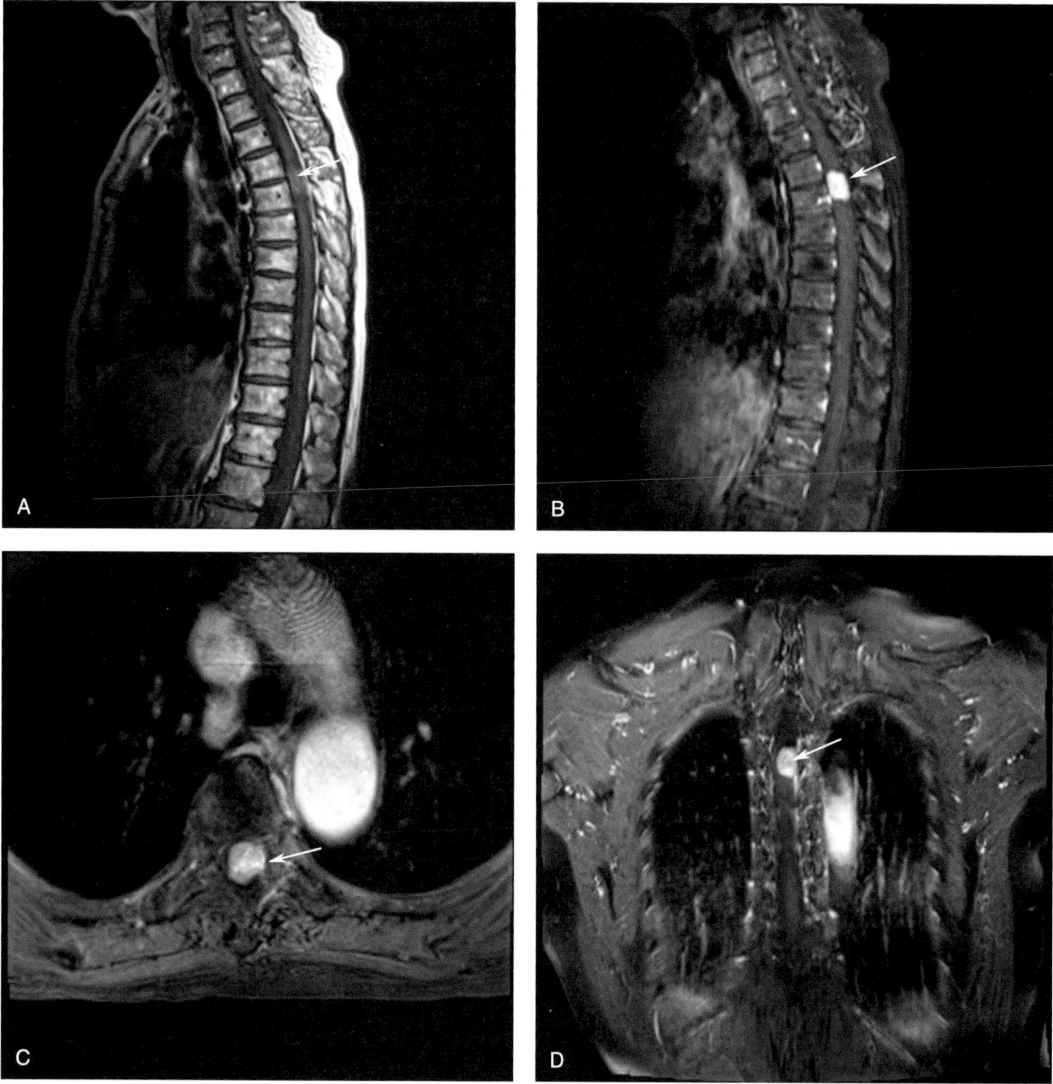

图 11-1-2　胸椎脊膜瘤 MRI 增强

A. 矢状位 T_1WI 平扫,示胸 $_4$~ 胸 $_5$ 椎体层面髓外硬膜下结节,呈等信号(白箭);B~D. 矢状位、横轴位、冠状位 T_1WI 增强,示病灶明显强化(白箭)

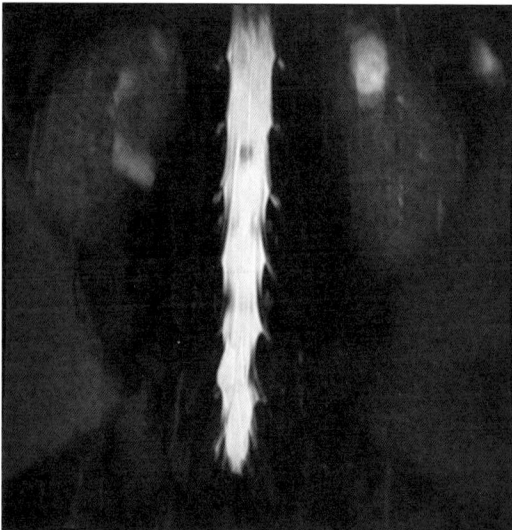

图 11-1-3　腰椎 MRM

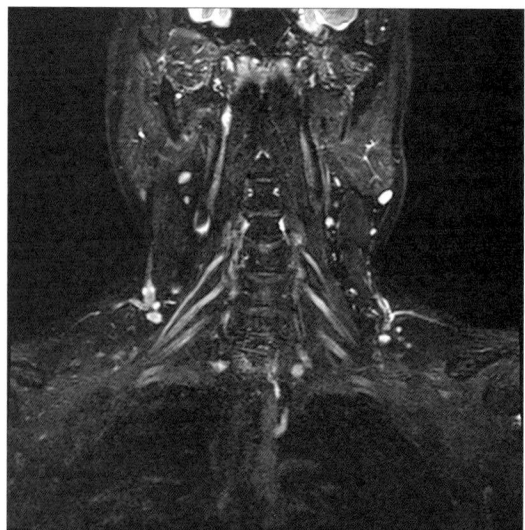

图 11-1-4　颈神经根成像

3. 弥散加权成像（diffusion weighted imaging，DWI）　人体中水分子广泛地存在于细胞外、细胞内和细胞之间，它并非静止不动的，水分子的随意运动产生了弥散效应。DWI利用这种弥散效应进行成像（图11-1-5）。生物组织的细胞膜和细胞器等结构可以限制水分子的弥散，因此，对DWI信号起主导作用的是细胞外的水分子运动。

在人体的各部位结构中，中枢神经系统的组织成分均匀，运动伪影最少，因此是理想的DWI应用部位，其研究方向涉及肿瘤、炎症和缺血性病变等多方面，尤其对缺血性病变的研究最为深入。目前DWI已广泛应用于全身多种疾病的早期诊断、鉴别诊断及疗效评估，在脊髓主要运用于脊髓梗死诊断与鉴别诊断。

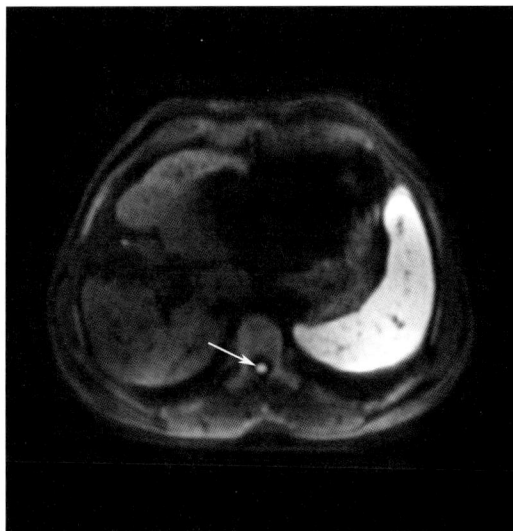

图 11-1-5　胸髓 DWI
横轴位 DWI 显示稍高信号脊髓（白箭）

4. 弥散张量成像（diffusion tensor imaging，DTI）　是利用DWI技术改进和发展的一项新技术，在完全均质的溶质中，分子向各方向的运动是相等的，此种弥散方式为各向同性，其向量分布轨迹呈球形，而另一种弥散是在非均一状态中，分子向各方向运动具有方向依靠性，分子向各方向弥散的距离不相等，称为各向异性，其向量分布轨迹呈椭圆形。如在大脑白质分子的弥散表现为各向异性，分子沿白质纤维通道方向的弥散速度快于垂直方向。DTI利用这种与方向有关的扩散特性，可以推断轴突纤维定位和划定解剖界限。总体而言，组织微观结构上的变化会影响到其内部水分子的弥散运动，随之带来DTI指标值的改变，由此奠定了DTI指标能够被用于确定脊髓病理改变的基础。

DTI采用了张量的框架来表征三维空间内的分子运动。通过计算沿3个主轴方向的扩散系数，获得DTI的指标。目前应用于研究和临床的常用指标有各向异性分数（fraction anisotropy，FA）、平均扩散率（mean diffusivity，MD）、表观扩散系数（apparent diffusion coefficient，ADC）、纵向ADC和横向ADC。其中，FA值为各向异性所占的比重，随着组织各向异性程度的增高而升高。脊髓损伤后，由于纵向排列的轴突中断，导致各向异性降低，最终表现出FA值下降。ADC或MD是3个主轴方向上的扩散系数的平均值，其值可随病变组织病理学的改变而升高或降低。纵向ADC指的是白质纤维束从头部到尾部方向上发生的扩散系数，发生轴突损伤时其值往往降低。当要测量纵向ADC时，要用到横向ADC；组织发生脱髓鞘病变时，其值会发生特征性的升高。脊髓DTI主要用于急性脊髓损伤评价，脊髓炎症性病变的诊断与鉴别诊断，脊髓肿瘤术前方案的制定等。

5. 磁敏感加权成像（susceptibility weighted imaging，SWI）　是利用磁场中物质的不均匀性引起的磁敏感性差异相位的技术，SWI利用局部组织顺磁性及抗磁性，产生磁化率的差异，获得SWI的相位图，通过蒙片技术及幅度图加权等后处理技术获得磁敏感图像。SWI对组织内顺磁性物质、血液产物和小静脉的显示较敏感，能提高隐匿性的血管疾病及微出血的检出率。SWI可以很好地显示微出血灶的部位、数目、大小，对于脊髓损伤程度评价及制定治疗方案有重要作用。

6. 三维动态增强磁共振血管成像技术（three-dimensional dynamic contrast enhanced magnetic resonance angiography，3D-DCE MRA）　3D-DCE MRA能清楚地显示脊髓肿瘤血管、脊髓血管畸形等，可以作为无创性评价脊髓动脉的首选影像学检查方法。由于3D-DCE MRA具有扫描速度快、血管影像质量高、图像后处理技术简便等优势，其临床应用日趋广泛。

四、磁共振常见伪影及解决方案

流动伪影是脊髓 MRI 检查中常见的伪影。因为椎管内除脊髓,便是脑脊液在不断流动,所以对于脊髓成像来说,影响最大的便是流动伪影。流动之所以会导致伪影形成,是因为在信号读出过程中运动质子在相位准备梯度阶段所积累的相位变化在读出梯度期间不能被回归到零点,由此产生的额外相位信息会叠加到相位编码梯度所产生的相位记忆信息中。在傅里叶变换过程中,这种叠加的信息被错误解读为相位编码方向的空间信息,从而产生了相位编码方向的流动伪影。流动速度与流动方式是影响流动产生相位信息的重要因素,也是产生流动伪影的重要因素。通常,比较缓慢流动的血液如静脉中血液或胆管内流动的胆汁相对流动速度比较慢,也相对较为恒定。这种匀速流动所产生的相位累积可以通过低阶流动补偿而得到解决。

流动伪影常见的解决方案:

(1)沿频率编码方向的流动及流动补偿:流动补偿就是施加额外的脉冲使得流动的质子在回波中心重新聚相位。

(2)人为改变频率、相位编码方向:人为改动频率、相位编码方向使得流动方向与相位方向一致。流动的方向和相位方向一致时,理论上也会产生空间错配伪影,但因为这种错配的伪影刚好与相应的椎管结构重叠,因此在图像上看不到椎管侧方的伪影。

(3)空间饱和:包括视野内饱和带和视野外饱和带,视野内饱和带是放在成像视野内的饱和带,它的作用类似挡板,相应区域的信号在成像图像中表现为低信号。这种饱和带根据需要饱和特定组织的信号,可以克服该组织信号所导致的伪影。视野外饱和带施加在成像视野以外,在定位时选择所要饱和的方向如上(S)下(I)等。这种饱和带确保了饱和带和成像层面之间的距离相对恒定,因此可以更好地抑制血流所导致的血流伪影。

(周　磊　曹志坚　许茂盛)

第二节　正　常　解　剖

一、脊髓正常解剖

脊髓(spinal cord)位于椎管内,上端平枕骨大孔处连接于延髓,下端在成人中平第 1 腰椎体下缘(新生儿可至第 3 腰椎下缘层面)。通常有 31 对脊神经(颈神经 8 对,胸神经 12 对,腰神经 5 对,骶神经 5 对,尾神经 1 对),故脊髓可分为 31 个节段:8 个颈节(C)、12 个胸节(T)、5 个腰节(L)、5 个骶节(S)和 1 个尾节(Co)。除 C_1 外,其他所有脊神经都由前根和后根组成,前、后根在椎间孔处汇合为脊神经。C_1 的腹侧神经根是恒定存在的,但背侧神经根的存在是可变的。成人脊髓的长度与椎管的长度不一致,故脊髓各节段与相应的椎骨不在同一高度。成人上颈髓节段($C_1 \sim C_4$)大致平对同序数椎骨,下颈髓节段($C_5 \sim C_8$)和上胸髓节段($T_1 \sim T_4$)约平对同序数椎骨的上 1 块椎骨,中胸髓节段($T_5 \sim T_8$)约平对同序数椎骨的上 2 块椎骨,下胸髓节段($T_9 \sim T_{12}$)约平对同序数椎骨的上 3 块椎骨,腰髓节段约平对第 10~12 胸椎,骶髓、尾髓节段约平对第 1 腰椎(图 11-2-1)。

脊髓整体呈前后稍扁的圆柱形,全长粗细不等,有两个梭形膨大,分别为颈膨大(cervical enlargement)

和腰骶膨大（lumbosacral enlargement）。前者对应 $C_4 \sim T_1$，后者对应 $L_2 \sim S_3$。脊髓末端变细部分为脊髓圆锥（conus medullaris），自此处向下延伸为无神经组织的终丝（filum terminale）。由于脊髓比脊柱短，腰、骶、尾部的脊神经前、后根需在椎管内下行一段距离才能达到相应的椎间孔，脊神经根在脊髓末端平面之下下行，被称为马尾（cauda equina）。

脊髓表面有 6 条纵行浅沟，前面正中较深的沟为前正中裂（anterior median fissure），后面正中较浅的沟为后正中沟（posterior median sulcus），由此沟向脊髓内部深入一薄层神经胶质性的后正中隔（posterior median septum）。这两条纵沟把脊髓分为对称的两半。前外侧沟和后外侧沟是两条成对的外侧沟，分别有脊神经的前根、后根的根丝附着。在颈髓和胸髓上部，后正中沟和外侧沟之间有一条较浅的后中间沟（posterior intermediate sulucs）（图 11-2-2）。

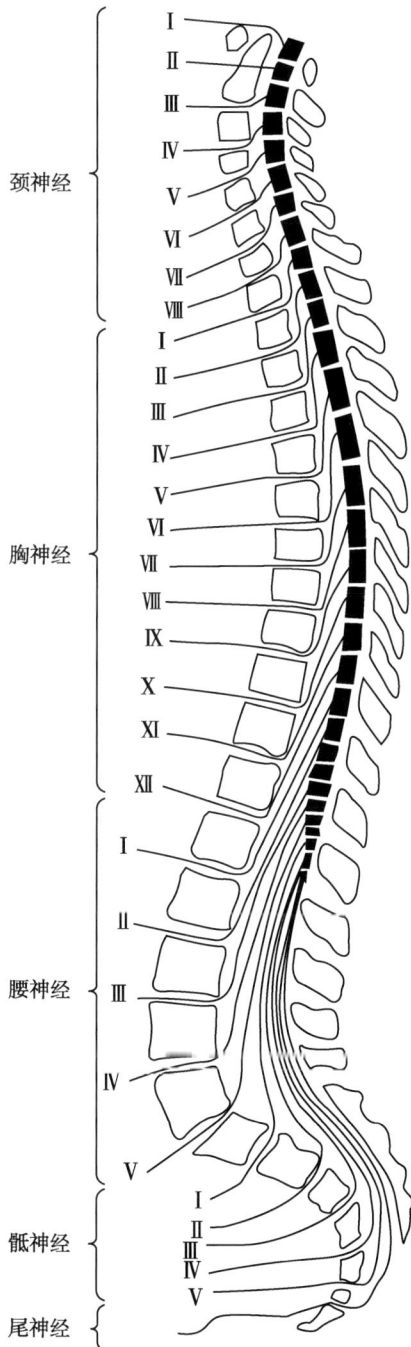

图 11-2-1　脊髓节段与椎骨序数的关系模式图

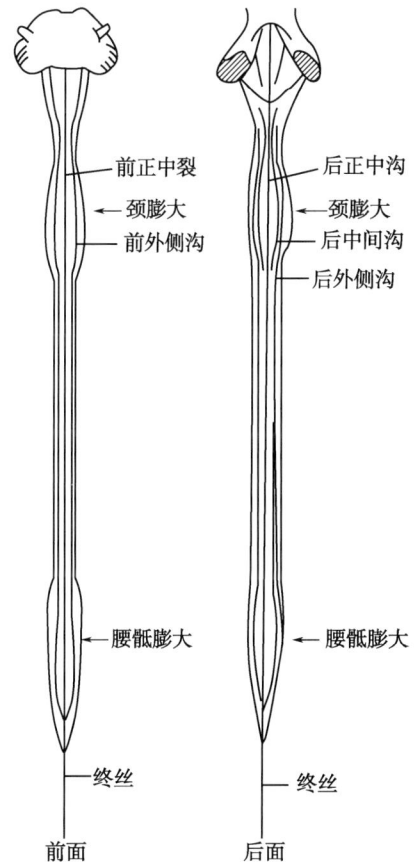

图 11-2-2　脊髓外形简图

脊髓由灰质和白质两大部分组成。灰质主要分为前部扩大的前角(anterior horn)和后部狭细的后角(posterior horn)。此外,还有一个仅存在于 T_1~L_2 脊髓节段的侧角(lateral horn)。前角是大量运动神经元集中的部位,这些细胞发出的轴突形成运动根,也就是脊髓前根。后角是感觉神经集中的部位,这些神经元发出的轴突形成脊神经感觉根。侧角主要是交感神经的神经元集中部位。脊髓的白质内有大量的传导束,连接大脑、脑干和外周神经,发挥传递各种神经冲动和感觉的功能。在横截面上,成人脊髓的形态在不同的水平上是不同的。在颈椎水平,其横径大于前后径,脊髓呈椭圆形。在胸腰椎水平,脊髓则呈圆形。此外,灰质的结构和灰质/白质比率在不同脊髓区域间也不相同。脊髓中心有纵行、连接脑室的中央管(central canal),围绕中央管呈 "H" 形的灰质构成脊髓的内层,外层由白质构成(图 11-2-3)。

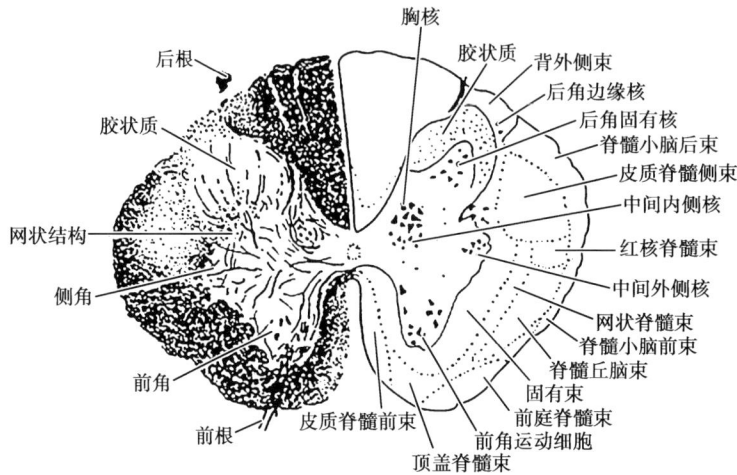

图 11-2-3　新生儿脊髓胸部的水平切面图

二、脊髓解剖与磁共振影像对照

脊髓位于椎管中心,呈中等信号的带状影,周围见脑脊液环绕。T_1WI 上脊髓呈略高信号,位于低信号的蛛网膜下腔内。T_2WI 上脊髓和脑脊液形成良好的对比,脑脊液呈高信号,而脊髓呈较低信号。蛛网膜下腔周围的静脉丛、纤维组织和骨皮质均为低信号(图 11-2-4、图 11-2-5)。

脊髓 MRI 矢状位、冠状位及横轴位对脊髓结构和病变的显示各有优势。矢状位可以充分连续地显示脊髓和椎管内外病变。冠状位便于观察脊髓两侧神经根及脊髓病变的形态,以甄别病变的部位及浸润范围。横轴位可清晰地显示硬膜囊和脊神经根。

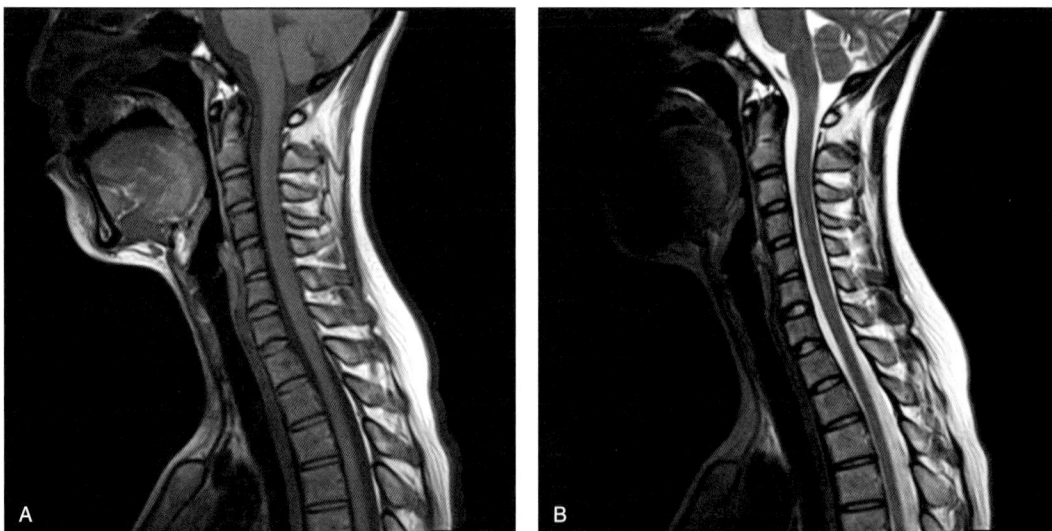

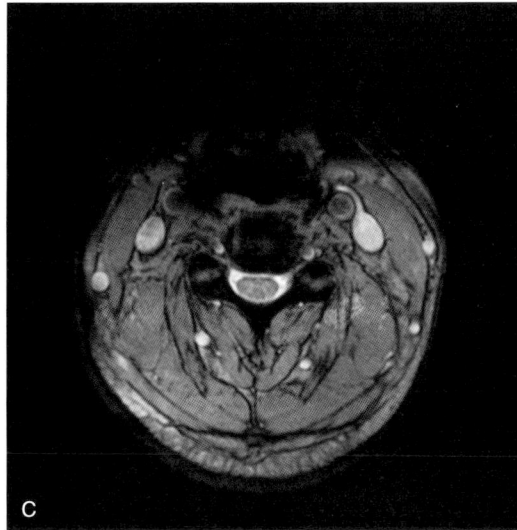

图 11-2-4　正常颈段脊髓 MRI 图像
A. 矢状位 T_1WI；B. 矢状位 T_2WI；C. 横轴位 T_2WI

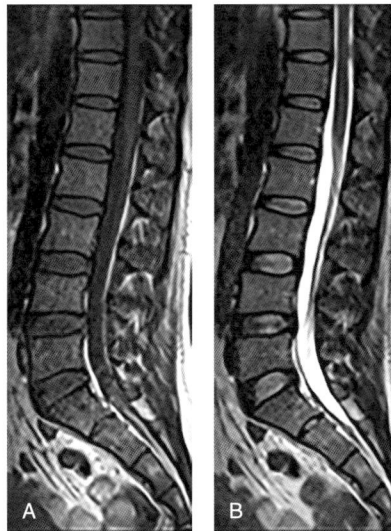

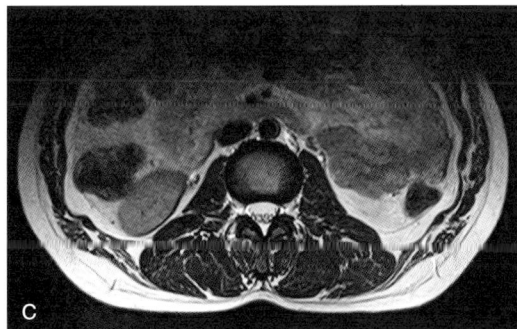

图 11-2-5　正常腰段脊髓 MRI 图像
A. 矢状位 T_1WI；B. 矢状位 T_2WI；C. 横轴位 T_2WI

（郭艺帆　曹志坚　许茂盛）

第十二章
先天性疾病

第一节　脊髓胚胎学概述

神经系统由外胚层中的神经板产生,脊索和相邻的中胚层促使位于其上部的外胚层分化为神经板,再由神经板形成神经褶、神经管及神经嵴;在此基础上,神经管分化成脑和脊髓,神经嵴分化成神经节、周围神经及自主神经,脊髓的形成开始于神经管的闭合。

在胚胎发育的第 2~3 周,神经板开始变厚,形成神经褶,神经褶不断生长,在中线处逐渐闭合形成管状结构,即神经管。神经管的闭合受脊索的诱导,脊索是位于神经管腹侧的中胚层结构。神经管管壁变厚形成脑和脊髓,神经管的管腔形成脊髓的中央管。

（白光辉　朱娉逸）

第二节　脊髓先天性疾病的发生与分类

神经肠管暂时将卵黄囊和羊膜腔之间的原始结相连,此原始结向远端移行至尾骨附近后消失。当这种沟通持续存在时,则形成脊髓纵裂畸形。神经管闭合障碍导致脊髓不能正常闭合,会形成开放性脊柱裂。最常见的开放性脊柱裂包括脊膜膨出、脊髓脊膜膨出、半脊髓脊膜膨出、脊髓囊肿状膨出。

一旦神经管闭合,将与外胚层组织产生分离。在分离的过程中可以出现两种异常:分离过早和分离不全。分离过早则导致外胚层组织在分离前进入神经管,在椎管内出现脂肪沉积和脂肪瘤。分离过早畸形由于外有皮肤覆盖,因此称为闭合性脊柱裂或隐性脊柱裂。主要包括:脂肪脊髓膨出、脂肪脊髓脊膜膨出、椎管内脂肪瘤。分离不全则在神经管与外胚层间出现了交通性的管道,该管道影响了神经管的闭合,从而出现脊柱裂。这种畸形主要表现为椎管内的异常和表面皮肤的异常。主要包括:背部皮毛窦(伴或不伴表皮样囊肿 / 皮样囊肿)、中线脊髓错构瘤。

骶尾部的椎体和椎管发育不同于其他节段。神经管从尾段神经孔向尾部延伸,形成后部的脊髓圆锥下部和终丝,这一过程称为管腔形成,在这一过程中,由原来遗留所致的未分化细胞形成的马尾细胞核团发挥了重要作用。神经管形成后,其尾端延伸的神经管和脊索形成了尾部皱褶,后者与位于胚胎尾部的马尾细胞核团相连。马尾细胞核团的正前方(腹侧)有泄殖腔,直肠肛门及下部泌尿生殖系统由此产生。发育至第 30 天时,马尾细胞核团中产生许多小囊胞,这些小囊胞相互融合,由上皮细胞覆盖形成管腔,并与紧邻的位于头侧的神经管尾端相融合。这一过程没有神经管形成那么严密,因此在正常情况下,上皮细胞在脊髓圆锥内和终丝内有许多残留。脊髓远端在胚胎第 38 天左右完成,此时,马尾细胞核团和尾侧神经管逐渐退化形成脊髓圆锥、马尾神经和终丝,由管腔形成异常和退化异常所形成的畸形主要包括:马尾退化综合征、终丝脂肪瘤、末端腔室、脊髓栓系综合征、骶前脊膜膨出、骶尾畸胎瘤、终末脊髓囊肿状突出。

以上阐述了脊髓的发育过程及发育过程中的异常所致的不同类型的先天性畸形,随着影像技术和设备的发展,以及遗传和基因水平研究的深入,目前被广泛接受的是 Naidich 和 Barkovich 两位小儿神经放射学医师依据脊髓畸形发生机制提出的分类方法。脊髓先天畸形的 Barkovich 分类是在 Naidich 分类的基础上提出的新分类方法(表 12-2-1)。

表 12-2-1　脊髓先天畸形的 Barkovich 分类

1	神经管形成异常(abnormalities of neurulation)
	不全性分离异常(disorders resulting from nondisjunction)
	过早分离异常(disorders resulting from premature disjunction-spinal)
2	马尾细胞团异常(abnormalities of the caudal cell mass)
	终丝脂肪纤维瘤(fibrolipomas of the filum terminale)
	脊髓栓系综合征(tethered cord syndrome)
	尾部退化综合征(caudal regression syndrome)
	末端脊髓膨出(terminal myelocystoccele)
	骶前脊膜膨出(anterior sacral meningiocelel)
	骶尾畸胎瘤(sacrococcygeal teratoma)
3	脊索发育异常(abnormal of development of the notochord)
	脊索裂畸形(split notochord deformity)
4	脊髓纵裂(diastematomyelia)
5	隐源性畸形(malformation of unknown origin)
	脊髓节段性发育不良(segmental spinal dysplasia)
	背侧脊髓膜出(dorsal meningiocele)
	外侧脊髓膜出(lateral meningiocele)
6	脊髓先天性肿瘤(congenital tumor of spinal cord)
	畸胎瘤(teratoma)
	皮样囊肿和表皮样囊肿(dermoid cyst and epidermoid cyst)
	错构瘤(hamartoma)
7	脊髓空洞症(syringomyelia)

(白光辉　朱娉逸)

第三节　神经管闭合不全

一、脊髓膨出和脊髓脊膜膨出

（一）概述

脊髓膨出（myelocele）和脊髓脊膜膨出（myelomeningocele,MMC）是由于椎板的先天性发育不全形成脊柱裂,造成脊髓及脊髓脊膜同时向椎管外膨出的先天性神经系统发育畸形,神经组织经背部缺损突出于体表,其表面无正常皮肤覆盖,为开放性脊柱裂的一种。多数位于腰骶部,少数可出现在颈部,胸部罕见。

本病的临床表现为出生后背部中线囊性肿物,肿物表面的皮肤可表现为正常,部分可合并毛细血管瘤,或深浅不一的皮肤凹陷。啼哭或按压前囟时,囊肿的张力可增高;平卧时,张力减低。症状包括严重的下肢神经功能紊乱,如轻瘫或麻痹、肠道和膀胱功能障碍及手术后继发性脑积水等。

（二）病理学表现

脊髓膨出和脊髓脊膜膨出是胚胎发育过程中神经板背褶未能完全融合,持续暴露的脊髓导致间充质与外胚层结构发育紊乱所致。残存的神经外胚层组织未能完整、连续地与皮肤外胚层分离,使得神经基板和软脑膜仍然附着在皮肤表面生长。间充质组织不能迁移至神经结构后方,聚集在神经组织的前外侧,从而引起椎弓及椎板外翻。单纯的脊膜膨出可见囊性膨出物内无脊髓神经组织,只包含硬脊膜和脑脊液;脊髓膨出为形态异常的脊髓组织通过背侧骨质缺损突向背侧,无皮肤及皮下组织,两侧与皮肤组织相连;脊髓脊膜膨出则是脊髓神经随硬脊膜一同膨出体外,突出物还包含脊膜和脑脊液,镜下表现为有髓神经及无髓神经散在或集结成群分布于胶原纤维组织中。神经分布杂乱无章,形态各异,以束状为主,有的呈神经干状。脊髓脊膜膨出常合并多种畸形,如 Chiari Ⅱ型畸形、脊髓空洞症等。

（三）MRI 表现

脊髓脊膜膨出与脊髓膨出通常位于第 3 腰椎平面以下,脊柱后份椎板缺如,椎弓根间距宽,可伴有圆锥低位,充满脑脊液的囊腔与皮下组织相通。矢状位可见脊柱中线宽大的骨质缺损,脊髓膨出患者在横轴位上可见两侧椎板外翻,背侧神经根从神经基板腹侧发出,位于腹侧根两侧,蛛网膜下腔位于其腹侧。可见膨出的脊髓、神经,以及脊髓空洞症等畸形,也可合并有先天性脂肪瘤等。部分患者可见通过前方椎体缺损向胸腔内脊膜膨出。T_2WI 上可见膨出的囊腔内有神经根发出（图 12-3-1）。

（四）诊断要点与鉴别诊断

1. 诊断要点

（1）多数好发于多数位于腰骶部,少数可出现在颈部,多发生于婴儿。

（2）MRI 矢状位 T_1WI 及 T_2WI 可显示脊柱后份椎板缺如,椎弓根间距宽,可伴有圆锥低位,囊腔与皮下组织相通,可见膨出的脊髓、神经等。

（3）脊髓膨出为形态异常的脊髓组织通过背侧骨质缺损突向背侧,其表现无皮肤及皮下组织,两侧与皮肤组织相连;脊髓脊膜膨出则是脊髓神经随硬脊膜一同膨出体外,突出物中除脊髓外,还包含脊膜和脑脊液。

2. 鉴别诊断

（1）术后假性脊膜膨出:有手术史及椎板缺如等术后改变,囊肿自椎管内经椎板缺如向后方膨出。

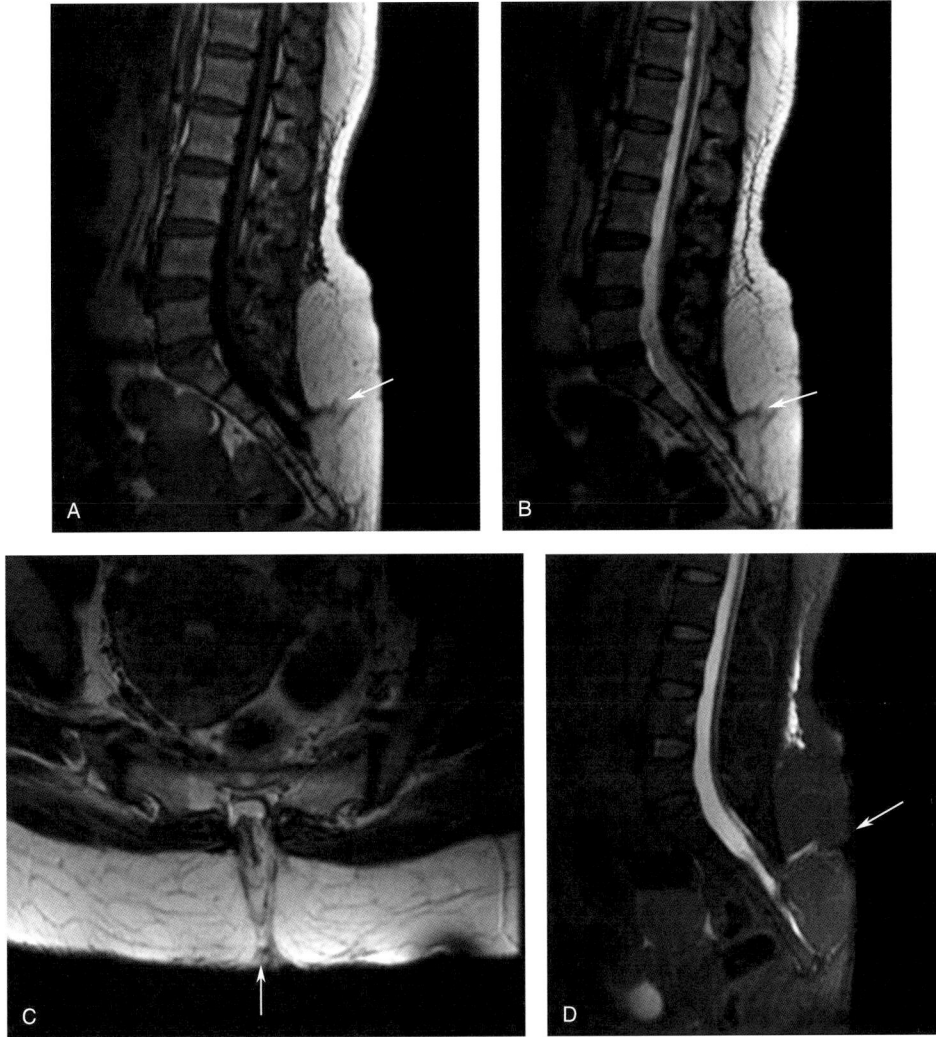

图 12-3-1　脊髓脊膜膨出 MRI 表现

A~C. T_1WI、T_2WI 序列,显示骶椎 S_3 平面椎弓骨质不连续,脊髓圆锥低位,脊髓末端及周围脊膜通过
骨质缺损区向外膨出(白箭); D. T_2WI 脂肪抑制序列膨出组织显示更清晰(白箭)

(2)先天性皮毛窦:窦道的管壁由皮肤组织构成,窦道长短不一,短者呈盲管状,长者可达椎管。在 CT 平扫可见低密度皮下脂肪中呈相对高密度的条状窦道影。MRI 在矢状位 T_1WI 及 T_2WI 能很好地显示窦道,高信号的皮下脂肪中皮窦表现为相对低信号的线状结构。

(五) 治疗和预后

脊髓脊膜膨出虽然是严重的先天性畸形,但如果接受适当的治疗,73% 的患儿可智能发育正常,78% 的患儿可自主行动,87% 的患儿可有小便自制能力。本病主要依赖产前筛查预防及出生后手术治疗。通常手术越早效果越好,手术治疗的时机为 1~3 个月,若囊壁已极薄则需提前手术。新生儿期可给予可靠的修补加固,阻止疝出物增大,防止脊髓脊膜膨出牵拉其他部位。但部分患儿术后在生长过程中可出现因瘢痕粘连等引起的继发性神经栓系,可使神经损害进一步加重。

二、先天性皮毛窦

(一) 概述

先天性皮毛窦(congenital dermal sinus,CDS)是罕见的闭合性脊柱裂,病变发生于颅脊轴线背侧,开口于中线皮肤的残留外胚层管道,为异常外胚叶卷入前后神经孔闭合处所致的窦道。以腰骶部的中线处或中线旁常见,其次为枕部。

先天性皮毛窦可发生于任何年龄,临床症状多出现于童年时期,由感染、并存的栓系或肿瘤占位效应引起,部分病例在35岁左右出现症状,无性别差异。

(二)病理学表现

先天性皮毛窦由外口、窦管及内口组成,表现为背部中线皮肤上有小孔或小窦,局部可见皮肤色素痣、撮毛或毛细血管瘤,可伴隐性脊柱裂。外口表现为颅脊轴线上的皮肤凹陷,可很小,不易发现;可见有少量分泌物或脑脊液,周围可见异常毛发、色素沉着及血管痣样改变。内外口可相差2~5个椎体。窦道长短不一,将皮肤与中枢神经组织相连,内口可扩张为一个或多个皮样或上皮样囊肿,可合并皮样囊肿、脂肪瘤等,或伴有其他先天畸形。如伴上皮样囊肿,则大体上表现为囊肿壁薄,其内容物呈干酪样或豆腐渣样;如伴皮样囊肿,则大体上表现为囊肿壁较薄,可以看到汗腺、皮脂腺、毛发毛囊结构。显微镜下可见窦道壁为皮肤样组织结构,表皮衬覆盖于窦道内面,可见皮脂腺及汗腺。

(三)MRI表现

窦道外口出皮肤内凹,向外扩展至皮下,在骶部可向内连续至终丝;通常由椎管内向下延伸到皮下脂肪,窦管长短变化差异较大。部分患者可见背侧脊膜掀起,有时可终止于蛛网膜下腔、终丝、神经根或同时合并皮样囊肿等。在 T_1WI 上,窦道呈低信号,延伸至皮下脂肪,可以伴有粘连性蛛网膜炎至神经根聚集。T_2WI 可见低信号的窦道管处于高信号的皮下脂肪组织内。若硬膜囊背侧有"帐篷顶"样变形,提示窦管可能与硬膜囊相连,但不一定与蛛网膜下腔相通。部分患者可伴有终丝栓系或低位圆锥。若窦管扩张伴皮样或表皮样囊肿,则 MRI 可见肿块在 T_1WI 呈低或高信号,T_2WI 呈高信号(图 12-3-2)。

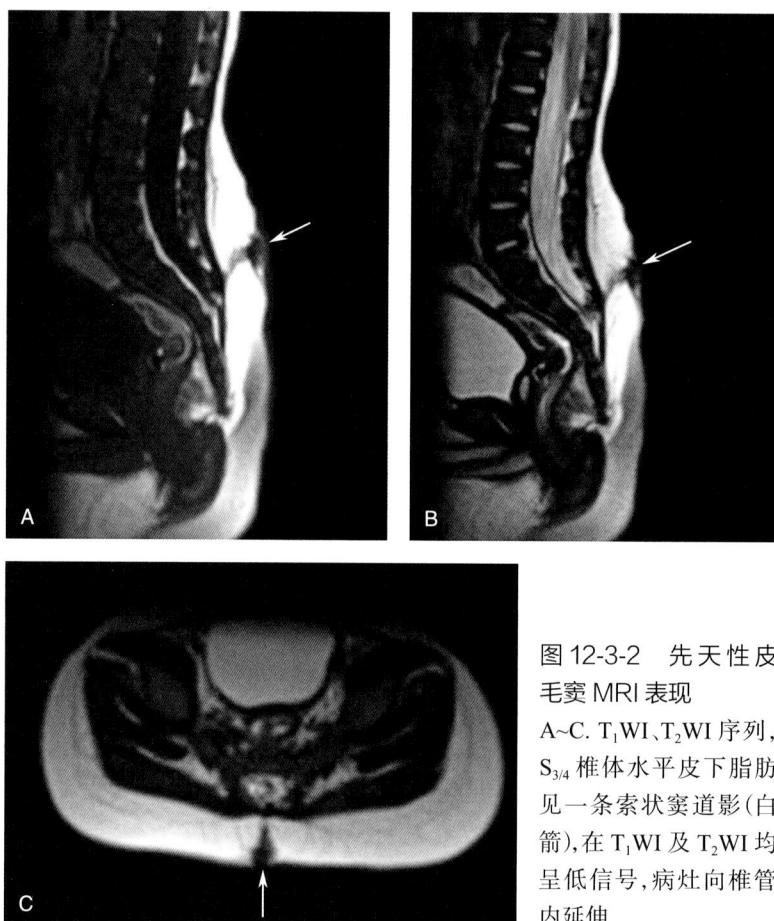

图 12-3-2　先天性皮毛窦 MRI 表现
A~C. T_1WI、T_2WI 序列,$S_{3/4}$ 椎体水平皮下脂肪见一条索状窦道影(白箭),在 T_1WI 及 T_2WI 均呈低信号,病灶向椎管内延伸

（四）诊断要点与鉴别诊断

1. 诊断要点

（1）发生于颅脊轴线背侧，腰骶部常见，其次为枕部。

（2）常单发，偶见多发。

（3）在 CT 平扫可见低密度皮下脂肪中呈相对高密度的条状窦道影，穿过皮下脂肪和闭合不全的椎板进入椎管内，窦道可融入硬膜，终止于蛛网膜下隙，或穿过蛛网膜下隙至圆锥、终丝、神经根或穿入伴有的皮样囊肿和表皮样囊肿内。MRI 在矢状位 T_1WI 及 T_2WI 能很好地显示窦道，高信号的皮下脂肪中皮窦表现为相对低信号的线状结构。

2. 鉴别诊断

（1）脊膜膨出：常表现为婴儿出生后即发现背部正中有囊性肿物，常发生于腰骶部。囊性肿物周边大部分或全部有正常皮肤覆盖，中央有菲薄的膜性组织或肉芽面，肿物基底部可触及骨质缺损。CT 表现为脊椎后方边界清楚的圆形或椭圆形囊状物，其内为脑脊液密度，周围由较高密度的硬脊膜环绕。在 MRI 上显示肿物内无脊髓，多呈脑脊液信号。

（2）骶尾部正常皮肤凹陷：出现于 2%~4% 的新生儿，不伴皮下肿物或窦道。

（五）治疗和预后

先天性皮毛窦与神经轴相连需要手术治疗；若窦道中断则无须手术治疗，可密切观察随访。合并感染时应彻底切除病灶，单纯抗感染疗效差。原则上应先抗感染治疗，待炎症控制后再手术。

三、硬膜下脂肪瘤

（一）概述

硬膜下脂肪瘤（intradural extramedullary lipoma）属于神经管闭合不全导致的先天性缺陷的一种，由于神经胚形成时皮肤外胚层与神经外胚层的不全分离形成，为椎管内肿瘤样异常脂肪组织，常位于硬膜内、圆锥或终丝位置。以胸段多见，其次为颈胸部，颈腰部少见。多见于脊髓背侧，前侧方次之，前方罕见。

颈胸段硬膜下脂肪瘤临床多表现为缓慢进展的偏瘫或截瘫、痉挛、深浅感觉消失等障碍，根性神经痛不常见。而腰骶部的脂肪瘤多表现为典型的双下肢迟缓性麻痹和括约肌功能不良。大的脂肪瘤推压脊髓向侧方移位，使得基板 - 脂肪瘤偏离中线并扁平。脊髓背侧正中有开裂，脂肪嵌入其中，外表被覆软脊膜，肿块的上部或下部往往向外突出。

（二）病理学表现

肿瘤为正常的脂肪组织，可随生长发育而增长，随体重下降而降低。光镜下不同于一般脂肪瘤的组织学改变，其内分布有各种形态的神经组织，脂肪与神经交互生长，脂肪组织的生长束缚神经，使其牵拉、固定。

（三）MRI 表现

硬膜下脂肪瘤在 MRI 上为分叶、边界较圆的囊性肿块，与脊髓相连或与马尾终丝相连。病变处椎管、硬膜囊扩大，并可见脊髓受压迫变细或被牵拉而变细长。在 T_1WI 和 T_2WI 上均呈高信号，脂肪抑制序列上信号被抑制（图 12-3-3）。增强后肿瘤组织无强化。MRI 还可以显示其前方神经组织受压情况及可能伴发的其他畸形，如可能存在的轻度脊柱裂、脊髓栓系及脊髓空洞积水。

（四）诊断要点与鉴别诊断

1. 诊断要点

（1）以胸段多见，其次为颈胸段、颈部，腰部少见。多见于脊髓背侧，前侧方次之，前方罕见。

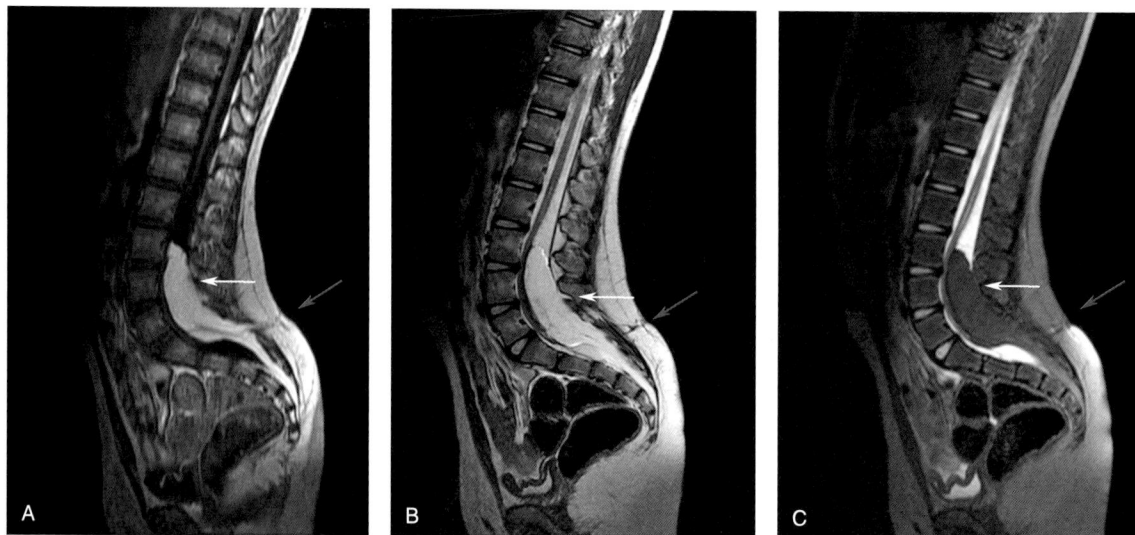

图 12-3-3　椎管内脂肪瘤伴脊髓栓系 MRI 表现

A、B. T_1WI、T_2WI 序列，显示 L_5~S_2 平面椎弓骨质不连续，椎管闭合不全，脊髓圆锥低位，L_3~L_5 水平椎管内见梭形占位（白箭），在 T_1WI 及 T_2WI 均呈高信号，马尾神经受压向前移位；S_1 椎体水平皮下脂肪内见一条索状窦道影（蓝箭），在 T_1WI、T_2WI 上均呈低信号，提示合并皮毛窦。C. 脂肪抑制序列脂肪瘤信号被抑制（白箭）

　　(2)CT 上表现为低密度肿块，病变节段的椎管和神经根管扩大。在 MRI 上，T_1WI 和 T_2WI 均呈高信号，脂肪抑制序列上信号被抑制。

　　2. 鉴别诊断

　　(1)皮样囊肿：囊肿内为脂样物，还可见到毛发，MRI 上信号常不均匀，T_1WI 常表现为低或等信号。

　　(2)脂肪脊髓膨出：基板 - 脂肪瘤交界位于椎管内，椎管亦可扩大，但蛛网膜下腔可保持正常，无浅表筋膜将皮下组织与椎管内脂肪分隔。

　　(五) 治疗和预后

　　手术切除为唯一有效的治疗手段。但由于肿瘤生长的部位、大小及神经组织粘连程度不同，术前症状轻重不同，手术切除难易程度、术后恢复情况也不同。合并有先天性脊柱裂、脊膜膨出，伴有皮下脂肪淤积与椎管内相通或脊髓栓系末端伴有脂肪瘤者，只能做肿瘤部分切除或皮下脂肪大部切除，以减少压迫，缓解症状。

（白光辉　朱娉逸）

第四节　过早分离异常

一、脂肪脊髓脊膜膨出

(一) 概述

　　脂肪脊髓脊膜膨出（lipomyelomeningocele，LMM）是起自脊髓背侧裂内向外突出的软脊膜下肿块，由于神经胚形成时皮肤外胚层与神经外胚层的不全分离形成，常位于颈、胸段脊髓的背侧面或背外侧面。脂肪脊髓脊膜膨出常因婴幼儿期发现背部肿块而就诊,常位于中线,偶见于成人。

(二) 病理学表现

神经胚层与表皮外胚层单侧早期分离,神经管周围的间充质进入神经沟内与初始室管膜接触诱导脂肪形成。进入神经沟的间充质影响神经沟的闭合,从而使软脊膜黏附于神经板的一侧而不能与后方闭合,同时椎弓、筋膜和肌肉的闭合也受其影响形成脊柱裂。脂肪脊髓脊膜膨出时,局部椎管可扩大,硬膜囊扩张,硬膜囊变薄甚至透亮,蛛网膜下腔变窄甚至完全消失,脊髓本身可因脂肪瘤的压迫而发生扭转,可伴有脊柱的分段异常及脊椎畸形。

(三) MRI 表现

由于脊膜膨出和脂肪瘤的大小差异及基板的位置差异,MRI 征象各不相同。基板 - 脂肪瘤交界基本位于正中线,在多数情况下,基板向脂肪瘤一侧延伸或旋转,而脊膜膨出向另一侧延伸,脊膜膨出一侧发出神经根,走行冗长。脊椎内有轻度扩张的室管膜位于椎管,可经后部骶椎裂进入小的脊膜膨出。横轴位 T_1WI 可显示基板与脂肪瘤相连,脂肪虽然进入椎管内,但基板 - 脂肪瘤交界位于椎管外。腹侧蛛网膜下腔可扩大导致椎管扩张。常合并局部脊柱裂,也可见椎体发育异常,如蝴蝶椎、半椎体等畸形。部分病例可见脊髓空洞存在,脂肪脊髓脊膜膨出不伴有 Chiari Ⅱ 型畸形,偶见伴 Chiari Ⅰ 型畸形。

(四) 诊断要点与鉴别诊断

1. 诊断要点

(1)可见皮肤包裹的肿块,多数位于腰骶部臀间裂上方。

(2)在 MRI 上可见基板 - 脂肪瘤交界位于椎管外,腹侧蛛网膜下腔可扩大导致椎管扩张。

2. 鉴别诊断

(1)脂肪脊髓膨出:基板 - 脂肪瘤交界位于椎管内,椎管亦可扩大,但蛛网膜下腔可保持正常。

(2)脊膜膨出:常表现为婴儿出生后即发现背部正中有囊性肿物,常发生于腰骶部。囊性肿物周边大部分或全部有正常皮肤覆盖,中央有菲薄的膜性组织或肉芽面,肿物基底部可触及骨质缺损。CT 表现为脊椎后方边界清楚的圆形或椭圆形囊状物,其内为脑脊液密度,周围由较高密度的硬脊膜环绕。在 MRI 上显示肿物内无脊髓,多呈脑脊液信号。

(3)硬膜下脂肪瘤:矢状位 T_1WI 可见浅表筋膜将皮下组织与椎管内脂肪分隔。

(五) 治疗和预后

处理原则为采取手术治疗,通常手术越早越效果越好。手术时切除脊膜膨出囊和修补软组织缺损,探查脊髓与神经根向脊髓膜囊内膨出的情况,易在手术显微镜下对其进行游离和分解,使之还纳于椎管内,决不能盲目切除。对于有脑积水者,应先做脑积水分流术,以缓解颅内高压,此后择期手术。

二、脂肪脊髓膨出

(一) 概述

脂肪脊髓膨出(lipomyclocele,LMC)与神经外胚层和表皮外胚层早期分离有关。女性多见,腰骶部多见,可无神经系统症状。

脂肪脊髓膨出可无神经症状,常表现为背部肿块,位于中线部占 62%,左侧占 33%,右侧占 5%。大约半数的患儿有皮肤异常,包括皮肤浅凹、皮窦等。继发症状包括骶部皮肤感觉丧失、膀胱功能障碍、运动功能丧失等。

(二) 病理学表现

脂肪脊髓膨出为神经基板表面的脂肪瘤通过脊柱的骨性缺损突出于皮下,与皮下脂肪组织相连,表面覆盖正常皮肤。脊柱脂肪瘤合并有硬膜缺损时,基板 - 脂肪瘤交界位置可由于脂肪瘤的大小和蛛网膜下腔膨大的程度而不同,但均位于椎管内。

（三）MRI 表现

在 MRI 可显示骨性结构缺损和皮下脂肪向椎管内浸润并与脊髓粘连。椎管内的脂肪瘤位置较低,基板 - 脂肪瘤交界可跨几个椎体水平。病灶可规则光滑,也可大而不规则,脂肪组织呈带状向脊髓浸润并侵入中央管,常常合并脊髓积水。矢状位 T_1WI 可显示皮下脂肪瘤,并见脂肪组织从较宽的后部脊柱裂蔓延至椎管与脊髓相连。横轴位 T_2WI 可显示脂肪瘤使椎管闭塞并扩大,并通过较宽的脊柱裂与皮下脂肪相连。随着脂肪瘤的增大,椎管亦可扩大,但蛛网膜下腔可保持正常,脊髓、神经基板和脂肪瘤位于椎管内。脊髓几乎均为低位,栓系部位一般都在脂肪瘤所在位置。根据脂肪瘤大小不同,脊髓可表现为多形态,脂肪瘤可向神经基板两侧生长,脊髓可呈箭头状或新月形。(图 12-4-1)

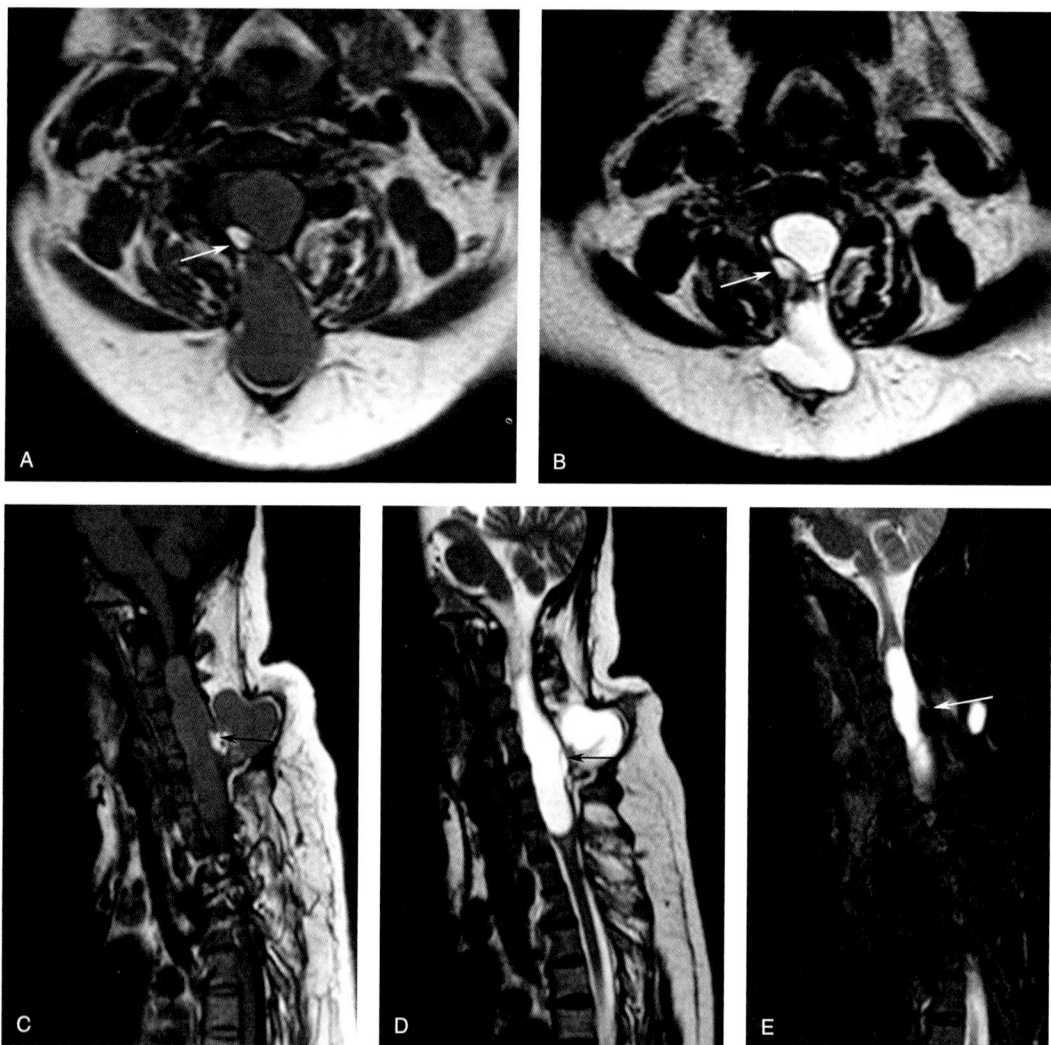

图 12-4-1　脂肪脊髓膨出 MRI 表现

A、C. T_1WI 横轴位及矢状位显示一哑铃状液体信号影沿椎管后方缺损处向外突出,局部可见斑片状高信号(黑箭),系脂肪组织；B、D. T_2WI 横轴位及矢状位显示病变局部可见条片状低信号(黑箭),信号与脊髓信号一致,病变矢状位呈长条状,下缘脊髓呈喇叭口样分离；E.STIR 序列显示椎管内脑脊液仍呈高信号,脂肪瘤信号被抑制呈低信号(白箭)

（四）诊断要点与鉴别诊断

1. 诊断要点

（1）腰骶部臀间裂上方中线区有皮下肿块,常向一侧臀部生长。

(2)在 MRI 上可见基板 - 脂肪瘤交界位于椎管内,随着脂肪瘤的增大,椎管亦可扩大,但蛛网膜下腔可保持正常,脊髓、神经基板和脂肪瘤位于椎管内。

2. 鉴别诊断

(1)脂肪脊髓脊膜膨出:表现为皮肤包裹的肿块,多数位于腰骶部臀间裂上方,MRI 上可见基板 - 脂肪瘤交界位于椎管外,腹侧蛛网膜下腔可扩大,推挤神经基板向后移位,并自脊柱裂的水平向外突出,导致椎管扩张。

(2)脊膜膨出:常表现为婴儿出生后即发现背部正中有囊性肿物,常发生于腰骶部。囊性肿物周边大部分或全部有正常皮肤覆盖,中央有菲薄的膜性组织或肉芽面,肿物基底部可触及骨质缺损。CT 表现为脊椎后方边界清楚的圆形或椭圆形囊状物,其内为脑脊液密度,周围由较高密度的硬脊膜环绕。在 MRI 上显示肿物内无脊髓,多呈脑脊液信号。

(五)治疗和预后

脂肪脊髓膨出较为罕见,基于少量的病例报告提示,该病的治疗以手术治疗为主。

(白光辉　朱娉逸)

第五节　脊髓末端畸形

一、终丝脂肪瘤

(一)概述

终丝脂肪瘤(filum terminale fibrolipima),是指终丝纤维内异常脂肪浸润,约占脊柱的脂肪瘤 12%。发病原因尚不清楚,可能与尾侧细胞团块的异常发育有关,使其发育为脂肪细胞形成脂肪瘤。脊髓终丝是细长的纤维细丝,自脊髓圆锥的顶端向尾侧延伸,穿过蛛网膜下隙底部和硬膜,终止于第 1 尾椎的背面。正常终丝在 $L_3\sim S_1$ 水平,直径不会超过 2mm。终丝脂肪瘤可累及终丝的硬膜内部分、硬膜外部分或同时累及两者。硬膜内部分受累者,肿瘤多呈梭形,向下逐渐变细,并终止于终丝。硬膜外部分受累者,肿瘤常呈弥漫性增大,与邻近硬膜外脂肪混在一起,并使硬膜囊尾侧升高和变形。终丝脂肪瘤如果不伴栓系或无神经功能障碍,可被认为是正常变异。

4%~6% 的患者常因其他原因检查偶然发现,此类患者通常无脊髓栓系和低位,可认为是正常变异。如合并脊髓栓系或神经根受累,可出现不同程度的行动困难、肌肉无力或僵硬、下肢出现病理反射、膀胱功能障碍、肛门骶尾部及会阴区疼痛等症状。

(二)病理学表现

终丝脂肪瘤病理可见腰骶部椎管内脂肪瘤组织包绕终丝,并与硬脊膜粘连。

(三)MRI 表现

若单纯影响终丝,脂肪瘤通常较小,表现为终丝略增粗,矢状位 T_1WI 是诊断终丝脂肪瘤的最佳序列,横轴位 T_1WI 可帮助确定终丝的位置,两者相结合可作出诊断。MRI 上显示受累终丝呈线状或梭形异常信号,T_1WI 及 T_2WI 均呈高信号(图 12-5-1),脂肪抑制序列上信号明显减低。脊髓圆锥位置可以正常(L_2 平面以上)或低位(L_2 平面以下)。若影响外终丝,则脂肪瘤往往较大,表现为终丝远端的团块状脂肪瘤填充腰骶管,并与硬膜外脂肪组织融合,硬膜囊远端常变形、上抬,腰骶管扩大,脊髓常被栓系。由于胚胎起源的同源性,终丝脂肪瘤可合并脊髓圆锥下端的脂肪瘤,在这种情况下脊髓圆锥无法辨认,并且可合并圆锥低位、胚胎源性肿瘤及其他位置的脂肪瘤等。

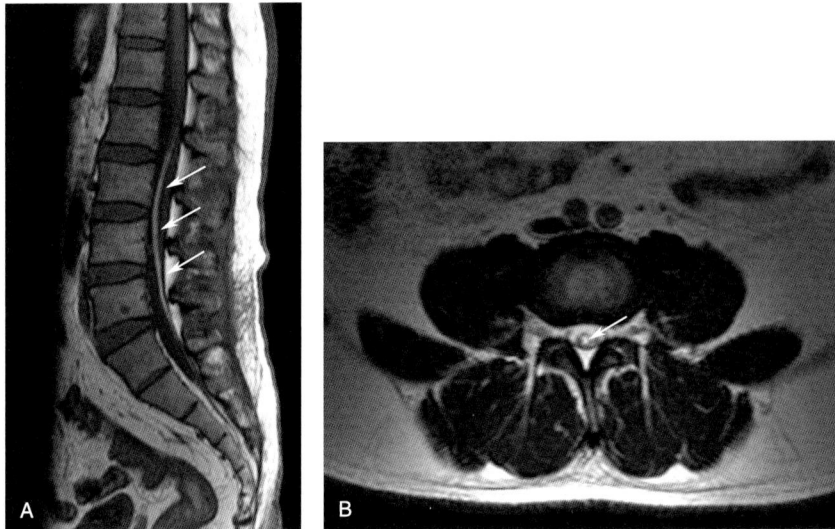

图 12-5-1　终丝脂肪瘤的 MRI 表现

A. T_1WI 矢状位显示脊髓圆锥位置、形态正常,终丝增粗,内见纵行梭状高信号(白箭);

B. T_2WI 横轴位示终丝内小圆点状高信号(白箭)

（四）诊断要点与鉴别诊断

1. 诊断要点

（1）患者常因其他原因偶然发现,通常无脊髓栓系或圆锥低位。如果无神经系统的功能障碍,可认为是正常变异。如合并脊髓栓系或神经根受累,可出现相应症状,如不同程度的行动困难、肌肉无力或僵硬、下肢出现病理反射、膀胱功能障碍、肛门骶尾区及会阴疼痛等。

（2）MRI 矢状位显示终丝范围内走行的条状异常信号灶;在 T_2WI 及 T_1WI 均呈高信号,在脂肪抑制序列上信号被抑制;在横轴位及冠状位上可见终丝偏离中线。

2. 鉴别诊断

（1）高分化脂肪肉瘤:是终丝脂肪瘤需要鉴别的重点。肿瘤内部多有间隔增厚大于 3mm 或有厚薄不均和小结节样表现,包膜可有不规则增厚,脂肪抑制增强扫描病变内部可出现局灶性强化区。

（2）瘤样脂肪增生:无包膜和明确边界,两侧对称,一般无占位效应。

（3）畸胎瘤:除脂肪成分外,也可含有骨骼、钙化和其他软组织成分。

（五）治疗和预后

单纯的终丝脂肪瘤为良性过程,患者多因腰痛的原因就诊而偶然发现该病灶,研究表明,单纯的终丝脂肪瘤长期观察无明显变化,可不作处理。但若终丝脂肪瘤发生于儿童,则需要排除脊髓栓系综合征的可能,以手术治疗为主,要注意避免损伤脊髓及神经根,可部分切除脂肪瘤,不可勉强全切,椎板减压后,症状可得到一定缓解。

二、脊髓栓系综合征

（一）概述

脊髓栓系综合征(tethered cord syndrome,TCS),也称终丝牵张综合征(tight terminal filum syndrome),

即脊髓下端因各种原因附着于椎管的末端不能正常上升,导致脊髓圆锥低位并被栓系在椎管内,进而引起一系列神经功能障碍的临床综合征。原发性脊髓栓系综合征是一种先天性疾病,由于先天性终丝粗大、脂肪瘤、表皮样囊肿、脊髓纵裂等病理因素致使圆锥受牵拉,出现圆锥低位,当生长发育旺盛时受到牵拉、伸展、扭转、局部缺血而出现脊髓症状。继发性脊髓栓系综合征是指脊髓或椎管内手术后引起脊髓粘连和圆锥低位。一般认为,脊髓栓系导致的症状与栓系和脊髓末端发生血液循环障碍有关。

由于脊髓神经被拉长,临床上表现出脊髓受损平面以下多种功能异常。感觉功能异常如下肢、会阴部等感觉缺失;运动功能异常如肌肉发育不良、无力,表现为双下肢不同粗,影响走路等;括约肌功能异常包括尿道括约肌、肛门括约肌,表现为大小便失禁、便秘、尿潴留等。

(二) 病理学表现

大体病理表现:①以终丝粗大、脂肪瘤最多见;②牵拉脊髓,圆锥位置下移;③脊髓脊膜膨出,腰骶部皮肤异常;④脊髓纵裂,脊髓空洞,脊髓囊肿;⑤腰骶部脊柱裂;⑥部分患者可合并脊柱侧凸;⑦年龄越大,病理改变越重,多种病变合并存在。

显微镜表现:①神经元细胞轴浆出现巨线粒体、线粒体部分空泡化、肿胀、嵴变短乃至消失,呈缺血、缺氧性改变;②髓鞘厚薄不一、电子密度高低不等;③HE 染色可见大量脂肪细胞,并有胶原纤维、血管等,其间分布着神经组织。

(三) MRI 表现

MRI 是确定脊髓圆锥水平和判断终丝增粗或脂肪的首选方法。矢状位 T_1WI 和 T_2WI 可确定圆锥的水平。而横轴位 T_1WI 能更好地分辨终丝内的脂肪和测量终丝的直径(图 12-5-2),还可以发现其他脊柱脊髓畸形。

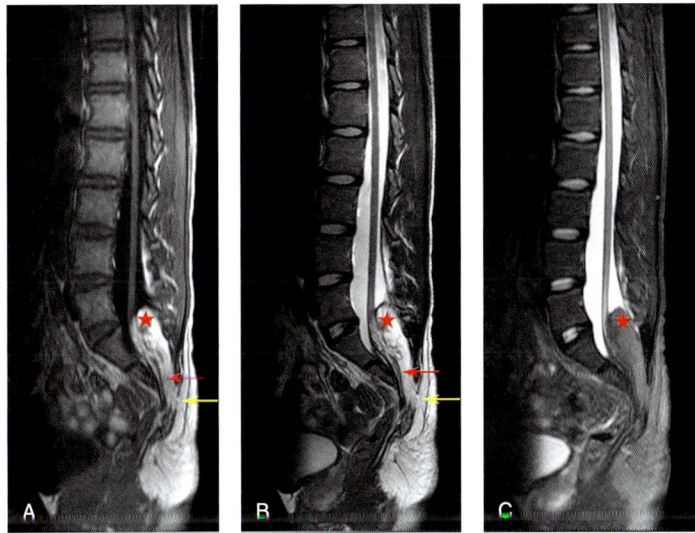

图 12-5-2　脊髓栓系 MRI 表现

A、B. T_1WI 及 T_2WI 矢状位显示牵拉变细的脊髓圆锥位置降低及被牵拉的增粗的终丝(红箭),骶骨椎管内可见团块状高信号脂肪(星形),骶椎椎裂(黄箭),椎管内脂肪瘤同皮下脂肪分界不清;C. 脂肪抑制序列矢状位显示椎管内脑脊液仍呈高信号,脂肪瘤信号被抑制呈低信号(星形)

(1)T_1WI 序列可见:①牵拉变细的脊髓。②低位圆锥:出生时圆锥位于 L_2 与 L_3 椎体水平之间,生后 2~3 个月,逐渐升至 L_1 与 L_2 椎体水平,与成人相似,此为正常位置。脊髓圆锥位置低于 L_2 椎体下缘终板水平一般被认为是低位圆锥。③终丝增粗:直径>2mm,固定于后方椎管壁或硬膜囊。增粗的终丝内偶尔有脂肪嵌入,形成终丝纤维脂肪瘤。少数情况下,可仅见圆锥低位而无终丝增粗或其他异常。④圆锥位置靠后。⑤腰骶椎椎裂。

(2)T₂WI 序列可见:①可合并中央管扩大,脊髓积水或脊髓变性;②终丝脂肪瘤;③脊柱裂脊膜膨出;④脊髓纵裂;⑤骶管内囊性灶。

(3)MRI 上除可见上述形态、位置方面的改变外,还可见信号异常。这些异常的原因尚不完全明确,有可能代表出血、梗死、软化、脊髓空洞积水或终室。

(四)诊断要点与鉴别诊断

1. 诊断要点

(1)临床上症状多样,任何年龄可见,但多在 3~35 岁出现症状,无性别差异。由于脊髓神经被拉长,临床上表现出脊髓受损平面以下多种功能异常。

(2)MRI 矢状位显示圆锥部低位,常位于 L₂ 以下,可拉长变形,而不见圆锥和终丝的突然过渡。

(3)T₁WI 横轴位可确定圆锥尖部的位置或终丝的直径,一般脊髓末端平 L₃ 下缘或 L₄ 终丝增粗(直径>2mm)且变短。脊髓位置也可正常,但终丝增粗。

(4)当有脂肪沉积于增粗的终丝时,在 T₁WI 及 T₂WI 上均可见线条样脂肪样高信号影。

(5)由于马尾神经根正常位于鞘膜囊的后方,仅在矢状位 MRI 上可见类似脊髓牵拉征,此时,可应用横轴位 T₂WI 加以区分。

2. 鉴别诊断　需要与正常胎儿的发育过程及圆锥低位等进行鉴别,主要如下:

(1)胎儿在 3 个月时脊髓与椎管等长,新生儿脊髓终止于 L₃ 下缘,成年人脊髓圆锥在 L₁ 椎体下缘水平或 L₁~L₂ 椎间盘之间。在仰卧位下,成年人圆锥位置一般在椎管的前 2/3 空间内。

(2)圆锥位置低于正常水平,但在 L₂~L₃ 椎间盘以上水平无临床症状,MRI 上终丝不增粗,圆锥位置不向后移。

(3)尾部退化综合征:一种罕见的先天性畸形,骶骨和尾骨完全不存在,部分患者可能合并部分胸、腰椎缺失。MRI 显示脊髓圆锥提前终止,末端呈棍状或系绳状,常常合并末端脊髓、肛门直肠及泌尿生殖系的异常。

(五)治疗和预后

脊髓栓系综合征的保守治疗仅限于对症治疗,包括功能锻炼、肌肉松弛药物止痛剂等。对于脊柱裂引起的脊髓栓系综合征,提倡尽早给予手术治疗。椎管内脂肪瘤合并圆锥低位者,宜在无症状时手术。患有隐性脊柱裂、脊膜膨出者,在行修补术前应注意有无脊髓栓系,以便一同处理。脊髓栓系综合征手术治疗的根本目的在于防止病情继续进展。脊髓栓系出现大小便功能障碍常提示预后欠佳,手术通常不能使大小便功能障碍、下肢和足部的变形得到改善,仅能使其不继续发展,但可能使疼痛和不完全的肌力下降得到一定程度的改善。出现的症状可能是神经系统受到损毁性的伤害造成的,这种损伤通常是无法修复的;症状也可能是由神经系统的刺激性或不完全损伤所致,此时手术治疗可能达到减轻症状和防止病情进展的效果。

病史长,出生时即有较严重的神经系统障碍、神经发育不良的脊髓栓系综合征患者预后欠佳。一般认为症状出现的时间在 2 年以内者,手术效果良好。

三、尾部退化综合征

(一)概述

尾部退化综合征(caudal regression syndrome,CRS)又称尾部发育不全、马尾退化综合征,包括单纯的尾骨发育不全和不同程度脊柱下部发育不全,下肢广泛缺如等一系列的畸形。畸形程度不一,可以是单纯的尾椎畸形(在这种情况下,患者通常是无任何神经系统损害症状而偶然发现的),也可是骶部发育不良或腰骶部发育不良,少数情况下,第11胸椎以下脊柱缺如,临床以骶部发育不良多见,同时伴有其他泌尿生殖系统畸形(无肛、生殖器畸形、肾发育不全)、心脏畸形、肺发育不全,最严重的畸形是双下肢融合。总体来讲,该病的发病率很低,为1~2.5∶10 000,常因其他系统畸形而偶然被发现。

临床表现取决于脊柱受累程度、范围及神经改变,可基本正常或有骨盆倾斜、步态异常、站立行走困难、髋脱臼、髋外展屈曲固定呈蛙形、肌肉萎缩、二便失禁或弓形足等。

(二) 病理学表现

尾部退化综合征患儿胚胎发育28天前脊索复合体在成熟过程中发生中断,以致胎儿骶尾部的脊髓及脊椎发育障碍。糖尿病父母子女发病率高,大多数患者是由于7号染色体缺失所致。脊髓常突然终止,缺乏逐渐变细的圆锥形态,相应的脊髓神经和神经根极度萎缩,远侧下肢肌肉神经支配缺陷。神经发育不良的平面常与椎体异常部位一致。

(三) MRI 表现

产前超声和胎儿MRI可以用于产前诊断尾部退化综合征。MRI不但能清晰显示畸形的脊柱,同时能很好地显示脊髓末端的位置,脊髓终端通常位于正常椎体的上方水平,呈圆钝、球茎形或角状,背侧面较腹侧面向下伸展长。椎管可有狭窄,尾端退化常有硬膜囊异常、蛛网膜下隙高位终止或异常宽阔。此外,终丝增粗、栓系、脂肪瘤也为常见的合并症(图 12-5-3)。

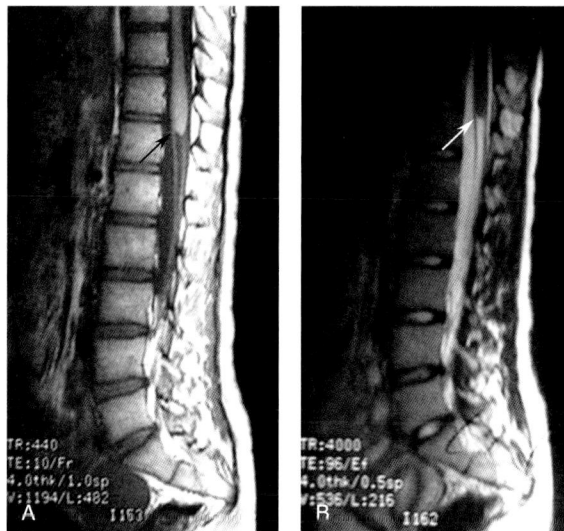

图 12-5-3　尾部退化综合征的 MRI 表现

A、B. 矢状位 T_1WI 及 T_2WI 序列,显示脊髓圆锥于 T_{12} 水平突然中断并呈杵状改变(箭),末端的脊髓中央管轻度扩张,远端骨性椎管及骶神经管狭窄。骶尾骨发育不全,仅有 S_1、S_2 和部分 S_3 存在,尾骨缺失

根据残存的数量、形态,以及脊柱与骨盆的关系,将本病分为4型: Ⅰ型,为单侧骶骨部分或全部缺如,残存的同侧骶骨正常或发育不良; Ⅱ型为骶骨部分缺如,呈双侧对称性,残存的骶骨正常或发育不良,S_1 与髂骨间有较稳定的关节; Ⅲ型,骶骨完全不发育,合并不同水平节段的腰椎发育不良或缺损,髂骨同残存腰椎的最下端椎体形成关节; Ⅳ型,骶骨完全不发育,合并不同水平节段的腰椎发育不良,两侧髂骨形成微动关节或融合,最下端的腰椎椎体停留于其上方。

还可根据脊髓圆锥的位置将骶部发育不良分为两类。第一类,圆锥终止于第1腰椎椎体下缘以上,此类占40%左右,圆锥往往形态异常,表现为突然中断或呈杵状改变,近末端的脊髓中央管可以轻度扩展,骶部缺损常常较严重,第 1 骶椎以下骶尾骨常缺如;第二类,约占 60%,圆锥位置低于第 1 腰椎,圆锥常被其远侧病灶栓系并拉长,如增粗的终丝、终末脊髓囊性膨出、脂肪瘤等。脊髓远端中央管也可伴积水,这类骶骨缺损程度轻。第一类患者无或仅有轻度神经系统损害症状,而第二类常由于合并其他神经管闭合不全性疾病,神经系统损害症状明显。单纯性尾椎缺如偶然被发现。

(四) 诊断要点与鉴别诊断

1. 诊断要点

(1)男女发病率相仿,各段椎体发育不全的发病率：T_{11}~T_{12} 为 35%,L_1~L_4 为 40%,L_5 以下为 25%。

(2)脊髓圆锥提前终止,大多数脊髓终止于 L_1 水平以上,末端呈棍状或系绳状,无脊髓栓系。

(3)少数部分伴有骶椎发育不全,骶骨的畸形多位于 S_2 以下,脊髓则延续至畸形的骶椎处,末端可见栓系与脂肪瘤。

(4)约有 65% 合并终丝粗大,15% 合并末端囊肿样膨出,10% 合并末端脊髓积水,10% 合并脂肪脊髓脊膜膨出等畸形。

2. 鉴别诊断

(1)椎间盘突出：MRI 横轴位可见椎间盘层面后缘局限性突出或膨隆,相应层面硬膜囊受压,双侧侧隐窝狭窄,严重时可压迫神经根。

(2)并腿畸形：又称美人鱼综合征。并腿畸形通常的特征是尾部发育不全,下肢融合。双腿并排且姿势固定,腿骨较正常人少。肾严重发育不良,伴有羊水过少和肺发育不良。

(3)Currarino 三联征：包括肛门直肠畸形、骶骨发育不全和骶前肿块。尾部退化综合征最主要的诊断要点是骶骨缺失或发育不全伴有脊髓发育异常,可合并直肠畸形,不伴有骶前肿块。

(五) 治疗和预后

一旦产前明确诊断,应终止妊娠。由于先天畸形严重程度不同,尚无统一的手术治疗方案可行,预后也不同。患者出现临床症状时,早期可进行预防性手术进行栓系松解,解除栓系肿块,松解脊髓,修复硬膜,治疗改善下肢功能及相关的软组织异常。

预后取决于脊髓末端缺失的程度及是否伴有其他系统异常,孤立的尾骨发育不全可无症状,但高位椎体及脊髓发育不良或伴发其他畸形的患儿预后常常很差,严重影响患者的生活质量。

四、骶前脊膜膨出

(一) 概述

骶前脊膜膨出(anterior sacral meningocele,ASM)是指骶管内充满脑脊液的硬脊膜呈囊泡状通过骶尾骨或椎间盘的缺损突向腹膜外骶前间隙形成的憩室样病变。可单发,也可多发。约 20% 的病例神经根和终丝一同随脑脊液嵌入硬膜囊内,或神经纤维、脊神经节附着在囊壁上。因此,根据囊颈与神经根的关系可以将骶前脊膜膨出分为三型：尾侧型、神经根旁型和神经根型。部分患者有家族史,遗传特征是常染色体显性遗传,通常是由于胚胎发育阶段中胚层的先天发育异常所致。其发病率目前无确切报道,迄今为止全世界报道不超过 350 例。

临床症状主要由骶前脊膜膨出压迫盆腔器官引起,如持续性便秘、尿频或尿失禁、痛经或性交痛、背痛,压迫神经根可引起坐骨神经痛,偶尔下肢运动受影响。由于脑脊液流动或大便时用力屏气等可引起严重的头痛。

(二) 病理学表现

病理可见包裹脑脊液的脊膜通过脊椎缺损处向中线突出,并堆积变成囊袋状肿物。囊袋壁则为椎管内向外突出的部分脊膜。

（三）MRI 表现

发生在骶尾部，骶骨前方囊肿通过骨质缺损与硬膜囊相通，可呈单腔或多腔，通常不包含神经组织，但部分患者可有神经组织。有时可向背侧扩展至皮下。T_1WI 上可见骶骨骨性缺损伴骶前囊肿，矢状位可见囊腔与硬膜囊相通（图 12-5-4A），部分患者可见脊髓栓系，或伴有脂肪瘤或皮样囊肿。T_2WI 上的形态与 T_1WI 上类似，信号强度与脑脊液一致，呈均一性高信号（图 12-5-4B、C），可用于鉴别囊肿内是否有神经组织。病变增强没有强化。

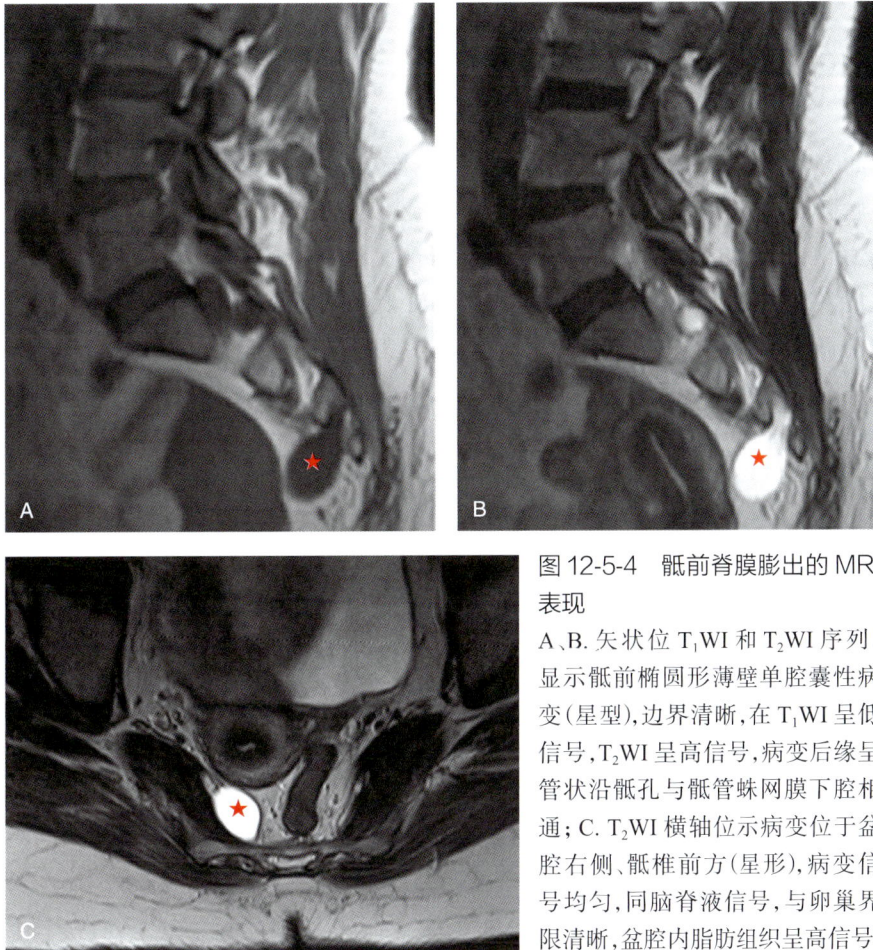

图 12-5-4 骶前脊膜膨出的 MRI 表现

A、B. 矢状位 T_1WI 和 T_2WI 序列，显示骶前椭圆形薄壁单腔囊性病变（星型），边界清晰，在 T_1WI 呈低信号，T_2WI 呈高信号，病变后缘呈管状沿骶孔与骶管蛛网膜下腔相通；C. T_2WI 横轴位示病变位于盆腔右侧、骶椎前方（星形），病变信号均匀，同脑脊液信号，与卵巢界限清晰，盆腔内脂肪组织呈高信号

（四）诊断要点与鉴别诊断

1. 诊断要点

（1）患者通常伴有其他器官的畸形发育，以便秘、排便困难、小便困难、下腹胀等症状就诊，一旦出现症状，提示膨出较大。

（2）MRI 显示骶前盆腔内椎体前方囊性占位，以及始于椎管内的含有脑脊液的囊腔颈。骶管前方骨质缺损。盆腔脏器组织受压。

2. 鉴别诊断

（1）骶尾部囊性畸胎瘤：容易混淆，MRI 增强及钙化组织的发现有助于鉴别，特别是在 T_2WI 上呈不均匀的高信号。

（2）骶尾部脊索瘤：混合实质性或囊性破坏性骶骨肿瘤，儿童少见，CT 示骶骨溶骨性改变，T_2WI 上呈不均匀的高信号。

（3）肠源性囊肿：肿瘤多位于椎管内,可伴有脊髓裂及脊柱发育畸形。

（4）囊性神经母细胞瘤：寻找钙化灶及转移病灶,可与本病鉴别。

（五）治疗和预后

由于骶前脊膜膨出有进行性增大的趋势,囊肿巨大易破裂导致并发症,出现明显症状,特别是大小便障碍。囊肿进行性增大、合并其他肿瘤,即应手术治疗。临床上大致包括 3 种手段：盆腔入路、囊腔腹腔分流术、后路经骶骨开放修补术,其中以骶后入路手术较为安全便捷,切断膨出与硬膜囊的联系,值得临床应用及推广。

五、终室

（一）概述

终室（terminal ventricle,VT）即永久性终末脑室,也称脊髓终室囊样扩张、末端脊髓空洞积水症,是位于圆锥的被覆室管膜的小腔,与室管膜腔尾端相应,形成扩大的腔室,需要足够大时才能在 MRI 上显示出来,也有学者认为是中央管的扩张,无症状的轻度扩张被认为是正常变异,并称为第五脑室。通常在做胎儿超声检查时就能发现,2%~6% 是在出生后的脊髓 MRI 检查中发现。胚胎学上,可能由于次级神经胚形成期终末脑室与脊髓中央管相通并持续存在而发生。因为终末脑室退化失败,与脊髓中央管不能有效相通时可以发生终末脊髓囊样膨出,而终末脊髓囊样膨出是比这个更为严重的畸形。

终室通常在胎儿超声检查时发现,少数是在出生后的脊髓 MRI 检查中发现,小的囊腔随着年龄增长可以消失,通常没有临床症状。如果终室较大,则会引起反复的腰骶部疼痛,下肢肌力改变及感觉异常,以及膀胱直肠等症状。

（二）病理学表现

终室表面衬有正常的室管膜细胞囊腔,囊内为脑脊液。

（三）MRI 表现

脊髓圆锥下部至终丝上端的正常中央管扩张,内见脑脊液信号；明显扩张则形成圆形或椭圆形的囊腔,通常 1~4cm 大小,边界清晰,囊壁可以较厚,也可以菲薄而观察不到。增强后没有强化,在随访 MRI 中,病灶大小不会发生变化。中央管显著扩张并向下段脊髓末端空洞积水症时,常伴有脂肪瘤、脊髓栓系及隐性脊柱裂,观察时应注意不要遗漏其他合并畸形（图 12-5-5）。

（四）诊断要点与鉴别诊断

1. 诊断要点

（1）常见于女性,通常没有症状,仅在偶然中发现,如果腔室较大,则会引起反复的腰骶部疼痛,下肢肌力改变及感觉异常,以及膀胱直肠等部位异常。

（2）圆锥髓内囊性病变,呈卵圆形或梭形,囊内无分隔,边界规则,呈长 T_1 长 T_2 信号,类似脑脊液。

（3）增强扫描囊壁、囊内容物和囊周组织均无强化。

2. 鉴别诊断

（1）髓内室管膜囊肿：影像表现同本病相似,但多位于脊髓中央管腹侧,并有偏心性生长的特性,且多不合并先天畸形。

（2）肠源性囊肿：多发生于颈胸段,信号强度随囊内蛋白质含量的变化而不同。增强扫描多数无强化,少数轻度强化。横轴面显示囊肿常大部分嵌入脊髓而呈"脊髓嵌入症"。

（3）星形细胞瘤：位于髓内,典型部位在颈胸段,圆锥很少见。肿瘤可见瘤内囊和脊髓内囊腔,增强后实性成分强化。

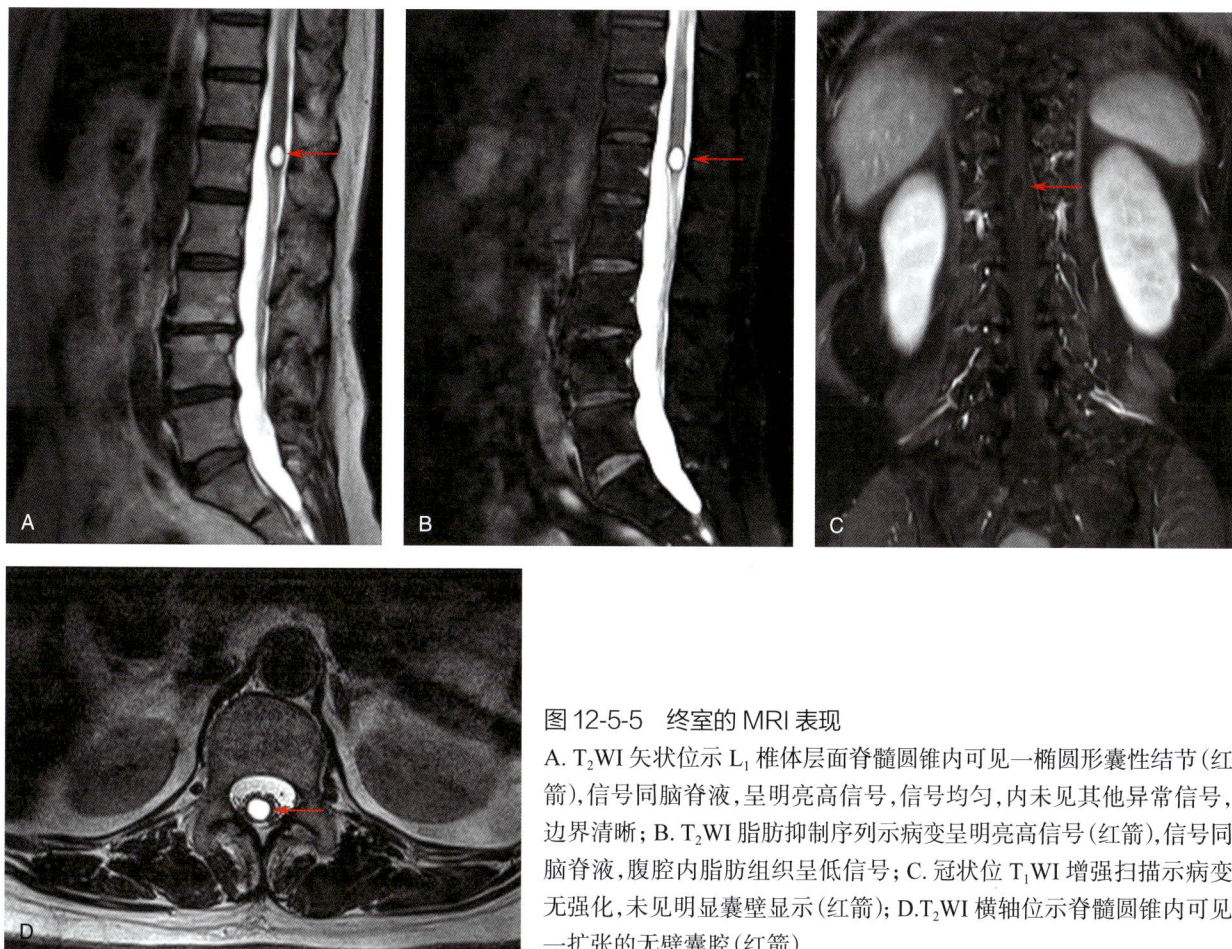

图 12-5-5　终室的 MRI 表现

A. T_2WI 矢状位示 L_1 椎体层面脊髓圆锥内可见一椭圆形囊性结节(红箭),信号同脑脊液,呈明亮高信号,信号均匀,内未见其他异常信号,边界清晰; B. T_2WI 脂肪抑制序列示病变呈明亮高信号(红箭),信号同脑脊液,腹腔内脂肪组织呈低信号; C. 冠状位 T_1WI 增强扫描示病变无强化,未见明显囊壁显示(红箭); D.T_2WI 横轴位示脊髓圆锥内可见一扩张的无壁囊腔(红箭)

(五)治疗和预后

对于没有症状、偶然发现的终室或仅有下肢疼痛的 I 型患者宜采用对症处理和定期随访的治疗策略。随访中 I 型患者症状进行性加重或 II 型患者,需尽早手术治疗。对于严重神经功能障碍的 III 型患者,需尽早手术治疗。

囊腔较大造成压迫症状需要外科治疗,手术目的是解除终室对脊髓组织的压迫,恢复正常神经生理功能,并建立囊腔与蛛网膜下腔的交通,防止其复发。目前常用术式有囊壁开窗术、囊腔-蛛网膜下腔分流术及经皮穿刺囊液抽吸术,手术不能勉强切除囊壁或对囊壁进行活检,容易导致脊髓损伤。对于手术后患者症状完全或部分缓解,一般术后无复发,预后良好。

(蒋乐真　张　翠　朱芳梅　白光辉)

第六节　脊髓纵裂及双脊髓

(一)概述

脊髓纵裂(diastematomyelia)一词于 1837 年由 Ollivier 首先提出。Pang 等提出用脊髓纵裂畸形(split cord malformation,SCM)描述各种原因导致的双脊髓的范畴。脊髓纵裂畸形为胚胎发育过程中脊髓先天发育异常,以脊髓和/或马尾神经节段性矢状分裂为特征,属于隐性脊柱裂。脊髓纵裂畸形的主要特征为脊髓被间隔节段性分开,间隔可以由纤维组织、软骨、骨组织或上述几种成分组成。被分开的每半条脊髓都具有中央管、灰质和多少不等的白质,并有完整的前角和后角,以及同侧神经根进出。脊髓纵裂的损害主要是脊髓因骨性或纤维性间隔,被分隔、牵拉,产生脊髓栓系,随着病程发展,神经损害症状越来越重。该病常伴有脊髓低位、脊髓脊膜膨出和脊髓脊膜脂肪膨出等其他神经管闭合不良。

　　根据 Pang 的分类,脊髓纵裂畸形可分为 3 型。Ⅰ型:两个半侧脊髓,均有自己独立的硬脊膜囊,中间被骨性或软骨间隔所分开;Ⅱ型:两个半侧脊髓在一个硬脊膜囊内,被一个纤维性间隔分开;复合型:脊柱纵裂畸形有两处以上,合并不同类型的脊髓纵裂畸形,可为两个Ⅰ型或Ⅱ型,也可既有Ⅰ型也有Ⅱ型。

　　脊髓纵裂畸形临床少见,通常在儿童早期出现神经缺陷时被发现,好发于 5 岁以前(80%),女性多见。病变常位于下胸段和腰段,常累及几个椎体节段,但也可范围局限。多数病例至少合并一个引起脊髓栓系的相关疾病,如脊髓脊膜膨出、脂肪脊髓脊膜膨出、脊髓低位、终丝脂肪瘤、皮毛窦、肥大终丝、椎管内畸胎瘤等,也可合并脊髓空洞积水症、Arnold-Chiari 畸形、脊柱和皮肤畸形。而先天性脊柱侧凸是最常见的与脊髓纵裂畸形相关的脊柱畸形,其发病率在 26%~84% 之间。

　　脊髓纵裂畸形的体征和症状是非特异性的,通常与其他形式的脊髓栓系综合征无法区分。脊髓纵裂畸形在儿童多表现为步态不稳、摇摆和双下肢无力,以及脊柱侧凸、腰背部皮肤特征性改变,症状多较重,早期手术有助于阻止神经症状进一步恶化。而脊髓纵裂畸形在成人较少发现,常表现为疼痛及患肢长期收缩无力等。

　　(二) 病理学表现

　　胚胎发育第 3~4 周,内外胚层发生粘连,导致脊索偏离或开裂,进而诱导上方的神经板裂开,发育成两条脊髓。同时,周围间充质若进入两条半脊髓中间,则会由于多功能间充质细胞分化成纤维、软骨、骨组织和血管、脂肪、成肌细胞,最终在中线上形成纤维性、骨性或软骨性分隔,将脊髓矢状分隔开,形成脊髓纵裂畸形。脊髓诱导神经管发育的同时,也诱导椎体及椎旁组织的形成,导致脊柱和皮肤的畸形,如先天性脊柱侧凸、半椎体、蝴蝶椎等。病理学上表现为脊髓和/或终丝部分或全部被软骨、纤维或骨性分隔分开,这两半侧脊髓可共用一个脊膜囊或有各自独立的脊膜囊,分开的两半脊髓粗细可以不对称。

　　(三) MRI 表现

　　MRI 是目前检查脊髓病变特征最理想、最有效的无创性检查方法。MRI 可以清楚地显示全部脊髓,并有助于区分脊髓及神经根,对本病的诊断明显优于 CT。横轴位 T$_2$WI 是显示两侧脊髓的最佳断面,可见脊髓局限性前后径缩短,并见两侧脊髓信号,其间可见低信号间隔;而冠状位 T$_1$WI 能较好地显示病变全长,短者为 1~2cm,长者可达 9.5~15cm。分裂的两部分脊髓通常在大小形态上基本对称,但也可不对称,横轴位上趋向于圆形或椭圆形。分裂的脊髓通常在终丝前再融为一体,但也可继续分裂。其外侧可以看到神经根,但由于旋转的关系常于内侧面看到神经根。

　　此外,MRI 还可以明确显示脊髓纵裂畸形伴发的其他病变,如脊髓空洞积水症、Chiari 畸形、脊髓低位、脂肪脊髓脊膜膨出、脊髓脊膜膨出、肥大终丝、终丝脂肪瘤、椎管内畸胎瘤、皮毛窦(图 12-6-1)、脊柱侧凸等。但影像上对于严重脊柱侧凸者的椎管内结构、脊髓低位、肥大终丝等,可能会因严重脊柱侧凸的干扰而显示不清。

　　然而,MRI 对骨性间隔的识别不如 CT。骨性间隔可薄可厚,呈前向后走行(图 12-6-2),可不规则。

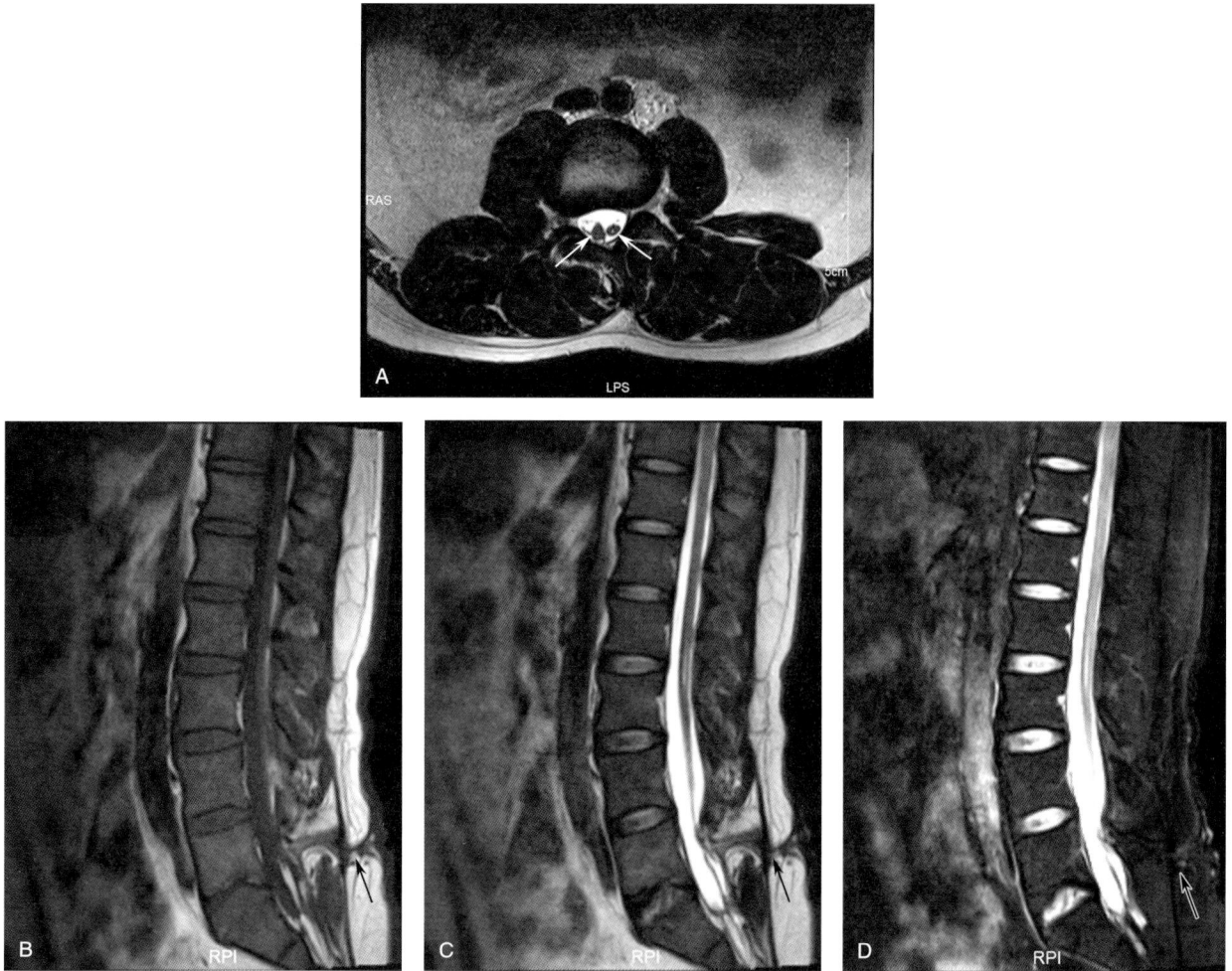

图 12-6-1　脊髓纵裂畸形 Ⅱ 型

A~D. MRI 横轴位 T_2WI 显示双脊髓（白箭），中间可见不完全纤维分隔，矢状位 T_1WI、T_2WI 及 FS-T_2WI 显示皮毛窦（黑箭）

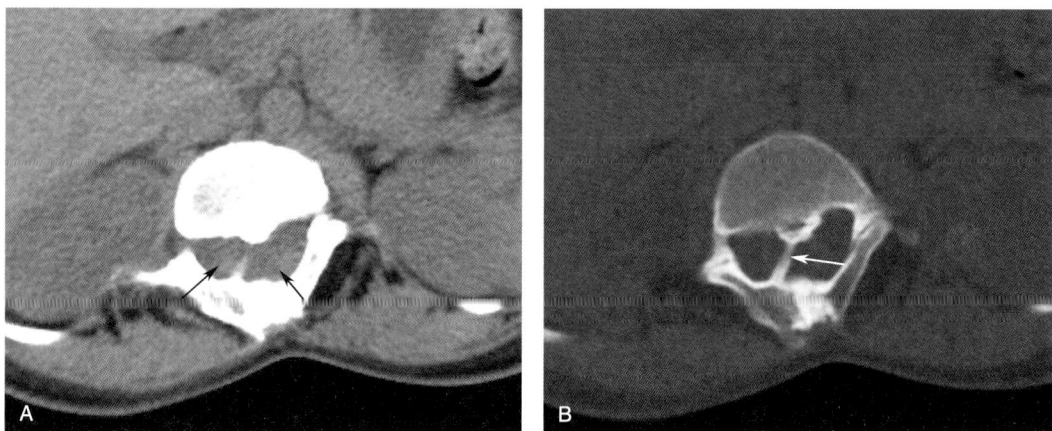

图 12-6-2　脊髓纵裂畸形 Ⅰ 型

A、B. CT 横轴位软组织窗显示双脊髓（黑箭），骨窗可见骨性分隔（白箭）

（四）诊断要点与鉴别诊断

1. 诊断要点

（1）多见于 5 岁以前，女性多见。

（2）好发于下胸段及腰段，常累及几个椎体节段，但也可范围局限。

（3）易与脊髓低位、脊髓脊膜膨出、脂肪脊髓脊膜膨出、终丝脂肪瘤、皮毛窦、终丝增粗、椎管内畸胎瘤等同时存在，也可合并脊髓空洞积水症、Chiari畸形。

（4）T$_2$WI横轴位可显示两条半脊髓信号，呈圆形或椭圆形，其间可见低信号间隔，局部脊髓前后径缩短；T$_1$WI冠状位可显示病变全长，短者为10~20mm，长者可达95~150mm。分裂的两部分脊髓通常在大小形态上基本对称，但也可不对称。

（5）CT可清晰显示两条半脊髓之间的骨性间隔，骨性分隔可薄可厚，呈前向后走行。

2. 鉴别诊断　脊髓纵裂畸形通常容易诊断，一般不需要与其他疾病鉴别。

（五）治疗和预后

手术治疗是当前唯一有效的方法，其目的是切除分裂脊髓之间的骨性或纤维性分隔，及时解除脊髓受压和栓系的因素，阻止原来的神经功能缺失加重，防止产生新的症状。但是手术不能使已发生的神经功能损伤改善。

Ⅰ型脊髓纵裂畸形由于存在骨性或软骨性间隔，增加了脊髓栓系的机会，易致脊髓损伤，因此主张早期手术，解除脊髓或马尾的粘连，并同时处理导致脊髓栓系的其他因素，如增粗的终丝、皮毛窦、脊髓脊膜膨出、脂肪瘤、畸胎瘤等。而对于Ⅱ型脊髓纵裂畸形症状轻微，多主张保守治疗，但若合并有脊髓栓系症状，则应积极手术探查，切除纵隔，松解栓系。有学者认为，对于累及高位颈髓Ⅱ型脊髓纵裂畸形，由于病变进展后容易引起颈髓栓系和由此产生的脑神经病变，甚至累及脑干，通常推荐手术干预以松解栓系节段。

此外，目前的研究表明，叶酸缺乏是神经管畸形的诱因。在神经管畸形易感人群中，如果妇女缺乏叶酸，可大大增加胎儿神经管畸形的发病风险。因此怀孕期间补充叶酸可降低本病的发病率。

（李　娜　邓水堂　王宇军）

第七节　Arnold-Chiari畸形

（一）概述

Arnold-Chiari畸形，又称小脑扁桃体下疝畸形，由汉斯·恰里（Hans Chiari）于1891年首次报道。Arnold-Chiari畸形现在被定义为累及小脑、脑干、颅底和颈髓的一系列后脑异常，以颅颈交界区骨架和神经组织结构异常导致小脑扁桃体疝至枕骨大孔平面以下或进入椎管中为特征（Chiari Ⅳ型畸形除外），常伴脊髓空洞症、脑积水、脊髓低位、脊髓栓系、脊髓纵裂及颅颈部畸形等，其中脊髓空洞症最为常见（37%~75%）。

根据椎管内移位的脑组织疝出的类型和脑或脊柱发育异常的特点，将Arnold-Chiari畸形分为四种类型。① Chiari Ⅰ型：是临床上常见的类型，表现为小脑扁桃体下疝至枕骨大孔下（>5mm），而脑干、小脑蚓部和第四脑室位置形态正常，可伴有脊髓空洞症；② Chiari Ⅱ型：在Ⅰ型的基础上合并脑干、小脑蚓部和第四脑室向下移位变形，常伴有颅颈交界区病变，如脊髓空洞症、脊髓脊膜膨出和脑积水等；③ Chiari Ⅲ型：较少见，在Ⅱ型的基础上合并枕部或颈部脑膨出及枕骨大孔增大，脑膨出囊内包含延髓、小脑、第四脑室及各种病变神经组织成分；④ Chiari Ⅳ型：极少见，表现为小脑扁桃体和小脑幕发育不全或缺如，该型无小脑扁桃体下疝。

　　Arnold-Chiari 畸形的临床主要表现为小脑、脑干、上段颈髓、颈神经和后组颅神经受损症状,女性略多于男性。Chiari Ⅰ型多见于大龄儿童或成人,可表现为儿童后期或成年后伴有剧烈头痛或局灶性神经症状,最常见的临床表现是枕部头痛和/或枕颈部疼痛(80%),可在 Valsalva 动作、强体力活动或姿势改变时加重。其临床表现最轻,经常是偶然发现的,也可以是无症状的(14%)。大部分患者呈缓慢进展,但也可能因咳嗽或者紧张等导致急性发作。大多数 Chiari Ⅰ型是散发性的,遗传倾向较弱,但也有关于其家族聚集性的报道。

　　Chiari Ⅱ型在胎儿超声时就可发现,女孩多见,常见于婴幼儿或新生儿,100% 合并神经管闭合缺陷,几乎均存在脊髓脊膜膨出或脊膜膨出,在 Chiari Ⅰ型临床表现的基础上,可出现较严重的低位颅神经功能缺陷、小脑功能缺陷和呼吸功能障碍症状,还可出现脑积水和颅内压增高症状。伴脊髓脊膜膨出的 Chiari Ⅱ型死亡率很高,通常以神经系统症状的出现或进展为先兆。

　　Chiari Ⅲ型临床很少见,多见于新生儿,其主要临床表现有抽搐、共济失调、痉挛及 Chiari Ⅰ型和 Chiari Ⅱ型的一些临床特点。

　　Chiari Ⅳ型几乎出生后即死亡。

　　(二) 病理学表现

　　Arnold-Chiari 畸形多由轴索中胚层发育畸形而造成枕骨原节发育不良,导致出生后正常发育的后脑结构因颅后窝的过度拥挤而疝出到椎管内。Chiari Ⅱ型及 Chiari Ⅲ型与颅颈交界区的神经管闭合异常有关。

　　(三) MRI 表现

　　MRI 是目前检查 Arnold-Chiari 畸形最理想的检查工具,可以清楚地显示颅后窝和颈枕区的组织情况。临床较认可的诊断标准是 MRI 检查显示正中矢状位小脑扁桃体下缘下降超过枕骨大孔平面 >5mm。MRI 以矢状位和冠状位显示畸形为最佳方位,T_2WI 对脊髓空洞症显示最佳。

　　Chiari Ⅰ型 T_1WI 矢状位表现为尖形、三角形或钉形的小脑扁桃体低于枕骨大孔 >5mm,但扁桃体形态改变比下降程度更重要,而第四脑室和延髓形态和位置正常(图 12-7-1)。其间接征象包括枕大池消失,伴有或不伴有第四脑室延长、薄束核低位。T_2WI 可见垂直或斜的扁桃体叶。Chiari Ⅰ型患者中,30%~70% 伴有脊髓空洞积水症,颈髓是最常见部位,空洞甚至可以一直延伸到腰髓。另外,Chiari Ⅰ型常伴有颅颈交接区发育畸形,如颅底凹陷症、扁平颅底(25%)、寰枕融合(10%)和 Klippel-Feil 综合征。

　　Chiari Ⅱ型畸形,在Ⅰ型的基础上合并脑干、延髓、小脑蚓部和第四脑室向下移位变形,颅后窝变小,第四脑室延长,顶盖呈鸟嘴状(图 12-7-2),常伴有颅颈交界区病变,如脊髓脊膜膨出(100%)(图 12-7-3)、脊髓空洞症(20%)和脑积水(50%)、不完整 C_1 环(70%)等,偶然可见脊髓纵裂,也可伴有胼胝体发育异常。此外,Chiari Ⅱ型 100% 合并显性或隐性脊柱裂,应注意检查腰骶部。

　　Chiari Ⅲ型在 Chiari Ⅱ型的基础上合并枕部或颈部脑膨出及枕骨大孔增大。

　　常规 MRI 还可诊断合并颈椎、颅底畸形者(如颅底凹陷、寰枕融合、寰椎缺如等)。虽然 MRI 在显示骨质结构改变方面不如 CT 敏感,但根据骨皮质及骨髓特征性的 MRI 信号(骨皮质在 T_1WI 及 T_2WI 图像上均为低信号,骨髓由于含有脂肪组织而均呈高信号),故仍可识别枕骨大孔后缘、硬腭后缘、寰椎及枢椎齿突等骨性结构,并能由此作出相应诊断。

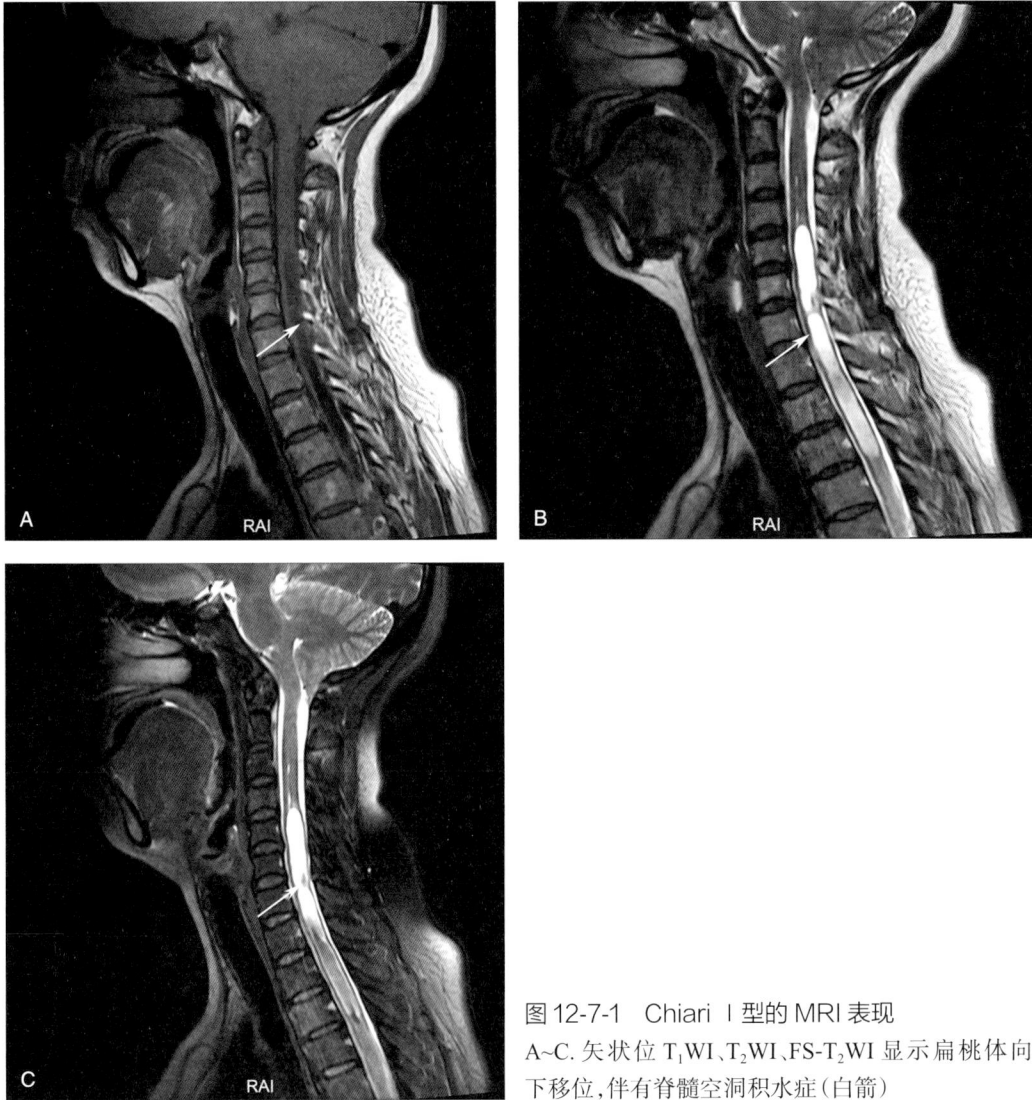

图 12-7-1　Chiari Ⅰ型的 MRI 表现
A～C. 矢状位 T₁WI、T₂WI、FS-T₂WI 显示扁桃体向
下移位,伴有脊髓空洞积水症(白箭)

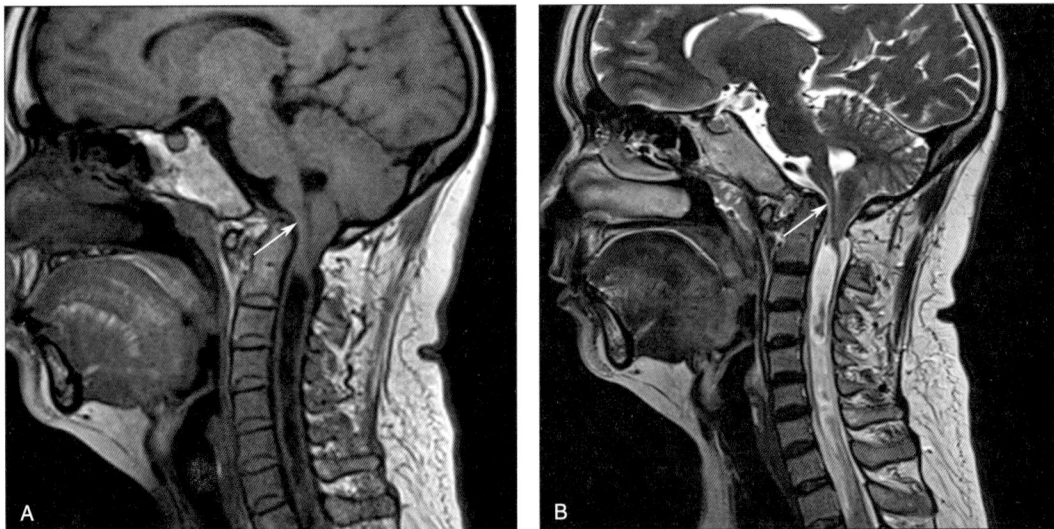

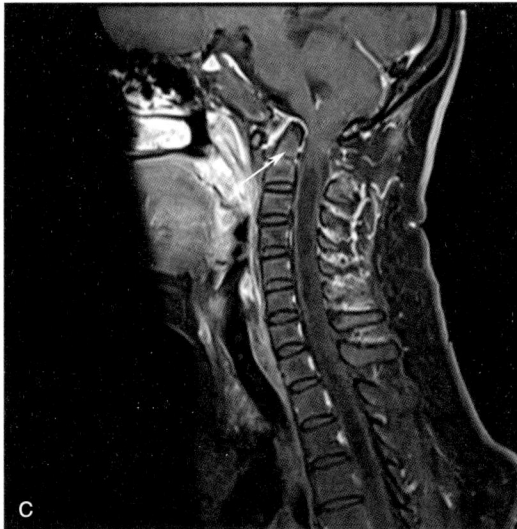

图 12-7-2　Chiari Ⅱ型的 MRI 表现
A~C. 矢状位 T$_1$WI、T$_2$WI 显示扁桃体向下移位，合并小脑蚓部、第四脑室及脑干向下移位变形（白箭），伴有脊髓空洞积水症，T$_1$WI 增强后未见异常强化

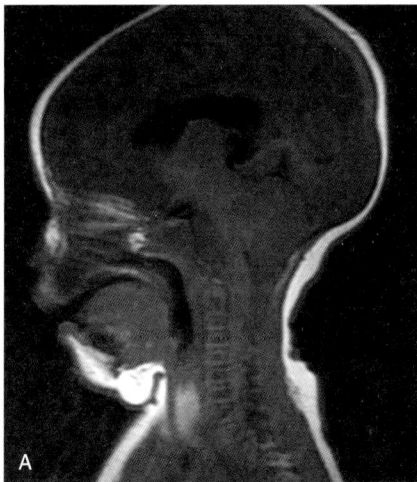

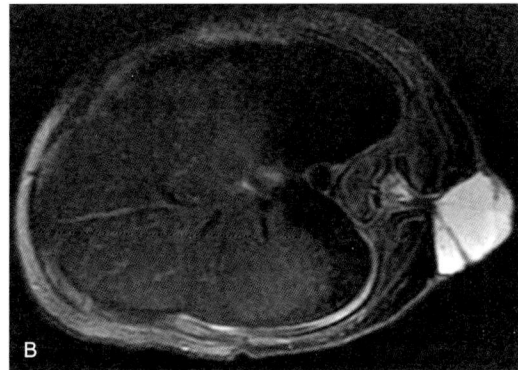

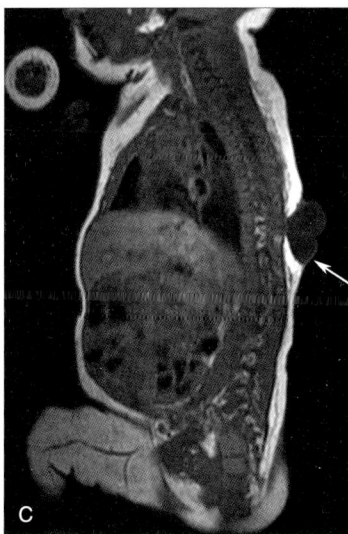

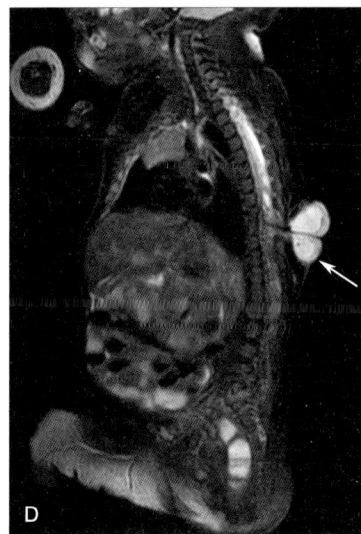

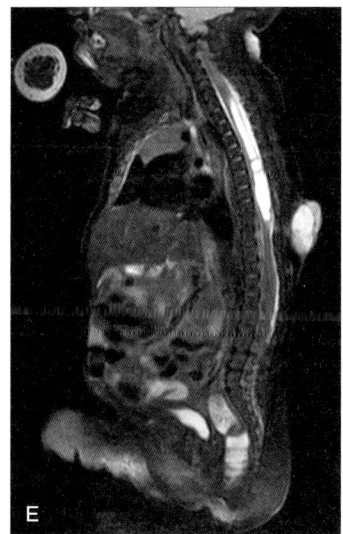

图 12-7-3　Chiari Ⅱ型的 MRI 表现
女性患儿，9 天。A~E. 矢状位 T$_1$WI 显示扁桃体向下移位，合并小脑蚓部、第四脑室及脑干向下移位变形，伴幕上脑积水，横轴位 FS-T$_2$WI 及矢状位 T$_1$WI、FS-T$_2$WI 显示脊膜膨出（白箭）及脊髓空洞积水症

（四）诊断要点与鉴别诊断

1. 诊断要点　临床较认可的 Arnold-Chiari 畸形诊断标准是 MRI 检查显示正中矢状位小脑扁桃体下缘下降超过枕骨大孔平面 >5mm。

（1）Chiari Ⅰ型诊断要点：T_1WI 矢状位表现为尖形、三角形或钉形的小脑扁桃体低于枕骨大孔 >5mm，而第四脑室和延髓形态和位置正常。

（2）Chiari Ⅱ型诊断要点：在Ⅰ型的基础上合并脑干、延髓、小脑蚓部和第四脑室向下移位变形，颅后窝变小，存在脊髓脊膜膨出及脊柱裂，也可伴有脊髓空洞症和脑积水等。

（3）Chiari Ⅲ型诊断要点：在Ⅱ型的基础上，合并枕部或颈部脑膨出及枕骨大孔增大。

（4）Chiari Ⅳ型诊断要点：表现为小脑扁桃体和小脑幕发育不全或缺如，但无小脑扁桃体下疝。

2. 鉴别诊断　Arnold-Chiari 畸形需要与正常年龄相关的扁桃体下降、获得性扁桃体异位 / 疝出、严重慢性分流性先天性脑积水等进行鉴别。

（1）正常年龄相关的扁桃体下降低于"枕后点 - 颅底点连线，OB 线"：10 岁以内 6mm；4 岁左右最显著，然后扁桃体回缩；11~30 岁 5mm；31~80 岁 4mm；81~90 岁 3mm。上述测量值仅作参考，关键在于观察小脑扁桃体、下蚓部、延髓、第四脑室及枕大池形态、位置改变。轻度 Chiari Ⅰ型要与正常鉴别，后者下脑扁桃体下缘较圆钝，而下疝的扁桃体常下缘锐利变尖。

（2）获得性扁桃体异位 / 疝出：腰穿或腰穿分流引起的低颅压、慢性脑室腹腔分流（颅骨增厚、颅缝过早融合、腰部蛛网膜粘连）、颅内压增高、占位效应或肿瘤等，均可以引起继发性扁桃体异位或疝出。甚至有文献报道，放射治疗前颅底恶性肿瘤后继发获得性扁桃体异位 / 疝出。

（3）严重慢性分流性先天性脑积水：可引起脑塌陷和小脑向上疝出，但无脊柱裂。

（五）治疗和预后

Arnold-Chiari 畸形是由轴索中胚层发育畸形而导致枕骨原节发育不良，颅后窝发育畸形狭小、小脑扁桃体下疝导致枕骨大孔区压迫梗阻和脑脊液循环障碍，因此手术治疗主要有两个目的：一是扩大颅后窝而减轻各种组织间的压迫；二是重建枕骨大孔区的脑脊液循环通路。Arnold-Chiari 畸形目前尚无统一的手术规范。美国神经外科医生协会认为，无症状的 Chiari Ⅰ型应实行保守治疗并长期随访；而对于有临床症状的 Arnold-Chiari 畸形患者应积极进行手术治疗，防止病情进一步发展。目前，治疗 Arnold-Chiari 畸形最主要的术式为颅后窝减压术。Arnold-Chiari 畸形常伴有脊髓空洞症，对脊髓空洞症的治疗尚缺乏统一的意见，大部分学者认为，空洞会逐渐变小甚至消失，因此不必进行手术治疗。仅在颅后窝减压术后空洞持续存在或进行性发展时，才采取脊髓空洞 - 蛛网膜下腔分流术。

脊髓脊膜膨出的 Chiari Ⅱ型死亡率很高，预后很差。早期脑脊液分流术、选择性对某些患儿进行神经管闭合缺陷修补、颅后窝持续减压术可降低 Arnold-Chiari 畸形的严重程度，但其预后不良的比率仍然很高。

Chiari Ⅲ型囊切除术前分流可减轻脑干受压，囊内大部分结构无功能，但需要警惕静脉结构及脑干。

（李　娜　姜淑倩　王宇军）

第八节 脊髓空洞积水症

(一) 概述

脊髓空洞症(syringomyelia,SM)是指脊髓内存在异常液性囊腔的一组病症。脊髓空洞症的病理基础包括脊髓积水和脊髓空洞。脊髓积水为内衬室管膜的中央管扩大所致,扩张的中央管破裂,脑脊液进入脊髓实质内可形成脊髓空洞症,空洞壁的破裂多见于空洞的上下端附近,空洞内液体与脑脊液成分大致相同。由于脊髓积水和脊髓空洞可同时存在,相互交通,有时二者在病理学上都很难鉴别,故归为一组称为脊髓空洞积水症(syringohydromyelia,SHM)。脊髓空洞积水症可分为先天性和获得性,先天性脊髓空洞积水症与 Arnold-Chiari 畸形(90%)、终丝脂肪瘤等有关。而在 Arnold-Chiari 畸形中,30%~70% 的患者伴有脊髓空洞积水症,好发于 25~40 岁,常见于颈胸段。获得性脊髓空洞症,即由于外伤、肿瘤、蛛网膜炎或变性疾病等引起的脊髓空洞,其中外伤性空洞可发生于所有节段。

未经治疗的脊髓空洞积水症多有逐渐增大的趋势,并由内向外不断扩大,压迫并损伤脊髓神经组织,80% 的患者出现四肢力量逐渐减弱,背部、肩部、手臂及腿部僵硬,并出现慢性疼痛;也可出现节段型分离性感觉障碍,即痛温觉消失、触觉存在,甚至出现有关肌群的下运动神经元性瘫痪、肌肉萎缩。大部分患者呈缓慢进展,但也可能因咳嗽、紧张或损伤等导致急性症状。

(二) 病理学表现

先天性脊髓空洞积水症发病机制尚存在争议。早期 Gardner 提出"水锤理论",假定空洞与第四脑室相通,认为脑脊液因进入蛛网膜下腔的通路受阻而不断冲击脊髓形成水锤效应。但 Milhorat 等发现,大部分脊髓空洞并未与第四脑室相通。Williams 提出颅内与椎管内压力分离学说,认为 Valsalva 动作(吸气后强力闭呼动作)时颅内压升高,但近端蛛网膜下腔阻塞致脊髓上下压力不均,脑室系统和硬膜下腔出现压力分离,脊髓下端对上端脑脊液产生抽吸效应,空洞形成后咳嗽或喷嚏使硬膜外静脉丛迅速充盈,压迫管状空腔下端,腔内液体被挤压冲击中央管及周围实质产生搅动效应。Oldfield 等学者提出脑脊液脊髓渗入学说,认为颅颈交界区梗阻时,高位颈髓蛛网膜下腔产生的压力使脑脊液通过脊髓血管间隙渗入髓内形成空洞积水。而 Greitz 认为,脊髓内部液体源自压力相对较高的脊髓微环境中的细胞外液,而心脏收缩期脑脊液搏动波的产生来自脑外动脉,由于脊髓内部压力相对高于邻近蛛网膜下腔,从而由内至外扩张脊髓形成空腔,而空腔又立即被髓内细胞外液填充,形成空洞。总之,对先天性脊髓空洞积水症发病机制的研究,人多数集中在脑脊液流体动力学方面,相关的参数有几何结构、脑脊液流速、体积流量、顺应性和组织的机械性能、脑脊液压力和流动阻力等,目前还不清楚脊髓空洞的疾病机制中哪种动力学参数起关键作用,也可能是多因素共同作用的结果。

对于创伤后脊髓空洞症(post-traumatic syringomyelia,PTS)的形成,普遍认为与脊髓缺血、坏死、液化等因素有关。由于组织缺血、坏死和血肿软化,细胞内溶酶体溶解,使得微囊形成增加,炎症通路将脊髓软化中心转变成低压、非扩张性腔。空洞内成分与脑脊液相似,空洞壁由星形细胞或室管膜细胞构成,周围胶质组织可增生形成分隔。

其他相关病因,如髓内肿瘤血管内液体的渗出、肿瘤细胞的分解物和部分肿瘤的高分泌状态都可以使细胞外液蛋白含量增加,引起黏性增加,影响脑脊液正常流动,导致空洞形成。

15%~20% 的脊髓空洞积水症为交通性,即与第四脑室相交通多伴脑积水,常见于蛛网膜下腔出血、脑膜炎和软脑膜癌病等。约 80% 的脊髓空洞积水症为非交通性,与第四脑室通过脊髓的非空洞段相隔离,多发生于 Arnold-Chiari 畸形,也可以继发于获得性病变如脊髓外伤、髓内肿瘤和髓外压迫病变。

（三）MRI 表现

MRI 是脊髓空洞积水症的最佳检查方法。脊髓空洞积水症常见于颈胸段,也可累及全脊髓。T_2WI 矢状位可清晰显示病变范围和伴发的畸形。MRI 特征为脊髓增粗膨大,脊髓中央或略偏中央有纵行充满液体的空洞,在 T_1WI 和 T_2WI 上信号与脑脊液一致,边界清晰,有时可见脑脊液流空现象,空洞周围的脊髓组织在 T_2WI 上信号可增高,可能与胶质增生、脊髓软化或水肿有关。先天性脊髓空洞积水症与 Arnold-Chiari 畸形、终丝脂肪瘤（图 12-8-1、图 12-8-2）等有关。空洞形态各异,Arnold-Chiari 畸形相关的脊髓空洞积水症多为节段性囊状或"串珠"样改变;外伤性脊髓空洞积水症,空洞好发于受伤处上或下段脊髓内,以腊肠样或多房性改变更常见,可能与空洞内胶质组织增生构成分隔有关,且空洞常呈偏心性,好发于外伤处的近端（81%）或下段脊髓内。横轴位上空洞可呈圆形、不规则或双腔形。Gd-DTPA 增强后扫描显示先天性或获得性脊髓空洞积水症,病灶区无强化。此外,非交通性空洞多为单发,累及的长度及直径均小;而交通性空洞由于脑脊液的搏动,有时可出现脑脊液流空现象,即 T_1WI、T_2WI 上空洞内均呈低信号。

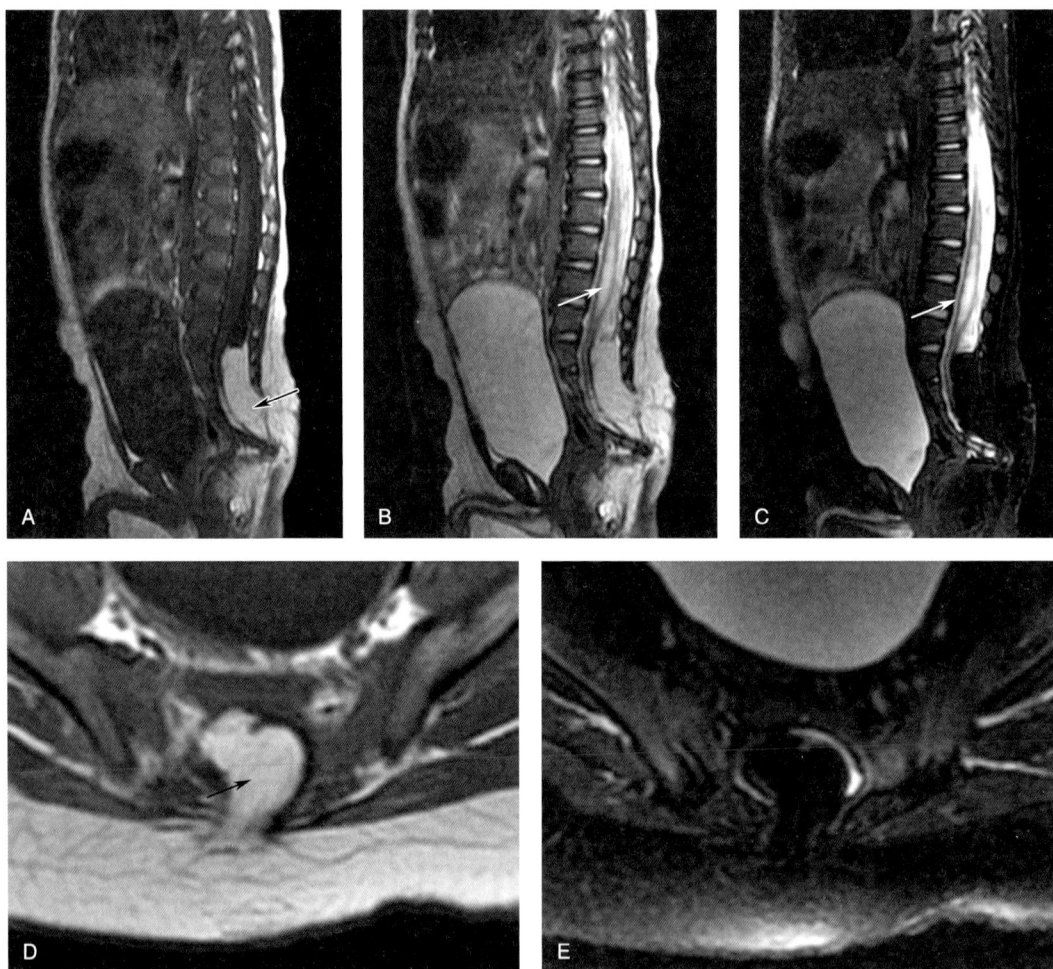

图 12-8-1　终丝脂肪瘤伴脊髓空洞积水症
A~E. 矢状位 T_1WI、T_2WI、FS-T_2WI,横轴位 T_1WI 及 FS-T_2WI 显示终丝脂肪瘤（黑箭）,
伴有脊髓空洞积水症（白箭）和脊髓低位

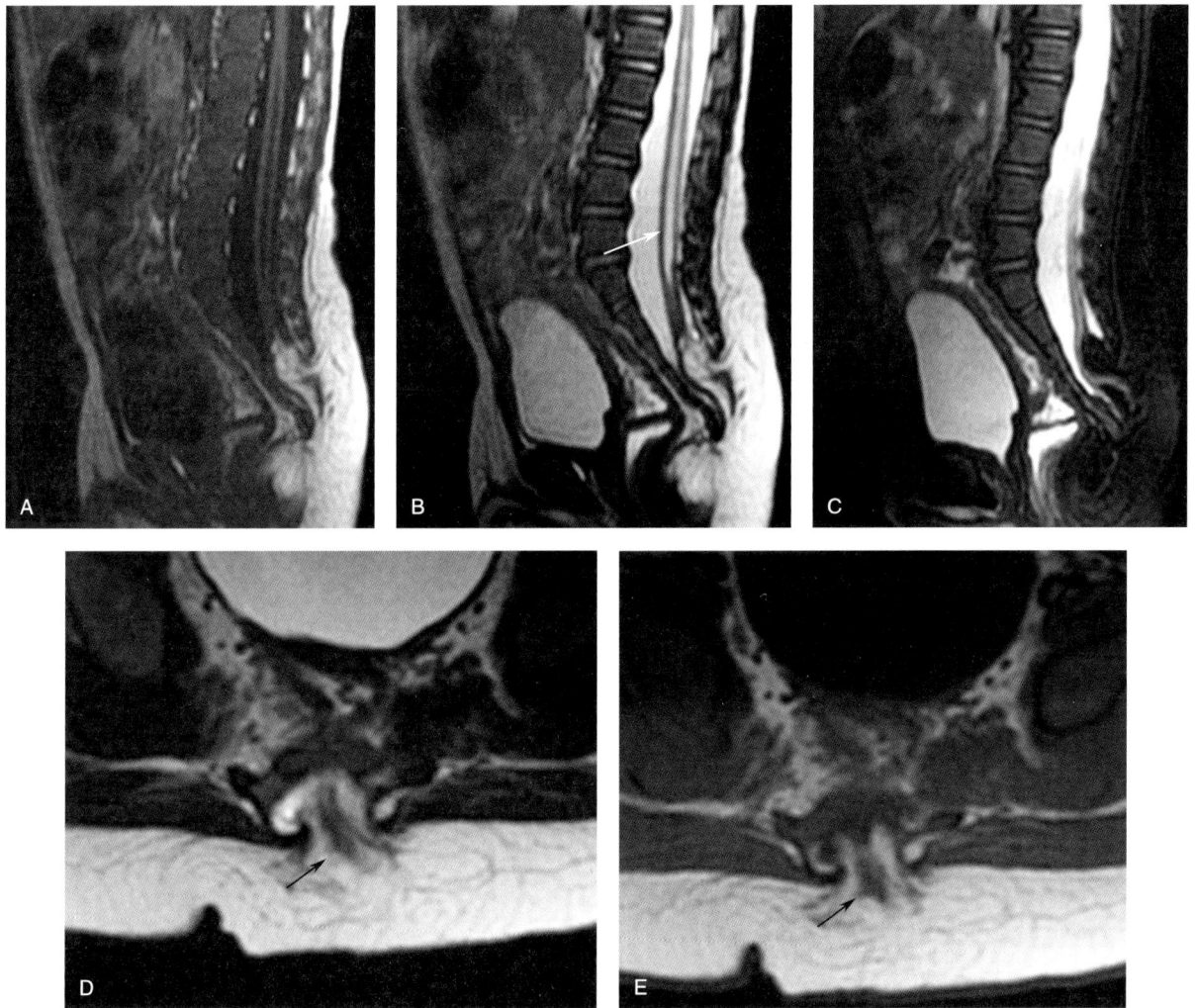

图 12-8-2　脊髓空洞积水症

A~E. 矢状位 T_1WI、T_2WI、FS-T_2WI 显示终丝脂肪瘤，伴有脊髓低位、脊髓空洞积水症（白箭），
横轴位 T_2WI、T_1WI 显示脂肪脊膜膨出（黑箭）

（四）诊断要点与鉴别诊断

1. 诊断要点

（1）多伴有 Arnold-Chiari 畸形。

（2）常发生于 25~40 岁。

（3）好发于颈或颈胸段脊髓。

（4）临床表现为四肢无力，背部、肩部、手臂及腿部僵硬，伴慢性疼痛；也可出现节段性分离性感觉障碍即痛温觉消失、触觉存在等。

（5）MRI 显示脊髓增粗，其中央或略偏中央见充满液体的空洞，在 T_1WI 和 T_2WI 上信号与脑脊液一致，空洞与正常脊髓之间分界清晰。伴有 Arnold-Chiari 畸形的脊髓空洞积水症多呈"串珠"样改变。

（6）获得性脊髓空洞积水症常有相应的临床病史，包括外伤、肿瘤、蛛网膜炎或变性疾病等，其形态常表现为多房性或腊肠样空洞，好发于受伤处上或下段脊髓内。

（7）Gd-DTPA 增强后扫描显示病灶区无强化。

2. 鉴别诊断

（1）脊髓软化：多见于脊髓外伤后，脊髓的直径小于正常，囊腔较小且内壁不光整，且无流空现象。

(2)脊髓肿瘤继发囊变：髓内可见软组织肿块影，MR 增强后肿瘤实体及囊壁可有强化。

（五）治疗和预后

脊髓空洞积水症的治疗仍存在争议，手术是主要的治疗手段。手术的主要目的是消除引起脊髓空洞的原因及引流空洞内异常灌流的液体。Arnold-Chiari 畸形相关的脊髓空洞积水症，手术的目的是解除枕骨大孔区的压迫，恢复脑脊液的正常循环，最主要的术式为颅后窝减压术，包括枕骨下颌骨切除术、C_1 椎板切除术等，术后长期随访发现，去除 C_1 后部结构并不影响颈椎结构的稳定性。创伤后脊髓空洞症的手术目的主要是解除脊髓栓系和神经根粘连，需要首先行后路硬膜内探查，通过松解脊髓及神经根的粘连、硬脑膜成形术等，恢复脑脊液的自由流动，然后行前路手术解除受伤处骨性后凸畸形，阻止空洞的进展。蛛网膜下腔松解术和硬脑膜成形术是恢复脑脊液动力学的首选治疗方法。特发性脊髓空洞多采用空洞分流术，包括空洞 - 腹腔分流术和空洞蛛网膜下腔分流术，使空洞内的液体在脊髓因动脉搏动而收缩时顺利流出，同时降低椎管内压，近期疗效满意。

（李　娜　王　会　王宇军）

第九节　　Currarino 综合征

（一）概述

Currarino 综合征（Currarino syndrome，CS）是一种罕见的先天性畸形，主要包括肛门直肠畸形、骶骨发育不全和骶前肿块三种异常。1981 年，由 Currarino 首次描述，并将其命名为 Currarino 三联征。2000年，Belloni 等人发现，除以上三种异常外，还可伴发其他多个系统的异常，因此将其命名为 Currarino 综合征。

（二）病理学表现

病理学检查主要是为了明确骶前肿块的性质，骶前肿块包括真性肿块和假性肿块，真性肿块如畸胎瘤（畸胎瘤常见为成熟性畸胎瘤）、表皮样囊肿、肠源性囊肿、脂肪瘤等。假性肿块如脊膜膨出等。

（三）MRI 表现

MRI 对于直肠畸形可显示先天性肛门闭锁或狭窄的程度，明确先天性肛门闭锁的类型，当有瘘管存在时，能够同时显示瘘口的位置、瘘管的形态和瘘管到达的位置。MRI 有助于骶前肿块性质的诊断及鉴别诊断，尤其是骶前囊性肿块与骶前脊膜膨出之间的鉴别，骶前脊膜膨出表现为骶骨与直肠之间的囊性肿块，呈 T_1WI 低信号、T_2WI 高信号，信号与脑脊液相似，并可见该病变通过骶骨缺损处与椎管内相通。骶前真性肿物以成熟畸胎瘤最为常见，亦可见表皮样囊肿、肠源性囊肿、脂肪瘤等，也有罕见的类癌、低级别神经内分泌癌的报道（图 12-9-1）。

（四）诊断要点与鉴别诊断

1. 诊断要点　Currarino 综合征可为完全型，即同时出现肛门直肠畸形、骶骨发育不全和骶前肿块三种异常；也可为部分型，即出现以上三种异常中的任意一种或两种。其他系统异常可有泌尿生殖系统的重复肾盂重复输尿管畸形、神经源性膀胱、马蹄肾、一侧肾缺如、肾发育不良、子宫阴道重复畸形，神经系统的小头畸形、脊柱闭合不全、脊髓栓系、终丝脂肪瘤等。有学者指出，Currarino 综合征伴脊髓栓系综合征的发生风险在脂肪瘤患者中较高，而在畸胎瘤或骶前脊膜膨出的患者中较低。

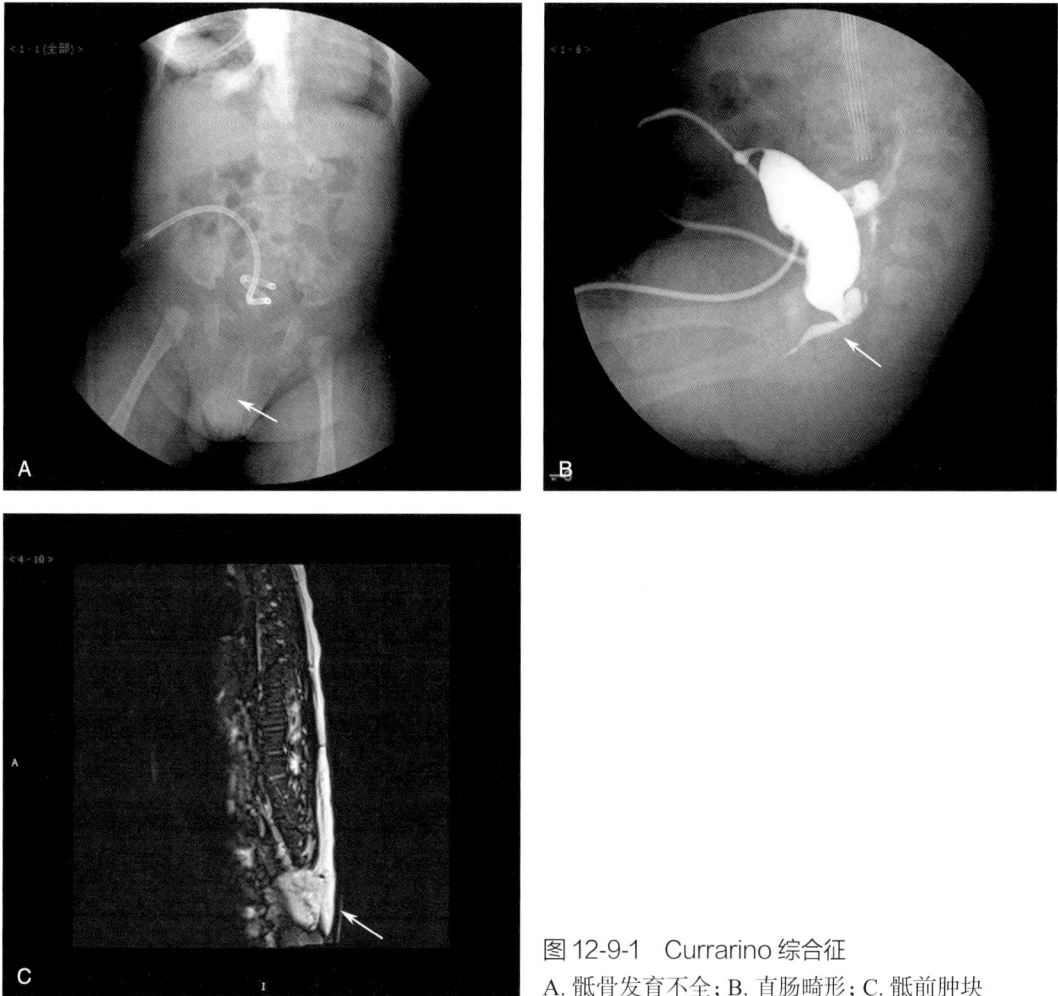

图 12-9-1　Currarino 综合征
A. 骶骨发育不全；B. 直肠畸形；C. 骶前肿块

2. 鉴别诊断　鉴别诊断主要针对 Currarino 综合征中的骶骨发育不全。骶骨发育不全分为 5 型：Ⅰ型为全骶骨发育不全伴有腰椎受累；Ⅱ型为全骶骨发育不全，无腰椎受累；Ⅲ型为骶 $_1$ 椎体正常的骶骨发育不全（即次全骶骨发育不全）；Ⅳ型为半侧骶骨发育不全；Ⅴ型为尾骨发育不全。典型情况下为骶 $_2$~骶 $_5$ 椎体的异常，骶 $_1$ 椎体常为轻度异常，常为Ⅲ型或Ⅳ型，单侧骶骨缺损时，骶骨呈"弯刀样"或"新月状"改变。骶骨发育不全需要与节段性脊柱发育不良相鉴别。节段性脊柱发育不良主要累及下段胸椎或腰椎，可见受累节段的椎体融合、椎裂畸形等，脊柱后凸，椎管狭窄或中断，相应部位脊髓明显变细，神经根可缺如，病变部位以上的脊髓则多正常。

（五）治疗和预后

Currarino 综合征中，肛门直肠畸形如先天性肛门闭锁（最严重）、直肠狭窄伴或不伴先天性巨结肠等，可导致不同程度的排便不畅或便秘，骶前肿块如脊膜膨出等破裂后常继发感染等。肛门直肠畸形伴直肠会阴瘘或瘘管与椎管内异常沟通时，常可伴发肛周局部皮肤软组织感染或中枢神经系统感染等。治疗方式仍以手术治疗为主。

（向雪莲　朱芳梅　王宇军）

第十节　脊神经根周围囊肿

(一) 概述

脊神经根周围囊肿是含有脊神经根纤维的硬膜外脊膜囊肿,由 Isadore M.Tarlov 于 1938 年首次报道,因此又称为 Tarlov 囊肿。根据 Nabors 椎管囊肿分型:Ⅰ型为硬膜外无神经根纤维脊膜囊肿,Ⅱ型为硬膜外含神经根纤维脊膜囊肿,Ⅲ型为硬脊膜下囊肿。Tarlov 囊肿为 Nabors Ⅱ型,为脊髓神经根袖远端的异常扩张形成囊肿,该囊肿可发生于椎管内任何节段的神经根,以骶椎最多,腰椎次之,颈胸段少见,多见于成年人。

(二) 病理学表现

由于神经束膜和神经内膜之间存在潜在、封闭的神经束膜下腔,通常神经束膜下腔与蛛网膜下腔不相通。当咳嗽、站立、腹压增高、动脉搏动和做 Valsalva 动作时,脑脊液的静水压力增高,将促使脑脊液流至神经束膜与神经内膜之间的潜在腔隙。由于神经束膜下腔与蛛网膜下腔之间没有正常通道,长时间会在交界处形成一个单向活瓣,限制脑脊液回流至蛛网膜下腔,逐渐形成囊肿。组织学检查可见囊肿位于脊神经后根与神经节交界处、神经内外膜之间。囊肿围绕整个神经根或位于神经根内部而被受压的神经根所包绕。神经根囊肿在囊壁或囊腔内含有神经纤维或神经节细胞。

(三) MRI 表现

MRI 检查是 Tarlov 囊肿诊断和鉴别诊断的首选检查方法,也是诊断 Tarlov 囊肿的"金标准"。MRI 表现特点为:①囊肿大多位于骶管内,以 $S_1 \sim S_3$ 平面为主,呈卵圆形、串珠状及不规则形,可单发或多发;②囊肿边界清楚,囊壁菲薄,信号与脑脊液相似,T_1WI 呈均匀低信号、T_2WI 呈均匀高信号,增强扫描囊壁无强化;③神经根 MR 扫描及重建能发现囊肿内有神经根走行分布。(图 12-10-1)

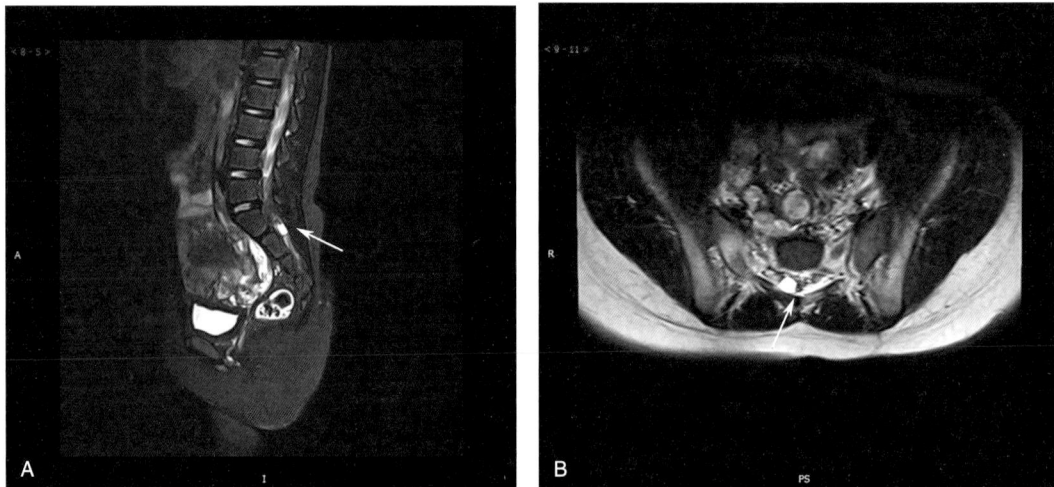

图 12-10-1　Tarlov 囊肿的 MRI 表现

A、B. 矢状位 T_2WI 脂肪抑制序列显示骶管内囊肿(白箭),横轴位 T_2WI 可见该囊肿位于神经根周围(白箭)

(四) 诊断要点与鉴别诊断

1. 诊断要点　Tarlov 囊肿占所有骶管囊肿的 90% 左右。本病的诊断要点主要是在囊肿内发现神经根的走行或分布。

2. 鉴别诊断　Tarlov 囊肿主要与椎管内其他类型的囊性病变鉴别,主要有不包含神经根的脊膜囊肿、脊膜憩室、蛛网膜囊肿等。

(1)不包含神经根的脊膜囊肿:囊肿内未见神经根走行。

(2)脊膜憩室:Tarlov 囊肿位于后根与神经节连接处或其远侧,脊膜憩室则发生于后根神经节的近侧或见于脊柱的全长,并多见于胸段,内无神经纤维组织,与蛛网膜下腔自由相通,脊髓造影开始便显示对比剂充盈。

(3)椎管内蛛网膜囊肿:椎管内蛛网膜囊肿以硬膜下最常见,好发于胸段,其次为腰部及腰骶部,囊肿伸出椎间孔外及其末端的分叉形状(分叉征)有提示作用。

(五) 治疗和预后

大多数的 Tarlov 囊肿无明显的临床症状,予以随访观察。部分囊肿累及神经根会产生相应的临床症状,常见的累及骶神经根,引起坐骨神经、臀中皮神经、臀下皮神经、股后皮神经、阴部神经等不同程度的刺激与损害,出现臀部、马鞍区和下肢疼痛、麻木、肌力下降,严重者会出现大、小便和性功能障碍。对于有症状的 Tarlov 囊肿患者,一般可采用保守治疗、介入治疗和手术治疗等。保守治疗主要包括止痛药、非甾体抗炎药、激素及物理疗法等。介入治疗主要有 CT 引导下经皮穿刺抽吸、纤维蛋白胶注射填塞治疗等。手术治疗主要包括囊壁部分切除 + 神经根袖套成形术、自体脂肪 / 肌肉 - 蛋白胶囊肿显微填塞术等。

(向雪莲　张 翠　王宇军)

第十三章
感染性疾病

第一节　化脓性感染

一、硬脊膜外脓肿

(一) 概述

硬脊膜外脓肿(spinal epidural abscess,SEA)是硬膜外间隙化脓性感染,脓液积聚于硬脊膜与脊椎之间。各年龄段均可发病,以 60~70 岁为高峰。男性略多于女性。硬脊膜外脓肿来源于泌尿系统或胃肠道、肺、心脏、黏膜、皮肤等部位血行播散感染,也可由邻近组织感染直接蔓延而来。另外,异物(弹片、外伤)或硬脊膜外麻醉时无菌操作不严格,都可引起硬脊膜外脓肿。最常见的病原体是金黄色葡萄球菌,占所有病例的 2/3。少数为革兰阴性杆菌、链球菌、凝固酶阴性葡萄球菌或厌氧菌。病变部位以中、下胸段及腰段最常见,因此处硬脊膜外间隙较宽,并富含脂肪和血管丛。硬脊膜外脓肿的危险因素包括糖尿病、酗酒、外伤、血液透析、静脉注射药物、HIV 感染和并发其他感染。脓肿直接压迫、动脉血供中断、局部静脉血栓形成,以及细菌毒素和炎症等都会对脊髓造成损害。多呈急性发病,全身感染及中毒症状较为突出。典型的临床表现是背痛、发热和神经功能障碍,包括运动肌无力、肢体感觉异常和大小便失禁等。然而,并非所有病例都会出现所有症状。常伴有椎间盘炎、椎体骨髓炎、椎旁脓肿、化脓性小关节炎等。

(二) 病理学表现

细菌侵入硬脊膜外间隙形成脓肿,急性期病理改变为组织充血、渗出,大量白细胞浸润,继而脂肪组织坏死,脓液逐渐积聚。炎症在亚急性期或慢性期脓液周围肉芽组织增生包裹脓液形成脓肿。脓液多积聚于硬脊膜囊的背外侧,由于硬脊膜外腔压力增高,可以纵行扩散上下,延及数个脊髓节段,极少数可延及大部分椎管甚至全椎管。脓肿在压迫脊髓的同时,还阻碍了脊髓静脉的回流,产生脊髓水肿;血管内膜可发生炎性血栓,使脊髓发生缺血性损害,产生脊髓软化、坏死。脓肿很少能穿破硬脊膜向内扩散,慢性病变多形成肉芽样组织压迫脊髓。

(三) MRI 表现

MRI 对硬脊膜外脓肿的诊断具有重要价值。早期硬膜外组织充血、水肿,呈 T_1WI 稍低信号、T_2WI 高信号,可有微小脓肿形成,呈 T_1WI 低信号、T_2WI 高信号。增强扫描表现为充血水肿区强化,小脓肿壁与周围水肿区不易区分,脓腔显示为小灶状无强化的低信号区。随着病变进展,较大的脓腔形成,在 T_1WI 显示为等或稍低信号的占位性病变,且脓肿壁信号稍高于脓液,周围软组织水肿在 T_1WI 上显示为弥漫性低信号,T_2WI 显示脓肿区呈高信号,邻近硬膜囊炎症,T_2WI 信号增高。增强扫描,脓肿壁及硬膜囊下炎症组织有强化,病变前方的硬膜外静脉或在椎体上下方的椎体静脉丛显著强化。脓肿周围的脂肪发生水肿、变性、坏死、液化,使硬脊膜外脓肿周围的脂肪短 T_1WI 高信号、T_2WI 中等信号完全或部分消失。脓腔内因含坏死组织、炎症细胞和中性粒细胞而表现为较黏稠液体,限制了水分子的弥散运动,因此 DWI 呈明显高信号。同时 MRI 还可显示硬脊膜、脊髓的受压移位情况和蛛网膜下腔的狭窄程度(图 13-1-1)。

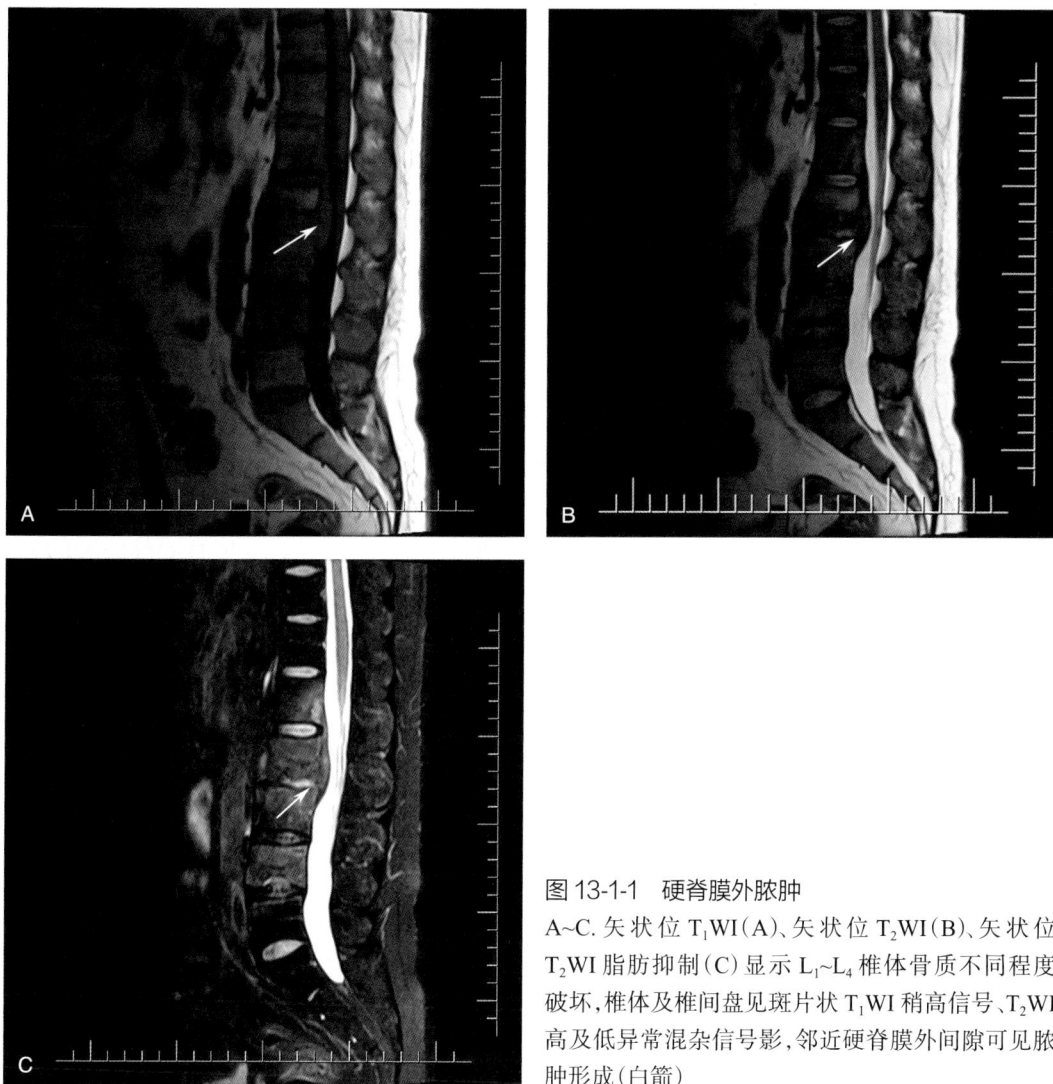

图 13-1-1 硬脊膜外脓肿
A~C. 矢状位 T_1WI(A)、矢状位 T_2WI(B)、矢状位 T_2WI 脂肪抑制(C)显示 L_1~L_4 椎体骨质不同程度破坏,椎体及椎间盘见斑片状 T_1WI 稍高信号、T_2WI 高及低异常混杂信号影,邻近硬脊膜外间隙可见脓肿形成(白箭)

(四)诊断要点与鉴别诊断

1. 诊断要点

(1)有化脓性感染史,特别是皮肤感染史。

(2)起病急,有发热、寒战,白细胞增高,甚至败血症症状和严重的局限性胸背部疼痛者,并可出现早期脊髓功能障碍。

(3)腰椎穿刺抽出脓液是确诊的直接证据。

(4)MRI 早期 T_1WI 表现为稍低信号,T_2WI 表现为高信号;脓肿形成期 T_2WI 或脂肪抑制序列上呈高信号,DWI 脓腔呈明显高信号,ADC 图呈明显低信号。

(5)增强示早期弥漫性均匀或不均匀强化,提示为蜂窝织炎;病变进展,脓肿形成,脓肿壁显著强化,而脓腔无强化。

2. 鉴别诊断

(1)硬膜外血肿:其病灶形态与硬脊膜外脓肿相似,但从以下几点易于鉴别:①硬膜外血肿患者多有外伤史,而无发热史;②MRI信号根据血肿内血红蛋白变化而改变,急性期T$_1$WI上血肿与脑脊液信号相似,T$_2$WI表现为等或略高信号,亚急性期T$_1$WI信号高于脑脊液,T$_2$WI信号减弱,慢性期在T$_2$WI上显示信号由低变高,相对于脑脊液呈等或略高信号;③亚急性期或慢性期血肿周边可有轻度强化。

(2)结核性硬脊膜外脓肿:其病灶大小及MRI信号改变与硬脊膜外脓肿相似,主要鉴别点如下:①冷脓肿起病缓慢,有低热、乏力、盗汗等全身表现,全身中毒症状不明显;②多伴有相应节段的脊柱结核或其他部位的结核,可有相邻椎体骨质和椎间盘的破坏;③其肉芽肿性变的概率较高。

(3)硬膜外肿瘤:包括神经源性肿瘤、转移瘤等,病灶多局限,转移瘤可多发,表现为硬脊膜外软组织肿块,T$_1$WI呈等或低信号,T$_2$WI多呈高信号,根据肿瘤类型不同呈不同程度强化。转移瘤常伴有椎体及椎弓根的破坏,并可发现原发灶。神经源性肿瘤可通过椎间孔与椎旁肿块相连。

(4)椎间盘受压或移位:椎间盘高度消失、突出、变性,椎体终板完好,T$_2$WI呈等或低信号,较硬脊膜外脓肿更局限,周围可有轻度强化。

(5)硬膜外脂肪增多:硬膜外间隙堆积过多脂肪,MRI表现为T$_1$WI和T$_2$WI均匀高信号,脂肪抑制序列上信号减低,对脊髓和神经根有占位效应。

(五)治疗和预后

硬脊膜外脓肿的治疗效果与病程缓急、患者全身状况、细菌毒力、脊髓受压程度及手术治疗的时机早晚有直接关系。早期诊断和治疗的完善有助于改善患者的预后。因此确诊为硬脊膜外脓肿的患者,应实施紧急手术。手术的目的在于清除脓液和肉芽组织,解除对脊髓的压迫,并做充分引流。在手术治疗的同时,应经验性使用大量广谱抗生素,术后应根据细菌培养和药敏试验结果选用抗生素,可适当应用神经营养性药物,以促进神经功能恢复,注意纠正水、电解质紊乱,加强营养。有条件者可进行高压氧治疗。一般儿童的预后情况较成人好,初始神经功能受损的程度与预后有关,且损伤部位较高者预后较差。如果未经治疗或者延误治疗,可造成不可逆的神经功能损害甚至死亡。

二、硬脊膜下脓肿

(一)概述

硬脊膜下脓肿(spinal subdural abscess,SSA)是在硬膜下间隙形成的脓肿,脓液积聚于硬膜与蛛网膜之间。与硬脊膜外脓肿相比,硬脊膜下脓肿十分罕见。各年龄段均可发病,以60~70岁多见,男女比例为1:2。感染主要来源于椎管外的病灶血行传播感染、邻近脓肿的侵袭或腰椎穿刺等引起的医源性感染。以黏膜或皮肤来源最常见,有时难以发现原发感染灶。致病菌主要为金黄色葡萄球菌,其次为革兰氏阴性杆菌。病变部位最常见于胸腰部。硬脊膜下脓肿的诱发因素包括:由药物治疗、潜在感染或全身性疾病所致的免疫功能低下,静脉滥用药物、糖尿病、肝硬化、肾衰竭或艾滋病等。肥胖和酗酒是脊髓败血症的重要诱因。临床表现与硬脊膜外脓肿相似,发病初始,轻度腰背部疼痛,伴或不伴有全身感染症状;随后出现脊神经根和脊髓压迫症状,有感觉、运动及括约肌功能障碍。

(二)病理学表现

多在化脓性蛛网膜粘连的基础上有单个或多个脓肿形成。脑脊液内细胞数和蛋白量增高,可有颅内压升高表现。可并发脊髓膜炎、硬脊膜外脓肿,而通常不伴有椎体骨髓炎。

(三)MRI表现

MRI示椎管内结构紊乱,蛛网膜下腔内可见病变区在T$_1$WI上呈低信号,T$_2$WI示不均匀的高信号灶,脊髓占位效应提示病变存在(图13-1-2)。增强扫描可见不均匀弥漫性的硬膜下信号增强,呈边缘强化。横轴位可见脓肿与脊髓似有分界,脊髓受压、移位。合并有蛛网膜炎时,引起蛛网膜下腔粘连、阻塞,甚至蛛网膜囊肿。

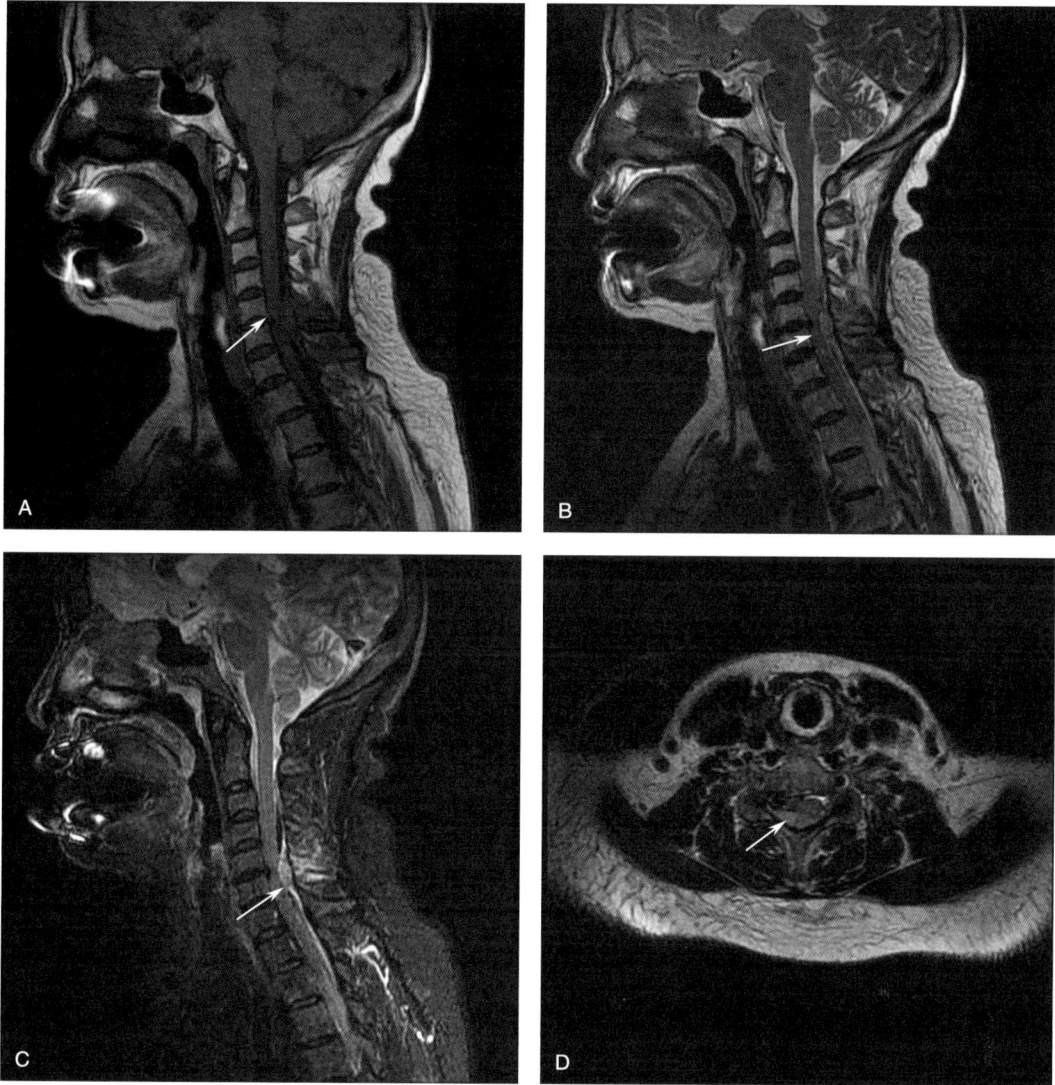

图 13-1-2 硬脊膜下脓肿

A~D. 矢状位 T_1WI（A）、矢状位 T_2WI（B）、矢状位 T_2WI 脂肪抑制（C）、横轴位 T_2WI（D）$C_{5/6}$ 椎间盘向后方延伸,脊膜囊受压变形,相应水平棘突间隙内可见斑片状 FS-T_2WI 高信号,T_1WI 低信号,累及上下棘突,局部向前凸起,黄韧带向前移位,颈髓明显受压

(四) 诊断要点与鉴别诊断

1. 诊断要点

(1)有化脓性感染史,好发于胸腰部。

(2)起病多急骤,有或无全身感染症状,可出现腰背部疼痛,脊神经根和脊髓压迫症状。

(3)腰椎穿刺脑脊液检查可见淋巴细胞增多、蛋白增多、糖降低,但脑脊液中经常找不到细菌。

(4)MRI 表现为脓肿在 T_1WI 上呈低信号,T_2WI 呈高信号,增强后呈边缘强化,可见脊髓受压、移位。横轴位可观察椎管内、外病灶。

2. 鉴别诊断

(1)硬膜下血肿:继发于直接创伤或腰椎穿刺凝血功能障碍的患者。MRI 信号取决于血肿形成的时间,急性期 T_1WI 上血肿与脑脊液信号相似,T_2WI 表现为等或略高信号;亚急性期 T_1WI 信号高于脑脊液,T_2WI 呈低信号,血肿周边可有轻度强化。

(2)硬脊膜外脓肿:临床上难以区分,通常伴有椎间盘炎。MRI 表现为 T_1WI 呈中等或稍低信号,T_2WI

呈高信号,弥漫性或边缘强化,有不同程度的脊髓占位效应。

(3)脊膜炎:主要来源于椎管外的病灶血行播散感染,T_1WI 上脑脊液信号增强,增强扫描脑脊液呈均质性强化,可见光滑或局灶性的软膜或神经根强化。

(4)脑脊液渗漏综合征:自发性或由脊髓损伤、诊断或介入治疗引起,常伴有低颅压综合征。MRI 表现为硬膜弥漫性均匀增厚、强化,可能由硬膜静脉扩张所致。小脑扁桃体下降致颅后窝内脑桥前的空间变小。

(5)特发性肥大性脊椎硬膜炎:属排除性诊断,硬膜纤维的炎性增厚,增厚的硬膜在 T_1WI、T_2WI 上呈等或低信号,强化后显示更清楚。

(五) 治疗和预后

一旦确诊,应立即手术实行椎板切除和硬膜切开减压。将脓液清除后,如有蛛网膜增厚、粘连,不宜过多剥离,防止损伤脊髓或影响其血液供应。局部用抗生素生理盐水反复冲洗,并留置引流,同时全身应用抗生素。术后恢复情况依病变严重程度而定。如不及时治疗,神经功能会进行性恶化,严重者甚至死亡。

三、脊髓脓肿

(一) 概述

脊髓脓肿(spinal cord abscess)是指脊髓感染并脓肿形成。此病极为罕见,但发病率和致死率很高。男女比例约为 3:1。在儿童中,脊柱闭合不全直接感染是脊髓内脓肿的常见来源,而在成人中,大多数由血行播散或为特发性,也可为邻近感染直接入侵,手术或外源性引入。正常情况下,脊髓对感染的抵抗力特别强,但在基础条件受损的状态下,可形成髓内脓肿,直接影响脊髓组织。致病菌多数为金黄色葡萄球菌,少数为链球菌、肺炎球菌和大肠杆菌等,好发于胸段脊髓中心。临床表现常有背痛,程度远比硬脊膜外脓肿轻,且少有局限性压痛,但运动、感觉及括约肌功能障碍出现较早,进展迅速,病程数天即可发展为完全性迟缓性瘫痪,如出现痛觉与深感觉分离现象,说明为髓内病变。慢性脓肿症状有反复波动的特点。

(二) 病理学表现

病变始于脊髓静脉血栓形成,继之出现脊髓缺血性梗死,随后细菌定居繁殖,形成脓肿。病灶早期呈充血、渗出及肿胀改变,以后逐渐形成边界较清晰的脓肿。急性期的粟粒状脓肿是由单核、淋巴细胞和多形性细胞及上皮细胞组成的小结节,沿小血管蔓延。其内可发现细菌,小结节附近常伴出血。随后,病变可融合成较大脓腔或引起化脓性脊髓炎伴脊髓中央软化和坏死。慢性期的脓肿包膜,由内层的网状胶原纤维和多核细胞,中层的新生毛细血管、成纤维细胞、组织细胞、浆细胞,外层的结缔组织构成。脊髓内脓肿常位于脊髓灰质,当其增大后可在白质内沿脊髓纵轴,将传导纤维束分离而发展,常累及数个脊髓节段,脊髓膨大肿胀。

(三) MRI 表现

MRI 显示弥漫性脊髓肿胀,边界不清,在 T_1WI 上呈低信号。脓肿在 T_1WI 上可表现为局灶性低信号,信号不均匀;T_2WI 上呈高信号伴有周围水肿。脓肿壁在 T_1WI 上呈等或稍高信号;在 T_2WI 可表现为低信号。增强后脓液不强化而脓肿壁强化,可见不规则环形增强的病灶伴有脊髓水肿。与脑脓肿一样,DWI 显示弥散受限,呈高信号。STIR 序列可较好地显示脊髓水肿。

(四) 诊断要点与鉴别诊断

1. 诊断要点

(1)有化脓性感染史而后出现髓内占位症状,则应考虑本病的可能。

(2)临床上常见发热、疼痛、脊髓功能障碍、白细胞增高等表现,脑脊液细胞数和蛋白量明显增高。

(3)MRI 可见病灶在 T_1WI、T_2WI 上信号不均,一旦脓肿成熟,周围可见包膜,其内脓液 T_1WI 呈低信号,T_2WI 呈高信号,增强示脓肿壁环形强化伴脊髓肿胀。

(4)需进一步通过颅脑 MRI 排除继发性脑脓肿。

2. 鉴别诊断

(1)急性横贯性/病毒性脊髓炎:是指各种原因所致、以累及数个节段的脊髓横贯性损害为主的急性脊髓病。主要鉴别点如下:①起病急,症状重,多发生截瘫。②受多种因素影响,如免疫介导或病毒直接侵犯脊髓。③ MRI 可见 T_2WI 局限性或弥漫性脊髓内高信号,伴或不伴有占位效应。增强后,病灶强化方式多样,可呈弥漫、斑片状、环状强化。④白细胞计数多正常,脑脊液检查多数以淋巴细胞为主。

(2)富血供脊髓肿瘤:包括室管膜瘤、成血管细胞瘤、星形细胞瘤、血管性转移等。①室管膜瘤:肿块边界清晰,离心性生长,增强可见结节样不均匀强化,边缘强化;②成血管细胞瘤:局灶性软脊膜的肿块伴或不伴有囊肿;③星形细胞瘤:多为轻中度强化伴有瘤周水肿;④血管性转移:已知原发肿瘤病灶,如肾细胞癌,T_1WI 脊髓增粗,T_2WI 弥漫性水肿致局部高信号,增强呈局灶性强化。

(3)多发性硬化:是指以中枢神经系统白质炎性脱髓鞘病变为主要特点的自身免疫性疾病。主要鉴别点如下:①颈髓受累最常见;②病变位于背外侧,小于 2 个脊椎长度;③ MRI 可见 T_2WI 上 1 个或数个高信号灶,多伴有不同程度的占位效应,横轴位显示病灶面积通常小于脊髓横截面面积的一半,增强后可见脱髓鞘斑块呈片状强化。

(4)脊髓梗死:大多数脊髓梗死继发于脊髓前动脉的闭塞,临床表现为突然发生的感觉减弱和丧失。MRI 对显示脊髓梗死有重要价值,急性期在 T_1WI 显示脊髓轻度膨大,T_2WI 呈中央“猫头鹰眼”状髓内高信号为最佳诊断依据。

(5)髓外硬膜下肿瘤:包括神经鞘瘤、脊膜瘤等。病灶均质强化,且显示与脊髓分界清楚,合并囊变坏死时为不均匀强化。

(五)治疗和预后

对脊髓脓肿的治疗应在全身应用大剂量抗生素的条件下做椎板切除、脓肿引流术。术后静脉应用抗生素 4~6 周,口服抗生素 2~3 个月。由于脓肿只占据髓内空间,极少破坏传导纤维束,故术后效果好。由于抗生素的广泛应用,约 75% 的患者可存活,但治疗的成功取决于脓肿的及时诊断和有效引流。大约 2/3 的患者经过及时正确的治疗,神经功能得到很好改善,其中运动和括约肌功能恢复较好,而感觉缺失恢复则稍差。临床上不足 25% 的人遗留重要的神经功能障碍。

(王梦泽　丁忠祥)

第二节　病毒性感染

一、单纯疱疹病毒性脊髓炎

(一)概述

单纯疱疹病毒性脊髓炎(herpes simplex virus myelitis,HSVM)是由单纯疱疹病毒(herpes simplex virus,HSV)引起的急性病毒性脊髓炎。一年四季、任何年龄均可发病。单纯疱疹病毒是一种嗜神经 DNA 病毒,分为 1 型和 2 型。患者和无症状病毒携带者是主要传染源,通过密切接触、性接触传播或新生儿经母体生殖道感染,亦可通过飞沫传播。神经节中的神经细胞是病毒潜伏的主要场所,HSV-1 主要潜伏于三叉神经节和颈上神经节,HSV-2 潜伏于骶神经节。当机体受到各种非特异性刺激使免疫功能下降时,潜伏病毒会再度活化。急性发病,多继发于发热或上呼吸道感染,可出现急性弛缓性瘫痪或神经功能障碍。

（二）病理学表现

病变部位神经细胞变性坏死,坏死灶周围有以淋巴细胞为主的炎症细胞浸润。神经细胞和胶质细胞核内可见嗜酸性包涵体,包涵体内含有疱疹病毒的颗粒和抗原,是其最具特征性的病理改变。

（三）MRI 表现

MRI 显示受累脊髓弥漫性肿胀,T_1WI 示脊髓中心低信号,但比脑脊液信号高,T_2WI 上受累节段脊髓弥漫性信号增高,增强示病变区信号增高(HSV-2 感染时脊髓圆锥和马尾受累更常见)(图 13-2-1)。

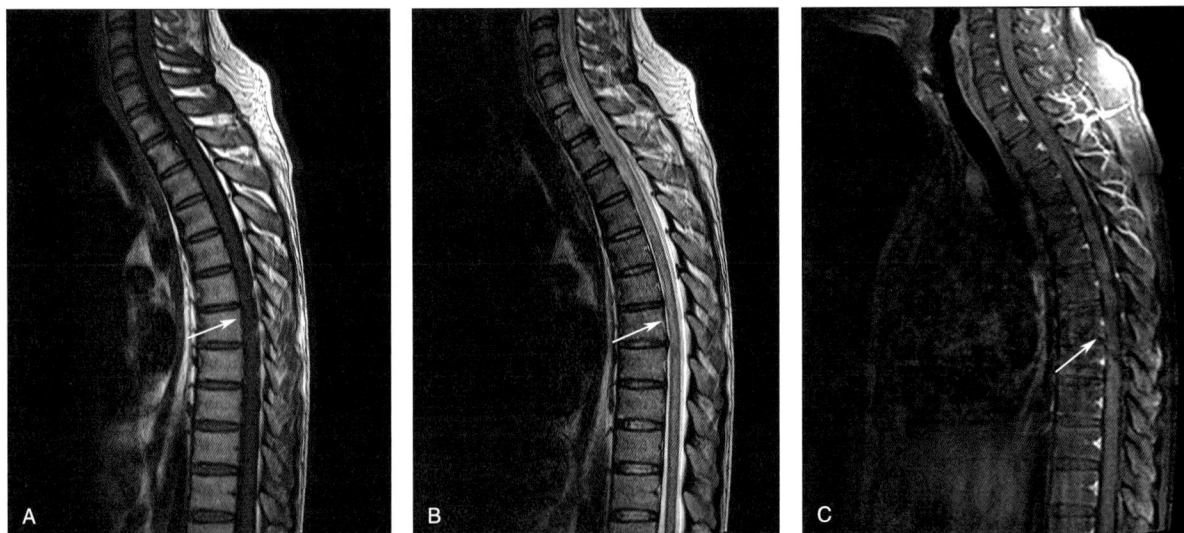

图 13-2-1   单纯疱疹病毒性脊髓炎
A~C. T_1WI(A)、T_2WI(B)、T_1WI 脂肪抑制增强序列(C)示脊髓弥漫性肿胀,脊髓中心 T_1WI 低信号、T_2WI 信号增高,
增强后呈轻度不均匀强化(白箭)

（四）诊断要点与鉴别诊断

1. 诊断要点

(1)口唇或生殖道疱疹史,或本次发病有皮肤、黏膜疱疹。

(2)起病急,病情重,有发热、咳嗽等上呼吸道感染的前驱症状,多有截瘫或神经功能障碍。

(3)脑脊液以淋巴细胞为主,可有红细胞增多,糖和氯化物正常。

(4)T_2WI 显示受累节段脊髓弥漫性高信号,增强有强化。

(5)病原学检测 HSV 阳性。

2. 鉴别诊断

(1)其他病毒性脊髓炎:带状疱疹病毒性脊髓炎、巨细胞病毒性脊髓炎、肠道病毒性脊髓炎等,除了临床特点外,主要依靠病原学检查区分。

(2)特发性脊髓炎:没有明确病因,临床症状相似,MRI 示典型的弥漫性脊髓肿胀、水肿及弥漫性强化。可同时存在免疫系统损伤。

(3)多发性硬化:多数病变呈局灶性,可多发,急性病变多显示短节段的脊髓水肿伴局灶性强化,周围神经系统多不受累。

（4）脊髓梗死：急性梗死的症状，突然发生的感觉减弱和丧失。急性期在 T_1WI 显示脊髓轻度膨大，T_2WI 横轴位呈中央"猫头鹰眼"状髓内高信号。

（五）治疗和预后

治疗原则包括抗病毒治疗、辅以免疫治疗和对症支持治疗。一旦确诊，应立即给予抗病毒药物治疗，如阿昔洛韦、更昔洛韦，可应用肾上腺皮质激素控制炎症反应，减轻水肿。预后取决于疾病的严重程度和治疗是否及时，如发病前几日给予足量的抗病毒药物治疗或病情较轻者，多数可治愈。

二、水痘 - 带状疱疹病毒性脊髓炎

（一）概述

水痘 - 带状疱疹病毒性脊髓炎（varicella-zoster virus myelitis，VZVM）是由水痘 - 带状疱疹病毒（varicella-zoster virus，VZV）引起的急性病毒性脊髓炎。带状疱疹病毒感染机体后出现的神经系统并发症以周围神经损害常见，少数患者可侵犯脑和脊髓，引起带状疱疹性脑膜炎和带状疱疹性脊髓炎。该病好发于中老年人，尤其是免疫缺陷者。水痘 - 带状疱疹病毒只有一个血清型，人类是唯一宿主，皮肤是其主要靶组织，通过直接接触或飞沫传播。在儿童原发感染时，引发水痘，病愈后病毒潜伏在体内。当机体免疫力低下时，潜伏于脊髓后根神经节的病毒被激活，沿神经根延伸至脊髓。常以皮疹症状首发，数天至数周内出现脊髓损害症状，少数无典型皮疹或以脊髓症状为首发。多表现为带状疱疹样皮损伴不对称性的脊髓损害症状，受累脊髓节段以下的运动障碍、感觉障碍等。带状疱疹病毒可累及脊髓的任何部位，以颈胸段脊髓最易受累。

（二）病理学表现

病理变化包括炎症、脱髓鞘和出血性坏死。伴有广泛坏死性血管炎及血栓形成的出血、坏死，细胞中可见 Cowdry A 核内包涵体，后角及后根中可见淋巴细胞浸润及毛细血管增生，脱髓鞘病变出现于与临床上受累皮区相应的后根进入带。

（三）MRI 表现

MRI 显示受累节段脊髓增粗，其内可见不规则 T_1WI 低信号、T_2WI 高信号，脊髓肿胀，多为不完全性横贯性损害，严重时也可累及双侧，出现横贯性脊髓损害，增强扫描多有不均匀强化。

（四）诊断要点与鉴别诊断

1. 诊断要点

（1）典型的带状疱疹病毒性脊髓炎以皮疹为首发症状，多在皮疹后数天至数月出现相应脊髓受累症状并加重。

（2）其特征性表现为不对称性脊髓损害症状，包括受累节段以下运动及感觉障碍。

（3）脑脊液病原学检查，对确诊该病尤其是对临床表现不典型的患者有重要意义。

（4）脊髓 MRI 检查对诊断该病提供了影像学证据。MRI 显示多累及颈胸髓，相应节段脊髓内出现不规则 T_1WI 低信号、T_2WI 高信号，脊髓肿胀，增强多有强化。

2. 鉴别诊断　需与其他病毒性脊髓炎、特发性脊髓炎、多发性硬化和脊髓梗死鉴别，具体参见单纯疱疹病毒性脊髓炎的鉴别诊断。

（五）治疗和预后

在带状疱疹病毒性脊髓炎确诊后，应早期、足量和有效的抗病毒治疗。有效的抗病毒药物主要是阿昔洛韦，同时应用营养神经和促进皮疹消退药物治疗。对脊髓肿胀较严重者给予糖皮质激素治疗，但激素治疗尚有争议。早期诊断，积极抗病毒治疗，预后良好。

三、巨细胞病毒性脊髓炎

(一) 概述

巨细胞病毒性脊髓炎(cytomegalovirus myelitis,CMVM)是人巨细胞病毒(cytomegalovirus,CMV)所致病毒性脊髓炎。人类是其唯一宿主,人巨细胞病毒在人群中感染极为普遍。原发感染发生在 2 岁以下,通常为隐性感染,仅有少数人出现临床表现,在机体免疫功能低下时易出现症状。感染后,多数人可长期带毒。病毒的潜伏部位主要是:唾液腺、乳腺、肾脏、外周血单核细胞和淋巴细胞。通过多种途径传播,如性传播、垂直传播、血液传播、器官移植及密切接触等。正常人群极少感染,免疫异常人群,如艾滋病、器官和骨髓移植,以及癌症化疗的患者最易出现病毒的再激活。CMV 感染累及中枢神经系统可出现吉兰 - 巴雷综合征(Guillain-Barré syndrome,GBS)、脑膜脑炎和急性横贯性脊髓炎。脊髓炎的临床综合征表现为急性发作性的神经根疼痛、快速进行性的上升性截瘫伴反射弧消失、感觉异常和尿潴留。

(二) 病理学表现

典型病理表现为巨细胞核内包涵体分散的小胶质结节,有时还可发现局灶性实质坏死和血管炎。

(三) MRI 表现

高达 50% 的病例 MRI 表现正常,MRI 异常的病例显示为神经根和脊髓圆锥软脊膜增厚、肿胀、增粗,T_2WI 上可见片状高信号影,增强后有强化(图 13-2-2)。

(四) 诊断要点与鉴别诊断

1. 诊断要点

(1)多数患者在免疫功能缺陷的基础上出现急性横贯性脊髓炎症状。

(2)脑脊液检查可见大量淋巴细胞,蛋白含量增高。

(3)MRI 显示神经根脊髓圆锥软脊膜增厚和强化。

(4)特异性诊断主要依据脑脊液样本病毒滴度或聚合酶链反应(PCR)。

2. 鉴别诊断

(1)与其他病毒性脊髓炎鉴别:单纯疱疹病毒性脊髓炎、水痘 - 带状疱疹病毒性脊髓炎、肠道病毒性脊髓炎等。影像学特征类似,除了临床特点外,主要依靠血清学检查区分。

(2)HIV 相关脊髓炎:空泡性脊髓病很可能是由 HIV 诱发的,以脊髓白质海绵状改变为特征,是与巨细胞病毒性脊髓炎最重要的鉴别诊断。MRI 示脊髓萎缩,T_2WI 异常信号,特别是在脊髓后索的异常信号。

(3)特发性急性横贯性脊髓炎:炎症可致整个脊髓双侧均受累,出现双侧运动、感觉和自主功能障碍,T_2WI 示脊髓中心高信号,病灶边缘强化。

(五) 治疗和预后

治疗原则包括抗病毒治疗、辅以免疫治疗和对症支持治疗。若怀疑巨细胞病毒感染,应及时抗病毒治疗,可用抗病毒药物更昔洛韦和膦甲酸,两者合用疗效更好,但副作用大,患者不易耐受。严重感染时可联合大量激素冲击治疗。免疫功能正常者患巨细胞病毒性脊髓炎,预后良好;免疫功能缺陷者,预后差。

四、人类免疫缺陷病毒相关脊髓病

(一) 概述

人类免疫缺陷病毒相关脊髓病(HIV-associated myelopathy)是由人类免疫缺陷病毒感染引起的脊髓病变。人类免疫缺陷病毒(HIV)在中枢神经系统中的表现可能与直接病毒感染、继发性机会性感染、肿瘤

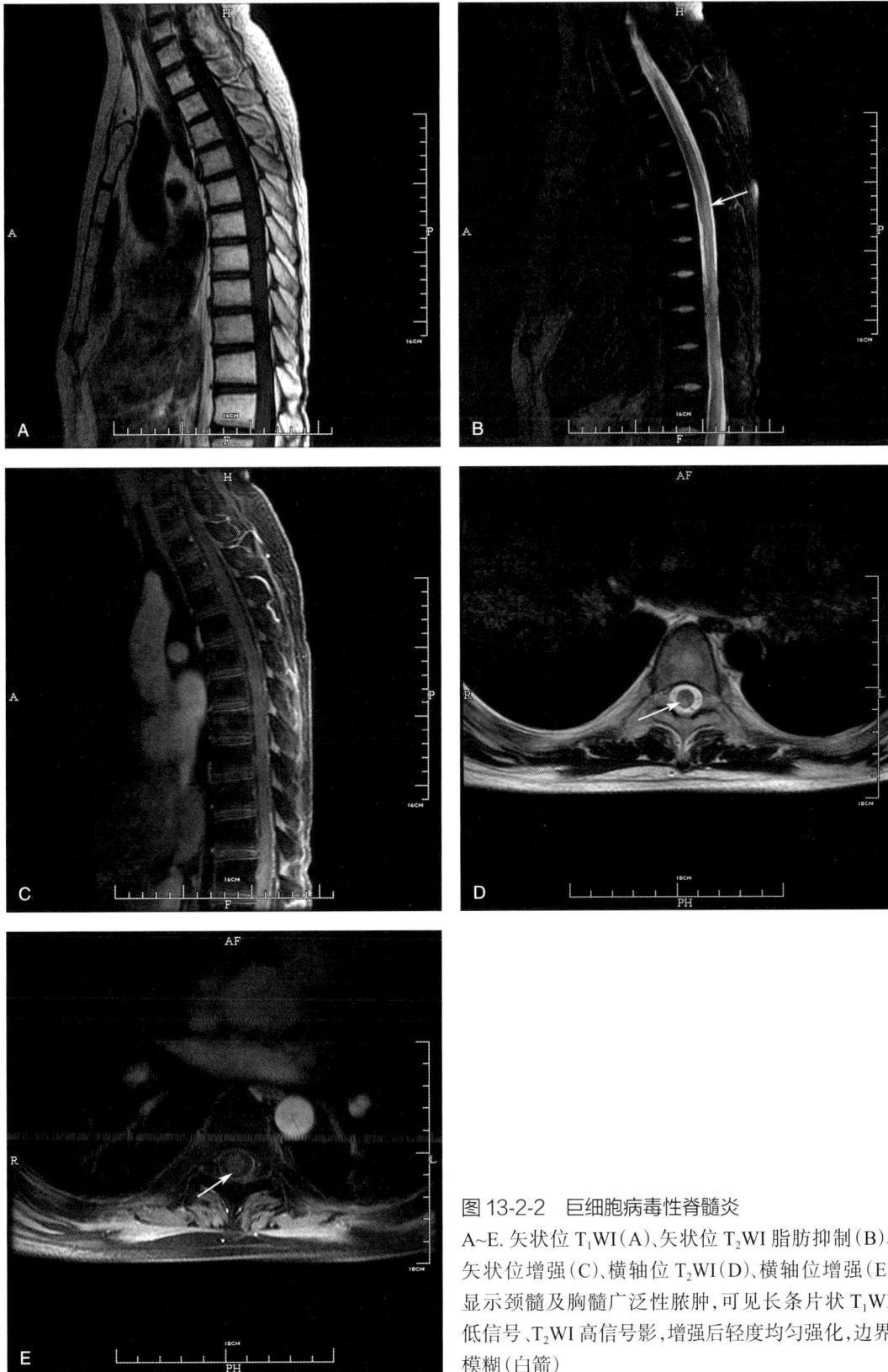

图 13-2-2 巨细胞病毒性脊髓炎

A~E. 矢状位 T_1WI（A）、矢状位 T_2WI 脂肪抑制（B）、
矢状位增强（C）、横轴位 T_2WI（D）、横轴位增强（E）
显示颈髓及胸髓广泛性肿胀，可见长条片状 T_1WI
低信号、T_2WI 高信号影，增强后轻度均匀强化，边界
模糊（白箭）

或血管并发症有关。病原体是一种有包膜的,含 RNA 依赖的 DNA 聚合酶(反转录酶)的 RNA 反转录病毒。其有两个亚型,HIV-1 在全球流行,能引起免疫缺陷和 AIDS;HIV-2 主要在西非和西欧局部流行,很少引起免疫缺陷和 AIDS。主要通过性接触、血液、垂直传播等途径感染。主要表现为缓慢进行性痉挛性截瘫,伴深感觉障碍、感觉性共济失调和痴呆,神经痛相对少见,多数患者在数周至数月内完全依赖轮椅,少数在数年内呈无痛性进展。

(二) 病理学表现

病理类似亚急性联合变性,侧索和后索损害严重,可见脊髓白质空泡样改变,伴髓鞘肿胀脱失,以胸髓多见。电镜下可见,髓鞘内及轴突周围空泡化,但无明显的轴突变性,巨噬细胞吞噬髓鞘,HIV 病毒在巨噬细胞内繁殖。

(三) MRI 表现

影像学表现因脊髓病的分期和程度而不同。在轻度和重度脊髓病变中,MRI 可无明显异常。轻度或中度脊髓炎患者,T_1WI 可见脊髓萎缩,T_2WI 可表现为弥漫性高信号或受累脊髓后柱对称性异常信号影,亦可见脊髓萎缩。增强扫描可见病变区中等程度强化。

(四) 诊断要点与鉴别诊断

1. 诊断要点

(1)有 HIV 感染病史。

(2)临床表现为慢性进行性痉挛性截瘫,伴深感觉减退、感觉性共济失调,晚期出现尿频、尿急和大小便失禁。

(3)CD4$^+$ 细胞明显减少是最重要最敏感的预测指标。

(4)HIV 抗原及抗体检测,HIV 培养等病毒学检查阳性可确诊。

(5)部分患者脊髓 MRI 检查正常。有些患者 MRI 显示为脊髓萎缩,可出现 T_2WI 上异常高信号影,病变主要累及胸髓后索,部分累及颈髓。

2. 鉴别诊断

(1)巨细胞病毒性脊髓炎:病因多为 HIV 相关多发性神经根病,MRI 显示神经根和脊髓圆锥软脊膜增厚和强化。

(2)维生素 B_{12} 缺乏:表现与 HIV 感染性脊髓炎完全相同,但 HIV 检测为阴性。

(3)特发性急性横贯性脊髓炎:病因不明,通过影像学不易区分,炎症累及整个增粗的脊髓横径,CD4$^+$ 细胞数量正常且 HIV 检测阴性。

(4)人类嗜 T 淋巴细胞病毒 -1 型(HTLV-1):表现为缓慢进展的痉挛性截瘫,以广泛的髓鞘和轴突缺失为其病理特点,尤其是脊髓中的皮质脊髓束。周围血可检出 T 淋巴细胞白血病样细胞,血清抗 HTLV-1 抗体阳性。MRI 显示急性期脊髓 T_2WI 表现为弥漫性高信号,慢性期脊髓萎缩。

(五) 治疗和预后

目前 HIV 感染和 AIDS 尚不能治愈,但近年来在控制艾滋病进展、改善患者生命状况和延长寿命方面已取得显著进步。治疗原则包括:积极抗 HIV 治疗、增强患者免疫功能和处理机会性感染及肿瘤等神经系统并发症。主张应用高效抗反转录病毒治疗(HAART),采用"鸡尾酒疗法",各类药物通过不同的组合以增强疗效。正确应用抗反转录病毒治疗抑制病毒复制并部分保存免疫功能,可以预防机会性感染,延长 HIV 感染者的存活期。AIDS 患者一旦出现症状,约半数会在 1~3 年内死亡。

(王梦泽　丁忠祥)

第三节 结核性脊髓炎

(一) 概述

结核性脊髓炎(tuberculous myelitis)由身体其他部位(如肺、肾、骨)的结核分枝杆菌经血行播散,或脊柱结核直接蔓延而形成的脊髓损害,常累及脊膜,故也称为结核性脊膜脊髓炎。通常累及多节段脊髓,导致长节段脊髓炎,发病部位以颈胸段最常见。本病在青壮年中较为常见,患者可能有结核病接触史或结核病史。通常缓慢起病,在出现脊髓症状的同时有低热、纳差、体重减轻和盗汗等症状。脊髓损害常为不完全性,出现病变水平以下的肢体瘫痪、感觉障碍和大小便功能障碍。当病变以脊膜、脊蛛网膜损害为主时,则以根性疼痛为主要表现,并出现分散性、不对称性、节段性的感觉障碍。

(二) 病理学表现

结核性脊髓炎的主要病理机制为免疫系统非正常激活进而导致免疫攻击。以椎管内受累为主,可出现单发或多发的髓内结核性肉芽肿或结核瘤,严重者可有空洞形成。以脊髓受累为主,常表现为脊膜和神经根增厚,可合并结核性脊膜炎或血管炎。继发性脊髓压迫或梗阻引起的脊髓缺血,可导致脊髓缺血性损伤的病理变化。脊髓结核瘤表现为局限性干酪样坏死,坏死灶被半透明的肉芽组织包绕,后者由上皮样细胞、朗格汉斯(Langhans)巨细胞和成纤维细胞组成。

(三) MRI 表现

结核性脊髓炎可分为脊髓脊膜结核和脊髓内结核瘤。脊髓脊膜结核 MRI 表现为脊髓水肿,增粗,脊膜增厚,髓内可见多发斑片状 T_1WI 等或稍低信号影,T_2WI 上呈高信号。脊髓蛛网膜受累时,在 MRI 上表现为蛛网膜下腔变窄、消失。Gd-DTPA 增强扫描后脊髓内呈明显分隔状或结节状强化,同时可见邻近脊膜呈明显线样或条状强化。受累神经根增粗,神经根之间或与鞘囊之间呈丛状、块状强化(图 13-3-1)。

脊髓内结核瘤在 T_1WI 呈低、稍高或等信号,而 T_2WI 上可表现为中心高信号、周边低信号,增强呈边缘较明显的环形强化或结节状强化。

(四) 诊断要点与鉴别诊断

1. 诊断要点

(1)有结核病接触史或结核病史。

(2)出现脊髓和/或脊髓膜慢性或亚急性发病的受损症状,同时伴有低热、纳差、体重减轻和盗汗等症状。

(3)脑脊液中的蛋白水平可稍有升高,但葡萄糖和氯化物水平一般正常,标本中检测出结核分枝杆菌可确诊,是诊断的"金标准"。

(4)MRI 显示:①脊髓脊膜结核:病变在 T_1WI 呈低信号,T_2WI 呈高信号,脊髓水肿、增粗,脊膜增厚,增强扫描可见脊膜呈线状、斑块状不规则强化。②脊髓结核瘤:T_1WI 呈低、稍高或等信号,而 T_2WI 上可表现为中心高信号、周边低信号,增强呈环形或结节状强化。

(5)其他辅助检查,如皮肤结核菌素试验、γ 干扰素测定试验、胸部或颅脑影像检查、腰椎穿刺、淋巴结活检等常可帮助诊断。

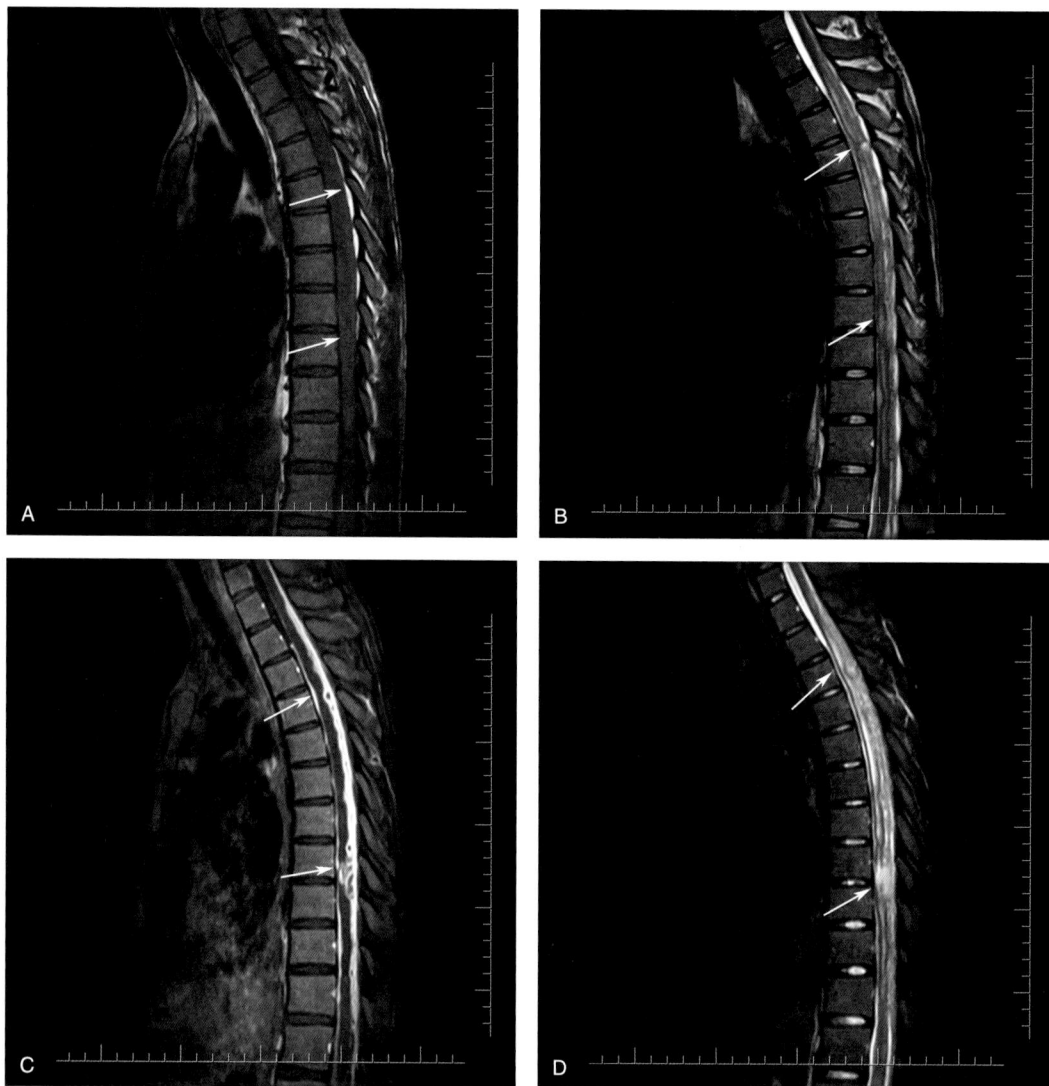

图 13-3-1　结核性脊髓炎

A~D. 矢状位 T_1WI（A）、矢状位 T_2WI（B）、矢状位 T_1WI 增强（C）、矢状位 T_2WI 脂肪抑制（D）显示胸段脊髓长节段信号不均匀，脊膜不均匀增厚，见多发斑片、结节样长 T_1、长 T_2 信号影，脂肪抑制像呈高信号，境界不清，增强后见多发环形强化结节影（白箭）

2. 鉴别诊断　结核性脊膜脊髓炎需与其他原因引起的脊髓蛛网膜炎相鉴别，如化脓性脊髓炎、病毒性脊髓炎、非特异性脊髓炎等，尤其是累及脊髓节段较长者，需与视神经脊髓炎谱系疾病相鉴别，脊髓结核瘤主要与椎管内占位性病变相鉴别。

（1）化脓性脊髓炎：①有化脓性感染史；②起病急骤，有发热、寒战、白细胞增高等全身感染症状，且有不同程度的疼痛；③脊髓功能障碍，运动、感觉及括约肌功能障碍出现较早，且进展迅速，可发展为完全性迟缓性瘫痪；④ MRI 可见病灶在 T_1WI、T_2WI 上信号不均，成熟脓肿周围可见包膜，增强示脓肿壁环形强化伴脊髓肿胀，其内脓液 T_1WI 呈低信号，T_2WI 呈高信号。

（2）病毒性脊髓炎：①多继发于发热或上呼吸道感染，急性起病；②脑脊液检查单核细胞和蛋白含量增高；③可依据病毒滴度或聚合酶链反应（PCR）进行特异性诊断；④ MRI 示受累脊髓连续性水肿，T_2WI 弥漫性高信号，增强后病灶强化方式多样。

（3）视神经脊髓炎谱系疾病：是视神经与脊髓同时或相继受累的急性或亚急性脱髓鞘病变。在短时间内连续出现，会导致截瘫和失明，MRI 显示脊髓纵向融合病变超过 3 个脊椎节段，T_2WI 呈高信号，常见脊髓肿胀和视神经强化。

（4）椎管内肿瘤：主要与结核瘤鉴别，包括室管膜瘤、星形细胞瘤、脊髓转移瘤等。室管膜瘤：肿块边界清晰，离心性生长，脊髓对称性膨大，增强后强化明显，呈结节样不均匀强化。星形细胞瘤：通常偏心性浸润性生长，边界不清，多为轻中度强化伴有瘤周水肿。脊髓转移瘤：可发现原发肿瘤，T_1WI 脊髓增粗，T_2WI 弥漫性水肿致局部高信号，增强呈局灶性强化。

（5）结节病：脊髓和脊膜的非干酪性肉芽肿性疾病，脊髓内结节病患者出现下肢无力，感觉异常，膀胱直肠功能障碍等症状，影像学表现为局灶或弥漫性 T_2 高信号灶，软膜及髓内斑块状强化，并发全身症状及血管紧张素转化酶水平升高有助于诊断。

（五）治疗和预后

脊髓结核治疗应以全身规律抗结核治疗为主，尤其是对早期患者，大多数患者对药物治疗反应良好。中枢神经系统结核应选择易透过血脑屏障的药物，并遵循"联合、规则、足量、足疗程"原则。常用的 4 种药物包括异烟肼、利福平、吡嗪酰胺和乙胺丁醇。世界卫生组织（WHO）推荐强化四联抗结核治疗 2 个月后，继续应用异烟肼和利福平联合治疗 6~10 个月，即"2HRZE/6-10HR"方案。结核性脊髓炎的发病率较低，但可致畸致瘫，因此早诊断、早治疗对其预后具有决定性意义。其预后与患者的病情轻重、营养状况、合并疾病等有关，病情迁延不愈和对抗结核化疗药物不敏感的患者预后较差。脑脊液蛋白显著升高（>2.5g/L）常提示存在椎管阻塞，预后较差。脊髓结核瘤经抗结核治疗后，病情仍逐渐加重或存在明显脊髓压迫症状时，常需要手术治疗。术后给予抗结核药物治疗，以促进病灶的吸收与消散，防止局部复发及结核性脑（脊）膜炎的发生，有助于患者的康复。

（王梦泽　丁忠祥）

第四节　真菌性感染

一、隐球菌病

（一）概述

隐球菌病（cryptococcosis）是由新型隐球菌或格特隐球菌感染引起的少见真菌病，目前我国以新型隐球菌（cryptococcus neoformans）感染为主。隐球菌在自然界中广泛存在，鸽粪是其主要的传染源，隐球菌主要通过呼吸系统进入人体，血行播散全肺、脑、肝、脾、骨骼等引起多个系统的全身感染性疾病。隐球菌病多发生于免疫力低下者，如人类免疫缺陷病毒感染、恶性肿瘤及使用糖皮质激素等患者，但也有格特隐球菌感染正常人群和动物的报道。中枢神经系统隐球菌病最常累及颅脑，常侵及脑膜、大脑、基底节等，累及脊髓者少见。隐球菌性脊髓炎多发生于胸腰段水平，大多数患者表现为进行性双下肢无力，如同时累及颅脑，可引起脑脊液循环障碍，从而出现颅内压增高、颅神经损害等症状。脊髓隐球菌感染主要包括隐球菌性脊膜炎和隐球菌瘤，影像学检查通常无明显特异性，主要通过脑脊液真菌培养及脑脊液隐球菌抗原检测来确诊，隐球菌瘤可通过病理活检明确诊断。

（二）病理学表现

两种隐球菌的无性繁殖体均为无菌丝的单芽孢酵母样菌，在体外为无荚膜或仅有小荚膜，进入人体后很快形成厚荚膜,有荚膜的隐球菌菌体直径明显增加,致病力明显增强,隐球菌被巨噬细胞吞噬后,可以继续在细胞内生存、增殖,通过"呕吐细胞作用"逃离宿主巨噬细胞,继而在体内播散。病理多表现为少量单核及淋巴细胞浸润伴灶性液化坏死,同时有髓内散在隐球菌显示。

（三）MRI 表现

中枢神经系统隐球菌脑内感染更常见,MRI 可表现为血管周围间隙扩大、胶质假囊、脑膜强化、脑积水及脑萎缩等非特异性表现。隐球菌累及脊膜时可见脊膜增厚、强化(图 13-4-1)。脊髓隐球菌瘤 MRI 表现为相应水平脊髓膨大,病灶 T_1WI 呈低信号,T_2WI 呈高信号,伴有显著环状强化和病灶周围水肿。

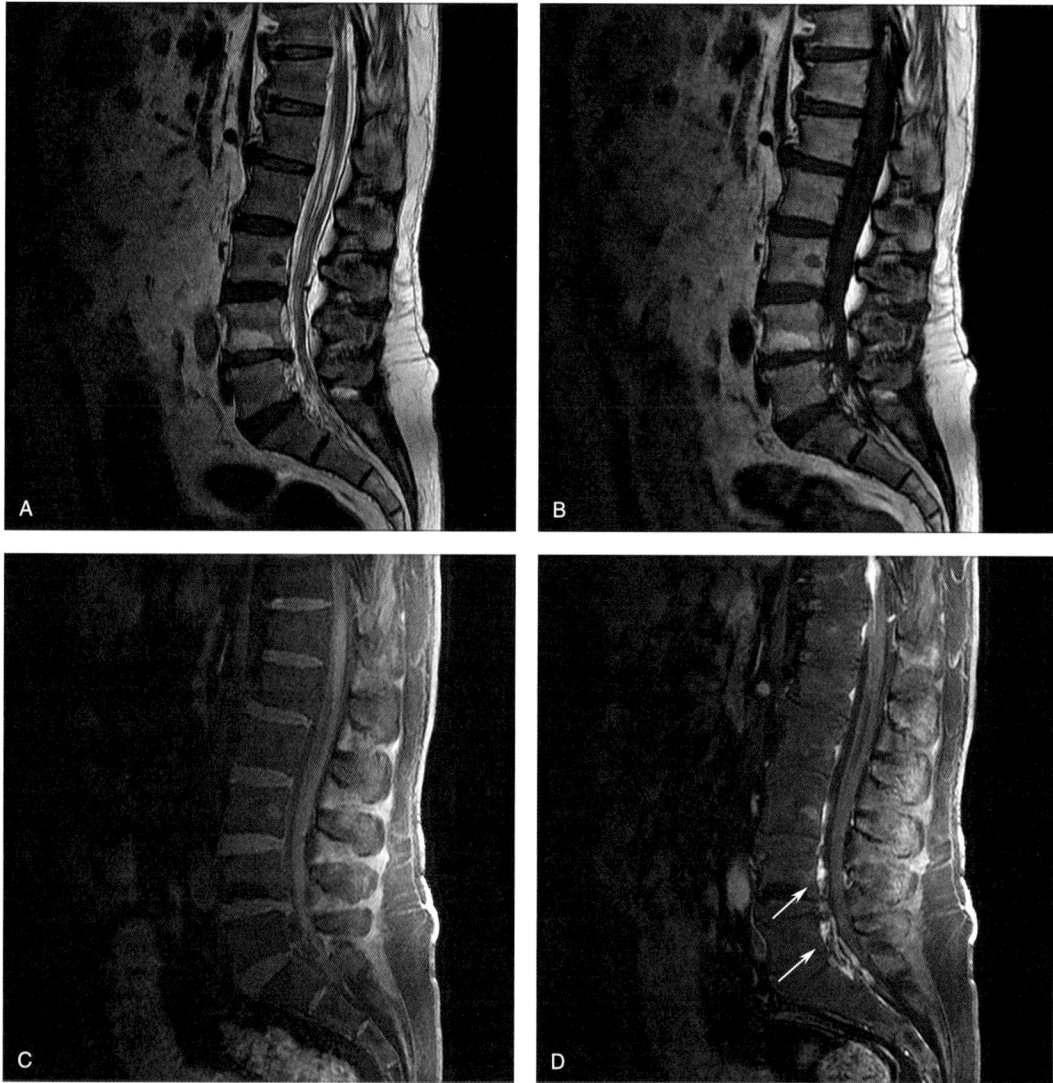

图 13-4-1　隐球菌性脊膜炎
A~D. 矢状位 T_2WI(A)、矢状位 T_1WI(B)、矢状位 T_1WI 脂肪抑制序列(C)、矢状位 T_1WI 增强脂肪抑制序列(D)显示腰骶段硬膜前缘结节状增厚伴强化(白箭)

（四）诊断要点与鉴别诊断

1. 诊断要点

(1)有鸽子接触史或隐球菌感染的病史。

(2)临床表现为进行性双下肢无力,部分有颅内压增高、颅神经损害症状。

(3)患者免疫力低,在恶性肿瘤、慢性消耗性疾病及长期应用激素或广谱抗生素的基础上出现临床症状者。

（4）脑脊液真菌培养及脑脊液隐球菌抗原检测阳性可确诊。

（5）隐球菌累及脊膜时可见脊膜增厚、强化。脊髓隐球菌瘤 MRI 表现为相应水平脊髓膨大，病灶 T_1WI 呈低信号，T_2WI 呈高信号，伴有显著环状强化和病灶周围水肿。

2. 鉴别诊断　隐球菌性脊髓炎需与其他原因引起的脊髓蛛网膜炎相鉴别，如化脓性脊髓炎、病毒性脊髓炎等，隐球菌瘤主要与结核瘤、椎管内占位性病变相鉴别。

（1）化脓性脊髓炎：①有化脓性感染史；②起病急骤，有发热、寒战、白细胞增高等全身感染症状，且有不同程度的疼痛；③脊髓功能障碍，运动、感觉及括约肌功能障碍出现较早，且进展迅速，可发展为完全性迟缓性瘫痪；④ MRI 可见病灶在 T_1WI、T_2WI 上信号不均，脓肿成熟周围可见包膜，增强示脓肿壁环形强化伴脊髓肿胀，其内脓液 T_1WI 呈低信号，T_2WI 呈高信号。

（2）病毒性脊髓炎：①多继发于发热或上呼吸道感染，急性起病；②脑脊液检查单核细胞和蛋白含量增高；③可依据病毒滴度或聚合酶链反应（PCR）进行特异性诊断；④ MRI 示受累脊髓连续性水肿，T_2WI 弥漫性高信号，增强后病灶强化方式多样。

（3）脊髓结核瘤：有结核病史，脊髓受损症状同时伴有低热、纳差、体重减轻和盗汗等症状。T_1WI 呈低、稍高或等信号，T_2WI 上表现为中心高信号、周边低信号，增强呈环形或结节状强化。

（4）椎管内肿瘤：包括室管膜瘤、星形细胞瘤、脊髓转移瘤等。室管膜瘤：肿块边界清晰，离心性生长，脊髓对称性膨大，增强后强化明显，呈结节样不均匀强化。星形细胞瘤：通常偏心性浸润性生长，边界不清，多为轻中度强化伴有瘤周水肿。脊髓转移瘤：可发现原发肿瘤，T_1WI 脊髓增粗，T_2WI 弥漫性水肿致局部高信号，增强呈局灶性强化。

（五）治疗和预后

隐球菌感染的标准治疗方案中抗菌药物包括多烯类、唑类及核苷酸抑制剂 3 类，具体药物则以两性霉素 B、氟康唑及氟胞嘧啶 3 种药物为主。如患者伴有高颅压，则需进行降颅压治疗，通过药物治疗（如糖皮质激素、利尿剂、甘露醇等）和脑脊液引流等方式积极、有效地控制颅压，以减少患者的病死率。如果病变局限于脊柱，则患者的生存率很高，当大脑受累时，预后较差。

二、念珠菌病

（一）概述

念珠菌病（candidiasis）是一种机会性感染，常与中心静脉导管、抗生素和肠外营养、血液透析、人体免疫缺陷病毒（HIV）感染、注射用药、外科手术、免疫抑制、衰弱疾病和中性粒细胞减少等因素有关。它可以引起脊椎骨髓炎（vertebral osteomyelitis）、硬脊膜外脓肿（spinal epidural abscess）、脊髓蛛网膜炎（spinal arachnoiditis）等。

通常情况下，患者会出现背痛、发热、局灶性压痛和神经功能缺损。实验室检查结果可能显示红细胞沉降率和 C 反应蛋白升高。主要通过脑脊液（1,3）-β-D- 葡聚糖试验（G 试验）、脑脊液真菌 PCR 技术、脑脊液培养来确诊，其中脑脊液培养阳性为诊断的"金标准"，但是人体正常定植的念珠菌呈酵母相，感染时转变为菌丝相穿入细胞内生长，合成分泌大量水解酶、酯酶、蛋白酶，破坏人体细胞而致病，从发病至确诊需要 4 周以上的时间，因而脑脊液培养有一定的滞后性。

（二）病理学表现

念珠菌感染最常通过血行途径到达脊柱，感染通常集中在椎间盘间隙，导致椎间盘软骨变窄，椎体终板和下椎体破坏。念珠菌感染引起脊髓病变通常由脊椎塌陷或硬脊膜外脓肿压迫脊髓或脊髓前动脉血供引起。与念珠菌性脊髓炎相关的病理改变主要有硬脊膜外脓肿、脊髓蛛网膜炎和脊髓梗死等。

（三）MRI 表现

念珠菌感染多引起脊椎骨髓炎、硬脊膜外脓肿、脊髓蛛网膜炎和脊髓梗死。

念珠菌性脊椎骨髓炎早期影像学表现不明显，晚期脊椎骨质破坏，部分椎体塌陷，可见斑片状 T_1WI 低信号，T_2WI 高信号，累及终板，椎间盘多显示不清，椎间隙变窄（图 13-4-2）。

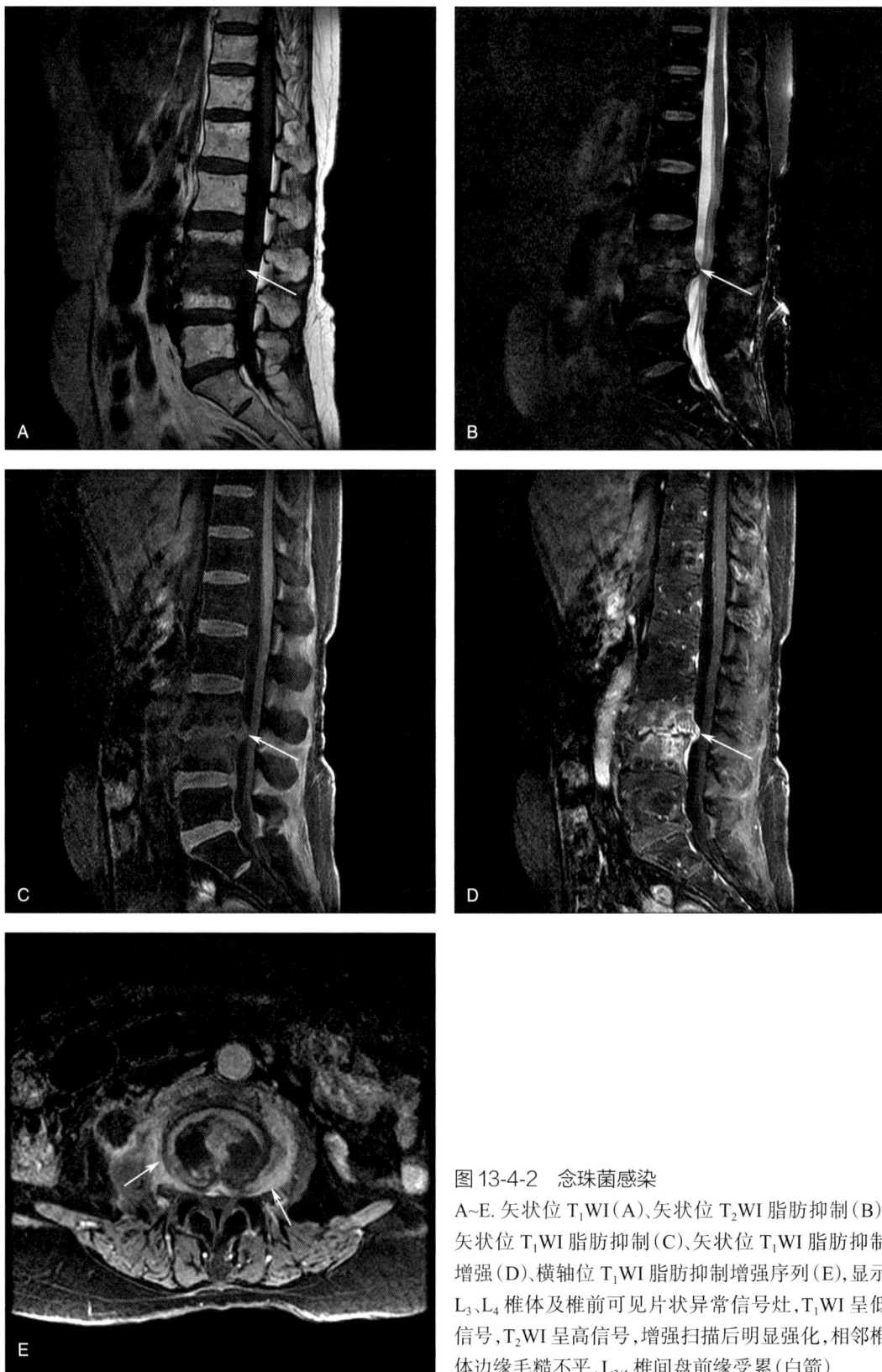

图 13-4-2　念珠菌感染

A~E. 矢状位 T_1WI（A）、矢状位 T_2WI 脂肪抑制（B）、矢状位 T_1WI 脂肪抑制（C）、矢状位 T_1WI 脂肪抑制增强（D）、横轴位 T_1WI 脂肪抑制增强序列（E），显示 L_3、L_4 椎体及椎前可见片状异常信号灶，T_1WI 呈低信号，T_2WI 呈高信号，增强扫描后明显强化，相邻椎体边缘毛糙不平，$L_{3/4}$ 椎间盘前缘受累（白箭）

伴发硬脊膜外脓肿时,早期 T_1WI 表现为稍低信号,T_2WI 表现为高信号,增强扫描弥漫性均匀或不均匀强化;脓肿形成期 T_2WI 或脂肪抑制序列上呈高信号,DWI 脓腔呈高信号,ADC 图呈低信号,增强扫描脓肿壁显著强化。

感染累及脊膜时可见脊膜增厚、强化。当 T_1WI 显示脊髓轻度膨大,T_2WI 呈中央"猫头鹰眼"状髓内高信号时,提示脊髓梗死可能。

（四）诊断要点与鉴别诊断

1. 诊断要点

（1）近期有外科手术病史、免疫力低下或明确念珠菌感染的患者。

（2）临床表现为背痛、发热、局灶性压痛和神经功能缺损。

（3）脑脊液 $(1,3)$-β-D- 葡聚糖试验（G 试验）、脑脊液真菌 PCR 技术、脑脊液培养阳性可确诊。

（4）MRI 提示有脊椎骨髓炎、硬脊膜外脓肿、脊髓蛛网膜炎和脊髓梗死时考虑本病。

2. 鉴别诊断　念珠菌性脊髓炎需与结核性脊髓炎、化脓性脊髓炎、病毒性脊髓炎及其他真菌感染等相鉴别,主要依靠临床病史及实验室检查。

（五）治疗和预后

2016 年,《念珠菌病临床诊疗指南（IDSA）》推荐抗菌治疗首选两性霉素或氟胞嘧啶,次选伏立康唑或伊曲康唑。如果患者存在中心静脉导管、肠外营养管、脑脊液外引流术等外科操作,在抗真菌药物治疗的同时更换或拔除引流管,可达到较好疗效。如果药物治疗失败或存在脊柱不稳,可采取手术治疗。

三、曲霉病

（一）概述

曲霉病（aspergillosis）是曲霉菌感染引起的真菌病,主要包括烟曲霉菌和黄曲霉菌。曲霉孢子大小为 $2\sim5\mu m$,在空气中可呈现悬浮状态,孢子由呼吸道进入人体后可引起曲霉菌感染,人的呼吸系统如鼻窦、咽部、气管支气管及肺部最易受累,可在呼吸系统内寄生、定植进而播散至全身,可累及支气管、肺、胃肠道、神经系统、骨骼、皮肤、黏膜、眼和鼻等多器官系统,患者免疫系统受损严重则可能引发侵袭性曲霉病（invasive aspergillosis,IA）。曲霉菌感染中枢神经系统的临床表现多为神经系统受累的症状,并伴有眼、鼻疾病。此外,该病还可能伴有胸痛、咳嗽、咳痰、角膜溃疡、结膜充血或睫状体充血等症状。主要通过半乳甘露聚糖试验、脑脊液真菌 PCR 技术、脑脊液培养来确诊。

（二）病理学表现

霉菌性脓肿、炎性肉芽肿、化脓性和坏死性病变是曲霉菌中枢系统感染的主要病理表现。显微镜下可见中性粒细胞和淋巴细胞浸润。小动脉内可见真菌动脉瘤、曲霉菌菌丝栓塞、血栓形成。其中,侵袭性曲霉病可引起血管浸润和坏死性动脉内膜炎,导致血管闭塞和脊髓梗死。

（三）MRI 表现

脊柱曲霉病的 MRI 表现为病变椎体 T_1WI 呈低信号,T_2WI 呈等或稍高信号,可有椎间盘受累,表现为 T_2WI 椎间盘高信号消失而椎间盘形态保留,多由于免疫缺陷患者的免疫反应减弱所致。脊髓可见硬膜外及极少数硬膜内脓肿。与椎体破坏相比,椎骨旁炎症较轻。

（四）诊断要点与鉴别诊断

1. 诊断要点

（1）近期有外科手术病史、免疫力低下或明确曲霉菌感染的患者。

（2）临床表现为神经系统受累的症状,并伴有眼、鼻疾病。部分患者可伴有胸痛、咳嗽等呼吸系统症状。

(3)半乳甘露聚糖试验、脑脊液真菌 PCR 技术、脑脊液培养阳性可确诊。

(4)MRI 提示有脊椎真菌性骨髓炎、脊髓硬膜外或硬膜内脓肿、椎旁软组织少许炎症时考虑本病。

2. 鉴别诊断

(1)与其他真菌脊髓炎鉴别,包括单念球菌性脊髓炎、隐球菌性脊髓炎等。影像学特征类似,除了临床特点外,主要依靠血清学检查进行区分。

(2)结核性脊髓炎:曲霉病累及脊髓时,椎旁组织感染较轻,结核感染椎旁多可见较大椎旁脓肿。

(五) 治疗和预后

临床治疗曲霉病的方式主要有手术治疗与药物治疗两种,手术治疗可将病灶彻底清除,治愈率较高,是治疗该病最有效的措施。但患者体内并不仅有单一类型的病灶,若想提高治愈率需配合使用药物治疗。2016 年,美国感染病学会发布的《曲霉病诊治指南》推荐,伏立康唑为治疗首选药物;替代方案包括两性霉素 B 脂质体、艾沙康唑等。

四、球孢子菌病

(一) 概述

球孢子菌病(coccidioidomycosis)是一种全身感染性疾病,主要由粗球孢子菌感染引起,多见于美国西南部、墨西哥北部、中部和南美洲的部分地区,但非流行区也有散发病例报道。大部分球孢子菌感染是无症状的,多数症状表现为轻度肺部疾病。然而,在免疫功能低下的患者中,可以累及皮肤、骨骼、内脏及中枢神经系统。临床症状因受累脏器而异,可伴发热、寒战、盗汗、体重减轻、肌肉疼痛及疲乏等全身症状。尽管球孢子菌可以感染任何部位的骨骼,但是脊柱是最常受累的,无骨性累及的脊髓感染较少见。颅内软脑膜炎常伴随脊髓膜炎,即使患者无明显脊髓感染症状。因此,当怀疑颅内球孢子菌病时,应对整个颅脊髓轴进行检查。对于球孢子菌的检查,可采用标本直接镜检、真菌培养、组织病理、血清学检测及球孢子菌皮试等方法进行检测。

(二) 病理学表现

球孢子菌感染脊髓时,在病理学方面主要表现为肉芽肿性感染、蛛网膜炎和脊膜纤维化,会导致粘连,脊髓造影可能会显示椎管完全性阻塞。病灶内可见粗大球状真菌,直径 20~80μm,有大量内生孢子。

(三) MRI 表现

MRI 显示受累节段脊髓增粗,其内可见条状 T_1WI 低信号、T_2WI 高信号影,脊膜增厚、强化,部分可见脑脊液阻滞,脊髓内脓肿较少见。

(四) 诊断要点与鉴别诊断

1. 诊断要点

(1)免疫力低下或明确球孢子菌感染的患者。

(2)临床表现为神经系统受累的症状,并伴有眼、鼻疾病。部分患者可伴有胸痛、咳嗽等呼吸系统症状。

(3)半乳甘露聚糖试验、脑脊液真菌 PCR 技术、脑脊液培养阳性可确诊。

(4)MRI 提示有脊椎真菌性骨髓炎、脊髓硬膜外或硬膜内脓肿、椎旁软组织少许炎症时考虑本病。

2. 鉴别诊断 主要与其他真菌脊髓炎鉴别,如单念球菌性脊髓炎、隐球菌性脊髓炎等。影像学特征类似,除了临床特点外,主要依靠血清学检查区分。

(五) 治疗和预后

根据美国感染病学会(Infectious Disease Society of America,IDSA)2016 年发表的球孢子菌病的治疗指南推荐,轻症球孢子菌病呈自限性,不需要抗真菌治疗,只需定期随访;而对于慢性肺部感染、播散性感染或免疫低下患者,则首选唑类药物(氟康唑、伊曲康唑)治疗。两性霉素 B 治疗球孢子菌感染不良反应较大,一般不作为首选抗真菌药物。

(刘佳莹 王俊丽 杨 虹)

第五节 寄生虫感染

一、血吸虫病

(一) 概述

血吸虫病(schistosomiasis)是一种寄生虫感染,全世界有 2.3 亿多人感染。曼氏血吸虫、埃及血吸虫、日本血吸虫、间插血吸虫和湄公血吸虫是目前较常见感染人类的血吸虫。目前我国以日本血吸虫感染为主。脊髓血吸虫病(spinal cord schistosomiasis,SCS)是血吸虫卵在脊髓异位沉积所引起的炎性损害,脊髓血吸虫病发生在感染的早期,通常没有血吸虫病的全身症状;中晚期可出现急性或亚急性脊髓病伴或不伴神经根炎,患者腰痛,出现神经根症状,进行性下肢无力伴膀胱功能不良等。寄生虫学检查是血吸虫病诊断的"金标准",在粪便、尿液或直肠活检中观察到血吸虫卵可直接确诊。另外,ELISA、血凝试验或间接免疫荧光试验检测出抗血吸虫抗体;脑脊液分析检查淋巴细胞增多、蛋白浓度增加和嗜酸性粒细胞的存在都对诊断有提示意义。

(二) 病理学表现

血吸虫以人或其他哺乳动物为终末宿主,钉螺是血吸虫病的中间宿主,其释放出的尾蚴穿透人体皮肤,通过淋巴和血行扩散进入门静脉循环。日本血吸虫寄生于人体门静脉系统,虫卵进入脊髓可能由于门静脉系统与体循环静脉的吻合支开放,盆腔静脉与无瓣膜的椎旁 Batson 静脉丛交通,当腹内压增高时,盆腔静脉血通过吻合支逆行流入椎静脉,血吸虫卵经血液循环沉淀于脊髓;成虫也可异常移行进入椎静脉和软脊膜静脉直接产卵并沉积于脊髓。病理标本上可发现不同发育阶段的血吸虫卵,其周围有炎症反应和脱髓鞘改变。血吸虫肉芽肿的特征是中心坏死,内有血吸虫卵,周围有巨细胞和淋巴细胞,外层有嗜酸性粒细胞、浆细胞和成纤维细胞。

(三) MRI 表现

当血吸虫病累及脊髓时,多位于低位胸髓和圆锥部,通常在 T_8 以下。MRI 可见病变段脊髓肿胀、膨大或脊髓圆锥弥漫性增粗,与正常脊髓逐渐移行而无明确分界,脊髓下段见不规则、斑片状异常信号,T_1WI 呈等或稍低信号,T_2WI 呈不均匀高信号。增强扫描髓内病灶见多发、微小的结节样或小斑片状强化,周围水肿区未见明显强化,这与血吸虫卵在脊髓实质内沉积引起的肉芽肿性炎症反应有关。病变如累及邻近神经根,可表现为马尾神经异常增厚和软脑膜强化。

(四) 诊断要点与鉴别诊断

1. 诊断要点

(1) 来自血吸虫病流行地区的人或最近接触到流行地区的淡水而出现急性或亚急性脊髓病的患者。

(2) 脊髓 MRI 显示脊髓肿胀、膨大或脊髓圆锥弥漫性增粗,增强扫描示结节状强化灶,马尾神经异常增厚和软脑膜强化。

(3)脑脊液分析显示淋巴细胞增多、蛋白浓度增加和嗜酸性粒细胞存在；ELISA、血凝试验或间接免疫荧光试验检测出抗血吸虫抗体。

(4)患者的粪便或直肠活检可观察到血吸虫卵。

2. 鉴别诊断

(1)椎管内肿瘤：包括室管膜瘤、星形细胞瘤、脊髓转移瘤等。室管膜瘤、星形细胞瘤 T_1WI 多可见实质性占位性病变的异常信号或囊变,增强时病变可有一定的边界；转移瘤多有原发肿瘤史,经脑脊液种植转移者可见脊膜小结节样强化。

(2)脊髓结节病：病变多位于颈胸段,MRI 表现为脊髓增粗,增强后呈不规则结节样强化,激素治疗后病灶缩小,脊髓肿胀减轻,明显好转,并发全身症状及血管紧张素转换酶水平升高有助于诊断。

(3)脊髓结核：多有肺结核病史,患者低热、盗汗。髓内结核瘤 T_2WI 多数信号不均,中心为干酪组织则呈低信号,液化坏死则呈高信号,可见环形强化。

(五) 治疗和预后

临床常应用类固醇和吡喹酮联合治疗急性血吸虫病,如患者髓内肿瘤样变明显,出现下肢肌力迅速恶化和向外压迫的情况时,可行外科手术减压。多数患者预后良好,少数患者有神经后遗症,需要长期恢复。

二、囊虫病

(一) 概述

囊虫病(cysticercosis)是囊尾蚴寄生在人体组织引起的疾病,猪为猪带绦虫的中间宿主,人通常作为最终宿主。患者接触了猪带绦虫的虫卵后,经胃及十二指肠孵化出六钩蚴,六钩蚴随血流、淋巴循环分布到脑实质、蛛网膜下腔、脑室及脊髓,造成这些组织发生各种病理学变化,椎管内囊虫病发生率低,大多发生在髓外硬膜下腔或蛛网膜下腔,少数位于脊髓内,统称为脊髓型囊虫病(spinal neurocysticercosis,NCC)。引起的症状主要是虫体、囊尾蚴压迫脊髓,或囊尾蚴死后引起炎症反应导致脊髓局部肿胀、变性。寄生虫学检查是囊虫病诊断的"金标准",在粪便或直肠活检中观察到虫卵可直接确诊。另外,ELISA 法检测血清标志物阳性,脑脊液分析检查中嗜酸性粒细胞增多和蛋白浓度增加都对诊断有提示意义。

(二) 病理学表现

病理可见囊腔内囊尾蚴头节,周围见单核细胞、淋巴细胞、嗜酸性粒细胞浸润。

(三) MRI 表现

MRI 椎管内可见多发性不规则囊变影,部分病灶内可见头节影,活动期头节 T_1WI 呈点状高信号,T_2WI 呈低信号；退变死亡期呈长 T_1 长 T_2 信号影。病变累及蛛网膜,可见蛛网膜下腔粘连、变窄,脊髓扭曲变形。部分病灶可见钙化,增强后病灶呈薄壁环形强化。

(四) 诊断要点与鉴别诊断

1. 诊断要点

(1)患者近期食用或接触过猪带绦虫感染的猪肉。

(2)MRI 椎管内可见多发性不规则囊变影,部分病灶内可见头节影。

(3)脑脊液分析显示嗜酸性粒细胞增多、蛋白浓度增加；ELISA 法检测血清标志物阳性。

(4)患者的粪便或直肠活检可观察到囊虫虫卵。

2. 鉴别诊断

(1)星形细胞瘤：常发生于颈胸段脊髓,多为单发,T_1WI 示受累脊髓广泛增粗,可有出血或囊变,T_2WI 常为高信号,增强扫描可见强化。

（2）蛛网膜囊肿：多位于腰骶部，边界清晰，T_1WI 上呈均匀低信号，T_2WI 上呈均匀高信号，如合并炎症，T_1WI 可出现略高信号。

（3）表皮样囊肿、皮样囊肿或畸胎瘤：取决于病灶的成分，表皮样囊肿及皮样囊肿均表现为均匀的 T_1WI 高信号或等信号，增强扫描无明显强化。畸胎瘤则表现为混杂信号，其内可见脂肪成分。

（五）治疗和预后

临床常应用阿苯达唑和吡喹酮等杀虫药治疗囊虫病，如患者出现严重脊髓压迫症状或神经功能损害表现，可行椎管内探查及囊肿摘除术。

三、棘球蚴病

（一）概述

棘球蚴病（echinococcosis）是由细粒棘球绦虫引起的一种人畜共患的地方性传染病。人类通过粪 - 口途径感染，一旦被摄入，虫卵孵化并形成幼虫，虫卵进入人体消化道后，幼虫穿过肝脏屏障，通过肺毛细血管进入体循环系统，从而形成播散。病灶部位多发于肝脏、肺及脑部，较少累及脊柱，严重时破坏椎体压迫脊髓，出现相应的脊髓压迫症状。单纯累及椎管内的病例极其罕见。患者一般有明确的牧区生活史及犬、羊密切接触史，起病隐匿，病程相对较长，多不合并发热、消瘦等全身症状，累及脊柱时，主要表现为病变部位疼痛，就诊时多有神经损害。由于棘球蚴病存在致敏及反复脱敏的问题，所以免疫学检查在致敏期可以为阳性，但在脱敏期可为阴性。Casoni 皮试、补体结合试验、血细胞凝集试验阳性有提示作用，确诊仍需病理证实。

（二）病理学表现

病理示骨小梁间为包虫囊泡，其周围有淋巴细胞、嗜酸性粒细胞和少量纤维细胞组成的结节样结构。

（三）MRI 表现

在 MRI 上可见不规则的椎体骨质破坏，部分病例可见椎间隙狭窄；椎体、椎管及周围组织可见多房性包虫囊肿显示，囊壁清晰，在 T_1WI 上母囊呈等信号，子囊呈低信号，母囊高于子囊信号，子囊充满于母囊内或排列在母囊周边，与母囊间形成假间隔，使整个病灶呈"玫瑰花"或"车轮状"，T_2WI 及增强后包虫囊壁更明显；邻近水平脊髓受压可呈 T_2WI 高信号。文献报道，部分病灶可单独累及椎管，椎管内见条片状 T_1WI 及 T_2WI 等信号，增强扫描未见明显强化。

（四）诊断要点与鉴别诊断

1. 诊断要点

（1）患者来自棘球蚴病流行病区，有狗、羊接触史。

（2）有腰背部疼痛伴双下肢感觉、运动进行性障碍的患者。

（3）MRI 上可见不规则的椎体骨质破坏，部分病例可见椎间隙狭窄，椎体及周围组织可见多房性包虫囊肿，邻近水平脊髓受压可呈 T_2WI 高信号。

（4）Casoni 皮试、补体结合试验、血细胞凝集试验阳性，或病理见包虫囊泡。

2. 鉴别诊断

（1）脊柱结核：脊柱结核往往继发于结核肺外播散，伴发热、乏力，椎体结核容易破坏椎间盘和椎间隙狭窄出现较早，呈典型的"对吻"样骨质破坏。

（2）转移瘤：多有原发病史，多椎体转移往往有"跳跃性"特点，椎旁软组织侵犯多高信号小囊泡。

（3）椎管内肿瘤：与椎管内单发病灶鉴别，包括室管膜瘤、星形细胞瘤等，主要依靠临床病史及实验室检查。

（五）治疗和预后

脊椎及椎管内包虫病，特别是对已出现脊髓压迫症状患者的治疗，外科手术摘除病灶是首选治疗，术后需预防性口服甲苯咪唑或阿苯达唑 3~12 个月。多数患者预后尚可，若术中子囊破裂，则种植复发的概率极高。

四、肺吸虫病

（一）概述

肺吸虫病（paragonimiasis）又称并殖吸虫病，主要包括卫氏并殖吸虫（paragonimus westermani）、斯氏并殖吸虫（paragonimus skrjabini）、四川并殖吸虫（paragonimus szechuanensis）等。主要是由并殖吸虫寄生于肺部所致的一种慢性寄生虫病，人因生食或半生食含并殖吸虫活囊蚴的溪蟹或蝲蛄而感染，许多野生食肉类动物也能感染。由于虫体游窜，可造成机体多处损伤，最常见的肺外侵犯部位为中枢神经系统，且脑部受损较脊髓更为常见。典型的肺吸虫病表现为咳嗽、胸痛、呼吸困难等症状，如累及椎管，可出现髓外型脊髓压迫症状，表现为下肢运动或感觉障碍，重者可致截瘫。痰液、脑脊液及活组织检查中见虫体或虫卵是诊断肺吸虫病的"金标准"。另外，肺吸虫抗原皮下试验及 ELISA 试验阳性、血嗜酸性粒细胞和 IgE 升高等可支持诊断。

（二）病理学表现

一般椎管内肺吸虫病是成虫通过膈肌以下的各椎间孔直接进入椎管而导致硬脊膜外病变。亦有人认为肺吸虫累及脑后沿蛛网膜下腔下移。肺吸虫活动期的病理基础是游走的肺吸虫对局部组织造成机械性损伤，以及代谢产物引起的局部组织坏死及局部炎症反应。活动期虫体移行可形成多囊样或多房样，虫体死亡后囊肿变小，形成纤维瘢痕结节。

（三）MRI 表现

常表现为腰骶段髓外囊性占位性病变，囊腔小、多发、聚集，呈 T_1WI 低信号、T_2WI 高信号，边界较清楚，因囊液的成分不同，DWI 可呈高或低信号，邻近脊髓及马尾神经受压移位、部分萎缩。脊膜结节状增厚，T_2WI 呈低信号，增强扫描可见强化，多伴有蛛网膜粘连。如病变累及脊髓，可见脊髓水肿、隧道样低信号，周围见少许不规则出血信号。

（四）诊断要点与鉴别诊断

1. 诊断要点

（1）患者有肺吸虫病史，或有生食或半生食淡水蟹、蝲蛄、生饮溪水史。

（2）临床表现为咳嗽、胸痛、呼吸困难等症状，伴有进行性脊髓压迫症状、下肢运动或感觉障碍等。

（3）MRI 示腰骶段髓外囊性占位性病变，脊膜结节状增厚、强化有提示意义。

（4）痰液、脑脊液及活组织检查中见肺并殖吸虫虫体或虫卵。

（5）肺吸虫抗原皮下试验和血肺吸虫 ELISA 试验阳性、血嗜酸性粒细胞和 IgE 升高等。

2. 鉴别诊断

（1）椎管内肿瘤：与神经源性肿瘤、脊膜瘤、转移瘤等鉴别。神经源性肿瘤可伴囊变，多通过椎间孔与椎旁肿块相连。脊膜瘤质地均匀，囊变较少，多呈广基底附着于硬脊膜或蛛网膜。转移瘤常多发，伴有其他原发肿瘤。

（2）髓外脓肿：多有化脓性感染史，囊腔相对较少，MRI 表现为脓肿在 T_1WI 上呈低信号，T_2WI 呈高信号，增强后边缘强化，可见脊髓受压、移位。

（3）棘球蚴病：椎管内见多房性囊肿，在 T_1WI 上母囊呈等信号，子囊呈低信号，母囊高于子囊信号，子囊充满于母囊内或排列在母囊周边，与母囊间形成假间隔。

（五）治疗和预后

吡喹酮和三氯苯达唑是 WHO 推荐的治疗并殖吸虫病的两种主要药物,目前我国主要应用吡喹酮。脊髓压迫明显者,应及早行手术减压治疗。绝大多数患者预后良好,少数可遗留癫痫、瘫痪等后遗症。

五、弓形虫病

（一）概述

弓形虫病(toxoplasmosis)多由食用含有弓形虫包囊的肉类食品,或与宠物密切接触后感染,弓形虫可经黏膜和损伤皮肤进入人体。一般情况下,人感染后无明显临床症状,但是患者免疫功能低下时,可引起弓形虫病。弓形虫可侵及各种组织器官,常累及脑和眼,较少累及脊髓。临床多表现为高热、全身疼痛、呕吐,甚至合并脑炎、脊髓炎、心肌炎等。脑脊液及活组织检查中见虫体或虫卵是诊断弓形虫的"金标准"。间接血凝试验、酶联免疫吸附测定阳性对诊断有提示意义。

（二）病理学表现

弓形虫病原体在宿主细胞内增殖,使细胞变性、肿胀、破裂,播散出的弓形虫病原体再侵入周围细胞和组织。反复的细胞组织损害可导致肉芽肿形成、炎症和坏死灶等。

（三）MRI 表现

MRI 平扫显示脊髓局限性肿胀、增粗,病灶 T_1WI 呈稍低信号、T_2WI 呈稍高信号,周围水肿呈 T_1WI 低信号、T_2WI 高信号;增强扫描显示髓内病灶呈环状、结节状强化。弓形虫感染可导致脊髓萎缩及慢性蛛网膜粘连,部分可伴钙化。

（四）诊断要点与鉴别诊断

1. 诊断要点

(1)患者免疫力低,在恶性肿瘤、慢性消耗性疾病及长期应用激素或广谱抗生素的基础上出现临床症状者。

(2)临床表现为高热、全身疼痛、呕吐,甚至合并脑炎、脊髓炎、心肌炎等。

(3)MRI 平扫显示脊髓局限性肿胀增粗,病灶呈 T_1WI 稍低信号、T_2WI 稍高信号,周围组织水肿;增强扫描显示髓内病灶环形、结节状强化。

(4)脑脊液及活组织检查中见虫体或虫卵。

(5)间接血凝试验、酶联免疫吸附测定阳性等对诊断有提示意义。

2. 鉴别诊断

(1)化脓性脊髓炎:常伴高热、白细胞增高。MRI 示脊髓弥漫性肿胀,见 T_1WI 低信号、T_2WI 高信号,增强扫描不规则坏形强化。

(2)脊髓结核脓肿:多有低热、盗汗及结核病史。MRI 表现为脊膜广泛增厚,蛛网膜下腔变窄、闭塞,MRI 增强为环状强化。

(3)椎管内肿瘤:与转移瘤、室管膜瘤、星形细胞瘤相鉴别。转移瘤有临床病史,较少单独累及脊髓。脊髓室管膜瘤以脊髓中央管为长轴生长,增强扫描可见实性成分强化。脊髓星形细胞瘤在儿童多见,多发于胸段,囊变区呈 T_1WI 低信号、T_2WI 高信号,增强扫描可见轻度强化。

（五）治疗和预后

国内外指南推荐乙胺嘧啶联合磺胺嘧啶、磺胺甲噁唑联合甲氧苄啶治疗弓形虫病,预后不佳,为艾滋病患者死亡的主要原因之一。

六、疟疾

(一) 概述

疟疾(malaria)是一种全球性的人畜共患寄生虫病,主要流行于非洲、东南亚及拉丁美洲。能够引起人类感染的疟原虫有五种,包括恶性疟原虫(plasmodium falciparum)、三日疟原虫(plasmodium malariae)、间日疟原虫(plasmodium vivax)、诺氏疟原虫(plasmodium knowlesi)和卵形疟原虫(plasmodium ovale)。蚊子是疟疾的传播媒介,当人被媒介蚊子叮咬后,子孢子进入人的血液,随后进入肝细胞繁殖,从肝细胞中释放的裂殖子感染红细胞,其中 1%~2% 的恶性疟原虫可引起脑、脊髓感染,多发生在 5 岁以下的儿童。疟疾患者主要表现为发热、畏寒、寒战、大汗、头痛。血涂片染色后镜检发现疟原虫是疟疾诊断的"金标准",抗原检测和核酸检测阳性对诊断有诊断意义,结合流行病学史及相关的病原学检查较易确诊。

(二) 病理学表现

"机械阻塞"学说是疟疾中枢神经系统发病较为公认的学说之一,可能是由于感染的红细胞富含大滋养体和裂殖体,导致红细胞变形性差,更易滞留、阻塞微血管,导致脑、脊髓缺血、缺氧改变,出现可逆或不可逆的神经损伤。

(三) MRI 表现

可表现为急性播散性脑脊髓炎改变,脊髓可见条状异常信号,边界不清,T_1WI 呈低信号,T_2WI 呈高信号,伴或不伴有占位效应。

(四) 诊断要点与鉴别诊断

1. 诊断要点

(1)患者多有非洲、东南亚及拉丁美洲工作或旅行史。

(2)临床主要表现为发热、畏寒寒战、大汗、头痛等。

(3)MRI 示脊髓可见条状异常信号,边界不清,T_1WI 呈低信号,T_2WI 呈高信号。

(4)血涂片染色后镜检发现疟原虫。

(5)抗原检测(RDT)和核酸检测(PCR)阳性对诊断有诊断意义。

2. 鉴别诊断

(1)脊髓梗死:大多数脊髓梗死继发于脊髓前动脉闭塞,临床表现为突然发生的感觉减弱和丧失。MRI 示急性期 T_1WI 脊髓轻度膨大,T_2WI 呈中央"猫头鹰眼"状髓内高信号为最佳诊断依据。

(2)化脓性脊髓炎:常伴高热、白细胞增高。MRI 示脊髓弥漫性肿胀,见长 T_1、长 T_2 信号,增强扫描可见不规则环形强化。

(3)多发性硬化:是指以中枢神经系统白质炎性脱髓鞘病变为主要特点的自身免疫性疾病。病变多位于颈髓,MRI 可见 T_2WI 上一个或数个高信号灶,多伴有不同程度的占位效应,横轴位显示病灶面积通常小于脊髓横截面面积的一半,增强后可见脱髓鞘斑块呈片状强化。

(4)其他病毒、真菌或寄生虫感染累及脊髓,多依据流行病史及实验室检查诊断。

(五) 治疗和预后

目前我国主要应用青蒿琥酯、奎宁、甲氟喹等治疗疟疾,绝大部分患者治疗效果较好。

(刘佳莹　王俊丽　杨　虹)

第六节　其他感染性疾病

一、脊髓梅毒

（一）概述

脊髓梅毒（myelosyphilis）是中枢神经梅毒的重要类型，包括脊髓痨（tabes dorsalis）、脊髓膜血管性梅毒（spinal meningovascular syphilis）和梅毒性脊髓炎（syphilitic myelitis）。梅毒性脊髓炎因病变常累及脊膜，也称为梅毒性脊膜脊髓炎（syphilitic meningomyelitis）。梅毒是由纤细的螺旋状苍白密螺旋体感染所致，活动力较强，早期损害皮肤和黏膜，晚期侵犯中枢神经系统及心血管系统，绝大多数通过性接触传染，称为后天性梅毒。少数病例是病原体由母体血液经胎盘和脐带进入胎儿体内，为先天性梅毒。

神经梅毒通常是终末期梅毒全身损害的重要表现。梅毒性脊膜脊髓炎和脊髓膜血管性梅毒，常在梅毒感染后 3~5 年发病。梅毒脊膜脊髓炎表现为急性或亚急性横贯性脊髓损害，早期表现为下肢无力和肢体麻木，进而出现痉挛性瘫痪，受累平面以下痛觉减退，可伴有束带感，以及自主神经功能障碍表现；累及脊膜为主者，常因脊膜增厚、粘连、压迫神经根和脊髓而表现为相应区域的疼痛，肌肉萎缩和下肢的长束征。脊髓膜血管性梅毒以血管受累为主，常因动脉内膜炎而发生脊髓血管内血栓，起病迅速，症状取决于受累血管的支配范围，偶有脊前动脉血栓造成的脊前动脉综合征，深感觉可保持完好。脊髓痨通常在梅毒感染后 15~20 年发病，缓慢进展，男性多见，主要症状为闪电样痛、感觉性共济失调和尿失禁，90% 以上的患者有瞳孔异常，表现为阿罗瞳孔，主要体征为膝反射和踝反射消失、下肢振动觉和位置觉缺失、闭目难立征阳性。

（二）病理学表现

神经梅毒可以发生在梅毒感染的任何阶段，在不同阶段有不同的病理改变。

梅毒性脊膜脊髓炎：发病机制尚不明确，硬脊膜炎症反应、梅毒性动脉内膜炎、微血栓导致的缺血水肿，炎性水肿和反应性的脊髓炎性脱髓鞘等均可参与病变过程。

脊髓膜血管性梅毒：可见到血管内膜炎、血管周围炎症细胞渗出和脊膜浸润，脊髓内髓鞘和轴突均有变性。

梅毒性脊髓痨：腰骶段有明显的脊髓后索和后根出现变性萎缩，脊髓本身亦变细，仅见少量背根神经节中的神经元，外周神经正常。早期髓鞘变性，随后髓鞘脱失、神经轴突崩解、胶质纤维瘢痕形成。

脊髓梅毒性树胶样肿：可发生于梅毒的任何时期，其本质是脊膜的强烈局部炎症反应形成的肉芽肿，中央凝固性坏死，类似结核干酪样坏死，但不如干酪样坏死彻底，病灶内可见血管增生、动脉周围炎及闭塞性小动脉内膜炎，镜下见小血管周围组织增生，中央坏死区周围包绕淋巴细胞、上皮样细胞、多核巨细胞，偶可见巨噬细胞浸润。

（三）MRI 表现

梅毒性脊髓炎的 MRI 提示病变通常累及多个脊髓节段，以胸髓多见。T_1WI 显示为等或低信号，T_2WI 为弥漫性高信号，多伴有脊髓水肿。病灶增强后可见脊髓表浅部位的局灶性强化征象，称为"烛光征"，提示在梅毒性脊髓炎的病理过程中，梅毒螺旋体是由脊髓表面逐渐向脊髓中心侵犯。T_2WI 上异常高信号可能由脊膜脊髓炎症及脊髓缺血共同造成，经治疗后，影像学异常征象可完全消失，提示梅毒性脊髓炎的脊髓缺血或炎症改变可逆。

据多数文献报道,脊髓痨的 MRI 表现多无明显异常。

梅毒性树胶样肿的影像学改变不具有特征性,典型的 MRI 表现为 T_1WI 呈等或低信号的类圆形病灶,在 T_2WI 上呈稍高信号,肉芽肿中心坏死在 T_2WI 上表现为高信号或混杂信号强度,周围水肿区域为高信号。增强扫描呈结节样或不规则环形强化,侵犯脊膜可见线性强化,表现为脊膜瘤的脊膜尾征。

（四）诊断要点与鉴别诊断

1. 诊断要点

(1)有梅毒螺旋体感染史。

(2)有脊髓梅毒的症状或体征,脑脊液检查细胞数和蛋白量增高。

(3)梅毒特异性血清学试验和脑脊液梅毒抗体检测阳性均可确诊。

(4)梅毒性脊髓炎 MRI 显示多为长节段脊髓病变,T_1WI 为等或低信号,T_2WI 为弥漫性高信号,可有"烛光征""反转征"特异性的征象。梅毒性树胶样肿 MRI 表现为 T_1WI 呈等或低信号,T_2WI 为稍高信号的类圆形病灶,中心坏死信号不均匀,增强后呈结节样或环形强化,仅靠影像学不能确诊。

2. 鉴别诊断

(1)急性横贯性脊髓炎:是各种原因所致、以累及数个节段的脊髓横贯性损害为主的急性脊髓病。起病急,症状重,多发生截瘫。MRI 可见 T_2WI 局限性或弥漫性脊髓内高信号,伴或不伴有占位效应,病灶强化方式多样。可通过病原学检测鉴别。

(2)视神经脊髓炎谱系疾病:长节段脊髓病变的原因之一,是视神经与脊髓同时或相继受累的急性或亚急性脱髓鞘病变。在短时间内连续出现,会导致截瘫和失明,MRI 显示脊髓纵向融合病变超过 3 个脊椎节段,T_2WI 呈高信号,常见脊髓肿胀和视神经强化。

(3)多发性硬化:颈髓受累最常见,急性病变多显示短节段的脊髓水肿,T_2WI 上一个或数个高信号灶,多伴有不同程度的占位效应,增强可见局灶性强化,周围神经系统多不受累。

(4)脊髓结核瘤:有结核病史,脊髓受损症状同时伴有低热、纳差、体重减轻和盗汗等症状。T_1WI 呈低、稍高或等信号,T_2WI 上表现为中心高信号、周边低信号,增强呈环形或结节状强化。

（五）治疗和预后

青霉素为治疗梅毒的首选药物,自 20 世纪 40 年代,青霉素安全有效地治疗有或无症状的梅毒患者,预防晚期梅毒包括神经梅毒的发生。原发梅毒首次青霉素注射可出现 Larison-Herxheimer 反应,是大量螺旋体死亡导致的机体过敏反应,为减轻这种反应,在用青霉素治疗前一天,服用泼尼松 5~10mg,每天 4 次,连续 3 天。青霉素过敏患者,可以改用头孢曲松或多西环素治疗。起病急,病情进展快的梅毒性脊髓炎患者,大多对青霉素等抗生素治疗效果好,而对于病程比较长,病情有突发恶化的患者,要警惕可能已经有血管炎及继发性脊髓缺血性损伤,可应用激素控制血管炎。患者出现瘫痪及尿潴留时,应及时对症治疗,脊髓痨出现闪电样疼痛,可用卡马西平或氯硝西泮。当梅毒树胶样肿压迫脊髓引起神经功能障碍时,应积极手术治疗,术后给予规范的抗梅毒治疗。脊髓梅毒预后不确定,大多数患者病程停止或改善,部分病例治疗后病情仍进展。

二、支原体感染

（一）概述

支原体(mycoplasma)是一类目前已知在无生命培养基中能生长繁殖的最小原核细胞型微生物,缺乏细胞壁、呈高度多形性、能通过滤菌器。支原体是介于细菌和病毒之间的一种微生物,含有 DNA 和 RNA。肺炎支原体感染人体后,可能继发多种中枢神经系统疾病,常见的临床症状包括脑炎、急性播散性脑脊髓炎、横贯性脊髓炎和小脑共济失调等。肺炎支原体主要通过飞沫传播,大多数发病于夏末秋初,以 5~15 岁的青少年发病率最高。急性横贯性脊髓炎和急性播散性脑脊髓炎是与肺炎支原体感染相关的严重脊髓病变。急性横贯性脊髓炎的特点是局灶性脊髓炎症导致脱髓鞘和神经元损伤,常先有脊背部疼痛、束带样感觉异常及下肢麻木感,然后迅速出现脊髓受损平面以下运动、感觉异常和自主神经功能障碍。急性播散性脑脊髓炎是广泛累及脑和脊髓白质的急性炎症性脱髓鞘疾病,常表现为偏瘫、颅神经麻痹、意识障碍、行为改变和下尿路功能障碍。

(二) 病理学表现

目前尚无支原体感染累及中枢神经的明确病理机制,可能与以下机制有关:①支原体对中枢神经系统直接侵犯;②感染后自身抗体生成、细胞因子和炎性介质释放等免疫机制介导损伤神经系统;③神经毒素的作用。

(三) MRI 表现

有症状的支原体相关急性横贯性脊髓炎患者在疾病早期,MRI 可以无明显异常,典型表现为 T_2WI 上局限性或弥漫性脊髓内异常高信号,伴有脊髓肿胀。

支原体感染相关的急性播散性脑脊髓炎的特征性 MRI 表现为灰质和白质的斑块状不对称或弥漫性信号改变,T_1WI 上为局灶性低信号,在 T_2WI 上出现多灶性白质病变,伴轻度的脊髓肿胀,背侧白质受累范围更大,增强在不同的病变时期强化方式多样。

(四) 诊断要点与鉴别诊断

1. 诊断要点

(1) 有肺炎支原体感染史。

(2) 临床表现为急性横贯性脊髓炎或急性播散性脑脊髓炎症状,脑脊液白细胞计数和蛋白量增加,糖和氯化物正常。

(3) 病原学检测(包括支原体培养、聚合酶链反应、血清学检测、脑脊液内特异性 IgM 抗体) 阳性可确诊。

(4) 脊髓 MRI 能早期显示脊髓病变的部位、范围及性质。急性横贯性脊髓炎患者的典型表现为脊髓肿胀伴 T_2WI 高信号。急性播散性脑脊髓炎表现为 T_2WI 多发高信号灶,伴轻度脊髓肿胀。

2. 鉴别诊断

(1) 特发性急性横贯性脊髓炎:病因不明,炎症可致整个脊髓双侧均受累,出现双侧运动、感觉和自主功能障碍,T_2WI 示脊髓中心高信号,伴偏心性强化。

(2) 多发性硬化:急性病变多显示短节段的脊髓水肿,病变位于背外侧,横轴位显示病灶面积通常小于脊髓横截面面积的一半,在 T_2WI 上为高信号灶,多伴有不同程度的占位效应,增强有局灶性强化,周围神经系统多不受累。

(3) 脊髓动静脉畸形:瘫痪呈缓慢性过程,脊神经未见异常,信号异常多不发生于脊髓边缘,高流速的动静脉畸形可在病变脊髓外周观察到流空信号影,硬膜的动静脉瘘仅可见远端脊髓非多灶性信号增高,MRA 可显示异常血管。

(五) 治疗和预后

治疗支原体感染首选大环内酯类药物,如阿奇霉素等。急性严重炎症反应和免疫机制介导的神经系统损伤,通常用糖皮质激素、免疫球蛋白进行治疗。难治性患者选用血浆置换,若无效,则使用免疫抑制剂或生物反应调节剂。

(王梦泽　丁忠祥)

第十四章
脊髓损伤

第一节 脊髓硬脊膜囊损伤

一、脊髓损伤

（一）概述

脊髓损伤（spinal cord injury，SCI）为暂时或永久引起脊髓功能改变的损伤，根据病因可分为创伤性脊髓损伤和非创伤性脊髓损伤。创伤性脊髓损伤是由脊柱爆裂性骨折和／或脱位引起的脊髓直接机械损伤（如挫伤、压迫和／或撕裂），占全身外伤的 0.2%~0.5%。脊柱骨折伴脊髓损伤者约占 20%，好发于颈段和胸腰段。非创伤性脊髓损伤则多见于急性或慢性疾病过程中，如肿瘤、感染或脊椎退行性疾病。退行性脊髓型颈椎病在非创伤性脊髓损伤中最常见，常由于椎间盘后缘膨／突出（图 14-1-1），后纵韧带肥厚／钙化或黄韧带肥厚（图 14-1-2），脊髓受到慢性机械压迫而引起。患者可出现不同程度的背部或颈部疼痛症状。相应神经功能缺损因病变所在部位不同而不同，包括前索综合征、中央脊髓综合征、脊髓圆锥综合征和 Brown-Sequard 综合征等。

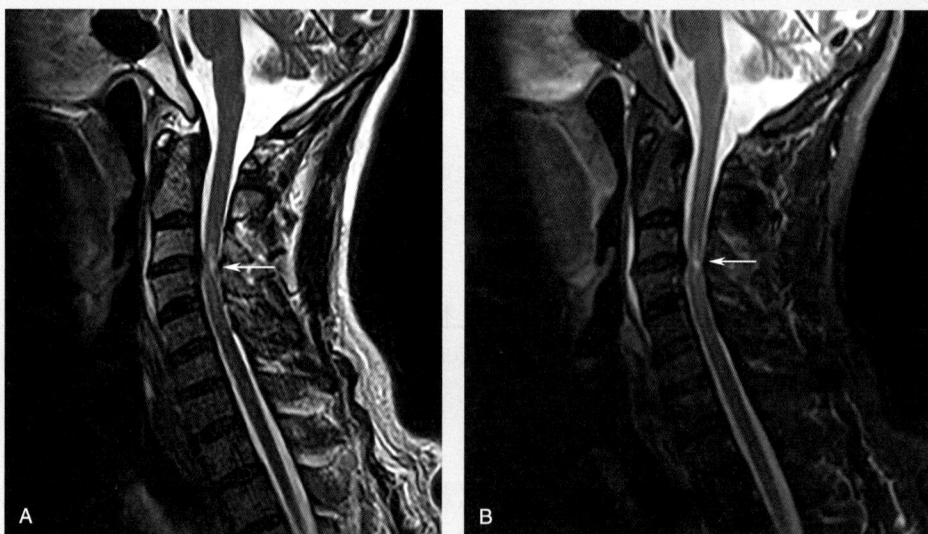

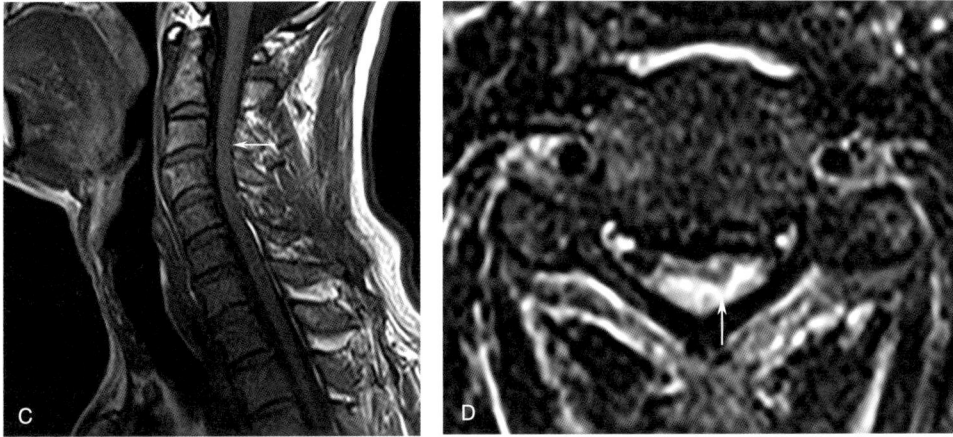

图 14-1-1　颈椎间盘突出压迫脊髓

退行性脊髓型颈椎病。A~D. 颈椎矢状位 T_2WI（A）、T_2WI 脂肪抑制（B）示，C_3、C_4 椎体水平，颈髓内见
不均匀高信号；矢状位 T_1WI（C）呈稍低信号；横轴位 T_2WI（D）呈不均匀高信号，提示颈髓变性、囊变（白箭）

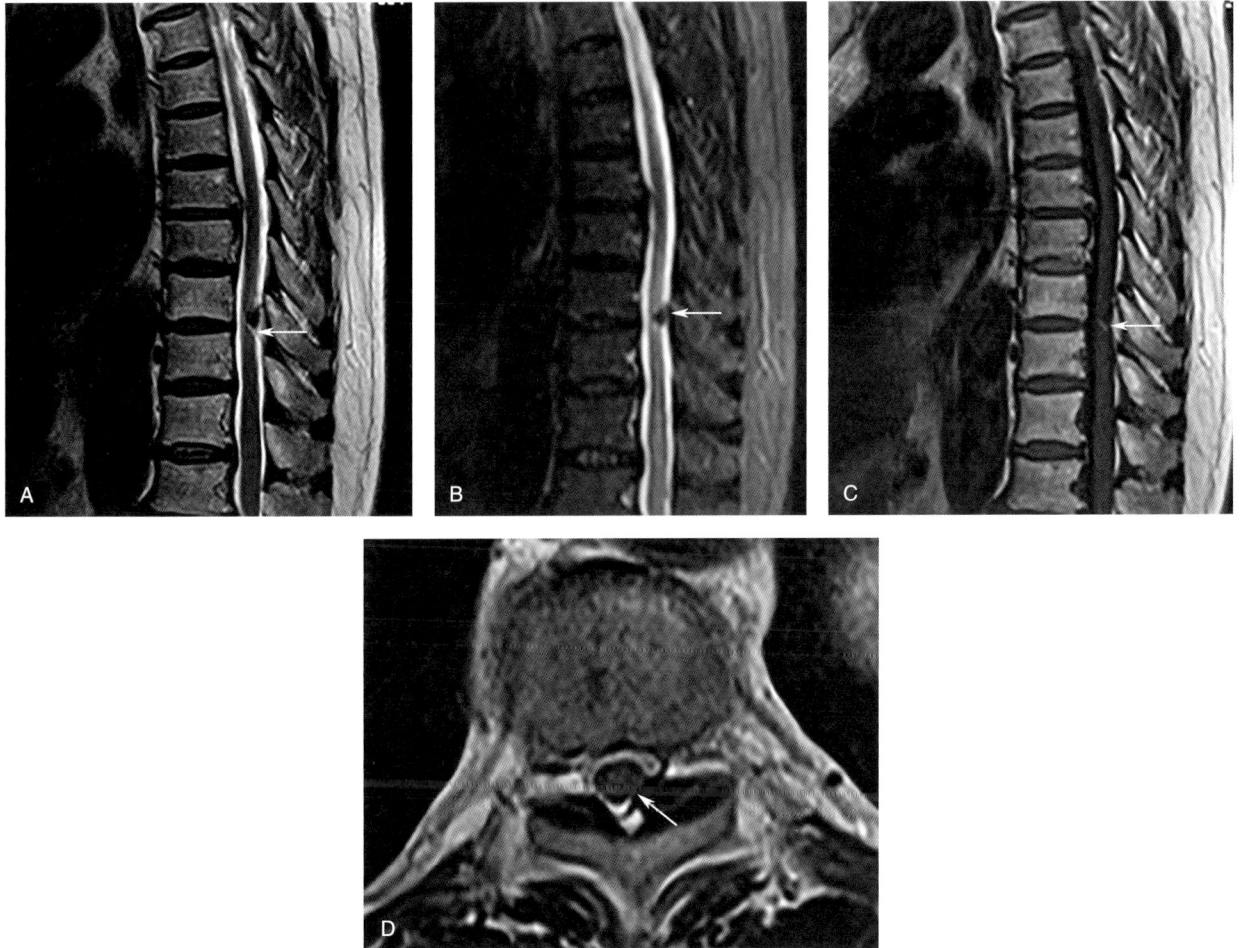

图 14-1-2　黄韧带增厚压迫脊髓

A~D. 胸椎矢状位 T_2WI（A）、T_2WI 脂肪抑制（B）、T_1WI（C）、横轴位 T_2WI（D），显示 T_9 椎体双侧黄韧带肥厚，
左侧为著，胸髓左侧略受压，相应硬脊膜外脂肪间隙及脊蛛网膜下腔受压、消失（白箭）

(二) 病理学表现

创伤性脊髓损伤在病理生理上分为原发性损伤和继发性损伤,时间上可分为急性期(<48 小时)、亚急性期(48 小时~2 周)、中期(2 周~6 个月)和慢性期(>6 个月)。脊髓机械损伤初期会引发继发性级联反应,其特征是在急性损伤期表现为水肿,出血,局部缺血,炎症细胞浸润,细胞毒性产物的释放和细胞死亡。这种继发性损伤导致神经元和神经胶质细胞坏死和/或凋亡,可能导致脱髓鞘和神经回路中断。亚急性期,由于持续的水肿、血管血栓形成和血管痉挛,进一步发生缺血。持续的炎症细胞浸润会进一步导致细胞死亡,形成囊性微腔。此外,星形胶质细胞增生,并将细胞外基质分子沉积到病灶周围区域。在中期和慢性期,轴突继续退化,星形胶质瘢痕成熟,限制轴突再生和细胞迁移。

按脊髓损伤的轻重程度可分为脊髓震荡、脊髓挫裂伤、脊髓内血肿和脊髓横断四大类。

脊髓震荡最轻,为短暂的脊髓功能抑制,也称为脊髓休克,是脊髓神经细胞受到强烈刺激产生的功能性抑制,脊髓形态一般正常,这种可逆过程的病理基础是神经内传递功能的短暂异常和脊髓微循环的一过性中断,临床上表现为损伤水平以下运动、感觉障碍,肢体呈弛缓性瘫痪,感觉、反射和括约肌功能全部丧失,2~4 周后脊髓功能逐渐恢复正常,影像学无异常发现。

脊髓挫裂伤常伴有严重的脊柱骨折和滑脱,非出血型脊髓损伤主要为脊髓水肿,表现为局限性脊髓肿胀或外形正常,自损伤部位向上下延伸,多在 1~3 周消退,患者症状可消退。出血型脊髓损伤因出血时间不同,可呈点状或小片状出血,严重者发生液化坏死,病变可上下波及数个节段,以致远远超过脊髓损伤范围,临床上脊髓功能不完全损伤,其损伤平面以下脊髓功能可以保留下来。

脊髓内血肿可伴蛛网膜下腔出血,后者累及整个脊髓蛛网膜下腔,晚期小的血肿可全部吸收,较大的血肿部分吸收,继而血肿机化,可形成软化灶。伴有出血的脊髓损伤功能多不能完全恢复,提示预后不良。

脊髓横断为最严重的脊髓损伤,脊髓可发生部分或完全断裂,可累及单一或多个节段,相应脊髓节段结构紊乱,往往伴有相应节段神经根撕裂和硬脊膜囊破裂,完全横断者,其损伤平面以下的运动和感觉均消失。

(三) MRI 表现

MRI 多平面、多参数成像技术在显示外伤性脊髓病变、椎间盘病变、椎管内出血、神经根等软组织损伤方面优于 CT,矢状位、冠状位可直接观察脊髓损伤的全貌和周围结构受损的程度。脊髓震荡伤多无阳性发现。脊髓挫裂伤时局部脊髓外形膨大,其内灰、白质分界消失,可见局部水肿区,T_1WI 呈低信号,T_2WI 呈高信号(图 14-1-3、图 14-1-4)。出血局限形成血肿时,T_1WI、T_2WI 可见到与出血时相一致的信号,典型出血在亚急性期 T_1WI、T_2WI 均呈高信号。脊髓横断时,MRI 矢状位可显示脊髓横断的部位、形态及合并椎管内血肿和脊柱损伤情况,对显示局部水肿、挫伤、血肿及并发改变如神经根撕脱和硬脊膜囊破裂等更佳(图 14-1-5)。

诊断慢性脊髓损伤 MRI 明显优于 CT。外伤后形成脊髓空洞者,T_1WI 呈低信号,T_2WI 呈高信号,相应脊髓膨大,空洞内液性成分与脑脊液相仿。若空洞与蛛网膜下腔相交通,有搏动性,表现为流空的低信号。脊髓内软化灶多为外伤后脊髓内胶质增生伴微小囊变所致,T_1WI 呈高于脑脊液的低信号,T_2WI 呈低于脑脊液的高信号。脊髓萎缩者表现为局限于损伤水平或超过损伤平面较弥漫的脊髓变细,髓周蛛网膜下腔增宽,有时可见蛛网膜粘连、硬脊膜外瘢痕形成、硬脊膜囊膨出和神经根袖撕脱征象。

新生儿脊髓损伤,由于症状与缺血缺氧性脑病相似,诊断较困难。下列几点有助于鉴别:①多发生于出生时,头先露颈部旋转过度所致,常伴臂丛神经损伤和椎管内硬膜外血肿;②可累及延髓和马尾,一般以下颈段及上胸段多见;③脊髓可出现挫伤、出血甚至完全离断;④损伤后期常见蛛网膜粘连和蛛网膜囊肿形成,牵拉脊髓可形成脊髓牵拉症,全脊柱 MRI 检查有助于诊断。

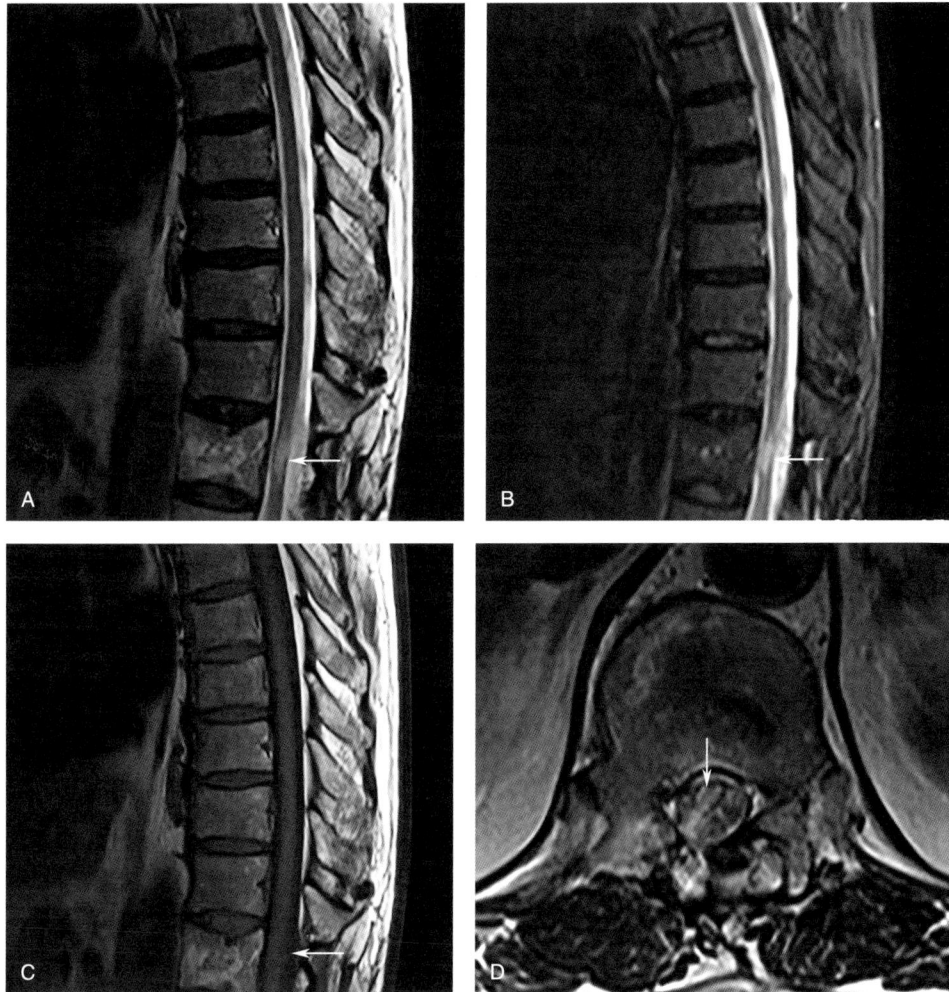

图 14-1-3　脊髓挫伤

T_{12} 椎体压缩性骨折内固定取出术后。A~D. 胸椎矢状位 T_2WI（A）、T_2WI 脂肪抑制（B）显示 T_{12} 椎体节段胸髓损伤呈稍高信号；矢状位 T_1WI（C）呈等、稍低信号；横轴位 T_2WI（D）胸髓内不均匀高信号

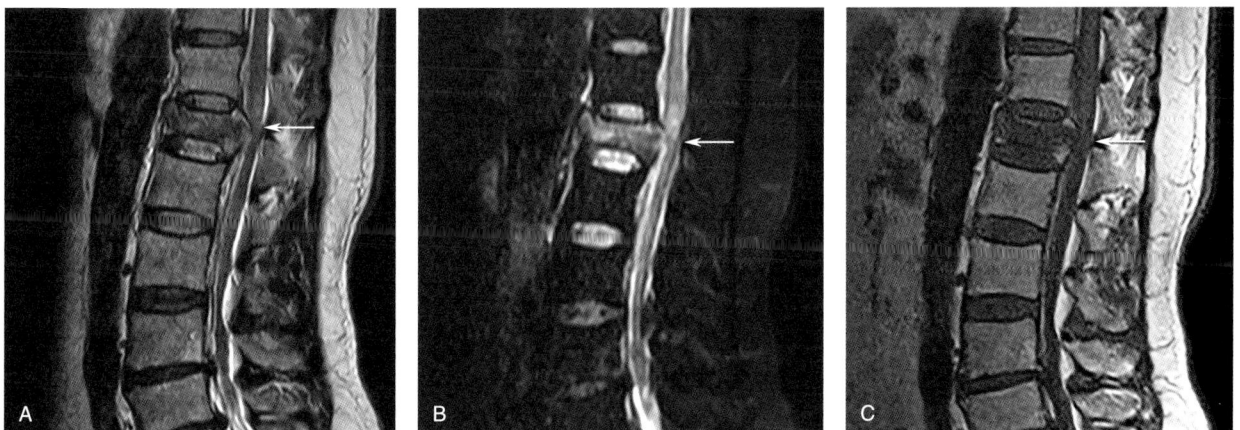

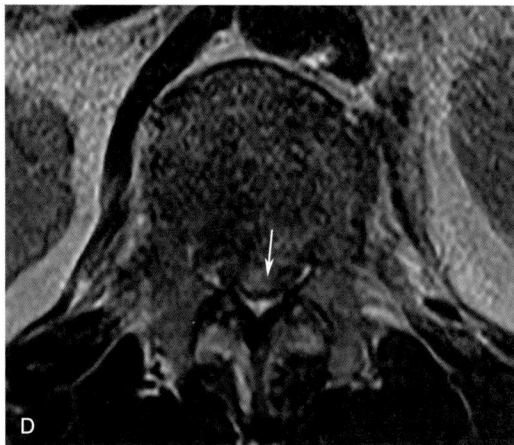

图 14-1-4 腰段脊髓挫裂伤

A~D. 腰椎矢状位 T_2WI（A）、T_2WI 脂肪抑制（B）显示 L_1 椎体压缩性骨折，脊髓受压呈不均匀高信号；矢状位 T_1WI（C）脊髓呈等、稍高信号；横轴位 T_2WI（D）脊髓受压呈高信号（白箭）

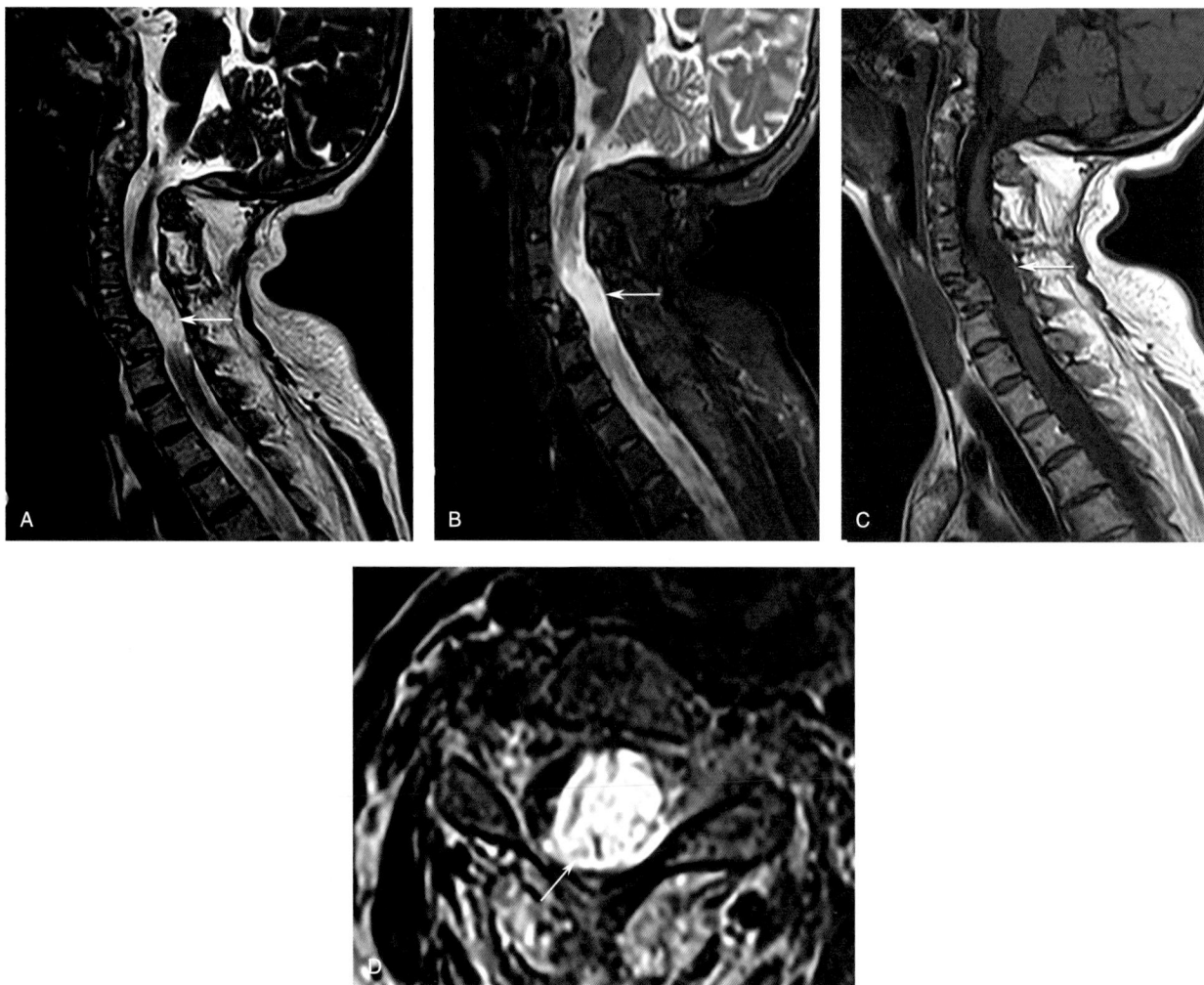

图 14-1-5 颈段脊髓横断性损伤

患者有颈髓慢性损伤病史。A~D. 颈椎矢状位 T_2WI（A）、T_2WI 脂肪抑制（B）显示 C_6 椎体向后滑脱，颈髓呈不均匀高信号；矢状位 T_1WI（C）呈低信号；横轴位 T_2WI（D）颈髓呈片状不均匀高信号（白箭）

近年来随着 MRI 软硬件设备的发展,功能 MRI 技术在脊髓损伤中的应用日渐成熟。弥散张量成像(diffusion tensor imaging,DTI)能观察活体白质束结构的完整性和连通性,利于对各种疾病引起的脊髓损害程度和范围进行判断、评估。脊髓损伤时,各向异性分数(fraction anisotropy,FA)降低,平均扩散率(mean diffusivity,MD)升高。血氧水平依赖的功能磁共振成像(blood oxygenation level dependent functional magnetic resonance imaging,BOLD-fMRI)能检测血流变化、血氧水平改变所引起的磁共振信号变化,间接反映脊髓神经元的活动。既往对脊髓损伤患者的相关研究表明,BOLD-fMRI 能够检测到损伤平面以下的神经元活动对运动或感觉刺激的反应。磁共振波谱(magnetic resonance spectrum,MRS)通过检测大脑和脊髓中分子的绝对或相对浓度,来进行活体组织内化学物质无创性检测。脊髓中的 ^1H-MRS 分析的主要代谢产物包括 N- 乙酰天冬氨酸(NAA)、胆碱(choline,Cho)、肌酸(creatine,Cr)、肌醇(ml)和谷氨酸(Glu)。代谢产物浓度的变化反映脊髓损伤的病理生理过程。例如 NAA 的下降反映神经元受损;肌醇含量增加与病变内或周围的反应性胶质增生有关;作为细胞膜和髓鞘形成标志的胆碱的下降则表明脱髓鞘和神经退化。灌注加权成像(perfusion weighted imaging,PWI)通过评价脊髓局部微循环血流动力学评估脊髓活力和功能。在一项研究中,对退行性脊髓型颈椎病(degenerative cervical myelopathy,DCM)患者的脊髓进行钆剂灌注加权成像检查,脊髓受压程度越重,神经功能越差,相对脊髓血容量降低(表示缺血),氧提取分数升高(表示缺氧),支持压迫导致脊髓缺血和缺氧的假设。

(四)诊断要点与鉴别诊断

1. 诊断要点　脊髓损伤常有明确的外伤史,MRI 显示相应椎体、椎弓骨折、滑脱,相应脊髓平面上可见不同程度脊髓损伤征象,易于明确诊断。MRI 对脊髓、韧带、神经根损伤及椎管内出血的诊断优于 CT。

2. 鉴别诊断

(1)脊髓肿瘤:原发性脊髓病变和转移性肿瘤都可以引起脊髓血肿,需要与脊髓损伤进行鉴别。常见引起脊髓血肿的原发性肿瘤包括室管膜瘤和血管母细胞瘤。乳腺癌和肺癌在脊髓转移中的发病率较高,但肾细胞癌转移最有可能导致脊髓血肿。室管膜瘤在 T_2WI 上显示病灶周边或其内低信号(由于含铁血黄素沉积),中央脊髓病变明显强化。血管母细胞瘤是富含血供的肿瘤,可有明显的血管流空和脊髓周围水肿。与小脑血管母细胞瘤不同的是,囊变和壁结节在脊髓血管母细胞瘤中不常见。脊髓转移性病变的影像学表现多种多样,多数脊髓转移瘤呈均匀强化,周围伴水肿。

(2)脊髓血管畸形:硬脊膜动静脉瘘(spinal dural arteriovenous fistula,SDAVF)、脊髓动静脉畸形(spinal arteriovenous malformation,SAVM)和海绵状血管瘤需要与脊髓损伤进行鉴别。脊髓血管畸形在临床可表现为急性髓内出血引起的突发性神经功能障碍,或血管充血或盗窃现象引起的进行性脊髓病变。

1)脊髓硬脊膜动静脉瘘是最常见的脊髓血管畸形,但不是引起脊髓血肿的常见原因。硬脊膜动静脉瘘是由硬脊膜内的根动脉和根静脉组成的直接的动静脉分流,而后逆行引流至髓周血管导致静脉充血和脊髓水肿,在 T_2WI、T_2^*WI 上,水肿的脊髓边缘伴流空的血管低信号是其典型表现,对比增强髓周血管明显显影。硬脊膜动静脉瘘通常引起脊蛛网膜下腔出血。由于分流位置的不同,也有引起硬脊膜下出血的报道。大视野脊柱 MRI 血管造影可以显示瘘管,传统的血管造影仍然是确诊的"金标准"。

2)脊髓动静脉畸形由供血髓动脉和 / 或根动脉及引流脊髓内静脉组成。与硬脊膜动静脉瘘相似,但异常畸形血管常位于脊髓内,而非脊髓表面。在 T_2WI 显示髓周和髓内扩张的流空血管影,伴有脊髓肿胀和 / 或水肿。对比增强检查显示病变常呈不均匀强化,可同时伴有脊髓内和 / 或蛛网膜下腔出血。超选择性血管造影有助于亚型的分类和治疗。

3)脊髓海绵状血管瘤是由扩张的薄壁毛细血管和血窦组成的髓内血管畸形,髓内常伴有陈旧性和 / 或亚急性期出血成分。多数脊髓海绵状血管瘤发生在胸椎和颈椎,很少累及圆锥或腰椎。与脊柱硬脊膜动静脉瘘和脊髓动静脉畸形不同,海绵状血管瘤没有明显的供血动脉及引流静脉,血管造影检查不显影。

海绵状血管瘤增强扫描一般不强化,呈分叶状,边缘含铁血黄素沉积 T_1WI、T_2WI 均呈低信号,中心有亚急性出血成分时 T_1WI 和 / 或 T_2WI 呈高信号,为"爆米花样"表现。

(3)脊髓肿瘤伴囊变:外伤性脊髓空洞症应与脊髓肿瘤伴囊变鉴别,前者 T_1WI 呈低信号,T_2WI 呈高信号,相应脊髓膨大,空洞内液性成分与脑脊液相仿,若空洞与蛛网膜下腔相交通,呈搏动性,可见流空的低信号,增强后一般不强化。后者脊髓不规则增粗,MRI 信号多不均匀,囊变部位无流空征象,增强后肿瘤实性部分可强化。

(4)脊髓损伤伴椎管内蛛网膜粘连、慢性血肿时,应注意与椎管感染伴椎管内脓肿形成相鉴别。

(五)治疗和预后

1. 非手术治疗

(1)现场救护和急诊室处理:急诊治疗的目的是保持脊柱的相对稳定,防止脊髓损伤加重,安全正确地运送患者到达医院。

(2)全身治疗

1)保持呼吸道通畅,保证供氧,无自主呼吸的患者需人工通气。

2)血流动力学的管理:脊髓损伤后常出现低血压表现,维持平均动脉压以保证充足的脊髓灌注。2013 年,AANS/CNS SCI 指南建议收缩压维持在<90mmHg,受伤后的前 7 天将平均动脉压维持在 85~90mmHg 之间。此外,血氧饱和度应维持在 ≥ 90%,注意预防深静脉血栓形成。

3)甲基强的松龙琥珀酸钠的应用:2017 年,AOSpine 指南建议在急性脊髓损伤后 8 小时内,向患者输注 24 小时甲基强的松龙琥珀酸钠。在实际临床工作中,医生应根据患者脊髓损伤的特点权衡利弊。

4)一般支持治疗:高热患者应及时采取降温措施,保持规律排尿、排便,维持水、电解质平衡,保持充足营养等。

5)防止并发症:如呼吸道感染、肺不张、泌尿系统感染、压疮等。

(3)药物治疗:脊髓损伤急性期可选择应用药物治疗以减轻脊髓水肿和继发的生物化学反应。

(4)高压氧治疗:可以提高脊髓组织的氧分压,减轻脊髓的继发损伤。

(5)脉冲电治疗:适度的脉冲电场对神经纤维再生和延长有促进作用。

2. 手术治疗　手术治疗是脊柱创伤和急性脊髓损伤患者急诊治疗的基石,目的是复位固定、重建脊柱稳定性,并对脊髓进行减压。手术通常包括切开复位和减压,清除血肿,配合器械融合术,将脊柱稳定在解剖位置。

脊髓损伤的预后和原发性脊髓损伤的程度、伤后脊髓受压的解除时间、脊髓继发性损伤的治疗程度和治疗效果、各种并发症的防治等有关,一般损伤严重者,大部分手术治疗后无法完全康复。

二、硬脊膜外血肿

(一)概述

硬脊膜外血肿(spinal epidural hematoma,SEH)是指因脊柱外伤或医源性操作等原因造成硬脊膜与椎管骨性结构之间的血肿,多呈梭形或椭圆形,可局限于椎管一侧或环绕椎管,边缘清晰锐利,与脊髓分界清楚。文献报道,硬脊膜外血肿的发病率约为每年 0.1/10 万。硬脊膜血供丰富,外伤后容易引起出血,因此,硬脊膜外血肿是最常见的椎管内血肿。一项荟萃分析显示,75% 的血肿起源于硬脊膜外,是最常见的特发性血肿,占所有脊柱血肿病例的 40%。早期发现和准确定位有助于外科医生必要时实施适当的治疗和手术减压。

临床表现取决于受累的脊柱节段,特点是急性起病,背痛伴进行性神经功能缺损,最常累及颈胸或胸腰椎区域。神经系统症状可以表现为神经根性疼痛和虚弱、截瘫或四肢瘫痪。因此早期诊断有助于适当的保守或手术治疗,防止发展为截瘫或四肢瘫痪。

（二）病理学表现

硬脊膜、蛛网膜和软脊膜的三层结构包裹着脊髓、神经根和马尾神经,形成四个相对独立的空间,分别定义为硬脊膜外、硬脊膜下和脊髓蛛网膜下腔,以及脊髓内或髓内间隙。硬脊膜外间隙是硬脊膜与椎管的骨性结构和韧带之间含有脂肪的间隙,上方附着于枕大孔,下方为骶尾后韧带,封闭骶骨裂孔,内有结缔组织、椎内静脉丛、小动脉和脊神经根穿行。硬脊膜外血肿常发生于硬脊膜外间隙,一方面是因为硬膜外静脉丛无瓣膜,容易因压力突然变化而破裂,另一方面是硬膜外腔小动脉破裂。其他还包括凝血功能障碍性疾病、创伤和介入性操作引起的医源性损伤,以及肿瘤硬膜外扩散的瘤内出血。

（三）MRI 表现

对于高度怀疑硬脊膜外血肿(如有脊柱外伤史和／或其他危险因素)的患者,如果出现急性背痛和新发的放射状症状,应行 MRI 检查。硬脊膜外血肿最常累及颈胸或胸腰椎区域,累及胸段时,血肿常广泛,压迫硬脊膜囊、脊髓或马尾。血肿常位于椎管内后及后外侧,这是由于硬脊膜与后纵韧带的粘连比黄韧带更紧密,血肿也可向腹侧延伸,内缘光滑锐利(图 14-1-6、图 14-1-7)。MRI 可以显示硬脊膜囊、脊蛛网膜下腔、脊髓及马尾受压与移位情况,评估脊髓压迫和其他伴随的损伤。硬脊膜移位、硬膜外脂肪消失和椎管内的硬脊膜囊受压有助于明确诊断。慢性硬脊膜外血肿好发于脊髓圆锥以下。

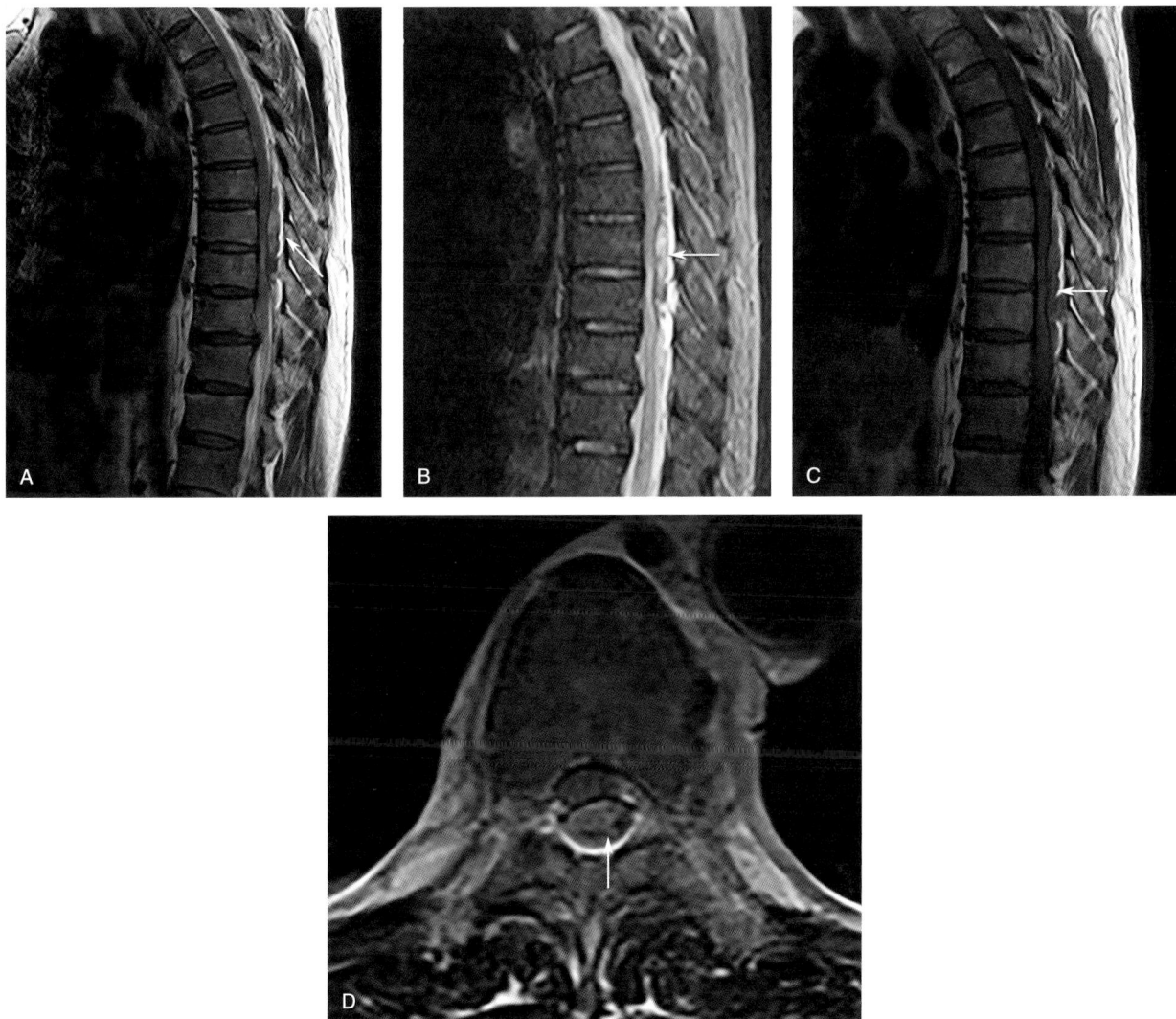

图 14-1-6　硬脊膜外血肿

A~D. 胸椎矢状位 T_2WI(A)、T_2WI 脂肪抑制(B)示 T_9~T_{12} 椎体水平硬脊膜外间隙梭形混杂信号,硬脊膜外脂肪间隙变窄;矢状位 T_1WI(C)呈不均匀稍高信号;横轴位 T_2WI(D)呈不均匀稍高信号,胸髓受压向前移位(白箭)

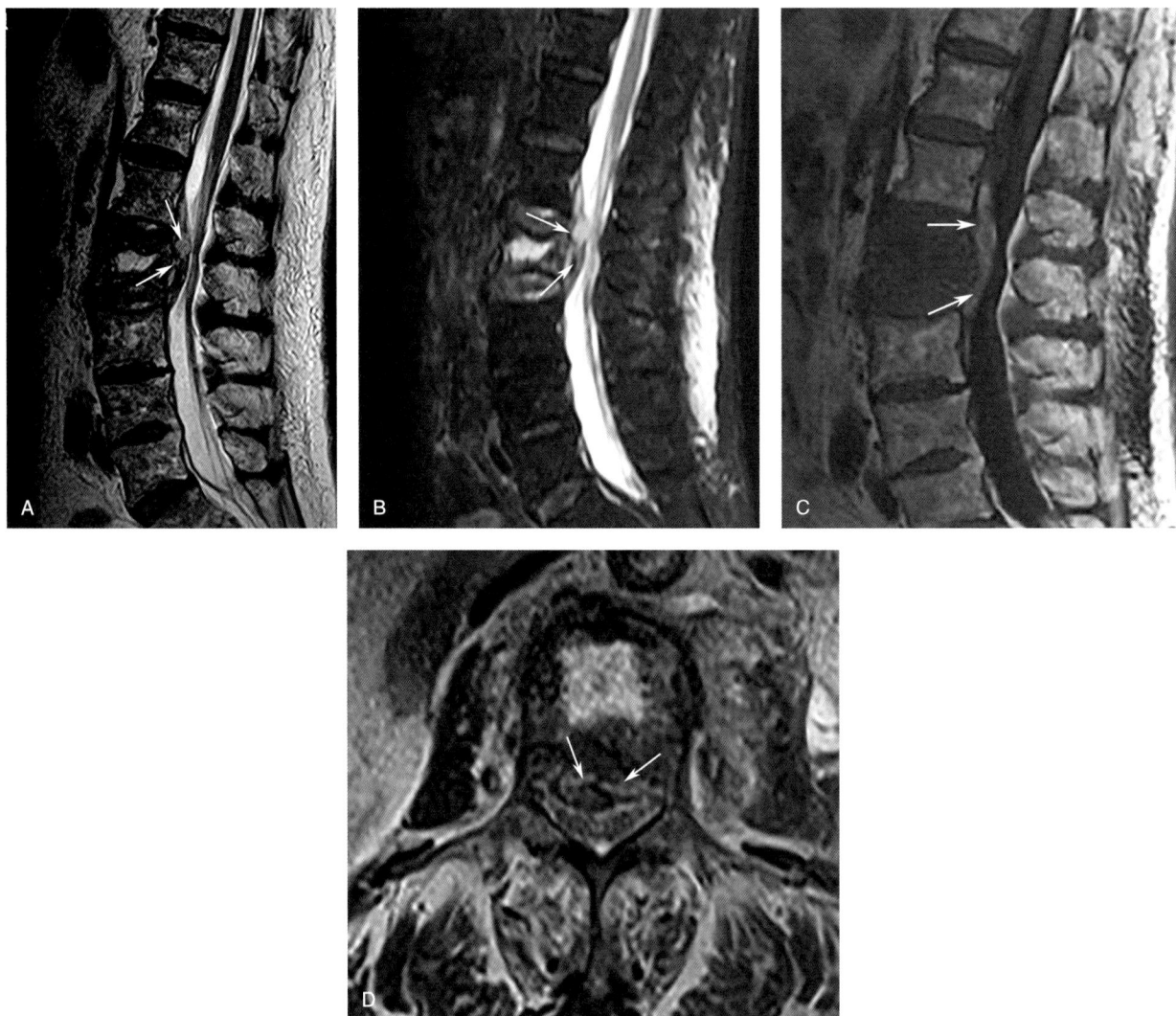

图 14-1-7 硬脊膜外血肿

L_2 椎体压缩性骨折。A~D. 腰椎矢状位 T_2WI（A）、T_2WI 脂肪抑制（B）序列显示 L_2 椎体水平硬脊膜外间隙梭形混杂信号；
矢状位 T_1WI（C）呈不均匀高信号；横轴位 T_2WI（D）呈不均匀高信号，腰髓受压向后移位（白箭）

硬脊膜外血肿 MRI 信号变化较为复杂，根据血肿所处时期、部位、大小、血红蛋白氧化状态、凝血反应和周围组织水肿程度而有所不同，基于血肿信号可以大致间接推断病程所处时期。超急性期（出血后 24小时内），血肿主要以细胞内氧合血红蛋白的形式存在，氧合血红蛋白是抗磁性的，T_1WI 上显示低或中等信号，T_2WI 上显示稍高信号；急性期（1~3 天），血肿成分主要以细胞内脱氧血红蛋白的形式存在，脱氧血红蛋白为顺磁性，T_1WI 上显示低或等信号，T_2WI 上显示低信号；亚急性早期（3~7 天），血肿成分主要是细胞内正铁血红蛋白，T_1WI 上显示高信号，T_2WI 上显示低信号，从血肿周边开始演变；亚急性晚期（7~14 天），细胞内的正铁血红蛋白破裂达细胞外，T_1WI 和 T_2WI 均显示高信号；慢性期（>14 天），血肿边缘开始演变为细胞外含铁血黄素，T_1WI 表现为低或中等信号，T_2WI 表现为低信号。

（四）诊断要点与鉴别诊断

1. 诊断要点

（1）有脊柱外伤史和 / 或医源性损伤等。

（2）MRI 发现硬膜外脂肪间隙消失、硬脊膜移位和椎管内硬脊膜囊受压。

（3）血肿常位于椎管内后及后外侧，椎管内硬脊膜背侧和脊髓 / 神经根通常会向腹侧移位，显示为低信号的硬脊膜轮廓有助于识别局灶性或弥漫性受压的区域。

2. 鉴别诊断

(1)硬膜外肿瘤扩散和转移：转移或其他原因引起的硬膜外肿瘤可能会出血导致硬脊膜外血肿。硬膜外转移最常见于乳腺癌、肺癌和前列腺癌患者。硬膜外肿瘤通常表现为 T_1WI 低信号，T_2WI 多为高信号，增强有助于明确诊断。肿瘤坏死区域可不强化。肿瘤可引起邻近椎体或远处骨转移，有助于鉴别。

(2)硬脊膜外脓肿：硬脊膜外脓肿通常发生于椎间盘感染或骨髓炎，硬膜外间隙的脓性液体聚集，通常表现为较均匀的 T_1WI 低信号，T_2WI 高信号，DWI 呈高信号，增强后成像显示边缘强化，中央无强化，邻近椎间盘和椎体内 T_2WI 信号增强，弥漫性 T_1WI 低信号有助于鉴别硬脊膜外脓肿与血肿。

(3)硬膜外椎间盘、纤维化和滑膜囊肿：较大的椎间盘突出和脱出、术后改变引起的硬膜外纤维化和小关节滑膜囊肿也可类似硬膜外血肿。当存在椎间盘突出或脱出时，硬膜外成分通常伴随邻近椎间盘 MRI 信号强度改变，多平面成像可显示病变与邻近椎间盘关系较为密切。滑膜囊肿与小关节退行性改变有关，可能出现骨肥大或骨赘、关节间隙变窄、关节积液或软骨下囊肿。

(4)硬膜外脂肪增多症：硬膜外后间隙脂肪含量增加有时可与亚急性硬膜外血肿的 T_1WI 高信号相混淆。硬膜外脂肪可推挤硬脊膜向内移位。MRI 脂肪抑制序列有助于其与硬膜外血肿的区分。

（五）治疗和预后

对于有脊柱压迫症状的硬脊膜外血肿患者，应进行急诊手术减压。通常采取椎板切开进行减压，清除血肿，以及硬脊膜和神经根上的血块。活动性硬脊膜外出血应彻底止血。如果硬脊膜外血肿是先前行椎板切除术的术后并发症，则应通过同一切口清除血块，同时清除血肿近端或远端的部分。对于没有进行性神经系统症状的小硬脊膜外血肿，可以保守治疗。

手术治疗时机的选择目前存在争议，普遍认为硬脊膜外血肿一旦确诊，应尽快进行手术。目标是在 6~12 小时内进行减压，防止造成永久性不可逆的神经后遗症。手术减压前神经功能缺损的严重程度，是决定预后、远期恢复的最重要因素。然而，即使在神经功能完全丧失的情况下，许多患者术后的临床症状也会有所改善。

三、硬脊膜下血肿

（一）概述

硬脊膜下血肿（spinal subdural hematoma，SSH）是发生于硬脊膜下腔和脊蛛网膜之间的血肿，可局限或弥漫分布于硬脊膜下腔，血肿外缘外凸，内缘内凹。硬脊膜下血肿临床上少见，一项脊柱血肿的荟萃分析中，只有 4% 的血肿位于硬脊膜下腔。硬脊膜下血肿的高危因素包括：凝血机制障碍或抗凝治疗后，轻微创伤或干预治疗易促发。单纯创伤引起的硬脊膜下血肿少见。硬脊膜下血肿的症状与硬膜外血肿相似，急性发作的脊髓、马尾压迫综合征通常先于背部和神经根性疼痛。与硬脊膜外血肿患者相比，硬脊膜下血肿患者的症状进展可能更快。

（二）病理学表现

硬脊膜下间隙位于紧密相对的蛛网膜和硬脊膜之间。在人体解剖中，硬脊膜和蛛网膜可以很容易地被剥离分开，中间有一个明显的空间。双侧齿状韧带和中间的背侧隔膜可能有助于限制硬脊膜下血肿或积液的扩散。硬脊膜外脂肪的存在有助于同硬脊膜外血肿鉴别。对于临床来说，鉴别硬脊膜外血肿和硬脊膜下血肿至关重要，因为硬脊膜外血肿不需要打开硬脊膜，即可清除血肿，而后者则需要打开硬脊膜，清除血肿后再修复硬脊膜。当合并感染时，容易引起蛛网膜粘连。

（三）MRI 表现

硬脊膜下血肿多位于胸腰段，MRI 可显示脊髓与马尾的受压情况和移位程度。硬脊膜下血肿的 MRI

信号演变类似硬脊膜外血肿。

　　MRI 是评估硬脊膜下血肿的最佳检查方法。硬脊膜下血肿位于硬脊膜囊壁内,硬膜外脂肪组织可以清晰显示,低信号的硬脊膜无向内移位,有助于区分血肿位于硬脊膜外还是硬脊膜下。血肿可沿着硬脊膜下(通过齿状韧带和背间隔)压迫神经根和脊髓,产生聚集征象。血肿量较少的情况下,硬脊膜下血肿可能只累及脊膜囊的一部分,或者仅表现为轻微神经根受压。不同于硬脊膜外血肿,硬脊膜下血肿不延伸至神经孔。硬脊膜下血肿的上缘和下缘通常呈锥形外观,与硬脊膜外脂肪界限清晰。硬脊膜下血肿不与椎管骨性结构直接接触,如果患者硬脊膜外脂肪间隙菲薄或显示效果不佳,与硬脊膜外血肿的鉴别存在困难。矢状位图像可以显示血肿纵向的范围,轴向图像对确认血肿位于硬脊膜外或硬脊膜下至关重要(图 14-1-8、图 14-1-9)。

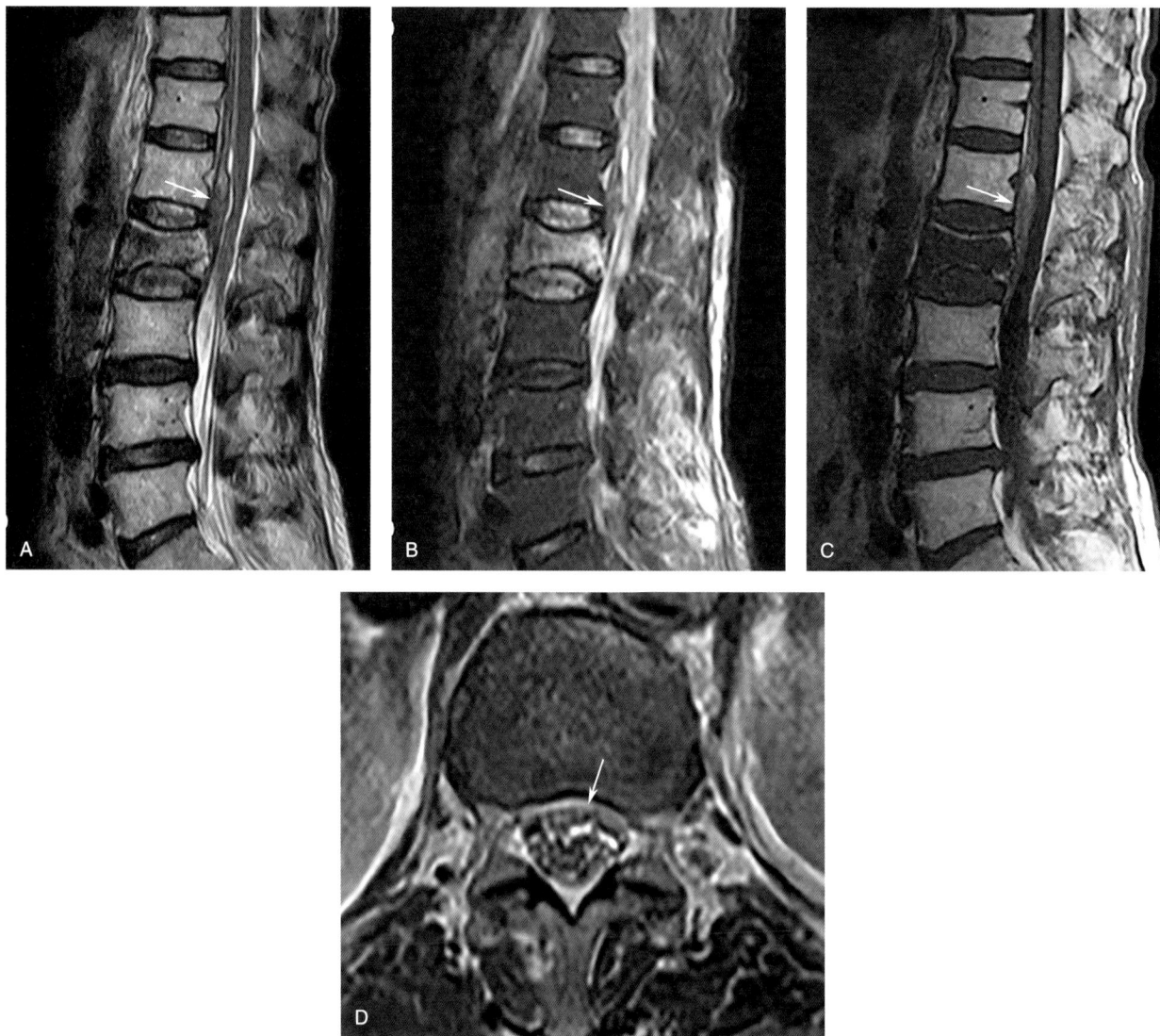

图 14-1-8　硬脊膜下血肿

L_2 椎体压缩性骨折。A~D. 胸腰椎矢状位 T_2WI(A)、T_2WI 脂肪抑制(B)示硬脊膜下间隙条、梭形混杂信号;矢状位 T_1WI(C)呈不均匀高信号,硬脊膜外脂肪间隙存在;横轴位 T_2WI(D)呈混杂信号(白箭)

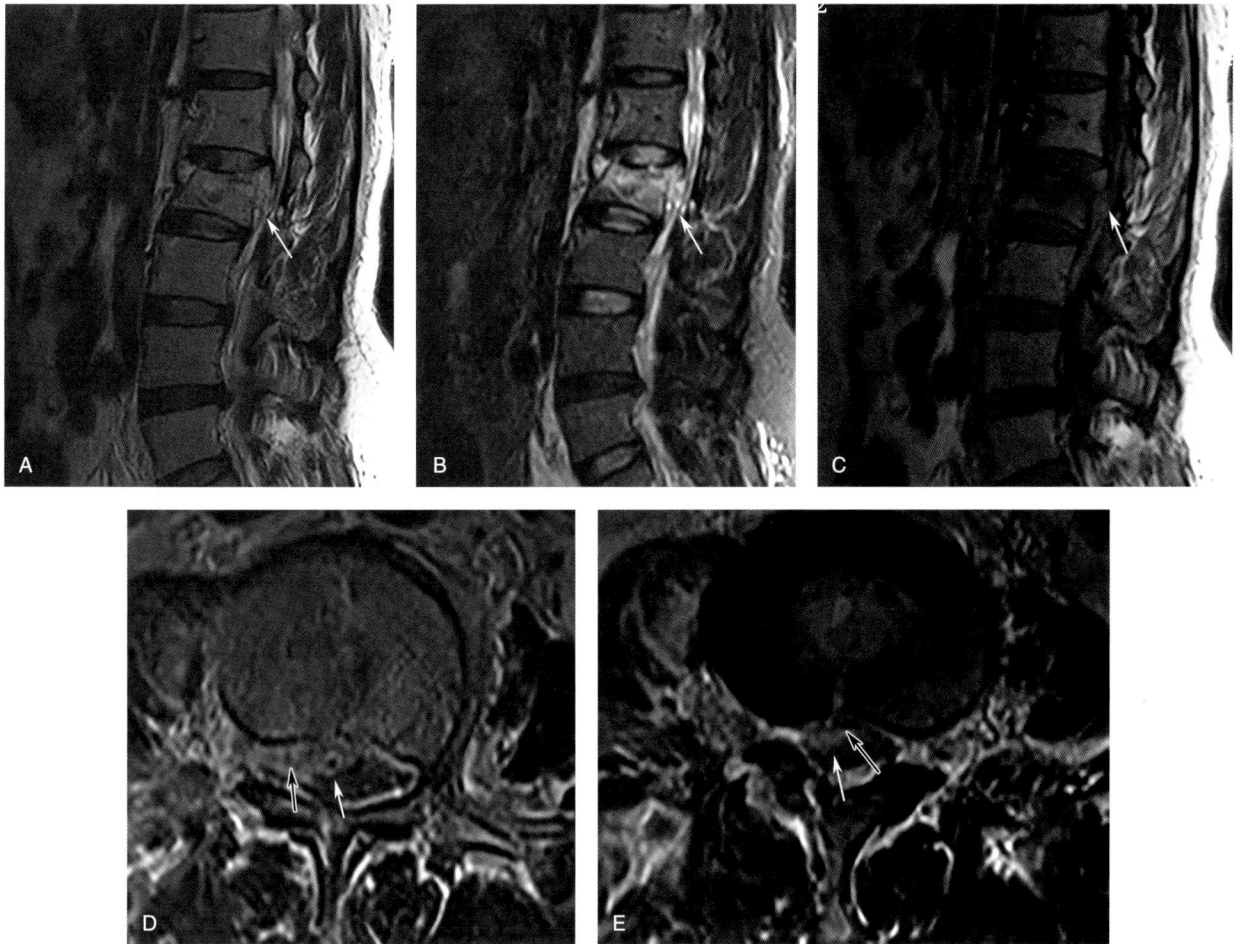

图 14-1-9 混合型椎管血肿

L_2 椎体压缩性骨折。A~E. 腰椎矢状位 T_2WI（A）、T_2WI 脂肪抑制（B），显示 L_2、L_3 椎体后不规则不均匀高信号，硬脊膜呈线状低信号（白箭）；腰椎矢状位 T_1WI（C）呈不均匀高信号；腰椎横轴位 T_2WI（D、E）分别示硬脊膜外血肿（黑箭）及硬脊膜下血肿（白箭）

（四）诊断要点与鉴别诊断

1. 诊断要点　患者有高危因素如凝血功能障碍、凝血病、脊椎手术和创伤病史等，MRI 显示硬脊膜下血肿位于硬脊膜囊壁内，硬脊膜外脂肪间隙存在，低信号的硬脊膜无移位。

2. 鉴别诊断

（1）硬脊膜下脓肿和积液：根据临床相关病史，可将脊柱硬脊膜下病变分为血肿、脓肿或积液。硬脊膜下脓肿或积脓临床少见，可能是由医源性、血源性扩散或邻近感染局部扩散引起的。多数硬脊膜下脓肿的患者都有发热和背部疼痛症状，脓肿于 T_1WI、T_2WI 多呈不均匀混杂信号，DWI 呈高信号，对比剂增强检查，则可以看到脓肿边缘增强。硬膜下积液是硬脊膜下间隙脑脊液的集合，通常见于有近期外伤或介入病史的患者。硬膜下积液量少的时候可能很难发现，典型表现为受压的神经根向内部聚集。

（2）髓外硬脊膜下肿瘤：硬膜下积液也可能误诊为髓外硬脊膜内肿块，特别是积液量较少，形态类似肿块的时候。脑膜瘤和神经鞘瘤是最常见的髓外硬脊膜下肿块，对比剂增强检查两者均有明显强化，而血肿则不强化。

（3）硬膜外脂肪增多症：亚急性期的硬脊膜下血肿，出血后 1~2 周，由于细胞外正铁血红蛋白的积聚，T_1WI 呈高信号，有可能与硬脊膜外脂肪增多症相混淆。但血肿的信号强度常与硬脊膜外脂肪有差异，硬脊膜下血肿压迫神经根的 T_1WI 高信号位于硬脊膜内，神经根未受压。MRI 脂肪抑制序列有助于鉴别亚急性硬脊膜下出血和硬脊膜外脂肪。

(4)脊蛛网膜炎:脊蛛网膜炎可导致脊蛛网膜下腔内的神经根向中央丛集,类似硬脊膜下血肿引起的神经根移位表现。MRI 上,在脊蛛网膜炎时,脑脊液完全围绕丛生的神经根,而硬脊膜下血肿引起的神经根移位发生在硬脊膜下。

(五) 治疗和预后

对于严重神经功能障碍的患者,推荐急诊手术,手术通常包括椎板切除减压、清除血肿及凝血块。如果神经功能缺损较轻,血肿较小,或症状有改善,可以考虑保守治疗。MRI 可以观察脊髓血肿的动态演变。颈段和胸段硬脊膜下血肿与腰段相比预后更差,应早期手术治疗。硬脊膜下血肿位于硬脊膜下腔,手术必须切开硬脊膜(硬脊膜切开术)清除血肿。

四、脊髓蛛网膜下腔出血

(一) 概述

脊髓蛛网膜下腔出血(spinal subarachnoid hemorrhage,SSAH)是指出血位于蛛网膜下腔,围绕脊髓或马尾分布,脊髓无移位,多伴硬脊膜外和 / 或硬脊膜下血肿,是临床脊髓或神经根受压的少见原因。常继发于外伤或脑动脉瘤的颅内出血,伴随脑脊液流动的血液重新分布。其他不常见原因包括凝血功能障碍、脊髓动静脉畸形、脊髓海绵状血管瘤、麻醉或诊断过程中的腰椎穿刺、脊髓动脉瘤。大约 1/3 的脊髓蛛网膜下腔出血患者出现脑部症状,包括头痛、颈项强直、恶心、呕吐、感觉运动障碍、癫痫发作和精神状态改变。脊髓蛛网膜下腔出血的脊椎症状通常包括急性起病的背痛、部分至完全的运动瘫痪和感觉障碍。

(二) 病理学表现

脊髓蛛网膜下腔是位于脊髓蛛网膜下与软脊膜之间的间隙,包裹、环绕脊髓和神经根。整个中枢神经系统的脑脊液总体积在 150~160mL 之间,其中脊髓蛛网膜下腔约有 45mL。因脊髓蛛网膜下腔与大脑蛛网膜间隙是相通的,故颅内蛛网膜下腔出血亦是脊髓蛛网膜下腔出血的原因之一。

(三) MRI 表现

脊髓蛛网膜下腔出血 MRI 主要表现为两种不同的形式:①蛛网膜下腔内血液分层(沉淀征);②极少数表现为无强化的髓内、髓外血块,对脊髓或神经根有压迫表现。分层(沉淀征)是诊断脊髓网膜下腔出血的可靠征象。蛛网膜下腔的血液分层通常见于下腰椎水平,硬脊膜或硬膜囊无外压,硬膜外脂肪间隙正常。

脊髓蛛网膜下腔出血少数情况下可表现为局限髓外硬脊膜下血肿,对脊神经根或脊髓产生占位效应。脊髓蛛网膜下腔积血在 T_1WI 和 T_2WI 上可以有不同的信号强度。当清楚地看到血肿周围的脑脊液信号时,MRI 可以将脊髓蛛网膜下腔出血与其他类型的脊髓血肿区分开来,将凝血块与邻近的硬脊膜区分开。

脊髓蛛网膜下腔出血可导致蛛网膜下腔炎,表现为神经根聚集和向周围移位,脊髓变形和神经根鞘囊内的粘连或小室形成。蛛网膜下腔出血后,T_2WI/GRE 上硬脊膜和软脊膜表面的低信号常见于铁质沉着。

(四) 诊断要点与鉴别诊断

1. 诊断要点　根据患者明确的外伤或相关病史,MRI 显示蛛网膜下腔出血分层等典型表现,诊断多无困难。

2. 鉴别诊断

(1)典型的脑脊液血流伪影:血流伪影在 T_2WI 上呈低信号,在 T_1WI 上信号强度不同。没有分层(沉淀征)表现。脑脊液流动伪影不会导致脊髓和 / 或神经根移位,且在 GRE 图像上常不显示。回波时间(TE)越长的序列,流动伪影越明显。

(2)髓外硬脊膜下肿瘤和血肿:通过 MRI 增强可以鉴别蛛网膜下腔出血和髓外硬脊膜下肿瘤及血肿。

髓外硬脊膜下肿瘤通常表现为增强后强化,而血肿则不强化。

（五）治疗和预后

脊髓蛛网膜下腔出血的治疗取决于出血的病因。创伤患者可以保守治疗。有动静脉畸形或动脉瘤时,倾向进一步积极治疗,如手术或血管内置入弹簧圈,以防止再次出血。

五、外伤后脊髓空洞症

（一）概述

脊髓空洞症是由于多种原因影响形成的一种以充满液体的异常空腔为特征的脊髓内异常液体积聚状态,其中外伤后脊髓空洞症(post-traumatic syringomyelia,PTS)是脊髓损伤后继发的一种囊性退变,常发生在脊髓原发伤的部位,可向邻近脊髓节段扩张。发病机制为损伤处脊髓中心部坏死,造成渗出液和坏死物积聚,使渗透压升高、液体潴留,髓内压力逐渐升高,破坏周围组织,空腔逐渐扩张形成空洞。主要临床症状表现为疼痛、分离性感觉障碍、运动功能减退等。

（二）病理学表现

脊髓空洞可分为:①交通性中央管空洞;②非交通性中央管空洞;③非交通性中央管外空洞;④萎缩性空洞;⑤瘤性空洞。非交通性中央管外空洞与脊髓损伤、梗死、出血及横贯性脊髓炎相关,空洞形状常不规则,通常囊壁有小胶质细胞、含铁血黄素的巨噬细胞及胶质增生。

（三）MRI 表现

MRI 能多平面、高分辨地显示脊髓,是诊断外伤后脊髓空洞症的最佳手段。脊髓损伤后形成脊髓空洞的时间不一,可发生在伤后数月至数年间,发生部位以脊髓颈段多见。典型表现为脊髓原发性损伤处上段或下段脊髓内纵行长管状或腊肠状异常信号区,T_1WI 呈低信号,T_2WI 呈均匀或不均匀高信号(图 14-1-10),空洞内有时可见分隔,增强扫描病灶无异常强化;横轴位可见受压变薄的脊髓呈“项圈状”,外形增粗或萎缩变细。有时可见脑脊液流空现象,部分空洞 T_2WI 呈不均匀高信号,可能为脑脊液通过较宽的血管周围间隙或脊髓表面损伤处进入空洞内形成涡流所致;有时可见空洞周围实质环状、空洞头侧或尾侧纵行条带状 T_2WI 略高信号,可能为空洞周围脊髓实质的水肿或缺血性改变。空洞长度小于 1 个脊髓节段时,通常头端或尾端变尖,向脊髓实质内延伸。

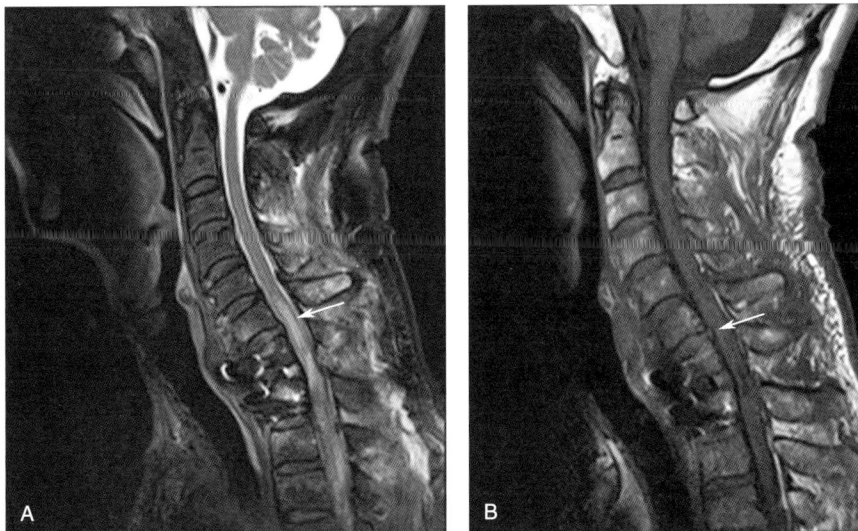

图 14-1-10　外伤后脊髓空洞症
A、B. 矢状位 T_2WI 脂肪抑制显示脊髓内纵行长管状高信号,T_1WI 呈低信号(白箭)

（四）诊断要点与鉴别诊断

1. 诊断要点

（1）空洞发生在脊髓损伤平面，可向上或向下发展。

（2）空洞 T_1WI 呈脑脊液样低信号，T_2WI 呈均匀或不均匀高信号。

（3）空洞大部分呈偏心性，偏向损伤严重一侧或蛛网膜粘连明显一侧。

（4）空洞以下脊髓可有不同程度变细或萎缩。

2. 鉴别诊断　外伤后脊髓空洞症需与脊髓肿瘤继发囊变鉴别：脊髓空洞虽有脊髓增粗，但边缘光滑，空洞壁较薄，信号均匀，空洞中心 T_1WI 信号较肿瘤囊性信号低，增强扫描空洞壁无强化。

（五）治疗和预后

外伤后脊髓空洞症保守治疗无效，常需外科方法治疗，手术指征为严重的肢体疼痛或进行性的肌力减弱，这些症状出现时间越短，术后改善越明显。MRI 显示脊髓、蛛网膜、硬脊膜粘连的程度、范围等，可为手术路径提供参考。

（王梦辰　薛黎明　陈霞敏　樊树峰　舒锦尔）

第二节　臂丛神经损伤

（一）概述

臂丛神经损伤（brachial plexus injury，BPI）是指由工业事故、交通事故或胎儿难产等原因引起的上肢周围神经损伤，可导致上肢运动、感觉、自主神经功能部分或完全丧失，表现为上肢肌肉麻痹、萎缩或无力，上肢活动受限，感觉障碍，Horner 征等症状。臂丛神经由 $C_5 \sim C_8$ 与 T_1 神经根组成，主要支配上肢、肩背、胸部的感觉和运动，其主要分支有：胸背神经、胸长神经、腋神经、肌皮神经、正中神经、桡神经、尺神经；有些小分支分布到胸上肢肌、背部浅层肌和颈深肌。臂丛神经损伤可表现为上臂丛、下臂丛或全臂丛神经损伤，上臂丛的颈$_5$、颈$_6$ 根或上干损伤，可表现为肩外展和屈肘功能障碍，因所支配冈上肌、冈下肌、三角肌、小圆肌、肱二头肌麻痹所致，下臂丛的颈$_8$、胸$_1$ 根或下干损伤，表现为尺神经支配肌肉麻痹及部分正中神经和桡神经功能障碍。全臂丛神经损伤表现为整个上肢肌呈迟缓性麻痹。臂丛神经损伤除所支配的肌肉麻痹外，相应支配的皮肤感觉区域出现感觉减退或消失。

（二）病理学表现

臂丛神经损伤病理类型（Seddon 分类）分 3 级。1 级：功能性麻痹，无髓鞘的退行性病变；运动障碍而无肌肉萎缩，痛觉迟钝而未消失；数天或数周可完全恢复，不留后遗症。2 级：轴索断裂，髓鞘发生退行性病变；神经的支持结构（神经外膜、束膜、内膜）未受到损害，运动感觉丧失，肌肉失用性萎缩和营养性改变；临床预后好。3 级：神经断裂，神经完全性损害，不但神经纤维受到损害，支持结构也遭到损害；预后最差。

（三）MRI 表现

正常臂丛神经由 $C_5 \sim C_8$ 和 T_1 等 5 对脊神经根前支组成，它们起源于脊髓近中线的腹侧和背侧，分别由 5~15 束根丝组成，在 T_2WI 横轴位上，表现为在高信号的脑脊液中出现等信号的线状神经根影，冠状位上表现为由 $C_5 \sim C_8$ 和 T_1 椎间孔旁起始的条索状低信号影，走行自然，向外下汇集于腋窝。

创伤性臂丛神经损伤包括神经压迫、牵拉、断裂、神经周围纤维化。根据臂丛受损部位，可分为节前损伤和节后损伤,节前损伤的直接征象是神经根消失和离断,在 T_2WI 横轴位上,在神经根的附着处呈条状等信号影,离断时表现为神经根消失,健侧存在,脊髓肿胀和出血是损伤早期的直接征象。节后损伤的早期直接征象为神经干增粗及信号增高,其病理基础是神经干肿胀和水肿,晚期可表现为神经干信号减低、结构紊乱,如神经干完全断裂,则表现为神经束的连续性中断,结构消失。

(四)诊断要点与鉴别诊断

1. 诊断要点

(1)臂丛神经损伤常有车祸、压伤、刀伤等外伤史,以青壮年多发,会出现上肢活动功能部分或完全受限,并伴有不同程度疼痛。

(2)MRI 提示神经根信号消失是臂丛神经节前损伤的最直接征象。脊髓肿胀和出血为其损伤的早期征象,提示神经根中央性撕裂的可能。

(3)肌电图检查中会出现神经根及其分支所支配肌群有较多自发电活动,运动及感觉神经传导速度减慢,复合肌肉动作电位波幅低且潜伏期显著延长。

2. 鉴别诊断

(1)颈椎病:发病年龄较大,其疼痛发作与头位有关,椎间孔挤压试验阳性。颈椎影像学表现为颈椎骨质增生、椎间盘突出等。

(2)臂丛神经炎:呈剧烈刺痛或跳痛、灼痛,无感觉障碍和肌肉萎缩,MRI 显示冈上肌、冈下肌、三角肌萎缩,呈弥漫高信号,颈椎 MRI 未见颈神经根病变。

(3)颈髓损伤:颈髓损伤表现为双上肢对称性功能障碍,感觉障碍,损伤早期以水肿为主,表现为长 T_1 长 T_2 信号,若出现坏死,可出现脊髓局部增粗。

(五)治疗和预后

臂丛神经损伤的治疗应根据损伤性质、部位、程度而定。若为神经根性撕脱伤,应尽早探查,行神经移位术。若为开放性、药物性或手术性损伤,应早期修复。若为闭合性牵拉伤,可观察 3 个月,若无明显功能恢复者应手术探查,行神经松解、缝合或移植术。晚期臂丛神经损伤或神经修复后功能无恢复者,可采用剩余有功能的肌肉行肌腱移位术或关节融合术重建部分重要功能。

(唐富强　舒锦尔)

第三节　腰椎穿刺后综合征

(一)概述

腰椎穿刺(腰穿)是临床中应用较为广泛的诊疗操作,对于神经系统疾病的诊断和治疗很重要。腰穿后多达 1/3 的腰穿患者会发生腰椎穿刺后头痛(post-dural puncture headache,PDPH),典型的临床表现为腰穿发生后 5 天内出现直立性头痛,部分伴恶心和 / 或呕吐,头昏,头晕。腰椎穿刺后头痛主要是低颅压性头痛,脑脊液漏被认为是腰椎穿刺后头痛的原因。腰穿术后腰痛也是腰穿的并发症之一,有研究报道,脑脊液外漏和麻醉剂刺激神经根是腰穿术后腰痛的主要原因。硬脊膜由致密的胶原和弹性纤维构成,血供较差,穿刺孔不易闭合,除引起持续的脑脊液漏外,还存在感染和粘连的风险,罕见导致粘连性蛛网膜炎,症状出现时间不一,病情稳定或缓慢进展,症状有腰背部疼痛,伴或不伴放射痛及不同程度的功能丧失。

（二）病理学表现

腰穿后造成的粘连性蛛网膜炎表现为软脊膜和蛛网膜的慢性增生性炎症反应,蛛网膜下腔和硬膜外腔粘连闭锁,血管亦因炎症机化而闭塞,引起脊髓和脊神经根的退行性改变。

（三）MRI 表现

MRI 是脑脊液漏和粘连性蛛网膜炎的首选检查方法。腰穿后头痛、腰痛患者可显示脊髓后局灶性液体积聚和 / 或硬脊膜囊邻近的椎旁软组织内液体信号积聚,较少病例可以直接显示脊髓脑脊液漏瘘口。增强无强化,或仅有边缘薄层强化。粘连性蛛网膜影像学表现复杂,可表现为蛛网膜囊肿和分隔形成,增强分隔强化;神经根聚集、增厚、移位和"空"硬膜囊;脊髓肿胀伴 T_2 信号增高,增强不强化;软脊膜和硬脊膜增厚、强化;脊髓栓系和移位、脊髓萎缩、脊髓空洞形成。

（四）诊断要点与鉴别诊断

1. 诊断要点

(1)腰椎穿刺后头痛及腰痛:同颅内低压(详见本章第五节)。

(2)粘连性蛛网膜炎:腰椎穿刺病史,腰背部疼痛,伴或不伴不同程度的神经功能丧失。MRI 表现包括蛛网膜囊肿、分隔形成,神经根聚集、增厚、移位和"空"硬膜囊、脊髓肿胀伴 T_2WI 信号增高、软脊膜和硬脊膜强化、脊髓栓系和移位、脊髓萎缩、脊髓空洞形成。

2. 鉴别诊断　脊髓肿胀伴 T_2WI 信号增高需与脊髓肿瘤鉴别,大多数脊髓肿瘤增强会强化,但不是所有脊髓肿瘤都会强化,要结合临床病史和影像仔细甄别。

（五）治疗和预后

严格掌握腰穿适应证,避免不必要的腰穿。穿刺后严格要求患者去枕平卧 6 小时。腰穿后头痛、腰穿后腰痛症状一般会自行缓解;对于持续的不能改善的腰穿后头痛,治疗同颅内低压;对于持续不能改善的腰穿后腰痛应注意有无其他并发症发生。蛛网膜粘连一般预后不佳,各种治疗方案试图重建脑脊液流动力学和连续性,但效果有限且复发率高。

（华建军　舒锦尔）

第四节　中枢神经表面铁质沉积

（一）概述

中枢神经系统表面铁质沉积(superficial siderosis of the central nervous system,SS-CNS)是一种非常少见的神经系统疾病,由反复、少量蛛网膜下腔出血引起的软脑膜或脊膜下和室管膜下含铁血黄素沉积所致。病因主要是颅脑脊髓外伤史或手术病史,还有小部分是自发性的蛛网膜下腔出血导致的,比如动静脉畸形等。临床表现不具有特征性,主要为进行性听力损伤、共济失调和锥体束损害,其他包括痴呆、嗅觉丧失、瞳孔不等大、躯体障碍等神经系统症状。该病病程缓慢且发展不可逆,目前无有效的治疗手段,治疗的关键在于发现并去除中枢系统慢性出血的病因。若去除病因不及时,随着病情进展,所有表面铁沉积区域的脑回及脊髓都会逐渐萎缩,导致相应的临床症状加重。

（二）病理学表现

大体解剖显示软膜下脑表面和脑室壁的棕黄染色,镜下可见软脑膜纤维化和细胞外巨噬细胞聚集,伴有神经胶质增生、脱髓鞘,以及主要发生在小脑和脊髓的纤维变性。

（三）MRI 表现

MRI 表现为中枢神经表面铁沉积区域 T_1WI 呈连续线样高或等信号影,T_2WI 及 SWI 呈低信号影。SWI 显示铁沉积的信号较 T_1WI 及 T_2WI 更显著,可以显示更早期、更轻微的病变。疾病范围累及幕下（脑干、小脑、部分脑神经等）及脊髓表面,少数也可累及幕上,幕上以大脑基底部为主,如前纵裂池、双侧外侧裂池、基底池周围。MRI 增强扫描无明显强化。

（四）诊断要点与鉴别诊断

1. 诊断要点

（1）患者有颅脑或脊髓外伤、手术、蛛网膜下腔出血病史。

（2）临床表现为进行性听力损伤、共济失调及锥体束损害,其他包括痴呆、嗅觉丧失、瞳孔不等大、躯体障碍等神经系统症状。

（3）中枢神经系统表面具有连续线样 T_1WI 高或等信号影,T_2WI 及 SWI 呈低信号影。

2. 鉴别诊断

（1）神经退变或颅内疾病导致的中枢神经系统疾病:需要结合患者的病史作出诊断。

（2）皮质表面铁质沉积:含铁血黄素局限于幕上凸面的脑沟内,而幕下和脊髓不受累,由大脑凸面急性蛛网膜下腔出血引起。

（五）治疗和预后

该病无有效的治疗手段,且疾病发展不可逆,治疗的关键在于发现并去除中枢系统慢性出血的病因,阻止疾病进展。

（夏秀梅　舒锦尔）

第五节　脑脊液漏和自发性颅内低压

（一）概述

自发性颅内低压（spontaneous intracranial hypotension,SIH）是以体位性头痛为特征的神经系统疾病,其主要病因是自发性脊髓脑脊液漏。典型的临床表现为直立性头痛,立位时加重,卧位时减轻,并且常表现为特发性,也可伴随出现一系列其他神经系统症状,如恶心、呕吐、视力模糊、复视、三叉神经痛、平衡失调和渗漏部位的局部疼痛等。发病高峰在 40 岁左右,以女性多见。脑脊液漏引起的颅内压降低可能为自发性、医源性或外伤性。自发性脊髓脑脊液漏常由脊神经根袖的憩室所致。自发性颅内低压按其潜在的病因分为三种亚型:①神经根袖憩室导致的脑脊液漏;②骨赘引起的脑脊液漏;③脑脊液静脉瘘。

（二）MRI 表现

MR 脊髓造影（MRM）和 MR 脊髓钆造影（Gd-MRM）在自发性颅内低压筛查、脑脊液漏出后椎旁积聚程度评估等方面有着较为广泛的应用。

脊柱 MRM 可以显示脊膜憩室、脊髓脑脊液漏、硬膜外液体积聚、硬脊膜增厚伴强化、脑脊液静脉瘘和扩张的静脉结构。自发性脑脊液漏一般存在隐匿的硬脊膜的基础性薄弱点,如神经根袖形态异常,神经根袖形态异常分为憩室、"毛刷状"、延长和膨大 4 种亚型;一侧或双侧,单发或多发,最常见于胸椎,其次是颈胸交界处。MRI 各序列均呈脑脊液信号,增强囊壁不强化。此外,MRM 还可清楚地显示硬脊膜囊邻近的椎旁软组织内液体信号聚集,可见瘘口与硬脊膜囊沟通,脑脊液积聚的形态取决于硬脊膜缺损的大小,较小的硬脑膜缺损会导致缓慢的脑脊液渗漏,少量的硬脊膜外脑脊液积聚(图 14-5-1);而较大的硬脊膜缺损则会导致大量的硬脊膜外脑脊液积聚;积聚的液体增强无强化,或仅有边缘薄层强化。

使用重 T_2 加权脊髓造影或鞘内钆注射 MR 脊髓造影可以更清楚地定位漏点,也有利于神经根袖憩室和根性囊肿鉴别。硬脑膜增厚并强化是自发性颅内低压患者最常见的脑部 MRI 表现,硬脊膜与硬脑膜相延续,此征象也可见于硬脊膜。最近研究发现,脑脊液静脉瘘是自发性颅内低压另一个越来越被认可的重要原因,这种在蛛网膜下腔与邻近的硬膜外静脉之间形成的病理性交通,使得脑脊液快速转移到血液循环系统内,导致脑脊液容量不足。通常发生于神经孔内,与神经根袖的憩室有关。增强扫描椎旁显影的静脉有助于脑脊液静脉瘘的诊断,表明对比剂从蛛网膜下腔进入静脉。

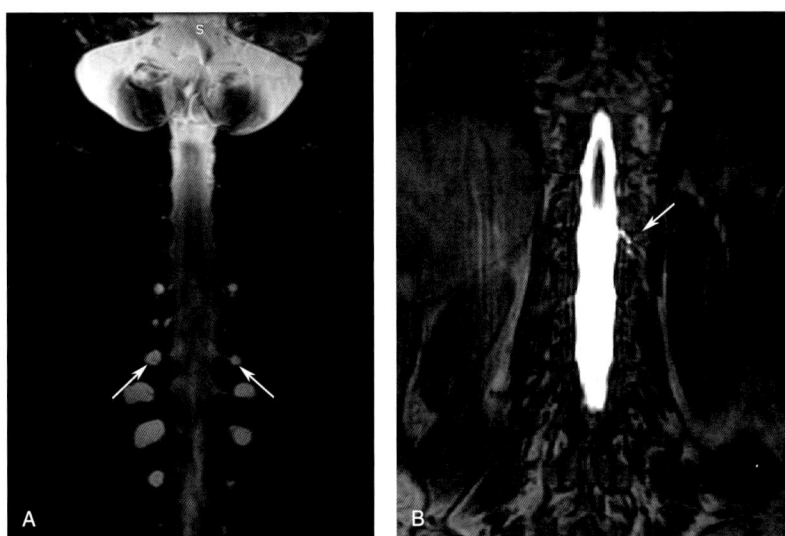

图 14-5-1　MR 脊髓造影(MRM)和 MR 脊髓钆造影(Gd-MRM)
A:颈髓冠状位 MRM 显示双侧多发神经根囊肿;B. 腰胸段 Gd-MRM 显示
沿左侧神经根线样高信号,提示脑脊液漏出(白箭)

(三) 诊断要点与鉴别诊断

1. 诊断要点

(1)直立性头痛。

(2)除脑神经相关症状外,无局灶性神经系统体征。

(3)至少存在以下一种情况:①成人侧卧位腰穿脑脊液压力低于 $60mmH_2O$(即 0.59kPa);②硬膜外血贴法治疗后症状持续改善;③活动性脊髓脑脊液漏;④与颅内低压相符的头颅 MRI 影像学改变[如脑下沉或硬脑(脊)膜强化]。

(4)近期无硬脑膜穿刺。

(5)其临床表现不可归因于另一种疾病。

2. 鉴别诊断

(1)术后硬脊膜增厚、膨出:术后几个月肉芽组织演变为硬膜外纤维化,形态不规则,占位效应较轻微,T_1WI 呈等低信号,T_2WI 呈等高信号,增强扫描强化程度减低。

(2)肥厚性硬脊膜炎:是一种极为罕见的疾病,其特征是硬脑(脊)膜慢性非特异性肉芽肿性炎症伴纤维化,局部或弥漫性脑脊膜病变,可导致大脑或脊髓受压。影像上表现为线状硬脑(脊)膜增厚或局灶性肿块,增强 MRI 是诊断该疾病的首选影像学检查方法,T_1WI 呈低信号或等信号,T_2WI 呈稍低信号,增强扫描可见肥厚的硬脑(脊)膜大部分呈条带样或结节样均匀强化。病灶内钙化及邻近骨质破坏不明显。

(3)髓外硬膜下神经鞘瘤和神经纤维瘤囊变:增强扫描囊壁强化可与根袖憩室鉴别。

(4)硬脊膜下血肿:可因出血时期不同而信号表现复杂,增强无强化。

(5)脊膜转移:一般发病年龄较大,且有原发肿瘤史及其他部位转移。

(四)治疗和预后

自发性颅内低压治疗以内科保守治疗及硬膜外血贴法为主,内科保守治疗包括卧床休息、口服/静脉补液、使用腹部绷带和大量摄入咖啡因。由于存在一定比例的自发性脑脊液漏在不进行任何干预的情况下可以自行缓解,尤其是临床表现相对单一的病例,采取保守治疗是有效、合理的;临床表现复杂的病例(如症状持续时间较长、头痛严重或有致残倾向),采用单纯的保守治疗无效,可采取一次和多次的硬膜外血贴法治疗。对于重复硬膜外血贴法也不能缓解症状的病例,可以考虑有针对性的干预措施,采取外科手术治疗,包括经皮穿刺硬膜外纤维蛋白胶补片和直接修复硬脑膜缺损。该方法需要对脑脊液漏部位进行具体的特征描述和解剖定位,一旦脑脊液漏的部位被准确识别,可以通过透视或 CT 引导下的经皮穿刺硬膜外补片,直接将纤维蛋白胶注入已确认的渗漏部位。当脑脊液漏的位置或类型不适合经皮穿刺,或靶向纤维蛋白胶注射也失败时,必须考虑手术直接修复硬脑膜缺损,根据具体的解剖结构、脊髓脑脊液漏的位置和脑脊液漏的类型,制定个体化手术方案。

(张晓茹　陈晓珺　叶丽梅　舒锦尔)

第十五章

脊髓变性

第一节　脊髓沃勒变性

（一）概述

沃勒变性（Wallerian degeneration，WD）是由于上运动神经元损伤所引起的轴突和髓鞘顺行性或逆行性变性。1850 年，Waller 在实验中首次发现青蛙神经的神经元胞体或轴索近端损伤后，其远端神经纤维继发神经变性的现象，这种改变可发生于中枢及周围神经系统，称为沃勒变性。沃勒变性常见的原因包括梗死、出血、肿瘤、创伤和脱髓鞘病变，此类病变脊髓发病率较低，故脊髓沃勒变性报道较少。

（二）病理学表现

沃勒变性的病理学表现主要包括两部分：轴突变性和髓鞘变性，其中轴突变性发生在前，髓鞘变性发生在后。根据原发病变发生后不同阶段的病理改变，沃勒变性可分为 4 期。第 1 期：病程 4 周内，此阶段以轴突和髓鞘分离为特点，轴索退化伴轻微生物学变化；第 2 期：病程 4~14 周，髓鞘蛋白破坏，髓鞘脂质尚保持完整，变性组织表现为疏水性；第 3 期：起病后数月至 1 年，变性组织的亲水性明显增加，髓鞘脂质破坏并有神经胶质增生；第 4 期：在发病后 1 年至数年，表现为受侵区域萎缩。

（三）MRI 表现

脊髓沃勒变性的 MRI 信号与病理分期相关。①第 1 期：影像上难以显示信号异常。②第 2 期：变性组织表现为疏水性，T_1WI 表现为高信号灶，T_2WI 表现为低信号灶。③第 3 期：变性组织亲水性增加，T_1WI 表现为低信号灶，T_2WI 表现为高信号灶。第 2 期、第 3 期为 MRI 诊断的重点，主要与原发病变发生部位有关，当原发灶破坏侧索时，主要表现为下方侧索前缘条形异常信号，当原发灶破坏后索时，主要表现为上方后索条形异常信号，条形信号可相连或不相连。④第 4 期：表现为受侵区域脊髓萎缩，有时可显示第 3 期脊髓内 T_2WI 高信号灶。增强扫描各期均不强化。

（四）诊断要点与鉴别诊断

1. 诊断要点

（1）脊髓原发病变病史：既往存在脊髓肿瘤、创伤、梗死、出血和脱髓鞘病变等，目前表现为软化灶。

（2）脊髓原发病变上、下区域出现长条形的异常信号，主要位于后索和 / 或侧索。

2. 鉴别诊断

（1）脊髓空洞症：多见于 20~40 岁，男性稍多于女性。临床症状呈极缓慢发展。典型表现是节段性分离感觉障碍、病变节段支配区肌肉萎缩及营养障碍。多数脊髓空洞症 MRI 表现为纵向分布于髓内正中的条状、串珠状或囊状异常信号灶，T_1WI 呈低信号、T_2WI 呈高信号，增强扫描一般不强化，肿瘤所致的脊髓空洞可见不同程度强化。

(2)脊髓多发性硬化：多见于中老年女性,常以急性或亚急性起病,表现为复发 - 缓解或慢性进展病程,常累及中高位颈髓和中段胸髓。MRI 表现为髓内散在斑块状异常信号灶,T_1WI 呈低信号,T_2WI 呈高信号,病变长度一般小于 2 个椎体高度,多位于脊髓后外侧,面积小于脊髓横轴位的一半。

(五) 治疗和预后

脊髓沃勒变性一般无须特殊治疗,主要针对原发病进行治疗,部分患者经康复训练后部分神经症状可恢复。一般认为在原发病变的基础上沃勒变性出现越早,预后越差。

（夏秀梅　胡　亮　舒锦尔）

第二节　平　山　病

(一) 概述

平山病(Hirayama disease,HD)又称青年上肢远端肌萎缩症,是由日本学者平山惠造于 1959 年首先报告,是一种青春期起病、以手及前臂肌肉萎缩、肌无力为主要特征的疾病。

(二) 病理学表现

既往认为平山病是运动神经元病的一种亚型,目前随着屈颈位 MRI 及神经电生理等研究,多数学者认为该病是与青春期脊柱生长发育密切相关的一种屈曲型脊髓病,即下段颈髓反复或持续屈曲导致硬膜囊后壁前移,脊髓受压,使脊髓前角微循环障碍或脊髓前角损伤。

(三) MRI 表现

目前,MRI 是公认的诊断平山病最佳的影像学检查手段,其中屈曲位诊断价值最大。中立位 MRI：矢状位显示低位颈髓萎缩、变细,横轴位显示颈髓变性,颈髓前角出现 T_2WI 稍高信号。屈曲位 MRI：一般屈颈至少达到 25°,屈颈 35° 时观察效果最佳。平山病表现为以下几个征象：①膜 - 壁分离：硬膜囊后壁前移,硬膜外间隙增宽,硬膜囊后壁与椎管后壁分离。②颈髓动态前移,受压变扁。③硬膜囊后新月形 T_2WI 稍高信号伴后缘血管流空信号,一般认为这代表扩张充血的椎管内静脉丛(图 15-2-1)。由于常规 MRI 扫描难以显示颈髓前角缺血性改变,有研究通过弥散张量成像(diffusion tensor imaging,DTI)显示平山病患者病变节段较相邻正常脊髓神经纤维束的有序性减低,可能为病变节段脊髓灰白质神经纤维组织变性所致。

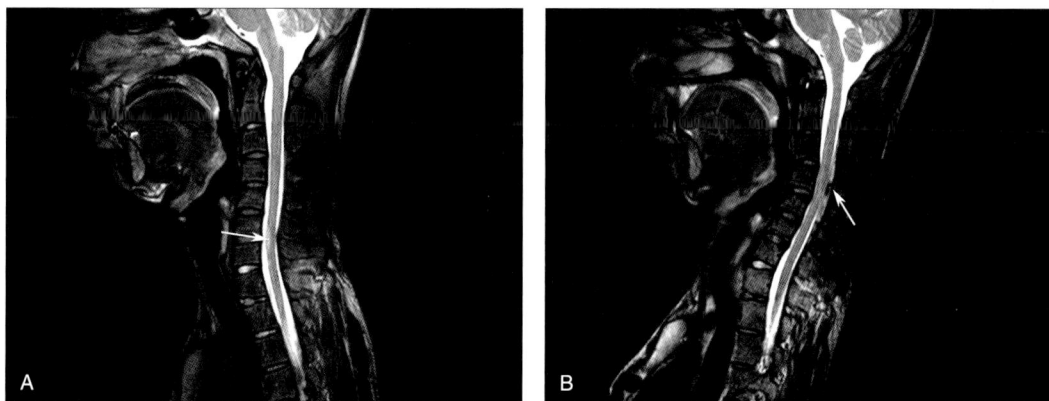

图 15-2-1　平山病

A、B. 中立、屈颈矢状位 T_2WI 脂肪抑制序列,显示下段颈髓萎缩,颈髓内信号增高(白箭),
屈颈位显示硬膜囊后缘血管流空信号(白箭)

（四）诊断要点与鉴别诊断

1. 诊断要点

（1）中立位 MRI：下段颈髓萎缩，颈髓内 T_2WI 高信号灶。

（2）屈曲位 MRI：①膜 - 壁分离现象；②颈髓动态前移，受压变扁；③硬膜囊后新月形 T_2WI 稍高信号伴后缘血管流空信号。

2. 鉴别诊断

（1）颈椎病伴上肢肌萎缩：好发于中老年患者，病程多缓慢进展，多数患者无或仅有轻微感觉减退，患者通常不存在反射亢进等锥体束征表现。颈椎 MRI 检查可见颈椎明显退行性改变，并可见明显的椎管或椎间孔局部狭窄，以及相应的脊髓和神经根受压表现。

（2）运动神经元病：好发于中老年患者，多隐匿起病，持续进展，多数患者表现为单侧肢体局部肌无力、肌肉萎缩，逐渐累及其他部位肢体。颈椎 MRI 检查多无明显脊髓及神经根受压、椎管及椎间孔局部狭窄等表现。

（五）治疗和预后

平山病是一种自限性疾病，发病数年后多自然静止，但早期诊断和治疗可以阻止病程进展，改善患者预后。治疗方法包括保守治疗和手术治疗。保守治疗一般为佩戴颈托，通过限制颈椎活动，减少屈颈时造成颈髓损伤，避免疾病进展。手术治疗一般用于保守治疗无效或病程较长的患者，手术方式包括颈椎融合术、颈椎减压术和硬脊膜成型术。

（夏秀梅　胡　亮　舒锦尔）

第三节　肌萎缩侧索硬化

（一）概述

肌萎缩侧索硬化（amyotrophic lateral sclerosis，ALS）是以上下两级运动神经元丢失为主要改变的一种神经系统变性疾病，典型表现为肌无力和肌萎缩、延髓麻痹及锥体束征等，多见于中老年人，进展迅速，通常 3~5 年生存期，临床易误诊。

（二）病理学表现

脊髓前角细胞大量脱失、固缩、体积变小，伴有不同程度的胶质细胞增生，脊髓前根变性，严重者可见轴索变性及髓鞘脱失，肌肉为神经源性萎缩。

（三）MRI 表现

肌萎缩侧索硬化患者 MRI 表现为内囊后肢、大脑脚、脑桥、延髓及颈髓皮质脊髓束延续的对称性长 T_2WI 高信号；脊髓侧索白质及前角运动神经元进行性丢失，从而进行性萎缩是其特征之一，脊髓横轴位积随时间的推移而缩小，与临床恶化密切相关，颈$_3$~颈$_4$ 和颈$_5$~颈$_6$ 水平的脊髓萎缩与较短的存活时间相关。肌萎缩侧索硬化患者 DTI 研究显示，脊髓侧索肌后感觉通路的 FA 值降低、MD 值增加，其中 FA 值降低在较远端的颈髓更严重。

（四）诊断要点与鉴别诊断

1. 诊断要点

（1）皮质脊髓束走行区对称性 T_2WI 高信号。

（2）脊髓侧索白质及前角运动神经元进行性丢失而引起的脊髓进行性萎缩。

（3）DTI 显示脊髓侧索肌后感觉通路的 FA 值降低、MD 值增加，FA 值降低在远端的颈髓更严重。

2. 鉴别诊断

（1）混合型颈椎病：其临床表现为上肢肌萎缩伴锥体束征，易与肌萎缩侧索硬化混淆，锥体束走行区 FA 值和 NAA/Cr 降低仅见于肌萎缩侧索硬化患者。

（2）脊髓亚急性联合变性：维生素 B_{12} 缺乏引起的中枢和周围神经系统变性疾病。累及脊髓后索、侧索和周围神经，MRI 表现为脊髓条形、点状长 T_1WI 低信号、T_2WI 高信号，而肌萎缩侧索硬化表现为皮质脊髓束受累。

（五）治疗和预后

肌萎缩侧索硬化患者无治愈办法，研究显示，利鲁唑、经皮胃造瘘、无创正压通气疗法及对症支持治疗可提高患者的生活质量，延长存活期。

（夏秀梅 胡 亮 舒锦尔）

第十六章
脊髓血管性病变

第一节　血　管　畸　形

一、硬脊膜动静脉瘘

（一）概述

硬脊膜动静脉瘘（spinal dural arteriovenous fistula，SDAVF）是指供应脊髓硬脊膜或者神经根的细小动脉在椎间孔处穿过硬脊膜时，与脊髓表面的引流静脉之间发生异常的交通而形成瘘口，致使动脉血直接通过静脉引流，造成脊髓静脉高压，脊髓静脉回流阻碍，导致脊髓动脉灌注压下降，引起脊髓缺血、水肿、变性及坏死，继而导致脊髓功能受损。硬脊膜动静脉瘘约占所有脊髓动静脉瘘的70%，是最常见的脊髓血管畸形，其发病率低，为0.5~1/10万人，多见于中老年男性，30岁以下的人群发病较少，男女比例约为4：1。大多数硬脊膜动静脉瘘是孤立的病变，常为单一瘘口，一般位于椎间孔附近硬脊膜的神经根袖套处，通常有一个或多个供血动脉及一根引流静脉。

硬脊膜动静脉瘘起病隐匿，呈亚急性或慢性起病，病程较长且多变，临床表现多样，缺乏特异性，因此容易被误诊。硬脊膜动静脉瘘多发生在胸腰段脊髓，发生在颅颈交界区者较罕见，病变范围广泛，以脊髓慢性、进行性损害与上行性的肢体运动障碍为主要临床表现。早期症状可轻微，表现为步态异常、下肢疼痛麻木、单侧或双侧肢体无力、感觉异常（包括对称或不对称的感觉麻木、疼痛等感觉障碍，以及片状或弥漫性感觉缺失）和腰背部疼痛等，亦可有根性疼痛。下肢肌力减退和感觉障碍通常是主要或者首发症状。该病进展缓慢，多表现为自下而上渐进性加重，当疾病进展到后期，将出现严重的神经功能障碍，感觉障碍平面上升，表现为感觉丧失、二便失禁及性功能障碍、截瘫等，部分患者可同时存在运动、感觉及括约肌障碍，上述症状可能发生在体育锻炼、长时间站立，以及运动或姿势改变之后。在大多数情况下，膀胱失禁和性功能障碍出现在疾病的晚期。在极少数情况下，当脊髓水肿累及颈椎时，上肢可能会受到影响而出现一系列症状，脊髓颅颈交界区的硬脊膜动静脉瘘还可因蛛网膜下腔出血而出现急性头痛。

（二）病理学表现

瘘口的存在和脊髓引流静脉回流障碍所致的脊髓静脉高压和脊髓低灌注压被认为是该病的病理生理基础，然而瘘口形成的病因尚未明确。正常情况下，脊髓中的血液通过髓静脉和静脉丛排出，通常沿背侧方向排出，有部分则沿腹侧和背侧方向排出。脊髓静脉的引流是从脊髓内的毛细血管床通过髓内静脉引流至髓周静脉，再通过根髓静脉引流到椎静脉丛和脊柱外静脉网。当硬脊膜动静脉瘘发生时，硬脊膜的动静脉之间的潜在通道开放，由于脊髓静脉系统没有静脉瓣存在，动脉血将通过硬脊膜动静脉之间微小的瘘口流入至根髓静脉，然后血液逆流入冠状血管丛，脊髓静脉血无法回流至髓周静脉丛，脊髓实质静脉引流不畅和静脉充血,导致静脉压增高而发生静脉迂曲、扩张。

从解剖学上看,与颈部相比,下胸椎对静脉流出道相对较少,这也可能是胸段脊髓比颈部脊髓更容易发生静脉充血的原因之一。脊髓静脉回流受阻使部分根静脉血流速度变慢,血管内血栓形成,进一步加重了椎管内静脉高压,使脊髓灌注压下降,继而引起脊髓缺血、缺氧、脊髓水肿和脱髓鞘改变,最终发生变性、坏死,引起一系列进行性不可逆的神经功能障碍。脊髓主要是由一条脊髓前动脉和两条脊髓后动脉,以及大量的神经根动脉供血。脊髓前动脉连续穿过脊髓的腹侧表面,而成对的脊髓后动脉在后外侧表面延伸,并在每个水平上形成吻合连接。胸腰段区域多由一根小的神经根动脉供血,通常位于第9~12肋间动脉水平的左侧。因此,胸部是脊髓的分水岭区域,大多数因灌注不足而引起的脊髓缺血病例都发生在下胸段。

（三）MRI表现

脊髓MRI能清楚显示脊髓畸形血管的位置、累及范围和出血情况,且无创安全,是筛查硬脊膜动静脉瘘最敏感的方法,对本病的诊断具有极其重要的作用。硬脊膜动静脉瘘病变涉及范围广,通常超过3个椎体节段。由于脊髓静脉贯穿全脊髓节段,并在髓周吻合成丛,当髓周静脉高压时,会导致椎管内静脉高压、脊髓充血进而发生间质水肿,脊髓在MRI上的信号也会发生一系列的变化。

脊髓水肿和蜿蜒扩张的髓周静脉丛是硬脊膜动静脉瘘在MRI上的两个主要特征(图16-1-1),但在晚期,脊髓可能会萎缩。MRI T_2WI 上可见多个节段脊髓内呈广泛、不规则的髓内高信号改变,有时可在 T_2WI 高信号的周边见到低信号环,可能是由于静脉高压、毛细血管通透性增加,部分红细胞发生外渗所致,这些表现在稳态构成干扰序列、稳态采集快速成像或三维快速自旋回波等重 T_2WI 上显示可更为清晰。

MRI对血管流空信号十分敏感,由于瘘口的存在和脊髓引流静脉的扩张, T_1WI 上可见脊髓稍肿胀,呈低信号改变。髓周血管扩张、迂曲,出现虫蚀样或串珠样血管流空影征象,增强扫描由于脊髓屏障的破坏,血管明显强化,这是静脉淤血的特征性改变,也是诊断该病的重要影像学特征。当脊髓病变处于缺血坏死的亚急性期时,增强扫描可见不规则斑片状的强化影,是由于受损脊髓神经胶质细胞增生所致,强化范围与脊髓受损的程度相关。

硬脊膜动静脉瘘的供血动脉较细小,引流静脉较粗大,且走行变化不一,病变累及的脊髓节段通常肿胀增粗,但瘘口水平、 T_2WI 上呈现的信号变化和髓周的血管之间无明显的相关性,MRI上所呈现的异常信号影与瘘口的位置并不一定完全平行。因此,常规MRI可以通过显示畸形血管和其扩张程度进行诊断,但并不能判断瘘口的具体位置。磁共振血管成像(magnetic resonance angiography,MRA)具有无创、无辐射、分辨率高等优点,可以准确显示瘘口位置、供血动脉和引流静脉,对硬脊膜动静脉瘘的诊断具有重要的辅助作用。四维动态MRA结合多平面重建,如回波分享随机轨道插入技术的动态时间分辨MRA可大大减少硬脊膜动静脉瘘因诊断未明确而造成的一部分过度造影检查,对临床有一定的指导意义。MRA还可用于血管内或外科手术的术前评估和术后随访(图16-1-2)。

（四）诊断要点与鉴别诊断

1. 诊断要点

（1）多见于中老年人,特别是男性。

（2）该病起病隐匿,病程较长,临床表现无特异性,肢肌力减退和感觉障碍是常见的首发症状,晚期可出现括约肌功能障碍、性功能障碍等临床症状。

（3）好发于胸腰段脊髓,常为单一瘘口,通常有一个或多个供血动脉及一根引流静脉。

（4）硬脊膜动静脉瘘脊髓明显肿胀增粗,常为多节段脊髓病变(通常大于3个脊髓节段),但症状较轻, T_2WI 上呈高信号, T_1WI 上呈低信号,多可见髓周血管扩张、迂曲、特征性虫蚀样或串珠样血管流空影,病变累及范围广,增强后呈不均匀斑片状强化。

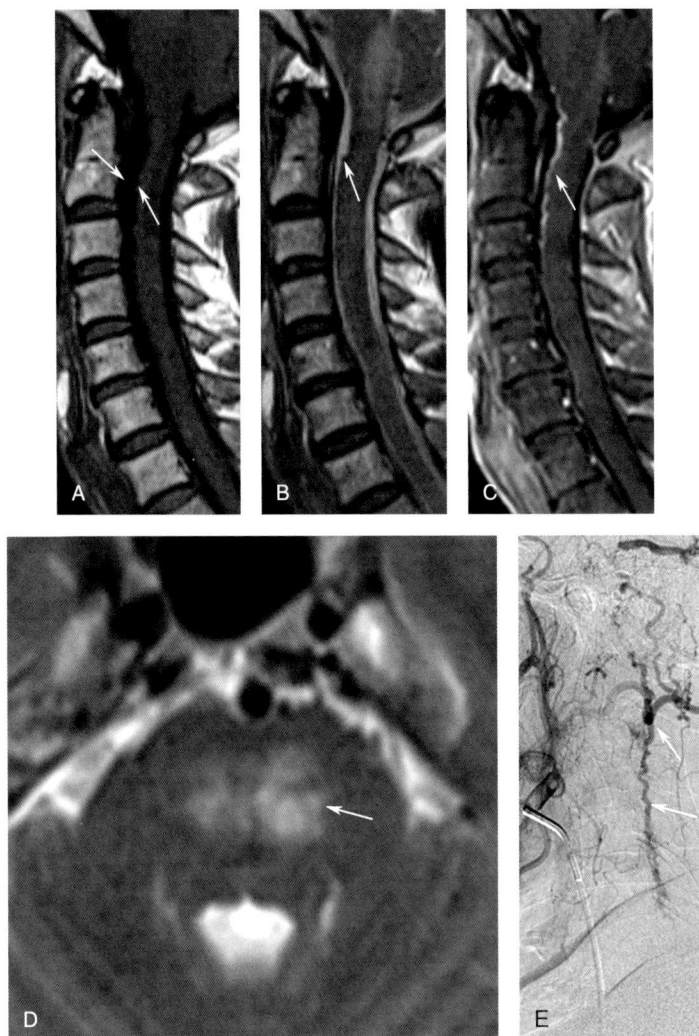

图 16-1-1　颅颈交界区硬脊膜动静脉瘘

A、B. 矢状位 T_1WI（A）及矢状位 T_2WI 序列（B）示脑桥 C_3 平面脊髓腹侧脊膜线样流空血管影，伴延髓、脑桥水肿（白箭）；C. 矢状位 T_1WI 增强序列示血管强化信号影（白箭）；D. 延髓背侧、脑桥中心横轴位见片状 T_2WI 高信号水肿影；E. DSA 证实右枕及颈髓硬脑膜动静脉瘘（白箭），由右侧枕动脉供血

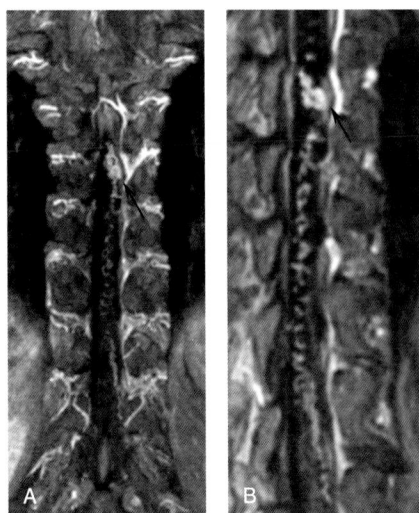

图 16-1-2　硬脊膜动静脉瘘

A、B. MRA 技术胸主动脉水平冠状位（A）和矢状位（B）重建图像中显示胸段脊髓周围紊乱迂曲的血管影（黑箭）（图片由浙江大学医学院附属第二医院提供）

(5)DSA 是确诊硬脊膜动静脉瘘的"金标准",可以清楚显示动静脉异常交通的情况(包括供血动脉和引流静脉)、瘘口的大小和具体位置,以及判断畸形血管和脊髓之间的关系。若 MRI 发现脊髓周围出现虫蚀样或串珠样血管流空信号且伴有脊髓水肿时,应高度怀疑硬脊膜动静脉瘘。需进一步通过全脊髓血管造影准确显示瘘口位置、供血动脉和引流静脉的关系以明确诊断。

2. 鉴别诊断

(1)椎管狭窄:椎管狭窄可产生与硬脊膜动静脉瘘类似的神经损害症状,严重的椎管狭窄也可显示静脉迂曲与充血,但通常仅穿过 1~2 个椎体,并且在脊髓造影或 MR 脊髓造影上仅在狭窄部位附近可见迂曲的血管影,MRI 在脊髓背面未显示出脊髓水肿或迂曲的血管流空效应,有助于鉴别诊断。

(2)硬脊膜外动静脉瘘:硬脊膜外动静脉瘘通常是由根部动脉的硬膜外段与硬膜外静脉丛之间的异常连接引起的,供血动脉为脊髓根髓或椎旁动脉,并且瘘管完全位于硬膜外,而硬脊膜动静脉瘘的瘘口位于神经根袖套中。硬脊膜外动静脉瘘的供血动脉可起源于多个层面,硬膜外腔内存在很多静脉通道,充盈的硬膜外静脉可能穿越中线并充满多个腔室,而硬脊膜动静脉瘘通常只有一条供血动脉,并且引流至硬膜内静脉而不会充满硬膜外腔。

(3)髓周动静脉瘘:髓周动静脉瘘是由脊髓前动脉或脊髓后动脉,抑或是两种同时与引流静脉在脊髓周围直接形成交通,好发于脊髓圆锥或颈胸段脊髓,是一种先天性脊髓血管病变。髓周动静脉瘘在 MRI 上无畸形的血管团影,T_2WI 亦可出现脊髓表面引流静脉虫蚀样或蚯蚓状血管流空信号和脊髓的水肿信号,在 MRI 上很难将二者区分开,因此诊断时还应考虑到临床体征和症状,以及增强 MRA 和 CTA 结果。在常规脊髓血管造影中,髓周动静脉瘘也可能引流至硬膜内静脉。

(4)髓内动静脉畸形:髓内动静脉畸形患者的年龄较硬脊膜动静脉瘘小,病灶常位于颈段和上胸段,MRI 表现为病变累及部位的节段脊髓增粗,髓内可见 T_1WI 呈低或等信号,T_2WI 呈混杂高信号及迂曲的团状血管流空影,增强后可在髓内见到畸形的血管团,可与硬脊膜动静脉瘘相鉴别,髓内动静脉畸形亦可见供血动脉和引流静脉。

(五)治疗和预后

硬脊膜动静脉瘘为非自限性疾病,很少出现自行闭合,未经治疗的硬脊膜动静脉瘘可能会发展为严重的疾病,并导致不可逆的神经功能障碍,患者神经功能的恢复程度与脊髓损伤的程度密切相关,早诊断早治疗是防止脊髓不可逆损伤的关键。治疗的目的主要是阻断瘘管口和硬膜连接处的引流静脉,保持正常静脉回流,解除椎管内高压,减轻脊髓水肿,最大限度地减少脊髓损伤,促进脊髓功能恢复正常。治疗方法主要有显微手术治疗和血管内介入栓塞治疗两种,两者都涉及断开硬脊膜附着处瘘口的引流静脉,以消除硬脊膜静脉系统的充血源,从而减轻脊髓水肿。显微手术治疗是通过全椎板或半椎板切开入路行瘘口阻断术,长期可靠,并发症低;介入栓塞治疗是通过微导管对供血动脉末端或瘘口或引流静脉近端实施栓塞,可暂时缓解症状,创伤小,可同时进行诊断与治疗,但由于众多侧支的存在,复发率高,两种治疗方法均是有效的,可单独或联合应用。如果在治疗后 4~6 周内无改善,或者在随访期间内发生症状恶化,应重复进行 MRI 检查。一旦 MRI 清楚地表明对先前治疗反应差的患者沿脊髓持续存在的血液流空效应,则需要进行重复的血管造影。由闭塞或再通不充分引起的残余瘘管,或者很少发生但不是不可能存在的第二瘘管,都应仔细检查。

对于无症状动静脉瘘患者是否需要治疗仍有争议,存在部分硬脊膜动静脉瘘的患者在偶然发现硬脊膜动静脉瘘后,甚至 2 年后仍可能出现症状,因此对于无症状患者即使不及时进行治疗,也应连续进行临床随访和 MRI 检查,并在出现任何新的相关临床体征时立即进行治疗。

二、脊髓动静脉畸形

（一）概述

脊髓动静脉畸形（spinal cord arteriovenous malformations，SAVM）是位于脊髓内的畸形血管团，由脊髓本身或脊髓周围结构中的动脉与静脉之间出现病理性连接所引起的相对罕见的先天性脊髓血管病变，是继硬脊膜动静脉瘘之后第二大常见的脊髓血管畸形，占所有脊髓血管畸形的 15% 左右。最开始对脊髓血管畸形的介绍与临床表现的描述和硬脊膜动静脉瘘一致，并认为硬脊膜动静脉瘘是其分类之一。但一直到现在，对脊髓血管畸形的分类仍未统一，对各类脊髓病的认识也在不断发展，有学者基于解剖学和病理生理学基础建立了一种新的分类系统，将脊髓血管畸形分为动静脉畸形和动静脉瘘。目前临床较常用的是基于血管构筑特点，根据供血动脉的来源和与脊髓的解剖关系，将脊髓血管畸形分为硬脊膜动静脉瘘、髓内动静脉畸形、髓周动静脉瘘、脊髓海绵状血管瘤这几种常见的脊髓血管病变，其中髓内动静脉畸形和髓周动静脉瘘又合称脊髓动静脉畸形。脊髓动静脉畸形病变多位于颈胸段，其特征是动脉血直接分流至静脉系统，包括引流静脉与供血动脉之间有大量异常血管，以及动脉与静脉之间直接通过瘘口相连，最终传递到静脉系统的动脉压可导致静脉高压，扩张的静脉可进一步导致周围结构受压或出血。

脊髓动静脉畸形的发病年龄集中在 20~40 岁的中青年，常伴有出血。脊髓动静脉畸形患者的症状可突发伴有神经系统损伤的局部疼痛症状，可能是由于出血或脊髓受压所致。伴有出血的脊髓动静脉畸形患者可表现为突发肌无力、肢体麻木、严重的背痛和急性骨髓病症状，有时部分脊髓动静脉畸形患者也可因蛛网膜下腔出血而急性起病，因此易被误诊为其他脊髓疾病。非出血性脊髓动静脉畸形可能更多出现渐进性加重的骨髓损伤症状。未经治疗的脊髓动静脉畸形患者预后很差，如不及时治疗会出现恶化，产生较高的致死率。

（二）病理学表现

脊髓动静脉畸形的病理生理学机制与硬脊膜动静脉瘘类似。脊髓的前 2/3 是由单根脊髓前动脉供血，它起源于椎动脉的脊髓分支，另外还有节段动脉的脊神经分支在多个水平上供血；脊髓的后 1/3 是由脊髓后动脉形成的广泛神经丛供血，它们起源于椎动脉或小脑后下动脉。脊髓前动脉和脊髓后动脉通常是髓内或髓周病灶的供血动脉，常有多个供血动脉和引流静脉同时存在。由于血管畸形的存在，脊髓血管会被大量分流，出现所谓的"盗血"现象，造成脊髓缺血，导致一系列症状。脊髓动静脉畸形跟硬脊膜动静脉瘘一样，也会引起静脉高压，致使静脉回流受阻。静脉充血、曲张和动脉瘤样扩张可进一步促进畸形血管团的肿块效应，引起脊髓受压和脊髓的血氧供应中断，进而使脊髓血流和灌注压发生改变，导致脊髓水肿、缺血缺氧和脱髓鞘改变，造成脊髓损伤。脊髓动静脉畸形的病灶内血管通常很小且脆弱，容易破裂，较硬脊膜动静脉瘘更易出血，是非创伤性血红细胞增多症最常见的原因。动脉瘤的存在可能会增加脊髓动静脉畸形患者出血的风险，脊髓动静脉畸形破裂的年出血率约为 4%，首次出血后的脊髓动静脉畸形患者再次出血的年出血率为 10%。

（三）MRI 表现

MRI 对发现脊髓动静脉畸形病变十分敏感，可清楚显示畸形血管团、病变血管的特征性流空效应、脊髓水肿和受压等情况，具有诊断价值。

脊髓动静脉畸形的 MRI 表现与颅内的动静脉畸形具有一些相似性，通常病灶内有大量扩张的髓周或髓内血管，在 T_2WI 上可见流空信号（图 16-1-3）。在伴有出血的情况下，MRI 上会显示出髓内或髓外混杂的 T_1 和 T_2 信号，在无出血灶的患者中，脊髓水肿在 T_2WI 上会显示为高信号。病灶常位于颈段和上胸段，MRI 表现为病变累及部位的节段脊髓增粗，髓内可见 T_1WI 呈现低或等信号，T_2WI 呈现混杂高信号及迁曲的团状血管流空影。MRI 增强扫描的表现是多样的,增强后可在脊髓内见到畸形的血管团,髓周动静脉瘘可无畸形的血管团存在,同时供血动脉和引流静脉可见。脊髓动静脉畸形还常伴有脊髓空洞或囊状扩张等继发性改变。MRA 的发展进一步提升了对脊髓动静脉畸形的诊断能力,在很多情况下,可以将病变定位在特定的节段脊髓水平。

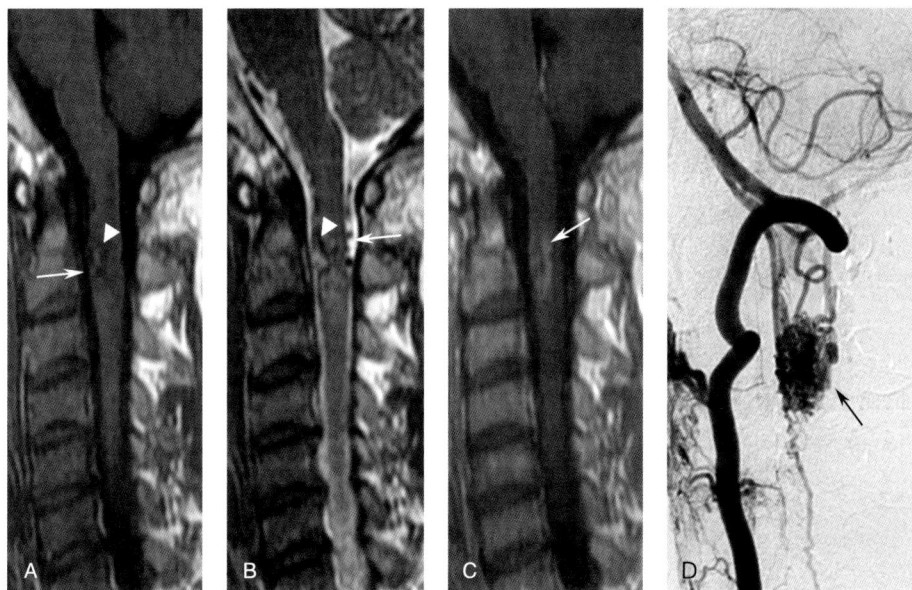

图 16-1-3 脊髓动静脉畸形

A、B. 矢状位 T_1WI(A)及矢状位 T_2WI 序列(B)示枕大孔区 $C_{2/3}$ 平面见多发流空血管影(白箭),相应脊髓膨大,齿突平面见 T_1WI 混杂信号(白箭头),T_2WI 高信号小梭形硬膜下血肿;C. 矢状位 T_1WI 增强序列示斑点状、条状强化血管;D. DSA 证实颈髓 C_2、C_3 段动静脉畸形(黑箭),由双侧椎动脉分支和右侧肋颈干供血

(四) 诊断要点与鉴别诊断

1. 诊断要点

(1)病变多位于颈胸段,病灶常位于颈段和上胸段。

(2)好发于 20~40 岁的中青年,病灶易出血。

(3)脊髓动静脉畸形的 MRI 表现为病变累及部位的节段脊髓增粗,髓内可见 T_1WI 呈现低或等信号,T_2WI 呈现混杂高信号及迂曲的团状血管流空影,增强后可在脊髓内见到畸形的血管团,供血动脉和引流静脉亦可见。

2. 鉴别诊断 脊髓动静脉畸形易与其他类型的脊髓血管病相混淆,需对其进行鉴别诊断,鉴别要点详见本节"硬脊膜动静脉瘘的鉴别诊断"。此外,脊髓动静脉畸形还需要与髓内肿瘤或髓内肿瘤伴出血,以及脊髓非肿瘤性病变相鉴别,主要如下:

(1)髓内肿瘤及瘤卒中:髓内肿瘤可压迫脊髓,产生与脊髓动静脉畸形相似的症状,但一般见不到扩张迂曲的血管流空信号,肿瘤的占位效应明显,脊髓梭形膨大,增粗较脊髓动静脉畸形更明显,信号可不均匀,增强扫描呈不规则强化。

(2)急性脊髓炎:急性脊髓炎起病急,病程短,MRI 上脊髓肿胀较轻,病变多不强化或仅有小斑片状轻度强化,脊髓动静脉畸形 MRI 增强后可在髓内或髓周见到畸形的血管团,同时供血动脉和引流静脉可见。

（五）治疗和预后

与硬脊膜动静脉瘘相似,显微外科手术、血管内栓塞术和放射外科手术是脊髓动静脉畸形常见的治疗方法。治疗的目的主要是闭塞或切除畸形的血管团,解除病灶对脊髓的压迫效应,降低脊髓内静脉压,消除脊髓血管盗血情况,改善脊髓的正常血供,降低出血的风险,并阻止进一步的神经功能损伤。脊髓后动脉呈放射状分布,交织在脊髓的后侧面,由脊髓后动脉供血的脊髓动静脉畸形可通过栓塞来达到治疗效果,操作风险相对较小。然而脊髓动静脉畸形治疗的成功率较硬脊膜动静脉瘘低,这是因为脊髓动静脉畸形的供血动脉也经常会向脊髓灌注,从而增加了治疗后脊髓缺血的风险。在过去的几十年,立体定向放射外科手术与传统的显微外科和血管内栓塞术一同作为治疗脊髓动静脉畸形的一种选择,大多数情况下能使病灶缩小,在某些特定情况下可治愈脊髓动静脉畸形。脊髓动静脉畸形的术前神经功能状态与预后相关,采用多学科联合,早诊断早治疗,合理选择治疗方法可取得较好的疗效。

三、脊髓海绵状血管瘤

（一）概述

脊髓海绵状血管瘤(spinal cavernous angioma,SCA),又称脊髓海绵状血管畸形、海绵状错构瘤,是一种隐匿的中枢神经系统血管畸形。脊髓海绵状血管瘤约占成人髓内病变的5%,以脊髓胸段多见,占儿童髓内病变的1%,多位于胸颈部脊髓内。脊髓海绵状血管瘤可多发,亦可同时合并脑部海绵状血管瘤,根据发病部位分为髓内型、髓外硬膜下型及硬膜外型,髓内型最常见。临床表现隐匿,多为慢性起病并渐进性加重,伴或不伴有急性恶化,可有神经功能障碍的表现,与脊髓受累范围、节段有关,病变出血时常表现为急性疼痛及直接压迫脊髓、神经根引起神经缺失的症状,如病变突出于脊髓表面,可引起蛛网膜下腔出血。

（二）病理学表现

大体标本海绵状血管瘤呈紫红色、质软、桑葚样或分叶状血管团块。镜下瘤组织由高度扩张的窦样间隙构成,窦样间隙排列紧密,无正常神经组织。瘤体血管壁由单层内皮细胞和成纤维细胞组成,缺乏平滑肌及弹力纤维,易反复出血,导致血管周围含铁血黄素沉积、血栓形成和钙化。

（三）MRI 表现

病灶一般较小,多在出血后出现神经系统症状时经 MRI 检查偶然发现。MRI 的信号特征与其病理改变具有较高的相关性。在常规自旋回波序列上显示为边界清楚的混杂信号病灶,病灶内含有不同阶段的出血是信号不均匀的原因。T_2WI 序列显示病灶周围有完整的低信号含铁血黄素环,使病变呈"爆米花"样改变,具有特征性(图 16-1-4),是由不同时期血肿的分解产物造成,T_2*WI 或 SWI 序列显示更为敏感。增强扫描后可呈轻度、中度或明显强化,无出血的病例可表现为明显均质强化。髓内型因瘤体出血次数及出血量不同,脊髓外形可表现为局限性增粗、萎缩或正常;髓外硬膜下型可同时合并蛛网膜下腔出血,表现为病变附近蛛网膜下腔内短 T_1WI 高信号;硬膜外型可压迫邻近骨质,引起椎间孔扩大,但无骨质破坏。

（四）诊断要点与鉴别诊断

1. 诊断要点

(1)椎管内占位,T_1WI、T_2WI 上为混杂信号,呈"爆米花"样改变,病灶周围可见低信号环。

(2)增强扫描后可呈轻度、中度或明显强化,无出血的病例可表现为明显均质强化。

(3)可合并脊髓肿胀、蛛网膜下腔出血、邻近骨质压迫等征象。

(4)怀疑脊髓海绵状血管瘤时,可对整个神经系统行 MRI 检查,排除多发海绵状血管瘤可能。

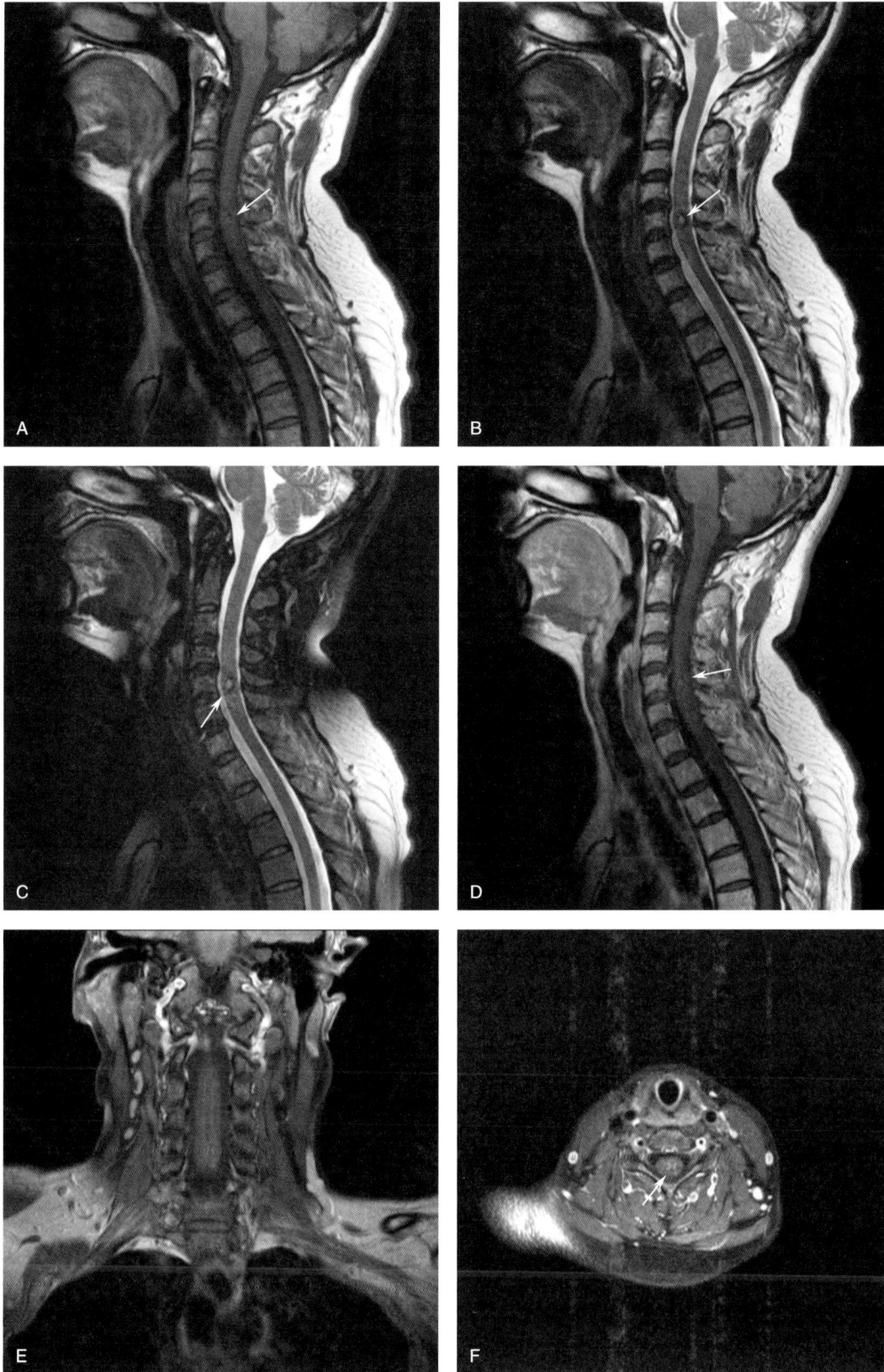

图 16-1-4　髓内海绵状血管瘤

A~C. 矢状位 T_1WI（A）、T_2WI（B）、T_2WI 脂肪抑制（C）序列，显示 T_5 水平颈髓内结节状混杂信号，病灶周围见环状短 T_2 信号（含铁血黄素环）（白箭）；D~F. 矢状位增强 T_1WI（D）、冠状位增强 T_1WI（E）、横轴位增强 T_1WI（F）显示病灶轻中度强化（白箭）（图片由浙江大学医学院附属第二医院提供）

2. 鉴别诊断

(1) 髓内动静脉畸形：由供血动脉、畸形血管团及引流静脉构成，MRI 可清晰显示髓内或髓周异常流空血管，在 T_1WI 及 T_2WI 均表现为点条状或串珠状流空血管影，脊髓背侧的粗大引流静脉呈蚯蚓状无信号黑影，增强后明显强化；髓内畸形血管团周围脊髓实质可有坏死或萎缩，伴胶质增生，表现为 T_1WI 低信号，T_2WI 高信号。

(2) 血管母细胞瘤：真性肿瘤，受累脊髓不均匀增粗，由囊性部分和壁结节构成，表现为软脊膜下小结节灶伴周围广泛脊髓水肿，或壁结节伴大而弥漫的髓内囊性灶，壁结节代表肿瘤实性部分，富含血管，可见扩大的供血动脉和引流静脉，增强检查壁结节明显强化，囊壁及囊液不强化，在肿瘤内或肿瘤邻近区域见低信号流空血管。

(3) 室管膜瘤：需要与伴有出血的髓内型海绵状血管瘤鉴别，室管膜瘤可继发出血，其出血多位于肿瘤的上端或者下端形成"帽征"，病程较长，病灶范围较广，邻近脊髓常出现水肿甚至脊髓空洞。血管瘤周围脊髓罕见水肿。

(4) 髓外脊髓肿瘤：髓外硬膜下型海绵状血管瘤需与神经鞘瘤、脊膜瘤相鉴别。神经鞘瘤容易囊变，增强扫描囊性部分无强化，而血管瘤很少形成囊性变，增强扫描明显均质强化；部分脊膜瘤信号特点及强化方式与血管瘤相似，宽基底与硬脊膜相连、增强扫描出现脊膜尾征为其特征性表现。

(五) 治疗和预后

偶然发现的无症状脊髓海绵状血管瘤患者可行保守治疗，定期复查。反复出血的有症状者可行显微外科手术切除，术前脊髓功能受损程度是影响预后的主要因素。

四、髓内毛细血管瘤

(一) 概述

毛细血管瘤（capillary hemangioma）是一种良性血管性病变，好发于儿童头颈部浅表皮肤或软组织，发生于脊髓的毛细血管瘤极为罕见。

(二) 病理学表现

组织学上，毛细血管瘤以小叶结构为特征，每个小叶由一个大而厚壁的供血动脉及许多毛细血管组成，血管壁为单层内皮细胞，小叶之间由薄的纤维分隔隔开。

(三) MRI 表现

单发或多发。T_1WI 呈等信号，T_2WI 呈高信号，增强后明显、均匀强化（图 16-1-5）。病灶内有时可见粗大供血动脉。T_2WI 上可能有轻微出血迹象。

(四) 诊断要点与鉴别诊断

1. 诊断要点　富血管病变，可单发或多发，增强后明显、均匀强化。病灶内有时可见粗大供血动脉。T_2WI 上可能有轻微出血迹象。

2. 鉴别诊断

(1) 海绵状血管瘤：T_1WI、T_2WI 信号混杂，"爆米花"样改变，病灶周围含铁血黄素环。

(2) 转移瘤：有原发肿瘤病史，常伴其他部位转移。

(3) 脊髓其他富血管肿瘤：脊髓其他富血管肿瘤如血管外皮细胞瘤与髓内毛细血管瘤鉴别困难，最终诊断依赖病理。

(五) 治疗和预后

对于有症状的髓内毛细血管瘤患者，应手术完全切除，术后影像学随访是一种合理的治疗策略。

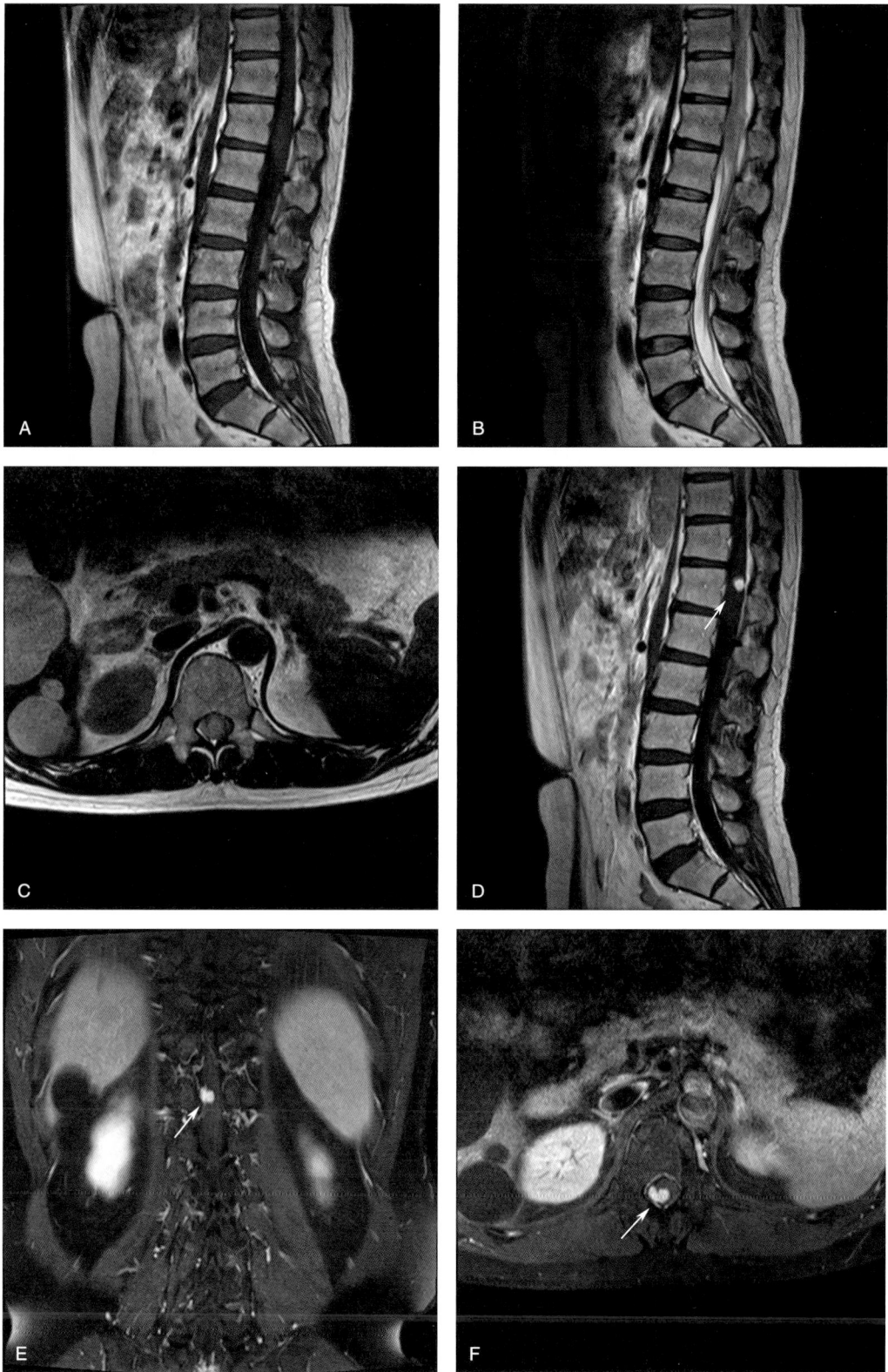

图 16-1-5　髓内毛细血管瘤

A~C. 矢状位 T_1WI（A）、T_2WI（B）、横轴位 T_2WI（C）显示 T_{12} 水平胸髓内结节状稍长 T_1 稍长 T_2 信号；D~F. 矢状位增强 T_1WI（D）、冠状位增强 T_1WI（E）、横轴位增强 T_1WI（F）显示病灶明显均匀强化（白箭）（图片由浙江大学医学院附属第二医院提供）

（张　悦　付凤丽　张明月　张婷婷　夏能志　徐浩力　张建军　杨运俊）

第二节　脊　髓　梗　死

（一）概述

脊髓梗死（spinal cord infarction，SCI）是脊髓血管闭塞或血流减少所导致的急性缺血性病变，大多数（65%）脊髓梗死发生于胸腰段，部分发生于颈髓，后者具有更严重的自主神经功能障碍和上肢受累的表型。发病年龄无特殊，但是儿童和成人的常见发病原因多不同，先天性心脏畸形和创伤是导致儿童脊髓梗死的最常见病因。在成年人群中，主动脉疾病是导致脊髓损伤的罪魁祸首，如动脉粥样硬化、主动脉手术、胸主动脉瘤。此外，心源性栓塞、高凝状态（如镰状细胞病、恶性肿瘤、抗磷脂综合征）、减压病、心搏骤停所致的全身低血压或灌注不足、椎间盘和创伤造成的根动脉压迫、感染性血栓性静脉炎等也是成人脊髓梗死的病因，但大多数情况下病因不明。

脊髓主要由三支与之平行的动脉供血：一支脊髓前动脉和两支脊髓后动脉。脊髓前动脉于脊髓前正中裂走行，贯穿脊髓全长，发出的穿通支脊髓中央动脉（沟连合动脉）和软脊膜动脉网（冠状动脉丛）供应脊髓前 2/3 区域。脊髓后动脉左右各一，形成一对，通过直接穿通支和软脊膜血管丛供应脊髓后 1/3 区域。由于脊髓供血侧支丰富，且脊髓动脉较脑动脉管径小，血流速率低，栓子不易进入，与颅内梗死相比，脊髓梗死非常罕见。同理，脊髓后动脉较脊髓前动脉梗死少见。与其他脊髓病变或脊髓损伤不同，脊髓梗死的临床表现常呈急性，其临床症状取决于受累的脊髓节段，神经功能缺损通常为双侧性。

由于存在不同的供血动脉，因此，该病的临床表现各异，主要分为脊髓前动脉综合征、脊髓后动脉综合征和脊髓中央动脉综合征。①脊髓前动脉综合征：由脊髓前动脉闭塞导致脊髓腹侧 2/3 的区域发生梗死，中或下胸段多见，表现为突然发生的病变水平的相应节段根性痛或弛缓性瘫痪，休克期过后转为痉挛性瘫痪，并出现分离性感觉障碍，以排尿或排便障碍为常见，即脊髓前 2/3 综合征，也称为 Beck 综合征。②脊髓后动脉综合征：由脊髓后动脉闭塞导致脊髓背侧 1/3 的区域发生梗死。由于脊髓后动脉侧支循环丰富，极少发生血管完全闭塞，因此，脊髓后动脉综合征患者的临床表现往往较轻。该病的主要临床表现是首先出现病变水平相应节段的急性根痛，后出现病变水平以下深感觉消失和感觉性共济失调，但是痛温觉存在，排尿排便正常或仅出现轻度障碍。③脊髓中央动脉综合征：由沟动脉闭塞所致，临床表现为病变水平相应节段的下运动神经元瘫痪、肌张力减低、肌萎缩等，无感觉障碍和锥体束损伤。

（二）病理学表现

脊髓梗死早期，病灶处的神经细胞发生变性、坏死，灰白质组织疏松、水肿，充满脂粒细胞，血管周围淋巴细胞浸润。晚期的病灶组织发生皱缩变小，由纤维组织取代机化的血栓，部分血管出现再通。镜下可见病灶中心坏死，神经细胞发生变性、髓鞘崩解和周围胶质细胞增生等。

（三）MRI 表现

脊髓梗死分为四期：超急性期（<6h）、急性期（6~24h）、亚急性期（>24h）和慢性期。各期的 MRI 表现如下：

超急性期：多无明显异常表现。

急性期：病变区组织缺血、细胞水肿，脊髓轻微肿胀。T_1WI、T_2WI 可表现为正常，也可分别表现为稍低、稍高信号，T_2WI 脂肪抑制序列显示病灶较常规 T_2WI 清晰，而 DWI 可呈明显高信号，较 T_2WI 显示病灶范围大。

亚急性期:开始出现较广泛的血管源性水肿,脊髓肿胀明显。如果是脊髓前动脉区域梗死(最常见),常在受累节段横轴位观察到典型的"猫头鹰眼"征或"蛇眼"征,即脊髓MRI横轴位T_2WI上呈双侧脊髓灰质前角对称性高信号,这是因为脊髓灰质前角是神经元细胞,对缺血缺氧敏感,一旦发生血供下降,极易发生病变;当脊髓中央动脉区域梗死时,则表现为脊髓中央区的T_1WI低信号、T_2WI和DWI高信号影;同样,如为脊髓后动脉区域梗死,则表现为相应区域的异常信号;严重者可扩展累及整个脊髓(图16-2-1)。矢状位可表现为相应部位的线样高信号。梗死发生2周左右时,梗死区内可有大量毛细血管增生,侧支循环形成和局部充血,DWI高信号可消失(假正常),但是T_2WI的高信号表现会更明显。

慢性期:脊髓局部或广泛萎缩。

增强扫描:梗死发生1周内,由于缺血严重,病灶通常无强化或轻度强化;1~2周,可有不同程度强化;而在疾病发生2~3周强化最明显,强化一般持续6~7周。

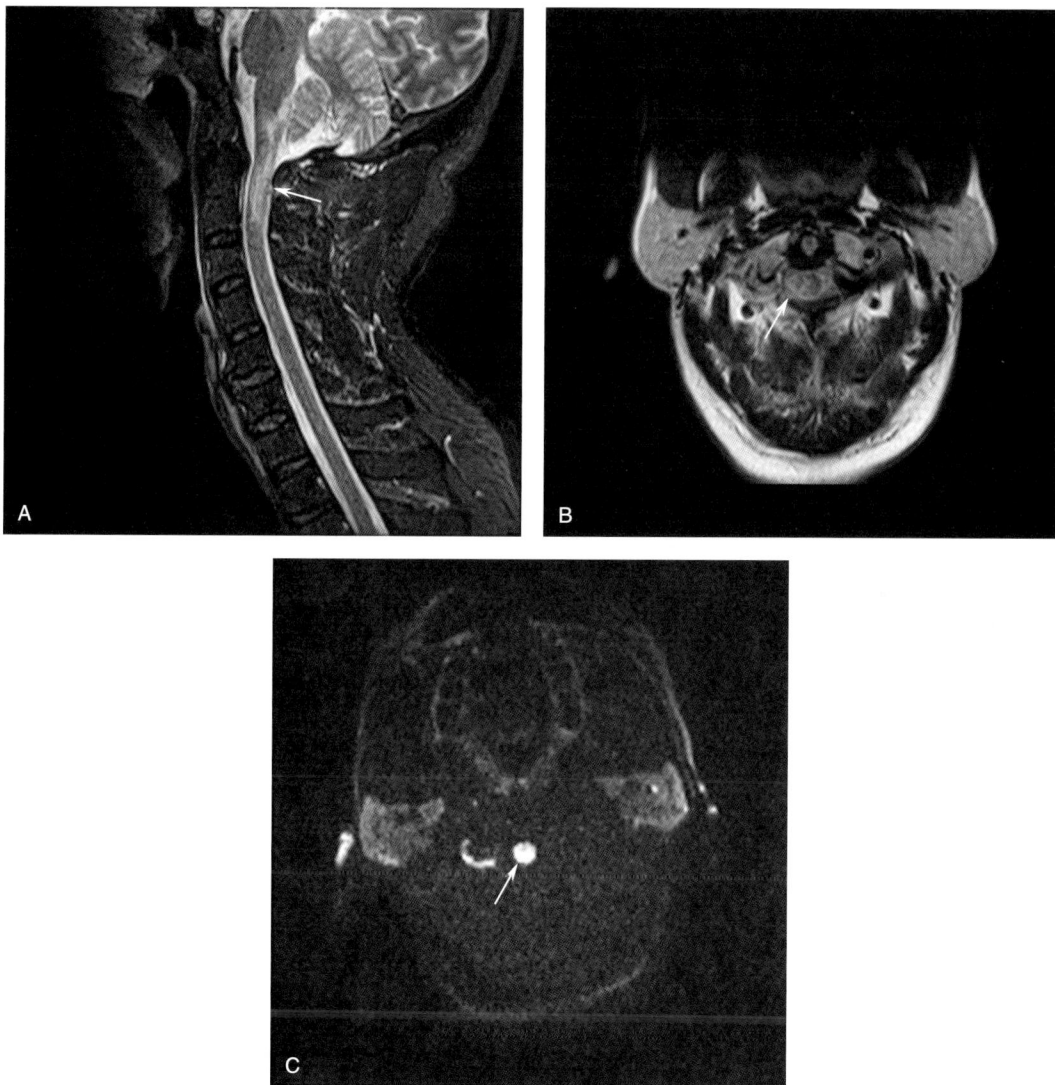

图16-2-1 脊髓梗死

A. 矢状位T_2WI脂肪抑制序列显示延髓至C_2水平脊髓内条片状高信号,边界模糊,相应脊髓肿胀(白箭);
B. 横轴位T_2WI序列显示脊髓右侧斑点状稍高信号(白箭);C.横轴位DWI序列显示脊髓整个横截面高信号,较T_2WI序列所显示病灶范围大(白箭)(图片由温州医科大学附属第一医院提供)

（四）诊断要点与鉴别诊断

1. 诊断要点

（1）呈急性或亚急性起病，其临床症状取决于受累的脊髓节段，神经功能缺损通常为双侧性。

（2）MRI 是该病最主要的影像学检查手段。CTA、MRA、DSA 可用于评估脊髓动脉情况，排除血管畸形。

2. 鉴别诊断

（1）多发性硬化：脱髓鞘疾病的一种，病变在时间、空间存在多发性，缓解与复发交替，激素治疗有效。脑脊液检查出免疫球蛋白或寡克隆带可作为确诊的依据。90% 有颅内病灶，主要位于侧脑室周围及深部白质，典型影像学征象为直角脱髓鞘征。当病灶发生于脊髓时，以颈髓多见，病灶的生长方式往往平行于脊髓长轴，上下范围<2 个椎体，面积<1/2 脊髓横截面，病灶多位于脊髓周边，呈非对称性分布，无占位效应。当多发性硬化处于急性期时，MRI 可表现为斑点、片状或环状强化，处于稳定期和恢复期可无强化。

（2）急性脊髓炎：多为急性起病，但较脊髓梗死起病慢，病前有前驱感染或疫苗接种史，CSF 细胞数可见增多。临床多表现为横断性损伤，以胸椎多见，脊髓呈节段性肿胀，上下范围通常>5 个椎体，面积>2/3 脊髓横截面，T_1WI 见散在斑点状、斑片状等或略低信号影，T_2WI 呈高信号。少数为长条形或梭形，病灶边界不清，周围有水肿带及占位效应，可呈环形强化。

（3）放射性脊髓病：通常见于咽喉部附近肿瘤放疗后 9~20 个月，剂量>50Gy，照射区见 T_2WI 高信号影，累及白质，强化表现多样，可伴脊髓萎缩和相应椎体脂肪变性。

（五）治疗和预后

脊髓梗死发病率极低，目前尚无国际标准推荐指南，其治疗原则与脑梗死相似，以综合治疗为主。根据不同梗死原因所致的脊髓梗死进行对症治疗，截瘫患者应加强护理，防止压疮和尿路感染等并发症。病情稳定后，可行康复训练。

（陈 尧　陈懂燕　夏能志　徐浩力　张明月　张婷婷　张建军　杨运俊）

第十七章
肿　瘤

第一节　椎管内硬膜外肿瘤

一、淋巴瘤

（一）概述

椎管内硬膜外原发性淋巴瘤（primary extradural spinal lymphoma）是一种较为罕见的淋巴结外型淋巴瘤，占椎管内硬膜外肿瘤的 9%。本病可发生于各年龄阶段，国外以 50~60 岁多见，国内以 30~40 岁为发病高峰，男稍多于女。脊髓和神经根受压症状是患者的主要临床表现，其中以背痛多见，病情进展快，可分别出现下肢运动、感觉障碍和括约肌功能紊乱，甚至截瘫。

（二）病理学表现

淋巴瘤是起源于淋巴网状系统的一种恶性肿瘤，包括非霍奇金淋巴瘤、霍奇金病、网状细胞肉瘤等，而绝大多数都是非霍奇金淋巴瘤，且多源于 B 细胞，其中最常见的是弥漫大 B 细胞淋巴瘤。一般认为该肿瘤起源于硬膜外静脉丛内的淋巴组织，沿硬膜外腔浸润性生长；还有观点认为，肿瘤源于椎旁组织，通过椎间孔播散到硬膜外隙。病变大体质地较脆，切面灰白呈鱼肉样，光镜下肿瘤组织多呈小淋巴样细胞弥漫分布，细胞大小、形态较一致，呈浸润性生长，偶见血管浸润。

（三）MRI 表现

肿瘤主要累及胸椎，其次为腰椎，很少累及颈椎，常位于脊髓侧后方，沿着脊髓长轴纵向浸润生长，可呈串珠样。肿瘤常为梭形、椭圆形。T_1WI 呈等信号，T_2WI 呈稍高信号，T_2WI 脂肪抑制序列呈稍高信号，信号较均匀，周围多无水肿信号。肿瘤边界较清，T_2WI 序列肿瘤与脊髓之间可见低信号的硬脊膜。增强后肿瘤呈轻中度强化（图 17-1-1）。肿瘤周围骨质常有溶骨性骨质破坏，可伴发病理性骨折，部分累及椎弓附件区。因无特异性影像学表现，术前容易误诊。

（四）诊断要点与鉴别诊断

1. 诊断要点

（1）肿瘤主要发生于胸椎水平，其次为腰椎、颈椎水平。

（2）T_1WI 呈等信号，T_2WI 呈稍高信号，形态呈长条状或梭形，可向外呈围椎样生长，增强后呈轻中度强化，可伴有椎弓附件区局限性骨质破坏。

（3）软组织肿块范围常常大于骨质破坏范围。

2. 鉴别诊断

（1）硬膜外转移瘤：好发于中老年患者，多有原发恶性肿瘤病史，累及多个椎体及椎弓根，多呈跳跃性，轴位环绕脊髓生长非常少见。病灶 T_2WI 多呈高信号,且不均匀;增强扫描多呈明显不均匀强化。

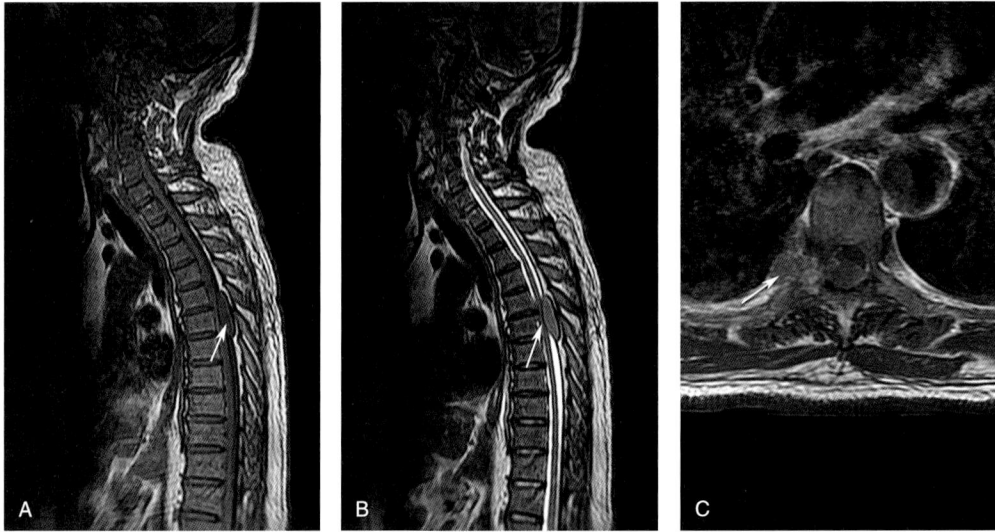

图 17-1-1 椎管内硬膜外淋巴瘤

A、B. 矢状位 T_1WI 和矢状位 T_2WI 序列,显示胸 $_{5/6}$ 平面椎管内偏右后方硬膜外等信号肿块(白箭);
C. 横轴位 T_1WI 增强序列,示肿块不均匀轻中度强化,脊髓向左侧方移位(白箭)

(2)硬膜外海绵状血管瘤:T_1WI 多呈低信号,T_2WI 呈高信号,瘤周可见低信号环或含铁血黄素沉着,增强扫描后明显强化,两端多呈毛笔尖样,压迫推移脊髓,常无骨质破坏。

(3)脊柱硬膜外白血病:两者均表现为椎体及附件区弥漫性病灶,但脊柱硬膜外淋巴瘤好发于胸椎,而白血病则胸椎、腰骶椎及骨盆均有发生。前者多为中年男性,后者以青少年多见。

(五)治疗和预后

脊柱硬膜外淋巴瘤对放化疗敏感性均较高,但放疗容易损伤脊髓,故常先行手术治疗,术后辅以局部放疗和全身化疗。本病治疗后 5 年内,有 25% 的患者复发,因此,必须对之进行随访检查。

二、转移性肿瘤

(一)概述

椎管内转移性肿瘤(intraspinal metastatic tumor)是指体内其他部位的恶性肿瘤经动脉、静脉、淋巴系统、蛛网膜下腔、邻近病灶直接侵犯等途径转移至椎管内继续生长的肿瘤。本病常发生于老年人,原发瘤多来源于肺、乳腺、肾脏、甲状腺、前列腺等部位。发病部位多位于椎管内硬膜外,以胸段椎管发病率最高,可累及椎体及附件,部分可引起椎体压缩性骨折,并出现椎旁软组织肿块。临床症状主要为疼痛和进行性脊髓功能减退。

(二)病理学表现

形态多样,无包膜,多引起邻近骨质破坏,少数可有反应性骨质增生。瘤组织切面多呈灰白色,常伴有出血、坏死。镜下,转移瘤的形态结构与原发恶性肿瘤相仿。

(三)MRI 表现

椎管内转移性肿瘤主要累及胸椎,其次为腰椎,颈椎及骶椎较少,多位于硬膜外腔侧后方,多发病灶时呈跳跃式分布,病变常累及 2~3 个脊髓节段。肿瘤多呈分叶状、梭形、带状等。溶骨性病灶 T_1WI 呈低信号,T_2WI 呈高信号;成骨性病灶 T_1WI 呈低信号,T_2WI 呈低信号;肿块内伴有钙化时呈低信号,病灶压迫脊髓造成蛛网膜下隙变窄,增强后多呈不均匀性强化。侵及椎体及附件时引起骨质破坏,可形成病理性骨折,侵及椎间孔时可累及脊神经,亦可形成椎旁软组织肿块(图 17-1-2)。

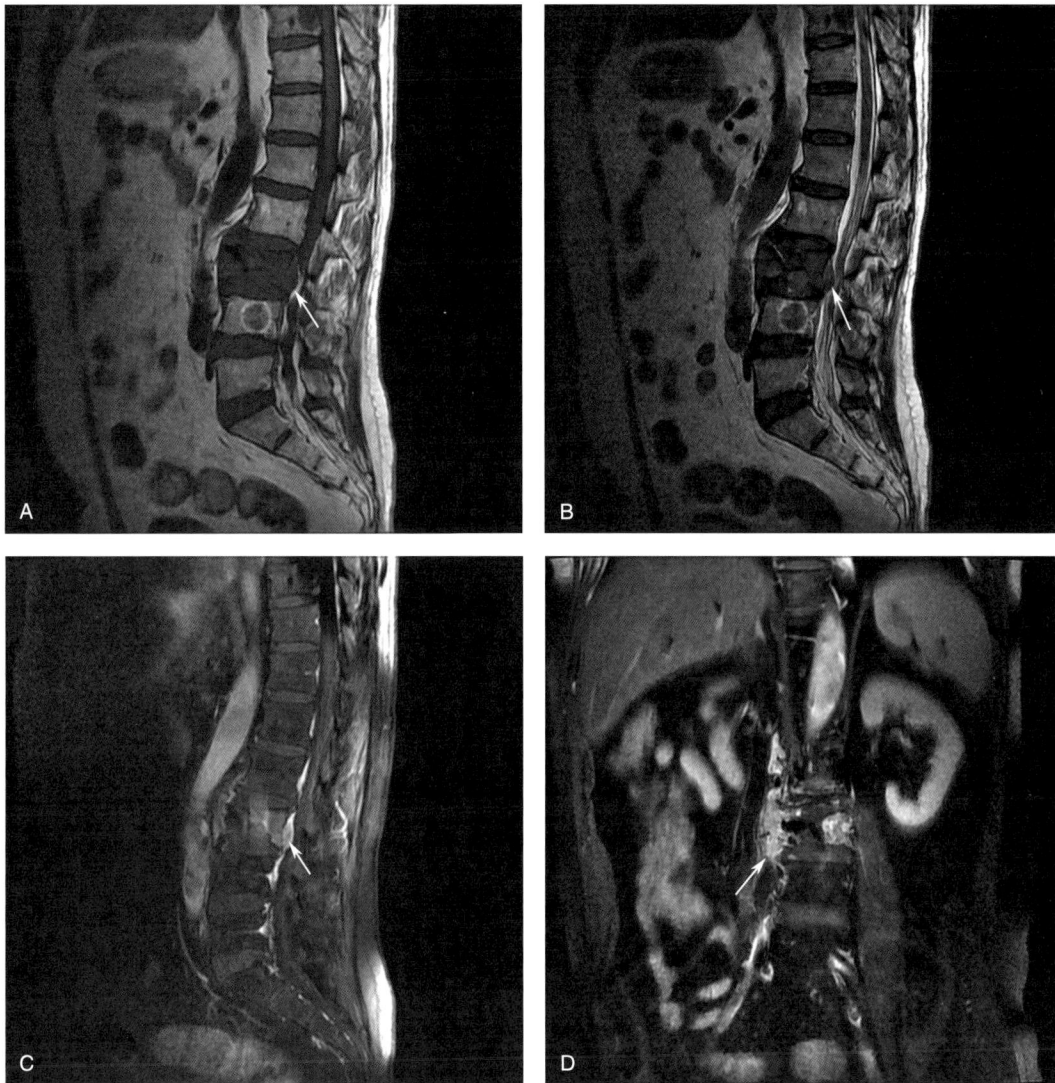

图 17-1-2　椎管内转移瘤

A. 矢状位 T_1WI 序列,腰$_3$ 椎体骨质破坏伴压缩性骨折,腰$_3$ 层面椎管内硬膜外见一低信号梭形肿块(白箭); B. 矢状位 T_2WI 序列,肿块呈稍高信号(白箭); C. 矢状位 T_1WI 增强序列,肿块强化显著,椎体不均匀强化(白箭); D. 冠状位 T_1WI 增强序列,示椎旁软组织肿块,不均匀强化(白箭)

（四）诊断要点与鉴别诊断

1. 诊断要点

(1) 主要累及胸椎,其次为腰椎,颈椎及骶椎较少。

(2) 椎管内硬膜外软组织肿块,脊髓受压向健侧移位,同侧蛛网膜下腔变窄。溶骨性病灶 T_1WI 呈低信号,T_2WI 呈高信号;成骨性病灶 T_1WI 呈低信号,T_2WI 呈低信号;增强后不均匀强化。

(3) 邻近椎体及附件骨质破坏,椎旁可形成软组织肿块,增强后明显强化。

2. 鉴别诊断

(1) 椎管内神经源性肿瘤:多为单发病灶,多呈类圆形,易跨椎间孔生长形成特征性"哑铃征",T_1WI 呈低信号,T_2WI 呈稍高信号,但肿瘤信号因病灶内囊变、坏死、出血或钙化而出现相应的信号改变。增强后多从周围开始渐向中心强化。

(2)脊膜瘤:多为髓外硬膜下肿瘤,常单发,呈圆形或卵圆形,边界清晰光滑。平扫呈等 T_1、稍长 T_2 信号,肿瘤内可有不规则低信号钙化,增强后呈较明显均匀强化。瘤体以宽基底与增厚、强化硬脊膜相连,形成特征性的"硬脊膜尾征"。

(3)脊柱结核:多为相邻椎体骨质破坏,伴有椎间盘破坏,导致椎间隙变窄,可形成椎旁冷脓肿,而转移瘤通常不累及椎间盘,不致椎间隙狭窄。

（五）治疗和预后

转移性肿瘤的治疗可选择手术切除及放化疗;预后取决于肿瘤的性质、病灶范围及患者全身情况,一般较差。

三、血管脂肪瘤

（一）概述

血管脂肪瘤(angiolipoma)是由不同比例成熟的脂肪细胞和增殖的血管构成的一种良性病变。病变多位于肢体、躯干的皮下组织,椎管内血管脂肪瘤较少见,好发于胸段椎管内。好发于 40 岁年龄段,女性多见。肿瘤生长缓慢,症状逐渐出现,肿瘤较大时压迫硬膜囊及脊髓,甚至可破坏相邻骨质,表现为偏瘫、背痛、下肢感觉异常、下肢屈曲等症状。

（二）病理学表现

血管脂肪瘤可分为浸润型与非浸润型,以非浸润型常见,包膜较完整,界限清楚。浸润型无包膜或包膜不完整,界限不清,常浸润周围组织,尤其是邻近骨质结构。肉眼观察呈淡黄色或淡红色,镜下由不同比例的成熟脂肪细胞和异常的毛细血管、血窦、薄壁血管组成。尽管浸润型具有局部浸润的特性,但组织学上两个亚型均为良性,其病理检查无核异型性和病理性核分裂象。

（三）MRI 表现

肿瘤多位于胸椎椎管内,其他部位少见。非浸润型血管脂肪瘤通常位于椎管背侧,浸润型更多见于椎管腹侧,可累及邻近软组织和椎体。肿瘤呈梭形,边界较清楚。椎管血管脂肪瘤同时含有脂肪组织及血管成分,两者所含成分比例不同导致其 MRI 表现各异。当瘤体以脂肪成分为主时,表现为短 T_1 长 T_2 信号,且脂肪抑制成像信号减弱,注射对比剂后明显增强(图 17-1-3);当瘤体以血管成分为主时,T_1WI 多呈等低信号,T_2WI 呈高信号且脂肪抑制后信号增强,注射对比剂后病灶明显强化;因瘤体内很少见发育良好的小动脉,所以一般很难见到血管流空信号。一般不引起邻近椎体及附件骨质破坏。

（四）诊断要点与鉴别诊断

1. 诊断要点

(1)非浸润型病变好发于胸段椎管内、硬脊膜背侧,病灶常单发。浸润型位于椎管腹侧,可累及邻近软组织和椎体。

(2)肿瘤呈梭形,边界较清楚。

(3)脂肪成分在 T_1WI 和 T_2WI 均呈高信号,应用脂肪抑制序列后高信号可被抑制。血管成分在 T_1WI 呈等低信号、T_2WI 呈高信号,增强后病变呈明显强化。

2. 鉴别诊断

(1)椎管内脂肪瘤:T_1WI、T_2WI 序列呈均匀高信号,脂肪抑制序列呈均匀低信号,增强无强化,可与本病鉴别。

(2)椎管内淋巴瘤:病灶内多无脂肪组织,肿瘤主要累及胸椎,其次为腰椎、颈椎。T_1WI 呈等信号,T_2WI 呈稍高信号,形态呈长条状或梭形,可向外呈围椎样生长,增强后呈轻中度强化,可伴有椎弓附件区局限性骨质破坏。软组织肿块范围常常大于所见骨质破坏范围。

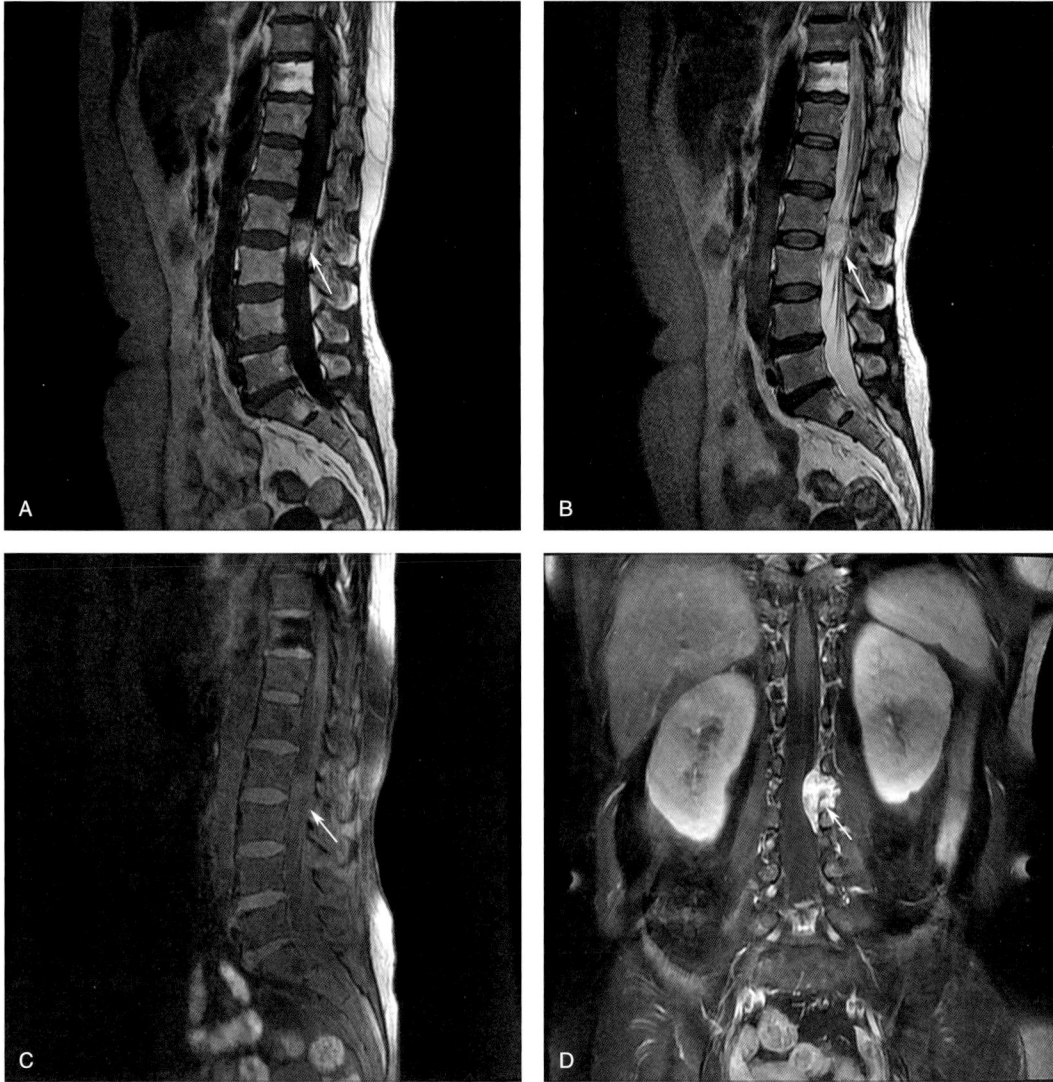

图 17-1-3 血管脂肪瘤

A. 矢状位 T_1WI 序列,腰 $_2$~腰 $_3$ 层面椎管内硬膜外见一不均匀高信号(白箭); B. 矢状位 T_2WI 序列,肿块呈不均匀高信号(白箭); C. 矢状位 T_1WI 脂肪抑制序列,示病变呈低信号(白箭); D. 冠状位 T_1WI 增强序列示脊髓受压变窄,蛛网膜下隙增宽,肿块增强显著强化(白箭)

(3)椎管内硬膜外海绵状血管瘤:病灶多呈梭形沿椎管内纵向生长,附于椎管侧后壁,病灶两端脂肪帽呈"笔套样"改变,T_2WI 脂肪抑制呈特征性高信号,少数可呈混杂高信号。增强后病灶明显强化,上下端呈"鼠尾征"。

(五) 治疗和预后

手术切除是椎管内血管脂肪瘤的最佳治疗方法。术后预后良好。

四、海绵状血管瘤

(一) 概述

椎管硬膜外海绵状血管瘤(spinal epidural cavemous angioma,SECA)是少见的良性病变,仅占所有硬膜外肿瘤的 4%,是一种类似于肿瘤的先天性血管畸形。多见于中年人,女性略多于男性。临床表现为受累平面以下的肢体麻木、疼痛、无力及感觉运动障碍等。随着肿瘤的生长,压迫症状逐渐加重,部分患者会出现括约肌功能障碍、局部压痛和皮肤纤维瘤病等。本病也会出现急性症状,多与血管瘤内出血、硬脊膜外出血及蛛网膜下腔出血等情况有关。

（二）病理学表现

海绵状血管瘤呈灰红色实性肿块,表面较光滑,切面呈灰红色,质地较软。镜下可见扩张薄壁的血管管腔紧密排列,血管缺乏弹力层和肌层,血管腔内充血,多量增生的血管相互吻合。病灶可因芽性生长、毛细血管增生、血管扩张,以及反复出血、机化、再通而不断增大。

（三）MRI 表现

80% 以上的硬膜外海绵状血管瘤位于胸腰段,其次是颈段椎管。病灶位于脊髓侧后方,紧贴椎管并包绕硬膜囊。椎管内病灶由于骨性结构的限制,多沿长轴生长,矢状位或冠状位 MRI 扫描显示病灶大多呈梭形,也可呈长椭圆形或分叶状。病灶实质 T_1WI 多表现为低信号,T_2WI 高信号,DWI 高信号,病灶内常可有出血、脂肪信号;T_1WI 显示病灶两端脂肪帽呈"笔套样"改变,T_2WI 矢状位可显示肿瘤与受压脊髓之间的线状低信号硬脊膜,增强后病灶多呈显著均匀强化,上下端由粗变细呈"鼠尾样"改变。病灶通过椎间孔向外生长,形成哑铃状病灶,可使相应椎间孔轻度扩大,骨质轻度压迫吸收,但无明显骨质破坏征象;而"钳形"包绕脊髓生长的病灶,向前方压迫亦可导致椎体骨质吸收(图 17-1-4)。

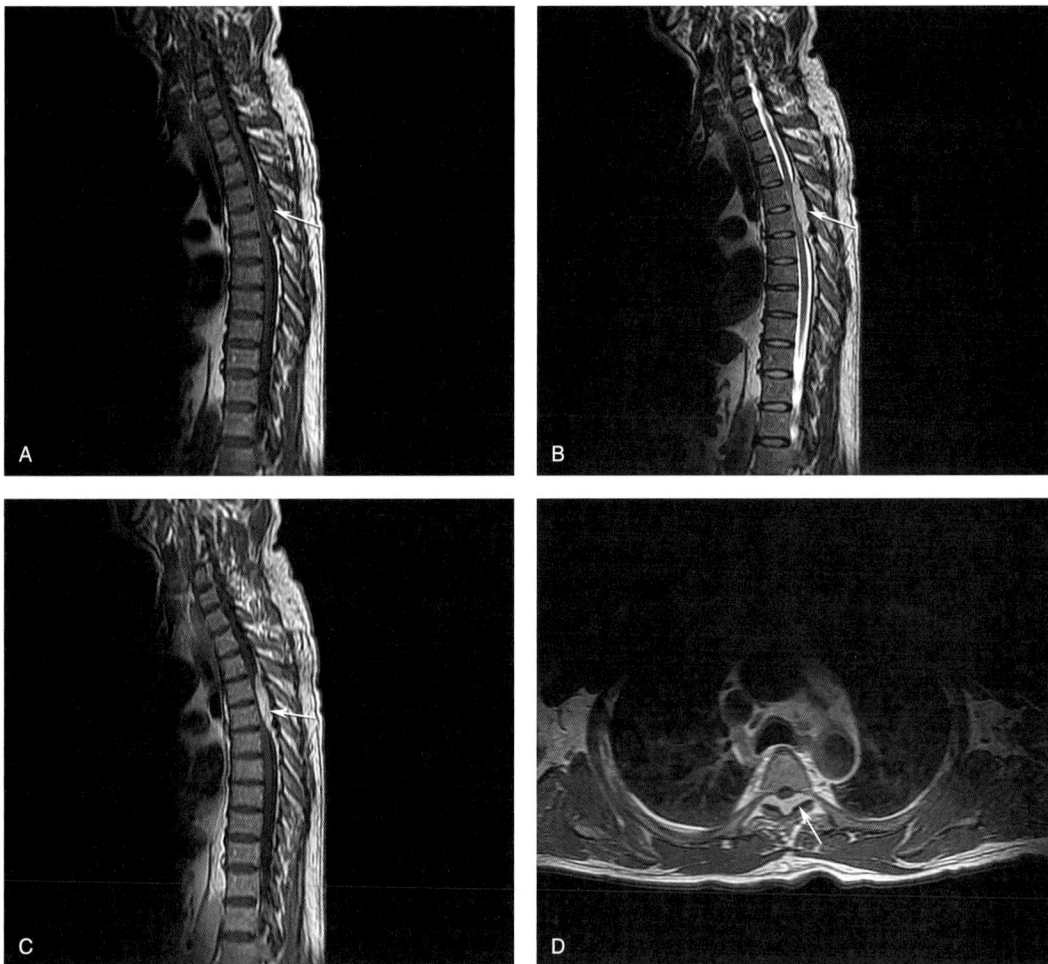

图 17-1-4　海绵状血管瘤

A、B. 矢状位 T_1WI(A)和矢状位 T_2WI 序列(B),显示胸 $_3$~胸 $_6$ 水平梭形占位(白箭);C. 矢状位 T_1WI 增强序列可见梭形肿块明显均匀强化,上下端呈"鼠尾征"(白箭);D. 横轴位增强序列显示肿块包绕、压迫脊髓,呈"钳状"(白箭)

（四）诊断要点与鉴别诊断

1. 诊断要点

（1）病灶多呈梭形沿椎管内纵向生长,附于椎管侧后壁,相应蛛网膜下腔变窄。沿椎间孔"伪足样"生长,或"钳形"包绕脊髓生长,周围骨质可轻度吸收。

(2)T₁WI 显示病灶两端脂肪帽呈"笔套样"改变,T₂WI 呈明显均匀高信号,少数可呈混杂高信号。

(3)增强扫描病灶明显强化,上下端呈"鼠尾征"。

2. 鉴别诊断

(1)硬膜外转移瘤:一般有原发恶性肿瘤病史,多合并椎体及附件骨质破坏,肿瘤可包绕脊髓生长,T₂WI 脂肪抑制多呈不均匀高信号,增强后多为不均匀强化,强化程度较海绵状血管瘤弱。

(2)硬膜外淋巴瘤:T₁WI 常呈等信号,T₂WI 呈稍高信号,增强扫描多为均匀轻中度强化。肿瘤可局限于椎管内,亦可通过椎间孔破坏邻近椎体、椎板等,形成软组织肿块。

(3)椎管内神经源性肿瘤:多为椎管内硬膜下肿瘤,多为单发病灶,多呈类圆形,易跨椎间孔生长形成特征性"哑铃征",T₁WI 呈低信号,T₂WI 呈稍高信号,常伴有囊变、坏死而呈明显 T₂ 高信号,可有出血、钙化等。增强后多从周围开始逐渐向中心强化。

(4)脊膜瘤:多为髓外硬膜下肿瘤,常单发,呈圆形或卵圆形,边界清晰光滑。T₁WI 呈等信号,T₂WI 呈稍高信号,增强后呈较明显均匀强化。瘤体以宽基底与增厚、强化硬脊膜相连,形成特征性的"硬脊膜尾征"。

(五)治疗和预后

有压迫症状的单纯椎管内硬脊膜外海绵状血管瘤在治疗上首选手术切除。术中应争取整体切除,分块切除可能导致严重出血。术后残留可导致肿瘤复发。为了防止复发和出血,术后放疗已作为推荐治疗,但长期获益仍有待观察。

(郑金晶　李　明　董海波)

第二节　椎管内硬膜下肿瘤

一、神经鞘瘤

(一)概述

神经鞘瘤(neurilemmoma)是最常见的椎管内肿瘤,占所有椎管内肿瘤的 29%,占椎管内良性肿瘤的一半,起源于神经鞘膜的施万细胞,故又称施万细胞瘤(Schwannoma),相当于 WHO Ⅰ 级,常见于神经纤维瘤病Ⅱ型。好发年龄为 20~60 岁,男性稍多于女性。临床以坚实的结节伴压痛为主要表现,瘤体生长缓慢,病程较长。手术切除为本病的主要治疗方式。

(二)病理学表现

肉眼观,肿瘤多呈孤立圆形或分叶状,界限清楚,有完整包膜,常与 1~2 支脊神经根相连,与脊髓无明显粘连,与其发出的神经粘连在一起。切面灰白色或灰黄色,有时可见出血,囊性变。光镜下,一般可见两种组织构象:①束状型(Antoni A 型),细胞呈梭形,境界不清,核呈梭形或卵圆形,相互紧密平行排列,呈栅栏状或不完全的旋涡状,后者称 Verocay 小体;②网状型(Antoni B 型),细胞稀少排列,呈稀疏的网状结构,细胞间有较多的液体,常有小囊腔形成。以上两种结构往往同时存在于同一肿瘤中,其间有过渡形式,但多数以其中一型为主。一般椎管内的神经鞘瘤多以 Antoni A 型结构为主,且更易见小囊腔形成(图 17-2-1),颅内者多以 Antoni B 型结构为主。免疫组化显示瘤细胞一致性表达 S-100 蛋白,Ⅳ胶原和层粘连蛋白通常呈细胞膜阳性。

（三）MRI 表现

神经鞘瘤可见于脊柱各节段，以胸、腰段多见，70% 位于椎管内硬膜下，30% 位于膜外，跨神经孔者同时位于膜内和膜外。神经鞘瘤单中心起源（神经纤维瘤常多中心），位于背侧感觉神经根，脊神经被推移而非包绕。肿瘤多呈孤立圆形或分叶状，而非梭形，边缘光滑，由于肿瘤生长缓慢，脊髓长期受压，常有明显压迹，甚至呈扁条状，同侧蛛网膜下腔扩大。肿瘤常向椎间孔方向生长，跨椎管内外的肿瘤呈典型的哑铃状，根据肿瘤占位和硬膜、椎孔的结构关系，可分成 Eden 分型 Ⅰ~Ⅳ型。肿瘤 T_1WI 呈等信号，T_2WI 呈高信号，中心偏低信号，囊变较钙化和出血多见。增强后肿瘤实质明显强化，囊变区不强化（图 17-2-2）。肿瘤向椎间孔方向生长会造成骨质压迫侵蚀、椎间孔扩大。

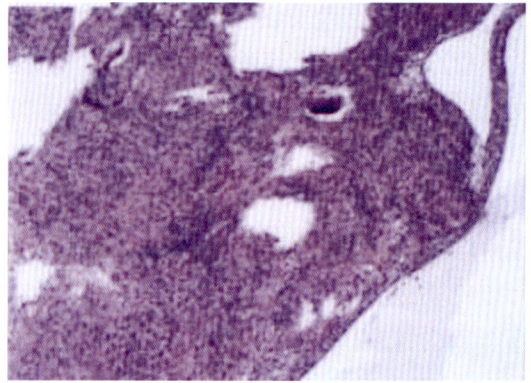

图 17-2-1 神经鞘瘤病理图

光镜下见肿瘤呈束状型和网状型两种组织构象，束状型构象中瘤细胞相互紧密平行排列呈栅栏状，且见多发小囊腔形成（HE×10）

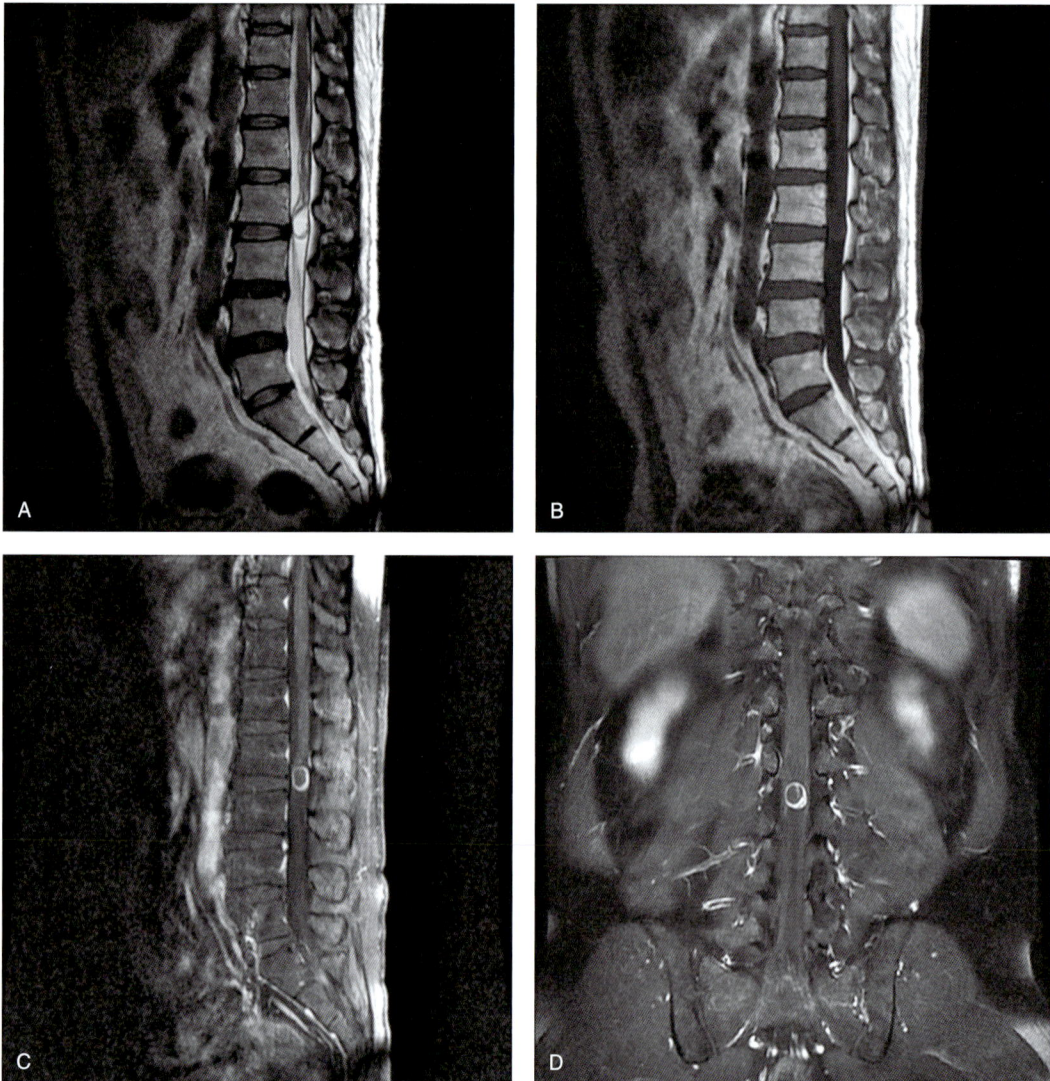

图 17-2-2 椎管内神经鞘瘤的 MRI 表现

A. 矢状位 T_2WI 序列，L_2~L_3 椎管内可见卵圆形肿瘤，实质呈稍高信号，囊变区呈明显高信号；B. 矢状位 T_1WI 序列，肿瘤实质呈等或稍低信号；C、D. 矢状位及冠状位 T_1WI 脂肪抑制增强序列，肿瘤实质明显强化，囊变区不强化，邻近蛛网膜下腔增宽

（四）诊断要点与鉴别诊断

1. 诊断要点

（1）最常见的椎管内肿瘤，多为单发，有完整包膜，多位于椎管内硬膜下，以胸、腰段略多，位于背侧感觉神经根，脊神经被推移而非包绕。髓内的神经鞘瘤极为少见。

（2）T_1WI 呈等信号，T_2WI 呈高信号，囊变常见，易向椎间孔方向生长形成典型的哑铃状，增强后实性部分明显强化。

2. 鉴别诊断

（1）脊膜瘤：常单发，呈圆形或卵圆形，边界清晰光滑。T_1WI 呈等信号，T_2WI 呈稍高信号，囊变少见，向椎间孔内生长者较少，增强后呈较明显均匀强化。瘤体以宽基底与增厚、强化硬脊膜相连，形成特征性的"硬脊膜尾征"。

（2）神经纤维瘤：常多发，多呈梭形，境界清楚。T_1WI 呈等信号或稍低信号，T_2WI 呈稍高信号，增强后呈均质显著强化，囊变少见。

（五）治疗和预后

神经鞘瘤一旦确诊均应手术治疗，手术效果好。

二、脊膜瘤

（一）概述

脊膜瘤（meningioma）是第二高发的椎管内肿瘤，占所有椎管内肿瘤的 25%，起源于蛛网膜帽细胞，也可起源于蛛网膜和硬脊膜的间质成分。好发于中年，高峰在 30~50 岁之间，80% 见于女性，>70% 位于胸段。绝大多数脊膜瘤为良性，相当于 WHO Ⅰ级。临床上主要表现为运动和感觉障碍。

（二）病理学表现

肉眼观，肿瘤常与硬脊膜宽基底附着，但呈膨胀性生长，呈圆形或卵圆形，压迫脊髓，界限清楚，包膜完整，易与脊髓分离。切面多为灰白色，质韧，很少见坏死，有时切面有沙砾感，是含有沙砾体的脊膜瘤的特点。光镜下，脊膜瘤的组织学类型很多，其特征性图像是肿瘤细胞呈大小不等同心圆状或旋涡状排列，其中央的血管壁常有透明变性，以致钙化形成沙砾体（图 17-2-3），此为脑膜细胞型或合体细胞型；瘤细胞也可为长梭形，呈致密交织束状结构，其间可见网状纤维或胶原纤维，为纤维（成纤维细胞）型；还可呈现以上两种图像的过渡或混合，为过渡型或混合型。所有脊膜瘤表达波形蛋白，多数病例表达上皮膜抗原（EMA）。

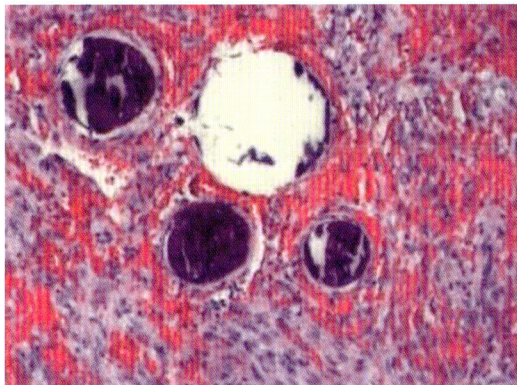

图 17-2-3　脊膜瘤病理图
光镜下肿瘤细胞呈卵圆形，呈旋涡状排列，
并见钙化小体（沙砾体）（HE×10）

（三）MRI 表现

70% 以上的脊膜瘤发生在胸段,颈段次之(20%),腰骶段极少。绝大多数生长在椎管内硬脊膜下,少数可长入硬脊膜外,通常发生在靠近神经根穿过的突起处。大多数呈圆形或卵圆形,大小不等,一般直径为 2~3.5cm,以单发为多,呈实质性,质地较硬,具有完整的包膜,基底较宽,与硬脊膜粘连较紧。肿瘤压迫脊髓使之变形、移位。肿瘤在 T_1WI 上呈等信号,少数可低于脊髓信号,T_2WI 上呈稍高信号,信号多均匀;增强扫描后呈较明显强化,宽基底附着于硬脊膜,与脊髓界限清楚,可有"硬膜尾征"(图 17-2-4)。周围骨质一般无异常或仅轻度骨质增生。

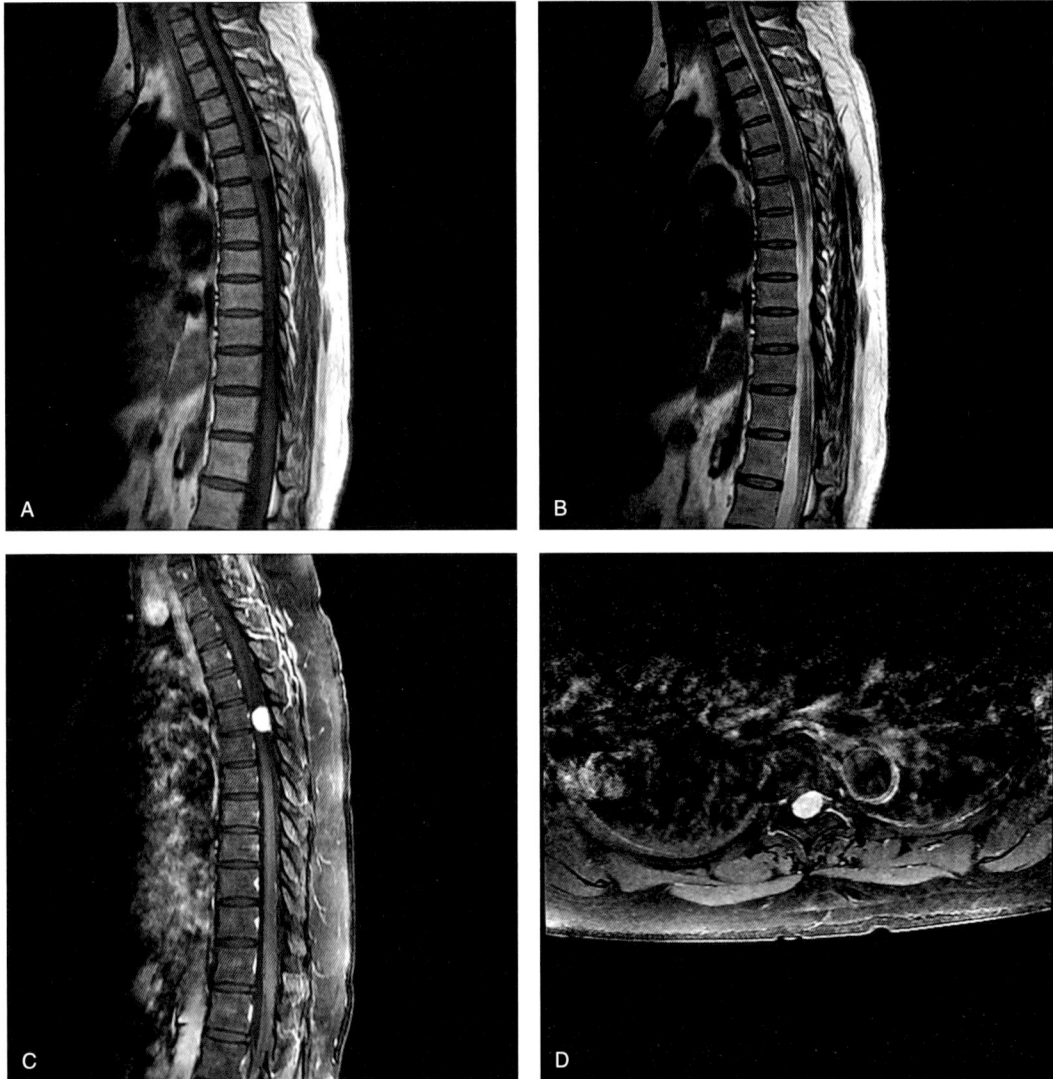

图 17-2-4　椎管内脊膜瘤的 MRI 表现

A. 矢状位 T_1WI 序列,T_5~T_6 椎管内可见半圆形等信号占位;B. 矢状位 T_2WI 呈稍高信号,未见明显囊变;C、D. 矢状位及横轴位 T_1WI 脂肪抑制增强序列,肿瘤明显均匀强化,宽基底附着于硬脊膜,见"硬膜尾征"

（四）诊断要点与鉴别诊断

1. 诊断要点

(1)发病率仅次于神经鞘瘤,单发为多,70% 以上发生在胸段,颈段次之(20%),腰骶段极少。

(2)多发生于中年,高峰在 30 ~ 50 岁之间,女性多见。

(3)常单发,呈圆形或卵圆形,边界清晰光滑。平扫呈等 T_1、稍长 T_2 信号,内可有不规则低信号钙化,囊变少见,向椎间孔侵犯者较少,增强后呈较明显均匀强化。瘤体以宽基底与增厚、强化硬脊膜相连,形成特征性的"硬脊膜尾征"。

2. 鉴别诊断

(1)神经鞘瘤:多为单发,有完整包膜。T_1WI 呈等信号,T_2WI 呈高信号,囊变常见,易向椎间孔方向生长,形成特征性的哑铃状,增强后实性部分明显强化。

(2)神经纤维瘤:绝大多数位于硬膜下,少数位于硬膜外或同时累及硬膜内外,可通过椎间孔到达椎旁,造成相应椎间孔扩大。常多发,多呈梭形,境界清楚。T_1WI 呈等信号或稍低信号,T_2WI 呈稍高信号,增强后呈均质显著强化,囊变少见。

(五)治疗和预后

手术切除效果好。马尾区脊膜瘤少见,但易恶变,应广泛切除受侵硬脊膜。

三、神经纤维瘤

(一)概述

神经纤维瘤(neurofibroma)起源于神经成纤维细胞,常多发,相当于 WHO Ⅰ级。好发于 20~40 岁,无性别差异。临床症状为神经根性疼痛,以后出现肢体麻木、感觉和运动障碍。

(二)病理学表现

肉眼观,单发性神经纤维瘤呈结节状或息肉状,境界清楚,无包膜;切面灰白,质实,可见旋涡状纤维,也可呈胶冻状,很少发生出血、囊变。光镜下,肿瘤组织由增生的 Schwann 细胞、神经束膜样细胞和成纤维细胞构成,交织排列,呈小束并分散在神经纤维之间,伴大量网状纤维和胶原纤维及疏松的黏液样基质(图 17-2-5)。若细胞密度增大,核异型并见核分裂象,提示恶变可能。

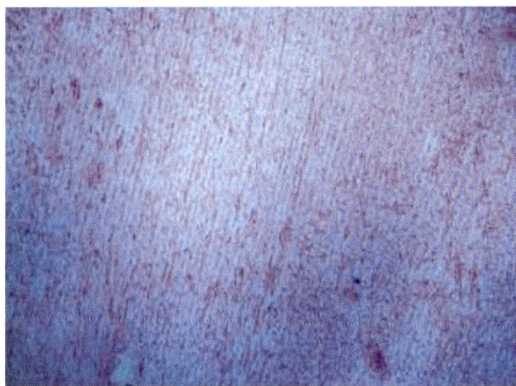

图 17-2-5　神经纤维瘤病理图

光镜下见肿瘤组织由增生的 Schwann 细胞、神经束膜样细胞和成纤维细胞构成、交织排列,
呈小束并分散在神经纤维之间,伴大量网状纤维和胶原纤维及疏松的黏液样基质(HE×10)

(三)MRI 表现

绝大多数神经纤维瘤位于硬膜下脊髓的腹外侧方,少数位于硬膜外或同时累及硬膜内外,甚至通过椎间孔到达椎旁,造成相应椎间孔扩大。肿瘤多呈梭形,境界清楚,但无包膜,肿瘤内囊变坏死少见。肿瘤较大时可突出到椎旁呈哑铃状。数量上可多发,或为神经纤维瘤的一个部分,诊断时应注意寻找其他节段是否还有肿瘤存在。肿瘤 T_1WI 呈等信号或稍低信号,T_2WI 呈稍高信号;增强扫描时呈均匀均质显著强化,囊变少见。神经纤维瘤累及神经根呈纺锤样扩张,伴骨塑形改变和相应神经孔扩大(图 17-2-6)。

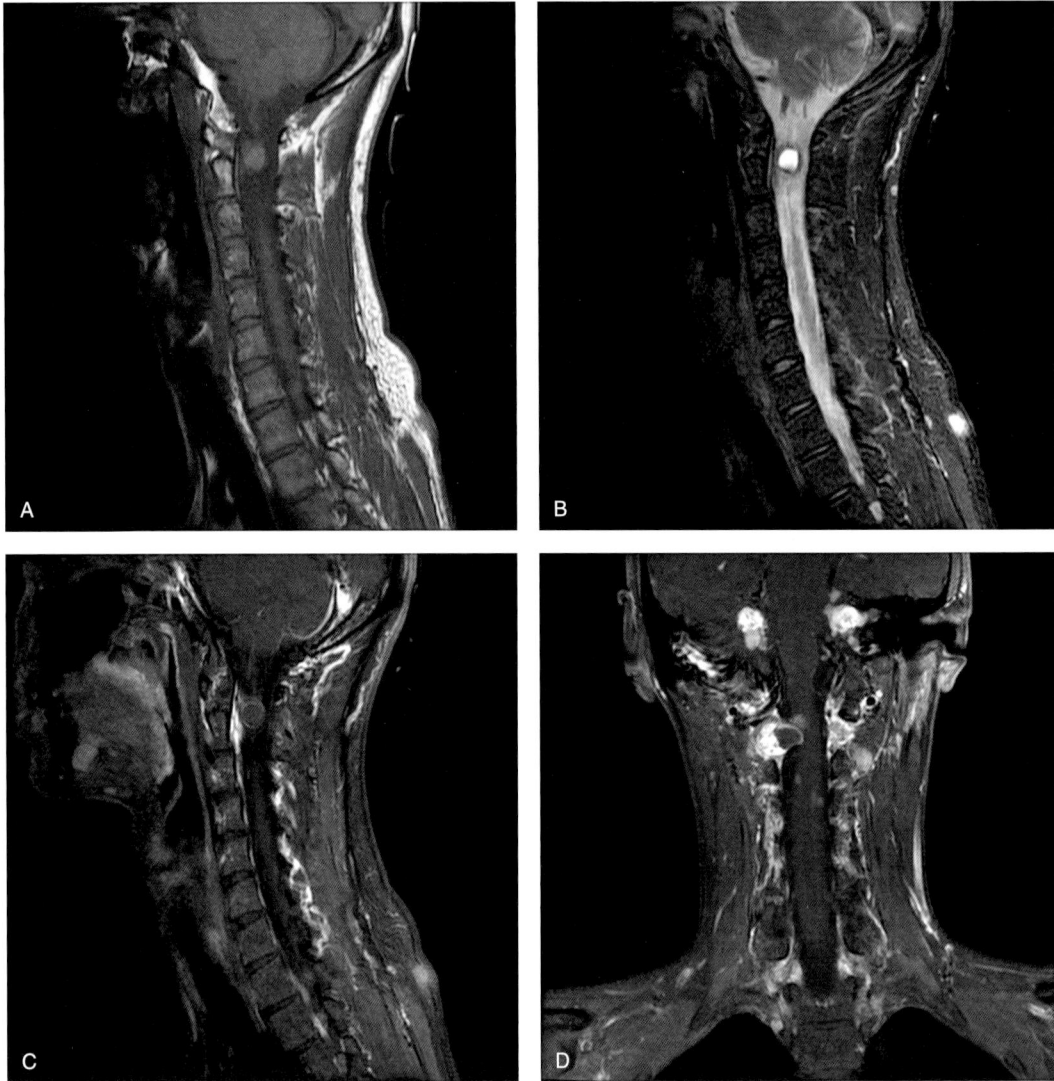

图 17-2-6　神经纤维瘤的 MRI 表现

A. 矢状位 T_1WI 序列,示 $C_1\sim C_2$ 水平右侧椎管内硬膜下占位,呈等信号;B. 矢状位 STIR 序列,示病变呈高信号;C、D. 矢状位及冠状位 T_1WI 脂肪抑制增强扫描,示病变实质部分明显强化,囊变部分不强化,颈髓局部受压左移,另可见双侧听神经、颈段椎管多发异常强化,符合神经纤维瘤的表现

(四) 诊断要点与鉴别诊断

1. 诊断要点

(1)好发于 20~40 岁,常为多个病灶,形态多呈梭形,境界清楚,无包膜,肿瘤内囊变坏死少见。

(2)绝大多数位于硬膜下,少数位于硬膜外或同时累及硬膜内外,可通过椎间孔到达椎旁,造成相应椎间孔扩大。

(3)T_1WI 呈等信号或稍低信号,T_2WI 呈稍高信号;增强后呈均质显著强化,囊变少见。

2. 鉴别诊断

(1)脊膜瘤:常单发,呈圆形或卵圆形,边界清晰光滑。T_1WI 呈等信号,T_2WI 呈稍高信号,囊变少见,向椎间孔侵犯者较少,增强后呈较明显均匀强化。瘤体以宽基底与增厚、强化硬脊膜相连,形成特征性的"硬脊膜尾征"。

(2)神经鞘瘤:多单发、类圆形,易跨椎间孔生长形成特征性"哑铃征",T_1WI 低信号,T_2WI 稍高信号,常伴有囊变、坏死而呈明显 T_2 高信号,可有出血、钙化等。增强后多从周围开始逐渐向中心强化。

（3）椎间盘突出或脱出：小的神经纤维瘤需与严重的椎间盘突出或脱出鉴别,增强后,神经纤维瘤呈均质显著强化,而突出或脱出的椎间盘组织不强化或仅周围的肉芽组织呈环形强化。

（五）治疗和预后

手术切除为本病的主要治疗方式,一般神经功能恢复满意。病灶常多发,应注意寻找其他节段是否还有肿瘤存在。

四、孤立性纤维性肿瘤

（一）概述

孤立性纤维性肿瘤（solitary fibrous tumor,SFT）是一类向成纤维细胞分化的间叶组织肿瘤,很少恶变。它可以发生于身体的任何部位,主要发生在内脏黏膜,也可以发生在黏膜外,占所有软组织肿瘤的 2%,较少发生在中枢神经系统,发病率约 0.2/10 万。发病年龄在 18~83 岁,平均在 48 岁,性别上无明显差异。在 WHO 2016 版本中,考虑到孤立性纤维性肿瘤与血管周细胞瘤（HPC）均有 12q13 基因倒置和 NAB2-STAT6 基因融合,免疫组化可检测到核内 STAT6 的表达,故将两者归为新的一类"孤立性纤维性肿瘤 / 血管周细胞瘤",再根据肿瘤级别（WHO Ⅰ~Ⅲ级）进行识别,通常低级别（Ⅰ级）指的是过去所说的孤立性纤维性肿瘤。孤立性纤维性肿瘤的临床表现是非特异性的,包括背部疼痛和感觉运动障碍等。孤立性纤维性肿瘤完全可通过手术切除达到治愈效果,对放疗、化疗不敏感,很少复发。

（二）病理学表现

孤立性纤维性肿瘤不能仅靠单一特征进行诊断。大体上孤立性纤维性肿瘤呈灰白色,可见包膜,质地偏硬。镜下肿瘤细胞为椭圆形或梭形呈束状排列,细胞间有丰富的胶原基质和血管分支,细胞核细长,染色质呈微颗粒状,局部可见纤维化和玻璃样变（图 17-2-7）。孤立性纤维性肿瘤 CD34 通常是整体表达弥漫强阳性,而血管周细胞瘤则局部为 CD34 阳性。在超微结构中,丰富的胶原围绕在成纤维梭形细胞周围,细胞间有类似肌动蛋白的微丝连接,胞内的粗面内质网、高尔基体发育良好。

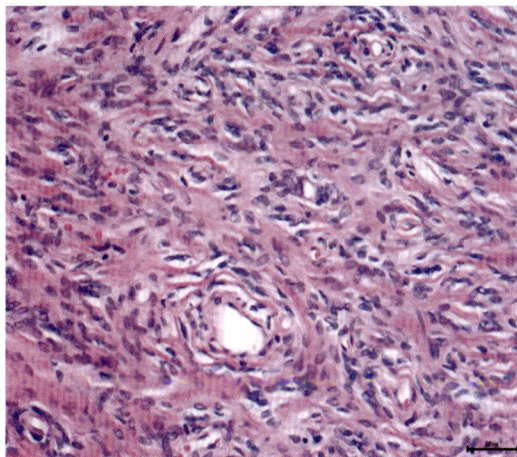

图 17-2-7 孤立性纤维性肿瘤病理图
镜下显示肿物界清,分细胞疏松区与致密区,致密区由大小一致、增生的低级别梭形细胞及大量小 - 中等大小血管组成。细胞核呈卵圆形、胖梭形,染色质中等致密,胞质嗜酸性,界限不清,排列无序。细胞疏松区见绳索样胶原背景（HE × 40）

（三）MRI 表现

孤立性纤维性肿瘤在 T_1WI 上呈等或低信号,在 T_2WI 上呈明显低信号,与其丰富的胶原纤维相关（图

17-2-8)。肿瘤周围可见水肿,钙化少见,增强扫描肿瘤实体明显均匀强化。

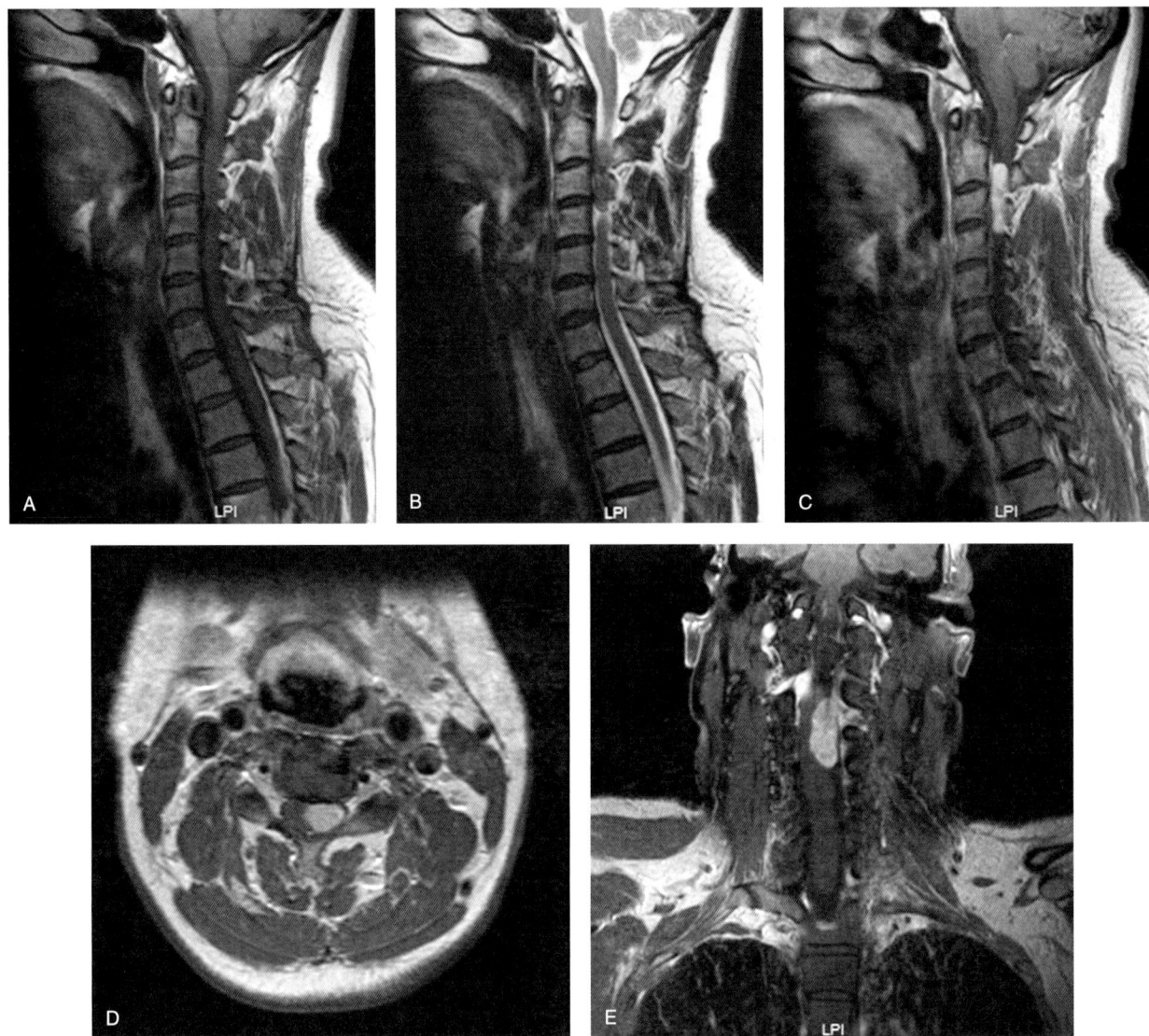

图 17-2-8   椎管内孤立性纤维性肿瘤的 MRI 表现

A~C. T_1WI 及 T_2WI 序列,显示颈$_1$~颈$_3$节段椎管内髓外硬膜下肿块,信号不均匀,T_1WI 呈等信号,
T_2WI 呈混杂等低信号;D、E. MRI 增强扫描显示肿块明显强化

（四）诊断要点与鉴别诊断

1. 诊断要点

（1）孤立性纤维性肿瘤可发生在椎管的任何部位,分布依次为胸段、颈段、腰骶尾段。常发生在髓外硬膜下和脊髓内,很少发生在硬膜外。

（2）肿瘤边界清楚,多为单发,很少发生钙化。

（3）肿瘤内常可见 T_2WI 呈低信号,出现该征象有助于鉴别其他椎管内肿瘤。

2. 鉴别诊断

（1）神经纤维瘤:常多发,多呈梭形,境界清楚。T_1WI 呈等信号或稍低信号,T_2WI 呈稍高信号,增强后呈均质显著强化,囊变少见。

（2）血管母细胞瘤:T_2WI 呈等高信号,瘤体内可见血管流空影,常伴发脊髓空洞症,有时可见含铁血黄素沉积。

（五）治疗和预后

孤立性纤维性肿瘤行完全手术切除后罕见复发，有病例报道称，次全切除会有复发可能，肿瘤对放疗及化疗不敏感，少数病例会向恶性转归，可能与 Ki-67 高表达有关。

五、毛细血管瘤

（一）概述

中枢神经系统血管瘤按病理类型分为毛细血管瘤（capillary hemangioma，CH）、海绵状血管瘤和混合型血管瘤。毛细血管瘤是一种良性血管内皮细胞瘤，多由于胚胎早期发育异常所致，也有文献报道为创伤延迟后所致；好发于全身各部位皮肤、黏膜及软组织内，中枢神经系统毛细血管瘤非常少见，椎管内罕见，术前常被误诊为神经鞘瘤、脊膜瘤或实体型血管母细胞瘤。绝大多数发生于 40~60 岁的男性，多见于胸腰段椎管、脊髓圆锥和马尾，偶见于下颈段。

椎管内毛细血管瘤临床诊断困难，肿瘤易压迫邻近脊髓或与脊髓粘连，造成脊髓空洞、水肿、变性及坏死，引起不同程度的脊髓压迫综合征，压迫脊髓神经根时可引起各种神经功能障碍。常缓慢起病，临床上起病过程通常持续数月至数年，进行性加重，伴有不同程度的肢体麻木、疼痛感，症状进展较缓慢。椎管内毛细血管瘤如合并出血，常表现为突发剧烈疼痛，继而双下肢或四肢瘫痪，故早期诊断及手术治疗非常重要。椎管内毛细血管瘤按部位可分为：①髓外硬膜下型，为最常见的类型，好发于胸腰段，以疼痛等神经根性症状为主；②髓内型，好发于胸段，易造成脊髓变性、水肿及空洞，出现下肢肌力弱及感觉障碍等髓性症状，手术切除难度和并发症风险较大；③硬膜外型，肿瘤位于硬膜外，多发于胸段，其次为腰骶段，部分病变可延伸至椎间孔呈哑铃状，需与神经鞘瘤相鉴别。

（二）病理学表现

椎管内毛细血管瘤的发生机制及起源不详，病变可能起源于脊髓圆锥周围的神经根、硬膜内层或软膜表面，一些学者推测这些病变可能来自脊髓后动脉的软脊膜穿支血管丛，或者源于初级神经成形过程中间充质组织进入神经管。大体上表现为"红""红-灰""蓝莓色"或"红-蓝"的"软""中硬"或"橡胶状"肿瘤，可呈乳头状、息肉状或分叶状，大多数质软，边界清楚，可有包膜。显微镜下可见其由管径较细且不规则的毛细血管大小的血管紧密排列组成，内衬扁平成熟内皮细胞，血管中间被纤维结缔组织分隔（图 17-2-9）。免疫组化多为 CD34（+）、CD31（+）、F8（+）、S-100（-）、EMA（-）。

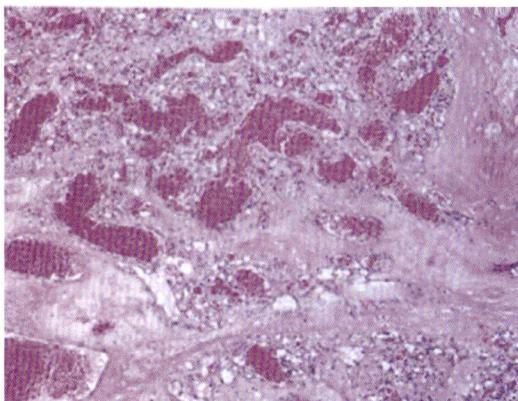

图 17-2-9　毛细血管瘤病理图
光镜下可见肿瘤组织内大小不等的毛细血管，紧密排列，内衬扁平成熟
内皮细胞，血管中间被纤维结缔组织分隔（HE×200）

（三）MRI 表现

椎管内毛细血管瘤多表现为类圆形或分叶状、边界清楚的肿块,与硬脊膜呈锐角,少数可为扁平状、宽基底与硬脊膜或脊髓相连。MRI 平扫信号表现不完全一致,与正常脊髓信号相比,大多数毛细血管瘤 T_1WI 呈等或稍低信号,T_2WI 呈稍高或高信号,信号多均匀,边界清楚,增强后显著均匀强化,肿块周围可见增粗迂曲的小血管影,为供血动脉和引流静脉,呈迂曲条状低信号,为流空效应所致,具有一定的特征性(图 17-2-10)。少许病灶内可见点状或条状无强化区,可能是血栓或者纤维间隔所致。因椎管内毛细血管瘤来源于硬脊膜内表面血管,偶可见"脊膜尾征"(图 17-2-11)。

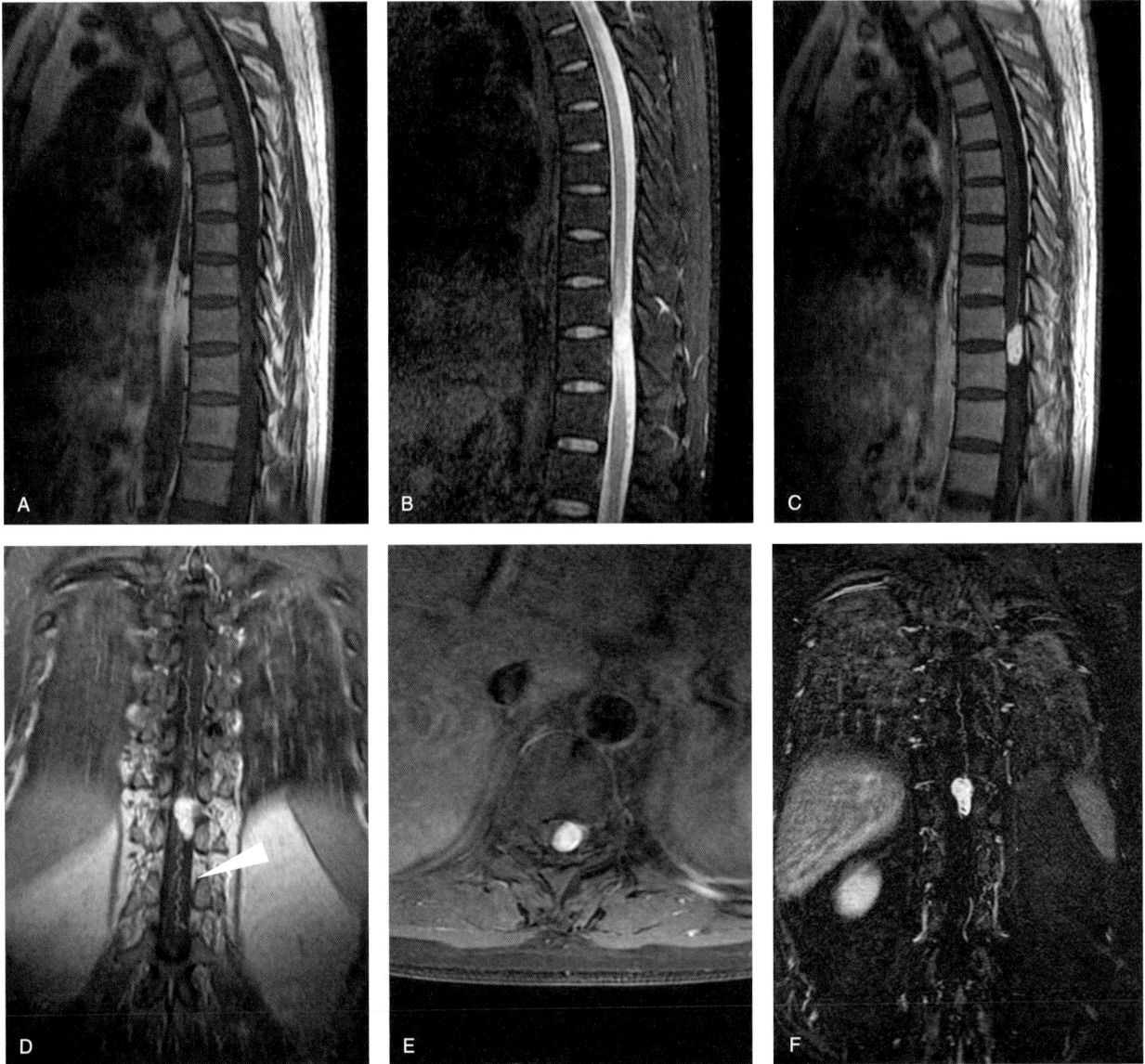

图 17-2-10　椎管内毛细血管瘤

A、B. 矢状位 T_1WI、T_2WI 脂肪抑制示胸 $_{10}$~胸 $_{11}$ 水平椎管内一等 T_1 长 T_2 信号结节,结节位于髓外硬膜下,邻近蛛网膜下腔增宽;C~E. 矢状位、冠状位及轴位 T_1WI 增强扫描示结节明显均匀强化,脊髓受压右移,脊髓胸腰段背侧可见前根髓动脉(箭头);F. 脊髓 CE-MRA 原始图可见肿瘤明显强化,肿瘤边缘可见迂曲小血管

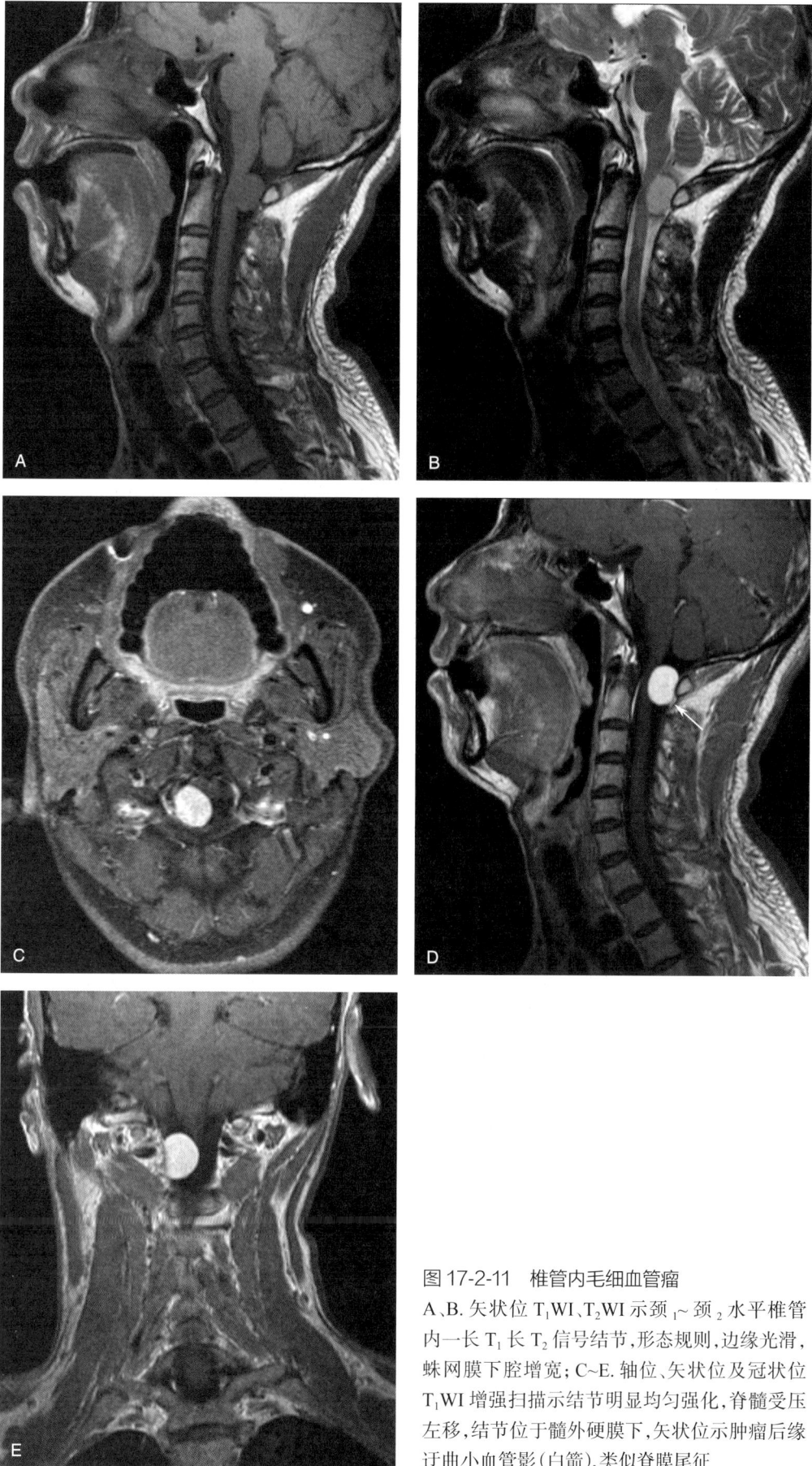

图 17-2-11 椎管内毛细血管瘤

A、B. 矢状位 T_1WI、T_2WI 示颈 $_1$～颈 $_2$ 水平椎管内一长 T_1 长 T_2 信号结节,形态规则,边缘光滑,蛛网膜下腔增宽;C~E. 轴位、矢状位及冠状位 T_1WI 增强扫描示结节明显均匀强化,脊髓受压左移,结节位于髓外硬膜下,矢状位示肿瘤后缘迂曲小血管影(白箭),类似脊膜尾征

（四）诊断要点与鉴别诊断

1. 诊断要点

（1）大部分椎管内毛细血管瘤位于髓外硬膜下,可见脊髓受压推移,肿块信号较均匀,囊变坏死少见,增强扫描明显均匀强化。

（2）MRI 增强扫描肿块边缘有时可见迂曲增粗小血管。

（3）血管造影可见供血动脉为单根或多根,引流静脉增粗早显,毛细血管期肿瘤呈浓密染色。

2. 鉴别诊断

（1）神经鞘瘤:位于脊髓外,常以神经根痛、脊髓受压等症状发病;囊变及坏死是特征性改变,易沿神经根生长而跨越椎间孔外,形成"哑铃状",引起椎间孔扩大。当肿瘤内无囊变坏死时,与跨硬膜内外生长的毛细血管瘤鉴别困难。

（2）脊膜瘤:多以神经根痛、脊髓受压等症状发病,肿瘤呈类圆形位于蛛网膜下腔,基底常位于硬脊膜侧,MRI 多呈等 T_1、等 T_2 信号,强化明显,常呈宽基底伴脊膜尾征。

（五）治疗和预后

虽然椎管内毛细血管瘤的出血风险较海绵状血管瘤及血管畸形低,但当病变出血增大时,可造成进行性神经功能损害,手术全切除是首选治疗目标,该肿瘤边界多清楚,手术时应沿肿瘤边界仔细分离肿瘤与神经根及正常脊髓,电凝肿瘤缩小其体积,多可整块切除。预后良好,复发率低。

六、错构瘤

（一）概述

错构瘤（hamartoma）是由一种由正常组织的异常排列与组合而构成的良性肿瘤样畸形。发生在椎管的错构瘤罕见,最常见于儿童神经纤维瘤病Ⅰ型或神经管闭合不全。女性较男性发病率稍高,发病年龄从出生 1 天至 73 岁。其形成机制可能与神经管过早或不完全从外胚层分离有关。错构瘤往往没有临床症状,部分患者可能会有皮肤病变,如皮肤凹陷、血管瘤或皮下肿块等。

（二）病理学表现

错构瘤通常只含有中胚层和外胚层细胞系成分。大体上错构瘤呈灰白色,类圆形。镜下可见多种不同类型高分化组织细胞,最常见的组织成分有神经、成熟脂肪、软骨和骨等（图 17-2-12）,有时可见肌肉组织、异常血管、淋巴组织等。这些成分通常呈无序排列。

（三）MRI 表现

错构瘤好发于胸段,颈段、腰段次之,骶尾部少见。由于错构瘤内常含有脂肪组织,在 T_1WI 上呈高信号,T_2WI 上呈高信号（图 17-2-13）,脂肪抑制序列上 T_1WI 及 T_2WI 均呈低信号。周围脊髓无水肿表现。部分瘤体内还可见低信号影,可能为钙化或者神经组织,CT 有助于鉴别这两类成分。错构瘤增强后未见明显强化表现。

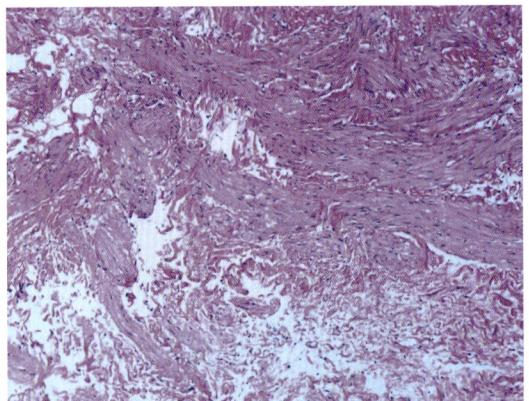

图 17-2-12　错构瘤病理图

镜下示多种不同类型高分化组织,可见增生的脂肪、纤维及神经束组织无序排列（HE × 100）

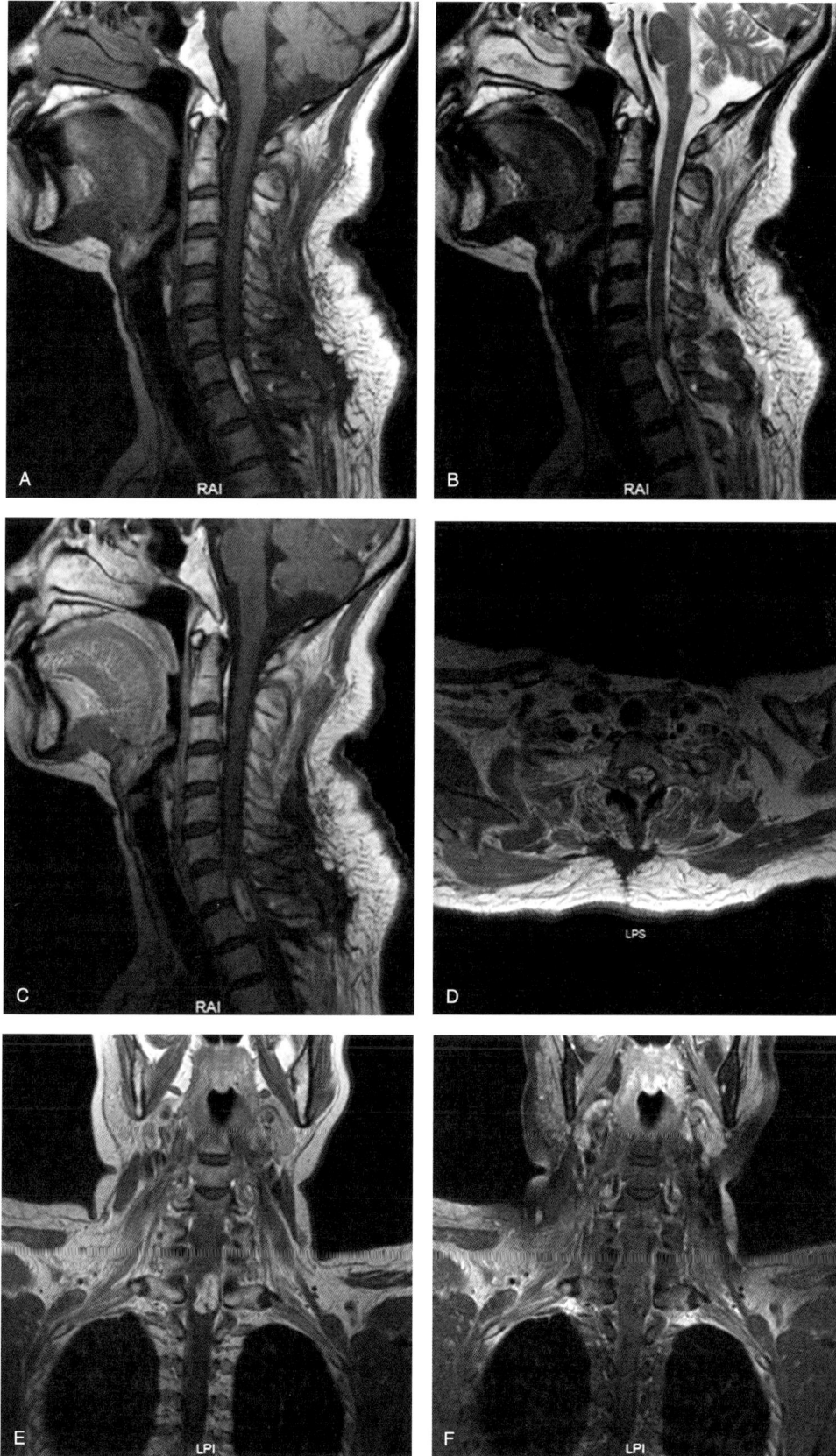

图 17-2-13 错构瘤的 MRI 表现

A、B. 矢状位 T_1WI 和 T_2WI 序列，显示颈$_7$~胸$_1$椎体节段髓外硬膜下错构瘤，T_1WI 及 T_2WI 呈不均匀高信号，内可见低信号影；C~E. 矢状位、横轴位和冠状位 T_1WI 增强序列清晰显示肿瘤病灶范围，肿瘤增强后未见明显强化；F. T_1WI 脂肪抑制增强序列所示肿瘤信号明显减低

（四）诊断要点与鉴别诊断

1. 诊断要点

（1）常合并神经纤维瘤病Ⅰ型或皮肤凹陷、皮肤血管瘤等。

（2）肿块呈混杂高低信号，其中T_1WI呈高信号同时T_2WI呈高信号的部分，在脂肪抑制序列上均呈低信号，反映瘤体内含有脂肪成分。瘤体增强扫描无强化。

（3）CT上肿块内可见钙化成分。

2. 鉴别诊断

（1）畸胎瘤：与错构瘤影像表现相似，可含有内、中、外胚层，会随病程而进展，可恶变。

（2）脂肪性脊髓脊膜膨出：有脊柱缺损表现，蛛网膜下腔扩大，病灶位于椎管外。

（五）治疗和预后

错构瘤首选手术全切治疗，对于部分不能完全切除的患者，需要注意复发可能。

（王超超　李　宏　陈薪伊　董海波　蒋　飚）

第三节　髓　内　肿　瘤

一、星形细胞瘤

（一）概述

　　脊髓和脑的星形细胞瘤（astrocytoma）均起源于星形胶质细胞，位于脊髓，占中枢神经系统星形细胞瘤的3%、成人髓内胶质来源肿瘤的30%~40%、儿童髓内肿瘤的82%，在10岁以下的患者中占所有原发性脊髓肿瘤的90%。大多脊髓星形细胞瘤为散发病例，但在神经纤维瘤病Ⅰ型和Ⅱ型患者罹患风险增高。世界卫生组织（WHO）定义其为Ⅰ~Ⅳ级，分为局灶性（Ⅰ级）和弥漫性（Ⅱ~Ⅳ级），多数为低级别（WHO Ⅰ级和Ⅱ级），占脊髓星形细胞瘤的75%~89%；高级别星形细胞瘤较少（尤其WHO Ⅳ级<1%），成人较儿童相对常见，成人平均发病年龄为29岁，男女比例约为3∶2。儿童最常见于颈髓或颈胸髓交界区，也可全脊髓受累，在成人多见于胸髓。临床上背痛、感觉异常、运动障碍等症状常见。不同级别和类型的脊髓星形细胞瘤存在一定的差异。

　　脊髓毛细胞型星形细胞瘤（pilocytic astrocytoma）约占脊髓WHO Ⅰ级肿瘤的75%，占儿童和青少年（0~19岁）原发性脊髓肿瘤的12%左右，成人（20岁以上）则不足原发性脊髓肿瘤的1%。在所有毛细胞型星形细胞瘤的发病部位中，脊髓发生比例不足6%，颈髓是最常见的发病部位。男性多发，男女比例约8∶5，平均发病年龄约32岁，与小脑毛细胞型星形细胞瘤（多见于20岁以下的儿童和青少年）略有不同。临床上常引起显著的神经症状。

　　由于脊髓WHO Ⅱ级肿瘤在转变成高级别之前较少手术或活检，目前关于该类肿瘤的资料有限。间变性胶质瘤（WHO Ⅲ级）约占脊髓星形细胞瘤的10%~25%，平均发病年龄约30岁，颈髓和胸髓为好发部位。胶质母细胞瘤（glioblastoma，WHO Ⅳ级），成人较儿童多见，平均发病年龄约22岁，具有极强的侵袭性，预后较差。

　　弥漫性中线胶质瘤，H3 K27改变是2016版中枢神经系统肿瘤分类后新出现的一种独立的肿瘤类型，定义为 WHO Ⅳ级。中枢神经系统肿瘤分类分子信息及实践方法联盟 - 非 WHO 官方组织(cIMPACT-NOW)提出了弥漫性中线胶质瘤,H3 K27M 突变型的诊断标准,建议该术语仅用于弥漫性(浸润性生长)、中线区(丘脑、脑干、脊髓等)、H3 K27M 突变的胶质瘤,而不用于其他 H3 K27M 突变的胶质瘤。弥漫性中线胶质瘤,H3 K27M 突变型在丘脑、脑干和脊髓的发病率分别约 24%、24% 和 29%,男女发病率相仿,中位发病年龄约 35 岁,以胸髓多见。目前,H3 K27M 突变对脊髓胶质瘤的预后价值仍存在争议。

(二) 病理学表现

大体上脊髓星形细胞瘤可以表现为局限性、弥漫性或浸润性病灶,脊髓内肿瘤通常为偏心性生长。

毛细胞型星形细胞瘤大体上柔软、色灰、疏松,囊变较常见。镜下可见细胞中低密度,组织双相型,疏松区含多极细胞、微囊和嗜酸性颗粒,致密区含 Rosenthal 纤维的梭形细胞(图 17-3-1)。与脑内毛细胞型星形细胞瘤相比,脊髓毛细胞型星形细胞瘤的分子病理学有一定的差异,前者 BRAF 基因突变以 BRAF V660E 突变为主,而后者以 BRAF 和 KIAA1549 基因融合突变更常见,此外,p16 基因纯合缺失在脊髓毛细胞型星形细胞瘤中较大脑和小脑毛细胞型星形细胞瘤更常见。

WHO Ⅱ级弥漫性星形细胞瘤大体上边界不清,可见大小不等的囊腔、灰白或灰黄组织,质软,鱼肉状或胶质状。镜下可见肿瘤细胞密度中等,由分化好的纤维型星形细胞组成,肿瘤细胞弥漫性或浸润性生长,核分裂象少或缺如,常伴微囊形成(图 17-3-2)。在分子病理学方面,IDH1 R132H 突变在脑内弥漫性星形细胞瘤最常见,但在脊髓弥漫性星形细胞瘤中发生率较低;脑内弥漫性星形细胞瘤 IDH 野生型常伴 TERT 启动子突变,而脊髓弥漫性星形细胞瘤 IDH 野生型伴随 BRAF V600E 突变更多见。

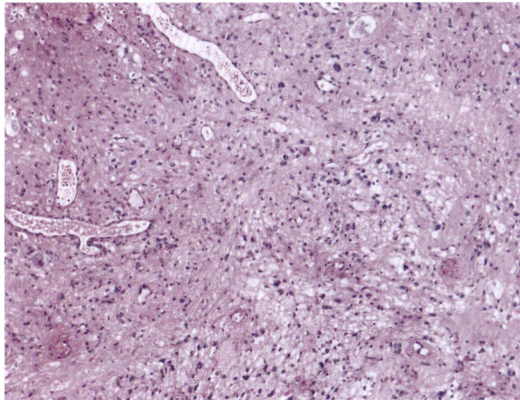

图 17-3-1　毛细胞型星形细胞瘤病理图
镜下可见弥漫分布的细胞,细胞中等密度,间质疏松,局灶可见微囊形成;细胞核圆形或卵圆形,部分区域细胞核呈梭形可见毛发样凸起,偶见染色质浓染的核,细胞温和,可见嗜伊红颗粒状透明小体(HE×200)

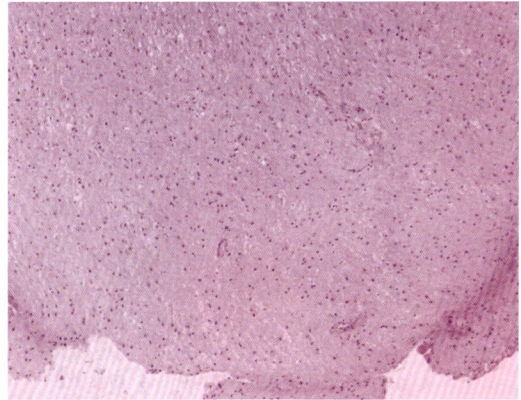

图 17-3-2　WHO Ⅱ级弥漫性星形细胞瘤病理图
镜下可见"毛毡样"背景上弥漫分布的细胞,肿瘤细胞密度低,形态一致,细胞核异型性轻微,未见坏死和微血管增生(HE×40)

间变性星形细胞瘤大体上呈灰红色,无明显包膜,边界欠清,与周围脊髓粘连紧密,肿瘤血供丰富。镜下与 WHO Ⅱ级弥漫性星形细胞瘤基本相似,但细胞密度、核异型性、染色质深染和核分裂象增加,无微血管增生(多层血管)和坏死,同时 Ki-67 增殖指数常升高(图 17-3-3)。目前,关于脊髓间变性星形细胞瘤与脑间变性星形细胞瘤的分子病理学特点是否存在差异有待于进一步研究。

胶质母细胞瘤大体上多呈灰红色,也可灰白色,鱼肉状,边界可清可不清,质地可硬可软。镜下可见肿瘤细胞异型性显著,间质微血管增生明显,瘤中心可见栅栏样坏死(图 17-3-4)。分子病理学方面,相对脑胶质母细胞瘤,脊髓胶质母细胞瘤 IDH 突变少见,而 TP53 和 ATRX 突变(星形细胞标记)较为常见。

弥漫性中线胶质瘤,H3 K27M 突变型包含不同组织学级别的肿瘤,以星形胶质细胞分化和组蛋白 H3 基因 H3F3A 或 HIST1H3B/C K27M 突变为主要特征(图 17-3-5)。

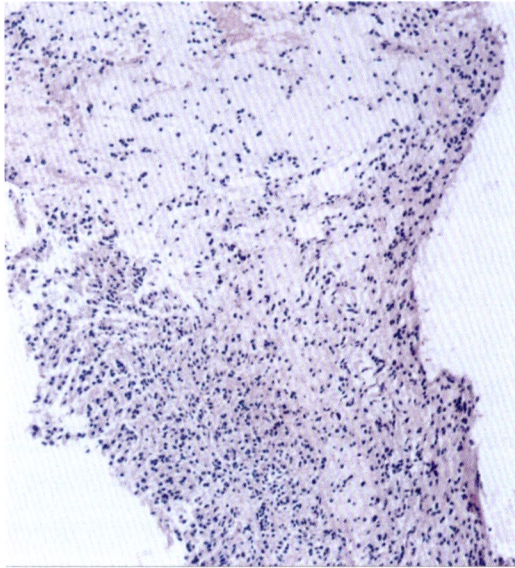

图 17-3-3　间变性星形细胞瘤病理图
镜下见细胞分布不均一,部分区域细胞疏松(上部),
部分区域细胞致密(下部),细胞中度异型,细胞核形
态不规则,染色质深,核 / 质比例增加,未见坏死和
微血管增生(HE×40)

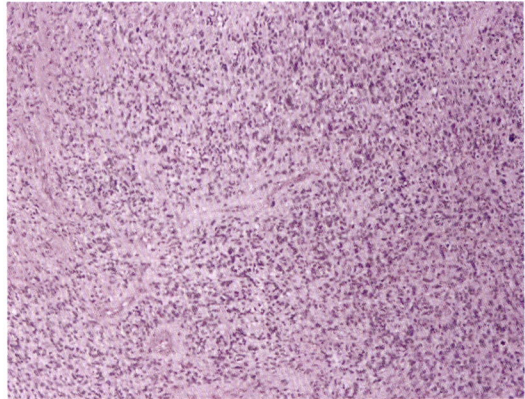

图 17-3-4　胶质母细胞瘤病理图
镜下见肿瘤细胞弥漫性分布,细胞密度增高,细胞核
圆形 / 卵圆形,核 / 质比例明显升高,细胞核具有明
显的异型性,核分裂象易见(HE×100)

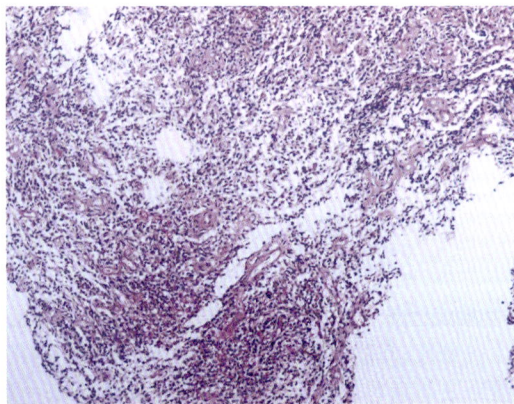

图 17-3-5　脊髓弥漫性中线胶质瘤,H3 K27M 突变型病理图
镜下见弥漫分布的肿瘤细胞,间质疏松水肿,细胞密度高,核 / 质
比例升高,核型不规则,染色质浓染,可见显著的微血管增生和
玻璃样变(HE×40)

(三) MRI 表现

脊髓星形细胞瘤颈髓和胸髓多见,儿童可累及全脊髓;病灶位于脊髓实质、偏心性生长。病灶以纵向生长为主,平均长度约 4 个椎体高度,边界清楚或模糊,病变区脊髓肿胀增粗。肿瘤在 T_1WI 多呈等低信号,在 T_2WI 呈高信号;近半数瘤内可出现囊腔样改变,为瘤内囊肿或脊髓空洞积水,呈 T_1WI 低信号,T_2WI 高信号;肿瘤内部可伴出血,但较少见,可能与血管发育不良、血管壁退变有关,信号随出血时间而变化;在肿瘤的两端偶尔可见"帽征",为含铁血黄素沉积所致,在 T_2WI 呈低信号。邻近脊髓实质受肿瘤推移或

浸润,肿瘤两端可见脊髓空洞(中央管囊性扩张)。多数肿瘤有强化,呈均匀或不均匀的斑片状、结节状强化;囊变边缘也可强化。DWI 对鉴别低级别星形细胞瘤和高级别星形细胞瘤有一定价值,前者 ADC 值常较后者高;DTI 对判断病灶边界范围有一定帮助(图 17-3-6~图 17-3-10)。

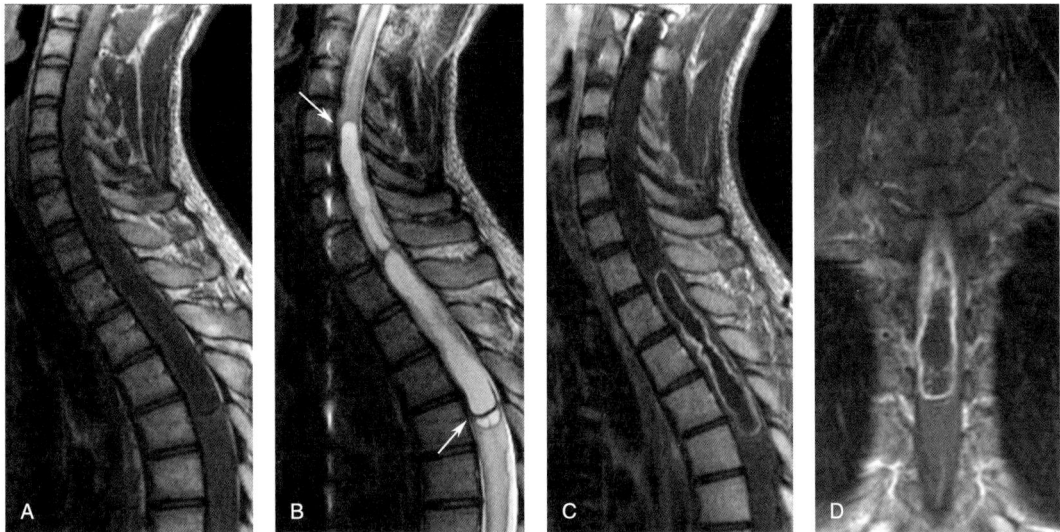

图 17-3-6 脊髓毛细胞型星形细胞瘤

A~D. 矢状位 T_1WI、矢状位 T_2WI、矢状位 T_1WI 增强、冠状位 T_1WI 脂肪抑制增强,显示病灶位于颈髓和胸髓(白箭),呈 T_1WI 等低混杂信号、T_2WI 高信号,内部伴囊变,部分囊壁明显强化

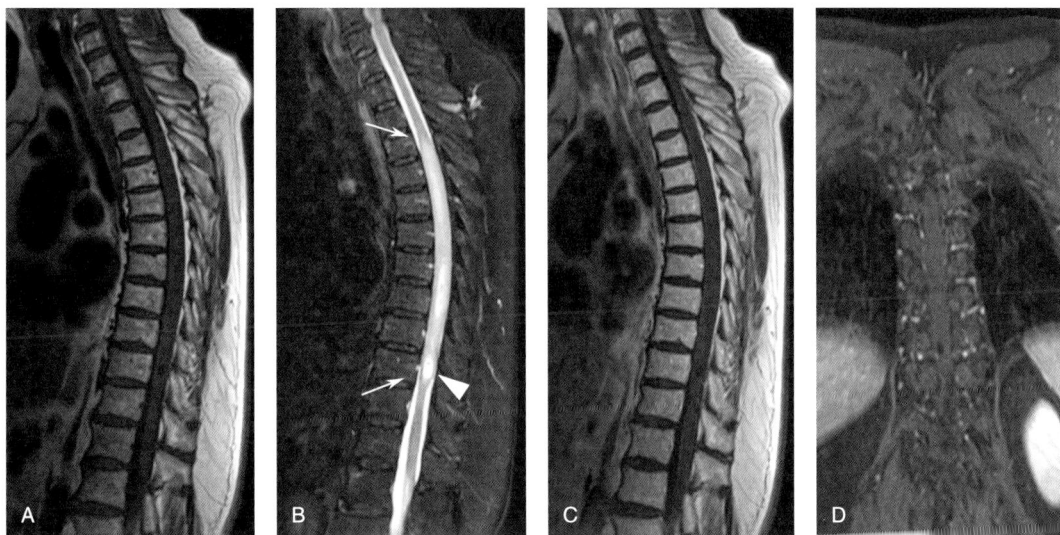

图 17-3-7 脊髓 WHO Ⅱ级弥漫性星形细胞瘤

A~D. 矢状位 T_1WI、矢状位 T_2WI 脂肪抑制、矢状位 T_1WI 增强、冠状位 T_1WI 脂肪抑制增强,显示病灶位于胸髓(白箭),呈 T_1WI 等信号、T_2WI 高信号,内部伴囊变(箭头),增强扫描无明显强化

总体上,肿瘤边界与肿瘤级别有一定关系,毛细胞型星形细胞瘤大部分病灶边界清楚,而胶质母细胞瘤多边界不清,但有时根据边界判断肿瘤级别存在困难。对于Ⅱ~Ⅳ级肿瘤,通常随肿瘤级别增加强化逐渐增多、明显,但与颅内星形细胞瘤有所不同,脊髓星形细胞瘤各个级别(包括 WHO Ⅱ级弥漫性胶质瘤)均可出现强化,通过强化表现预测肿瘤的级别或行为较为困难,尤其是加上 WHO Ⅰ级肿瘤中相对常见的毛细胞型星形细胞瘤,其强化方式多样,多数为局灶性结节状强化,但也可不强化。脊髓星形细胞瘤的分

子病理学相关的影像学研究目前较为缺乏,包括弥漫性中线胶质瘤,其组织学表现可包括多个级别的肿瘤,MRI 是否对其有预测价值有待于进一步研究。

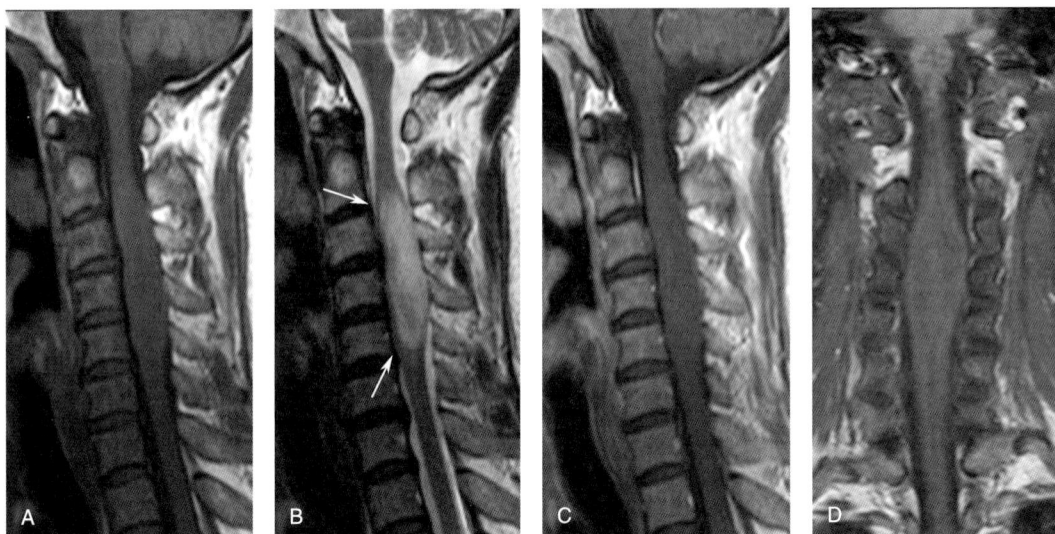

图 17-3-8　脊髓间变性星形细胞瘤

A~D. 矢状位 T_1WI、矢状位 T_2WI、矢状位 T_1WI 增强、冠状位 T_1WI 脂肪抑制增强,显示病灶位于颈髓(白箭),
呈 T_1WI 等、稍低信号、T_2WI 高信号,增强扫描局部轻度条片状强化

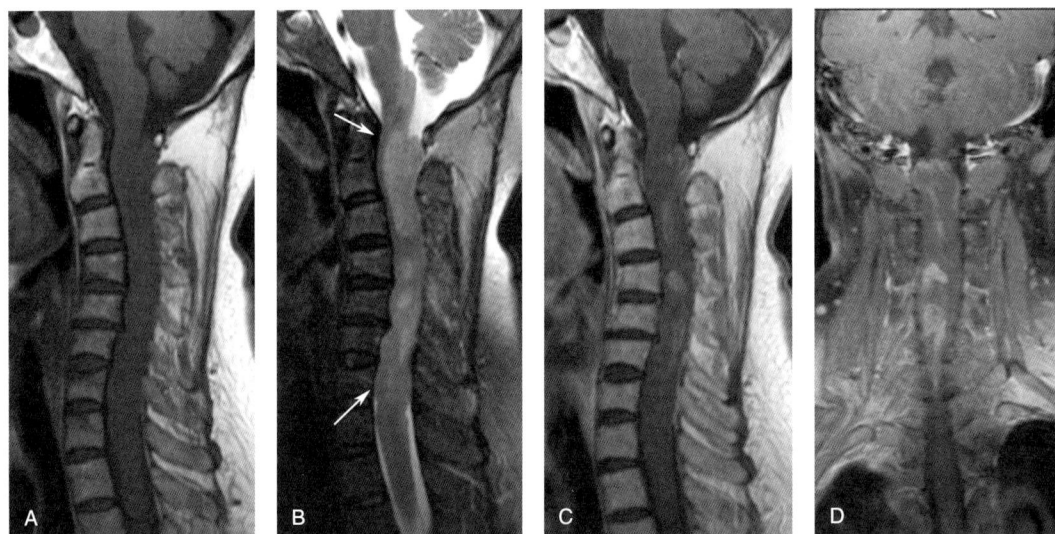

图 17-3-9　脊髓胶质母细胞瘤

A~D. 矢状位 T_1WI、矢状位 T_2WI、矢状位 T_1WI 增强、冠状位 T_1WI 脂肪抑制增强,显示病灶位于颈髓(白箭),
呈 T_1WI 等信号、T_2WI 高信号,增强扫描病灶内多发结节状、条状、斑片状明显不均匀强化

(四)诊断要点与鉴别诊断

1. 诊断要点

(1)脊髓星形细胞瘤是儿童最常见、成人第二位常见的脊髓肿瘤。

(2)肿瘤多位于颈髓和胸髓。

(3)肿瘤位于脊髓实质、偏心性生长,局部脊髓增粗。

(4)瘤内出血及"帽征"少见。

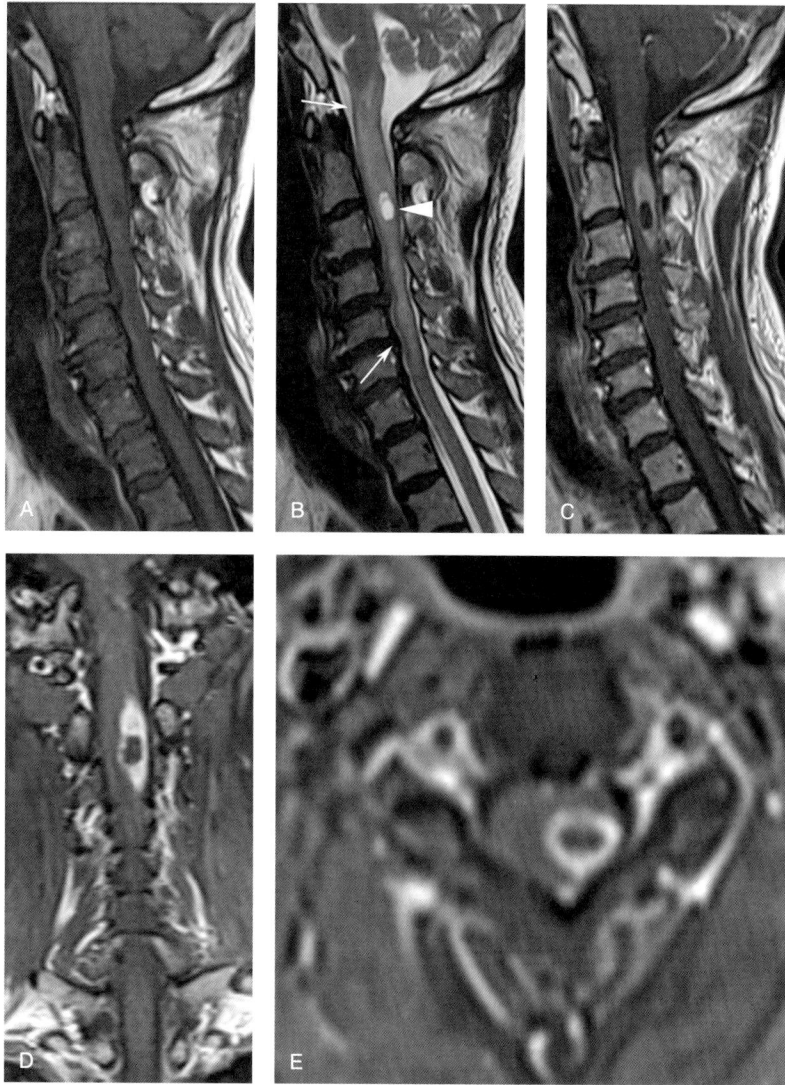

图 17-3-10　脊髓弥漫性中线胶质瘤,H3 K27M 突变型

A~E. 矢状位 T_1WI、矢状位 T_2WI、矢状位 T_1WI 增强、冠状位和横轴位 T_1WI 脂肪
抑制增强,显示病灶位于颈髓(白箭),呈 T_1WI 等、稍低信号、T_2WI 高信号,病灶内
伴囊变(箭头),增强扫描病灶囊变周围局部明显强化,强化区偏于脊髓左侧

(5)多数病灶可见强化。

2. 鉴别诊断

(1)脊髓室管膜瘤:脊髓室管膜瘤通常发生在胸髓下部和腰髓,病灶位于脊髓中央,而脊髓星形细胞瘤
多位于颈髓和胸髓,病灶偏心性生长;脊髓室管膜瘤瘤内及两端囊性改变较星形细胞瘤多见;脊髓室管膜
瘤瘤内出血及"帽征"较星形细胞瘤多见;脊髓空洞症在脊髓室管膜瘤中比星形细胞瘤更为多见。

(2)血管母细胞瘤:脊髓血管母细胞瘤常见于 40~50 岁的成年人,与星形细胞瘤相似亦多见于颈髓和
胸髓,但其起源于软脊膜表面,增强扫描可见位于软脊膜表面的明显强化结节,以脊髓背侧多见,边界清
楚;部分病灶可见流空血管;半数以上肿瘤可见血管漏出液形成的脊髓空洞或含结节的囊;散发者病灶常
为单发大灶,20%~40% 的患者伴 VHL 综合征、病灶常为多发病灶。

(3)脱髓鞘性病变:脊髓脱髓鞘性病变常表现为脊髓膨胀性改变,急性期可见强化;多发性硬化患者
80%~90% 可伴脊髓受累,以颈髓多见,病灶分布不对称、多位于脊髓的背侧和外侧,通常小于 2 个椎体节
段;视神经脊髓炎谱系疾病及急性播散性脑脊髓炎患者脊髓病灶常横贯脊髓中线,上下范围大于 3 个椎体

节段,伴血清 AQP4 和 / 或 MOG 抗体检测阳性、T_2WI 病灶内高信号"点"征、中脑导水管周围病灶及视神经受累等有助于视神经脊髓炎谱系疾病的诊断,儿童伴前期感染或接种史及脑内基底节区受累有助于急性播散性脑脊髓炎的诊断。"开环"或"C"形强化对诊断脱髓鞘性病变较为特异,并且强化很少持续超过 3 个月有助于与脊髓肿瘤鉴别。

(五)治疗和预后

手术切除仍然是脊髓星形细胞瘤的首选治疗方法,建议术中进行神经监测,在避免功能损伤的同时最大限度地切除肿瘤,放疗和化疗作为辅助治疗的价值存在一定争议。肿瘤预后与肿瘤级别及术前功能状态密切相关,毛细胞型星形细胞瘤 5 年和 10 年生存率超过 80% 和 70%,而高级别胶质瘤 5 年和 10 年生存率分别为 32% 和 0,脊髓胶质母细胞瘤中位生存期仅 12 个月。

二、室管膜瘤

(一)概述

室管膜瘤(ependymoma)是一种少见的中枢神经系统上皮性肿瘤,起源于脑室系统、脉络丛或脊髓中央管下的室管膜细胞,占成人所有的原发中枢神经系统肿瘤的 3%~6%。室管膜瘤为成人脊髓内最好发的肿瘤,占所有胶质来源脊髓肿瘤的 60%,35~45 岁高发,男性略多于女性。脊髓室管膜瘤为儿童第二常见肿瘤,19 岁以前的发病率占椎管内肿瘤的 23.3%。

成人脊髓室管膜瘤好发部位依次是颈髓(67%)、胸髓(26%)、马尾和终丝(6.5%)。室管膜瘤无包膜,肿瘤生长缓慢,表现为良性的生物学行为,挤压周围结构,而不是侵犯。临床症状主要与肿瘤的发生部位、病灶大小有关,因肿瘤发生中心邻近脊髓丘脑束,临床多以感觉症状如慢性疼痛为最主要表现。较大的室管膜瘤常导致运动功能障碍。当肿瘤累及腰骶髓或马尾神经时,可出现尿便等功能障碍。部分脊髓室管膜瘤可合并于神经纤维瘤病Ⅱ型。

(二)病理学表现

2016 年,世界卫生组织对中枢神经系统肿瘤分型新增了基因分型,将室管膜瘤分为:WHO Ⅰ级(室管膜下瘤、黏液乳头状室管膜瘤)、WHO Ⅱ级(室管膜瘤、RELA 基因融合阳性室管膜瘤)、WHO Ⅲ级(间变型室管膜瘤、RELA 基因融合阳性室管膜瘤)。大部分的黏液乳头状室管膜瘤只发生于脊髓圆锥及马尾、终丝处,并且多为髓外、硬膜内肿瘤。尽管经典性室管膜瘤和间变性室管膜瘤分别对应着 WHO Ⅱ级、WHO Ⅲ级,但这种分级与肿瘤的生物行为或生存率之间没有必然的关联。RELA 基因融合阳性室管膜瘤好发于儿童幕上。

脊髓室管膜瘤以 WHO Ⅱ级为主,多发生于脊髓中央处,肿瘤细胞和周围组织分界清晰。肉眼观肿瘤呈结节状、菜花样、膨胀性生长,与脊髓组织分界清楚,肿瘤内可见钙化或囊变。常见的病理学类型为细胞型、乳头型、透明细胞型和伸展细胞型;近年来也有其他类型的室管膜瘤被报道,如伴有空泡细胞的室管膜瘤、伴有脂肪细胞分化的室管膜瘤等。显微镜下典型的室管膜瘤肿瘤细胞小,核呈圆形或卵圆形,胞质中等。肿瘤细胞的典型性表现为血管周围性菊形团形成(假菊形团)或室管膜瘤细胞玫瑰花状结构形成(真菊形团)。大部分室管膜瘤表现为假菊形团 - 肿瘤细胞放射状排列在血管周围,肿瘤细胞和血管间形成不含细胞核结构的纤维成分(图 17-3-11)。约 1/4 的室管膜瘤表现为真菊形团 - 肿瘤细胞围绕中间的空心腔排列。脊髓的室管膜瘤通常能看到肿瘤血管的透明样变性。

(三)MRI 表现

室管膜下瘤和黏液乳头状室管膜瘤大部分为 WHO Ⅰ级肿瘤,病灶内可以出现微囊变、微钙化;仅极少数为 WHO Ⅱ级肿瘤,且多为偏良性肿瘤。室管膜下瘤富含胶质纤维,肿瘤血供差,肿瘤不破坏血脑屏障,MRI 平扫肿瘤呈等或长 T_1WI 稍长 T_2WI 信号,增强后肿瘤无强化或仅轻微强化(图 17-3-12),这是室管膜下瘤的特征表现。黏液乳头状室管膜瘤好发于脊髓圆锥和马尾,表现为侵犯脊髓圆锥、神经根;肿瘤难切除且术后易复发。

肿瘤细胞呈乳头状排列,常有黏液样变,肿瘤常自发性出血,在 T_1WI 序列可呈高信号;肿瘤富含血管,增强扫描后肿瘤通常明显强化(图 17-3-13);另一重要特征是可沿终丝生长(图 17-3-14),甚至导致椎间孔扩大。

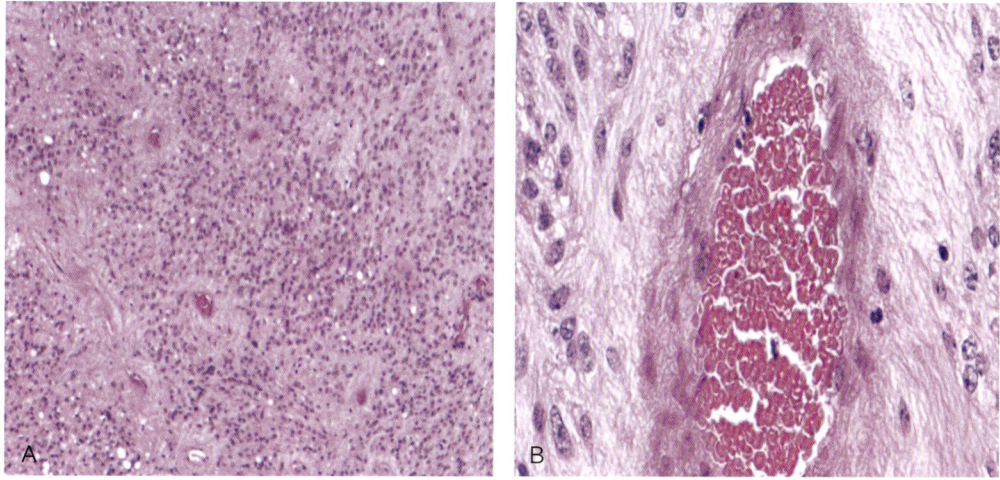

图 17-3-11 WHO Ⅱ级颈髓室管膜瘤病理图
A. 肿瘤中等细胞密度,细胞胞质呈纤维胶原状(HE × 20); B. 肿瘤细胞聚集在小血管周围,血管周围无核区,
细胞核位于周围,呈纤维放射假纤维菊形团状(HE × 40)

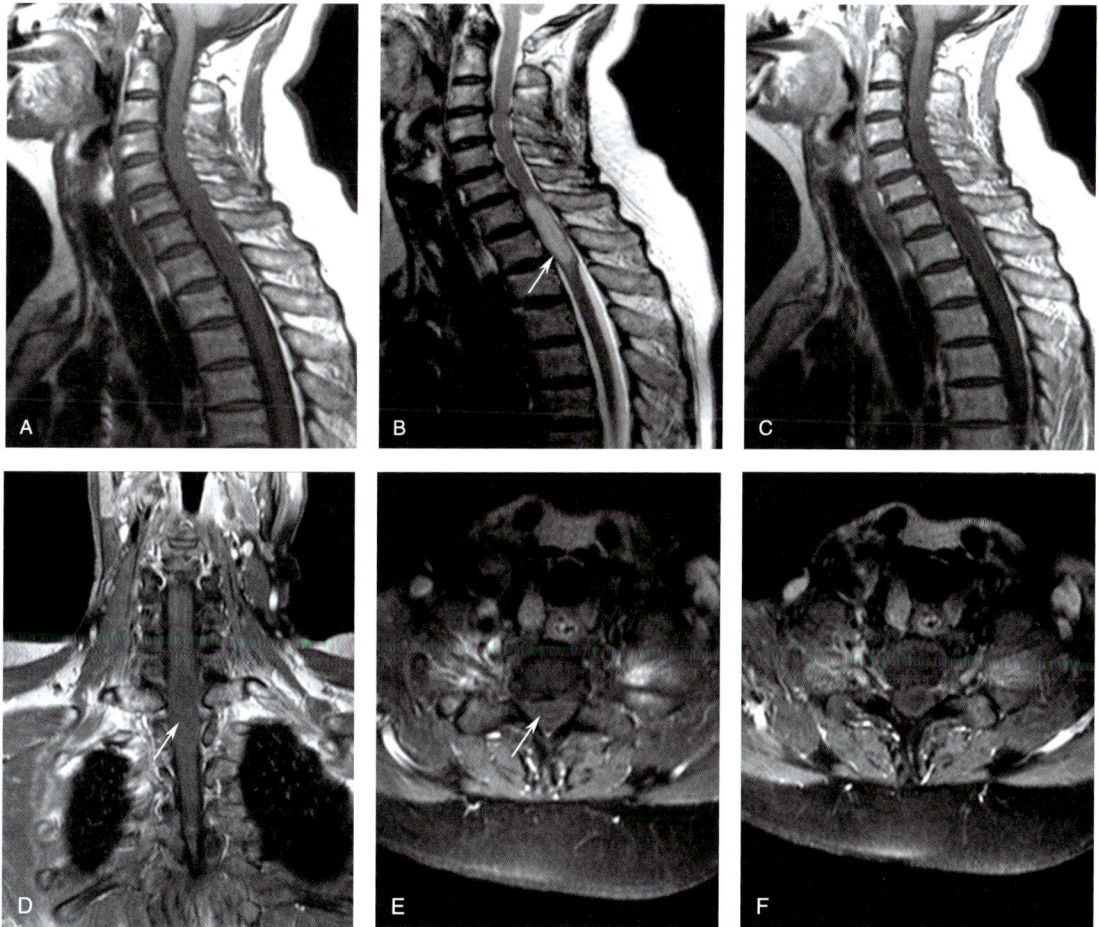

图 17-3-12 颈胸段脊髓室管膜下瘤(WHO Ⅰ级)
A、B. 矢状位 T_1WI、T_2WI 示颈 $_7$~ 胸 $_2$ 椎体水平髓内长 T_1 长 T_2 信号占位,病灶边界清晰(白箭);
C~F. 矢状位、冠状位及轴位 T_1WI 增强显示病灶轻度强化(白箭),病灶与周围正常组织分界清晰

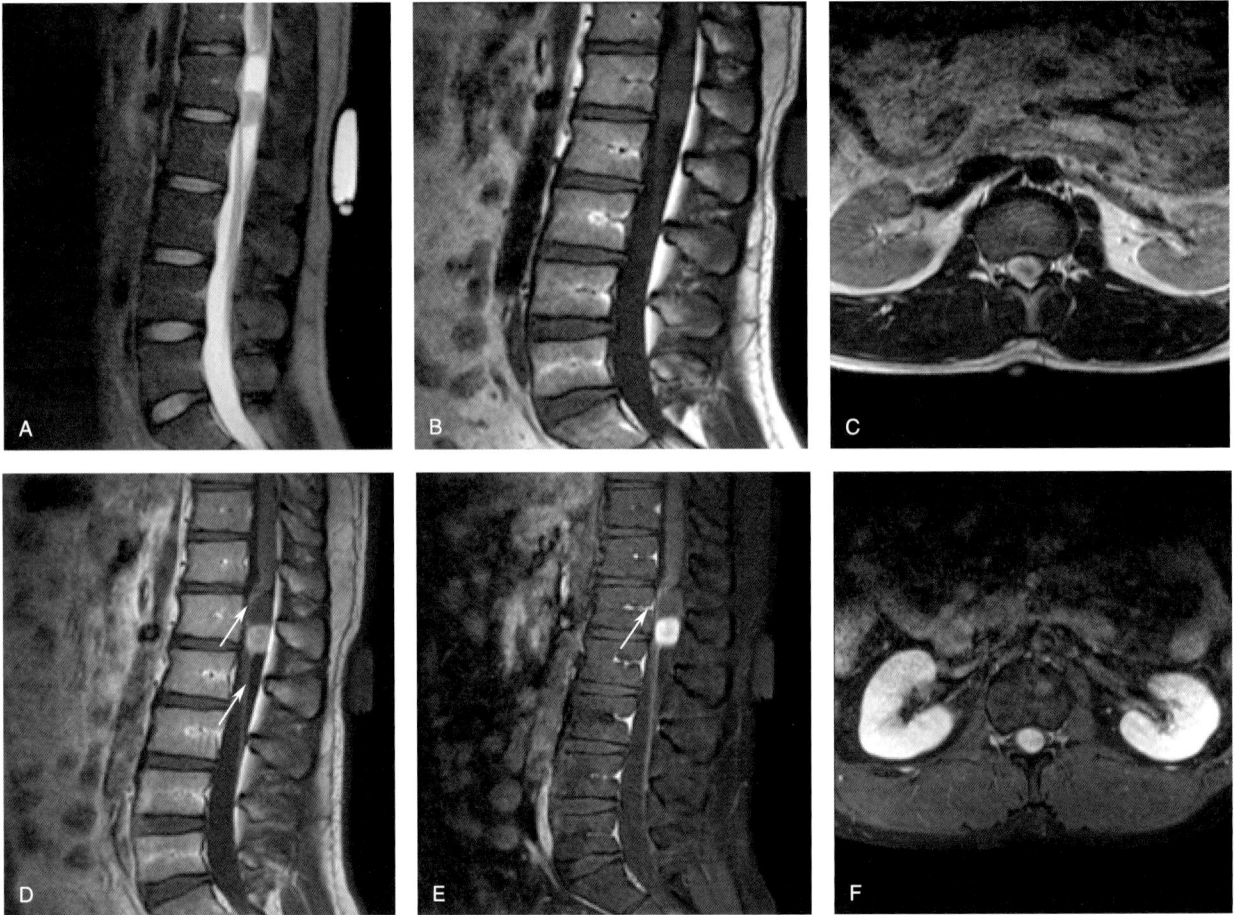

图 17-3-13   腰$_1$椎体水平黏液乳头状室管膜瘤（WHO Ⅰ级）

A~C. 矢状位 T$_2$WI、T$_1$WI 及轴位 T$_2$WI 显示腰$_1$椎体水平髓外长 T$_1$ 等或稍长 T$_2$ 信号结节，两端囊性脑脊液信号；
D~F. 矢状位及轴位 T$_1$WI 增强显示病灶明显强化，病灶两端囊变区囊壁无强化（D 白箭），病灶与马尾粘连（E 白箭）

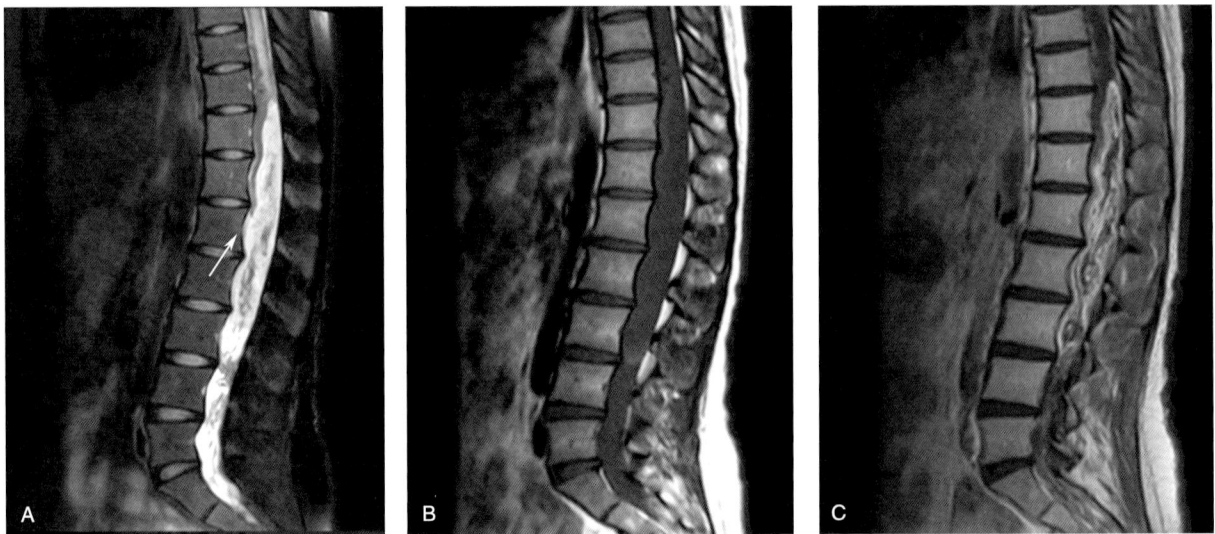

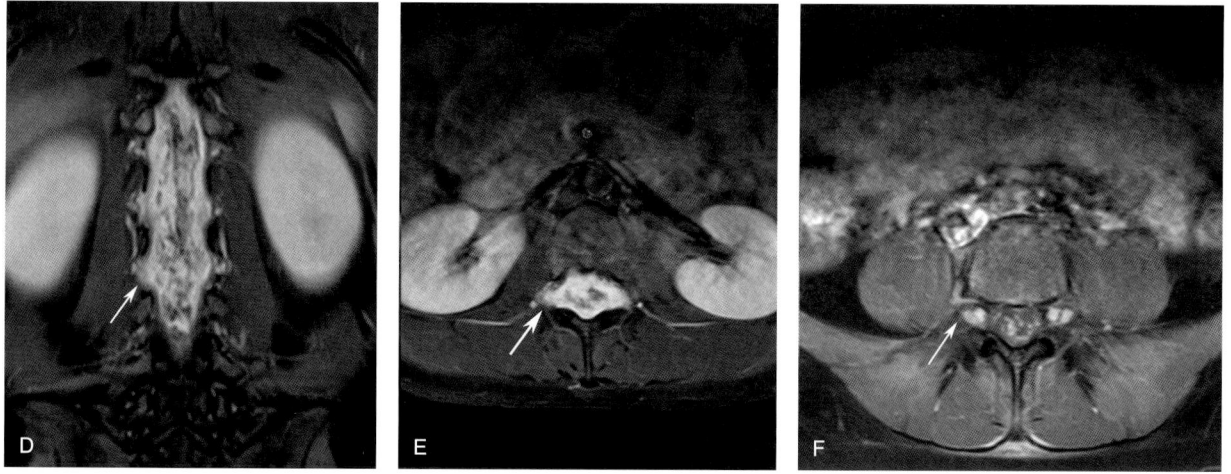

图 17-3-14　胸 $_{10}$ ~ 骶 $_1$ 椎体水平髓内黏液乳头状室管膜瘤（WHO Ⅰ级）

A、B. 矢状位 T_2WI、T_1WI 序列显示病灶范围广泛，中心位于腰 $_1$ 椎体水平，病灶呈明显混杂长 T_1 长 T_2 信号（A 白箭），局部 T_1WI、T_2WI 高信号，上部脊髓空洞明显；C~F. 矢状位、冠状位及轴位 T_1WI 增强序列显示病灶明显不均匀强化，肿瘤膨胀性向两侧椎间孔生长（D~F 白箭）。A、B 图中高信号区无强化，考虑为黏液蛋白成分

　　发生于脊髓的室管膜瘤以经典型室管膜瘤（WHO Ⅱ级）为主（图 17-3-15）。肿瘤好发于颈髓和胸髓，病变区脊髓增粗，可伴脊髓空洞。MRI 平扫肿瘤通常呈长 T_1WI 长 T_2WI 信号，但信号随肿瘤有无囊变、出血、钙化而出现相应的信号改变。病灶无包膜但边界清晰，多为卵圆形或梭形占位，囊变区既可位于瘤内，也可位于瘤外。少数肿瘤以实性成分为主。病灶多纵行、中心性生长，病灶较大时，可超过 4 个椎体节段。部分多发室管膜瘤，可见于神经纤维瘤病Ⅱ型（NF Ⅱ）（图 17-3-16）。MRI 增强扫描肿瘤为不均匀性中度或明显强化。当病灶周围脊髓出现明显水肿或邻近蛛网膜下腔存在异常信号时，提示间变型室管膜瘤可能。

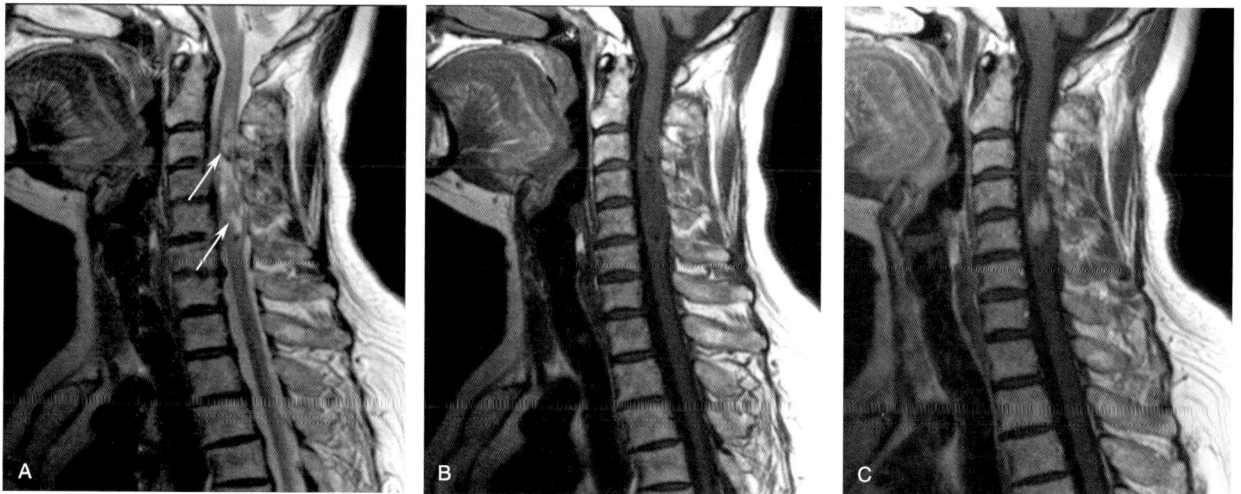

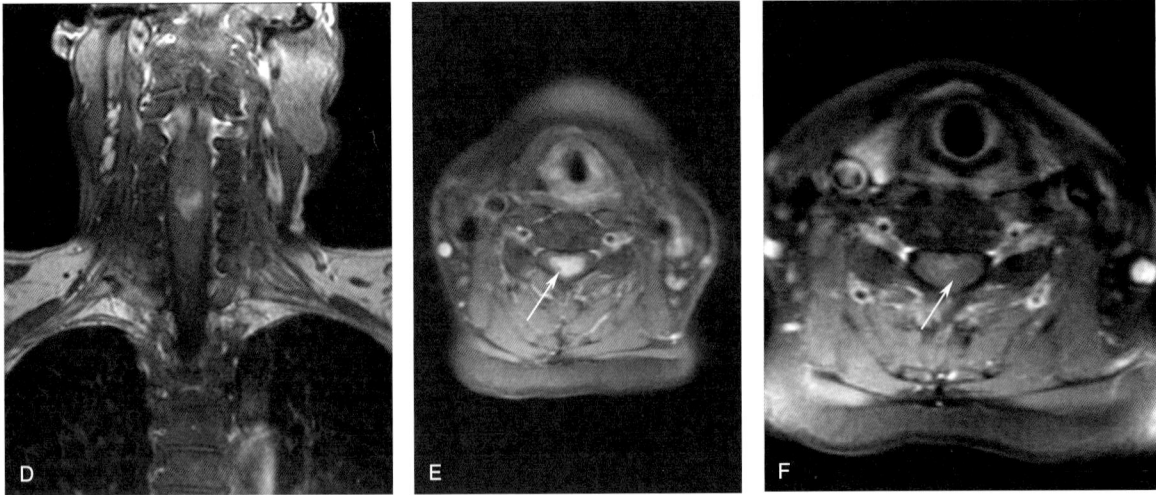

图 17-3-15　经典型室管膜瘤（WHO Ⅱ级）

A、B. 矢状位 T_2WI、T_1WI 显示颈$_3$~颈$_5$椎体水平髓内占位，病灶呈不均匀性长 T_1 长 T_2 信号，两端见低信号"帽征"（A 上方箭）；C~F. 矢状位、冠状位及轴位 T_1WI 增强显示病灶不均匀性中度强化，病灶下方囊变区（A 下方箭）无强化（F 白箭）

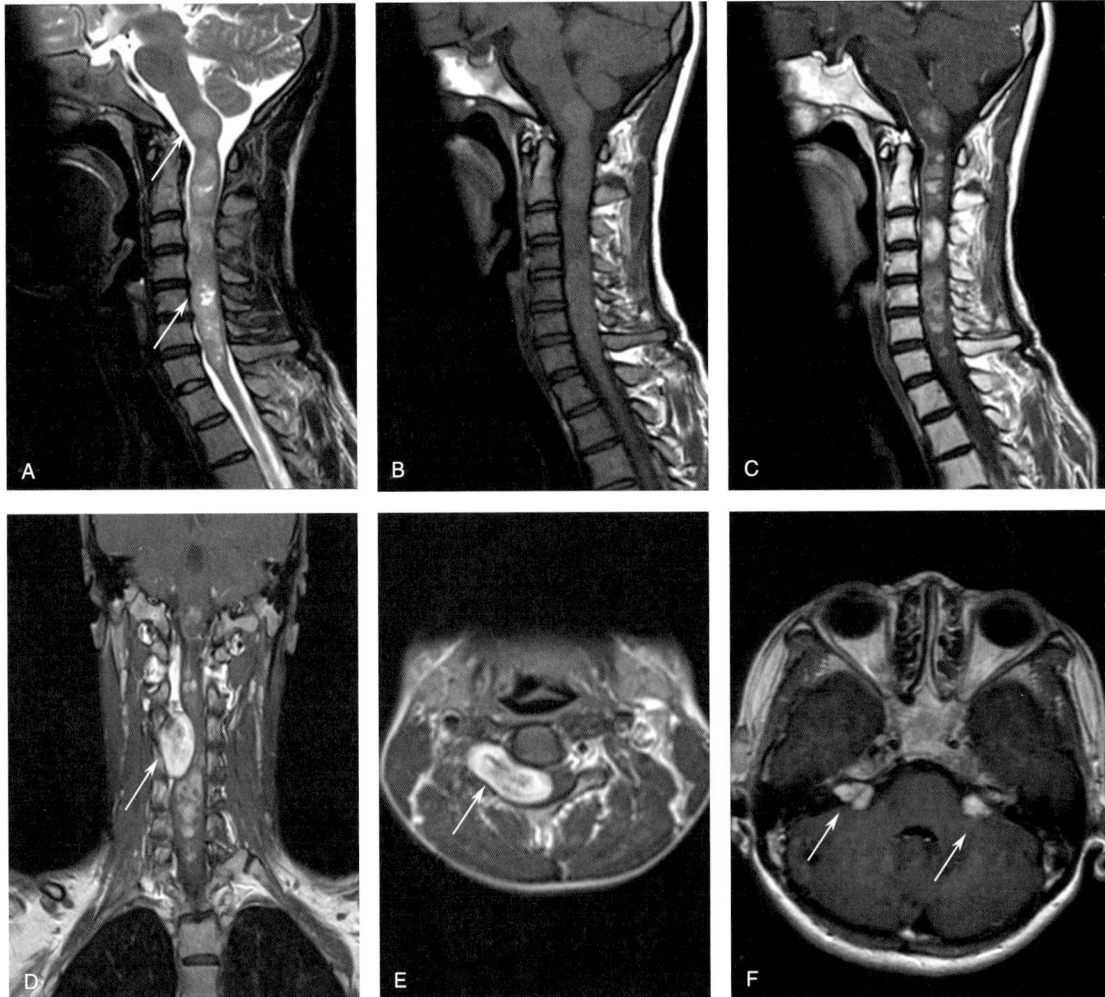

图 17-3-16　神经纤维瘤病Ⅱ型（NFⅡ）合并多发颈髓室管膜瘤

A、B. 矢状位 T_2WI、T_1WI 显示延髓、颈髓内多发结节状或梭形占位，呈长 T_1 长 T_2 信号，病灶内伴明显囊变区（A 白箭）；C. 矢状位 T_1WI 增强显示病灶明显不均匀强化；D、E. 冠状位及轴位 T_1WI 增强显示右侧颈$_3$~颈$_4$椎间孔扩大，内为神经鞘瘤（白箭）；F. 头颅 T_1WI 增强示双侧听神经瘤（白箭）

此外,脊髓室管膜瘤还可出现下列较典型的影像表现:

(1)肿瘤的上端和/或下端囊变:囊变区为脑脊液样信号,为肿瘤刺激周围脊髓组织后改变,增强后囊壁无强化(图 17-3-13);这种两端的囊性变与肿瘤内的囊变不同,后者增强后有强化。

(2)"帽征":为陈旧性出血后含铁血黄素沉积于肿瘤表面,表现为肿瘤的两端 T_2WI 低信号带(图 17-3-15)。该征象主要发生于颈髓,可能是由于颈髓活动度大,肿瘤上下两端的牵张力大,造成肿瘤与正常脊髓交界面处反复出血。

(3)肿瘤的长度较长或出现脑脊液种植性转移征象。室管膜瘤的长度超过 4 个椎体节段,或脊髓表面出现多发结节状强化时,对室管膜瘤的诊断有一定价值。

脊髓间变型室管膜瘤(WHO Ⅲ级)、经典型室管膜瘤(WHO Ⅱ级)的发病率分别约 2.6%、20.6%。间变型室管膜瘤表现为与周围正常组织分界不清,周围组织水肿明显;增强后不均匀性强化,影像类似弥漫性胶质瘤。间变型室管膜可以发生脑脊液播散转移。脊髓多发室管膜瘤提示脑脊液种植播散。

(四)诊断要点与鉴别诊断

1. 诊断要点

(1)室管膜瘤是成人脊髓较常见肿瘤(约占 60%),常发生于颈髓或胸髓。但黏液乳头状室管膜瘤最多发于脊髓圆锥、马尾,并且发病年纪偏小(好发年龄 26~34 岁)。

(2)室管膜瘤 T_1WI 平扫通常呈均匀性低或等信号,少数可呈高信号。后者常见于黏液乳头状室管膜瘤。肿瘤 T_2WI 呈高信号,病灶因囊变、坏死、出血而出现相应的信号改变。增强后,室管膜瘤通常中度强化;但室管膜下瘤的特征表现为无或仅轻度强化;黏液乳头状室管膜瘤因富含血管而明显强化。脊髓室管膜瘤大多数为髓内肿瘤,但黏液乳头状室管膜瘤多位于髓外,肿瘤沿终丝生长,病灶甚至可致椎间孔扩大。

(3)肿瘤的上端和/或下端囊性改变,为脑脊液样信号,是肿瘤对周围脊髓组织刺激的反应性改变,增强后囊壁无强化。"帽征",为陈旧性出血后含铁血黄素沉积于肿瘤表面,表现为肿瘤的两端 T_2WI 低信号带。这类征象的出现对室管膜瘤的诊断具有较高的价值。

2. 鉴别诊断

(1)星形细胞瘤:星形细胞瘤多见于儿童和青少年,肿瘤累及范围较室管膜瘤广泛,与周围正常的脊髓组织分界不清晰,肿瘤内或两端的囊变发生率明显低于室管膜瘤。室管膜瘤发生出血的概率较星形细胞瘤高。室管膜瘤常呈中心性生长,累及脊髓整个横径,星形细胞瘤通常偏心性生长。

(2)神经鞘瘤:黏液乳头状室管膜瘤多发生于髓外,MRI 平扫及增强影像的特点与神经鞘瘤相似,两种肿瘤发生部位相似,且都可以发生囊变、出血,均可导致椎间孔扩大,因此鉴别困难。

(3)脊髓血管母细胞瘤:血管母细胞瘤囊变的出现率高于室管膜瘤;增强后血管母细胞瘤的强化程度高于室管膜瘤,病灶周围或病灶内出现流空血管为肿瘤的特征性表现。

(五)治疗和预后

脊髓室管膜瘤是成人脊髓的常见肿瘤,并可随脑脊液种植播散,手术联合放疗为室管膜瘤的主要治疗方式。对影像学提示为原发性室管膜瘤,最大程度切除肿瘤为首选治疗方案,而对于可能无法耐受手术的患者,建议活检或部分切除肿瘤以取得病理诊断。

病理诊断为 Ⅰ 级或 Ⅱ 级的脊髓室管膜瘤患者,术后建议复查头颅及脊髓增强磁共振,明确颅内是否有原发病灶。病灶全切除、术后复查阴性的脊髓室管膜患者建议定期随访。黏液乳头状室管膜瘤(WHO Ⅰ级)患者建议局部放疗。若术中为次全切除者,术后建议局部放射治疗。术后影像学或脱落细胞提示阳性者,则建议全脑全脊髓放疗。

患者预后差异较大。已有文献表明,发病年龄为预后影响的重要因素。儿童脊髓室管膜瘤患者的预后较成人差。手术切除程度被认为是影响预后的重要指标。

三、节细胞瘤 / 节细胞胶质瘤

(一) 概述

原发性神经节细胞瘤(简称节细胞瘤,gangliocytoma)与神经节细胞胶质瘤(简称节细胞胶质瘤,ganglioglioma)属于同一类低级别神经上皮来源肿瘤,临床上,以后者更为常见。发生在脊髓内的节细胞瘤 / 节细胞胶质瘤非常少见,大部分来源于颅内肿瘤的播散,仅小部分为原发性。2016 修订版世卫组织中枢神经系统肿瘤分类,将节细胞瘤与节细胞胶质瘤归为 WHO Ⅰ 级神经元和神经元胶质混合肿瘤,有极少部分节细胞胶质瘤(5%~10%)会进展为间变性(WHO Ⅲ级)。髓内节细胞瘤 / 节细胞胶质瘤可见于任何年龄,以年轻人最多见,发病高峰区间为 10~30 岁,在儿童中,也有报道认为仅次于星形细胞瘤,而非传统意义上的室管膜瘤。该类肿瘤出现临床表现进展缓慢,常表现为相应节段的脊髓压迫症状、神经根病、瘫痪或马尾神经综合征。二者由于临床表现类似、病理改变相近,因此有学者认为节细胞瘤本质为节细胞胶质瘤的一种亚型,统称为"神经节细胞肿瘤"(ganglion cell tumor)。节细胞瘤 / 节细胞胶质瘤好发于大脑半球(约 70%),发生在椎管内的比例较低(2%~5%),其中节细胞胶质瘤约占所有髓内肿瘤的 1.1%,而髓内节细胞瘤因文献报道数少而无法统计发病率。少数病例发生柔脊膜或柔脑膜播散。

(二) 病理学表现

节细胞瘤与节细胞胶质瘤的病理学表现相近,前者被认为是一类"真性"节细胞胶质瘤。肿瘤在大体上外在包裹完整包膜,表现为边界清楚的实性或囊性肿块,常见钙化和壁结节形成,出血和坏死少见。节细胞胶质瘤由节细胞(大而成熟的神经元成分)和肿瘤胶质成分(主要为星形细胞,少数少突、毛细胞)组成,构成比例差别较大,胶质分化决定肿瘤生物学行为。节细胞瘤内无肿瘤性胶质成分,大而成熟的神经元细胞形态或细胞骨架异常,呈多极、双核形态。

神经节细胞成分通常为突触素(Syn)、神经特异性烯醇(Nse)、神经元特异性核蛋白(Neun)和神经丝蛋白(NF)免疫组化阳性,而胶质成分的可靠依据为胶质纤维酸性蛋白(GFPA)阳性。节细胞胶质瘤 20%~60% 可见 BRAF V600E 突变,IDH 通常为野生型,否则需考虑弥漫性胶质瘤(图 17-3-17)。

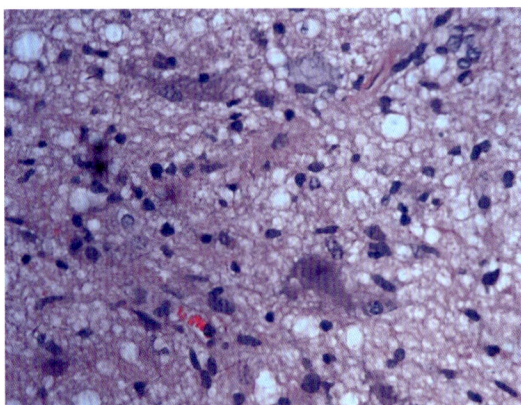

图 17-3-17　髓内节细胞胶质瘤病理图
光镜下显示肿瘤细胞为异常神经元,细胞不典型增生,核大,可见大核仁,可见 Nissl 体,嗜碱性,位于胞质(HE×100)

(三) MRI 表现

髓内节细胞瘤 / 节细胞胶质瘤可起源于椎旁任何交感神经节的组织,在椎管内,肿瘤通常跨长节段脊柱分布,范围要超过髓内星形细胞瘤和室管膜瘤,无明显好发节段。近年文献报道稍偏好于脊髓颈段,亦可见于胸腰段。髓内节细胞瘤 / 节细胞胶质瘤发生病灶以下节段脊柱侧凸的比例要高于同病程的星形细胞瘤及室管膜瘤。椎管内节细胞瘤 / 节细胞胶质瘤一般呈髓外硬膜下生长,至今髓内病变仍罕有报道。

肿瘤发生部位的脊髓节段性肿胀,可见脊髓和 / 或延髓空洞。肿瘤呈偏心性生长、境界清楚,以 T_1WI 低信号 T_2WI 高信号为主的类圆形占位。其中,节细胞胶质瘤的 MRI 信号可根据细胞成分比例不同而改变,可呈 T_1WI 均匀低中高或不均质混杂信号,T_2WI 大多数高信号,出血及囊变多见。囊变是肿瘤的特征影像学表现之一,它的发生或与肿瘤长期缓慢生长导致的局部缺血坏死有关,而囊内信号的差别则取决于囊液中蛋白质的含量。节细胞瘤 / 节细胞胶质瘤囊变的发生率较星形细胞瘤及室管膜瘤更高。另外,邻近椎体可发生骨质塑形和 / 或扇贝弧样改变,与肿瘤的缓慢生长有关。

　　肿瘤的强化方式多样,一般呈不均匀强化,可有脊髓表面强化。WHO Ⅰ级肿瘤增强后仅表现为囊壁轻度强化或不强化,这或是由于低级别肿瘤的血脑屏障尚完整,且肿瘤血供较差,因此强化不明显。但在已报道的病例中,亦可见到病灶呈环形、结节状和显著的斑驳状强化,强化程度的差异取决于肿瘤细胞密度的高低(图 17-3-18)。此外,肿瘤内部可见明显钙化灶。钙化是节细胞瘤 / 节细胞胶质瘤的重要影像学表现,亦被认为是其区别于其他肿瘤的特征性表现。

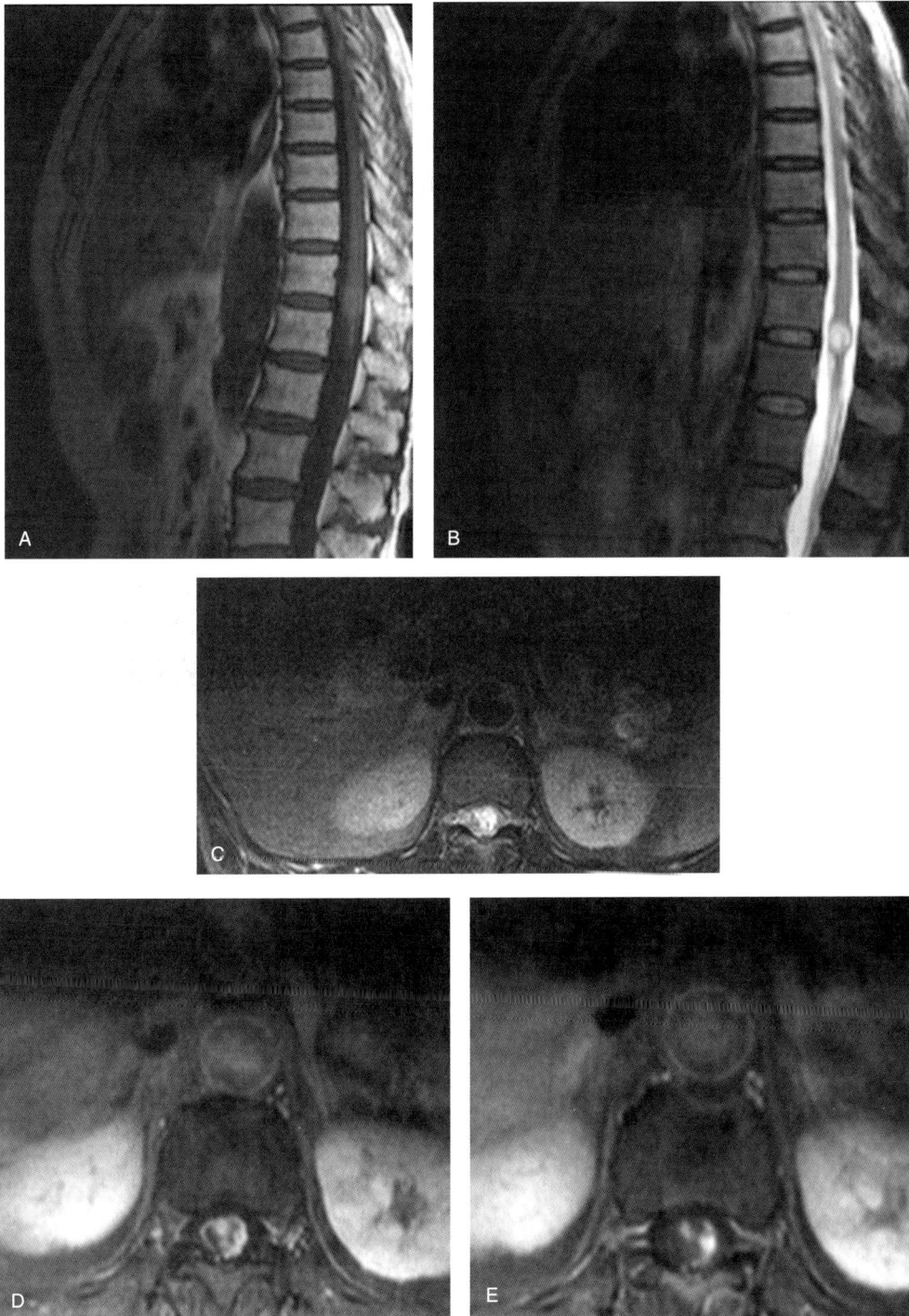

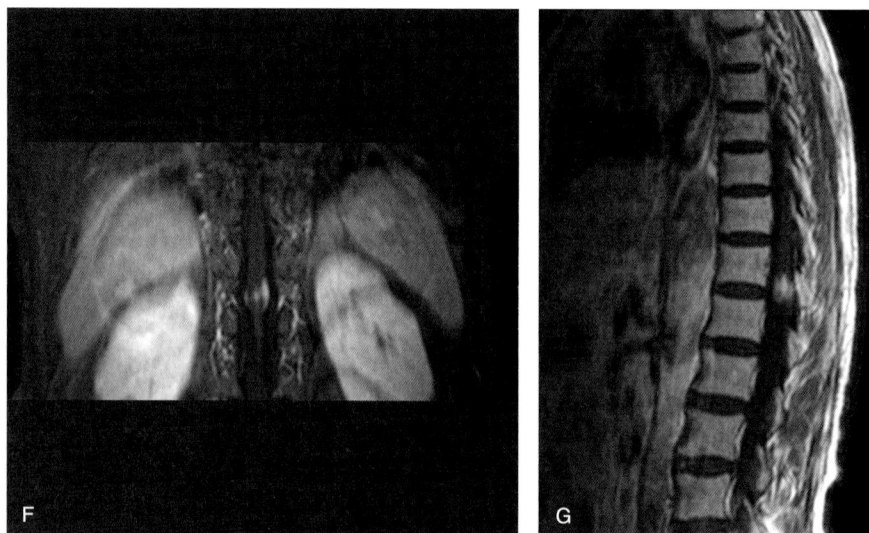

图 17-3-18 髓内节细胞胶质瘤 MRI 表现

A~C. 矢状位 T_1WI、矢状位 T_2WI、横轴位 T_2WI,显示胸 $_{12}$~ 腰 $_1$ 椎体水平髓内占位,T_1WI 呈等低混杂信号,
T_2WI 呈等高混杂信号；D~G. 横轴位、冠状位和矢状位 T_1WI 增强示肿瘤呈明显不均匀强化

(四) 诊断要点与鉴别诊断

1. 诊断要点

(1)可见于脊柱各个节段,略多见于脊髓颈段,肿瘤呈长节段分布(范围大于髓内室管膜、星形细胞瘤),部分患者可见脊柱侧凸和椎体骨质改变。

(2)发病年龄为 10~30 岁,可见于儿童,无性别差异,病情进展缓慢。

(3)临床表现可有脊髓压迫、神经根病、瘫痪或马尾神经综合征等症状。

(4)肿瘤一般表现为偏心性生长,累及的脊髓节段可有肿胀。一般来说,肿瘤主要表现为 T_1WI 稍混杂信号 T_2WI 高信号,可伴有出血、囊变,通常无瘤周水肿或仅轻度水肿。其中囊变为肿瘤较为特征性的影像学表现之一。

(5)肿瘤强化方式多样。可呈环形、结节状和显著的斑驳状强化,亦可仅有囊壁轻度或无强化。

(6)钙化为另一重要影像学特征,有助于与室管膜瘤、星形细胞瘤进行鉴别。

2. 鉴别诊断

(1)室管膜瘤:肿瘤长径约跨 4 个椎体高度,好发于终丝、马尾,颈段发病率多于胸段,实性肿瘤,典型的强化方式为均匀强化,特征性表现为肿瘤内外囊变,约 1/3 的病例在 T_2WI 上可见含铁血黄素沉积低信号形成的“帽征”。

(2)星形细胞瘤:肿瘤长径跨 4~7 个椎体高度、呈长节段分布,胸段较颈段多发,高级别的肿瘤通常伴有明显的瘤周水肿,与正常脊髓分界不清,可有出血和囊变,以不均匀强化为主。

(3)血管母细胞瘤:累及脊髓节段较短,胸段发病率多于颈段,髓内偏心性生长,亦可外向性生长。瘤旁可见粗大载瘤血管,T_2WI 可见搏动伪影,特征性表现为病灶结节性强化。

(五) 治疗和预后

手术治疗目前是首选,通常采用椎板切除 / 成形术结合肿瘤全切术式,预后良好,少部分患者术后间隔 4~5 年后会复发,这部分患者通常发病年龄较大,极少发生致死。当肿瘤邻近血管或境界不清时可考虑部分切除。一般认为,术后放化疗主要针对部分切除患者或复发患者,但目前仍存在争议。节细胞胶质瘤表现为化疗抵抗,必须通过手术切除,节细胞瘤中除少部分病例需辅助放化疗外,大多数节细胞肿瘤患者可通过手术完全切除肿瘤,从而获得痊愈。当出现肿瘤恶变(间变性节细胞胶质瘤,WHO Ⅲ级)时,一般还需要进行辅助性放疗和化疗(如替莫唑胺)。

四、血管母细胞瘤

(一)概述

血管母细胞瘤(hemangioblastoma)亦称为血管网状细胞瘤,最常见于颅后窝,为髓内第三好发肿瘤,占髓内肿瘤的 2%~6%,好发于胸段(50%)、颈段(40%)脊髓。大多数位于脊髓内(60%),但髓外硬膜内甚至硬膜外亦可发生。本病有家族遗传性,散发多见(占 2/3),多见于 40 岁之前的中青年,平均发病年龄为 30 岁,儿童少见,如儿童期发病,多为"冯希佩尔 - 林道综合征"(Von Hippel-Lindau disease,VHL)患者。约 30% 的血管母细胞瘤患者伴有 VHL 综合征。该病无明显性别差异。

(二)病理学表现

本病组织来源至今尚无定论,WHO(2016)肿瘤分类将其归入间叶细胞、非脑膜上皮肿瘤(WHO Ⅰ级),主要含内皮细胞、周细胞和间质细胞 3 种成分。

肉眼观肿瘤一般边界清楚,无包膜,多呈囊状,囊内为清亮黄色的胶样液体,囊壁上有血管丰富的附壁结节,附壁结节及实质性肿块质软呈红色,常位于脊髓背侧,有时瘤壁可出现钙化。局部脊髓膨大,软脊膜上可见粗大血管葡匐。肿瘤导致较广泛的脊髓水肿,并引起继发性的脊髓空洞。位于脊髓表面者,容易发生蛛网膜下腔出血。

镜下主要由空泡状大间质细胞和丰富的毛细血管网两种成分构成,间质细胞为多边形,呈铺砌状排列,胞质丰富,淡嗜伊红,最具特征的是胞质富含脂质空泡,呈泡沫状或毛玻璃样,形成典型的"透明细胞"形态,核圆形、卵圆形,大小不一,呈浓缩状,核仁不明显,部分细胞核不典型,核深染,核分裂象罕见(图 17-3-19)。

免疫组织化学表达:间质细胞和内皮细胞表达不同,间质细胞表达波形蛋白、表皮生长因子受体(EGFR)、血管内皮生长因子(VEGF)及神经外胚层标记神经元特异性烯醇化酶(NSE)、S-100 等,Ki-67 标记指数<1%;间质细胞一般不表达 GFAP。内皮细胞表达 CD34、CD31 等。

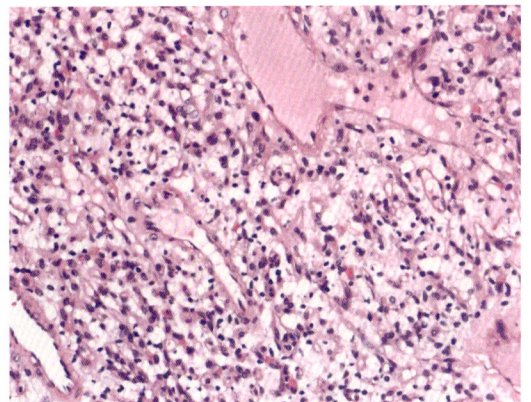

图 17-3-19　血管母细胞瘤病理图
光镜下主要由两种成分构成,一种是不同成熟阶段的毛细血管网样的结构,另一种是血管网之间的胞质丰富透明的间质细胞(HE×200)

(三)MRI 表现

大多脊髓血管母细胞瘤髓内部分偏心生长,髓外部分常沿脊髓背侧延伸,完全位于髓内约占总病例数的 25%。肿瘤可分为大囊结节型和实质型两种。MRI 能清楚显示位于脊髓背侧异常扩张的引流静脉或供血动脉,呈血管流空信号(图 17-3-20),结节越大,出现流空血管的概率越高。肿瘤部分或完全呈囊性,囊变区含有附壁结节,该结节常位于脊髓背侧,实性成分 T_1WI 呈等或稍低信号,T_2WI 呈稍高或高信号,当为实性时,一般与脊髓纵轴平行呈椭圆形或腊肠状;当为囊实性,且附壁结节较小时,T_1WI 很难发现,T_2WI 常被囊液高信号掩盖也难以显示,故增强扫描将附壁结节与周围肿胀的脊髓和囊变区分开来就显得尤为必要,这是对肿瘤结节进行直接准确的手术切除和囊肿减压治疗的基础。囊性成分的信号强度高于脑脊液。增强扫描附壁结节边界清晰锐利,显著均匀强化,实性较大时强化可不均匀。有时可见多个大小不等的附壁结节强化,囊壁及囊性区无强化,即典型的"大囊小结节"(图 17-3-21)。瘤周水肿或继发脊髓空洞,常引起广泛的脊髓长节段增粗。脊髓空洞范围与原发肿瘤大小无明显相关性,小肿瘤甚至可以产生全脊髓空洞,部分空洞内部可有分隔。肿瘤实质小而脊髓增粗、脊髓空洞的范围很大,两者显著不成比例的现象也是血管母细胞瘤较具特征的表现。部分血管母细胞瘤在 T_1WI 呈"环征",即中心低信号,边缘围绕高信号,低信号为囊液,高信号为囊壁上含有脂肪的神经胶质成分。此外,血管母细胞瘤也可伴发脊髓蛛网膜下腔出血。

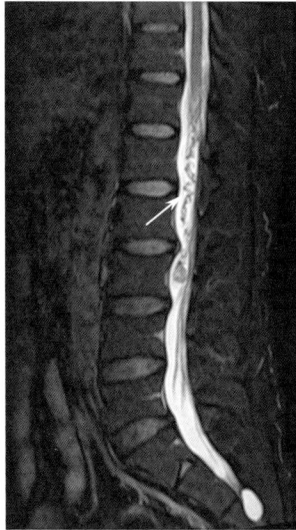

图 17-3-20　血管母细胞瘤血管流空
矢状位 T_2WI 脂肪抑制显示肿瘤上方
多发迂曲流空信号(白箭)

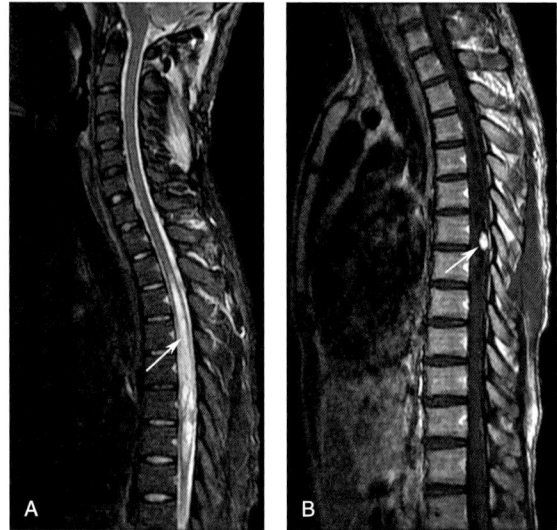

图 17-3-21　胸髓血管母细胞瘤
A. 矢状位 T_2WI 脂肪抑制显示胸髓内长节段脊髓空洞(白箭); B. 矢状位 T_1WI 增强显示附壁结节明显强化(白箭)

(四) 诊断要点与鉴别诊断

1. 诊断要点

(1)中青年多见,无性别差异,具有家族遗传性,亦可散发。

(2)肿瘤生长缓慢,病程常较长。早期常见临床表现为疼痛和感觉障碍,其他包括脊髓病、反射亢进、脊柱侧凸、肌肉无力和大小便失禁等。

(3)胸颈段脊髓多见,常位于脊髓背侧表浅部,边界清晰、瘤周或瘤内血管流空、大范围的脊髓空洞、"大囊小结节"、实质成分明显强化、"环征"、蛛网膜下腔出血等典型影像特征。

2. 鉴别诊断

(1)脊髓空洞:虽亦有脊髓增粗,但边缘光滑,空洞壁较薄,信号均匀,空洞中心 T_1WI 信号较肿瘤囊性信号低,增强扫描空洞壁无强化,无附壁结节强化是两者鉴别的关键。

(2)室管膜瘤:成人最好发的髓内肿瘤,肿瘤位于脊髓中央,瘤内常合并囊变、出血,肿瘤两端因含铁血黄素沉着可见低信号的"帽征",无血管流空影;脊髓空洞范围小。强化不均匀,且强化程度低于血管母细胞瘤。

(3)星形细胞瘤:发病多集中在青少年,常累及多个脊髓节段,颈胸段多见,肿瘤多呈膨胀性或浸润性生长,边界不清,瘤体囊变小,结节较大,呈散在斑片状不均匀强化,且强化程度不如血管母细胞瘤,可继发囊变、出血、空洞。

(4)海绵状血管瘤:髓内者常无明显占位效应,反复出血,信号混杂,T_2WI 病灶周围可见明显的低信号环,增强后常无强化。

(5)转移瘤:多发脊髓血管母细胞瘤需与转移瘤相鉴别,转移瘤患者常年龄较大,有原发肿瘤病史,病情进展快,髓外多见,多沿着脊髓蛛网膜下腔播散,脊髓空洞及血管流空少见。

（五）治疗和预后

由于血管母细胞瘤的瘤体与周围脊髓分界清楚,因此显微外科能够切除,囊性肿瘤可行手术全部切除,预后良好,一般不会复发,当病灶多发时,术前应该详细全面检查,以免遗漏;实性血管母细胞瘤术中出血多,止血极其困难,手术完全切除难度很大,未完全切除的肿瘤常会复发,术前作出正确诊断具有重要意义,可行立体定向聚焦放射治疗(如伽玛刀),有一定疗效,但可能加重急性脊髓水肿和引起慢性放射性脊髓病。

五、副神经节瘤

（一）概述

副神经节瘤(paraganglioma)是一种 WHO Ⅰ级良性神经内分泌肿瘤,起源于神经嵴细胞,与交感或副交感神经有联系的神经上皮样细胞团,位于肾上腺髓质时命名为嗜铬细胞瘤。肾上腺外主要位于头颈部,好发部位依次为颈动脉分叉、鼓室球、颈静脉球及迷走神经近端。中枢神经系统内常见于松果体和垂体区、桥小脑角区,很少累及脊髓,若发生,常见于终丝马尾,而发生于颈髓、胸髓、圆锥等部位相对少见。好发年龄为 30~60 岁,男性较女性相对多见(1.4~1.7∶1)。脊髓副神经节瘤边界清楚,包膜完整,血供丰富可发生出血,通常附着于终丝,而附着于神经根处少见。不同于肾上腺嗜铬细胞瘤去甲肾上腺素、肾上腺素均升高,功能性副神经节瘤以分泌去甲肾上腺素为主。80% 的副神经节瘤无功能分泌性症状,最常见的临床症状是背部和下肢疼痛,急性发作时可有截瘫表现。副神经节瘤治疗首选手术切除,术后复发少见。

（二）病理学表现

大体上副神经节瘤边界清楚,切面呈深棕色,可伴轻微出血。镜下肿瘤由主细胞形成紧凑的巢状形态,周围由支持细胞和丰富的毛细血管网分隔成大小不等的小叶(图 17-3-22)。主细胞数量占比高,呈卵圆形,胞质内富含神经内分泌颗粒,细胞核居中,核分裂象少,细胞的多形性常见。支持细胞数量占比低,位于主细胞周围,有助于维持小叶结构。间质内有丰富扩张的血窦,少数肿瘤会出现血管壁玻璃样变。

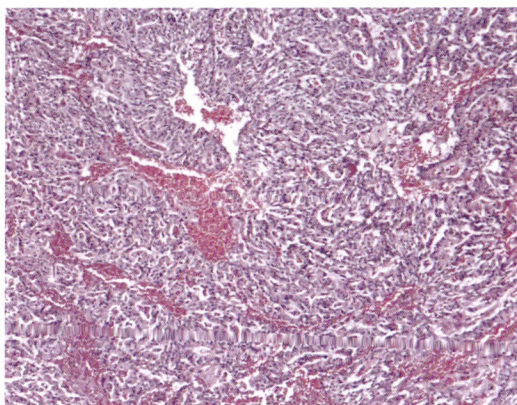

图 17-3-22　副神经节瘤病理图
镜下显示轻至中度多形性上皮样细胞,成巢,小梁状及血管周假菊形
团。细胞核卵圆形,颗粒状染色质,胞质丰富嗜酸性,散在核分裂。
可见局灶的间质和血管硬化及含铁血黄素巨噬细胞(HE×100)

（三）MRI 表现

相比脊髓的 MRI 信号,副神经节瘤在 T_1WI 上呈等信号,T_2WI 上呈稍不均匀的等或高信号病灶(图 17-3-23)。颈部和颅底副神经节瘤的"盐胡椒"征象在脊髓处很少见。由于肿瘤实体血管丰富,可以出现散在的瘤内出血。有时瘤体周围可见"帽状"征,T_2WI 上呈低信号,这可能是含铁血黄素沉积所致。该征象并非副神经节瘤的特异性表现,也可见于其他硬膜内出血病变。在薄层 T_2WI 图像中,病灶边缘可有迂曲的血管流空影,但此征象在其余富血供肿瘤中亦存在。增强扫描后肿瘤实体部分明显强化。

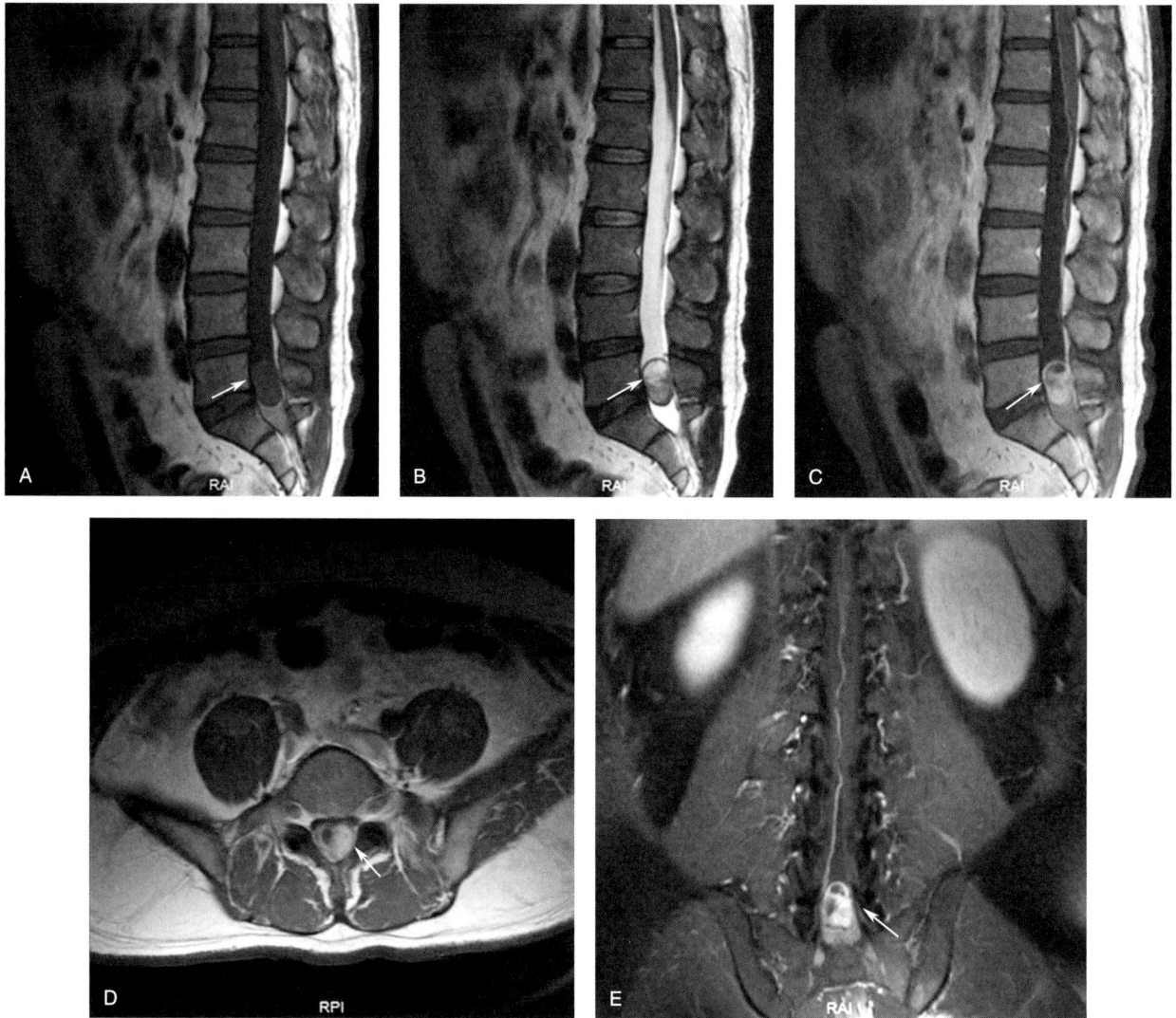

图 17-3-23　椎管副神经节瘤的 MRI 表现

A、B. T_1WI 及 T_2WI 序列,显示腰骶段椎管内肿块(白箭),T_2WI 信号不均匀,内见低信号影;
C~E. MRI 增强扫描显示肿块实体部分明显强化(白箭)

（四）诊断要点与鉴别诊断

1. 诊断要点

(1)好发于脊髓圆锥下方,多见于成年人。

(2)局限性单发。

(3)副神经节瘤在 X 线平片和 CT 上椎体偶可出现扇贝样重塑,病灶内钙化少见,增强扫描明显强化。

(4)MRI 表现 T_1WI 等信号与脊髓信号相似,T_2WI 呈等高信号,瘤内结节及瘤体表面见血管流空信号影,瘤体常见出血,表现为帽征,增强扫描可见明显强化表现。

2. 鉴别诊断

(1)黏液乳头型室管膜瘤:好发于圆锥和马尾,典型表现为腊肠样跨越多个椎体的肿块,亦可表现为椭圆形小结节,小结节常发生于马尾,瘤体内黏液成分可呈 T_1WI 高信号,钙化呈 T_1WI 及 T_2WI 低信号,该肿瘤亦出现帽征,增强扫描实体部分明显不均匀强化。

(2)神经鞘瘤:单发,好发于胸段椎管,可沿神经孔生长,呈哑铃状改变,常伴邻近椎体重塑。

(3)神经纤维瘤:单发或多发,好发于颈段椎管,其他影像表现与神经鞘瘤相似。

(4)脊膜瘤:很少发生于腰段椎管,增强可见硬膜尾征。

(五) 治疗和预后

脊髓副神经节瘤全切除预后良好,仅 4% 存在复发,次全切除肿瘤经常出现局部复发。放射治疗适用于局部侵袭性肿瘤或切除不全肿瘤。一旦不能完全切除肿瘤,需要长期进行随访。

六、淋巴瘤

(一) 概述

淋巴瘤(lymphoma)是由淋巴细胞病变所致。全身性淋巴瘤多累及椎体、硬膜外腔,而原发性髓内脊髓淋巴瘤十分罕见,占神经系统淋巴瘤的 3.3%,好发平均年龄为 55 岁。免疫缺陷型淋巴瘤发生的危险因素有艾滋病、先天性免疫缺陷、EB 病毒感染和移植受体者。淋巴瘤的临床症状与其他髓内肿瘤表现相似,多为疼痛、无力和感觉改变。

(二) 病理学表现

脊髓淋巴瘤多为非霍奇金淋巴瘤,其常见类型为弥漫大 B 细胞淋巴瘤,约占 46%,其次为滤泡性淋巴瘤占 11%。大体上淋巴瘤质地较脆,切面呈灰白色。镜下 B 细胞淋巴瘤细胞呈小圆形,大小相对一致,细胞核圆形,核分裂象常见,核质比高,局部区域可见坏死、黏液变性(图 17-3-24)。T 细胞淋巴瘤细胞核大,细胞器缺乏,游离核糖体及溶酶体丰富。

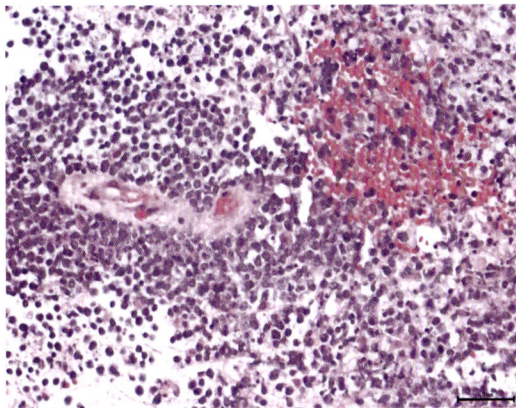

图 17-3-24　淋巴瘤病理图
镜下见大量淋巴细胞异型增生,细胞核圆形,大小一致,
核质比高,局部见组织细胞浸润(HE×200)

(三) MRI 表现

淋巴瘤在脊髓颈胸腰段均可发生,颈髓最常见,胸髓次之,然后是腰髓,也可是多发病灶,病变区脊髓膨大,这可能与恶性淋巴瘤快速浸润性生长有关。作为髓内肿瘤,淋巴瘤却很少继发脊髓空洞症。髓内淋巴瘤在 T_1WI 上呈低信号,在 T_2WI 上呈等或低信号,很少发生囊变。增强扫描明显均匀强化(图 17-3-25)。

(四) 诊断要点与鉴别诊断

1. 诊断要点

(1)脊髓稍膨大。

(2)多数单发,少数为多发。

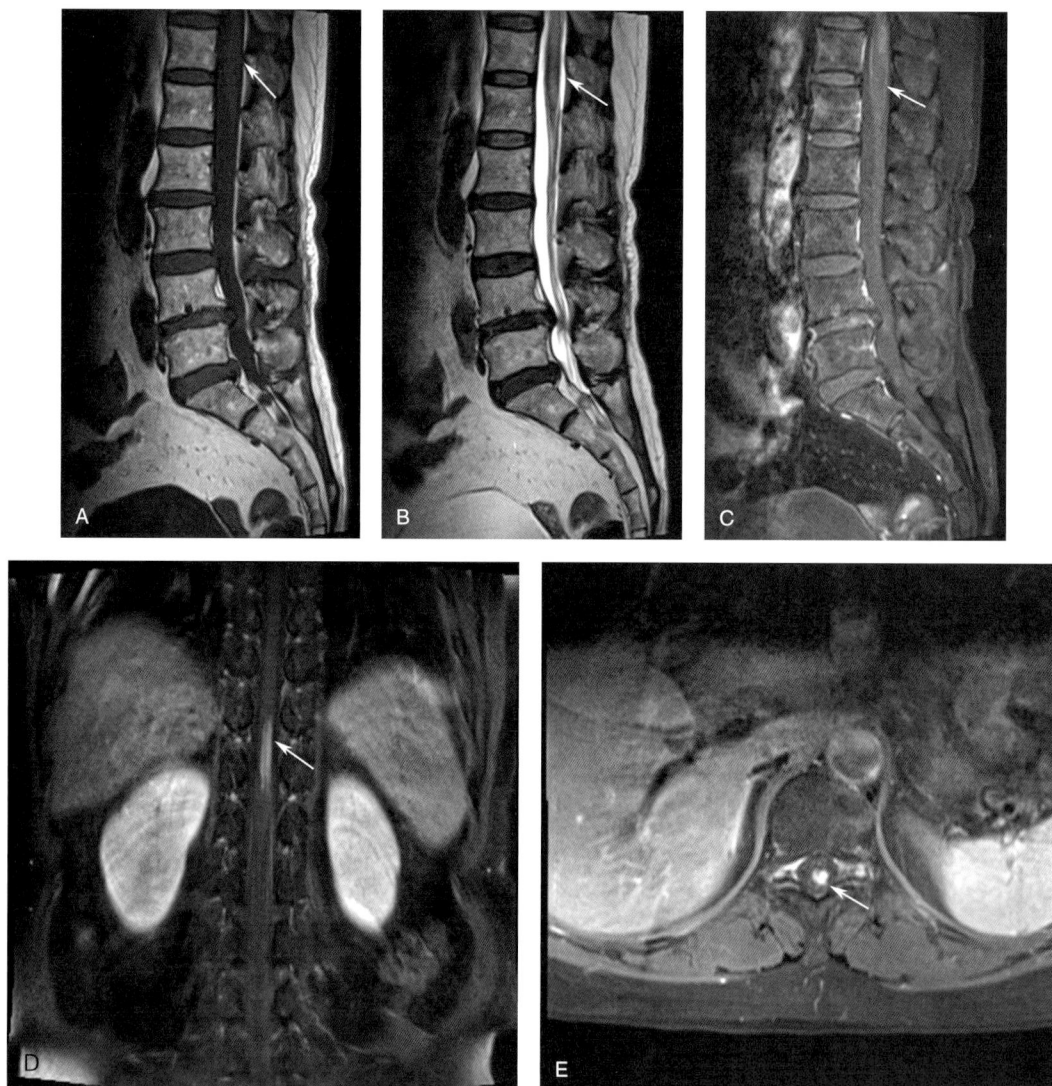

图 17-3-25　髓内淋巴瘤的 MRI 表现

A~C. T_1WI 及 T_2WI 序列,显示胸 $_{12}$~腰 $_1$ 椎体节段髓内肿块(白箭),T_1WI 等信号,T_2WI 呈等或低信号;
D、E. MRI 增强扫描显示肿块明显强化(白箭)(图片由浙江中医药大学附属第一医院胡栩晟教授提供)

(3)MRI 表现为 T_1WI 等信号,T_2WI 等或低信号,增强扫描均匀强化,脊髓空洞症及囊变少见。

2. 鉴别诊断

(1)星形细胞瘤:典型表现为脊髓弥漫性增粗,肿瘤周围水肿明显,部分可出现囊变,脊髓空洞征常见。

(2)室管膜瘤:肿瘤内常发生囊变、出血,瘤体上下方亦可出现"帽状"征,即含铁血黄素沉积。

(3)横贯性脊髓炎:增强方式多样,可表现弥漫性、斑片样、瘤周强化,或者无强化,通常脊髓中心受累,纵向长节段,疾病进展迅速。

(4)脊髓挫伤:通常有明确的外伤病史,增强后无强化。

(五)治疗和预后

化疗是脊髓淋巴瘤的首选治疗方案,有报道称,联合放疗有可能提高疗效,髓内淋巴瘤整体预后较差,2 年半生存率不到 50%。

七、黑色素瘤

(一)概述

中枢神经系统原发的黑色素瘤是一种罕见的疾病,起源于软脑/脊膜黑色素细胞(正常神经嵴分化,主要位于脑底部颅后窝、上颈髓表面的软脑/脊膜和蛛网膜)。世界卫生组织(WHO)将中枢神经系统原发性黑色素细胞性病变分为四类,分别为黑色素细胞增多症(良性)、黑色素瘤病(恶性)、黑色素细胞瘤(良性)和恶性黑色素瘤(恶性),前两类属于弥漫性脑脊膜病变,后两类属于肿块性病变。男女发生比例约为1:1.5。可发生在任何年龄段,45~50岁的患者好发,也有见于婴儿的报道。在脊髓中,黑色素细胞瘤好发于颈胸段,常表现为髓外硬膜内病变,髓内病变极为少见,现有报道不足30例。临床症状一般由肿瘤的压迫导致,出现上、下肢运动障碍、麻木、感觉异常、感觉减退、二便异常等症状,与压迫的部位和肿瘤的大小相关。

(二)病理学表现

组织学上,黑色素细胞瘤大体手术标本多呈黑色,也可呈无色素性包块,常为单发肿块,也可表现为多发。镜下肿瘤细胞梭形或卵圆形,呈束状、巢状或旋涡状排列,异型性不明显,核分裂偶见。特征性表现为肿瘤细胞或相关巨噬细胞中可见黑色素颗粒沉积(图17-3-26)。少数黑色素瘤光镜下可能见不到黑色素,诊断则需进一步结合电子显微镜或免疫组化。免疫组化显示,人黑色素瘤抗体(human melanoma black 45,HMB-45)、黑色素A(Melan-A)和S-100蛋白常呈不同程度的阳性,波形蛋白(vimentin)、神经元特异性烯醇化酶(neuron specific enolase,NSE)可呈阳性;胶质纤维酸性蛋白(glial fibrillary acidic protein,GFAP)、上皮膜抗原(epithelial membrane antigen,EMA)、细胞角蛋白(cytokeratin,CK)、神经丝蛋白(neurofilament protein,NFP)多呈阴性。

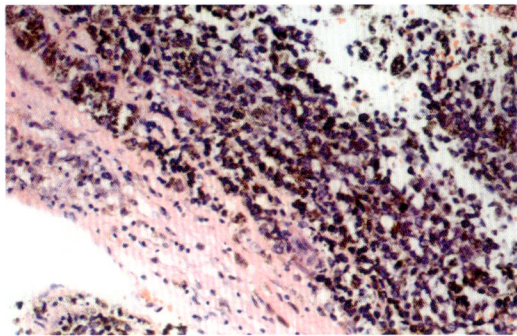

图17-3-26 黑色素细胞瘤病理图
镜下见肿瘤细胞束状或簇状排列,胞质内可见黑色素颗粒(HE×200)

(三)MRI表现

黑色素细胞瘤在T_1WI上表现为高或等信号,在T_2WI上表现为低信号,增强后呈均匀强化,T_1WI高信号、T_2WI低信号是其特征性的影像表现(图17-3-27),这可能与黑色素细胞瘤内的大量黑色素和肿瘤出血产生的顺磁性自由基有关。这一特点与髓内海绵状血管畸形出血引起的亚急性血肿的影像学表现相似,但出血往往表现为突然出现,临床表现和症状随血肿吸收可逐渐恢复。

(四)诊断要点与鉴别诊断

1. 诊断要点

(1)好发于颈胸段。

(2)通常表现为髓外硬膜内病变,髓内病变罕见。

(3)T_1WI高信号、T_2WI低信号,增强后均匀强化。

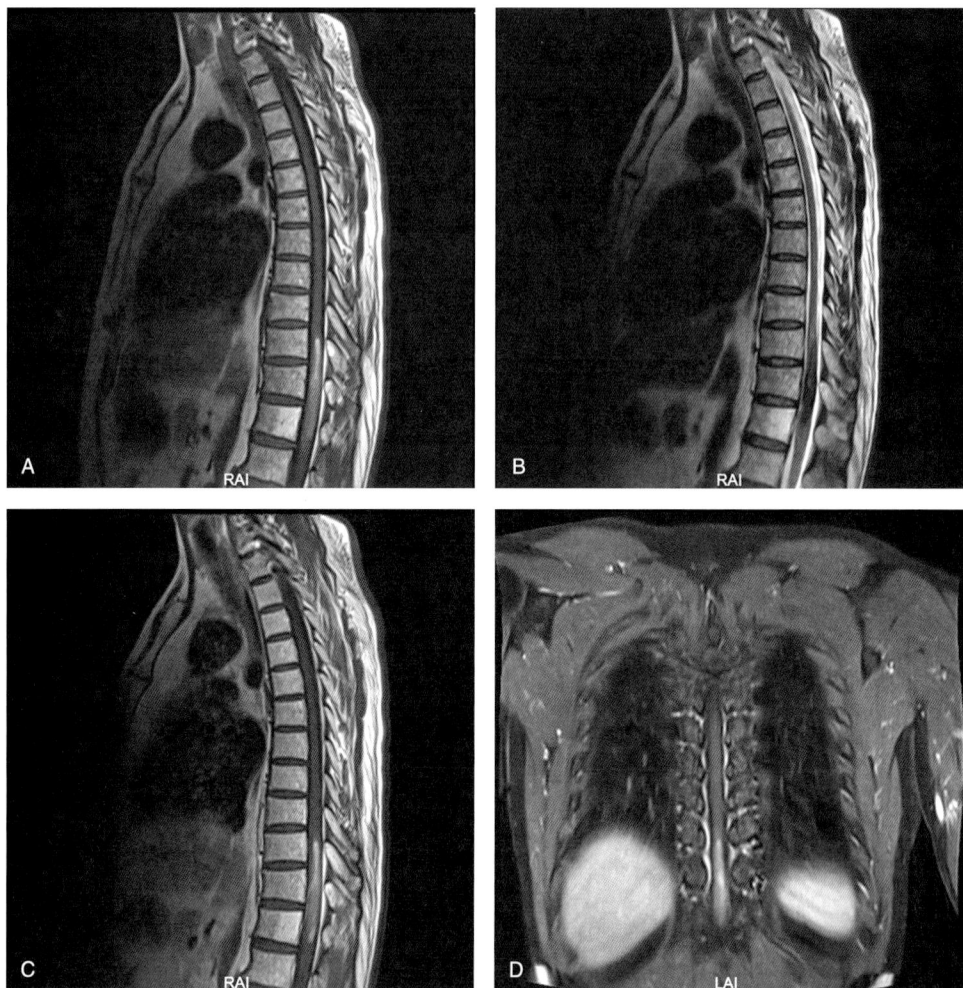

图 17-3-27　髓内黑色素细胞瘤

A. T_1WI 序列，显示 $T_{10} \sim T_{12}$ 水平髓内肿块，呈高信号；B. T_2WI 序列，显示肿块呈高低混杂信号；
C、D. T_1WI 增强序列，增强后可见强化

2. 鉴别诊断

（1）亚急性血肿：血肿常由髓内海绵状血管畸形出血引起，出血往往表现为突发起病，MRI 可见随着血肿信号发生演变，临床症状随血肿吸收可逐渐恢复。

（2）脊膜瘤：起源于硬脊膜表面，广基底附着于硬脊膜，呈半丘状。常为 T_1WI 低信号，T_2WI 稍高信号，增强后呈明显强化，可见脊膜尾征。

（3）神经鞘瘤：起源于髓鞘的施万细胞，T_1WI 以稍低或等信号，T_2WI 以稍高信号为主，可有囊变、坏死，增强后肿瘤实质部分可见明显强化。可跨硬脊膜生长，呈哑铃状改变。

（五）治疗和预后

目前，黑色素细胞瘤治疗的主要方式是手术切除。在完全切除后仍可能复发，术后复发风险和侵袭行为较高，因此术后需要进行连续 MRI 随访。肿瘤应尽可能全切，并且对于全切或者次切的患者都建议进行辅助放疗，并且推荐使用大剂量放疗，可以预防肿瘤的复发，对预后有明显的改善。不管有无辅助放疗，黑色素细胞瘤全切 5 年生存率为 100%，联合辅助放疗的肿瘤次全切 5 年生存率也为 100%，未联合放疗的次全切 5 年生存率会降至 46%。

（董 飞　李 倩　温家华　顾全全　王清波　李 宏　王 超　蒋 飚）

第四节　其他肿瘤或类肿瘤疾病

一、肠源性囊肿

(一) 概述

椎管内肠源性囊肿是一种少见的先天性、发育畸形囊肿,又称"神经管原肠囊肿"或"神经肠囊肿"。它被认为与内胚层发育障碍有关,是胚胎发育时期部分内胚层组织异常向后移位嵌入神经管所致,过去又被称为"内胚层囊肿"。好发于髓外硬膜下,且多位于脊髓腹侧正中,少数位于硬膜外或髓内,多出现在颈及上胸段,腰骶段者少见。常伴有先天性脊柱畸形,如 Klippel-Feil 综合征、隐性脊柱裂、蝴蝶椎等。临床表现多为脊髓压迫症,如四肢麻木、半身无力和感觉障碍。

(二) 病理学表现

在组织学上,肠源性囊肿仅含有内胚层成分,具有与消化道类似的上皮。构成囊壁的上皮细胞可为单层扁平、立方、柱状上皮、假复层柱状上皮至复层扁平上皮,有时可见到纤毛及分泌黏液的杯状细胞(图 17-4-1)。囊壁的外层为纤维结缔组织,其内除血管外,部分病例尚可见黑色素、软骨、平滑肌、脂肪、钙化等。肠源性囊肿的确诊取决于囊壁的成分。

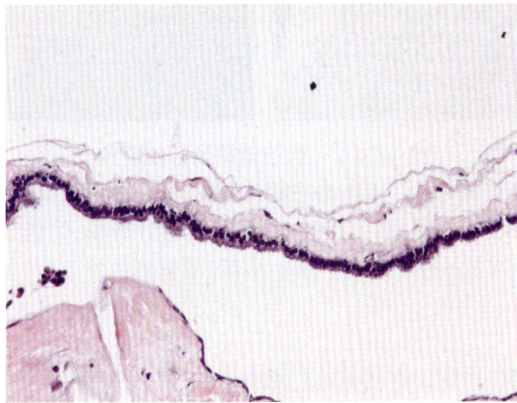

图 17-4-1　肠源性囊肿病理图
镜下见囊肿被覆立方上皮或假复层柱状上皮(HE × 200)

(三) MRI 表现

囊肿通常呈类圆形或椭圆形,边缘光滑,长轴与脊髓走行方向一致,囊壁薄而均匀,囊肿多数位于髓外硬膜下腹侧,个别可嵌入脊髓内,形成"脊髓嵌入征"。在 T_1WI 上主要表现为等于或略高于脑脊液的低信号,在 T_2WI 上呈等信号或与脑脊液相似的高信号,信号通常较均匀。少数可因含较多蛋白质成分或囊内出血,T_1WI 呈高信号,T_2WI 呈低信号。增强后囊内成分不强化,囊壁大部分无强化,少数可出现强化(图 17-4-2)。

(四) 诊断要点与鉴别诊断

1. 诊断要点

(1)好发于颈及上胸段椎管内,髓外硬膜下多见,多位于脊髓腹侧,可合并先天性脊柱畸形。

(2)MRI 信号特点类似于脑脊液,囊壁菲薄,通常无强化。

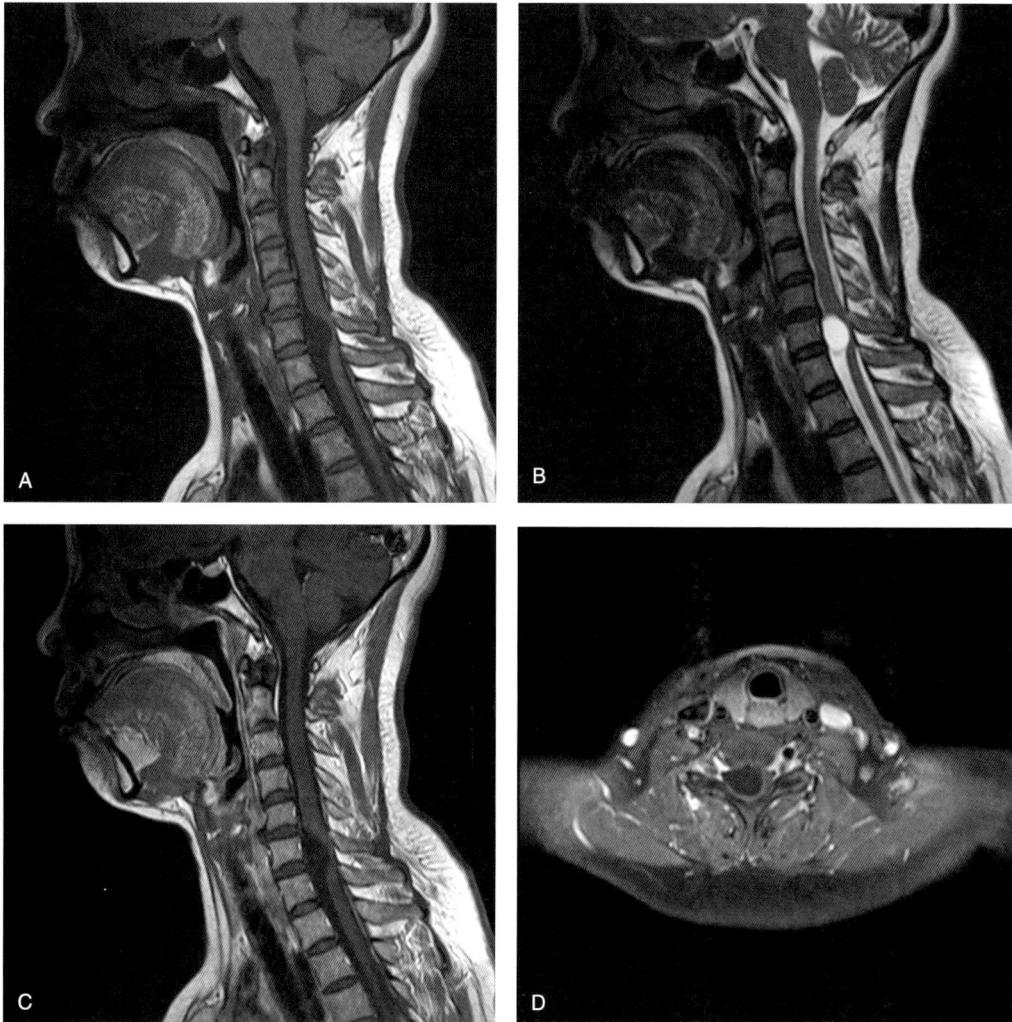

图 17-4-2　颈段椎管肠源性囊肿

A、B. 矢状位 T_1WI（A）和 T_2WI（B）示颈$_6$椎体水平髓外硬膜下占位,病灶呈类椭圆形,边界清,长轴与脊髓
走行一致,T_1WI 呈均匀低信号,T_2WI 呈均匀高信号,脊髓受压向后推移；C. 矢状位 T_1WI 增强示病灶未见强
化；D. 横轴位 T_1WI 脂肪抑制增强示病灶嵌入脊髓内,形成"脊髓嵌入征"

2. 鉴别诊断

（1）蛛网膜囊肿：MRI 信号特点与脑脊液相似,多数位于脊髓背侧,一般不合并先天性脊柱畸形。

（2）皮样囊肿：病灶含有脂质成分导致 T_1WI 呈高信号,如果囊肿破裂,还可以在颅内发现脂肪滴沉积。

（3）表皮样囊肿：T_1WI 和 T_2WI 信号混杂,DWI 弥散受限,可合并有先天性脊柱畸形或有腰椎穿刺史。

（五）治疗和预后

手术切除是本病最有效的治疗方法,对已有神经功能损害者应尽早手术,解除脊髓压迫,完整切除囊
肿可获得治愈。

二、皮样囊肿

（一）概述

皮样囊肿是罕见的先天性良性肿瘤,是鳞状上皮衬有皮肤附件（毛囊、汗腺、皮脂腺）的单发或多发性囊性
肿瘤,髓内占 40%,髓外占 60%,好发于腰骶段。通常见于小于 20 岁的患者,男女比例接近。尽管皮样囊肿属
于先天性肿瘤,但由于其生长缓慢而导致患者临床症状出现较晚,患者出现的症状可以是运动障碍、感觉障碍、

疼痛、肠道或膀胱功能障碍,如果发生囊肿破裂,患者可能出现急性症状,也有部分患者是偶然被发现。

（二）病理学表现

皮样囊肿是由于胚胎发育过程中神经沟内的上皮组织被包埋所致,像表皮样囊肿一样,它们衬有分层的鳞状上皮细胞(图17-4-3)。但与表皮样囊肿不同的是,它们还包含皮脂腺、汗腺和毛囊,是病变中出现脂肪信号的原因。与通过细胞分裂逐渐生长的真性肿瘤不同,皮样囊肿通过正常细胞的脱皮和真皮成分向囊腔的分泌而扩大。

（三）MRI表现

病灶内因含有皮脂腺等脂质成分,在T_1WI上多表现为高信号或以高信号为主的混杂信号,个别因含水分多而呈低信号,在T_2WI上表现为高信号。在FLAIR上,病灶信号强度高于脑脊液信号,在DWI上弥散轻微受限(受限程度弱于表皮样囊肿)。增强扫描后,囊性成分无强化,囊壁可有强化(图17-4-4)。如果病灶发生破裂,脂质成分物质可随脑脊液进入脑沟、脑池、脑室,在这些区域可以发现T_1高信号(脂质成分)。

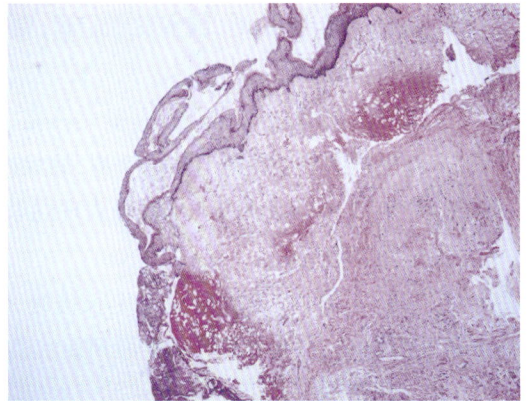

图17-4-3　皮样囊肿病理图
镜下可见大量角化物,并见被覆表皮及皮脂腺的纤维囊壁组织(HE×200)

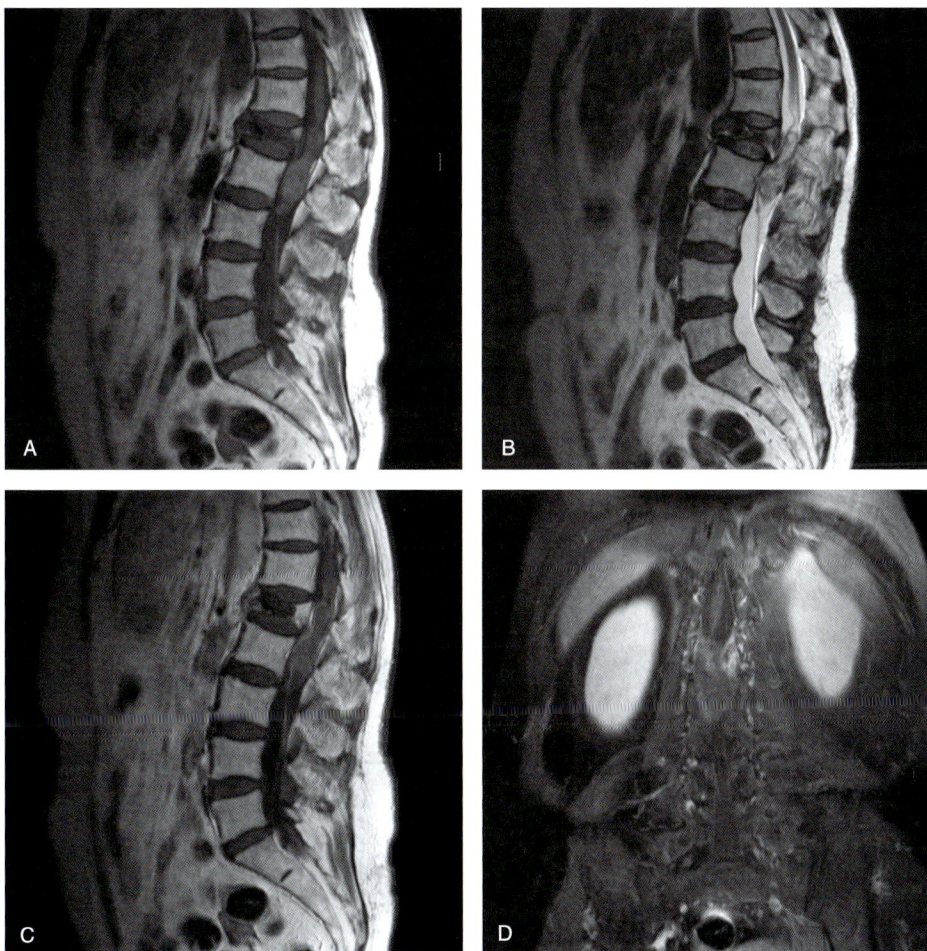

图17-4-4　腰段椎管皮样囊肿
A、B.矢状位T_1WI(A)和T_2WI(B)示腰$_1$~腰$_2$椎体水平脊髓圆锥内占位,病灶呈长条状,T_1WI、T_2WI以高信号为主,T_2WI局部呈低信号;C、D.矢状位和冠状位T_1WI增强示病灶边缘强化,病灶内未见强化。此外,腰$_1$椎体可见压缩性骨折

（四）诊断要点与鉴别诊断

1. 诊断要点

(1)缓慢生长的良性囊性病灶,边界光整,囊壁可有钙化。

(2)CT 或 MRI 上发现囊内脂肪成分是诊断该疾病的关键点。

(3)如果在脑沟、脑池、脑室发现脂滴,更支持该疾病的诊断。

2. 鉴别诊断

(1)蛛网膜囊肿:形态规则,囊壁无钙化,在 T_1WI 和 T_2WI 上表现为均匀的脑脊液样信号。

(2)表皮样囊肿:多见于 20~40 岁,病灶内不含有成熟的脂肪成分,DWI 弥散受限程度高于皮样囊肿。

(3)畸胎瘤:T_1WI 和 T_2WI 信号表现混杂,内含成熟脂肪信号,CT 上可见钙化,增强后实性部分强化。

（五）治疗和预后

虽然皮样囊肿是良性肿瘤且生长缓慢,但皮样囊肿仍存在破裂的风险,手术切除是首选的治疗方式,大多数有症状的患者在术后都能得到症状改善。

三、表皮样囊肿

（一）概述

表皮样囊肿是鳞状上皮内衬的囊性肿瘤,它与皮样囊肿不同,不包含皮肤附件(毛囊、汗腺及皮脂腺)。它通常位于髓外,位于髓内少见。它可以是先天性的或获得性的。先天性表皮样囊肿于胚胎第 3~5 周神经管闭合期时上皮组织移植于神经管内发展而成。虽然先天性表皮样囊肿自出生以来就存在,但通常在 20~40 岁才被发现。获得性表皮样囊肿是腰椎穿刺的晚期并发症,是由于穿刺过程中将表皮成分植入脊柱管造成的,腰穿到疾病诊断的时间间隔可以为 1~20 年,病灶通常位于髓外,靠近椎间隙附近。表皮样囊肿可伴有其他先天性脊柱畸形,如隐性脊柱裂、蝴蝶椎、半椎体等。男性发病率高于女性。在临床上,患者可能无症状,并且偶然发现。如果出现症状,则与皮样囊肿类似,可能会出现运动障碍、感觉障碍、疼痛、肠道或膀胱功能障碍。

（二）病理学表现

在组织学上,表皮样囊肿由胶原组织外层支撑的分层鳞状上皮组成(图 17-4-5)。囊内来自鳞状上皮不断脱屑形成的角质和胆固醇结晶是特征性的病理表现。囊液内因含有角蛋白和胆固醇,呈白色蜡样结构,由于其外形类似珍珠,又名"珍珠瘤"。囊内不含皮肤附件如毛囊、汗腺及皮脂腺。

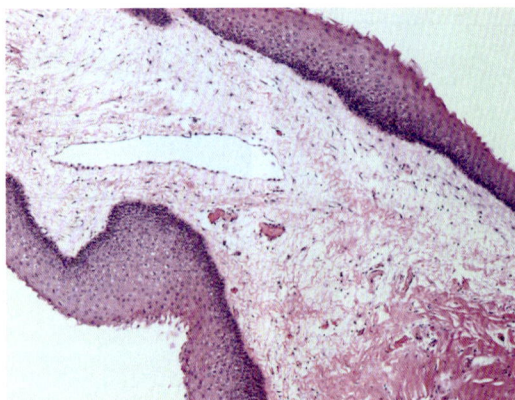

图 17-4-5　表皮样囊肿病理图
镜下见囊肿被覆鳞状上皮,其内可见角蛋白碎片(HE × 200)

（三）MRI 表现

根据囊肿内水和脂质成分所占的比例,MRI 信号表现不同。一般情况下,在 T_1WI 上呈低或混杂低信号,在 T_2WI 上呈高或混杂高信号,当脂质成分含量较高时,也可表现为 T_1WI 高信号。DWI 有助于鉴别诊断,表现为弥散受限,ADC 图呈低信号。增强扫描后,囊肿内部无强化,边缘有时可出现轻度强化(图 17-4-6)。

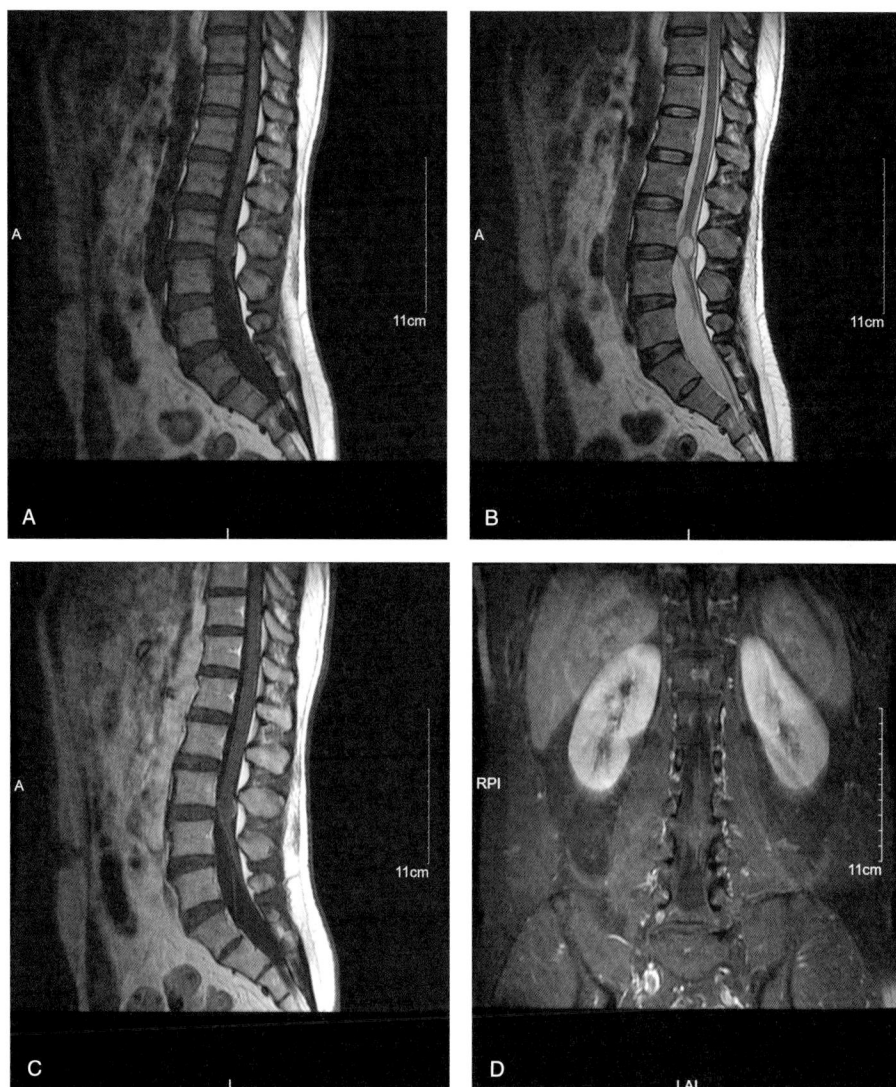

图 17-4-6　腰段椎管表皮样囊肿

A、B. 矢状位 T_1WI(A)和 T_2WI(B)示腰 $_3$~ 腰 $_4$ 椎间盘水平脊髓圆锥内占位,病灶呈类圆形,边界清,脊髓呈喇叭口样撑开,T_1WI 呈稍高信号(内部信号欠均匀),T_2WI 呈相对均匀高信号;C、D. 矢状位 T_1WI 增强(C)和冠状位 T_1WI 脂肪抑制增强(D)示病灶未见强化

（四）诊断要点与鉴别诊断

1. 诊断要点

(1)椎管表皮样囊肿多见于 20~40 岁的患者,椎管囊性病变合并有先天性脊柱畸形或有腰椎穿刺史,需考虑到该疾病的可能性。

(2)T_1WI 和 T_2WI 信号混杂,DWI 上表现为弥散受限,有助于该疾病的诊断。

2. 鉴别诊断

(1)皮样囊肿:多见于小于 20 岁的患者,病灶内脂肪成分含量更高,DWI 弥散轻度受限或不受限,囊壁可有钙化。脂质成分含量高的表皮样囊肿与皮样囊肿往往难以鉴别。

(2)蛛网膜囊肿:形态规则,囊壁无钙化,在 T_1WI 和 T_2WI 上表现为均匀的脑脊液样信号。

(3)畸胎瘤:T_1WI 和 T_2WI 信号表现混杂,内含成熟脂肪信号,CT 上可见钙化,增强后实性部分强化。

(五)治疗和预后

表皮样囊肿生长缓慢,手术治疗是最佳选择,通常可以将其完整切除以达到治愈。但当肿瘤与脊髓或神经根粘连紧密时,为了避免损伤神经,有时只能将部分肿瘤残留,但这会引起肿瘤复发。

四、蛛网膜囊肿

(一)概述

椎管内蛛网膜囊肿(spinal arachnoid cysts)是一种少见的脊髓病变,其病因目前仍不十分清楚,有人认为其起源于后隔憩室或者是异位的蛛网膜颗粒,但都没有被证实。"脊膜囊肿(spinal meningeal cyst)"常用于统称椎管内的硬膜内和硬膜外的囊性病灶,以及与神经根相关的病灶。大多数病例无明显致病因素,通常认为是先天性蛛网膜囊肿。一部分病例可由于外伤、炎症或者感染造成的蛛网膜粘连所致。一些手术操作如脊髓造影术、椎板切除术和椎体成形术等也可造成蛛网膜囊肿。

Nabors 等人将脊膜囊肿根据其解剖位置和组织学来源分为三种类型(表 17-4-1)。第一类为无神经纤维的硬膜外囊肿;第二类为含神经纤维的硬膜外囊肿;第三类为硬膜内囊肿。其中第三类硬膜内囊肿的发病率最低。

表 17-4-1 脊膜囊肿 Nabors 分类

类型	定义
I	无神经纤维的硬膜外脊膜囊肿
I A	硬膜外脊膜囊肿
I B	骶管囊肿
II	含神经纤维的硬膜外脊膜囊肿(包括 Tarlov 神经周围囊肿、神经根憩室)
III	硬膜内脊膜囊肿(也称硬膜内蛛网膜囊肿)

脊膜囊肿可发生在任何年龄段,无性别差异。多数脊膜囊肿是无症状的,在脊髓或者马尾神经受到脊膜囊肿压迫时可出现疼痛或神经功能障碍症状,但囊肿对脊髓的压迫很少引起脊髓软化或脊髓空洞,脊髓受压引起的症状可通过囊肿的抽吸或者引流得到迅速改善。若囊肿与蛛网膜下腔有交通,手术治疗时需将二者间的通道完全根除并封闭蛛网膜下腔的瘘口,否则易导致囊肿复发或脑脊液漏出。因此在影像学评估时需注意观察囊肿与蛛网膜下腔之间的关系,定位瘘口位置。

(二)病理学表现

脊膜囊肿在病理上常表现为囊肿壁含有纤维结缔组织,其内可内衬单细胞蛛网膜,也有部分病理缺乏蛛网膜内衬。囊壁可与蛛网膜下腔有沟通,也可完全封闭。

(三)MRI 表现

脊膜囊肿的信号特征与脑脊液的信号强度相似。T_1WI 呈均匀低信号,T_2WI 呈均匀高信号,由于囊肿内脑脊液不流动或流速降低,多数脊膜囊肿在 T_2WI 和 FLAIR 序列上的信号稍高于正常脑脊液信号。囊肿壁一般较薄,常规 MRI 通常无法清楚显示,重 T_2WI 有助于显示囊肿壁。DWI 序列上囊肿无弥散受限征象,增强扫描病灶无强化。邻近的脊髓或脂肪组织可有受压改变,当脊膜囊肿被硬膜外的脂肪包绕时可呈"帽子征"。MRI 薄层扫描可用于寻找囊肿与蛛网膜下腔之间的瘘口,时间 - 空间标记反转脉冲(time-spatial labeling inversion pulse,Time-SLIP)可用于显示硬膜囊的瘘口,由于瘘口处脑脊液呈湍流状态,在该序列呈高信号,蛛网膜囊肿内液体呈低信号;T$_2$WI 序列上则表现为高信号脑脊液映衬下的流空低信号或混杂低信号(图 17-4-7)。MRI 扫描时鞘内注射钆对比剂可显示囊肿与脑脊液的交通关系,也有学者采用术中动态 MRI 脑脊液成像来显示瘘口,这些方法均有利于指导手术治疗。此外,硬膜囊内注射碘对比剂行 DSA 脑脊液造影并行 CT 薄层扫描对于显示瘘口亦十分有效。

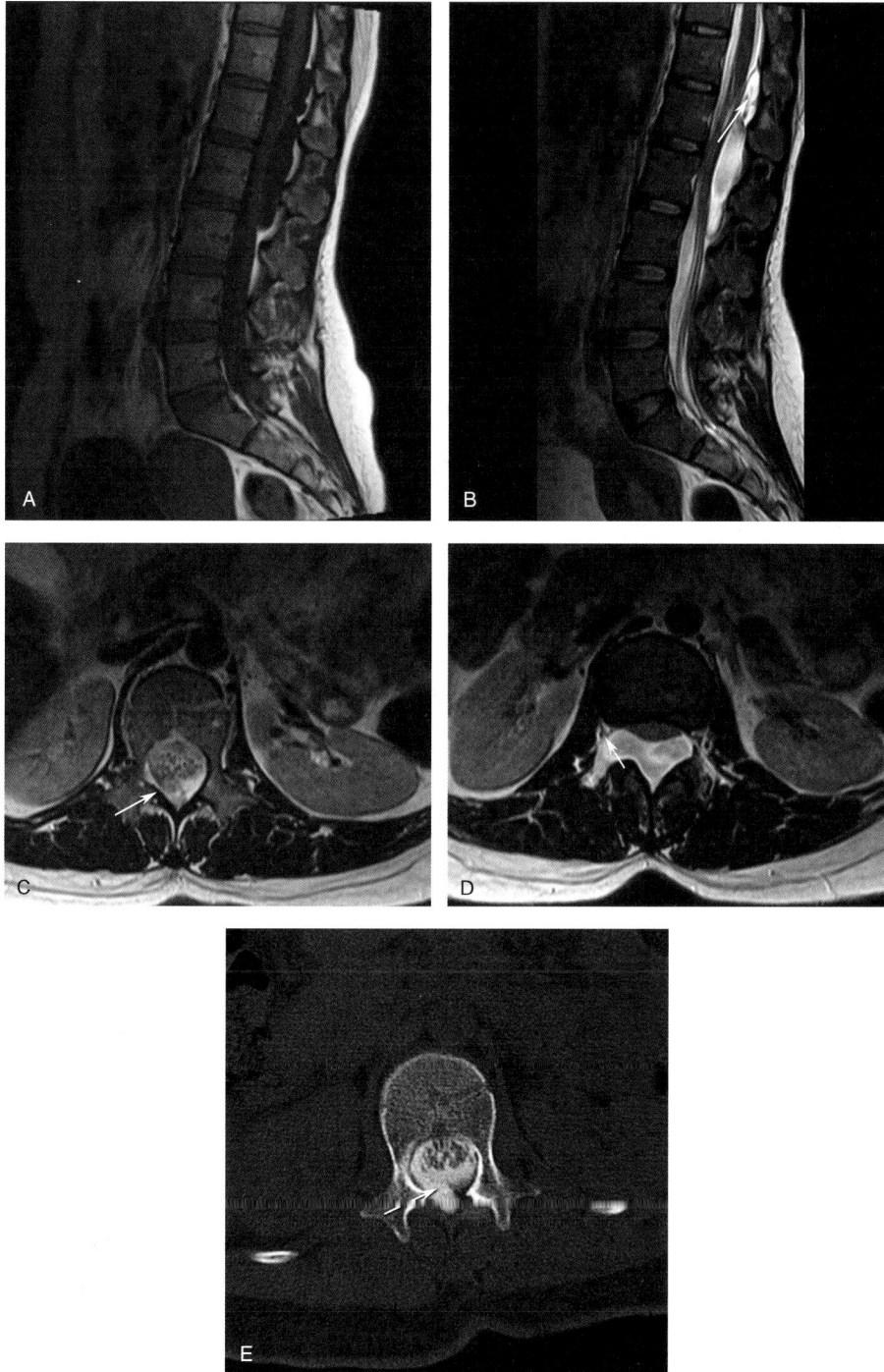

图 17-4-7　腰段脊膜囊肿

A、B. 矢状位 T$_1$WI 和 T$_2$WI 脂肪抑制显示腰段脊膜囊肿,脊髓及马尾神经受压,瘘口位于腰$_1$椎体水平,T$_2$WI 可见流空低信号(白箭);C. 横轴位 T$_2$WI 显示硬膜囊瘘口,可见流空低信号(白箭);D. 横轴位 T$_2$WI 示马尾神经推压至腹侧,右侧腰$_1$椎间孔内的神经根裸露(白箭);E. 椎管造影 CT 薄层扫描(与图 C 同层面),局部可见硬膜囊瘘口(白箭),与脊膜囊肿相通

（四）诊断要点与鉴别诊断

1. 诊断要点

（1）T_1WI 呈均匀低信号，T_2WI 呈均匀高信号，DWI 无弥散受限的椎管内囊性病灶。

（2）增强扫描无明显强化。

（3）邻近脊髓或神经根可有受压改变。

（4）需注意观察囊肿与蛛网膜下腔的沟通部位，T_2WI 序列瘘口处常呈流空低信号。

2. 鉴别诊断

（1）脊髓膨出：T_2WI 囊内可见低信号的脊髓信号。

（2）椎管表皮样囊肿：表皮样囊肿在 DWI 序列呈高信号。

（3）椎管皮样囊肿：常发生在腰椎，信号多变，常与脂肪信号相似。

（4）椎管包虫囊肿：常发生在硬膜外，髓外硬膜内病灶极为少见，病灶常多发并伴有轻度强化。

（五）治疗和预后

脊膜囊肿无症状时可定期随访观察，产生压迫相关的症状时，需及时干预治疗，主要治疗方案有手术完整切除、开窗减压、囊肿 - 蛛网膜下腔引流、囊肿 - 腹膜腔引流等。封堵硬膜囊瘘口是手术治疗预防复发的关键。多数患者术后症状明显缓解，预后良好。

五、脂肪瘤

（一）概述

脂肪瘤（lipoma）是少见的椎管内良性病变，各年龄段均可发生，男女发病率无显著差异。椎管内脂肪瘤的发病机制尚不明确，发生部位多变，可位于脊髓内、外或硬脊膜的内、外，也可贯穿于脊髓及硬脊膜的内、外，甚至可向椎管外浸润至软组织中。脂肪瘤位于硬膜外者多在胸段，成年人好发，年龄为 30~40 岁，常局限于 2~3 个椎体节段。脂肪瘤位于硬脊膜下腔者占多数，见于儿童及青少年，多位于腰骶段，肿瘤较大，可延伸达数个椎体节段，常合并有脊柱裂、脊髓脊膜膨出等脊髓发育畸形，并常与脊髓或马尾神经粘连紧密，甚至可侵入到脊髓内，边界不清楚，包膜不完整，神经根可在肿瘤内穿过。脊髓内脂肪瘤多位于颈胸段，肿瘤往往较小，2~3cm，呈梭形，边界清楚，覆有薄膜。

椎管内脂肪瘤多数位于椎管背侧，易纵向生长，牵拉或挤压脊髓和神经根，产生一系列相应的临床症状。

（二）病理学表现

瘤体主要由成熟的脂肪细胞和胶原细胞组成，可含有较多的血管网和纤维间隔，边缘有致密的胶原组织（图 17-4-8）；脊髓组织与脂肪瘤体无明显的分界面；邻近的脊髓组织可见神经元丢失、神经胶质增生和脱髓鞘改变。

（三）MRI 表现

椎管内脂肪瘤与其他部位脂肪瘤 MRI 表现类似，在 T_1WI 及 T_2WI 上均呈均质的高信号，瘤体两侧侧缘呈高和低信号带状影，系化学位移效应所致；脂肪抑制序列可见病灶内高信号脂肪区域被抑制，呈极低或无信号，具有特征性；病灶边缘多有完整的包膜，呈典型良性肿瘤表现，边缘光滑，信号均匀，增强扫描一般无明显强化（图 17-4-9）；病灶较大时可包绕邻近血管和神经成分，即血管穿过病变，呈线样强化。

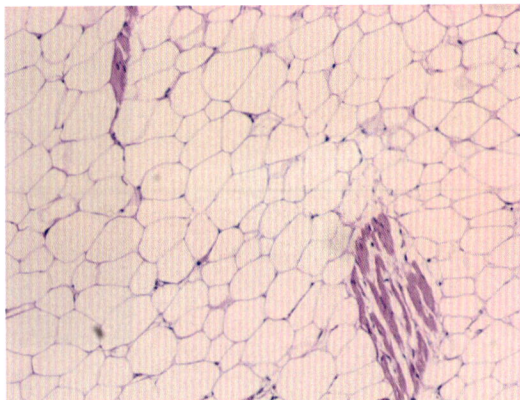

图 17-4-8　脂肪瘤病理图
光镜下脂肪瘤由成熟脂肪细胞组成，细胞大小、形态较一致，细胞核细长偏于胞体一侧（HE×4）

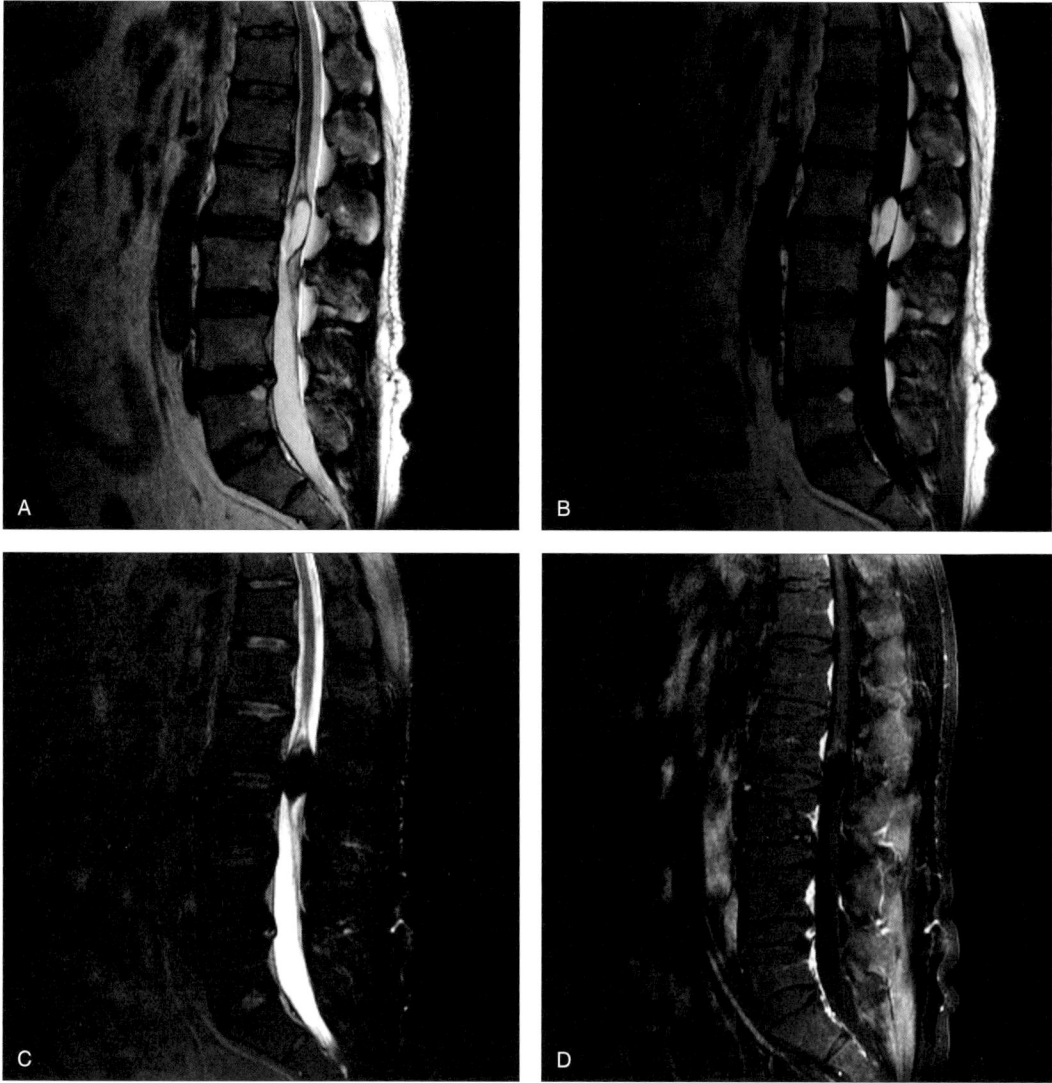

图17-4-9　椎管内脂肪瘤MRI表现

A、B. T_2WI 和 T_1WI 序列，显示腰 $_2\sim$ 腰 $_3$ 椎体水平椎管内占位，呈均匀高信号，长轴与脊髓走行一致，上下硬膜囊呈"杯口状"；C. T_2WI 脂肪抑制序列，示病变呈低信号，与皮下脂肪信号相近；D. T_1WI 脂肪抑制增强序列，示病变无强化

（四）诊断要点与鉴别诊断

1. 诊断要点

（1）发生于儿童及青少年时，好发于腰骶段，常与脊柱裂、脊髓脊膜膨出等脊髓发育畸形相关；发生于成人时，好发于胸段，其次为胸-颈段，通常不伴有脊髓发育畸形。

（2）硬脊膜下病灶与脊髓长轴平行，邻近硬脊膜下腔增宽，脊髓受压变形、移位。

（3）MRI表现为椎管内高信号病灶（T_1WI 和 T_2WI 均呈高信号），瘤内薄层纤维间隔呈低信号，脂肪抑制序列示病灶信号减低，增强扫描无强化。

2. 鉴别诊断

（1）硬膜外脂肪增多症：为硬脊膜外间隙内无包膜的脂肪组织过度沉积所致，严重时可压迫硬膜囊，出现临床症状。临床上十分少见，男性好发，腰段最常受累。MRI表现为硬脊膜外脂肪增加，相应蛛网膜下腔变窄，硬膜囊受压甚至脊髓受压，其信号特征与椎管内脂肪瘤基本一致，询问患者临床病史尤其是类固醇激素使用情况将有助于鉴别诊断。

（2）血管脂肪瘤：好发于40~50岁的女性，是由成熟脂肪和异常血管组成的良性肿瘤，生长缓慢，临床症状逐渐出现。非浸润型血管脂肪瘤多位于胸段椎管膜外背侧，瘤体以脂肪成分为主时，两者脂肪抑制序列均可见信号减低，血管脂肪瘤增强后血管成分可见明显强化，而脂肪瘤无强化。浸润型血管脂肪瘤更多见于椎管腹侧，可累及邻近软组织和椎体。

（3）皮样囊肿：当皮样囊肿含脂类较多时，病灶表现为 T_1WI 高信号，T_2WI 稍高信号，与脂肪瘤鉴别较困难，一般前者在 T_1WI 及 T_2WI 上信号欠均匀，后者信号均匀。当脊髓内或脑内发现有脂肪滴存在，椎管内又发现有 T_1WI 呈高信号、T_2WI 呈稍高信号的占位性病变时，通常考虑可能是椎管内皮样囊肿、表皮样囊肿或畸胎瘤破裂所致，脂肪瘤破裂的情况尚未见报道。

（4）畸胎瘤：畸胎瘤除脂肪成分外，也可含有骨骼、钙化等成分，MRI 信号较混杂，其内可见低信号的骨骼及钙化，而脂肪瘤内无低信号成分。

（5）表皮样囊肿：表皮样囊肿周围可见与其相连的脂肪信号，而病变内极少见到脂肪信号；此外，表皮样囊肿内的 T_1WI 高信号在脂肪抑制序列不被抑制，且在 DWI 高 b 值图像上，其信号强度高于脑脊液信号，有助于与脂肪瘤鉴别。

（6）肠源性囊肿：肠源性囊肿蛋白质含量比较高时，可表现为 T_1WI 等或高信号，但其在脂肪抑制序列上无信号减低，而脂肪瘤有脂肪抑制改变。

（7）亚急性期出血性病变：亚急性期的椎管内出血改变，在 T_1WI 和 T_2WI 上均呈高信号，脂肪抑制序列仍呈高信号，CT 扫描呈中高密度影，且出血患者多有外伤病史或感染病史，易与脂肪瘤鉴别。

（8）黑色素瘤：典型黑色素瘤表现为 T_1WI 高信号，T_2WI 低信号，为局灶性团块状、哑铃状或匍匐状生长的肿块性病变，可侵犯周围血管组织而伴发出血，增强扫描呈轻中度均匀或不均匀强化；而脂肪瘤为良性病变，边界相对清楚、光整，T_1WI 和 T_2WI 均呈高信号，增强后无强化。

（五）治疗和预后

对有症状的椎管内脂肪瘤患者，唯一有效的治疗方法是手术切除。但由于肿瘤生长的部位、大小，以及与神经组织粘连程度不同，术前症状轻重不同，手术切除难易程度、术后恢复情况也各不相同。对于硬脊膜外腔的脂肪瘤，一般边界较清楚，周围可有包膜易分离，可行全切除；若脂肪瘤波及范围较大，边界不甚明显，供血丰富易出血，只能行大部分切除。此类患者术后预后一般较好，复发率较低。对于硬脊膜下腔或脊髓内的脂肪瘤，常与脊髓或马尾神经粘连紧密，分界不清，包膜不完整，部分合并脊髓发育畸形，即使在显微镜下也很难将肿瘤全部分离切除，只能作肿瘤部分切除以减少压迫、缓解症状。

六、畸胎瘤

（一）概述

畸胎瘤（teratoma）是一种多能细胞肿瘤，其具有三个胚层成分。2016 年 WHO 神经系统肿瘤分类中将畸胎瘤及畸胎瘤恶变并列归类于生殖细胞肿瘤，畸胎瘤又分为成熟型、未成熟型两个亚型。椎管内畸胎瘤少见，多位于髓外硬膜下，可分布于整个脊髓，但以胸腰段好发，以脊髓圆锥部最常见，患者常伴有脊髓脊柱发育畸形，如脊柱裂、脊膜膨出和脊髓纵裂等。

（二）病理学表现

畸胎瘤组织学上包含内、中、外三个胚层的各种成熟和非成熟组织，大多数中枢神经系统畸胎瘤分化良好。成熟畸胎瘤病理成分以成熟鳞状上皮、呼吸道及消化道上皮为主，部分可见脂肪、骨质成分（图 17-4-10）。不成熟型畸胎瘤包括三个胚层或一个胚层的分化较差的成分，常见出血及坏死。畸胎瘤恶变常为不成熟畸胎瘤转变所致。

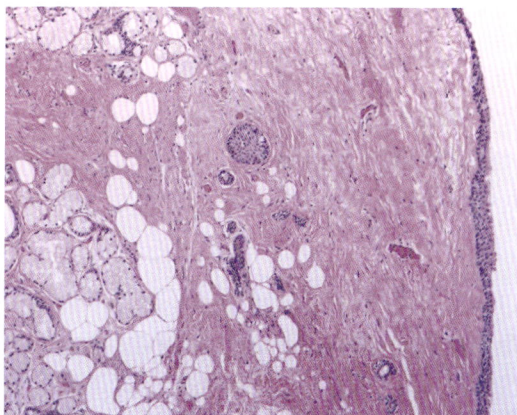

图 17-4-10　成熟畸胎瘤病理图

光镜下可见衬覆鳞状上皮的纤维囊壁样组织,伴脂肪组织和唾液腺组织(HE×40)

(三) MRI 表现

椎管内畸胎瘤在 MRI 上表现为边界清楚、强度不均的混杂信号。当脂肪和钙化并存时诊断相对容易,其中脂肪成分在 T_1WI 及 T_2WI 上呈高信号,脂肪抑制序列显示为低信号(图 17-4-11)。

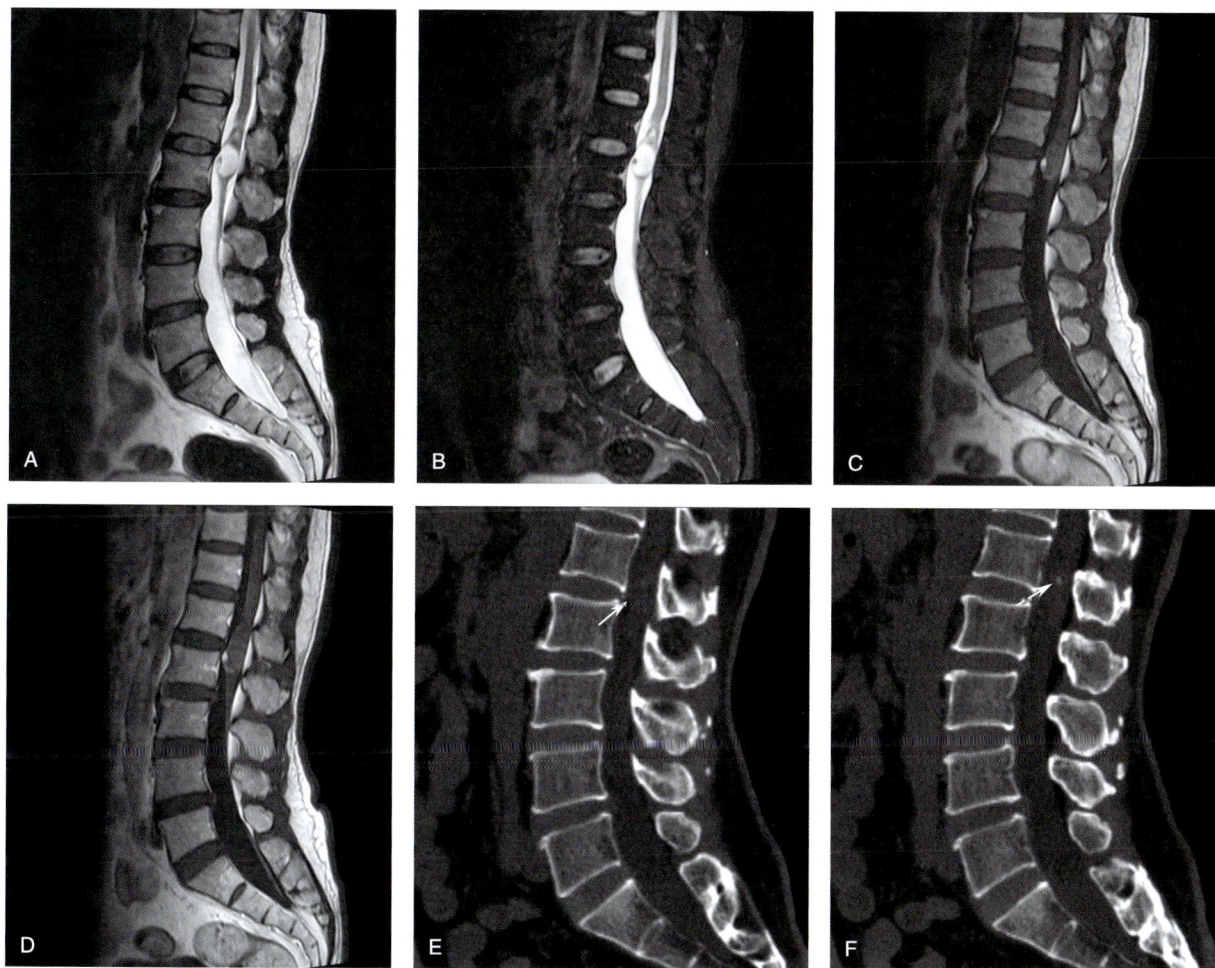

图 17-4-11　腰$_1$~ 腰$_2$椎体水平椎管内畸胎瘤

A、B. 矢状位 T_2WI 及 T_2WI 脂肪抑制序列显示病灶边界较清楚,信号混杂,并见脂滴;C. 矢状位 T_1WI 见脂滴分层;
D. 矢状位 T_1WI 增强序列示病灶未见明显强化;E、F. 矢状位 CT 重建显示病灶内的脂肪及钙化(白箭)

(四) 诊断要点与鉴别诊断

1. 诊断要点

(1) 好发于胸腰段,以脊髓圆锥部最常见。

(2) 多数伴有脊髓膨出和脊髓纵裂等先天发育畸形

(3) 肿瘤边界清楚,MRI 信号混杂,可见脂肪和 / 或钙化。

2. 鉴别诊断

(1) 脂肪瘤:信号均匀单一,T_1WI 及 T_2WI 上均呈高信号,脂肪抑制序列为低信号。

(2) 表皮样囊肿:病灶内不含有成熟的脂肪成分,增强后通常不强化,DWI 序列呈高信号。

(五) 治疗和预后

手术是椎管内畸胎瘤有效、首选的治疗方法。恶变的畸胎瘤,手术切除后须联合辅助治疗。畸胎瘤的预后与初诊年龄、肿瘤部位、有无恶变、手术切除情况等因素相关,成熟型畸胎瘤术后预后良好,畸胎瘤恶变术后容易复发。

(余鑫锋　闵　捷　邵晓彤　靳云云　蒋　飚)

第五节　转移性肿瘤

(一) 概述

脊柱转移性肿瘤是个笼统的概念,按其发病部位可以分为三类:①椎体及硬膜外转移瘤,最多见,约占 94%;②硬膜下髓外转移瘤,约占 5%,包括硬膜下腔、蛛网膜及蛛网膜下腔、软脊膜等结构的转移性肿瘤;③髓内转移瘤,最少见,仅占 1%。肿瘤转移脊柱区域的路径包括:动脉或静脉途径(椎静脉丛)、淋巴系统(沿根袖)、蛛网膜下腔脑脊液播散(原发性或继发性中枢神经系统肿瘤的椎管内播散)及直接侵犯(通常为椎旁或后腹膜的恶性肿瘤)。

椎体转移瘤意味着血行播散的肿瘤细胞对脊柱发生侵袭,椎体骨质破坏形成软组织肿块,累及硬膜外间隙。40 岁以上的患者,脊柱病变的鉴别诊断均要考虑此病。约 10% 的恶性肿瘤患者确诊时已发生脊柱转移,较高年龄段(大于 50 岁)患者中更为多见。

硬膜下转移瘤由血行途径或脑脊液种植而来,可同时伴有颅内转移灶。软脊膜转移瘤多为中枢神经原发肿瘤经脑脊液播散所致。

髓内转移瘤更少见,多发生于肿瘤进程的晚期。肿瘤细胞可能是沿着血管周围间隙浸润、血行播散或从软脊膜直接侵入等途径到达脊髓实质。髓内转移瘤占中枢神经系统转移的 8.5%,占髓内病变的 5%。

硬膜外转移瘤最常见的症状是骨痛,常由病理性骨折或脊髓压迫引起。硬膜下转移瘤常引起脊髓或马尾神经压迫损害的症候群,患者的症状多表现为腰背部疼痛或神经根痛、肢体麻木、无力、感觉减退、步态异常等,症状呈进行性加重。髓内转移瘤出现症状的时间会比原发肿瘤短,75% 的患者出现症状的时间少于 1 个月。最常见的症状是运动无力,其他症状包括疼痛、肠道或膀胱功能障碍、感觉异常等。

(二) 病理学表现

肿瘤多经由血行途径转移至椎体及硬膜外,常见的原发肿瘤依次为:乳腺癌、肺癌、前列腺癌、淋巴瘤、肾癌、胃肠道恶性肿瘤、黑色素瘤等。

转移至硬膜下的原发肿瘤中,儿童以脑内原发肿瘤多见,肿瘤细胞脱落随脑脊液播散,常见原发肿瘤包括:胶质母细胞瘤、间变性星形细胞瘤、室管膜瘤、髓母细胞瘤及生殖细胞肿瘤等;成人以非中枢神经系统肿瘤多见,经血行播散而来,常见的原发肿瘤包括:肺癌、乳腺癌、黑色素瘤、造血系统肿瘤及淋巴瘤等。

转移至髓内的原发肿瘤中,肺癌约占50%,其他肿瘤包括:乳腺癌、淋巴瘤、白血病、黑色素瘤、肾癌、直结肠癌、胆管癌等。约1/3的患者伴有脑转移,1/4的患者伴有脑膜脑转移。

（三）MRI 表现

增强 MRI 检查是诊断脊柱区域转移性肿瘤最敏感的影像手段,如有明确原发肿瘤病史,诊断较明确。

硬膜外转移瘤多见于胸段及腰段,病灶常多发,MRI 表现为硬膜外病灶,椎体骨质破坏,椎体变扁,常累及后缘和附件。薄层高分辨扫描可清楚分辨低信号条状硬脊膜内移,蛛网膜下腔受压。平扫病灶多为长 T_1、长 T_2 信号,脂肪抑制序列表现为高信号,增强扫描呈中度或明显强化(图 17-5-1)。部分成骨性转移易与椎体骨质疏松相混淆,建议加扫 T_2WI 脂肪抑制序列。

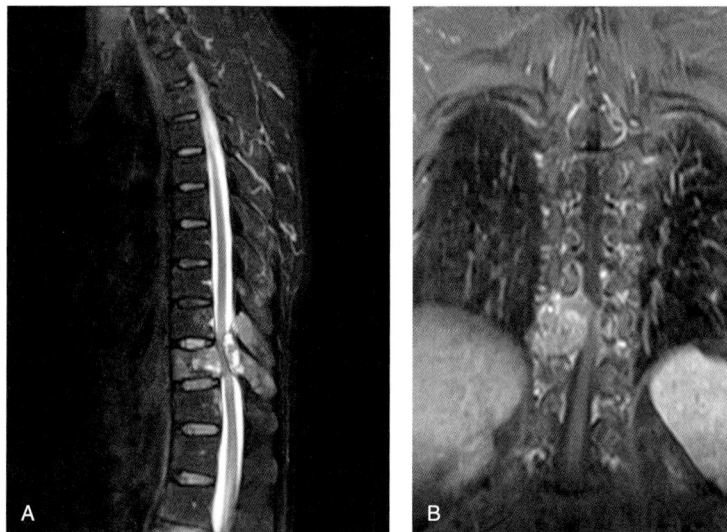

图 17-5-1 椎体转移性腺癌
男性,50 岁,术后病理示椎体转移性腺癌,肺来源。A. T_2WI 脂肪抑制序列,示胸。椎体及附件骨质破坏,形成软组织肿块,累及硬膜外间隙,相应水平椎管狭窄；B. 冠状位增强 T_1WI 序列,示病灶不均匀强化

硬膜下转移瘤多见于胸腰段,单发或多发,多呈梭形、结节状或条带状。平扫信号多为 T_1 等、T_2 等或稍高信号,T_2WI 脂肪抑制可以凸显病灶。增强扫描明显均匀强化(图 17-5-2A、B)。软脊膜转移性肿瘤多为脑脊液播散而来,以中枢神经系统原发肿瘤最多见,最常见于腰骶部,可能与脑脊液流动及细胞重力有关。病变覆盖于脊髓表面或沿终丝分布,范围常广泛,平扫不易发现,增强扫描呈线状或串珠状明显均匀强化。强化的病灶下方脊髓表面的软脊膜线样强化,提示随脑脊液播散而来的肿瘤累及软脊膜(图 17-5-2C),增强后 T_2 FLAIR 抑制脊髓表面血管强化干扰,可以鉴别软脊膜转移。

髓内转移瘤可多发或单发,可多节段发生。典型表现为脊髓增粗,髓内卵圆形病灶,T_1WI 呈等或稍低信号,T_2WI 多呈高信号,灶周水肿常较明显,在 T_2WI 上与病灶不易区分,增强扫描可以勾画肿瘤边界,多呈结节状、环形明显强化,病灶边缘可见模糊延伸的强化影。病灶强化与肿瘤血管床及血脑屏障破坏有关(图 17-5-3)。

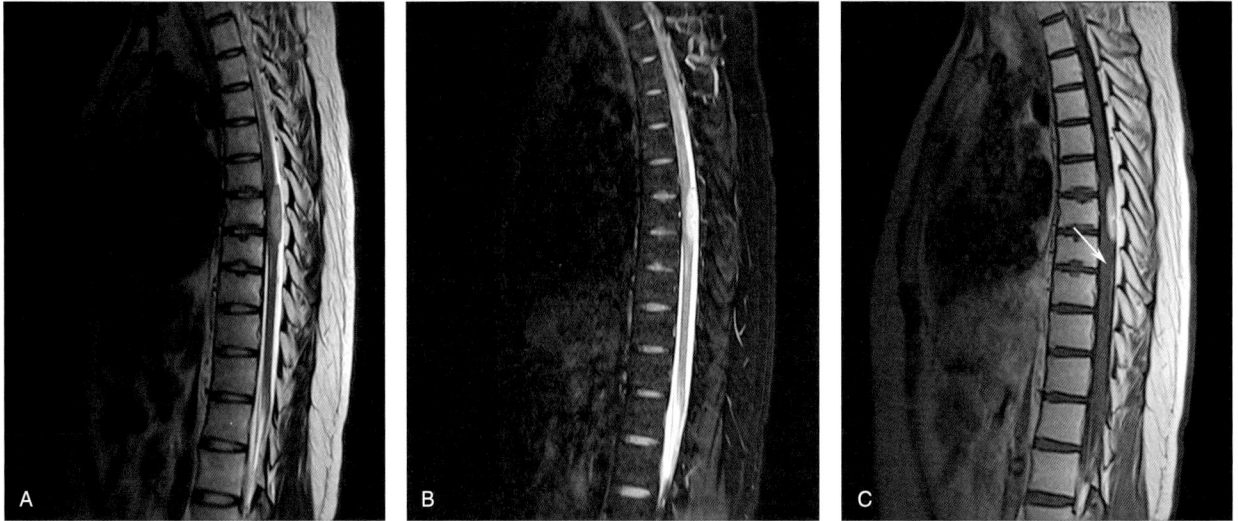

图 17-5-2 硬膜下转移性肿瘤

男性,22 岁,双下肢麻木 10 天就诊。术后病理示生殖细胞肿瘤,既往有松果体生殖细胞瘤病史。A、B. T_2WI 及 T_2WI 脂肪抑制序列,示病灶位于胸 $_7$ 椎管内硬膜下,呈梭形,病灶相对于脊髓呈稍高信号,脂肪抑制序列上病灶显示更加清楚,脊髓受压变细,脑脊液间隙增大;C. T_1WI 增强序列,示病灶均匀明显强化,病灶下方软脊膜线状增厚强化(白箭)

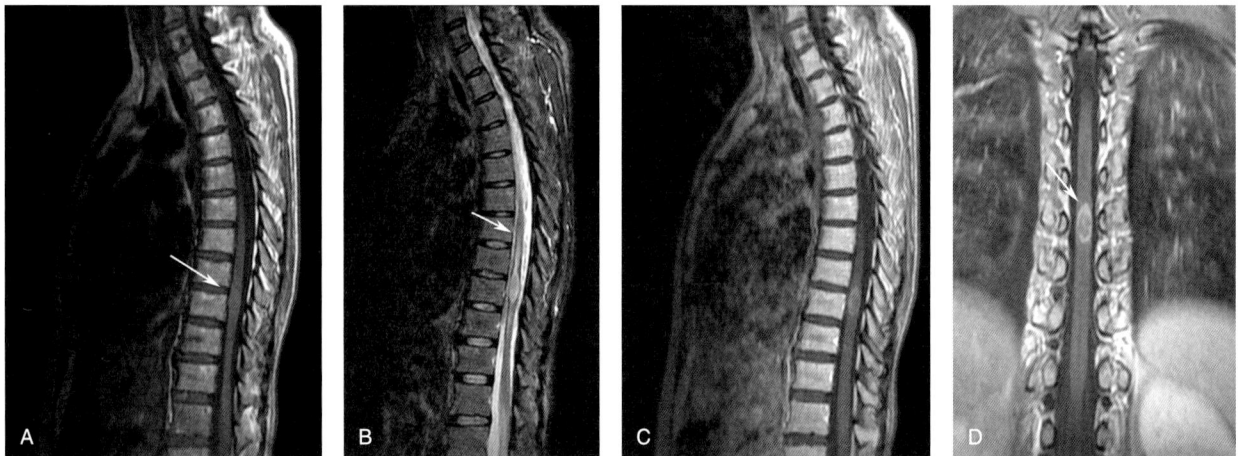

图 17-5-3 脊髓转移性腺癌

女性,48 岁,双下肢无力伴感觉减退 2 个月就诊,既往有肺腺癌病史。术后病理示脊髓转移性腺癌,肺来源。A. 矢状位 T_1WI 序列,示胸 $_7$~ 胸 $_8$ 节段脊髓增粗伴占位,呈等信号(白箭);B. T_2WI 脂肪抑制序列,示病灶呈高信号,信号欠均匀,病灶上方及下方的中央管轻度扩张(白箭);C、D. 矢状位及冠状位 T_1WI 增强序列,示病灶呈厚薄不均匀环形强化,病灶边缘见延伸的模糊强化影(白箭)

(四)诊断要点与鉴别诊断

1. 诊断要点

(1)单发或多发。

(2)椎体骨质破坏伴软组织肿块,侵犯硬膜外结构。

(3)增强扫描病灶强化。

(4)在明确有原发肿瘤的情况下,诊断较明确。

2. 鉴别诊断

(1)硬膜外转移瘤需和淋巴瘤、多发性骨髓瘤相鉴别:淋巴瘤常表现为椎管内等信号为主的软组织肿块,增强扫描多为中度以上强化,肿瘤包绕硬膜囊生长,椎间孔及神经根常受累。多发骨髓瘤软组织肿块相对较小,可见阳性椎弓征(椎体破坏、椎弓保留)及肋骨、锁骨轻度膨胀性骨质破坏。

(2)硬膜下转移瘤易误诊为脊膜瘤或神经源性肿瘤:典型的脊膜瘤伴有脊膜尾征。神经鞘瘤常有囊变,跨椎间孔内外生长具有特征性。

(3)软脊膜多发转移瘤需与炎性病变相鉴别:包括蛛网膜炎、神经根炎、吉兰-巴雷综合征、术后蛛网膜粘连等,脑脊液检查有助于明确诊断。

(4)髓内转移瘤需要与髓内肿瘤、横贯性脊髓炎相鉴别:髓内转移瘤表现为单发占位时需与髓内常见原发肿瘤如室管膜瘤、星形细胞瘤、血管母细胞瘤相鉴别,必须结合原发肿瘤病史;横贯性脊髓炎一般急性或亚急性起病,根据病因可以分为疾病相关性和特发性。疾病相关性横贯性脊髓炎主要包括脱髓鞘病变(如多发性硬化、视神经脊髓炎谱系疾病、急性播散性脑脊髓炎等)、系统性自身免疫疾病等。多发性硬化病灶颈髓多见,范围一般小于2个椎体节段,横轴位病灶多位于脊髓周边,多呈部分性横贯性脊髓炎,急性期或活动期病灶可出现斑片状强化。视神经脊髓炎谱系疾病多表现为颈胸髓受累,长节段分布,横轴位上多呈完全性横贯性脊髓炎,急性期可有斑片状强化及脊髓肿胀。

(五)治疗和预后

目前许多学者认为手术减压加化疗是治疗硬膜外转移性肿瘤的标准措施。硬膜下转移瘤多无法手术治愈,一般采取神经系统化疗和放疗。髓内转移瘤的治疗通常为分次放疗,但仅能维持神经功能水平。椎管转移瘤总体预后差,在诊断后的6个月内,多达2/3的患者死亡。

(许　多　蒋　飚)

第十八章

脊髓脱髓鞘病变

第一节 多发性硬化

(一) 概述

多发性硬化(multiple sclerosis,MS)是一种进行性的炎性脱髓鞘疾病,病变可局限性或弥漫性累及脑和脊髓,在脑内主要累及视神经、脑干、小脑和脑室周围白质,在脊髓内主要累及颈髓。在中国,多发性硬化的发病率仅为 1~5/10 万。然而,该病好发于青壮年,造成患者一个或多个神经功能缺陷,导致部分或完全的残疾,给患者造成严重身心伤害的同时,也给家庭和社会带来沉重的经济负担,危害巨大。

多发性硬化的病因尚不明确。目前公认该病是一种受各种环境和外部因素及遗传因素共同影响的具有免疫学基础的慢性疾病。感染 EB 病毒、紫外线照射、肥胖、吸烟、维生素 D 缺乏在该病的发生发展中起着重要作用。而与该病相关的主要遗传风险位于 HLA-DRB1*15 和 / 或与该等位基因连锁不平衡的其他位点。

多发性硬化在女性患者中多见,男女患病比例为 1:1.5~2。该病的临床表现多样,常见症状包括视力下降、复视、肢体感觉 / 运动障碍、共济失调、膀胱 / 直肠功能障碍等。大多数患者的病程包含复发缓解期和进展期两个阶段。早期炎症改变使得疾病复发、缓解,后期神经退行性改变使得疾病不可逆性进展。复发常呈亚急性病程,数小时至数天起病,然后在数周内保持稳定,再逐渐缓解恢复。疾病早期阶段的复发可以达到完全缓解,但部分会遗留持久性损害,例如急性视神经炎后,视力可能恢复,但遗留色觉、对比敏感度和深度视觉异常。随着神经元储备减少,缓解就变得不完全,神经功能缺陷将长期存在,导致残疾。约半数患者在发病 10~15 年后不再有复发缓解过程,逐渐演变成缓慢进行性加重。约 10% 的患者呈进行性起病,而没有复发缓解过程。

(二) 病理学改变

多发性硬化的病理特征包括炎症、脱髓鞘、胶质增生和轴突损伤。活动性病变内巨噬细胞和淋巴细胞聚集(主要是 T 淋巴细胞和少数 B 淋巴细胞,而 T 淋巴细胞主要是 CD8$^+$ 淋巴细胞)。淋巴细胞通过介导细胞免疫和产生抗体免疫直接参与多发性硬化的病理过程,也可分泌细胞因子,影响巨噬细胞活化,刺激其吞噬髓鞘。血管周围炎症细胞浸润常伴发血管内皮细胞破裂,导致组织水肿。这种炎性改变会导致轴突损伤和脱髓鞘。轴突在疾病的早期阶段相对保留,但是随着疾病进展,轴突的损伤变得不可逆转。复发缓解期和进展期多发性硬化的炎性浸润成分相似,但进展期多发性硬化中 B 细胞和浆细胞的比例较高。

(三) MRI 表现

在考虑多发性硬化时,所有患者均应行头部 MRI 检查,脊髓 MRI 检查并非必要检查。但是,在脊髓受累为首发症状、原发进展性病程,以及在多发性硬化少见的人群(如老年人)中考虑多发性硬化,或者需要进一步的资料增加诊断的可靠性时,应进行脊髓 MRI 检查。

多发性硬化患者中出现脊髓 MRI 异常的比例高达 74%~92%。30%~40% 的患者可有无症状的脊髓病变。复发缓解期患者的典型表现为多发局灶性病变，多累及颈胸髓。在矢状位图像中，病灶呈雪茄状，长度很少超过 2 个椎体节段。在横轴位上，病灶主要累及脊髓外周白质，以侧索和后索多见，可累及中央灰质，但很少占据脊髓横截面积的一半以上。急性病变可产生轻中度的占位效应，引起脊髓肿胀。进展期患者病变范围更加广泛，可伴有脊髓萎缩。而原发性进展性多发性硬化患者脊髓病变较脑内病变多见。

脱髓鞘斑块在 T_1WI 上呈低信号，信号减低的程度取决于病变产生的时间长短。新近形成的病变中有 80% 在 T_1WI 上表现为低信号，可能和病灶内水肿、髓鞘破坏或轴突丢失有关。随着炎症活动减弱，水肿消退及再髓鞘化修复，病变在几个月内变为 T_1WI 等信号。约 40% 的病灶表现为持续的 T_1WI 低信号，病理学上有严重的脱髓鞘和轴突丢失，表明存在不可逆的组织损伤。

活动性多发性硬化斑块在增强扫描时多有强化，典型的增强模式为不完全的环形强化，缺口朝向皮层或基底节，这是区分炎性脱髓鞘病变和其他病变（如肿瘤或脓肿）的特征（图 18-1-1）。病灶强化通常可以持续数周，糖皮质激素治疗可缩短病灶强化持续的时间。病灶强化反映炎症活动，和患者的临床症状无明显相关性。强化病灶在脊髓中少见，可能是由于脊髓 MRI 技术不理想，也可能是有脊髓症状的患者更频繁地使用大剂量激素治疗，从而影响了脊髓内活动性病变的检出率。

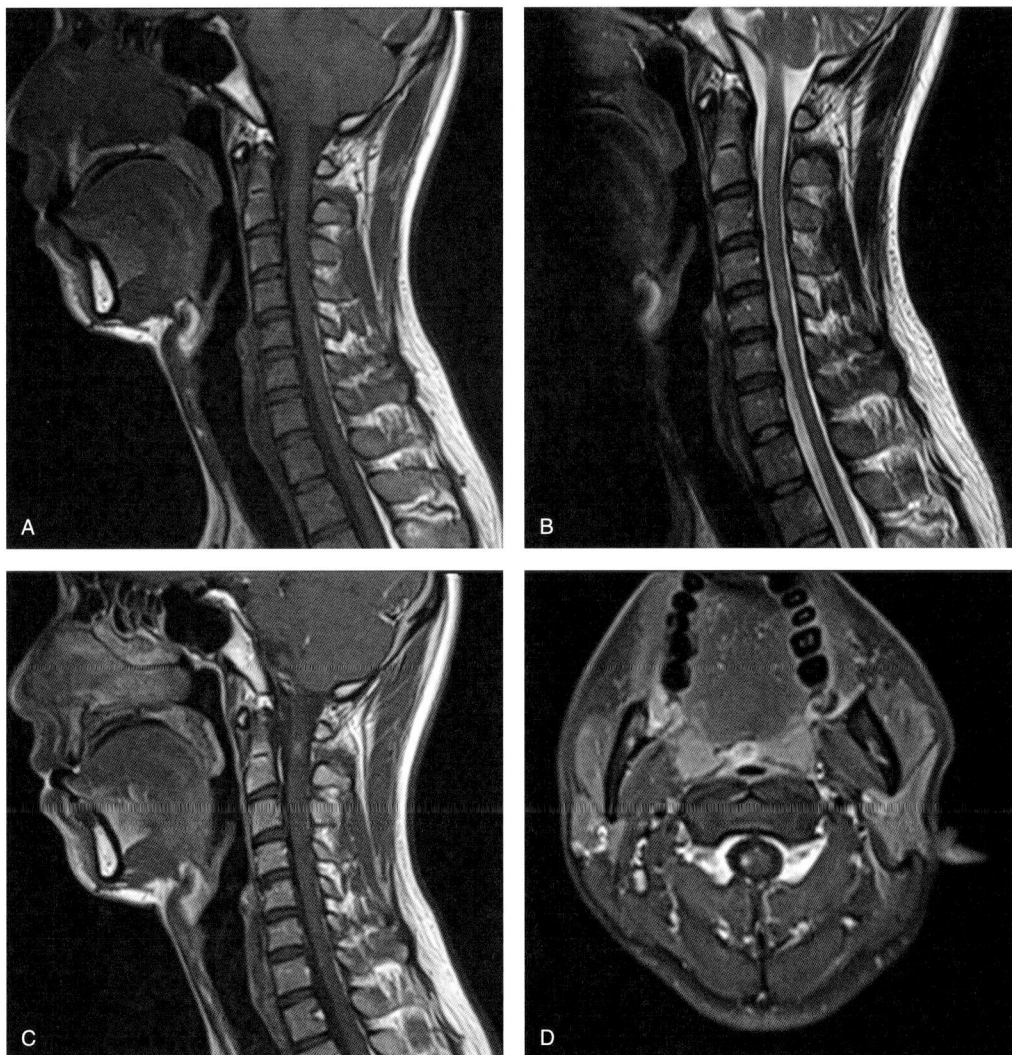

图 18-1-1 多发性硬化

A、B. T_1WI 和 T_2WI 序列，显示局灶性短节段颈髓病灶，累及侧索，T_1WI 等信号，T_2WI 高信号；

C、D. 矢状位和横轴位增强 T_1WI 序列示病灶强化脊髓萎缩是多发性硬化突出的表现,主要影响颈髓,见于疾病的进展阶段。它反映了多发性硬化最具破坏性的病理过程,如不可逆的脱髓鞘-胶质细胞、神经元细胞和轴突丢失。脊髓萎缩的进展速度比脑萎缩更快,对临床残疾的影响更大。因此,临床试验评估神经保护剂的疗效或监测疾病进展时,多选择脊髓萎缩的程度作为指标之一(图 18-1-2)。

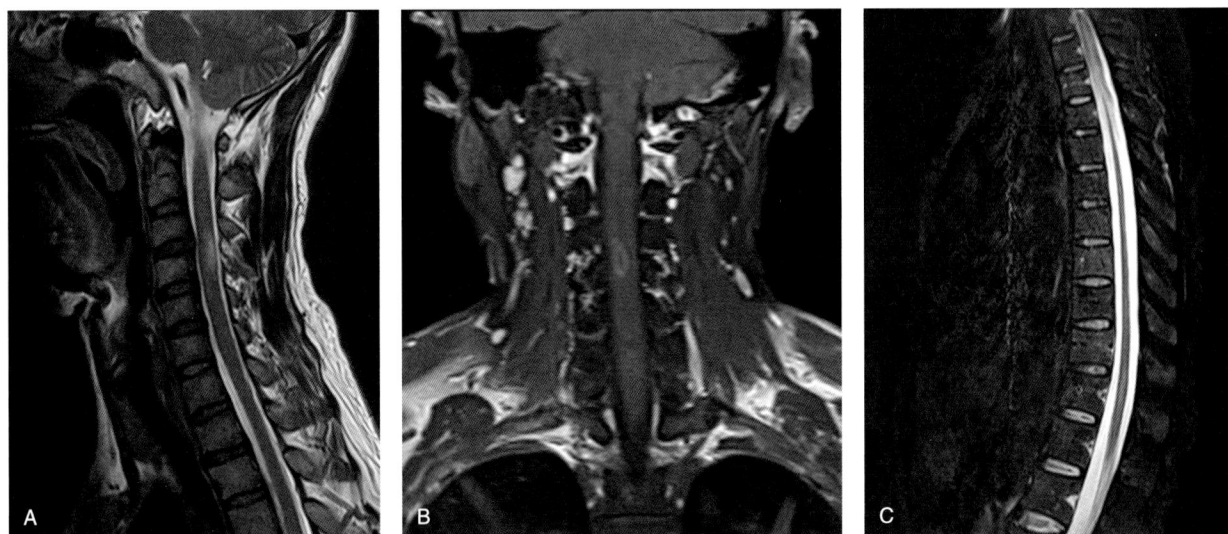

图 18-1-2　多发性硬化伴胸髓萎缩

A. 矢状位 T_2WI 序列,显示高信号病变位于颈髓内,呈短节段;B. 冠状位增强 T_1WI 序列示病灶呈环形强化;
C. 矢状位 T_2WI 脂肪抑制序列,示胸髓萎缩

(四) 诊断要点与鉴别诊断

1. 诊断要点　多发性硬化的临床诊断以病史和体征为基本依据,MRI 的作用是寻找病变空间和时间多发的证据,并排除其他可能的疾病。

成人多发性硬化的诊断推荐使用 McDonald 诊断标准。该标准主要用于对典型的临床孤立综合征(clinically isolated syndrome,CIS)患者作出肯定还是可能的多发性硬化诊断。2017 修订版 McDonald 诊断标准对于 MRI 上空间多发的判断依据是:4 个中枢神经区域(脑室旁、皮质或近皮质、幕上和脊髓)中至少 2 个区域有 ≥1 个具有多发性硬化特征的 T_2WI 高信号病灶。2016 年欧洲 MAGNIMS(Magnetic Resonance Imaging in MS)共识把视神经列为满足空间多发标准的第 5 个中枢神经区域,但是 2017 年修订 McDonald 标准时未将其纳入。MRI 上时间多发的证据是:同时存在增强或非增强病灶,或者随访时发现新发的 T_2WI 高信号病灶或增强病灶。

如果患者无神经系统症状,但是 MRI 表现强烈提示多发性硬化时,可考虑为放射学孤立综合征(radiologically isolated syndrome,RIS)。对于典型的放射学孤立综合征,既往时间和空间多发性的 MRI 证据能够支持多发性硬化的诊断。大约 1/3 的放射学孤立综合征在 5 年内会被诊断为多发性硬化。

2. 鉴别诊断　对于早期的多发性硬化,应注意与其他临床及影像上具有时空间多发特征的疾病进行鉴别。对于多发性硬化发病率较低的地区和种族更应该仔细地考虑鉴别诊断。对于合并多系统症状的患者,应警惕排除系统性疾病,如系统性红斑狼疮、干燥综合征、白塞病及其他血管炎。

(1)视神经脊髓炎谱系疾病(neuromyelitis optica spectrum disorders,NMOSD):NMOSD 和多发性硬化同为中枢神经系统脱髓鞘疾病,两者临床表现和影像特征相似,但治疗策略不同。多发性硬化缓解期治疗以免疫调节剂为主,而 NMOSD 以免疫抑制剂为主。对于存在 NMOSD 可能的人群,如脊髓受累超过 3 个椎体节段、典型第三脑室周围器官受累症状、颅内缺乏典型多发性硬化病变或者不满足空间多发标准、严重或双侧视神经炎、严重脑干受累、合并自身免疫性疾病或相关抗体阳性者,应检测血清水通道蛋白 4(AQP4)抗体、髓鞘少突胶质细胞糖蛋白(MOG)抗体和脑脊液特异性寡克隆带进行鉴别。

(2)脊髓感染性疾病:脊髓感染可由细菌、真菌和病毒引起。病毒性脊髓炎较常见,常见的病原体为疱疹病毒、脊髓灰质炎病毒、巨细胞病毒和人类免疫缺陷病毒。病毒性脊髓炎多表现为纵向广泛性横贯性脊髓炎,但也可以表现为单灶或多灶性短横贯性脊髓炎。梅毒性脊髓炎也需要鉴别,其特征是运动和感觉障碍的急性发作,可能是由梅毒性动脉炎继发脊髓血管血栓形成导致的。梅毒性脊髓炎可表现为类似多发性硬化的短横贯性脊髓炎,主要累及胸髓,增强扫描可见脊髓浅表强化。

(3)脊髓神经结节病:结节病累及脊髓并不少见。脊髓神经结节病可以表现为局灶性或弥漫性的脊髓炎,主要累及胸髓,早期可有脊髓膨大,病灶强化,后期伴有脊髓萎缩。但神经结节病累及脊髓,通常表现为累及 3 个或更长节段的脊髓炎。类似多发性硬化的短横贯性脊髓炎表现是局灶性炎性肉芽肿的后遗改变。

(4)局限于脊髓的原发性血管炎:原发性血管炎较少累及脊髓,最常见的临床表现是进行性截瘫。MRI 可见脊髓内病灶强化,主要位于脊髓胸段后索,有时可见神经根明显增粗强化,通常随时间消退。急性横贯性脊髓炎也可发生在其他系统性血管炎疾病中,如干燥综合征、系统性红斑狼疮和白塞病。在 MRI 上,病变通常以局灶性或弥漫性脊髓炎的形式出现,伴有不同程度的增强。

(5)脊髓缺血:脊髓缺血的发生率较低,最主要的原因是血管粥样硬化。急性脊髓缺血在 DWI 上表现为高信号,24 小时内 T_2WI 可能无阳性发现,仅有脊髓稍膨大。亚急性期的典型表现是累及脊髓前部或后部的铅笔样病灶,边缘光整,沿脊髓自上而下延伸。一些病例可表现为小的、局灶性的、偏心的病变,类似于多发性硬化。

(五)治疗和预后

多发性硬化的急性期治疗以缓解症状、缩短病程和防治并发症为主。糖皮质激素冲击疗法为一线治疗方案。急性重症或对激素治疗无效者,可考虑应用血浆置换。然而,并非所有复发都需要临床处理。有客观神经功能缺损证据的症状方需治疗,如视力下降、运动障碍等,轻微感觉症状一般休息或对症处理后即可缓解。

多发性硬化的缓解期治疗以控制疾病进展为目的,常用治疗方案包括免疫抑制剂如环磷酰胺、环孢素等,以及与小剂量激素或疾病修饰治疗(disease modifying therapy,DMT)药物如特立氟胺、重组人 β-1b 干扰素等的联合应用。推荐采用 DMT 治疗,可以有效减少复发率和神经功能缺损。

多发性硬化是终身性疾病,康复治疗及生活指导对于提高患者生存质量、改善预后非常重要。

(许晶晶　徐晓俊)

第二节　视神经脊髓炎谱系疾病

(一)概述

视神经脊髓炎谱系疾病(neuromyelitis optica spectrum disorders,NMOSD)是一组主要由体液免疫参与的抗原 - 抗体介导的中枢神经系统炎性脱髓鞘疾病。视神经脊髓炎谱系疾病的概念由 1894 年 Eug`ene Devic 和他的同事报道的 Devic's 病或视神经脊髓炎(neuromyelitis optica,NMO)逐渐演变而来。传统概念的视神经脊髓炎,病变仅局限于视神经和脊髓,在很长一段时间内被认为是多发性硬化的一种罕见变异型。2004 年,视神经脊髓炎高度特异性的水通道蛋白 4(aquaporin 4,AQP4)抗体的发现,使人们对视神经脊髓炎的认识发生了根本性的变化。人们发现,除了经典表现以外,视神经脊髓炎存在更为多样的临床表型。2007 年,视神经脊髓炎谱系疾病的概念被引入。随后的观察研究发现,视神经脊髓炎和视神经脊髓炎谱系疾病在生物学特性上没有统计学差异,两者的免疫治疗策略是相似或相同的。2015 年,国际视神经脊髓炎诊断小组(IPND)将视神经脊髓炎整合到更广义的视神经脊髓炎谱系疾病的范畴之中,并制定了目前通用的成人视神经脊髓炎谱系疾病诊断标准。

视神经脊髓炎谱系疾病的病因和发病机制尚不明确。目前认为该病是在遗传易感的基础上,环境致病因素通过影响自身免疫系统导致疾病的发生和发展。约 30% 的视神经脊髓炎谱系疾病患者在起病或复发前经历过感染,感染可能是视神经脊髓炎谱系疾病自身免疫反应的触发因素。维生素 D 对细胞因子的产生、免疫细胞的发育和抗体的产生均有调节作用,可能参与了视神经脊髓炎谱系疾病的发病过程。肠道菌群改变也被认为是诱发视神经脊髓炎谱系疾病的可能因素。

根据现有的流行病学资料,视神经脊髓炎谱系疾病的患病率为 0.89~4.1/10 万。非白种人的视神经脊髓炎谱系疾病发病率较高,尤其是在特发性炎性脱髓鞘疾病的构成比例上,非白种人中视神经脊髓炎谱系疾病的比例明显高于白种人群。在亚洲范围内,东亚人群(中国人和日本人)患病率最高。在患者的性别构成上,女性明显高发,男女患病比例为 1∶9~11。AQP4 抗体阳性的视神经脊髓炎谱系疾病可与其他自身免疫性疾病,包括重症肌无力、系统性红斑狼疮、干燥综合征等共存。

目前的研究发现,73%~90% 的视神经脊髓炎谱系疾病患者血清 AQP4 抗体检测呈阳性。在 AQP4 抗体阴性的视神经脊髓炎谱系疾病患者中,高达 40% 的患者的抗髓鞘少突胶质细胞糖蛋白(myelin oligodendrocyte glycoprotein,MOG)抗体检测阳性。MOG 抗体检测阳性的相关疾病被称为 MOG 抗体病(MOGAD)。目前,视神经脊髓炎谱系疾病与 MOG 抗体病的关系仍存在较大争议。一些研究认为,MOG 抗体病是一种独立的疾病,与视神经脊髓炎谱系疾病,甚至急性播散性脑脊髓炎等存在交叉,因此主张将其与视神经脊髓炎谱系疾病区分开来;也有研究者认为,MOG 抗体病是视神经脊髓炎谱系疾病的亚型,应归属于视神经脊髓炎谱系疾病。本节按照 2015 年成人视神经脊髓炎谱系疾病的诊断标准,对该标准下的 MOG 抗体病一并进行介绍。

AQP4 抗体阳性的视神经脊髓炎谱系疾病具有以下临床特点:①具有种族差异,黑人的患病率最高,白人患病率较低;②具有显著的性别差异,男女患病比高达 1∶10;③首次发病的中位年龄为 39 岁,发病年龄比多发性硬化晚约 10 年,发病年龄越大,预后可能越差;④约 90% 的患者发生复发,是多发性硬化复发率的 2 倍多,首次复发多在首次发病后的 1 年内,但也可能在首次发病的 10 年以后。

与 AQP4 血清阳性的视神经脊髓炎谱系疾病患者相比,MOG 抗体病具有以下临床特点:①没有明显的种族差异;②女性患者的构成比较低,男女患病比约为 1∶2.8;③发病年龄较 AQP4 抗体阳性视神经脊髓炎谱系疾病略低,中位年龄为 30 岁;④复发率相对较低,尤其是儿童患者,复发的概率更低。

与成人视神经脊髓炎谱系疾病相比,儿童视神经脊髓炎谱系疾病具有以下临床特点:①发生率更低,不足所有视神经脊髓炎谱系疾病病例的 5%;②同样好发于女孩;③患者血清中 AQP4 抗体阳性的频率比成人视神经脊髓炎谱系疾病低得多,而 MOG 抗体阳性相对常见(约占儿童脱髓鞘疾病的 20%)。

(二) 病理学表现

视神经脊髓炎谱系疾病存在六种类型的病理学改变。Ⅰ型:活动性病变伴补体激活和粒细胞浸润;Ⅱ型:囊性坏死病灶、严重组织破坏;Ⅲ型:以病变相关的沃勒变性为特征;Ⅳ型:AQP4 选择性缺失、无结构性损伤;Ⅴ型:星形胶质细胞病变活跃、细胞质肿胀、空泡化、珠状突起和溶解,类似于凋亡的核改变;Ⅵ型:胶质细胞营养不良和脱髓鞘。

AQP4 是一种水通道蛋白,在中枢神经系统内表达最高,特别是位于视神经、脊髓、下丘脑和极后区的星形胶质细胞足突等部位,具有促进血液循环及水分子运动的作用。AQP4 抗体的存在是视神经脊髓炎谱系疾病的主要致病因素。AQP4 抗体可穿透血脑屏障与星形胶质细胞足突中的 AQP4 结合,通过补体介导的细胞毒性和抗体依赖的细胞介导的细胞毒性等作用,诱导星形胶质细胞损伤血脑屏障。

MOG 在髓鞘和少突胶质细胞的外表面表达,MOG 抗体病的病理标本类似于多发性硬化的 Ⅱ 型脱髓鞘,血管周围有 T 细胞和巨噬细胞,但少突胶质细胞相对保存。

（三）MRI 表现

2015 年发布的视神经脊髓炎谱系疾病诊断标准国际共识及 2016 年发布的中国视神经脊髓炎谱系疾病诊疗指南确定了视神经脊髓炎谱系疾病的 6 个主要临床症候,有各自对应的 MRI 表现,分述如下:

1. 视神经炎　视神经脊髓炎谱系疾病导致的视神经损害起病急、进展快,视力下降显著甚至失明,可单眼发病或双眼同时或相继发病。急性期 MRI 表现为视神经肿胀,容易累及视神经后段和视交叉,病变为长节段,增强扫描有强化(图 18-2-1)。慢性期表现为视神经萎缩。

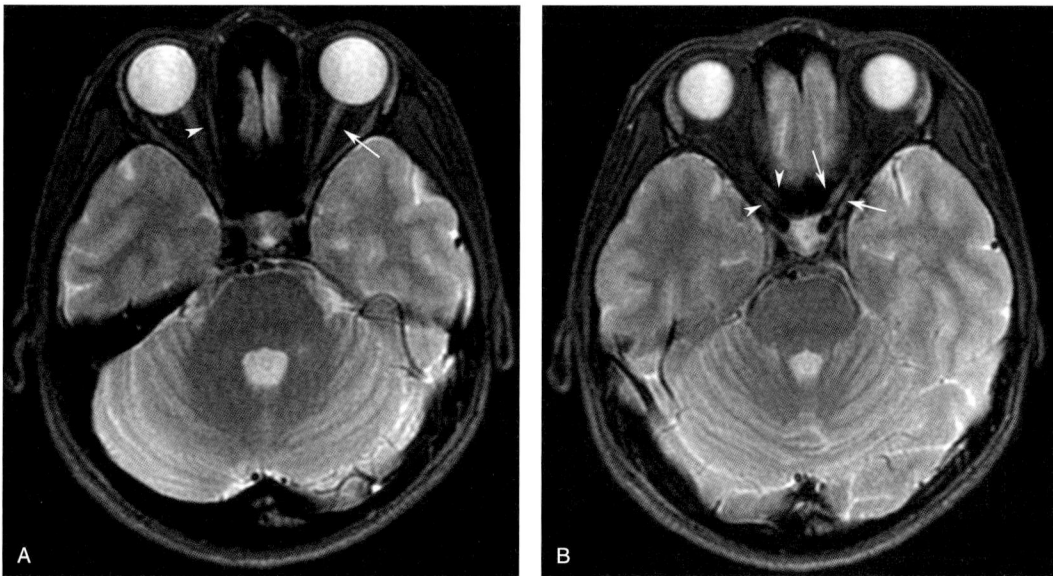

图 18-2-1　视神经脊髓炎谱系疾病
女性,21 岁,左眼疼痛伴视力下降半年余,血清 AQP4 抗体阳性。A、B. 横轴位 T$_2$WI 脂肪抑制,
左侧视神经(白箭)全程病变,较右侧视神经(箭头)信号增高

2. 急性脊髓炎　视神经脊髓炎谱系疾病导致的急性脊髓炎多起病急、症状重,包括截瘫、大小便障碍,累及高位颈髓者可发生呼吸障碍。视神经脊髓炎谱系疾病脊髓病变在 MRI 上具有一定特点(图 18-2-2):①大部分病变表现为长节段(跨越 3 个或更多椎体节段)横贯性脊髓炎,不到 20% 的病变表现为小于 3 个椎体节段较短的横贯性脊髓炎;②多发于颈髓,可延伸至脑干和脊髓上胸段;③病灶主要累及脊髓中央灰质区域,横轴位上病变占脊髓面积的一半以上;④病变在 T$_1$WI 表现为低信号,T$_2$WI 高信号,其中 T$_2$WI 局部小的明显高信号("亮斑"征)可能对该病有较为特异的诊断价值;⑤增强扫描急性期病灶可出现边界不清、不规则强化,与血脑屏障破坏有关;⑥急性期脊髓表现为肿胀,但很少出现梭形表现,慢性期可出现萎缩。与 AQP4 抗体阳性的视神经脊髓炎谱系疾病相比,MOG 抗体病患者常见的受累部位是脊髓圆锥,脊髓的纵向长节段病变比短节段病变更常见。

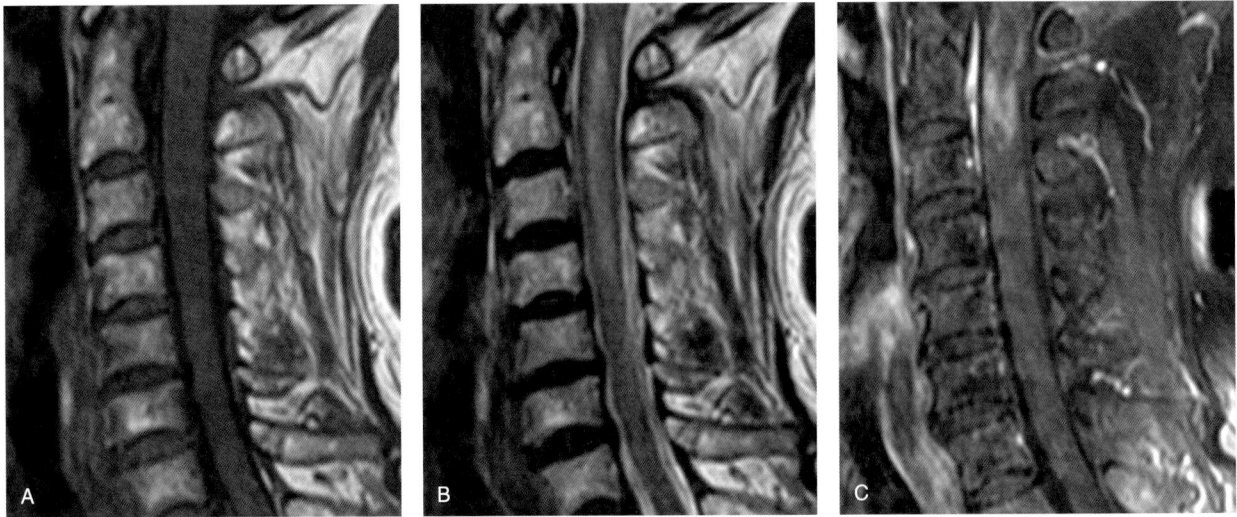

图 18-2-2   视神经脊髓炎谱系疾病

女性,74 岁,左侧肢体无力 5 天余,血清 AQP4 抗体阳性,患者同时患有干燥综合征。A、B. T$_1$WI 和 T$_2$WI 序列,示颈髓肿胀,上段颈髓纵向长节段(>3 个椎体节段)脊髓炎,T$_1$WI 呈等低信号,T$_2$WI 高信号;C. T$_1$WI 增强序列,示病灶呈不规则斑片状强化

3. 极后区综合征   极后区又称最后区,位于延髓背侧、第四脑室底部。该部位的星形细胞富含 AQP4 抗原,是视神经脊髓炎谱系疾病较特异的受累区域,临床表现为顽固性呃逆和 / 或恶心、呕吐。MRI 上极后区病变表现为片状或线状 T$_2$WI 高信号,无强化,常与脊髓病变相连。

4. 急性脑干综合征   视神经脊髓炎谱系疾病容易累及脑干被盖区、第四脑室及中央导水管周围的脑实质,也是 AQP4 抗原高表达的区域。该区域受累的临床表现多样,在 MRI 上表现为多发 T$_2$WI 高信号,边界不清,一般不强化(图 18-2-3)。

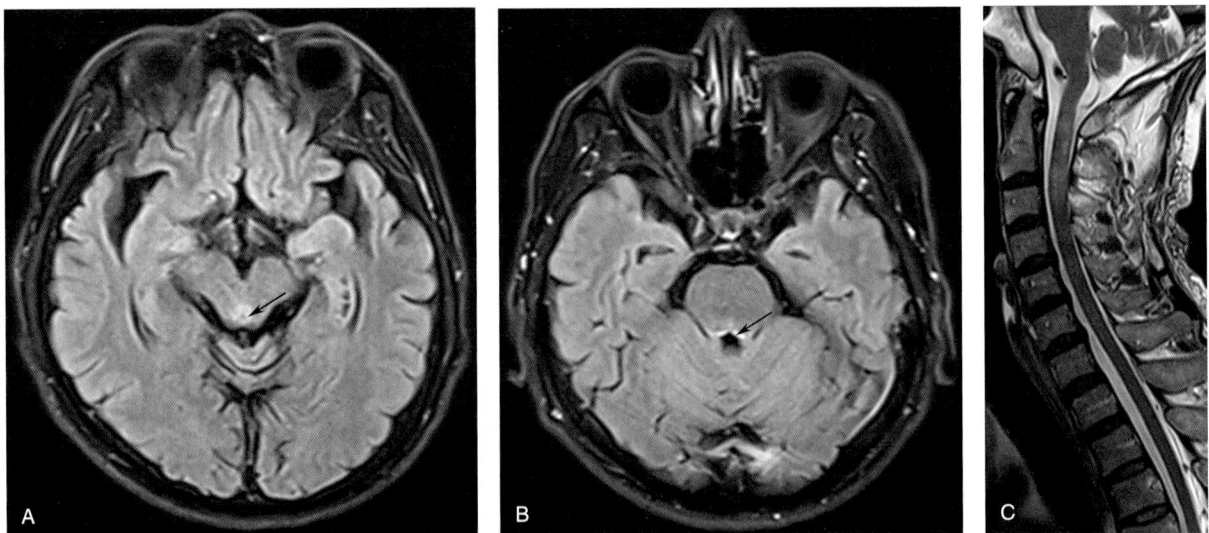

图 18-2-3   视神经脊髓炎谱系疾病

男性,63 岁,双下肢麻木半年,双上肢麻木 17 天,脑脊液 AQP4 抗体阳性,MOG 抗体阴性。A、B. 横轴位 T$_2$ Flair 序列,示中脑导水管周围及脑桥背侧第四脑室室管膜下高信号(黑箭);C. 矢状位 T$_2$WI 序列,示上段颈髓长节段病变,呈多发斑片状高信号

5. 急性间脑综合征   间脑位于第三脑室的两侧,该区域同样高表达 AQP4 抗原。该区域受累可产生嗜睡、电解质紊乱、体温调节异常等症状,MRI 表现为第三脑室周边区域的 T$_2$WI 高信号(图 18-2-4)。

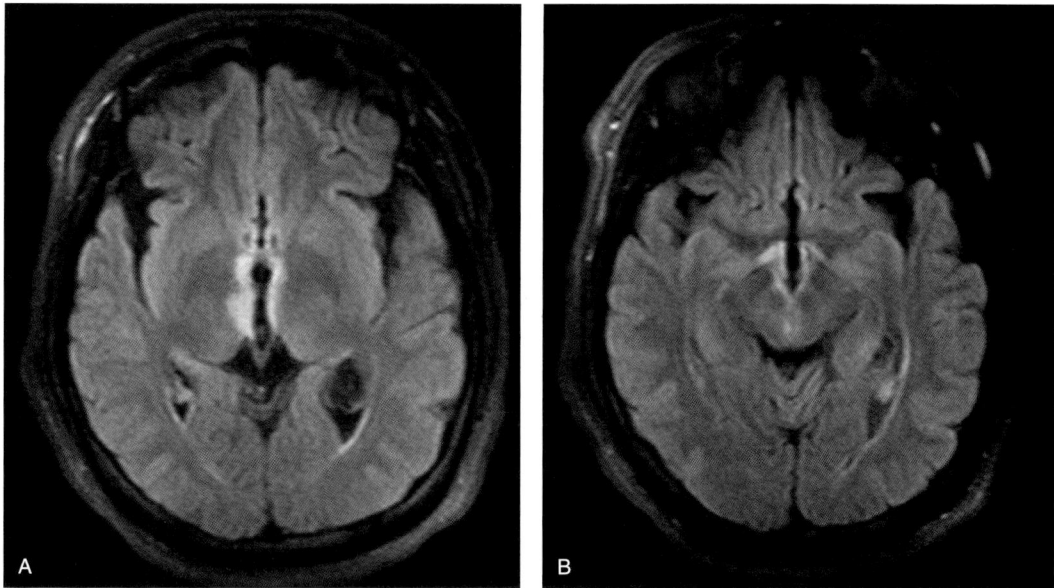

图 18-2-4　视神经脊髓炎谱系疾病

女性,23 岁,眼震伴视物模糊,记忆力减退及嗜睡 1 个月,脑脊液 AQP4 抗体阳性。

A、B.横轴位 T$_2$ Flair 序列,显示第三脑室周围、下丘脑和侧脑室室管膜下高信号

6.大脑综合征　视神经脊髓炎谱系疾病累及大脑者,根据部位不同,症状各异,MRI 表现多样。病灶通常不符合典型的多发性硬化影像特征,多累及胼胝体,常累及总长的 1/2 以上;脑白质区易受累,部分病变呈弥漫云雾状;累及皮质脊髓束可表现为从内囊延续到大脑脚的条状异常信号。

(四) 诊断要点与鉴别诊断

1.诊断要点　视神经脊髓炎谱系疾病的诊断以病史、主要临床症候及影像特征为基本依据,以 AQP4 抗体结果作为分层诊断依据,并参考其他临床及免疫学证据。6 个主要临床症候中视神经炎、急性脊髓炎和极后区综合征最具特征性,为 3 大核心主征。

对于 AQP4 抗体阳性者,有 6 个主要临床症候之一即可诊断。对于 AQP4 抗体阴性或未检测者,由于存在更多的不确定性,诊断标准更为严格,需具备 2 个主要临床症候(其中必须要包括 3 大核心主征之一),且同时满足各自附加的 MRI 影像标准:

(1)急性视神经炎:视神经呈 T$_2$WI 高信号或明显强化,病变长度>1/2 视神经长度或累及视交叉。

(2)急性脊髓炎:脊髓病变长度>3 个连续椎体节段,或者有脊髓炎病史的患者脊髓萎缩>3 个连续椎体节段。

(3)极后区综合征:延髓背侧 / 极后区病变。

(4)急性脑干综合征:脑干室管膜周围病变。

2.鉴别诊断

(1)多发性硬化:多发性硬化与视神经脊髓炎谱系疾病的临床表现具有相似性,与 AQP4 抗体阴性的视神经脊髓炎谱系疾病之间较难鉴别。然而,多发性硬化与视神经脊髓炎谱系疾病的病理生理过程不同,治疗策略也存在显著差异,一些治疗多发性硬化的药物(如 β 干扰素和芬戈莫德)可能会加重视神经脊髓炎谱系疾病的病情。因此,鉴别多发性硬化与视神经脊髓炎谱系疾病非常重要。

多发性硬化的脊髓病变常为多发病灶,每个病灶小于 2 个椎体节段,病变常累及脊髓周围白质,面积小于脊髓横轴位的一半;而视神经脊髓炎谱系疾病的脊髓病灶呈长节段分布(≥3 个椎体节段),常累及脊髓中央灰质,并且病变面积超过脊髓横轴位的一半。多发性硬化的脑内病变好发于侧脑室周围、邻近皮层

的白质、胼胝体等区域,而视神经脊髓炎谱系疾病的脑内病变好发于第三脑室两侧、中脑导水管周围及极后区等部位。多发性硬化的视神经病变多为短节段、视觉损伤较轻、预后较好,而视神经脊髓炎谱系疾病多为长节段病变、视觉损伤重、预后差。多发性硬化患者脑脊液中寡克隆区带多为阳性,这在视神经脊髓炎谱系疾病患者中少见。此外,视神经脊髓炎谱系疾病常伴系统性红斑狼疮、干燥综合征等病变,有助于和多发性硬化鉴别。

(2)急性播散性脑脊髓炎:急性播散性脑脊髓炎的脊髓受累亦多表现为长节段、中央分布的特点,与视神经脊髓炎谱系疾病的脊髓表现相似,但急性播散性脑脊髓炎多发于儿童,起病前有前驱期感染或疫苗接种史,常伴脑内皮层下和基底节等深部灰质的大病灶,病程呈单向发展等,有助于和视神经脊髓炎谱系疾病进行鉴别。

(3)脊髓前动脉梗死:急性起病,通常小于 4 小时,MRI 可显示铅笔样信号或典型的鹰眼样表现,与视神经脊髓炎谱系疾病鉴别难度不大。

(4)感染性脊髓炎:具有发热等病史,无视神经及脑内病变,血液学检查如白细胞升高等有助于与视神经脊髓炎谱系疾病进行鉴别。

(五) 治疗和预后

视神经脊髓炎谱系疾病的急性期治疗以糖皮质激素为首选,采用大剂量冲击、缓慢减量、小剂量维持的治疗原则。部分重型或对激素冲击疗法反应差的患者,可使用血浆置换、大剂量免疫球蛋白或激素联合免疫抑制剂的方法。对于 AQP4 抗体阳性的视神经脊髓炎谱系疾病患者,应尽早开始预防复发的序贯治疗(免疫抑制治疗),以减少神经功能障碍的累积。此外,单克隆抗体、再髓鞘化等治疗方法对视神经脊髓炎谱系疾病可能也具有一定的治疗作用。

在视神经脊髓炎谱系疾病的病程中,由于反复发作而累积的损伤,病情逐步恶化。在早期研究报道中,该病的死亡率高达 50%。然而,随着早期诊断和早期维持治疗的开始,该病的预后有了明显改善,10 年存活率可达 95% 左右。

(董 飞　徐晓俊)

第三节　急性横贯性脊髓炎

(一) 概述

急性横贯性脊髓炎(acute transverse myelitis,ATM)既往主要指感染后自身免疫反应导致的急性脊髓炎症,随着对该病认识的深入,目前认为急性横贯性脊髓炎包括了一系列定位于脊髓的异质性炎症病变。由于病因不同,脊髓病变特点各异,并可伴随不同的脊髓外表现。在病程随访中,大约 70% 的患者可以查明病因,称为疾病相关性急性横贯性脊髓炎,最常见的原因依次是脱髓鞘疾病(其中多发性硬化占 27%,视神经脊髓炎占 6%),感染(15%),类感染(12%)和全身系统性疾病(8%,如系统性红斑狼疮和干燥综合征)。剩余 30% 没有明确病因的称为特发性急性横贯性脊髓炎。

急性横贯性脊髓炎的发病率较低,西方国家年发病率为 1~8/100 万。目前尚没有中国的发病率报道。急性横贯性脊髓炎没有家族或种族易感性,也没有证据表明发生率有地域差异。可发生于各个年龄段,但青壮年多见,高峰年龄段在 10~19 岁和 30~39 岁之间。男女患病率相当,无明显性别差异。

急性横贯性脊髓炎的临床症状多种多样,不同程度涉及运动、感觉和自主神经功能障碍。一般急性或亚急性起病,最初的症状通常是脚步感觉异常、无力、病变相应部位脊背部疼痛或括约肌功能障碍。症状在数小时至数天内达到高峰,出现脊髓损伤平面以下的运动、感觉和二便障碍。通常能清晰地确定感觉障碍的平面,并能够通过脊髓 MRI 或脑脊液检查找到脊髓炎症的证据。临床上,急性横贯性脊髓炎可表现为急性完全性横断性脊髓炎(acute complete transverse myelitis, ACTM)和急性部分性横断性脊髓炎(acute partial transverse myelitis, APTM)两种形式。ACTM 表现为完全或近乎完全的脊髓功能障碍,而 APTM 的脊髓功能障碍不完全或两侧显著不对称。ACTM 和视神经脊髓炎、急性播散性脑脊髓炎及全身系统性疾病关系密切,而 APTM 发展成为多发性硬化的风险更高。

急性横贯性脊髓炎的诊断首先需要排除急性脊髓压迫,脊髓 MRI 是最重要的辅助检查。对可疑患者应尽快行脊髓 MRI 检查,并结合脑脊液检查鉴别炎症性和非炎症性疾病。急性横贯性脊髓炎患者行脑脊液检查可发现白细胞中度升高(50~100 个 /mm^3),蛋白轻度升高,无或短暂出现寡克隆带,可伴有 IgG 指数升高。对于确诊的急性横贯性脊髓炎,首先应考虑是否为继发性,根据患者的病史、临床表现、脊髓及脑内病变及分布、血清及脑脊液分析(包括自身免疫标记物、自身抗体等)确定病因,未发现任何特异性疾病的情况下才能诊断为特发性急性横贯性脊髓炎。

(二)病理学表现

急性横贯性脊髓炎的病变部位以脊髓胸段最常见,其次是颈段、腰段。受累的脊髓节段肿胀、软脊膜充血,切面可见脊髓灰白质分界不清,可有点状出血。镜下可见病变区以淋巴细胞和浆细胞为主的炎症细胞浸润,灰质中神经细胞肿胀、尼氏体溶解,白质内神经纤维髓鞘脱失、轴突变性、大量吞噬细胞和神经胶质细胞增生。

(三)MRI 表现

急性横贯性脊髓炎病变多累及脊髓胸段,脊髓可增粗肿胀,病灶在 T$_1$WI 上多为等信号或低信号,T$_2$WI 上多为边界不清的高信号,增强扫描可呈无强化或弥漫强化、斑片状强化、环形强化(图 18-3-1)。

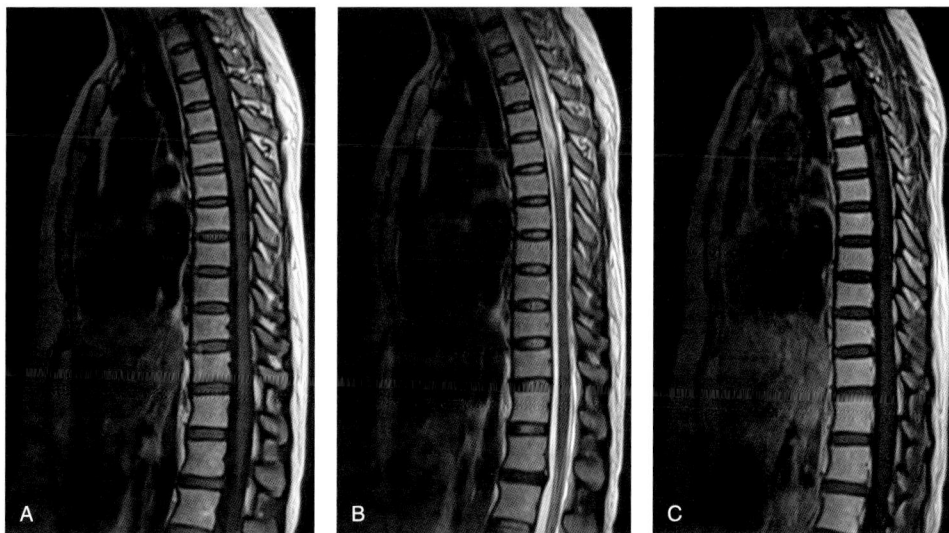

图 18-3-1 急性横贯性脊髓炎

女性,43 岁,双下肢麻木疼痛伴行走不能 1 个月就诊,血清 AQP4 阳性,MRI 表现为长节段横贯性脊髓炎。A. 矢状位 T$_1$WI 序列,示胸$_2$~胸$_6$节段脊髓肿胀伴稍低信号病灶,边界不清;B. 矢状位 T$_2$WI 序列,示病灶呈高信号,边界不清,长度大于 3 个椎体节段,并累及整个椎体横截面;C. T$_1$WI 增强序列,示病灶内见斑片状强化

　　病灶在 MRI 上延伸超过 3 个椎体节段,累及全部或大部分脊髓横截面者定义为长节段横贯性脊髓炎
(longitudinally extensive transverse myelitis,LETM)。长节段横贯性脊髓炎对急性横贯性脊髓炎的鉴别有
重要意义。长节段横贯性脊髓炎多与视神经脊髓炎、急性播散性脑脊髓炎及全身系统性疾病相关,临床上
多表现为完全性横断性脊髓炎(图 18-3-2)。

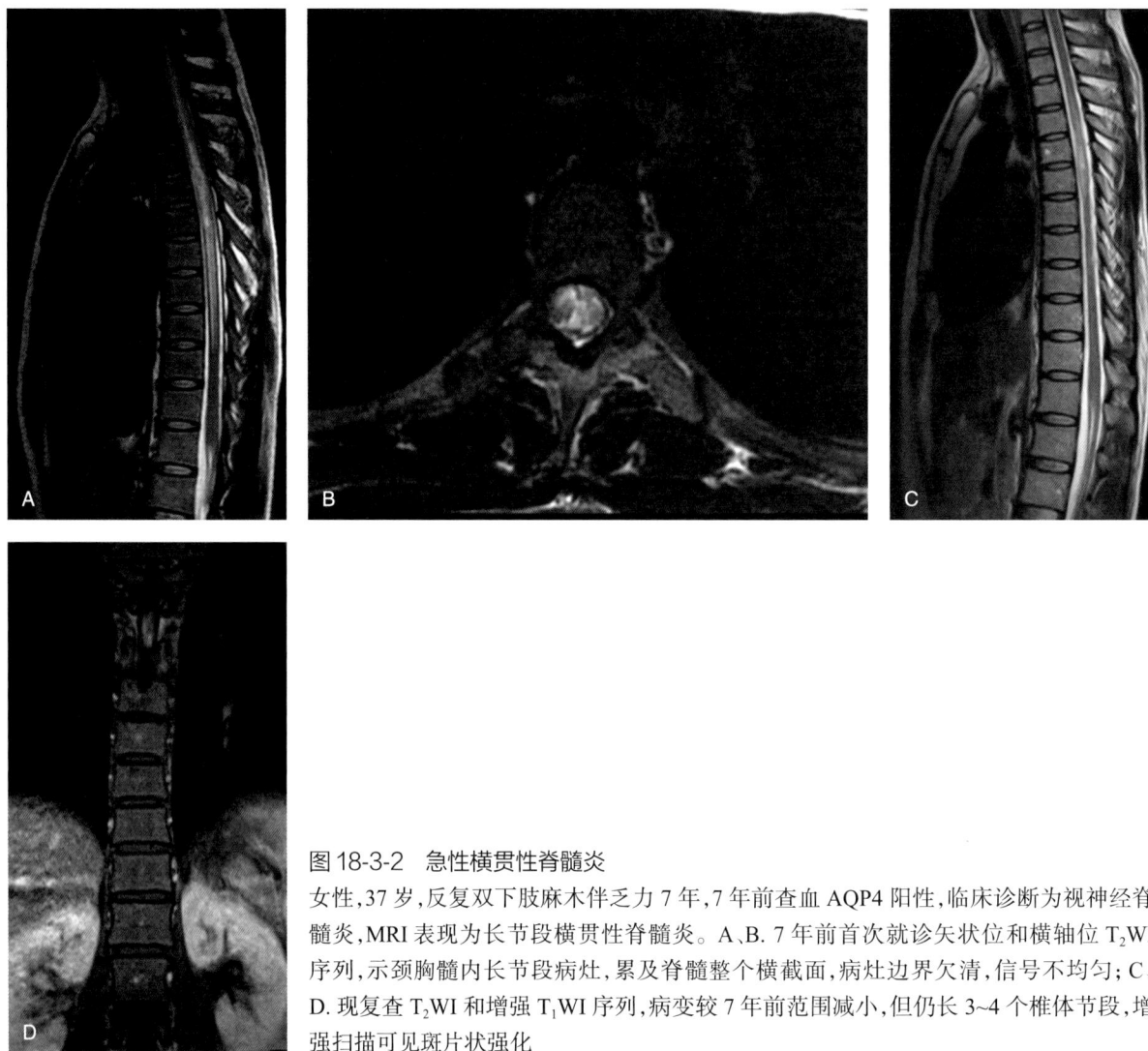

图 18-3-2　急性横贯性脊髓炎
女性,37 岁,反复双下肢麻木伴乏力 7 年,7 年前查血 AQP4 阳性,临床诊断为视神经脊
髓炎,MRI 表现为长节段横贯性脊髓炎。A、B. 7 年前首次就诊矢状位和横轴位 T_2WI
序列,示颈胸髓内长节段病灶,累及脊髓整个横截面,病灶边界欠清,信号不均匀;C、
D. 现复查 T_2WI 和增强 T_1WI 序列,病变较 7 年前范围减小,但仍长 3~4 个椎体节段,增
强扫描可见斑片状强化

　　临床表现为部分性横断性脊髓炎的患者脊髓病变一般累及不超过 2 个椎体节段,偏心或不对称脊髓
横截面受累(图 18-3-3),占位效应轻,最常见的病因是多发性硬化。

　　(四)诊断要点与鉴别诊断

　　1. 诊断要点　2002 年急性横贯性脊髓炎国际协作组提出的急性横贯性脊髓炎诊断标准,目前仍被广
泛采用。诊断标准主要包括:

　　(1)进展性的与病变脊髓水平对应的感觉、运动或自主神经功能障碍。

　　(2)病程在 4 小时至 21 天之间演变为最严重程度(起病时间的下限为 4 小时,目的是防止将急性脊髓
梗死误诊为横贯性脊髓炎)。

　　(3)必须通过脑脊液分析是否存在细胞增多和 / 或蛋白升高,或通过脊髓 MRI 增强检查来确认存在脊
髓炎症反应。

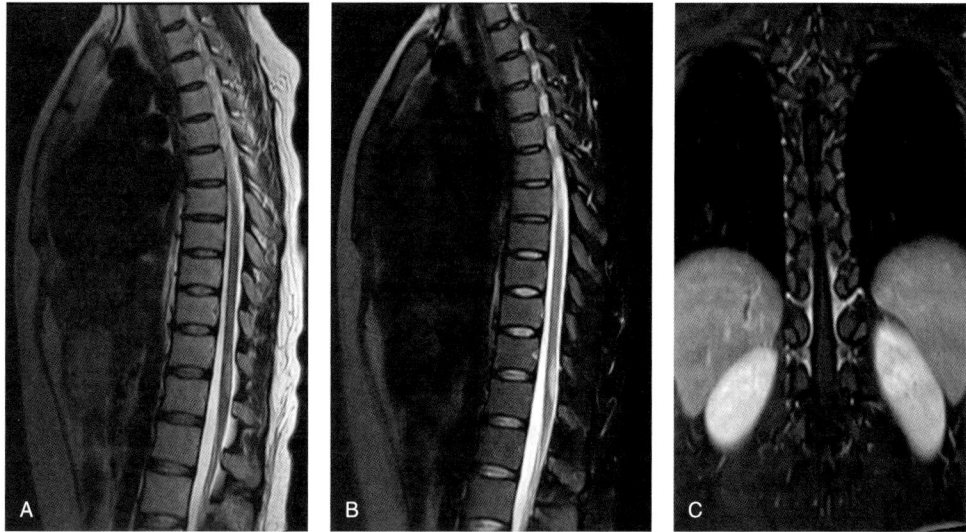

图 18-3-3 急性横贯性脊髓炎

女性,31 岁,右下肢乏力麻木 1 个月,MRI 表现为部分性横断性脊髓炎。A. 矢状位 T_2WI 序列,示
胸$_{11}$~胸$_{12}$ 水平脊髓短节段肿胀,局部稍高信号病灶,边界较清;B. 矢状位 T_2WI 脂肪抑制序列,示
病灶呈高信号,更易观察,未累及大部分横截面;C. T_1WI 增强序列,示病灶区域未见明显强化

(4)排除脊髓压迫性、血管性或放射性损伤等病因。

符合上述诊断标准并同时存在下列疾病的临床证据者诊断为疾病相关性急性横贯性脊髓炎:

(1)结缔组织病(系统性红斑狼疮、干燥综合征、白塞病等)。

(2)病毒、支原体、梅毒等中枢神经系统感染。

(3)头颅 MRI 提示脑内病灶,符合多发性硬化或视神经脊髓炎谱系疾病的分布特点。

(4)明确的视神经炎病史。

符合诊断标准并且没有以上所列疾病的相关证据者诊断为特发性急性横贯性脊髓炎。

根据临床和 MRI 影像特征,诊断急性横贯性脊髓炎并不困难,但是进一步的病因诊断具有挑战性。虽然不同原因导致的急性横贯性脊髓炎在发病机制、临床表现和辅助检查等方面存在差异,但有时在疾病早期很难鉴别。脊髓 MRI 有助于明确病因,帮助缩小鉴别诊断的范围。多发性硬化相关的脊髓病变倾向于多发局灶性分布,主要累及脊髓外周白质,以侧索和后索多见,长度很少超过 2 个椎体节段,而视神经脊髓炎相关的脊髓病变更易出现超过 3 个脊髓节段的长节段病变,主要累及脊髓中央灰质区域,所以影像上区分长节段横贯性脊髓炎和部分性横断性脊髓炎对于病因诊断有很好的帮助。当脊髓改变非特异,而大脑病变具有特异性时,也有助于病因诊断。例如,脑内病变聚集在 AQP4 高表达部位提示视神经脊髓炎谱系疾病,而侧脑室颞角旁白质的局灶性病灶是多发性硬化的特征。

2. 鉴别诊断

(1)脊髓梗死:起病急,通常小于 4 小时。MRI 见髓内见 T_2WI 及 DWI 呈明显高信号病灶,病灶位于脊髓前部,呈铅笔状或鹰眼状表现。

(2)脊髓星形细胞瘤:亚急性或慢性起病。脊髓增粗膨大,病灶边界不清,瘤内可有囊变,但出血少,可见灶周水肿。T_2WI 多呈高信号,增强扫描大多数病灶内出现不规则强化。

(3)脊髓硬膜动静脉瘘:是脊髓血管畸形最常见的类型,约占 70%。由于髓静脉压力增高,引流受阻导致脊髓水肿和坏死。典型表现为脊髓肿胀,T_2WI 上高信号病灶,常分布于脊髓后部,增强扫描可见不均匀强化。脊髓周围见迂曲扩张的血管流空影。

(4)脊髓亚急性联合变性:是由于维生素 B_{12} 缺乏引起的神经系统脱髓鞘病变,亚急性起病。典型表现为脊髓背侧条状长 T_2 信号灶,横轴位的特征是仅累及后索(八字征、三角征或圆点征),或累及后索和侧索(小字征)。

(五)治疗和预后

急性横贯性脊髓炎的治疗取决于病因。高质量的神经影像学及生物标记物(如 NMO-IgG 和 AQP4 抗体)可以有效地帮助确定病因并指导治疗。在没有明确的病因诊断的情况下,可以静脉使用糖皮质激素进行经验性治疗,可能需要血浆置换和免疫抑制治疗。

总体上,约 1/3 的急性横贯性脊髓炎患者治疗后几乎没有后遗症,1/3 的患者遗留中度永久性残疾,剩余 1/3 的患者严重致疾。可能预示急性横贯性脊髓炎预后较差的指标包括症状进展迅速、背痛和脊髓休克,以及体感诱发电位测试中缺乏中枢传导。

(许 多 徐晓俊)

第四节 急性播散性脑脊髓炎

(一)概述

急性播散性脑脊髓炎(acute disseminated encephalomyelitis,ADEM)是一种免疫介导的中枢神经系统炎性脱髓鞘疾病。首次关于急性播散性脑脊髓炎样疾病的报道可追溯到 18 世纪,James Lucas 描述了一组麻疹感染后出现发热,继而出现神经功能障碍及精神异常的病例,随后更多类似的疾病被陆续报道。2007 年,国际儿童多发性硬化研究组(IPMSSG)提出了该病的共识定义,并于 2013 年予以完善,即急性播散性脑脊髓炎是呈急性或亚急性起病、伴脑病表现(行为异常或意识障碍)、影响中枢神经系统多个区域,且为首次发生的脱髓鞘疾病。

急性播散性脑脊髓炎临床少见,发病率为 0.3~0.8/10 万。各年龄段均可发生,但儿童多见,平均发病年龄是 5~9 岁,可能与儿童中枢神经系统髓鞘发育不成熟或免疫应答与成人不同有关。有研究认为,该病的发生率没有性别差异,也有报道认为男性好发,男女患病比例为 2.3∶1。既往认为急性播散性脑脊髓炎的发生与病毒感染和疫苗接种有关,但美国一项大型病例对照研究发现,除了百日咳疫苗外,任何疫苗接种后均不会增加急性播散性脑脊髓炎的患病风险,疫苗接种后发生急性播散性脑脊髓炎的风险低于感染本身。

急性播散性脑脊髓炎多发生于病毒感染后 2 天至 4 周,少数患者可出现在疫苗接种后。有 70%~93% 的患者发病前数周有感染史或疫苗接种史,部分患者发病前无明显诱因。患者最初表现为无特异性的前驱症状,如发热、恶心、头痛、呕吐等。3~4 天后出现脑病表现及神经系统体征,包括锥体束征、共济失调、急性偏瘫、视神经炎或其他颅神经受累症状、癫痫、脊髓综合征和语言障碍等。相比于其他中枢神经脱髓鞘疾病,急性播散性脑脊髓炎患者更易出现发热、癫痫,以及周围神经病变体征。据文献报道,约 40% 的急性播散性脑脊髓炎患者伴周围神经病。该病呈快速进展性病程,2~5 天达高峰,15%~25% 的重症者需进入重症监护室治疗。

急性播散性脑脊髓炎的临床病程可分为单相型及多相型,复发型急性播散性脑脊髓炎已于 2013 年被取消并合并入多相型急性播散性脑脊髓炎(multiphasic acute disseminated encephalomyelitis,MEDM)。临床以单相型多见,即首次急性播散性脑脊髓炎事件发生 3 个月后或更长时间,临床及影像上均无新的急性播散性脑脊髓炎活动表现。多相型急性播散性脑脊髓炎定义为在首次急性播散性脑脊髓炎事件 3 个月后或更长时间,出现与首次相同或新的急性播散性脑脊髓炎事件,并且之后没有任何进一步的脱髓鞘事件发生。少数多发性硬化及视神经脊髓炎谱系疾病的患者初次发病呈急性播散性脑脊髓炎样表现,但随后表现为慢性复发性疾病。目前尚缺乏有效方法将上述疾病在首发时与急性播散性脑脊髓炎事件区分开来。因此,国际儿童多发性硬化研究组建议,急性播散性脑脊髓炎患者 5 年内至少应进行两次随访,以排除多发性硬化及其他疾病。

急性出血性白质脑炎(acute hemorrhagic leukoencephalitis,AHL)是急性播散性脑脊髓炎的超急性变异型,表现为急性、快速进展的、爆发性炎症性出血性白质脱髓鞘病变。患者多于发病 1 周内死亡或遗留严重后遗症。

(二) 病理学表现

急性播散性脑脊髓炎主要的病理改变为大脑、脑干、小脑、脊髓发生的播散性脱髓鞘病变,以小静脉为中心,伴有多种炎症细胞浸润,包括巨噬细胞、T 和 B 淋巴结细胞,偶见浆细胞和颗粒细胞,表现为以单个核细胞为主的血管周围浸润,即血管"袖套"。急性播散性脑脊髓炎中病变大多处于比较一致的脱髓鞘阶段,大范围的脱髓鞘病变是许多静脉周围脱髓鞘病变合并的结果。而多发性硬化的脱髓鞘病变阶段不一,且病灶多为不连续性,表现为融合性脱髓鞘,即伴随巨噬细胞浸润与反应性星形胶质细胞在完全脱髓鞘区域融合。

急性出血性白质脑炎为急性播散性脑脊髓炎的一种亚型,其早期病理表现为出血、血管纤维蛋白坏死、血管性渗出、水肿和中性粒细胞浸润,随后出现反应性星形细胞增生和血管周围脱髓鞘。

(三) MRI 表现

MRI 是该病重要的临床诊断工具。急性播散性脑脊髓炎病灶在 T_2WI 和 FLAIR 序列上表现为片状边界不清的多重双相高信号,T_1WI 低信号较为少见。通常为多发、非对称性分布,大小不一,直径通常 >1~2cm。病灶累及范围广泛,包括皮质下、灰白质交界处、中央白质、丘脑、基底节、小脑、脑干及脊髓。丘脑和基底节较易受累,胼胝体和脑室旁白质较少受累(图 18-4-1)。增强扫描约有 30% 的患者病变区域可出现强化,提示病灶处于活动期。

约 80% 有脊髓症状的患者,脊髓 MRI 检查可以发现病灶。有文献报道,脊髓病灶的总体检出率为 11%~18%,以颈胸髓为主,可以呈局灶性或节段性分布,但多数表现为长节段(>3 个椎体节段),甚至全脊髓受累(图 18-4-2)。

(四) 诊断要点与鉴别诊断

1. 诊断要点　急性播散性脑脊髓炎临床症状多变,无特异性生物学标志,临床症状、体征及影像学表现为诊断该病的主要依据。是否具有前驱病史并不是诊断急性播散性脑脊髓炎的必要条件。目前,国内外均没有公认的成人急性播散性脑脊髓炎的诊断规范,临床上主要依照国际儿童多发性硬化研究组于 2013 年修订的标准来诊断急性播散性脑脊髓炎。诊断标准条件如下:

(1)首次发作的多灶性中枢神经系统事件,推定原因为炎性脱髓鞘。

(2)出现无法由发热、系统性疾病或发作后症状解释的脑病。

(3)急性期(3 个月内)脑部 MRI 有异常表现。

(4)发病 3 个月及以上无新发临床症状或影像学病灶。

(5)有典型的影像学特征:弥漫分布、边界不清的脑白质病灶,直径通常 >1~2cm,伴或不伴有深部灰质病变。

同时满足以上 5 个条件,且无特异性生物学标志者,可诊断为急性播散性脑脊髓炎。急性出血性白质脑炎除了满足上述急性播散性脑脊髓炎条件外,影像学上还应表现为多灶性出血和坏死。

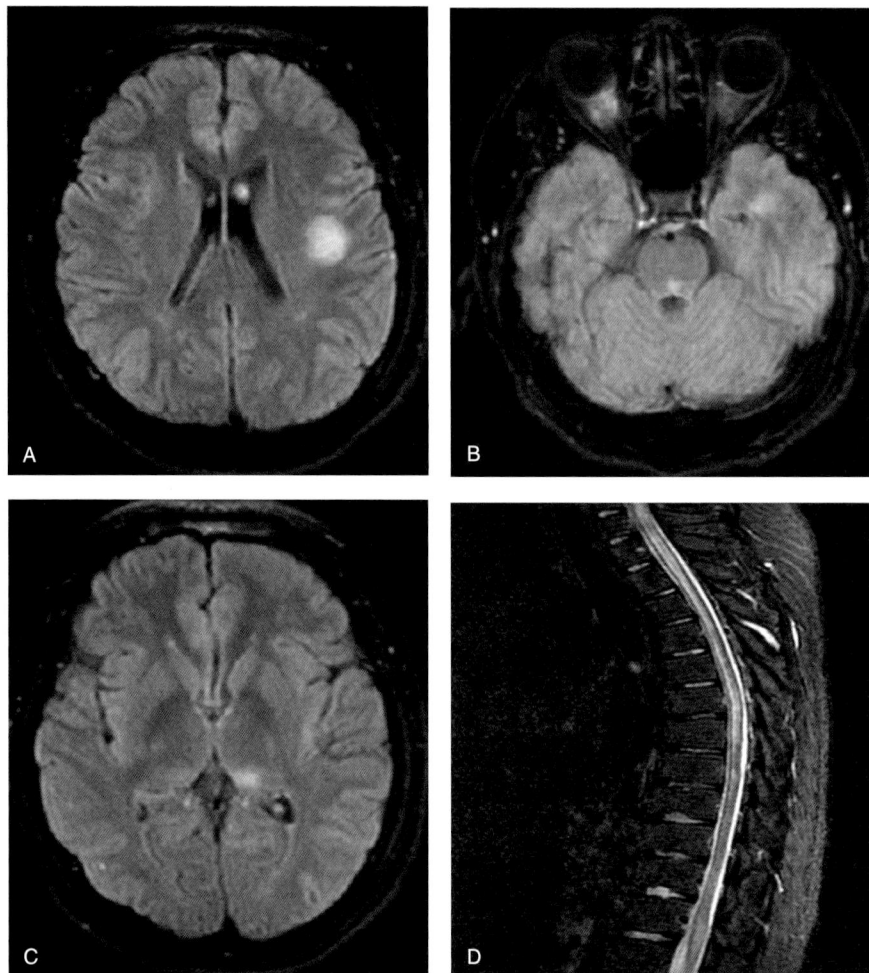

图 18-4-1　急性播散性脑脊髓炎

男性,20 岁,头痛、嗜睡、双下肢麻木 1 周伴乏力 3 天,脑脊液寡克隆带及中枢神经系统脱髓鞘疾病抗体阴性,临床诊断为急性播散性脑脊髓炎。A~C. 横轴位 T_2 FLAIR 序列示颅内病变位于额叶、颞叶、丘脑和脑桥,病灶边界不清,大小不一,FALIR 呈高信号;D. 矢状位 T_2WI 脂肪抑制序列,示脊髓胸腰段肿胀,可见纵行长条状高信号

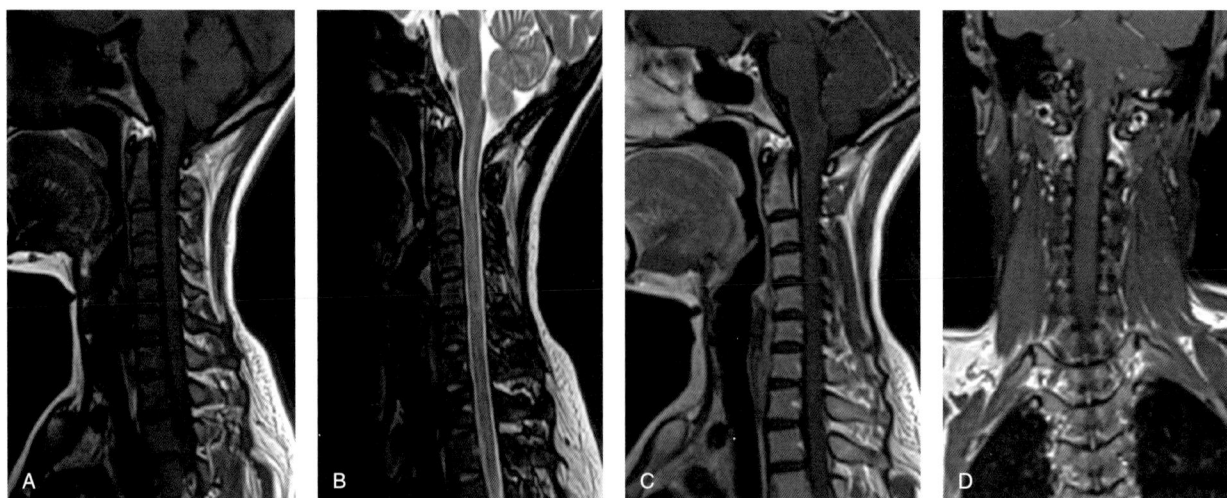

图 18-4-2　急性播散性脑脊髓炎

女性,34 岁,发热头痛 11 天伴一过性意识丧失,血清及脑脊液寡克隆带阴性,血清中枢神经系统脱髓鞘疾病抗体阳性,临床诊断为急性播散性脑脊髓炎。A、B. 矢状位 T_1WI 和 T_2WI 序列,示颈髓内条状长节段病灶,T_1WI 呈等信号,T_2WI 呈高信号;C、D. 矢状位和冠状位 T_1WI 增强序列,示病灶部分强化

随访 3 个月及以上,再次出现与首次相同或新的急性播散性脑脊髓炎事件,且无第三次脱髓鞘事件发生,则考虑为多相型急性播散性脑脊髓炎。出现 3 次及以上慢性复发性疾病,则应考虑视神经脊髓炎谱系疾病、多发性硬化或其他疾病。

2. 鉴别诊断

(1)感染性脑脊髓炎:脑脊髓感染可出现发热、头痛、意识障碍及精神行为异常,与急性播散性脑脊髓炎的临床表现相似。但感染性脑脊髓炎患者脑脊液细胞计数明显升高,抗病毒抗体滴度等指标均高于正常或 PCR 反应阳性。感染性脑脊髓炎主要累及脑组织,以皮质病变为主;急性播散性脑脊髓炎则累及部位更为广泛,以白质损害为主。

(2)多发性硬化:多发性硬化好发于青壮年,女性更为多见。与急性播散性脑脊髓炎单相病程不同,多发性硬化病程遵循复发 - 缓解规律,症状及体征具有时间、空间多发性。实验室检查显示,多发性硬化患者的脑脊液寡克隆带、髓鞘少突胶质细胞糖蛋白抗体(MOG-Ab)可呈阳性,而急性播散性脑脊髓炎通常均为阴性。与急性播散性脑脊髓炎的影像学表现不同,多发性硬化病灶边界清晰,具有特征性垂直于侧脑室的卵圆形病灶,深部灰质累及少见,累及脊髓的病灶多小于 2 个节段长度。然而,幼年多发性硬化患者首次发病早期可出现范围较大、边界不清的脑白质病灶,难以与急性播散性脑脊髓炎区分。因此国际儿童多发性硬化研究组建议,在急性播散性脑脊髓炎后出现第二次临床事件时,若满足以下 3 个条件,可诊断为多发性硬化:①无脑病发生;②发生在神经系统疾病后 3 个月或更长时间;③与新的 MRI 表现联系起来,在空间表现上与多发性硬化诊断标准一致。

(3)视神经脊髓炎谱系疾病:视神经脊髓炎谱系疾病常见于青壮年,女性居多,脑内病灶多分布于室管膜周围抗水通道蛋白 4(AQP4)高表达区,如延髓极后区、丘脑、下丘脑、第三脑室及第四脑室周围、胼胝体。脊髓病变多表现为纵向延伸的长节段(>3 个椎体节段)横贯性脊髓损伤。当影像学表现难与急性播散性脑脊髓炎区分时,AQP4 抗体阳性有助于视神经脊髓炎谱系疾病的诊断。

(五)治疗和预后

目前尚缺乏关于急性播散性脑脊髓炎治疗的大样本多中心临床试验,现有治疗措施主要建立在专家意见和观察研究的基础上。糖皮质激素是一线治疗药物,但药物种类、使用剂量及减药方案尚不统一。对不能耐受糖皮质激素、存在禁忌证或治疗欠佳的患者,可选用静注免疫球蛋白作为二线治疗方案。环磷酰胺适用于对糖皮质激素治疗无反应的成人急性播散性脑脊髓炎患者。血浆置换治疗可用于对糖皮质激素治疗无反应的急性爆发性中枢神经系统脱髓鞘疾病患者。

儿童急性播散性脑脊髓炎患者预后良好。大多数患儿可以康复,极少有死亡病例,但急性出血性白质脑炎病情进展迅速,死亡率极高。患者的症状大部分可完全恢复,治疗数天内即可出现神经系统功能改善,但完全恢复至基线水平需数周至数月。部分患者可遗留神经功能障碍,包括运动、感觉障碍、视力损害、认知功能减退、癫痫发作等。多数急性播散性脑脊髓炎患者为单相病程,但部分患者会在随访过程中再次出现脱髓鞘事件,少数病程反复发作者,最终诊断为视神经脊髓炎谱系疾病和多发性硬化。

关于成人急性播散性脑脊髓炎患者预后的报道极少。有研究提示,成人病死率远高于儿童,且很少能完全康复。

(张晓程　徐晓俊)

第十九章
非感染性脊髓炎性疾病

第一节 吉兰-巴雷综合征

(一) 概述

吉兰-巴雷综合征(Guillain-Barré syndrome,GBS)是指一组急性起病的自身免疫介导的周围神经病,主要累及神经根、周围神经甚至颅神经,以四肢对称性无力、反射减退(或消失)为主要临床表现,可伴感觉减退或麻木。吉兰-巴雷综合征是一种罕见病,发病率为0.81~1.89/10万,男性多见于女性(男女比为3:2)。

吉兰-巴雷综合征为感染后病变,2/3的患者在吉兰-巴雷综合征发病前有呼吸系统或胃肠道感染症状。近半数吉兰-巴雷综合征患者可发现存有某种特异性前驱感染,而1/3的感染由空肠弯曲杆菌引起。其他可引起吉兰-巴雷综合征相关前驱感染的病原体有:巨细胞病毒、EB病毒、肺炎支原体、流感嗜血杆菌和A型流感病毒。

(二) 病理学表现

细胞免疫在吉兰-巴雷综合征的病理生理机制中起到重要作用。参与细胞免疫的细胞因子,特别是由巨噬细胞和抗原激活的T淋巴细胞所分泌的$TNF2\alpha$和IL-22,是引起炎症和自身免疫性组织损伤包括选择性损害周围神经髓鞘的递质。这些炎症介质及其激活的炎症细胞可直接对周围神经和施万细胞发挥细胞毒作用。镜下,吉兰-巴雷综合征可表现为受累神经脱髓鞘、轴索变性和炎症细胞浸润。

(三) MRI表现

对下肢轻瘫或脊髓感觉水平异常的患者考虑为吉兰-巴雷综合征时,应行脊髓MRI和脑脊液检查排除脊髓压迫或横贯性脊髓炎。MRI对神经根的检查有利于明确诊断。吉兰-巴雷综合征MRI多表现为双侧神经根对称增粗,注射对比剂后增强可呈中等或明显强化。

(四) 诊断要点与鉴别诊断

1. 诊断要点 在吉兰-巴雷综合征症状的基础上,若同时伴有脊髓受损症状,如传导束型感觉障碍、膀胱直肠功能障碍、短暂的病理反射阳性,且能除外其他脊髓病变(如急性脊髓炎、脊髓灰质炎、硬脊膜下脓肿、脊髓肿瘤等),可诊断为脊髓-周围神经型吉兰-巴雷综合征。

2. 鉴别诊断

(1)对于脑脊液细胞计数增高的患者,应考虑与巨细胞病毒或HIV引起的脊髓神经根炎症、横贯性脊髓炎、软脑膜恶性肿瘤或脊髓灰质炎等鉴别诊断。实验室检查也有助于查明吉兰-巴雷综合征样症状的病变。

(2)纯运动症状的吉兰-巴雷综合征患者,鉴别诊断包括重症肌无力、多发性肌炎和皮肌炎、脊髓灰质炎、高镁血症、卟啉症、肉毒中毒、铅中毒或有机磷中毒。神经传导检查有助于鉴别。

（五）治疗和预后

目前 GBS 的治疗方法主要为静脉注射免疫球蛋白（IVIG）和血浆置换（PE）的免疫调节疗法，以及支持治疗（疼痛控制、ICU 监护、呼吸机辅助通气、抗凝）。

大多数吉兰-巴雷综合征患者，即使是在疾病高峰出现四肢瘫痪或需要长时间机械通气，也可很大程度地康复，尤其是发病后的第 1 年。大约 80% 的吉兰-巴雷综合征患者在发病后 6 个月恢复独立行走能力。尽管吉兰-巴雷综合征患者的总体预后较好，但仍有 3%~10% 的病例死亡，最常见的原因是心血管和呼吸系统并发症，在急性和恢复期均可发生。死亡的危险因素包括高龄和发病时的严重程度。长期残留的不适也很常见，可能包括神经性疼痛、无力和疲劳。

（贺文广　赵艺蕾）

第二节　慢性炎性脱髓鞘性多发性神经病

（一）概述

慢性炎性脱髓鞘性多发性神经病（chronic inflammatory demyelinating polyneuropathy，CIDP）是一种获得性周围神经根神经疾病，亦名慢性吉兰-巴雷综合征，是一种以细胞免疫和体液免疫异常共同介导的慢性炎症性脱髓鞘性周围神经病，以周围神经和脊神经根进行性脱髓鞘为特征，其病因及发病机制至今不明，大脑也可受累。

CIDP 患者常于成年期发病，40~60 岁为高峰期，男性略高于女性，起病隐匿，表现为进行性加重或复发的对称分布的肢体无力，由远端向近端发展，罕见从上肢发病，呼吸肌、躯干肌及脑神经受累较少，大多数患者（至少 80%）同时存在较突出的深浅感觉障碍，腱反射减弱或消失，偶有脑神经受累，但程度较轻，一般可迁延数月乃至数年。

（二）病理学表现

受影响的神经表现为节段性的炎症细胞（淋巴细胞）浸润和脱髓鞘。随着时间的推移，Schwann 细胞增殖和胶原沉积会导致神经增粗和特征性洋葱球的出现。受累神经支配的肌肉呈失神经改变。

（三）MRI 表现

CIDP 因为其自身免疫性，故为斑片样受累，当累及大脑时，影像学表现类似于多发性硬化；当发生于神经根和周围神经时，表现为神经根或周围神经增粗，且明显强化。

（四）诊断要点与鉴别诊断

1. 诊断要点

（1）临床表现为运动、感觉、颅神经和中枢神经系统障碍。

（2）神经电生理检查有脱髓鞘或神经传导异常的特点。

（3）腓肠神经活检出现轴索损害、髓鞘脱失、髓鞘再生和炎症反应。

（4）脑脊液表现为蛋白-细胞分离现象。

（5）根据以上检查，并排除家族性感觉运动性神经病、多灶性运动神经病、副肿瘤性神经病、HIV 感染、莱姆病、药物及中毒性周围神经病等，可确诊为 CIDP。

2. 鉴别诊断

(1)神经根增粗的疾病:如淋巴瘤、结节病和神经纤维瘤病Ⅰ型。

(2)多发性硬化:好发于青中年女性,该病在时间和空间上呈多样性,常表现为症状的发作与缓解呈交替性。MRI常表现为多发性病灶,其长轴与脊髓长轴一致,一般不会造成脊髓明显肿胀。多发性硬化患者的脊髓病灶常位于颈胸髓,以颈髓最多见;病灶长度多小于2个椎体节段,横轴位显示病灶多位于脊髓的周边,如脊髓的后索、侧索、软膜下区等处,范围常小于脊髓横截面积的1/2,脊髓水肿相对更轻。

(五)治疗和预后

目前已经证实皮质类固醇对CIDP有肯定的疗效,泼尼松是治疗CIDP最常用的药物,一般口服泼尼松100mg/d,2~4周后递减,大多数患者在平均1.5个月时出现肌力改善,但是有文献表明,在长期使用激素期间,会引起免疫低下、急性胃黏膜病变等副作用,尤其是合并糖尿病的患者,若血糖控制不理想,最好改用其他药物。其次是静脉注射免疫球蛋白(IVIG),每天0.4g/kg,连续5天,也有较好疗效,另外血浆交换(PE)及免疫抑制剂(环磷酰胺冲击、硫唑嘌呤、环孢素A)也可应用。

(吴晓天　赵艺蕾)

第三节　脊髓结节病

(一)概述

脊髓结节病(intramedullary sarcoidosis)是发生在脊髓的以非干酪性坏死性肉芽肿为病理特征的疾病。该病极其罕见,文献报道其发病率不足所有结节病的1%。男性多见,平均发病年龄约42.8岁。其可发生于脊髓的任何部位,但以颈、胸髓常见。临床可表现为进行性肢体麻木及深感觉障碍。

(二)病理学表现

结节病的典型病理表现是非干酪性坏死性肉芽肿,结节中可看到上皮样细胞、Langhans多核巨细胞或异物巨细胞,约60%的结节病多核巨细胞胞质内可见到两种相对特征性的包涵体,一种为强嗜酸性的放射状星形小体,另一种为含铁钙的蛋白质形成的层状小体。尽管如此,非干酪样肉芽肿的改变并非结节病的独特改变,因此在诊断结节病时应排除结核病、真菌感染和其他类型的肉芽肿。

(三)MRI表现

MRI是诊断脊髓结节病的首选影像方法,但是缺乏特异性影像学征象。MRI表现为脊髓梭形膨大,T_1WI上为低信号,T_2WI上为高信号,增强扫描可出现强化的结节状肉芽肿,常伴有脊髓周围的软脊膜或硬脊膜强化。其MRI表现分为4期,1期:表现为线状软脊膜的强化,代表炎症早期;2期:表现为髓内强化病灶伴随脊髓肿胀,代表炎症沿着V-R间隙累及髓内;3期:表现为局灶性或多发性强化病灶,脊髓通常形态正常;4期:表现为脊髓萎缩。

(四)诊断要点与鉴别诊断

1. 诊断要点　MRI表现为线状软脊膜或硬脊膜强化、髓内结节状强化时可提示脊髓结节病,但脊髓结节病的确诊仍需要结合临床检查、神经影像学、脑脊液和其他系统的异常,尤其是胸部、纵隔和肺门淋巴结肿大,最终诊断必须依靠活检。

2. 鉴别诊断

(1)视神经脊髓炎：临床多以严重的视神经炎和长节段横贯性脊髓炎为特征性表现。MRI 矢状位图像多表现为连续、对称分布的条状 T_2WI 高信号，病变纵向多超过 3 个椎体节段。此外，该病患者的 AQP4-IgG 多为阳性。

(2)多发性硬化：好发于年轻女性，该病在时间和空间上呈多样性，常表现为症状的发作与缓解呈交替性。MRI 常表现为多发性病灶，其长轴与脊髓长轴一致，一般不会造成脊髓明显肿胀。

(五) 治疗和预后

治疗首选糖皮质激素，其他如免疫抑制和生物制剂也广泛应用于结节病的诊治。临床上对于有心脏、中枢神经系统等重要肺外组织/脏器受累的严重结节病患者，建议长期门诊随访。

（王露萍　赵艺蕾）

第四节　亚急性联合变性

(一) 概述

脊髓亚急性联合变性(subacute combined degeneration,SCD)是由于维生素 B_{12}($VitB_{12}$)的摄入、吸收、结合、转运或代谢紊乱导致体内含量不足而引起的中枢和周围神经系统的变性疾病。病变主要累及脊髓后索、侧索及周围神经，严重时可不同程度地累及大脑白质和视神经。早期诊断和及时治疗是改善亚急性联合变性的关键，如未及时诊治，可对神经系统产生不可逆的损伤。

人体内 $VitB_{12}$ 主要来源于动物性食物蛋白，与胃壁细胞产生的内因子结合成稳定复合物，在回肠末端吸收，在肝脏储存。$VitB_{12}$ 的摄入、吸收、结合、转运和代谢的任何一个环节出现问题，都可以导致其缺乏。①摄入不足：见于长期素食或偏食人群；②吸收障碍：酗酒伴慢性萎缩性胃炎、胃大部分切除术、回肠切除术后患者等；③结合障碍：长期使用(>10 个月)质子泵抑制剂(PPIs)可抑制胃酸分泌，影响与内因子的结合，增加 $VitB_{12}$ 缺乏的可能性；④转运障碍：$VitB_{12}$ 在血液中需与钴胺传递蛋白结合，才可在体内发挥作用，钴胺传递蛋白缺乏或功能异常可导致 $VitB_{12}$ 生物利用率降低；⑤代谢障碍：笑气(N_2O)可加重钴离子发生不可逆的氧化反应，使钴胺蛋白失活，引起 $VitB_{12}$ 缺乏，导致脊髓脱髓鞘。

(二) 病理学表现

$VitB_{12}$ 是 DNA 和 RNA 合成的必需辅酶，它促进髓鞘主要成分卵磷脂的合成，同时作为一种必需的辅酶因子维持髓鞘功能、参与核苷酸和髓鞘的合成。$VitB_{12}$ 包括甲钴胺和腺苷钴胺，甲钴胺的缺乏导致甲硫氨酸合成酶的活性降低，提供的甲基减少，阻止甲硫氨酸循环的正常进行，导致髓鞘的甲基化障碍，从而引起髓鞘形成障碍、轴突变性及神经纤维的脱髓鞘。另外，腺苷钴胺减少时，甲基丙二酰辅酶 A 的活性降低，导致其前体丙酰基辅酶 A 积累，丙酰基辅酶 A 可代替琥珀酰辅酶 A，使偶链脂肪酸发生异常，形成单链脂肪酸。这种异常的脂肪酸进入髓鞘细胞膜脂质，可引起髓鞘纤维病变，进一步导致髓鞘脱失、形成受损和轴突变性，从而诱发神经元的死亡。

(三) MRI 表现

MRI 是目前唯一可以显示脊髓亚急性联合变性损伤的影像学检查。脊髓亚急性联合变性主要损害脊髓颈段，其次为胸段，因而病灶主要位于侧索、后索，且后索损害更常见、更严重，这与脊髓亚急性联合变性多以深感觉障碍起病且较严重相一致。横轴位 T_2WI 序列中病灶高信号为典型表现,并且更容易诊断本病,表现为双侧异常对称信号,主要为"倒 V 字征",也可呈"圆点征""三点征",后索及侧索同时受累可表现为"小字征"(图 19-4-1)。但是,MRI 的表现常滞后于临床症状,病程在 6 个月内更易检出阳性,病程越长,灵敏度越低,所以部分脊髓亚急性联合变性患者的 MRI 检查无阳性发现,推测可能与病程、定位、星形胶质细胞、纤维增生及 MRI 场强有关。

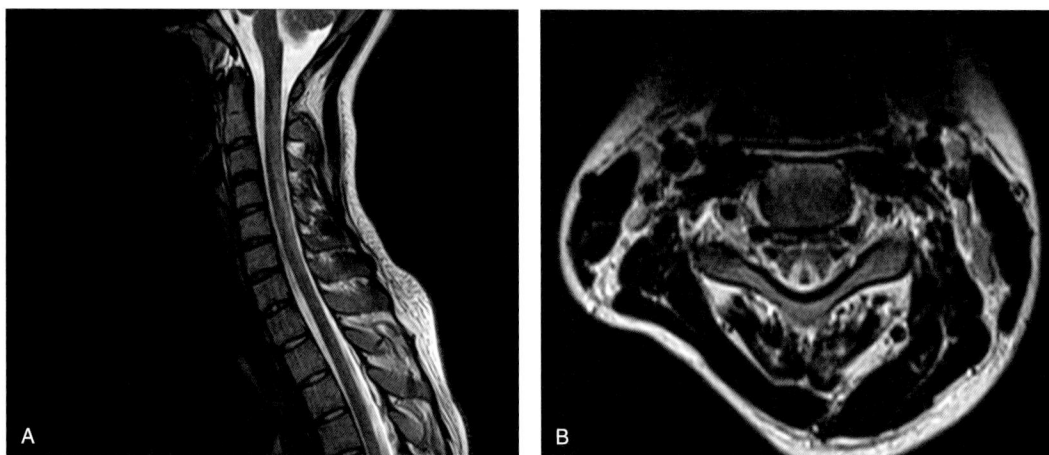

图 19-4-1 脊髓亚急性联合变性 MRI 表现
A. 矢状位 T_2WI 序列,示颈髓后部带状高信号;B. 横轴位 T_2WI 序列,示脊髓后索对称性高信号,呈"倒 V 字征"

(四)诊断要点与鉴别诊断

1. 诊断要点

(1)早期诊断困难,多在中年以上起病,男女无明显差异。主要表现为肢体深感觉消失、感觉性共济失调及痉挛性瘫痪,并伴有周围神经病变,症状渐进性加重,常伴有贫血和胃酸缺乏。运动障碍表现为对称性,症状重于感觉症状,肢体远端重于近端。

(2)主要累及脊髓颈段,其次为胸段,病灶主要位于侧索、后索,且后索损害更常见、更严重。

(3)横轴位 T_2WI 序列中病灶高信号为典型表现,典型征象为"倒 V 字征"。

2. 鉴别诊断

(1)多发性硬化:多发性硬化的脊髓病变常为多发病灶,每个病灶小于 2 个椎体节段,病变常累及脊髓周围白质,面积小于脊髓横轴位的一半;而脊髓亚急性联合变性的脊髓病灶分布位置较典型,主要累及脊髓侧索和后索,横轴位 T_2WI 序列表现为"倒 V 字征"。

(2)急性播散性脑脊髓炎:急性播散性脑脊髓炎的脊髓受累多表现为长节段、中央分布的特点,且急性播散性脑脊髓炎多发于儿童、起病前有前驱期感染或疫苗接种史、常伴脑内皮层下和基底节等深部灰质的大病灶、病程呈单向发展等有助于鉴别。

(3)脊髓前动脉梗死:急性起病,通常小于 4 小时,脊髓 MRI 横轴位 T_2WI 上呈双侧脊髓灰质前角对称性高信号。

(五)治疗和预后

神经损伤是不可逆的,病程大于 6 个月则治疗难度增加,脊髓亚急性联合变性一旦确诊需给予大剂量 $VitB_{12}$ 治疗。甲钴胺为活化的 $VitB_{12}$,更容易进入神经元细胞,常用治疗剂量为 500~1 000μg/d 肌内注射,每周 2 次或 3 次,持续 2~4 周;连续 2~3 个月后改为 500μg 口服,每天 2 次,总疗程为 6 个月。$VitB_{12}$ 吸收障碍的患者需终身用药,联合维生素 B_1($VitB_1$)、维生素 B_6($VitB_6$)各 30mg/d 效果更好。肠道内应用水晶氰钴维生素也可以改善 VitB$_{12}$ 吸收障碍,治疗恶性贫血,并且可以避免连续注射数月引起的不便。

此外,脊髓亚急性联合变性也需针对病因进行治疗。素食者应改善膳食结构,多食用富含 B 族维生素的食物;胃病患者予以护胃治疗,可服用胃蛋白酶或稀盐酸合剂,以缓解胃肠道反应;贫血患者可口服硫酸亚铁 0.9~1.8g/d;恶性贫血患者需联合叶酸片 15~30mg/d,每天 3 次;酗酒者戒酒;笑气吸入者停止吸入等。

(赵艺蕾)

第二十章
脊髓未分类疾病

第一节 脊 髓 疝

(一) 概述

脊髓疝（spinal cord herniation，SCH）是临床上罕见的脊髓病，其临床表现大多为 Brown-Sequard 综合征，即一侧肢体的运动和深感觉消失，对侧肢体痛温觉消失，患者出现缓慢进行性的痉挛性偏瘫，少数患者可因脑脊液压力下降而发生体位性直立头痛。脊髓疝好发于女性，男女之比约为 1:2，患者多见于中老年人群中。目前，该病依据其病因的不同主要分为特发性、创伤性和医源性三大类。

(二) 病理学表现

脊髓疝的发生是由于脊髓腹侧的硬脊膜局部缺损，可为先天性发育异常引起或者慢性损伤引起的微小缺损；该病好发于胸段脊髓，主要是因为在胸椎生理性后凸的基础上，因呼吸和心跳引起的搏动主要作用于腹侧硬脊膜；脊髓和硬脊膜缺损处长时间相互作用，导致脊髓从缺损处向前或者前侧方突出，进而出现胸段脊髓压迫的相关临床症状，受压脊髓出现不同程度的萎缩。

(三) MRI 表现

对于脊髓疾病的诊断，MRI 能够很好地显示脊髓的形态结构和病变特征。MRI 检查为脊髓疝诊断提供了重要的依据。在 MRI 矢状位 T_2WI 可以观察脊髓疝的典型表现，主要表现为脊髓前凸呈"C"形；前凸脊髓稍变细；脊髓腹侧的蛛网膜下腔消失，背侧的蛛网膜下腔增宽；脊髓前凸部位硬脊膜缺损；MRI 横轴位可见到脊髓向前方或者前侧方移位，并且疝出硬脊膜形成"双脊髓征"（图 20-1-1）。

(四) 诊断要点与鉴别诊断

1. 诊断要点

(1)临床表现为缓慢进行性痉挛性偏瘫，感觉障碍或者 Brown-Sequard 综合征。

(2)多发生于胸段脊髓，矢状位见脊髓前凸变细；脊髓腹侧蛛网膜下腔消失，背侧蛛网膜下腔增宽；腹侧硬脊膜缺损。横轴位脊髓呈"双脊髓征"。

2. 鉴别诊断

(1)蛛网膜囊肿：脊髓背侧蛛网膜囊肿也可引起脊髓前凸，在 MRI 矢状位上需要与脊髓疝鉴别。后者除了脊髓前凸，T_2WI 还可发现硬脊膜的缺损；电影相位对比法 MRI 也能很好地区分两者，后者可以看到病变处正常的脑脊液流动。

(2)脊髓炎：脊髓炎引起的脊髓损伤在一定程度也可导致 Brown-Sequard 综合征，但在此之前患者会出现发热、无力等感染中毒症状，并且多有基础感染病灶。MRI 检查可以发现脊髓炎急性期病变脊髓水肿增粗，T_1WI 呈低信号，T_2WI 呈高信号。

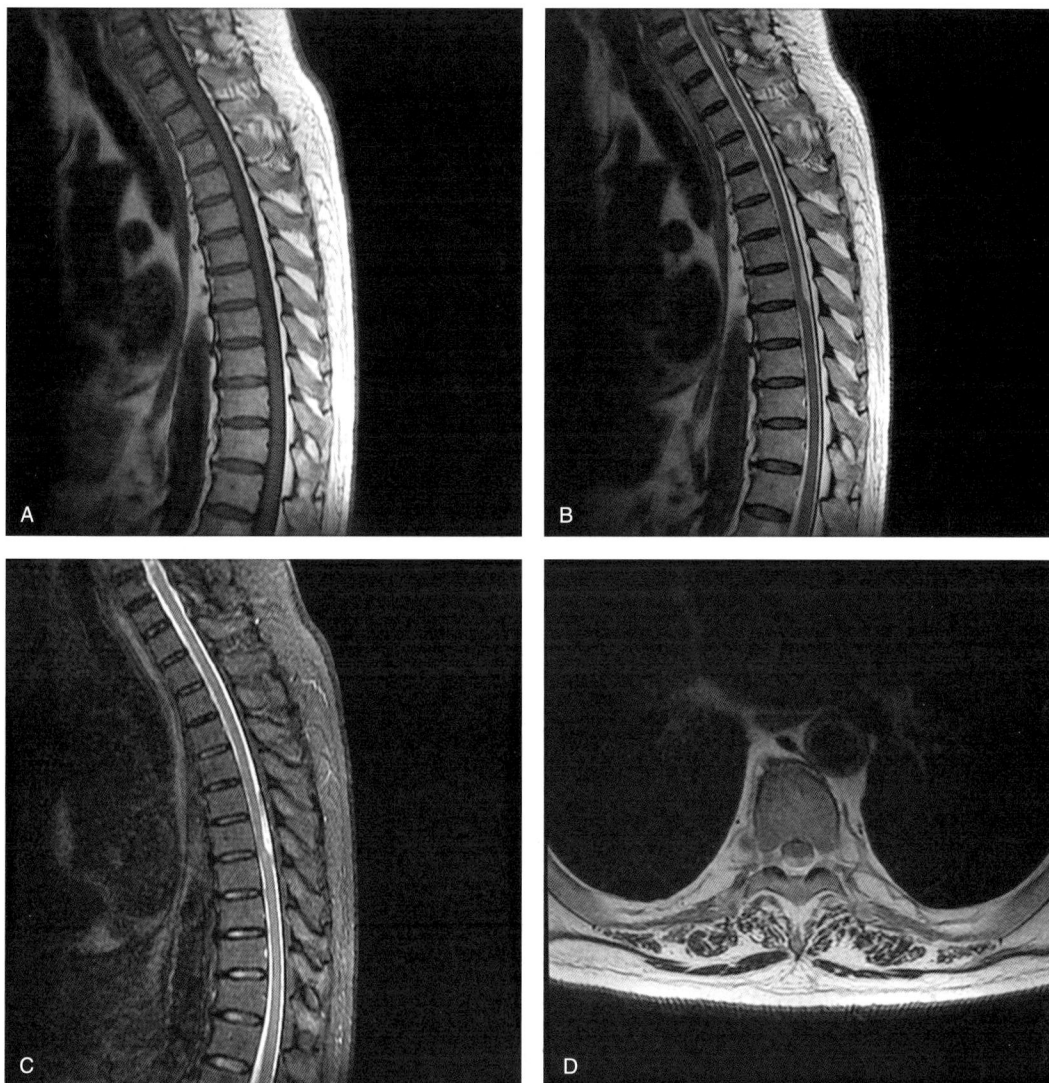

图 20-1-1　脊髓疝 MRI 表现

A~D. 矢状位 T_1WI、矢状位 T_2WI、矢状位 STIR、横轴位 T_2WI 序列,显示胸段脊髓前凸变细,
脊髓腹侧蛛网膜下腔消失,背侧蛛网膜下腔增宽(图片由河北省人民医院狄亚龙教授提供)

(3)椎管内肿瘤:位于髓外硬膜内的肿瘤如神经鞘瘤,也可压迫脊髓,引起 Brown-Sequard 综合征,MRI 检查可以明确肿瘤性病变的存在,Gd-DTPA 增强扫描,多数髓外硬膜内肿瘤明显强化。

(五) 治疗和预后

就诊的脊髓疝患者,大多数脊髓已经严重受压,出现较为明显的临床症状,故应早期手术治疗。根据患者病情可采用不同的手术方式,如硬脊膜缺损修补术和脊髓复位术等,术后结合对症护理,一般能较好地改善病情。

(林江南　曹志坚)

第二节 脊髓中央综合征

(一) 概述

脊髓中央综合征(central cord syndrome,CCS)是多种因素导致的椎管内脊髓不完全性损伤,引起损伤平面以下不同程度的感觉丧失、四肢运动功能障碍,并且上肢重于下肢,以及膀胱功能障碍等一组症候群。其发病年龄有两个不同的阶段,分为45~50岁之前发病和45~50岁之后发病。在45~50岁之前的脊髓损伤多是由于颈部过度屈曲造成骨折、脱位或者椎间盘后凸引起的;而后者在颈椎退行性病变和椎管一定程度狭窄的基础上发生过度仰伸时,因为椎间盘、骨刺和后方皱褶的黄韧带共同作用,造成过伸部位的颈椎椎管容积减小,导致脊髓的不完全性损伤,甚至引起前纵韧带断裂。

(二) 病理学表现

脊髓中央综合征的病理生理机制是由于不完全性脊髓损伤,损伤后中央管周围发生不同程度的水肿,而髓内出血少见,出血往往提示损伤较严重。

(三) MRI 表现

病变部位脊髓出现不同程度的水肿,在 T_1WI 上呈稍低信号,在 T_2WI 上表现为信号增高;当脊髓内有出血时,急性期 T_1WI 可为等信号,T_2WI 为低信号,亚急性期,T_1WI 和 T_2WI 均表现为高信号;有时,尚可见到颈椎骨折或脱位、椎间盘后凸、椎间隙变窄等征象。

(四) 诊断要点与鉴别诊断

1. 诊断要点

(1)多有典型外伤史。

(2)患者出现四肢运动功能障碍,且上肢重于下肢;损伤平面下感觉不同程度丧失;甚至发生尿潴留。

(3)脊髓水肿在 T_1WI 呈低信号,在 T_2WI 上呈高信号;椎间盘后凸畸形和椎管容积减小,尚可见到脊髓不同程度的受压改变。

2. 鉴别诊断

(1)颈椎结核:颈椎结核严重时也可引起四肢功能障碍,需要与脊髓中央综合征相鉴别,后者可有典型的外伤病史,而前者早期可表现出结核中毒症状,MRI 表现多为椎间盘破坏、椎间隙变窄及椎旁脓肿。

(2)颈椎肿瘤:原发性和转移性颈椎肿瘤可侵犯脊髓,引起截瘫,但转移瘤有原发肿瘤病史,MRI 检查可见椎体骨质破坏压缩呈楔形变并累及椎弓根,椎间隙一般多正常。

(3)颈椎后纵韧带骨化症:常因后纵韧带异常骨化造成椎管容积减小压迫脊髓,最终引起四肢功能障碍,患者病史较长,进行性加重;CT 平扫见椎体后方有致密骨化影。

(五) 治疗和预后

对于大多数患者采用保守治疗,当有骨折碎片损伤脊髓、椎间盘后凸压迫脊髓、非手术治疗无效时,须进行减压手术。经积极对症治疗,患者预后多较好。

(于文静 曹志坚)

第三节　黏多糖贮积症

(一) 概述

黏多糖贮积症(mucopolysaccharidosis,MPS)是一组遗传性结缔组织溶酶体贮积病,由于降解黏多糖相关的酶(比如溶酶体酶)先天性缺陷引起黏多糖代谢障碍,致使不同的黏多糖不能完全降解,而在各种细胞组织内沉积引起的一组疾病。黏多糖贮积症是一类遗传性代谢性疾病,对机体的损害广,临床表现复杂,发病率低,容易误诊。

根据酶的种类和临床症状的严重程度一般将该病分为 7 型。各型中除 II 型为 X 性连锁隐性遗传外,其他均系常染色体隐性遗传,故常无阳性家族史,Hurler(I_H 型)综合征和 Morquio(IV_A)综合征,过去被称为软骨营养障碍、脂肪软骨营养不良或发育不良,目前已阐明是遗传性黏多糖代谢障碍性疾患。临床表现多种多样,包括身材矮小和骨骼畸形、肝脾肿大、疝和粗糙面容等,而在每种类型中都能观察到不同程度的心血管、呼吸和中枢神经系统的表现。

(二) 病理学表现

黏多糖贮积症属于溶酶体贮积病中的一种,是先天性遗传酶缺乏症,其特点是未降解底物在人体细胞内的溶酶体中进行性积累,此外,部分降解的黏多糖在溶酶体和细胞外空间中积累,会干扰其他大分子的降解,导致这些大分子积累。病理情况下,未经加工或部分加工的黏多糖,比如硫酸软骨素、硫酸乙酰肝素、角质素硫酸盐等可沉积于体内的各组织器官,这一过程导致细胞慢性退化,逐渐影响多种器官和系统,如心脏、呼吸、骨骼、关节、中枢和胃肠系统。

黏多糖贮积症带来的损害是直接作用及炎症引发的二级和三级代谢途径激活共同作用的结果。神经元脂质贮积和结缔组织多糖贮积导致该病独有的神经系统异常与骨骼异常,黏多糖在骨组织沉积可致成骨发育障碍和变形,在关节沉积可引起关节硬化,在动脉壁沉积可形成假粥样硬化斑,在脑组织沉积致使智力低下。黏多糖贮积症对所有的器官和组织都会造成影响,并且随着时间的推移逐渐恶化。

(三) MRI 表现

在脊髓神经影像学中,黏多糖贮积症颅颈交界处脊髓异常信号出现率较高,最常见的颅颈交界处 MRI 特征是椎管狭窄、脊髓压迫、齿突发育不良、寰枢椎不稳和硬脑膜增厚。

椎管狭窄是黏多糖贮积症的典型特征,分为弥漫性和局部性,其中局部性最常见于寰枢关节水平,少见于胸椎或腰椎。颅颈交界处狭窄的主要临床表现包括运动功能减低、痉挛性四肢轻瘫和偏瘫,以及中枢性呼吸功能不全。矢状位 T_2WI 上表现为脊髓前后脑脊液空间受压,主要由硬脊膜和周围软组织的增厚导致,包括齿突周围软组织、枕寰韧带和寰枢横韧带的增厚。

脊髓压迫易使患者发生寰枢关节不稳或半脱位,这是由于齿突发育不良与韧带松弛,尤其是寰椎关节横韧带松弛。寰枢关节不稳定的严重程度影响韧带肥大的程度。寰枢关节不稳和韧带肥大的另一个后果是寰椎后弓的内陷比正常情况更靠前,导致椎管狭窄。此外,黏多糖的沉积也会导致硬脑膜和椎旁副韧带增厚,一系列的改变导致枕骨大孔和上颈椎椎管狭窄,并可能导致脊髓压迫。当脊髓严重受压时,可见条状长 T_2 信号影,常见于黏多糖贮积症IV型和黏多糖贮积症VI型。

黏多糖贮积症椎体及椎间盘最常见表现之一是多发性骨质疏松症,患者表现出不同程度的骨骼和关节受累,此外,MRI 可以出现椎体形态异常和椎间盘改变。椎体形态异常一般表现为楔形、板状和子弹状椎体;椎间盘改变主要表现为椎间盘间隙变宽,影像上表现为椎间盘脱水、膨出或突出。这种椎体及椎间盘可导致脊柱的各种畸形,如脊柱侧凸和胸腰椎后凸,出现相应区域椎管口径减小,并可能导致脊髓压迫性病变。

根据黏多糖贮积症分型的不同,其影像学表现各异。其中Ⅰ型和Ⅳ型较为常见,Ⅰ型是黏多糖病的原型,最为常见。系 A-L-Id 酶缺陷,症状最严重,预后也最差,常于 10 岁前死亡,主要表现为头颅增大呈舟状畸形,蝶鞍似横置的小提琴状,腰椎椎体前下缘呈鸟嘴状突出,四肢长骨骨干塑形障碍变得粗短,尺桡骨远端关节面相互倾斜。四肢长骨的改变被认为最有诊断价值。Ⅳ型黏多糖贮积症胸腰段椎体普遍变扁,横径和前后径增大,椎体前方中部舌状向前突出为其特征表现,股骨头骨骺小,股骨颈变短增宽,胫骨骨干粗短,腕骨骨化中心出现延迟。

（四）诊断要点与鉴别诊断

1. 诊断要点　本病的诊断主要根据典型临床表现,尿中黏多糖定性试验阳性,周围血白细胞及骨髓中特殊颗粒阳性而进行临床确诊。因为 MRI 表现上的特殊性,影像学的检查具有比较重要的提示作用,主要的 MRI 表现为:

（1）椎管狭窄,最常见于寰枢关节水平。

（2）脊髓压迫,可见寰枢关节不稳或半脱位及齿突发育不良。

（3）脊髓信号改变。

2. 鉴别诊断

（1）脊柱发育不良及脊柱干骺发育不良:迟发型多见,其特征为不成比例的身材矮小、短躯干畸形和继发性骨关节炎,脊柱受累为本病的突出表现,MRI 表现包括脊柱侧凸、胸廓前突、胸腰椎椎体向后成角畸形等。

（2）颅颈结合区硬脑脊膜增厚需与其他原因引起的肥厚性硬脑脊膜炎鉴别:肥厚性硬脑脊膜炎与自身免疫有关,常累及颅底及颈、胸段硬脑脊膜,病变范围相对较广泛,其 MRI 表现为弥漫性或局限性硬脑脊膜肥厚,增强后呈线状或结节状强化,以硬膜的蛛网膜侧缘强化最明显。

（3）佝偻病:多见于婴幼儿,主要表现为非特异性神经精神症状、骨骼改变、肌肉松弛。可出现脊柱后凸、侧凸畸形,特征性表现为 X 线检查时出现长管状骨干骺端特别是尺桡骨远端钙化带不规则、消失。

（五）治疗和预后

在明确诊断的基础上,对黏多糖贮积症进行相应的治疗。目前最常使用的是造血干细胞移植（HSCT）和酶替代疗法（ERT）。造血干细胞移植是指采集足够数量的造血干细胞后,严密地进行分型和配型,再移植到受体的治疗过程。这种治疗可以在患者没有出现任何临床症状之前即可接受移植,这样可以达到最大的治疗效果,可维持正常发育和认知功能。一旦出现了临床症状或是体征,即使年龄很小时接受移植治疗,也只能稳定或是减慢疾病的进程。因此,疾病的类型和接受移植治疗时患者的疾病阶段是决定疗效和预后效果的重要因素,此外,MRI 可以提供可靠的指标,具有作为评估治疗方案疗效的潜在价值。

而酶替代疗法是一种医学常用的对症治疗方法,当患者体内缺失特定的酶时,通常采用此法进行治疗。通过静脉注射,向患者体内注射含有缺失酶的药剂,替代缺失的酶,从而达到治疗效果。该疗法治疗费用非常昂贵,虽然其对某些类型黏多糖贮积症具有安全有效的疗效,但临床应用相对较少。

（周荣辉　王美豪）

参考文献

［1］ Akobo S, Rizk E, Loukas M, et al. The odontoid process: a comprehensive review of its anatomy, embryology, and variations. Childs Nervous System, 2015, 31 (11): 2025-2034.

［2］ Albano D, Messina C, Gitto S, et al. Differential Diagnosis of Spine Tumors: My Favorite Mistake. Semin Musculoskelet Radiol, 2019, 23 (1): 26-35.

［3］ Azucena GR, Chloe KS, Frank LA, et al. Human disc nucleus properties and vertebral endplate permeability. Spine (Phila Pa 1976), 2011, 36 (7): 512-520.

［4］ Boruah DK, Prakash A, Gogoi BB, et al. The Importance of Flexion MRI in Hirayama Disease with Special Reference to Laminodural Space Measurements. AJNR Am J Neuroradiol, 2018, 39 (5): 974-980.

［5］ Boss MK, Muradyan N, Thrall DE. DCE-MRI: a review and applications in veterinary oncology. Vet Comp Oncol, 2013, 11 (2): 87-100.

［6］ Bowen BC, Saraf-Lavi E, Pattany PM. MR angiography of the spine: update. Magn Reson Imaging Clin N Am, 2003, 11 (4): 559-584.

［7］ Brian YC, Kara GG, et al. MR Imaging of Pediatric Bone Marrow. Radiographics, 2016, 36 (6): 1911-1930.

［8］ Durand DJ, Huisman TA, Carrino JA. MR imaging features of common variant spinal anatomy. Magn Reson Imaging Clin N Am, 2010, 18 (4): 717-726.

［9］ Erdil H, Yildiz N, Cimen M. Congenital Fusion of Cervical Vertebrae and Its Clinical Significance. Journal of the Anatomical Society of India, 2003, 52: 125-127.

［10］ Finkenzeller T, Wendl CM, Lenhart S, et al. BLADE Sequences in Transverse T_2-weighted MR Imaging of the Cervical Spine. Cut-off for Artefacts？ Rofo, 2015, 36 (2): 102-108.

［11］ Hou C, Han H, Yang X, et al. How does the neck flexion affect the cervical MRI features of Hirayama disease？ Neurol Sci, 2012, 33 (5): 1101-1105.

［12］ Jackson RP, Peterson MD, McManus AC, et al. Compensatory spinopelvicbalance over the hip axis and better reliability in measuring lordosis to the pelvicradius on standing lateral radiographs of adult volunteers and patients. Spine (Phila Pa 1976), 1998, 23 (16): 1750-1767.

［13］ Junhui Liu, Lu Hao, Letu Suyou, et al. Biomechanical properties of lumbar endplates and their correlation with MRI findings of lumbar degeneration. J Biomech, 2016, 49 (4): 586-593.

［14］ Kaplan KM, Spivak JM, Bendo JA. Embryology of the spine and associated congenital abnormalities. Spine Journal, 2005, 5 (5): 564-576.

［15］ Lavini C, Kramer G, Pieters-den Bos I, Hoekstra O, Marcus JT. MRI protocol optimization for quantitative DCE-MRI of the spine. Magn Reson Imaging, 2017, 44: 96-103.

［16］ Legaye J, Duval-Beaupère G, Hecquet J, et al. pelvicincidence: a fundamental pelvicparameter for three-dimensional regulation of spinal sagittal curves. Eur Spine J, 1998, 7 (2): 99-103.

［17］ Low RN, Austin MJ, Ma J. Fast spin-echo triple echo dixon: Initial clinical experience with a novel pulse sequence for simultaneous fat-suppressed and nonfat-suppressed T_2-weighted spine magnetic resonance imaging. J Magn Reson Imaging, 2011, 33 (2): 390-400.

［18］ Michelini G, Corridore A, Torlone S, et al. Dynamic MRI in the evaluation of the spine: state of the art. Acta Biomed, 2018, 89 (1-S): 89-101.

［19］ Nordberg CL, Hansen BB, Nybing JD, et al. Weight-bearing MRI of the Lumbar Spine: Technical Aspects. Semin Musculo-skelet Radiol, 2019, 23 (6): 609-620.

［20］ Patel A, James SL, Davies AM, et al. Spinal imaging update: an introduction to techniques for advanced MRI. Bone Joint J, 2015, 97-B (12): 1683-1692.

［21］ Pia HW. Craniocervical malformations. Neurosurgical Review, 1983, 6 (4): 169-175.

［22］ Prescher A. The craniocervical junction in man, the osseous variations, their significance and differential diagnosis. Annals of Anatomy-Anatomischer Anzeiger, 1997, 179 (1): 1-19.

［23］ Smith SA, Pekar JJ, van Zijl PC. Advanced MRI strategies for assessing spinal cord injury. Handb Clin Neurol, 2012, 109: 85-101.

［24］ Uruj Z, Kate RB, Michael AA, et al. Porosity and Thickness of the Vertebral Endplate Depend on Local Mechanical Loading. Spine, 2015, 40 (15): 1173-1180.

［25］ Vrtovec T, Pernus F, Likar B. A review of methods for quantitative evaluation of spinal curvature. Eur Spine J, 2009, 18 (5): 593-607.

［26］ Maxim Z, Julian M, Michael H. Motion artifacts in MRI: A complex problem with many partial solutions. Journal of Magnetic Resonance Imaging, 2015, 42 (4): 887-901.

［27］ Zhadanov SI, Doshi AH, Pawha PS, et al. Contrast-Enhanced Dixon Fat-Water Separation Imaging of the Spine: Added Value of Fat, In-Phase and Opposed-Phase Imaging in Marrow Lesion Detection. J Comput Assist Tomogr, 2016, 40 (6): 985-990.

［28］ Zibis A, Mitrousias V, Galanakis N, et al. Variations of transverse foramina in cervical vertebrae: what happens to the vertebral artery？ Eur Spine J, 2018, 27 (6): 1278-1285.

［29］ Pahys JM, Guille JT. What's New in Congenital Scoliosis？ J Pediatr Orthop, 2018, 38 (3): 172-179.

［30］ 刘福云, 贺盼盼, 夏冰, 等. 半椎体切除治疗儿童先天性脊柱侧弯疗效分析. 中国矫形外科杂志, 2014, 22 (9): 775-778.

［31］ Laker SR, Concannon LG. Radiologic evaluation of the neck: a review of radiography, ultrasonography, computed tomography, magnetic resonance imaging, and other imaging modalities for neck pain. Phys Med Rehabil Clin N Am, 2011, 22 (3): 411-428, vii-viii.

［32］ Woojin Cho, Dong-Ho Lee, Joshua D, et al. Cervical spinal cord dimensions and clinical outcomes in adults with klippel-feil syndrome: a comparison with matched controls. Global Spine J, 2014, 4 (4): 217-222.

［33］ Ma X, Du Y, Wang S, et al. Adjacent segment degeneration after intervertebral fusion surgery by means of cervical block vertebrae. Eur Spine J, 2018, 27 (6): 1401-1407.

［34］ 李和, 李继承. 组织学与胚胎学. 3 版. 北京: 人民卫生出版社, 2015.

［35］ Susan M Anderson. Spinal curves and scoliosis. Radiologic Technology, 2007, 79 (1): 44.

［36］ Turakhia D P, Gandhi M J. Straight back syndrome. J Assoc Physicians India, 1987, 35 (3): 231-233.

［37］ Jeffrey S. Ross, Kevin R. Moore, Lubdha M. Shah, et al. Diagnostic Imaging: Spine. 3rd ed. Amsterdam: Lippincott Williams & Wikins, 2015.

［38］ Tortori-Donati P, Rossi A, Carna A. Spinal dysraphism: a review of neuroradiologicalfeatures with embryological correlations and proposal for a new classification. Neuroradiology, 2000, 42: 471-491.

［39］ 江浩. 骨与关节 MRI. 2 版. 上海: 上海科学技术出版社, 2011.

［40］ 吴振华, 陈丽英, 陈炽贤, 等. 小儿神经管闭合不全的 MRI 诊断及 MRI 分型. 中华放射学杂志, 1993, 27 (9): 603-607.

［41］ Chopra S, Gulati MS, Paul SB, et al. MR spectrum in spinal dysraphism. Eur Radiol, 2001, 11 (3): 497-505.

［42］ Tali ET, Oner AY, Koc AM. Pyogenic spinal infections. Neuroimag Clin N Am, 2015, 25: 193-208.

［43］ Morales H. Infectious spondylitis mimics: Mechanisms of disease and imaging findings. Seminars in Ultrasound, CT and MRI. WB Saunders, 2018, 39 (6): 587-604.

［44］ 郭启勇. 实用放射学. 3 版. 北京: 人民卫生出版社, 2014.

［45］ 李明, 魏显招. 脊柱影像精析. 北京: 人民卫生出版社, 2019.

［46］ 王莉莉, 盛海萍, 雷军强, 等. CT、MRI 在脊柱结核中诊断价值的对比研究. 中国 CT 和 MRI 杂志, 2015, 12 (2): 71-72.

［47］ Caldera G, Cahueque M. Fungal Spondylodiscitis: Review. J Spine, 2016, 5: 2.

［48］ Kwon JW, Hong SH, Choie SH, et al. MRI Findings of Aspergillus Spondylitis. AJR, 2011, 197: W919-W923.

［49］ Garcia DC, Sandoval-Sus J, Razzaq K, et al. Vertebral osteomyelitis caused by Mycobacterium abscessus. BMJ Case Rep, Published online.

［50］ Yamashita T, Endo T, Hamamoto Y, et al. A Case of Systemic Osteomyelitides due to Mycobacterium avium. The Journal of Dermatology, 2004, 31 (12): 1036-1040.

［51］ Smith RM, Bhandutia AK, Jauregui JJ, et al. Atlas Fractures: Diagnosis, Current Treatment Recommendations, and Implications for Elderly Patients. Clinical Spine Surgery, 2018, 29 (7): 281-284.

［52］ Kandziora F, Chapman JR, Vaccaro AR, et al. Atlas Fractures and Atlas Osteosynthesis: A Comprehensive Narrative Review. Journal of Orthopaedic Trauma, 2017, 31 (Suppl 4): S81-S89.

［53］ Gembruch O, Dammann P, Schoemberg T, et al. Ventral C1 Fracture Combined with Congenital Posterior Cleft: What to Do？ Journal of Neurological Surgery Part A Central European Neurosurgery, 2018, 79 (1): 66-72.

［54］ Motiei-Langroudi R, Sadeghian H. C2 Body Fracture: Report of Cases Managed Conservatively by Philadelphia Collar. Asian Spine Journal, 2016, 10 (5): 920-924.

［55］ 胡勇, 董伟鑫. 齿状突螺钉钢板内固定术的研究进展. 中国脊柱脊髓杂志, 2015, 25 (1): 85-87.

［56］ Epstein N, Hollingsworth R. Diagnosis and management of traumatic cervical central spinal cord injury: A review. Surg Neurol Int, 2015, 6 (5): S140-S153.

［57］ 贾连顺. 对过伸性颈脊髓损伤的再认识. 中华外科杂志, 2007, 45 (6): 363-365.

［58］ Pettersson K, Hildingsson C, Toolanen G, et al. Disc pathology after whiplash injury. A prospective magnetic resonance imaging and clinical investigation. Spine (Phila Pa 1976), 1997, 22 (3): 283-287, discussion 288.

［59］ Kinoshita H. Pathology of spinal cord injuries due to fracture and fracture-dislocations of the cervical spine. Spinal Cord, 1994, 32 (10): 642-650.

［60］ Chang V, Ellingson BM, Salamon N, Holly LT. The Risk of Acute Spinal Cord Injury After Minor Trauma in Patients With Preexisting Cervical Stenosis. Neurosurgery, 2015, 77 (4): 561-565.

［61］ Heggeness MH, Doherty BJ. The trabecular anatomy of thoracolumbar vertebrae: implications for burst fractures. J Anat, 1997, 191 (Pt 2): 309-312.

［62］ Zhao FD, Pollintine P, Hole BD, Adams MA, Dolan P. Vertebral fractures usually affect the cranial endplate because it is thinner and supported by less-dense trabecular bone. Bone, 2009, 44 (2): 372-379.

［63］ Zhang X, Li S, Zhao X, et al. The mechanism of thoracolumbar burst fracture may be related to the basivertebral foramen. Spine J, 2018, 18 (3): 472-481.

［64］ Biffl WL, Ray CE Jr, Moore EE, et al. Treatment-related outcomes from blunt cerebrovascular injuries: importance of routine follow-up arteriography. Ann Surg, 2002, 235 (5): 699-707.

［65］ Daffner RH, Pavlov H. Stress Fractures: Current Concepts. AJR Am J Roentgenol, 1992, 159 (2): 245-252.

［66］ Murthy N S. Imaging of Stress Fractures of the Spine. Radiologic Clinics of North America, 2012, 50 (4): 799-821.

［67］ 管恩超, 蒋盛旦, 王宇仁, 等. 颈椎间盘损伤影像学诊断的可靠性和一致性分析. 中华骨与关节外科杂志, 2017, 10 (5): 361-367.

［68］ Campochiaro C, Caruso PF. Ankylosing Spondylitis and Axial Spondyloarthritis. N Engl J Med, 2016, 374: 2563-2574.

［69］ Francesco, Paparo, Matteo, et al. Seronegative spondyloarthropathies: what radiologists should know. Radiol Med, 2014, 119 (3): 156-163.

［70］ Xenofon Baraliakos, Kay-Geert A. Hermann, Jürgen Braun. Imaging in Axial Spondyloarthritis. Isr Med Assoc J, 2017, 19 (11): 712-718.

［71］ Ronneberger M. Enteropathische Arthritis. Ztschrift Für Rheumatologie, 2009, 68 (4): 329-336.

［72］ Peluso R, Di Minno MN, Iervolino S, et al. Enteropathic spondyloarthritis: from diagnosis to treatment. Clin Dev Immunol, 2013, 2013: 631408

［73］ Peluso R, Manguso F, Vitiello M, et al. Management of arthropathy in inflammatory bowel diseases. Ther Adv Chronic Dis, 2015, 6 (2): 65-77.

［74］ Mester AR, Makó EK, Karlinger K, et al. Enteropathic arthritis in the sacroiliac joint. Imaging and differential diagnosis. Eur J Radiol, 2000, 35 (3): 199-208.

［75］ Longo DL, Ritchlin CT, Colbert RA, et al. Psoriatic Arthritis. New England Journal of Medicine, 2017, 376 (10): 957-970.

［76］ Moll JM, Wright V. Psoriatic arthritis. Semin Arthritis Rheum, 1973, 3 (1): 55-78.

［77］ Taurog JD, Chhabra A, Colbert RA. Ankylosing spondylitis and axial spondyloarthritis. N Engl J Med, 2016, 374 (26): 2563-2574.

［78］ Ogdie A, Weiss P. The Epidemiology of Psoriatic Arthritis. Rheumatic Disease Clinics of North America, 2015, 41 (4): 545-568.

［79］ Gladman DD, Shuckett R, Russell ML, et al. Psoriatic arthritis (PSA) an analysis of 220 patients. Q J Med, 1987, 62 (238): 127-141.

［80］ Coates LC, Kavanaugh A, Mease PJ, et al. Group for Research and Assessment of Psoriasis and Psoriatic Arthritis 2015 treatment recommendations for psoriatic arthritis. Arthritis Rheumatol, 2016, 68 (5): 1060-1071.

［81］ Gossec L, Smolen JS, Ramiro S, et al. European League Against Rheumatism (EULAR) recommendations for the management of psoriatic arthritis with pharmacological therapies: 2015 update. Ann Rheum Dis, 2016, 75 (3): 499-510.

［82］ 杨雪, 刘佳澹, 向清勇, 等. 银屑病关节炎研究进展. 国际免疫学杂志, 2019, 42 (6): 608-613.

［83］ Gossec L, Baraliakos X, Kerschbaumer A, et al. EULAR recommendations for the management of psoriatic arthritis with pharmacological therapies: 2019 update. Annals of the rheumatic diseases, 2020, 79 (6): 700-712.

［84］ Steven K, Schmitt MD. Reactive Arthritis. Infectious Disease Clinics of North America, 2017, 31 (2): 265-277.

［85］ Bawazir Y, Towheed T, Anastassiades T. Post-Streptococcal Reactive Arthritis. Curr Rheumatol Rev, 2020, 16 (1): 2-8.

［86］ 中华医学会风湿病学分会. 反应性关节炎诊断及治疗指南. 中华风湿病学杂志, 2010, 14 (10): 702-704.

［87］ Goethem JWMV, Hauwe LVD, Parizel PM. Spinal imaging: diagnostic imaging of the spine and spinal cord. Germany: Springer, 2007.

［88］ García-Kutzbach A, Chacón-Súchite J, García-Ferrer H, et al. Reactive arthritis: update 2018. Clinical Rheumatology, 2018, 37 (4): 869-874.

［89］ Manasson J, Scher JU. Spondyloarthritis and the Microbiome: New Insights From an Ancient Hypothesis. Current Rheumatology Reports, 2015, 17 (2): 10.

［90］ Smith JA. Update on Ankylosing Spondylitis: Current Concepts in Pathogenesis. Current Allergy & Asthma Reports, 2015, 15 (1): 489.

［91］ 中华医学会风湿病学分会. 银屑病关节炎诊断及治疗指南. 中华风湿病学杂志, 2010, 14 (9): 631-633.

［92］ Kidd DP. Neurological complications of Behçet's syndrome. Journal of Neurology volume, 2017, 264 (10): 2178-2183.

［93］ Carapetis JR, Beaton A, Cunningham MW, et al. Acute rheumatic fever and rheumatic heart disease. Nature Reviews Disease Primers, 2016, 14 (2): 15084.

［94］ Hayes KM, Hayes RJP, Turk MA, et al. Evolving patterns of reactive arthritis. Clinical Rheumatology, 2019, 38 (8): 2083-

2088.

［95］ Hannu T, Inman R, Granfors K, et al. Reactive arthritis or post-infectious arthritis? Best Practice & Research Clinical Rheumatology, 2006, 20 (3): 419-433.

［96］ Weiss PF, Chauvin NA, Roth J. Imaging in Juvenile Spondyloarthritis. Current Rheumatology Reports, 2016, 18 (12): 75.

［97］ Weiss PF, Xiao R, Biko DM, et al. Assessment of Sacroiliitis at Diagnosis of Juvenile Spondyloarthritis by Radiography, Magnetic Resonance Imaging, and Clinical Examination. Arthritis Care & Research, 2016, 68 (2): 187-194.

［98］ Reijnierse M, Helm-Mil A, Eshed I, et al. Magnetic Resonance Imaging of Rheumatoid Arthritis: Peripheral Joints and Spine. Seminars in Musculoskeletal Radiology, 2018, 22 (2): 127-146.

［99］ Daniel, Aletaha, Josef, et al. Diagnosis and Management of Rheumatoid Arthritis: A Review. JAMA, 2018, 320 (13): 1360-1372.

［100］ Zhang T, Pope J. Cervical spine involvement in rheumatoid arthritis over time: results from a meta-analysis. Arthritis Research & Therapy, 2015, 17 (1): 1-9.

［101］ 孟亚轲, 毛克政, 周丽丽, 等. 老年齿状突加冠综合征一例. 中华风湿病学杂志, 2019, 23 (11): 759-761.

［102］ Joshi GS, Fomin DA, Joshi GS. Unusual case of acute neck pain: acute calcific longus colli tendinitis. Case Rep, 2016, 25 (7): 184-187.

［103］ Raggio BS, Ficenec SC, Pou J, et al. Acute Calcific Tendonitis of the Longus Colli. Ochsner J, 2018, 18 (1): 98-100.

［104］ 徐光明. 颈长肌腱炎肌的 CT 表现. 临床医药文献杂志, 2017, 4 (45): 8846.

［105］ Liu S, Tang M, Cao Y, et al. Synovitis, acne, pustulosis, hyperostosis, and osteitis syndrome: review and update. Ther Adv Musculoskelet Dis, 2020, 12: 1759720X20912865.

［106］ 徐文睿, 李忱, 邵暇荔, 等. SAPHO 综合征患者骶髂关节病变的 MRI 表现. 磁共振成像, 2017, 8 (6): 441-445.

［107］ Ma L, Gao Z, Zhong Y, et al. Osteitis condensans ilii may demonstrate bone marrow edema on sacroiliac joint magnetic resonance imaging. Int J Rheum Dis, 2018, 21 (1): 299-307.

［108］ Parperis K, Psarelis S, Nikiphorou E. Osteitis condensans ilii: current knowledge and diagnostic approach. Rheumatol Int, 2020, 40 (7): 1013-1019.

［109］ Poddubnyy D, Weineck H, Diekhoff T, et al. Clinical and imaging characteristics of osteitis condensans ilii as compared with axial spondyloarthritis. Rheumatology (Oxford), 2020, 59 (12): 3798-3806.

［110］ Guo Y, Chen Y, Zhang X, et al. Magnetic Susceptibility and Fat Content in the Lumbar Spine of Postmenopausal Women With Varying Bone Mineral Density. J Magn Reson Imaging, 2019, 49 (4): 1020-1028.

［111］ 中华医学会放射学分会骨关节学组, 中国医师协会放射医师分会肌骨学组, 中华医学会骨科学分会骨质疏松学组, 等. 骨质疏松的影像学与骨密度诊断专家共识. 中华放射学杂志, 2020, 54 (8): 745-752.

［112］ Chiarilli MG, Delli Pizzi A, Mastrodicasa D, et al. Bone marrow magnetic resonance imaging: physiologic and pathologic findings that radiologist should know. Radiol Med, 2021, 126 (2): 264-276.

［113］ Lin S, Ouyang T, Kanekar S. Imaging of Bone Marrow. Hematol Oncol Clin North Am, 2016, 30 (4): 945-971.

［114］ Nouh MR, Eid AF. Magnetic resonance imaging of the spinal marrow: Basic understanding of the normal marrow pattern and its variant. World J Radiol, 2015, 7 (12): 448-458.

［115］ Leake RL, Mills MK, Hanrahan CJ. Spinal Marrow Imaging: Clues to Disease. Radiol Clin North Am, 2019, 57 (2): 359-375.

［116］ 沈君, 梁碧玲. 常见血液病的骨髓磁共振成像. 中国医学计算机成像杂志, 2003, 9 (5): 338-348.

［117］ Guermazi A, de Kerviler E, Cazals-Hatem D, et al. Imaging findings in patients with myelofibrosis. Eur Radiol, 1999, 9 (7): 1366-1375.

［118］ 葛均波, 徐永健, 王辰. 内科学. 北京: 人民卫生出版社, 2018.

［119］ Thomas. Berquist. 肌肉骨骼系统磁共振成像. 孙贞魁, 李明华, 译. 北京: 科学出版社, 2020.

［120］ Cools MJ, Al-Holou WN, Stetler WR Jr, et al. Filum terminale lipomas: imaging prevalence, natural history, and conus position. J Neurosurg Pediatr, 2014, 13 (5): 559-567.

［121］ Shang AJ, Yang CH, Cheng C, et al. Microsurgical efficacy in 326 children with tethered cord syndrome: a retrospective analysis. Neural Regen Res, 2019, 14 (1): 149-155.

［122］ 李荣品, 侯振洲, 王伟秀, 等. 儿童脊髓栓系综合征中脊髓纵裂的 MRI 表现及相关性分析. 临床放射学杂志, 2017, 1 (36): 111-1114.

［123］ Kumar Y, Gupta N, Hooda K, et al. Caudal Regression Syndrome: A Case Series of a Rare Congenital Anomaly. Pol J Radiol, 2017, 82: 188-192.

［124］ Shankar P, Zamora C, Castillo M. Congenital malformations of the brain and spine. Handb Clin Neurol, 2016, 136: 1121-1137.

［125］ Sunna TP, Westwick HJ, Zairi F, et al. Successful management of a giant anterior sacral meningocele with an endoscopic cutting stapler: case report. Neurosurg Spine, 2016, 24 (5): 862-866.

［126］ Zeinali M, Safari H, Rasras S, et al. Cystic dilation of a ventriculus terminalis. Case report and review of the literature. Br J Neurosurg, 2019, 33 (3): 294-298.

［127］ Lee JK, Towbin AJ. Currarino Syndrome and the Effect of a Large Anterior Sacral Meningocele on Distal Colostogram in an Anorectal Malformation. J Radiol Case Rep, 2016, 10 (6): 16-21.

［128］ Woodley-Cook J, Konieczny M, Spears J. The Slowly Enlarging Ventriculus Terminalis. Pol J Radiol, 2016, 81: 529-531.

［129］ Suh SH, Chung TS, Lee SK, et al. Ventriculus terminalis in adults: unusual magnetic resonance imaging features and review of the literature. Korean J Radiol, 2012, 13 (5): 557-563.

［130］ Lao L, Zhong G, Li X, et al. Split spinal cord malformation: report of 5 cases in a single Chinese center and review of the literature. Pediatr Neurosurg, 2013, 49 (2): 69-74.

［131］ Tsai TJ, Michaud LJ. Split cord malformation. Am J Phys Med Rehabil, 2013, 92 (9): 839.

［132］ Ersahin Y. Split cord malformation types I and Ⅱ: a personal series of 131 patients. Childs Nerv Syst, 2013, 29 (9): 1515-1526.

［133］ Buyukkaya A, Özel MA, Buyukkaya R, et al. Complex split cord malformation. Spine J, 2015, 15 (7): 1693-1694.

［134］ Jagannatha AT, Khanapure K, Joshi KC, et al. Two children with split cord malformation. Pediatr Neurol, 2015, 53 (5): 468-469.

［135］ Wu JW, Li YD. Recent advances in the prevalence, diagnosis and treatment of spina bifida occulta. Chin j Pediatr Surg, 2016, 37 (9): 711-715.

［136］ Maloney PR, Murphy ME, Sullan MJ, et al. Clinical and surgical management of a congenital Type Ⅱ split cord malformation presenting with progressive cranial neuropathies: case report. J Neurosurg Pediatr, 2017, 19 (3): 349-353.

［137］ Alnefaie N, Alharbi A, Alamer OB, et al. Split Cord Malformation: Presentation, Management, and Surgical Outcome. World Neurosurg, 2020, 136: e601-e607.

［138］ Karim Ahmed A, Howell EP, Harward S, et al. Split cord malformation in adults: Literature review and classification. Clin Ncurol Neurosurg, 2020, 193: 105733.

［139］ Berihu BA, Welderufael AL, Berhe Y, et al. High burden of neural tube defects in Tigray, Northern Ethiopia: Hospital-based study. PLoS ONE, 2018, 13 (11): e0206212.

［140］ Martinez CA, Northrup H, Lin JI, et al. Genetic association study of putative functional single nucleotide polymorphisms of genes in folate metabolism and spina bifida. Am J Obstet Gynecol, 2009, 201 (4): e1-e11.

［141］ Chiari H. Über Veränderungen des Kleinhirns infolge von Hydrocephalie des Grosshirns. Dtsch Med Wochenschr, 1891, 17: 1172-1175.

［142］ Abbott D, Brockmeyer D, Neklason DW, et al. Population-based description of familial clustering of Chiari malformation Type I. Journal of Neurosurgery, 2017, 128 (2): 460-465.

［143］ Meadows J, Kraut M, Guarnieri M, et al. Asymptomatic Chiari Type I malformations identified on magnetic resonance imaging. Journal of Neurosurgery, 2000, 92 (6): 920-926.

［144］ Mcvige JW, Leonardo J. Imaging of Chiari type I malformation and syringohydromyelia. Neurol Clin, 2014, 32 (1): 95-126.

［145］ Siri Sahib S Khalsa, Ndi Geh, Bryn A Martin, et al. Morphometric and volumetric comparison of 102 children with symptomatic and asymptomatic Chiari malformation Type I. J Neurosurg Pediatr, 2018, 21 (1): 65-71.

［146］ Gardner WJ, Angel J. The mechanism of syringomyelia and its surgical correction. Clin Neurosurg, 1958, 6: 131-140.

［147］ Cesmebasi A, Loukas M, Hogan E, et al. The Chiari malformations: a review with emphasis on anatomical traits. Clin Anat, 2015, 28 (2): 184-194.

［148］ Tubbs RS, Oakes WJ. The Chiari Malformations. 2nd th. New York: Springer, 2013.

［149］ Langridge B, Phillips E, Choi D. Chiari Malformation Type I: a systematic review of natural history and conservative management. World Neurosurg, 2017, 104: 213-219.

［150］ McDowell MM, Blatt JE, Deibert CP, et al. Predictors of mortality in children with myelomeningocele and symptomatic Chiari type Ⅱ malformation. J Neurosurg Pediatr, 2018, 21 (6): 587-596.

［151］ Talamonti G, Marcati E, Mastino L, et al. Surgical management of Chiari malformation type Ⅱ. Childs Nerv Syst, 2020, 36 (8): 1621-1634.

［152］ Imperato A, Seneca V, Cioffi V, et al. Treatment of Chiari malformation: who, when and how. Neurol Sci, 2011, 32 (Suppl3): S335-S339.

［153］ Wu T, Zhu Z, Jiang J, et al. Syrinx resolution after posterior fossa decompression in patients with scoliosis secondary to Chiari malformationtype I. Eur Spine J, 2012, 21 (6): 1143-1150.

［154］ Karagöz F, Izgi N, Sencer SKII. Morphometric measurements of the cranium in patients with Chiari type I malformation and comparison with the normal population. Acta Neurochir (Wien), 2002, 144 (2): 165-171.

［155］ Hoffman CE, Eric L, Wolden SL, et al. Symptomatic Chiari type I malformation after radiation therapy in an infant: case report. Neurosurgery, 2007, 60 (4): E782.

［156］ Talamonti G, Marcati E, Gribaudi G, et al. Acute presentation of Chiari 1 malformation in children. Childs Nerv Syst, 2020, 36 (5): 899-909.

［157］ Lei ZW, Wu SQ, Zhang Z, et al. Clinical Characteristics, Imaging Findings and Surgical Outcomes of Chiari Malformation Type I in Pediatric and Adult Patients. Curr Med Sci, 2018, 38 (2): 289-295.

［158］ hakar S, Sivaraju L, Jacob KS, et al. A points-based algorithm for prognosticating clinical outcome of Chiari malformation Type I with syringomyelia: results from a predictive model analysis of 82 surgically managed adult patients. J Neurosurg Spine, 2017, 28 (1): 23-32.

［159］ Gad KA, Yousem DM. Syringohydromyelia in Patients with Chiari I Malformation: A Retrospective Analysis. Ajnr Am J Neuroradiol, 2017, 38 (9): 1833-1838.

［160］ Arnautovic A, Splavski B, Boop FA, et al. Pediatric and adult Chiari malformation Type I surgical series 1965-2013: a review of demographics, operative treatment, and outcomes. J Neurosurg Pediatr, 2015, 15 (2): 161-177.

［161］ Byron, Schneider, Pravardhan, et al. Arnold-Chiari 1 malformation type 1 with syringohydromyelia presenting as acute tetraparesis: a case report. J Spinal Cord Med, 2013, 36 (2): 161-165.

［162］ Gardner WJ. Hydrodynamin mechanism of syringomyelia: its relationship to myelocele. J Neurol Neurosurg Psychiatry, 1965, 28 (3): 247-259.

［163］ Milhorat TH, Capocelli AL, Anzil AP, et al. Pathological basis of spinal cord cavitation in syringomyelia: analysis of 105 autopsy cases. J Neurosurg, 1995, 82 (5): 802-812.

［164］ Williams B. On the pathogenesis of syringomyelia: a review. JR Soc Med, 1980, 73 (11): 798-806.

［165］ Oldfield EH, Muraszko K, Shawker TH, et al. Pathophysiology of syringomyelia associated with Chiari I malformation of the cerebellar tonsils. Implications for diagnosis and treatment. J Neurosurg, 1994, 80 (1): 3-15.

［166］ Greitz D. Unraveling the riddle of syringomyelia. Neurosurg Rev, 2006, 29 (4): 264-264.

［167］ Mikulis DJ, Diaz O, Egglin TK, et al. Variance of the position of the cerebellar tonsils with age: preliminary report. Radiology, 1992, 183 (3): 725-728.

［168］ Tubbs RS, Beckman J, Naftel RP, et al. Institutional experience with 500 cases of Surgitally treated pediatric Chiari malformation type Ⅱ. J Neurosurg Pediatr, 2011, 7 (3): 248-256.

［169］ Sehijman E, Steinbok P. International Survey on the management of Chiari I malformation and syringomyelia. Childs Nerv Syst, 2004, 20 (5): 341-348.

［170］ oleman J, Roth J, Bartoli A, et al. Syringo-subarachnoid shunt for the treatment of persistent syringomyelia following decompression for Chiari Type Ⅰ malformation: surgical results. World Neurosurg, 2017, 108: 836-843.

［171］ Maharaj MM, Phan K, Mobbs R. Spontaneous regression of post-traumatic syringomyelia: A case report and literature review. J Clin Neurosci, 2017, 44: 249-253.

［172］ Lee JY, Phi JH, Cheon JE, et al. Preuntethering and postuntethering courses of syringomyelia associated with tethered spinal cord. Neurosurgery, 2012, 71 (1): 23-29.

［173］ Vaquero J, Zurita M, Rico MA, et al. Cell therapy with autologous mesenchymal stromal cells in post-traumatic syringomyelia. Cytotherapy, 2018, 20 (6): 796-805.

［174］ Li Y D, Therasse C, Kesavabhotla K, et al. Radiographic assessment of surgical treatment of post-traumatic syringomyelia. J Spinal Cord Med, 2020, 44 (6): 861-869.

［175］ Kumar B, Sinha AK, Kumar P, et al. Currarino syndrome: Rare clinical variants. J Indian Assoc Pediatr Surg, 2016, 21 (4): 187-189.

［176］ Cococcioni L, Paccagnini S, Pozzi E, et al. Currarino syndrome and microcephaly due to a rare 7q36. 2 microdeletion: a case report. Ital J Pediatr, 2018, 44 (1): 59.

［177］ 陈静, 李欣, 王春祥, 等. Currarino 综合征的 CT 及 MRI 诊断. 中华放射学杂志, 2015, 49 (7): 547-549.

［178］ Gupta S, Chunnilal J, Mehrotra M, et al. Recurrent abortion and tethered cord syndrome due to anterior sacral meningocele: a report of rare case with review of literature. World Neurosurg, 2017, 101: 815. e5-815. e7.

［179］ Caro-Domínguez P, Bass J, Hurteau-Miller J. Currarino Syndrome in a Fetus, Infant, Child, and Adolescent: Spectrum of Clinical Presentations and Imaging Findings. Can Assoc Radiol J, 2017, 68 (1): 90-95.

［180］ 陈静, 王春祥, 蔡春泉. Currarino 综合征的影像学表现. 天津医药, 2019, 47 (1): 94-97.

［181］ 中华医学会神经外科学分会. 骶管囊肿诊治专家共识. 中华神经外科杂志, 2019, 35 (4): 325-329.

［182］ 岑定善, 钟向球, 宁锦龙. 采用显微外科手术切除椎管内硬膜外蛛网膜囊肿的疗效观察. 骨科临床与研究杂志, 2019, 4 (2): 100-104.

［183］ 马义辉, 荔志云. 多发巨大神经根鞘囊肿 1 例并文献分析. 国际神经病学神经外科学杂志, 2014, 41 (2): 125-126.

［184］ Kozlowski P, Kalinowski P, Jankiewicz M, et al. Perineuralcysts. Pol Merkur Lekarski, 2018, 45 (269): 201-204.

［185］ MurphyK, OaklanderAL, EliasG, et al. Treatment of 213 Patients with Symptomatic Tarlov Cysts by CT-Guided Percutaneous Injection of Fibrin Sealant. AJNR Am J Neuroradiol, 2016, 37 (2): 373-379.

［186］ 尚爱加, 张远征, 乔广宇, 等. 显微手术治疗骶管 Tarlov 囊肿. 临床神经外科杂志, 2012, 9 (3): 143-145.

［187］ 王维治. 神经病学. 2 版. 北京: 人民卫生出版社, 2013.

［188］ 赵继宗. 神经外科学. 2 版. 北京: 人民卫生出版社, 2012.

［189］ 王忠诚. 王忠诚神经外科学. 武汉: 湖北科技出版社, 2005.

［190］ 耿道颖. 脊柱与脊髓影像诊断学. 北京: 人民军医出版社, 2008.

［191］ 赵斌, 王翠艳. 脊柱诊断影像学. 济南: 山东科学技术出版社, 2018.

［192］ 楚鑫. 脊髓多发硬脊膜外脓肿 1 例并文献复习. 南京医科大学学报 (自然科学版), 2020, 40 (1): 147-150.

［193］ Jason F. Talbott, Jared Narvid, J. Levi Chazen, et al. An Imaging-Based Approach to Spinal Cord Infection. Seminars in Ultrasound, CT, and MRI, 2016, 37 (5): 411-430.

［194］ Murphy KJ, Brunberg JA, Quint DJ, et al. Spinal cord infection: myelitis and abscess formation. American journal of neuroradiology, 1998, 19 (2): 341-348.

［195］ Bo Gao, Hongjun Li, Meng Law. Imaging of CNS Infections and Neuroimmunology. New York: Springer Nature, 2019.

［196］ 拱忠影. 带状疱疹性脊髓炎九例分析. 实用心脑肺血管病杂志, 2011, 19 (6): 1007-1008.

［197］ 王武华, 刘旭东. 脊髓梅毒性树胶样肿合并脊髓半切综合征 1 例报告. 中国脊柱脊髓杂志, 2017, 27 (11): 1053-1054.

［198］ Salloum Shafee, Goenka Ajay, Ey Elizabeth. Mycoplasma pneumoniaeassociated transverse myelitis presenting as asymmetric flaccid paralysis. Clinics and practice, 2019, 9 (3): 1142.

［199］ 蔡倩, 苏艺胜, 李际强. 肺隐球菌病并可疑脑隐球菌瘤误诊分析并文献复习. 临床误诊误治, 2018, 31 (5): 11-15.

［200］ Lai Carol, Mei-Ling Tai, S Yusoff, et al. Spinal cryptoccoma mimicking a spinal cord tumor complicated by cryptococcal meningitis in an immunocompetent patient. Neurology India, 2018, 66 (4): 1181-1183.

［201］ 温海. 隐球菌感染诊治专家共识. 中国真菌学杂志, 2010, 5 (2): 65-68+86.

［202］ Robin C. May, Neil R. H. Stone, Darin L. Wiesner, et al. Cryptococcus: from environmental saprophyte to global pathogen. Nat Rev Microbiol, 2016, 14 (2): 106-117.

［203］ Gültaşli NZ, Ercan K, Orhun S, et al. MRI findings of intramedullary spinal cryptococcoma. Diagn Interv Radiol, 2007, 13 (2): 64-67.

［204］ Watkins RA, Andrews A, Wynn C, et al. Cryptococcus neoformans escape from Dictyostelium amoeba by both WASH-mediated constitutive exocytosis and vomocytosis. Front Cell Microbiol, 2018, 8: 108.

［205］ Derkinderen P, Bruneel F, Bouchaud O, et al. Spondylodiscitis and epidural abscess due to Candida albicans. Eur Spine J, 2000, 9 (1): 72-74.

［206］ Ozdemir N, Celik L, Oğuzoğlu S, et al. Cervical vertebral osteomyelitis and epidural abscess caused by Candida albicans in a patient with chronic renal failure. Turk Neurosurg, 2008, 18 (2): 207-210.

［207］ Sakayama K, Kidani T, Matsuda Y, et al. Subdural spinal granuloma resulting from Candida albicans without immunosufficiency: case report. Spine (Phila Pa 1976), 2002, 27 (15): E356-E360.

［208］ Joshi TN. Candida albicans spondylodiscitis in an immunocompetent patient. J Neurosci Rural Pract, 2012, 3 (2): 221-222.

［209］ McCaslin AF, Lall RR, Wong AP, et al. Thoracic spinal cord intramedullary aspergillus invasion and abscess. J Clin Neurosci, 2015, 22 (2): 404-406.

［210］ Mollahoseini R, Nikoobakht M. Diffuse myelitis after treatment of cerebral aspergillosis in an immune competent patient. Acta Med Iran, 2011, 49 (6): 402-406.

［211］ Winterstein AR, Bohndorf K, Vollert K, et al. Invasive aspergillosis osteomyelitis in children--a case report and review of the literature. Skeletal Radiol, 2010, 39 (8): 827-831.

［212］ Saini J, Gupta AK, Jolapara MB, et al. Imaging findings in intracranial aspergillus infection in immunocompetent patients. World Neurosurg, 2010, 74 (6): 661-670.

［213］ Patterson TF, Thompson GR, Denning DW, et al. Practice guidelines for the diagnosis and management of asaspergillosis: 2016 update by the Infectious Diseases Society of America. Clin Infect Dis, 2016, 63 (4): e1-e60.

［214］ Erly WK, Bellon RJ, Seeger JF, et al. MR imaging of acute coccidioidal meningitis. AJNR Am J Neuroradiol, 1999, 20 (3): 509-514.

［215］ Wrobel CJ, Meyer S, Johnson RH, et al. MR findings in acute and chronic coccidioidomycosis meningitis. AJNR Am J Neuroradiol, 1992, 13 (4): 1241-1245.

［216］ Lammering JC, Iv M, Gupta N, et al. Imaging spectrum of CNS coccidioidomycosis: prevalence and significance of concurrent brain and spinal disease. AJR Am J Roentgenol, 2013, 200 (6): 1334-1346.

［217］ Galgiani John N, Ampel Neil M, Blair Janis E, et al. 2016 Infectious Diseases Society of America (IDSA) Clinical Practice Guideline for the Treatment of Coccidioidomycosis. Clinical Infectious Diseases, 2016, 63 (6): e112-e146.

［218］ do Amaral LL, Nunes RH, da Rocha AJ. Parasitic and rare spinal infections. Neuroimaging Clin N Am, 2015, 25 (2): 259-279.

［219］ Ferrari TC, Moreira PR. Neuroschistosomiasis: clinical symptoms and pathogenesis. Lancet Neurol, 2011, 10 (9): 853-864.

［220］ Carod Artal FJ. Cerebral and spinal schistosomiasis. Curr Neurol Neurosci Rep, 2012, 12 (6): 666-674.

［221］ 罗昭阳. 脊髓血吸虫病的 MRI 表现. 中国临床医学影像杂志, 2010, 21 (10): 716-719.

［222］ Peregrino AJ, Puglia PM, Nobrega JP, et al. Esquistossomose medular: análise de 80 casos Schistosomiasis of the spinal cord: analysis of 80 case. Arq Neuropsiquiatr, 2002, 60 (3-A): 603-608.

［223］ Doenhoff MJ, Cioli D, Utzinger J. Praziquantel: mechanisms of action, resistance and new derivatives for schistosomiasis. Curr Opin Infect Dis, 2008, 21 (6): 659-667.

［224］ 刘志兰, 谭静江, 姜涛. 脊髓内囊虫病. 中华放射学杂志, 2002 (1): 20.

［225］ 黄磊, 杨俊, 王贵怀. 脊髓型囊虫病 3 例报告并文献回顾. 临床神经外科杂志, 2013, 10 (5): 257-259.

［226］ Garcia HH, Del Brutto OH, Cysticercosis Working Group in Peru. Neurocysticercosis: updated concepts about an old disease. Lancet Neurol, 2005, 4 (10): 653-661.

［227］ Alsina GA, Johnson JP, McBride DQ, et al. Spinal neurocysticercosis. Neurosurg Focus, 2002, 12 (6): e8.

［228］ Prabhakar MM, Acharya AJ, Modi DR, et al. Spinal hydatid disease: a case series. J Spinal Cord Med, 2005, 28 (5): 426-431.

［229］ Sengul G, Kadioglu HH, Kayaoglu CR, et al. Treatment of spinal hydatid disease: a single center experience. J Clin Neurosci, 2008, 15 (5): 507-510.

［230］ 葛信波, 潘蔚然, 徐书刚. 椎管内包虫病 1 例报道. 中国医科大学学报, 2008, 37 (5): 712-713.

［231］ Hughes AJ, Biggs BA. Parasitic worms of the central nervous system: an Australian perspective. Intern Med J, 2002, 32 (11): 541-553.

［232］ Cha SH, Chang KH, Cho SY, et al. Cerebral paragonimiasis in early active stage: CT and MR features. AJR Am J Roentgenol, 1994, 162 (1): 141-145.

［233］ Kim MK, Cho BM, Yoon DY, et al. Imaging features of intradural spinal paragonimiasis: a case report. Br J Radiol, 2011, 84 (1000): e72-e74.

［234］ Cosan T. Erhan, Kabukcuoglu Sare, Arslantas Ali, et al. Spinal Toxoplasmic Arachnoiditis Associated with Osteoid Formation: A Rare Presentation of Toxoplasmosis. Spine, 2001, 26 (15): 1726-1728.

［235］ 李宏军. 实用传染病影像学. 北京: 人民卫生出版社, 2014.

［236］ Singer OC, Conrad F, Jahnke K, et al. Severe meningoencephalomyelitis due to CNS-Toxocarosis. J Neurol, 2011, 258 (4): 696-698.

［237］ Kung DH, Hubenthal EA, Kwan JY, et al. Toxoplasmosis myelopathy and myopathy in an AIDS patient: a case of immune reconstitution inflammatory syndrome？ Neurologist, 2011, 17 (1): 49-51.

［238］ Mani, Siddhartha, Mondal, et al. Acute Disseminated Encephalomyelitis After Mixed Malaria Infection (Plasmodium falciparum and Plasmodium vivax) With MRI Closely Simulating Multiple Sclerosis. Neurolog, 2011, 17 (5): 276-278.

［239］ Sharma N, Varma S, Bhalla A. Acute disseminated encephalomyelitis after treatment of severe falciparum malaria. Indian J Med Sci, 2008, 62 (2): 69-70.

［240］ Lademann M, Gabelin P, Lafrenz M, et al. Acute disseminated encephalomyelitis following Plasmodium falciparum malaria caused by varicella zoster virus reactivation. Am J Trop Med Hyg, 2005, 72 (4): 478-480.

［241］ 沈天真, 陈星荣. 神经影像学. 上海: 上海科学技术出版社, 2004.

［242］ 曹佑军, 王瑾, 龚向阳. 脊髓 MR 水成像和 MR 鞘内钆造影在自发性颅内低压脊髓脑脊液漏点定位价值比较. 中华放射学杂志, 2015, 49 (10): 721-725.

［243］ 郭运发, 李全才, 黄斌, 等. 自发性椎管内硬膜外、硬膜下血肿的临床诊断与治疗. 中华神经医学杂志, 2017, 16 (2): 186-189.

［244］ Pierce JL, Donahue JH, Nacey NC, et al. Spinal Hematomas: What a Radiologist Needs to Know. RadioGraphics, 2018,

38 (5): 1516-1535.

［245］ Bradley WG. MR appearance of hemorrhage in the brain. Radiology, 1993, 189 (1): 15-26.

［246］ Wilmink JT. MR imaging of the spine: trauma and degenerative disease. Eur Radiol, 1999, 9 (7): 1259-1266.

［247］ Sakka L, Gabrillargues J, Coll G. Anatomy of the Spinal Meninges. Oper Neurosurg (Hagerstown), 2016, 12 (2): 168-188.

［248］ Sullivan JT, Grouper S, Walker MT, et al. Lumbosacral cerebrospinal fluid volume in humans using three-dimensional magnetic resonance imaging. Anesth Analg, 2006, 103 (5): 1306-1310.

［249］ Braun P, Kazmi K, Nogués-Meléndez P, et al. MRI findings in spinal subdural and epidural hematomas. Eur J Radiol, 2007, 64 (1): 119-125.

［250］ Holtås S, Heiling M, Lönntoft M. Spontaneous spinal epidural hematoma: findings at MR imaging and clinical correlation. Radiology, 1996, 199 (2): 409-413.

［251］ Kreppel D, Antoniadis G, Seeling W. Spinal hematoma: a literature survey with meta-analysis of 613 patients. Neurosurg Rev, 2003, 26 (1): 1-49.

［252］ Numaguchi Y, Rigamonti D, Rothman MI, et al. Spinal epidural abscess: evaluation with gadolinium-enhanced MR imaging. Radiographics, 1993, 13 (3): 545-559.

［253］ Shin JJ, Kuh SU, Cho YE. Surgical management of spontaneous spinal epidural hematoma. Eur Spine J, 2006, 15 (6): 998-1004.

［254］ Boukobza M, Haddar D, Boissonet M, et al. Spinal subdural haematoma: a study of three cases. Clin Radiol, 2001, 56 (6): 475-480.

［255］ Inamasu J, Guiot BH. Intracranial hypotension with spinal pathology. Spine J, 2006, 6 (5): 591-599.

［256］ Anderson TL, Morris JM, Wald JT, et al. Imaging Appearance of Advanced Chronic Adhesive Arachnoiditis: A Retrospective Review. AJR Am J Roentgenol, 2017, 209 (3): 648-655.

［257］ David G, Mohammadi S, Martin AR, et al. Traumatic and nontraumatic spinal cord injury: pathological insights from neuroimaging. Nat Rev Neurol, 2019, 15 (12): 718-731.

［258］ Duits FH, Martinez-Lage P, Paquet C, et al. Performance and complications of lumbar puncture in memory clinics: Results of the multicenter lumbar puncture feasibility study. Alzheimers Dement, 2016, 12 (2): 154-163.

［259］ L Chiapparini, A Sghirlanzoni, D Pareyson, et al. Imaging and outcome in severe complications of lumbar epidural anaesthesia: report of 16 cases. Neuroradiogy, 2000, 42 (8): 564-571.

［260］ Chan SM, Chodakiewitz YG, Maya MM, et al. Intracranial Hypotension and Cerebrospinal Fluid Leak. Neuroimaging Clin N Am, 2019, 29 (2): 213-226.

［261］ Jeng Y, Chen DY, Hsu HL, et al. Spinal Dural Arteriovenous Fistula: Imaging Features and Its Mimics. Korean J Radiol, 2015, 16 (5): 1119-1131.

［262］ Jellema K, Tijssen CC, Van Gijn J. Spinal dural arteriovenous fistulas: a congestive myelopathy that initially mimics a peripheral nerve disorder. Brain, 2006, 129 (Pt 12): 3150-3164.

［263］ Wojciechowski J, Kunert P, Nowak A, et al. Surgical treatment for spinal dural arteriovenous fistulas: Outcome, complications and prognostic factors. Neurol Neurochir Pol, 2017, 51 (6): 446-453.

［264］ Koch C. Spinal dural arteriovenous fistula. Curr Opin Neurol, 2006, 19 (1): 69-75.

［265］ 陈刚, 李俊, 秦尚振, 等. 硬脊膜动静脉瘘的手术治疗. 中华神经外科疾病研究杂志, 2008, 7 (2): 145-148.

［266］ 张文彬, 魏孟广, 薛德友, 等. 脊髓硬脊膜动静脉瘘 7 例诊治分析. 疑难病杂志, 2012, 11 (11): 869-870.

［267］ Lenck S, Nicholson P, Tymianski R, et al. Spinal and Paraspinal Arteriovenous Lesions. Stroke, 2019, 50 (8): 2259-2269.

［268］ Cheshire WP, Santos CC, Massey EW, et al. Spinal cord infarction: etiology and outcome. Neurology, 1996, 47 (2): 321-330.

［269］ Robertson CE, Brown RD, Wijdicks EF, et al. Recovery after spinal cord infarcts: long-term outcome in 115 patients. Neurology, 2012, 78 (2): 114-121.

［270］ 亚当, 张敏鸣. 格- 艾放射诊断学. 6 版. 北京: 人民军医出版社, 2015.

［271］ 杨丕丕, 高勇安, 石巍巍, 等. 硬脊膜动静脉瘘磁共振成像的特点. 中国脑血管病杂志, 2008, 5 (11): 509-513.

［272］ Saraf-Lavi E, Bowen BC, Quencer RM, et al. Detection of spinal dural arteriovenous fistulae with MR imaging and contrast-enhanced MR angiography: sensitivity, specificity, and prediction of vertebral level. AJNR Am J Neuroradiol, 2002, 23 (5): 858-867.

［273］ 卞立松, 张鸿祺, 任健, 等. 显微外科手术和血管内栓塞治疗硬脊膜动静脉瘘的疗效比较. 中华临床医师杂志 (电子版), 2017, 11 (4): 694-697.

［274］ Mascalchi M, Ferrito G, Quilici N, et al. Spinal vascular malformations: MR angiography after treatment. Radiology, 2001, 219 (2): 346-353

［275］ Kramer CL. Vascular Disorders of the Spinal Cord. Continuum (Minneap Minn), 2018, 24 (2, Spinal Cord Disorders): 407-426.

［276］ Ozpinar A, Weiner GM, Ducruet AF. Epidemiology, clinical presentation, diagnostic evaluation, and prognosis of spinal arteriovenous malformations. Handb Clin Neurol, 2017, 143: 145-152.

［277］ Spetzler R F, Detwiler P W, Riina H A, et al. Modified classification of spinal cord vascular lesions. J Neurosurg, 2002, 96 (2 Suppl): 145-156.

［278］ Krings T, Mull M, Gilsbach J M, et al. Spinal vascular malformations. Eur Radiol, 2005, 15 (2): 267-278.

［279］ Aminoff MJ, Barnard RO, Logue V. The pathophysiology of spinal vascular malformations. J Neurol Sci, 1974, 23 (2): 255-263.

［280］ Flores BC, Klinger DR, White JA, et al. Spinal vascular malformations: treatment strategies and outcome. Neurosurg Rev, 2017, 40 (1): 15-28.

［281］ Gross BA, Du R. Spinal glomus (type Ⅱ) arteriovenous malformations: a pooled analysis of hemorrhage risk and results of intervention. Neurosurgery, 2013, 72 (1): 25-32.

［282］ Van Gijn J, Rinkel GJ. Subarachnoid haemorrhage: diagnosis, causes and management. Brain, 2001, 124 (Pt 2): 249-278.

［283］ 卢振志, 张明, 翟小智. 脊髓动静脉畸形的 MRI 诊断及鉴别诊断. 中国现代医药杂志, 2014, 16 (7): 45-47.

［284］ Song D, Garton HJ, Fahim DK, et al. Spinal cord vascular malformations in children. Neurosurg Clin N Am, 2010, 21 (3): 503-510.

［285］ Kalani MA, Choudhri O, Gibbs IC, et al. Stereotactic radiosurgery for intramedullary spinal arteriovenous malformations. J Clin Neurosci, 2016, 29: 162-167

［286］ 白人驹, 张雪林. 医学影像诊断学. 3 版. 北京: 人民卫生出版社, 2010.

［287］ Aoyama T, Hida K, Houkin K. Intramedullary cavernous angiomas of the spinal cord: clinical characteristics of 13 lesions. Neurol Med Chir (Tokyo), 2011, 51 (8): 561-566.

［288］ Roncaroli F, Scheithauer BW, Krauss WE. Capillary hemangioma of the spinal cord. Report of four cases. J Neurosurg, 2000, 93 (1 Suppl): 148-151.

［289］ 吴江, 贾建平. 神经病学. 3 版. 北京: 人民卫生出版社, 2015.

［290］ Cpruvo M. Spinal cord infarction: clinical and magnetic resonance imaging findings and short-term outcome. J Neurol Neurosurg Psychiatry, 2004, 75 (10): 1431-1435.

［291］ Nishtha, Yadav, Hima, et al. Spinal Cord Infarction: Clinical and Radiological Features. J Stroke Cerebrovasc Dis, 2018, 27 (10): 2810-2821.

［292］ Wilhelm Küker, Weller M, Klose U, et al. Diffusion-weighted MRI of spinal cord infarction. Journal of Neurology, 2004, 251 (7): 818-824.

［293］ Nicholas L Zalewski, Alejandro A Rabinstein, Karl N Krecke, et al. Characteristics of Spontaneous Spinal Cord Infarction and Proposed Diagnostic Criteria. JAMA Neurology, 2019, 76 (1): 56-63.

［294］ Grassner L, Klausner F, Wagner M, et al. Acute and chronic evolution of MRI findings in a case of posterior spinal cord ischemia. Spinal Cord, 2014, 52 Suppl 1: S23-S24.

［295］ Cheng MY, Lyu RK, Chang YJ, et al. Concomitant spinal cord and vertebral body infarction is highly associated with aortic pathology: a clinical and magnetic resonance imaging study. J Neurol, 2009, 256 (9): 1418-1426.

［296］ Kister I, Johnson E, Raz E, et al. Specific MRI findings help distinguish acute transverse myelitis of Neuromyelitis Optica from spinal cord infarction. Multiple Sclerosis & Related Disorders, 2016, 9: 62-67.

［297］ Kunam VK, Vinodkumar V, Chaudhry ZA, et al. Incomplete Cord Syndromes: Clinical and Imaging Review. Radio-graphics, 2018, 38 (4): 1201-1222.

［298］ Räty S, Rantanen K, Sundararajan S, et al. Acute chest pain and paraparesis. Stroke, 2015, 46 (5): e111-e113.

［299］ 卢洁, 李坤成, 杨小平, 等. 椎管硬膜外淋巴瘤二例. 中华放射学杂志, 2004, 38 (1): 106-107.

［300］ 侯刚强, 高德宏, 沈比先, 等. 椎管内硬膜外原发性淋巴瘤影像学表现. 中国 CT 和 MRI 杂志, 2018, 16 (2): 140-148.

［301］ 戴西件, 刘碧霞, 纪玉强, 等. 原发性椎管内硬膜外恶性淋巴瘤的 MRI 表现. 实用放射学杂志, 2013, 29 (11): 1742-1745.

［302］ 李坚, 吴吟晨, 曹代荣, 等. 椎管内原发性淋巴瘤的 MRI 表现. 临床放射学杂志, 2015, 34 (3): 341-345.

［303］ 丁薇, 史振乾, 蔡振岩. MRI 在脊柱硬膜外淋巴瘤与白血病的诊断及鉴别分析. 中国 CT 和 MRI 杂志, 2019, 17 (2): 133-135.

［304］ 陈明生, 唐毅, 杨福兵. 原发性椎管内髓外硬膜下非霍奇金淋巴瘤 1 例. 中国微侵袭神经外科杂志, 2015, 20 (4): 185-186.

［305］ Cho HJ, Lee JB, Hur JW, et al. A Rare Case of Malignant Lymphoma Occurred at Spinal Epidural Space: A Case Report. Korean J Spine, 2015, 12 (3): 177-180.

［306］ 陈宇, 徐坚民, 孙国平, 等. 椎管内硬膜内、外淋巴瘤 MR 影像表现. 中国医学影像技术, 2004, 20 (8): 1234-1236.

［307］ 刘磊, 王贵怀, 杨俊, 等. 原发性椎管内淋巴瘤的诊治. 中国神经肿瘤杂志, 2007, 5 (1): 38-41.

［308］ 田萍, 江凯, 蔡志强, 等. 脊柱原发性大 B 细胞淋巴瘤 CT 及 MRI 表现. 中国骨伤, 2017, 30 (12): 1141-1146.

［309］ 郭启勇, 王振常. 放射影像学. 北京: 人民卫生出版社, 2015.

［310］ 赵宏伟, 祝佳, 张健. 髓外硬膜外肿瘤的 MRI 诊断分析. 中国 CT 和 MRI 杂志, 2016, 14 (8): 86-89

［311］ Bennett EE, Berriochoa C, Habboub G, et a1. Rapid adcomplete radiological resolution of an intradural cervical cordlung cancer metastasis treated with spinal stereotaeticradiosurgery: case report. Neurosurg Focus, 2017, 42 (1): E10.

［312］ 刘彦荣, 苏雪娟, 刘金岭. 髓外硬膜外肿瘤 MRI 影像诊断. 罕少疾病杂志, 2015, 22 (4): 1-3.

［313］ 雷明星, 刘耀升, 刘蜀彬. 脊柱转移瘤预后、预测研究进展. 中华医学杂志, 2015, 95 (7): 557-560.

［314］ Liu X, Yang Z, Xie L, et al. Advances in the clinical researchof the minimally invasive treatment for the posterior edge of vertebral-body defects by spinal metastases. Biomed Rep, 2015, 3 (5): 621-625.

［315］ 黄娟, 周诚. 椎管内硬膜外血管脂肪瘤的 MRI 表现 (附 2 例报道并文献复习). 中国医学影像学杂志, 2015, 23 (6): 432-434.

［316］ 刘冬, 沈海林, 苏凯, 等. 椎管内海绵状血管瘤的 MRI 诊断及鉴别诊断. 实用放射学杂志, 2012, 28 (3): 345-347.

［317］ 何瞻, 丁方, 成建东, 等. 单纯椎管内硬脊膜外海绵状血管瘤一例. 浙江大学学报 (医学版), 2015, 44 (2): 233-235.

［318］ 沈健, 毛新峰, 黄小燕, 等. 椎管内硬膜外海绵状血管瘤的 MRI 特征分析. 医学影像学杂志, 2014, 24 (7): 1123-1126.

［319］ Pétillon P, Wilms G, Raftopoulos C, et al. Spinal intradural extramedullary cavernous hemangioma. Neuroradiology, 2018, 60 (10): 1085-1087.

［320］ 李玉呈, 王友伟, 齐文涛, 等. 单纯椎管内硬膜外海绵状血管瘤的 1 例报告及文献回顾. 中华神经外科疾病研究杂志, 2016, 15 (5): 453-454.

［321］ 杨惠丽, 金赞辉, 诸一吕, 等. 椎管内髓外血管瘤 14 例 MRI 诊断分析. 现代实用医学, 2019, 31 (2): 253-255.

［322］ 王冬梅, 孙琦, 杨献峰, 等. 椎管硬膜外海绵状血管瘤的 MRI 诊断及鉴别诊断. 中国临床医学影像杂志, 2015, 26 (3): 209-211.

［323］ 韩萍, 于春水. 医学影像诊断学. 4 版. 北京: 人民卫生出版社, 2017.

［324］　鱼博浪. 中枢神经系统 CT 和 MR 鉴别诊断. 3 版. 西安: 陕西科学技术出版社, 2014.

［325］　陈孝平, 汪建平. 外科学. 8 版. 北京: 人民卫生出版社, 2013.

［326］　李玉林. 病理学. 8 版. 北京: 人民卫生出版社, 2013.

［327］　Pinter NK, Pfiffner TJ, Mechtler LL. Neuroimaging of spine tumors. Handb Clin Neurol, 2016, 136: 689-706.

［328］　Ledbetter LN, Leever JD. Imaging of Intraspinal Tumors. Radiol Clin North Am, 2019, 57 (2): 341-357.

［329］　Hussain I, Parker WE, Barzilai O, et al. Surgical Management of Intramedullary Spinal Cord Tumors. Neurosurg Clin N Am, 2020, 31 (2): 237-49.

［330］　Ogunlade J, Wiginton JGt, Elia C, et al. Primary Spinal Astrocytomas: A Literature Review. Cureus, 2019, 11 (7): e5247.

［331］　She DJ, Lu YP, Xiong J, et al. MR imaging features of spinal pilocytic astrocytoma. BMC Med Imaging, 2019, 19 (1): 5.

［332］　Kamidani R, Okada H, Yasuda R, et al. Diffuse midline glioma in the spinal cord with rapid respiratory deterioration. Acute Med Surg, 2020, 7 (1): e500.

［333］　Seki T, Hida K, Yano S, et al. Clinical Factors for Prognosis and Treatment Guidance of Spinal Cord Astrocytoma. Asian Spine J, 2016, 10 (4): 748-754.

［334］　张亮, 贾文清, 孔德生, 等. 脊髓间变性星形细胞瘤显微外科手术疗效分析. 中华外科杂志, 2017, 55 (6): 441-445.

［335］　Moinuddin FM, Alvi MA, Kerezoudis P, et al. Variation in management of spinal gliobastoma multiforme: results from a national cancer registry. J Neurooncol, 2019, 141 (2): 441-447.

［336］　Louis DN, Perry A, Reifenberger G, et al. The 2016 World Health Organization Classification of Tumors of the Central Nervous System: a summary. Acta Neuropathol, 2016, 131 (6): 803-820.

［337］　Louis DN, Giannini C, Capper D, et al. cIMPACT-NOW update 2: diagnostic clarifications for diffuse midline glioma, H3 K27M-mutant and diffuse astrocytoma/anaplastic astrocytoma, IDH-mutant. Acta Neuropathol, 2018, 135 (4): 639-642.

［338］　Meyronet D, Esteban-Mader M, Bonnet C, et al. Characteristics of H3 K27M-mutant gliomas in adults. Neuro Oncol, 2017, 19 (8): 1127-1134.

［339］　Chai RC, Zhang YW, Liu YQ, et al. The molecular characteristics of spinal cord gliomas with or without H3 K27M mutation. Acta Neuropathol Commun, 2020, 8 (1): 40.

［340］　Almubarak AO, Ulhaq A, BinDahmash A, et al. Spinal Pilomyxoid Astrocytoma. Pediatr Neurosurg, 2019, 54 (6): 399-404.

［341］　Salles D, Laviola G, Malinverni ACM, et al. Pilocytic Astrocytoma: A Review of General, Clinical, and Molecular Characteristics. J Child Neurol, 2020, 35 (12): 852-858.

［342］　Abd-El-Barr MM, Huang KT, Moses ZB, et al. Recent advances in intradural spinal tumors. Neuro Oncol, 2018, 20 (6): 729-742.

［343］　Lebrun L, Melendez B, Blanchard O, et al. Clinical, radiological and molecular characterization of intramedullary astrocytomas. Acta Neuropathol Commun, 2020, 8 (1): 128.

［344］　阎晓玲. 间变性星形细胞瘤. 中国现代神经疾病杂志, 2014, 14 (8): 721.

［345］　Shih RY, Koeller KK. Intramedullary Masses of the Spinal Cord: Radiologic-Pathologic Correlation. Radiographics, 2020, 40 (4): 1125-1145.

［346］　Shen CX, Wu JF, Zhao W, et al. Primary spinal glioblastoma multiforme: A case report and review of the literature. Medicine (Baltimore), 2017, 96 (16): e6634.

［347］　Kranz PG, Amrhein TJ. Imaging Approach to Myelopathy: Acute, Subacute, and Chronic. Radiol Clin North Am, 2019, 57 (2): 257-279.

［348］　Timmons JJ, Zhang K, Fong J, et al. Literature Review of Spinal Cord Glioblastoma. Am J Clin Oncol, 2018, 41 (12): 1281-1287.

［349］　Pesce A, Palmieri M, Armocida D, et al. Spinal Myxopapillary Ependymoma: The Sapienza University Experience and Comprehensive Literature Review Concerning the Clinical Course of 1602 Patients. World Neurosurg, 2019, 129:

245-253.

［350］ Khalid SI, Adogwa O, Kelly R, et al. Adult Spinal Ependymomas: An Epidemiologic Study. World Neurosurg, 2018, 111: e53-e61.

［351］ Toi H, Ogawa Y, Kinoshita K, et al. Bamboo Leaf Sign as a Sensitive Magnetic Resonance Imaging Finding in Spinal Subependymoma: Case Report and Literature Review. Case Rep Neurol Med, 2016, 2016: 9108641.

［352］ Jeon I, Jung WS, Suh SH, et al. Ahn SJ. MR imaging features that distinguish spinal cavernous angioma from hemorrhagic ependymoma and serial MRI changes in cavernous angioma. J Neurooncol, 2016, 130 (1): 229-236.

［353］ Louis DN, Ohgaki H, Wiestler OD, et al. The 2007 WHO classification of tumours of the central nervous system. Acta Neuropathol, 2007, 114 (2): 97-109.

［354］ Chandrashekhar TN, Mahadevan A, Vani S, et al. Pathological spectrum of neuronal/glioneuronal tumors from a tertiary referral neurological Institute. Neuropathology, 2012, 32 (1): 1-12.

［355］ Jacob JT, Cohen-Gadol AA, Scheithauer BW, et al. Intramedullary spinal cord gangliocytoma: case report and a review of the literature. Neurosurg Rev, 2005, 28 (4): 326-329.

［356］ Yousem DM, Grossman RI. Neuroradiology: the requisites. Mumbai: Elsevier Health Sciences, 2010.

［357］ Jallo GI, Freed D, Epstein FJ. Spinal cord gangliogliomas: a review of 56 patients. J Neurooncol, 2004, 68 (1): 71-77.

［358］ Koeller KK, Rosenblum RS, Morrison AL. Neoplasms of the spinal cord and filum terminale: radiologic-pathologic correlation. Radiographics, 2000, 20 (6): 1721-1749.

［359］ Soderlund KA, Smith AB, Rushing EJ, et al. Radiologic-pathologic correlation of pediatric and adolescent spinal neoplasms: Part 2, Intradural extramedullary spinal neoplasms. AJR Am J Roentgenol, 2012, 198 (1): 44-51.

［360］ SI Honeyman, W Warr, OE Curran, et al. Paraganglioma of the Lumbar Spine: A case report and literature review. Neurochirurgie, 2019, 65 (6): 387-392.

［361］ Zulejha M, Tatjana S, Majda MT. Neuroimaging of Spinal Tumors. Magn Reson Imaging Clin N Am, 2016, 24 (3): 563-579.

［362］ Haque S, Law M, Abrey LE, et al. Imaging of lymphoma of the central nervous system, spine, and orbit. Radiol. Clin. North Am, 2008, 46 (2): 339-361.

［363］ Wuyang Y, Tomas G, Maria B, et al. Primary intramedullary spinal cord lymphoma: a population-based study. Neuro Oncol, 2017, 19 (3): 414-421.

［364］ Abul-kasim K, Thurnher MM, Mckeever P, et al. Intradural spinal tumors: current classification and MRI features. Neuroradiology, 2008, 50 (4): 301-314.

［365］ E P Flanagan, BP O'Neill, AB Porter, et al. Primary intramedullary spinal cord lymphoma. Neurology, 2011, 77 (8): 784-791.

［366］ Metellus P, Bouvier C, Guyotat J, et al. Solitary fibrous tumors of the central nervous system: clinicopathological and therapeutic considerations of 18 cases. Neurosurgery, 2007, 60 (4): 715-722.

［367］ Pakasa NM, Pasquier B, Chambonniere ML, et al. Atypical presentations of solitary fibrous tumors of the central nervous system: an analysis of unusual clinicopathological and outcome patterns in three new cases with a review of the literature. Virchows Arch, 2005, 447 (1): 81-86.

［368］ Chenlong Y, Yulun X, Xiaoguang L. Spinal Intramedullary Solitary Fibrous Tumor: A Rare and Challenging Diagnosis. Cancer Manag Res, 2019, 11: 10321-10326.

［369］ Brat DJ, Parisi JE, Kleinschmidt-DeMasters BK, et al. Surgical neuropathology update: a review of changes introduced by the WHO classification of tumours of the central nervous system, 4th edition. Archives of pathology & laboratory medicine, 2008, 132 (6): 993-1007.

［370］ Hoffmann M, Koelsche C, Seiz-Rosenhagen M, et al. The GNAQ in the haystack: intramedullary meningeal melanocytoma of intermediate grade at T9-10 in a 58-year-old woman. Journal of neurosurgery, 2016, 125 (1): 53-56.

［371］ 巴晓群, 任国平. 原发性中枢神经系统黑色素细胞瘤 2 例临床病理分析. 中国临床神经科学, 2015, 23 (4): 428-432.

［372］ Smith AB, Rushing EJ, Smirniotopoulos JG. Pigmented lesions of the central nervous system: radiologic-pathologic correlation. Radiographics, 2009, 29 (5): 1503-1524.

［373］ Horn EM, Nakaji P, Coons SW, et al. Surgical treatment for tramedullary spinal cord melanocytomas. Journal of neurosurgery Spine, 2008, 9 (1): 48-54.

［374］ 刘亚南, 程敬亮, 薛康康. 罕发椎管内毛细血管瘤的 MRI 表现. 临床放射学杂志, 2018, 37 (4): 587-590.

［375］ Cofano F, Marengo N, Pecoraro F, et al. Spinal epidural capillary hemangioma: case report and review of the literature. British journal of neurosurgery, 2023, 37 (4): 688-691

［376］ Tunthanathip T, Rattanalert S, Oearsakul T, et al. Spinal capillary hemangiomas: Two cases reports and review of the literature. Asian journal of neurosurgery, 2017, 12 (3): 556-562.

［377］ Shen G, Su M, Zhao J, et al. Capillary Hemangioma of Thoracic Spinal Cord: PET/CT and MR Findings. Clinical nuclear medicine, 2017, 42 (5): 408.

［378］ Bouali S, Matar N, Bouhoula A, et al. Intraduralextramedulary capillary hemangioma in the upper cervical spine: first report. World Neurosurgery, 2016, 92: 587. e1-587. e7.

［379］ Shin JH, Lee HK, eon SR, et al. Spinal Intradural Capillary Hemangioma: MR Findings. American Journal of Neuroradiology, 2000, 21 (5): 954-956.

［380］ Koeller KK, Shih RY. Intradural Extramedullary Spinal Neoplasms: Radiologic-Pathologic Correlation. Radiographics, 2019, 39 (2): 468-490.

［381］ Jae, Ho, Lee, et al. Intradural Extramedullary Capillary Hemangioma In the Upper Thoracic Spine with Simultaneous Extensive Arachnoiditis. Korean Journal of Spine, 2017, 14 (2): 57-60.

［382］ Shrikant R, Jitendra T, Akhilesh P, et al. Extradural Spinal Hamartoma Causing Spinal Cord Compression in an Adolescent Male: An Extremely Rare Case and Review of the Literature. Pediatr Neurosurg, 2018, 53 (5): 351-355.

［383］ Daisuke S, Taro S, Toshihiro T, et al. Spinal hamartoma in an elderly man. Jpn J Radiol, 2015, 33 (11): 706-709.

［384］ HJS Bining, G Saigal, RS Goswami, et al. Spinal hamartoma in a neonate: Unusual presentation and MR imaging findings. AJNR Am J Neuroradiol, 2006, 27 (4): 810-812.

［385］ Eslam MS, Assem MAL, Walid AG, et al. Spinal intramedullary hamartoma with acute presentation in a 13-month old infant: case report. J Neurosurg Pediatr, 2016, 18 (2): 177-182.

［386］ Can A, Rubio EJDS, Jasperse B, et al. Spinal neurenteric cyst in association with Klippel-Feil syndrome: case report and literature review. World Neurosurgery, 2015, 84 (2): 592. e9-592. e14.

［387］ Savage JJ, Casey JN, McNeill IT, et al. Neurenteric cysts of the spine. Journal of Craniovertebral Junction and Spine, 2010, 1 (1): 58.

［388］ Menezes AH, Traynelis VC. Spinal neurenteric cysts in the magnetic resonance imaging era. Neurosurgery, 2006, 58 (1): 97-105.

［389］ 陈静, 张云亭, 李威, 等. 椎管内肠源性囊肿的 MRI 诊断与鉴别诊断. 临床放射学杂志, 2009, 28 (2): 154-157.

［390］ De Maio PN, Mikulis DJ, Kiehl TR, et al. AIRP best cases in radiologic-pathologic correlation: Spinal conus dermoid cyst with lipid dissemination. Radiographics, 2012, 32 (4): 1215-1221.

［391］ Aoun SG, Liu MA, Still M, et al. Dermoid cysts of the conus medullaris: Clinical review, case series and management strategies. Journal of Clinical Neuroscience, 2018, 50: 247-251.

［392］ 张勇, 程敬亮, 王娟, 等. 椎管内皮样囊肿破入脊髓中央管的 MRI 诊断. 中华放射学杂志, 2009, 43 (9): 957-960.

［393］ Kukreja K, Manzano G, Ragheb J, et al. Differentiation between pediatric spinal arachnoid and epidermoid-dermoid cysts: is diffusion-weighted MRI useful？ Pediatric radiology, 2007, 37 (6): 556-560.

［394］ Beechar VB, Zinn PO, Heck KA, et al. Spinal epidermoid tumors: case report and review of the literature. Neurospine, 2018, 15 (2): 117.

［395］ Dodson V, Majmundar N, Sharer LR, et al. Epidermoid Cyst of the Lumbar Spine After Lumbar Puncture: A Clinical, Radiographic, and Pathologic Correlation. World Neurosurgery, 2020, 137: 363-366.

［396］ 蔡志胜, 周忠洁, 严志汉, 等. 椎管内表皮样囊肿的 MRI 表现. 放射学实践, 2006, 21 (1): 27-29.

［397］ Liu H, Zhang JN, Zhu T. Microsurgical treatment of spinal epidermoid and dermoid cysts in the lumbosacral region. Journal of Clinical Neuroscience, 2012, 19 (5): 712-717.

［398］ 中国免疫学会神经免疫分会, 中华医学会神经病学分会神经免疫学组. 多发性硬化诊断和治疗中国专家共识 (2018 版). 中国神经免疫学和神经病学杂志, 2018, 25 (6): 387-394.

［399］ Brownlee WJ, Hardy TA, Fazekas F, et al. Diagnosis of multiple sclerosis: progress and challenges. Lancet, 2017, 389 (10076): 1336-1346.

［400］ Dekker I, Wattjes MP. Brain and Spinal Cord MR Imaging Features in Multiple Sclerosis and Variants. Neuroimaging Clin N Am, 2017, 27 (2): 205-227.

［401］ Edan G. Multiple Sclerosis over the last 25 years: an introduction. Rev Neurol (Paris), 2018, 174 (6): 353-354.

［402］ Eden D, Gros C, Badji A, et al. Spatial distribution of multiple sclerosis lesions in the cervical spinal cord. Brain, 2019, 142 (3): 633-646.

［403］ Filippi M, Rocca MA, Ciccarelli O, et al. MRI criteria for the diagnosis of multiple sclerosis: MAGNIMS consensus guidelines. Lancet Neurol, 2016, 15 (3): 292-303.

［404］ Geraldes R, Ciccarelli O, Barkhof F, et al. The current role of MRI in differentiating multiple sclerosis from its imaging mimic. Nat Rev Neurol, 2018, 14 (4): 199-213.

［405］ Oh J, Vidal-Jordana A, Montalban X. Multiple sclerosis: clinical aspects. Curr Opin Neurol, 2018, 31 (6): 752-759.

［406］ Tintore M, Vidal-Jordana A, Sastre-Garriga J. Treatment of multiple sclerosis-success from bench to bedside. Nat Rev Neurol, 2019, 15 (1): 53-58.

［407］ Thompson AJ, Banwell BL, Barkhof F, et al. Diagnosis of multiple sclerosis: 2017 revisions of the McDonald criteria. Lancet Neurol, 2018, 17 (2): 162-173.

［408］ 中国免疫学会神经免疫学分会, 中华医学会神经病学分会神经免疫学组, 中国医师协会神经内科分会神经免疫专业委员会. 中国视神经脊髓炎谱系疾病诊断与治疗指南. 中国神经免疫学和神经病学杂志, 2016, 23 (5): 155-166.

［409］ 张鑫, 叶梅萍, 陈文倩, 等. 视神经脊髓炎谱系疾病的影像学诊断与鉴别诊断. 中华放射学杂志, 2020, 54 (2): 172-176.

［410］ Akaishi T, Nakashima I, Sato DK, et al. Neuromyelitis Optica Spectrum Disorders. Neuroimaging Clin N Am, 2017, 27 (2): 251-265.

［411］ Dutra BG, da Rocha AJ, Nunes RH, et al. Neuromyelitis Optica Spectrum Disorders: Spectrum of MR Imaging Findings and Their Differential Diagnosis. Radiographics, 2018, 38 (1): 169-193.

［412］ Holroyd KB, Manzano GS, Levy M. Update on neuromyelitis optica spectrum disorder. Curr Opin Ophthalmol, 2020, 31 (6): 462-468.

［413］ Kim HJ, Paul F, Lana-Peixoto MA, et al. MRI characteristics of neuromyelitis optica spectrum disorder: an international update. Neurology, 2015, 84 (11): 1165-1173.

［414］ Misu T, Hoftberger R, Fujihara K, et al. Presence of six different lesion types suggests diverse mechanisms of tissue injury in neuromyelitis optica. Acta Neuropathol, 2013, 125 (6): 815-827.

［415］ Prasad S, Chen J. What You Need to Know About AQP4, MOG, and NMOSD. Semin Neurol, 2019, 39 (6): 718-731.

［416］ Wingerchuk DM, Banwell B, Bennett JL, et al. International consensus diagnostic criteria for neuromyelitis optica spectrum disorders. Neurology, 2015, 85 (2): 177-189.

［417］ Wu Y, Zhong L, Geng J. Neuromyelitis optica spectrum disorder: Pathogenesis, treatment, and experimental models. Mult Scler Relat Disord, 2019, 27: 412-418.

［418］ Alvarenga MP, Thuler LC, Neto SP, et al. The clinical course of idiopathic acute transverse myelitis in patients from Rio de Janeiro. J Neurol, 2010, 257 (6): 992-998.

［419］ Bhat A, Naguwa S, Cheema G, et al. The epidemiology of transverse myelitis. Autoimmun Rev, 2010, 9 (5): A395-A399.

［420］ Debette S, de Sèze J, Pruvo JP, et al. Long-term outcome of acute and subacute myelopathies. J Neurol, 2009, 256 (6): 980-988.

［421］ Goh C, Desmond PM, Phal PM. MRI in transverse myelitis. J Magn Reson Imaging, 2014, 40 (6): 1267-1279.

［422］ Scott TF. Nosology of idiopathic transverse myelitis syndromes. Acta Neurol Scand, 2007, 115 (6): 371-376.

［423］ Transverse Myelitis Consortium Working Group. Proposed diagnostic criteria and nosology of acute transverse myelitis. Neurology, 2002, 59 (4): 499-505.

［424］ West TW, Hess C, Cree BA. Acute Transverse Myelitis: Demyelinating, Inflammatory, and Infectious Myelopathies. Semin Neurol, 2012, 32 (2): 97-113.

［425］ West TW. Transverse myelitis-a review of the presentation, diagnosis, and initial management. Discov Med, 2013, 16 (88): 167-177.

［426］ Young J, Quinn S, Hurrell M, et al. Clinically isolated acute transverse myelitis: prognostic features and incidence. Mult Scler, 2009, 15 (11): 1295-1302.

［427］ Baxter R, Lewis E, Goddard K, et al. Acute Demyelinating Events Following Vaccines: A Case-Centered Analysis. Clin Infect Dis, 2016, 63 (11): 1456-1462.

［428］ Cole J, Evans E, Mwangi M, et al. Acute Disseminated Encephalomyelitis in Children: An Updated Review Based on Current Diagnostic Criteria. Pediatr Neurol, 2019, 100: 26-34.

［429］ de Mol CL, Wong YYM, van Pelt ED, et al. Incidence and outcome of acquired demyelinating syndromes in Dutch children: update of a nationwide and prospective study. J Neurol, 2018, 265 (6): 1310-1319.

［430］ Krupp LB, Tardieu M, Amato MP, et al. International Pediatric Multiple Sclerosis Study Group criteria for pediatric multiple sclerosis and immune-mediated central nervous system demyelinating disorders: revisions to the 2007 definitions. Mult Scler, 2013, 19 (10): 1261-1267.

［431］ Pohl D, Alper G, Van Haren K, et al. Acute disseminated encephalomyelitis: updates on an inflammatory CNS syndrome. Neurology, 2016, 87 (9 Suppl 2): S38-S45.

［432］ Yamaguchi Y, Torisu H, Kira R, et al. A nationwide survey of pediatric acquired demyelinating syndromes in Japan. Neurology, 2016, 87 (19): 2006-2015.

［433］ Iype M, Kunju PAM, Saradakutty G, et al. Short term outcome of ADEM: Results from a retrospective cohort study from South India. Mult Scler Relat Disord, 2017, 18: 128-134.

［434］ Suppiej A, Cainelli E, Casara G, et al. Long-Term Neurocognitive Outcome and Quality of Life in Pediatric Acute Disseminated Encephalomyelitis. Pediatr Neurol, 2014, 50 (4): 363-367.

［435］ 刘峥, 董会卿. 急性播散性脑脊髓炎的研究进展. 中国现代神经疾病杂志, 2013, 13 (9): 816-820.

［436］ Tenembaum S, Chamoles N, Fejerman N. Acute disseminated encephalomyelitis: a long-term follow-up study of 84 pediatric patients. Neurology, 2002, 59 (8): 1224-1231.

［437］ Marin SE, Callen DJ. The magnetic resonance imaging appearance of monophasic acute disseminated encephalomyelitis: an update post application of the 2007 consensus criteria. Neuroimaging Clin N Am, 2013, 23 (2): 245-266.

［438］ Rossi A. Imaging of Acute Disseminated Encephalomyelitis. Neuroimaging Clinics of North America, 2008, 18 (1): 149-161.

［439］ 周勇, 殷洁. 成人急性播散性脑脊髓炎 MRI 特征分析. 医学影像学杂志, 2019, 29 (2): 198-201.

［440］ Marrodan M, Gaitan MI, Correale J. Spinal Cord Involvement in MS and Other Demyelinating Diseases. Biomedicines, 2020: 8 (5): 130.

［441］ 罗亚西, 王静杰, 曾春, 等. 急性横贯性脊髓炎的临床及 MRI 特征分析. 磁共振成像, 2015, 6 (2): 108-114.

［442］ LeonhardSE, Mandarakas MR, Gondim FAA, et al. Diagnosis and management of Guillain-Barré syndrome in ten steps. Nat RevNeurol, 2019, 15 (11): 671-683.

［443］中华医学会神经病学分会神经肌肉病学组, 中华医学会神经病学分会肌电图及临床神经电生理学组, 中华医学会神经病学分会神经免疫学组. 中国吉兰- 巴雷综合征诊治指南. 中华神经科杂志, 2010, 43 (8): 583-586.

［444］中华医学会神经病学分会神经肌肉病学组. 中国慢性炎性脱髓鞘性多发性神经根神经病诊疗指南. 中华神经科杂志, 2010, 43 (8): 586-588.

［445］张玲如, 赵翕平, 王立, 等. 慢性与急性吉兰- 巴雷综合征的对比研究 (附 49 例临床分析). 临床神经病学杂志, 1998, 26 (4): 326-328.

［446］陈志杰, 吴永胜, 祁芳. 慢性格林- 巴利综合征 18 例临床分析. 中国医药指南, 2011, 9 (21): 74-76.

［447］张繁荣, 赵东. 慢性脱髓鞘性多发神经炎 12 例临床分析. 医药论坛杂志, 2007, 51 (2): 435-428.

［448］Roy K, Tripathy P, Senapati A, et al. Intradural Extramedullary Sarcoidosis case report and review of literature. Asian J Neurosurg, 2010, 5 (1): 87-90.

［449］于春水, 马林, 张伟国. 颅脑影像学. 3 版. 北京: 人民卫生出版社, 2019.

［450］Soni N, Bathla G, Pillenahalli Maheshwarappa R. Imaging findings in spinal sarcoidosis: a report of 18 cases and review of the current literature. Neuroradiol J, 2019, 32 (1): 17-28.

［451］Junger SS, Stern BJ, Levine SR, et al. Intramedullary spinal sarcoidosis: clinical and magnetic resonance imaging characteristics. Neurology, 1993, 43 (2): 333-337.

［452］贾建平. 神经病学. 北京: 人民卫生出版社, 2001.

［453］刘茹雪, 徐菁敏, 司国民. 脊髓亚急性联合变性的中西医研究进展. 中西医结合心脑血管病杂志, 2020, 18 (21): 3584-3587.

［454］肖文武. 甲钴胺口服与维生素 B_{12} 肌注治疗巨幼红细胞性贫血的临床疗效对比. 世界最新医学信息文摘, 2019, 19 (7): 120-128.

［455］Jung SB, Nagaraja V, Kapur A, et al. Association between vitamin B_{12} deficiency and long-term use of acid-lowering agents: a systematic review and meta-analysis. Intern Med J, 2015, 45 (4): 409-416.

［456］Cao J, Su ZY, Xu SB, et al. Subacute combined degeneration: a retrospective study of 68 cases with short-term follow-up. European Neurology, 2018, 79 (5/6): 247-255.

［457］Ma DQ, Kresak JL, Falchook A, et al. Nitrous oxide abuse and vitamin B_{12} action in a 20-year-old woman: a case report. Lab Med, 2015, 46 (301): 312-315.

［458］Onrust MR, Frequin ST. Subacute combined spinal cord degeneration by recreational laughing gas (N_2O) use. Journal of Central Nervous System Disease, 2019, 11: 1-4.

［459］杨秦予, 周美宁. 甲钴胺与维生素 B_{12} 治疗早期脊髓亚急性联合变性临床研究. 陕西医学杂志, 2018, 47 (7): 920-922, 926.

［460］周艳玲, 李清华. 脊髓亚急性联合变性的临床诊疗进展. 华夏医学, 2018, 31 (1): 208 212.

［461］孙妍, 高丽华, 张飞飞, 等. 20 例脊髓亚急性联合变性临床特点分析. 中国老年保健医学, 2019, 17 (1): 86-87.

［462］覃成杜. 脊髓亚急性联合变性临床分析. 柳钢科技, 2016 (4): 54-56.

［463］赵珂珂, 任转琴. MRI 对脊髓亚急性联合变性的诊断价值. 世界最新医学信息文摘, 2019, 19 (6): 204-205, 208.

［464］杜战卫, 杜静, 殷静静, 等. 磁共振在脊髓亚急性联合变性诊断中的应用价值. 现代医用影像学, 2018, 27 (5): 1514-1515.

［465］Xiao CP, Ren CP, Cheng JL, et al. Conventional MRI for diagnosis of subacute combined degeneration (SCD) of the spinal cord due to vitamin B-12 deficiency. Asia Pac J Clin Nutr, 2016, 25 (1): 34-38.

［466］张瑞云, 刘岳阳, 王辰龙. MRI 正常的脊髓亚急性联合变性的临床特征分析. 中国实用神经疾病杂志, 2018, 21 (6): 647-651.

［467］王智巍. 脊髓亚急性联合变性 56 例临床分析. 海军医学杂志, 2017, 38 (5): 479-481.

［468］李鹏鹏, 赵斌, 赵晓峰, 等. 脊髓亚急性联合变性临床研究进展. 中华临床医师杂志 (电子版), 2016, 10 (1): 121-123.

［469］宋亚峰, 何荷花, 徐霖. 黏多糖贮积症的 X 线诊断及其临床表现. 罕少疾病杂志, 2006, 13 (5): 29-31.

中英文名词对照索引

登录中华临床影像征象库步骤

▎公众号登录 >>

▎网站登录 >>

扫描二维码
关注"临床影像及病理库"公众号

输入网址 medbooks.ipmph.com/yx
进入中华临床影像库首页

点击"影像库"菜单
进入中华临床影像库首页

进入中华临床影像库首页

注册或登录

PC端点击首页"兑换"按钮
移动端在首页菜单中选择"兑换"按钮

输入兑换码，点击"激活"按钮
开通中华临床影像征象库的使用权限